Akademie Niere (Hrsg.)

Lehrbuch für Nieren- und Hochdruckkrankheiten 2021

Begleitbuch zum
XVI. Intensivkurs Nieren- und Hochdruckkrankheiten
der Akademie Niere

3. bis 7. Mai 2021
Live-Online-Veranstaltung

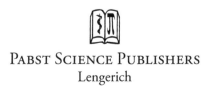

PABST SCIENCE PUBLISHERS
Lengerich

Bibliografische Information der Deutschen Bibliothek
Die Deutsche Bibliothek verzeichnet diese Publikation in der Deutschen Nationalbibliografie; detaillierte bibliografische Daten sind im Internet über <http://dnb.dnb.de> abrufbar.

Geschützte Warennamen (Warenzeichen) werden nicht besonders kenntlich gemacht. Aus dem Fehlen eines solchen Hinweises kann also nicht geschlossen werden, dass es sich um einen freien Warennamen handelt.

Das Werk, einschließlich aller seiner Teile, ist urheberrechtlich geschützt. Jede Verwertung außerhalb der engen Grenzen des Urheberrechtsgesetzes ist ohne Zustimmung des Verlages unzulässig und strafbar. Das gilt insbesondere für Vervielfältigungen, Übersetzungen, Mikroverfilmungen und die Einspeicherung und Verarbeitung in elektronischen Systemen.

Wichtiger Hinweis: Medizin als Wissenschaft ist ständig im Fluss. Forschung und klinische Erfahrung erweitern unsere Kenntnis, insbesondere was Behandlung und medikamentöse Therapie anbelangt. Soweit in diesem Werk eine Dosierung oder eine Applikation erwähnt wird, darf der Leser zwar darauf vertrauen, dass Autoren, Herausgeber und Verlag größte Mühe darauf verwendet haben, dass diese Angaben genau dem **Wissensstand bei Fertigstellung des Werkes** entsprechen. Dennoch ist jeder Benutzer aufgefordert, die Beipackzettel der verwendeten Präparate zu prüfen, um in eigener Verantwortung festzustellen, ob die dort gegebene Empfehlung für Dosierungen oder die Beachtung von Kontraindikationen gegenüber der Angabe in diesem Buch abweicht. Das gilt besonders bei selten verwendeten oder neu auf den Markt gebrachten Präparaten und bei denjenigen, die vom Bundesinstitut für Arzneimittel und Medizinprodukte in ihrer Anwendbarkeit eingeschränkt worden sind. Benutzer außerhalb der Bundesrepublik Deutschland müssen sich nach den Vorschriften der für sie zuständigen Behörde richten.

Akademie Niere
Seumestraße 8
D-10245 Berlin
Tel.: +49 (0)30 52137273
Fax: +49 (0)30 52137274
E-Mail: info@akademie-niere.de
www.akademie-niere.de

© 2021 Pabst Science Publishers
49525 Lengerich/Westf.

Druck: ISBN 978-3-95853-697-5
eBook: ISBN 978-3-95853-698-2

Formatierung: μ
Druck: booksfactory.de

Liebe Kolleginnen und Kollegen,

ca. 1.400 Ärzte haben sich bisher über unseren innovativen Intensivkurs „Nieren- und Hochdruckkrankheiten" auf den neuesten Wissensstand in der Nephrologie gebracht. Innerhalb von fünf Tagen werden aktuelle Themen der klinischen Nephrologie von international ausgewiesenen Moderatoren und hervorragenden Rednern hochaktuell und praxisnah dargestellt.

Im Rahmen unserer LIVE-Online-Übertragung gibt es genügend Zeit für Fragen, Diskussionen und Einbeziehung von klinisch interessanten Fällen. Ihre Teilnahme an dem Intensivkurs wird durch eine Teilnahmebescheinigung der Akademie Niere belegt.

Sie erhalten eine praxisrelevante Zusammenfassung aller Vorträge als Lehrbuch.

Freuen Sie sich auf ein abwechslungsreiches Programm, das entsprechend der Teilnehmerwünsche jährlich angepasst wird.

Wir freuen uns, Sie live online begrüßen zu dürfen!

Eva Brand und Hermann Pavenstädt

Wer ist ein Nephrologe?

„Es gibt Geschichten von Assistenzärzten, die religiös, ungläubig oder Agnostiker waren, bis sie zur Nephrologie kamen und eine Vorstellung davon entwickelten, was in einer Niere wirklich vor sich geht – woraufhin sie mystische Erlebnisse hatten und erkannten, dass nur eine allwissende göttliche Intelligenz so etwas wie eine Niere erfinden könnte.

Das hochempfindliche Gleichgewicht von Elektrolyten, Hormonen, Giften, Flüssigkeiten, Gasen in Lösungen, Zucker und Partikeln, die über Membranen in den Nieren ausgetauscht werden, ist für den sterblichen Verstand kaum fassbar.

Jemand hat mal bemerkt, dass der heilige Paulus – wenn er heute leben würde – auf dem Weg nach Damaskus nicht wegen eines Blitzstrahls vom Pferd gestürzt wäre; er wäre heute ein Assistenzarzt der Nephrologie, der angesichts der unglaublichen Komplexität einer Niere die Sprache verliert.

Manche Nierenfachärzte gaben sogar ihre Praxis auf und wurden Fernsehprediger; sie gingen mit einem anatomischen Modell der Niere auf Sendung und verkündigten, das Ewige Leben könne nur durch ein tiefes Verständnis der Niere erlangt werden."

(aus Richard Dooling, Bett Fünf)

Inhalt

Programm 9

Moderatoren · Referenten 14

▌ Glomeruläre Erkrankungen

Symptomatische Therapie bei nephrotischem Syndrom:
Was ist gesichert?
Thomas Benzing 17

Minimal Change Disease
Elion Hoxha & Tobias B. Huber 31

Fokal-Segmentale Glomerulosklerose (FSGS)
Marcus J. Möller 39

IgA-Nephropathie und IgA-Vaskulitis
Jürgen Floege 51

Membranoproliferative Glomerulonephritis/
C3-Glomerulopathien
Harald Rupprecht 67

Die membranöse Glomerulonephritis
Hermann Pavenstädt 87

COVID-19 und Niere
Fabian Braun & Tobias B. Huber 107

Alport-Syndrom
Oliver Gross 115

▌ Nierenbeteiligung bei Systemerkrankungen

Die diabetische Nierenerkrankung
Harald Rupprecht .... 131 ✓

Akute Nierenschädigung auf der Intensivstation
Philipp Kümpers 169

Morbus Fabry – ein Update
Eva Brand 179

SLE und Lupusnephritis
Kirsten de Groot 201

ANCA-assoziierte Vaskulitiden
Kirsten de Groot 225

Aktuelle Erkenntnisse zur Pathogenese und Therapie der ADPKD
Thomas Benzing 249

Thrombotische Mikroangiopathien
Jan Menne 265

Paraproteinämien und Niere
Harald Rupprecht 273

Interstitielle Fibrose
Michael Zeisberg 303

▌ Chronische Niereninsuffizienz, Nierenersatzverfahren

Renale Anämie
Christian Rosenberger 315

CKD/HD/PD: CKD-MBD-Management
Markus Ketteler 339

CKD/HD/PD: Antikoagulation
Gunnar H. Heine 355

Management der präterminalen CKD
Sylvia Stracke 371

CKD/HD/PD: Impfungen
Matthias Girndt 391

HD: Dialysezugänge und Komplikationen
Fabienne Aregger 417

Die Dialyseverordnung
Martin K. Kuhlmann 427

Dialysekomplikationen und intradialytische Mikrozirkulationsstörungen
Christiane Erley 451

CKD/HD/PD: Sicherheit im Umgang mit
Dialyseentscheidungen: Juristischer Rahmen, ethische Aspekte
Susanne Kuhlmann 459

PD-Katheter – Implantation und Management
Ivica Grgić 479

Peritonealdialyse-Verordnung
Gabriele Schott 499

PD-Komplikationen
Horst-Walter Birk 507

▍Säure-Basen-Haushalt, Elektrolytstörungen, Akutes Nierenversagen

Kaliumstoffwechsel
Ralph Kettritz 523

Klinisch relevante Säure-Basen-Störungen
Martin J. Bek & Joachim Hoyer 529

Wasserhaushalt – Hyponatriämie
Ralph Kettritz 539

Akute Nierenschädigung/Acute Kidney Injury (AKI):
Definition, Prognose und Stellenwert von Biomarkern
Kai M. Schmidt-Ott 545

AKI in Zeiten von COVID-19 –
Nierenersatzverfahren bei akuter Nierenschädigung
Jan T. Kielstein 561

▍Hypertonie

Europäische Hypertonie-Leitlinien – was ist praxisrelevant?
Eva Brand 583

Diagnostik der sekundären Hypertonieformen
Martin Hausberg 605

Sport und Hypertonie
Stefan-Martin Brand 615

Hypertensive Erkrankungen in der Schwangerschaft
Dominik Tacuri-Strasser 623

Medikamentöse antihypertensive Therapie
besonderer Risikogruppen
Joachim Hoyer 643

Management bei Therapierefraktärer Hypertonie
Jan Menne 671

▍Nierentransplantation

Vorbereitung von Transplantatempfängern
und Lebendspendern
Barbara Suwelack 685

Operatives Management und chirurgische Komplikationen
nach Nierentransplantation
Jan Henrik Beckmann 701

Immunsuppression nach Nierentransplantation
Ulrich Kunzendorf 709

Komplikationen nach Nierentransplantation
Sibylle von Vietinghoff 729

Möglichkeiten der sonographischen Bildgebung
von Nierentransplantaten – Stand 2021
Konrad Stock 741

Autorinnen und Autoren 753

XVI. Intensivkurs Nieren- und Hochdruckkrankheiten der Akademie Niere

3.–7. Mai 2021, Online-Veranstaltung

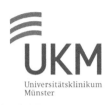
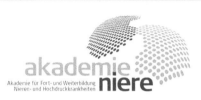

Programm

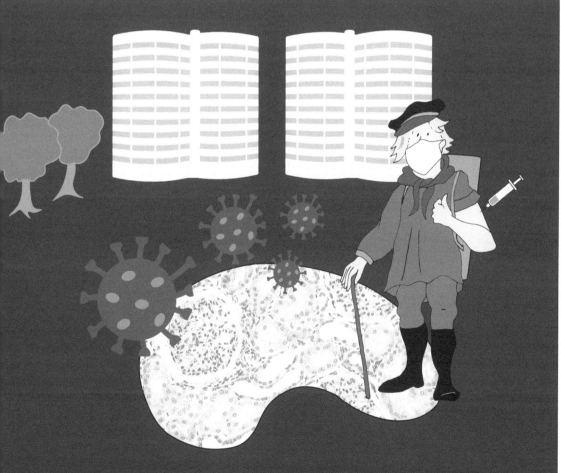

Wissenschaftliche Leitung: Prof. Dr. Dr. Eva Brand, Münster
Prof. Dr. Hermann Pavenstädt, Münster

Montag, 3. Mai 2021
Glomeruläre Erkrankungen
Moderation: Prof. Dr. Jürgen Floege, Aachen

10.00–10.10 Uhr	Begrüßung *Eva Brand und Hermann Pavenstädt*
10.10–10.30 Uhr	Einführung in glomeruläre Erkrankungen *Tobis B. Huber, Hamburg*
10.30–11.00 Uhr	Symptomatische Therapie bei nephrotischem Syndrom: Was ist gesichert? *Thomas Benzing, Köln*
11.00–11.15 Uhr	*Kaffeepause*
11.15–11.45 Uhr	Minimal Change Nephropathie *Tobis B. Huber, Hamburg*
11.45–12.15 Uhr	Primäre und sekundäre FSGS *Marcus Johannes Möller, Aachen*
12.15–12.45 Uhr	IgA-Nephropathie und IgA-Vaskulitis *Jürgen Floege, Aachen*
12.45–14.00 Uhr	*Mittagspause*
14.00–14.30 Uhr	Membranoproliferative GN/C3-Glomerulopathien *Harald Rupprecht, Bayreuth*
14.30–15.00 Uhr	Membranöse GN *Hermann Pavenstädt, Münster*
15.00–15.15 Uhr	*Kaffeepause*
15.15–16.00 Uhr	Niere und Covid-19 *Tobias B. Huber, Hamburg*
16.00–16.30 Uhr	Alport-Syndrom *Oliver Gross, Göttingen*
16.30–17.30 Uhr	Patho-Update und Quiz *Peter Boor, Aachen*

Dienstag, 4. Mai 2021
Nierenbeteiligung bei Systemerkrankungen
Moderation: Prof. Dr. Hermann Pavenstädt, Münster

09.00–09.40 Uhr	Die diabetische Nephropathie *Harald Rupprecht, Bayreuth*
09.40–10.20 Uhr	AKI auf der Intensivstation *Philipp Kümpers, Münster*
10.20–10.40 Uhr	*Kaffeepause*

10.40–11.20 Uhr	Morbus Fabry – ein Update *Eva Brand, Münster*
11.20–12.00 Uhr	SLE und Lupusnephritis *Kirsten de Groot, Offenbach a. M.*
12.00–13.00 Uhr	*Mittagspause*
13.00–13.40 Uhr	Diagnose und Therapie der ANCA-assoziierten Vaskulitiden *Kirsten de Groot, Offenbach a. M.*
13.40–14.20 Uhr	Pathogenese, Diagnostik und Therapie von Zystennieren *Thomas Benzing, Köln*
14.20–14.50 Uhr	*Kaffeepause*
14.50–15.30 Uhr	Differenzierung der thrombotischen Mikroangiopathien *Jan Menne, Hannover*
15.30–16.10 Uhr	Nierenerkrankungen bei Paraproteinämie *Harald Rupprecht, Bayreuth*
16.10–16.50 Uhr	Nephroprotektion durch Verhinderung der Nierenfibrose *Michael Zeisberg, Göttingen*

Mittwoch, 5. Mai 2021
Chronische Niereninsuffizienz · Nierenersatzverfahren
Moderation: Prof. Dr. Martin K. Kuhlmann, Berlin

09.00–09.15 Uhr	Einführung *Martin K. Kuhlmann, Berlin*
09.15–09.45 Uhr	CKD/HD/PD: Management der renalen Anämie *Christian Rosenberger, Berlin*
09.45–10.15 Uhr	CKD/HD/PD: CKD-MBD und Osteoporose *Markus Ketteler, Stuttgart*
10.15–10.45 Uhr	CKD/HD/PD: Antikoagulation *Gunnar Henrik Heine, Frankfurt a. M.*
10.45–11.15 Uhr	*Kaffeepause*
11.15–11.45 Uhr	CKD: Management der präterminalen CKD *Sylvia Stracke, Greifswald*
11.45–12.15 Uhr	CKD/HD/PD: Impfungen *Matthias Girndt, Halle (Saale)*
12.15–12.45 Uhr	HD: Dialysezugänge und Komplikationen *Fabienne Aregger, Berlin*
12.45–14.00 Uhr	*Mittagspause*
14.00–14.30 Uhr	HD: Hämodialyse-Verordnung *Martin Kuhlmann, Berlin*

14.30–15.00 Uhr	HD: Dialysekomplikationen *Christiane Erley, Berlin*
15.00–15.30 Uhr	CKD/HD/PD: Sicherheit im Umgang mit Dialyseentscheidungen: Juristischer Rahmen, ethische Aspekte *Susanne Kuhlmann, Berlin*
15.30–16.00 Uhr	*Kaffeepause*
16.00–16.30 Uhr	PD: PD-Katheter – Implantation und Management *Ivica Grgić, Marburg*
16.30–17.00 Uhr	PD: Peritonealdialyse-Verordnung *Gabriele Schott, Duisburg*
17.00–17.30 Uhr	PD: PD-Komplikationen *Horst-Walter Birk, Gießen*

Donnerstag, 6. Mai 2021

Säure-Basen-Haushalt · Elektrolytstörungen · Akutes Nierenversagen

Moderation: Prof. Dr. Ralf Kettritz, Berlin

09.00–09.30 Uhr	Störungen des Kaliumhaushaltes *Ralph Kettritz, Berlin*
09.30–10.10 Uhr	Störungen des Säure-Basen-Haushaltes *Joachim Hoyer, Marburg*
10.10–10.30 Uhr	*Kaffeepause*
10.30–11.10 Uhr	Osmolaritätsstörungen *Ralph Kettritz, Berlin*
11.10–11.40 Uhr	Akute Nierenschädigung – Definition, Klinik, Biomarker *Kai Schmidt-Ott, Berlin*
11.40–12.10 Uhr	Nierenersatzverfahren bei der akuten Nierenschädigung (AKI) *Jan T. Kielstein, Braunschweig*
12.10–13.30 Uhr	*Mittagspause*

Hypertonie

Moderation: Prof. Dr. Dr. Eva Brand, Münster

13.30–14.05 Uhr	Aktuelle Leitlinien – was ist praxisrelevant? *Eva Brand, Münster*
14.05–14.40 Uhr	Sekundäre Hypertonie *Martin Hausberg, Karlsruhe*
14.40–15.15 Uhr	Hypertonie und Sport *Stefan-Martin Brand, Münster*

15.15–15.45 Uhr   *Kaffeepause*

15.45–16.20 Uhr   Hypertonie und Schwangerschaft
Dominik Tacuri-Strasser, Offenburg

16.20–16.55 Uhr   Medikamentöse antihypertensive Therapie besonderer Risikogruppen (u.a. CKD, Diabetes mellitus, im Alter, nach Myokardinfarkt, nach Apoplex)
Joachim Hoyer, Marburg

16.55–17.30 Uhr   Management bei Therapie-refraktärer Hypertonie
Jan Menne, Hannover

Freitag, 7. Mai 2021
Nierentransplantation
Moderation: Prof. Dr. Ulrich Kunzendorf, Kiel

09.00–09.45 Uhr   Vorbereitung von Transplantatempfängern und Lebendspendern
Barbara Suwelack, Münster

09.45–10.30 Uhr   Operatives Management und chirurgische Komplikationen nach Nierentransplantation
Jan Henrik Beckmann, Kiel

10.30–10.45 Uhr   *Kaffeepause*

10.45–11.30 Uhr   Immunologie der Rejektion und Immunsuppression
Ulrich Kunzendorf, Kiel

11.30–12.15 Uhr   Komplikationen nach Nierentransplantation
Sibylle von Vietinghoff, Bonn

12.15–13.00 Uhr   Sonographie der Transplantatniere
Konrad Stock, München

13.00 Uhr   Freiwilliger, anonymer Selbsttest
Verabschiedung

Moderatoren · Referenten

Dr. F. Aregger, Berlin
Dr. J. H. Beckmann, Kiel
Prof. Dr. T. Benzing, Köln
PD Dr. H.-W. Birk, Gießen
Prof. Dr. P. Boor, Aachen
Prof. Dr. Dr. E. Brand, Münster
Prof. Dr. Dr. S.-M. Brand, Münster
Prof. Dr. K. de Groot, Offenbach am Main
Prof. Dr. Ch. Erley, Berlin
Prof. Dr. J. Floege, Aachen
Prof. Dr. M. Girndt, Halle (Saale)
Prof. Dr. I. Grgić, Marburg
Prof. Dr. O. Gross, Göttingen
Prof. Dr. M. Hausberg, Karlsruhe
Prof. Dr. G. H. Heine, Frankfurt am Main
Prof. Dr. J. Hoyer, Marburg
Prof. Dr. T. B. Huber, Hamburg
Prof. Dr. M. Ketteler, Stuttgart
Prof. Dr. R. Kettritz, Berlin
Prof. Dr. J. T. Kielstein, Braunschweig
Prof. Dr. M. K. Kuhlmann, Berlin
Dr. S. Kuhlmann M.mel., Berlin
Prof. Dr. Ph. Kümpers, Münster
Prof. Dr. U. Kunzendorf, Kiel
Prof. Dr. J. Menne, Hannover
Prof. Dr. M. J. Möller, Aachen
Prof. Dr. H. Pavenstädt, Münster
Prof. Dr. Ch. Rosenberger, Berlin
Prof. Dr. H. Rupprecht, Bayreuth
Prof. Dr. K. Schmidt-Ott, Berlin
Dr. G. Schott, Duisburg
PD Dr. K. Stock, München
Prof. Dr. S. Stracke, Greifswald
Prof. Dr. B. Suwelack, Münster
Dr. D. Tacuri-Strasser, Offenburg
Prof. Dr. S. von Vietinghoff, Bonn
Prof. Dr. M. Zeisberg, Göttingen

Glomeruläre Erkrankungen

Symptomatische Therapie bei nephrotischem Syndrom: Was ist gesichert?

Thomas Benzing

Glomeruläre Nierenerkrankungen gehören zu den häufigsten Nierenerkrankungen und stellen die führende Ursache für eine dialysepflichtige Niereninsuffizienz weltweit dar. Seit langer Zeit ist es klar, dass die Höhe der Proteinurie mit dem jährlichen Verlust an glomerulärer Filtrationsrate korreliert (Peterson et al., 1995; Remuzzi et al., 2004). Es konnte außerdem gezeigt werden, dass die antiproteinurische Intervention das Risiko der Progression einer Nierenerkrankung verhindert (Ruggenenti et al., 2008). Neue Daten zeigen darüber hinaus, dass nicht nur die Progression der chronischen Nierenerkrankung (CKD) direkt mit der Höhe der Proteinurie korreliert, sondern dass auch das kardiovaskuläre Risiko, die kardiovaskuläre Morbidität und Mortalität, direkt mit der Höhe der Proteinurie zusammenhängt (Hemmelgarn et al., 2010). CKD und Proteinurie sind dabei unter den bedeutendsten kardiovaskulären Risikofaktoren, die aktuell bekannt sind (Tonelli et al., 2012). Aus diesen Gründen kommt der antiproteinurischen Therapie bei nephrotischem Syndrom höchste Bedeutung zu. Welche Interventionen jedoch stehen zur Verfügung? Welche der therapeutischen Interventionen sind gesichert? Im Folgenden soll ein Überblick über die aktuell verfügbaren Maßnahmen der antiproteinurischen Therapie gegeben werden. Es handelt sich hierbei um Maßnahmen, die gegebenenfalls die kausale bzw. auf die Krankheitsentität bezogene Therapie (Immunsuppression, Immunmodulation, ...) ergänzen.

1 Blutdruckkontrolle

In vielfältigen Studien konnte gezeigt werden, dass die konsequente Blutdruckkontrolle nicht nur die Mortalität bei erhöhtem kardiovaskulärem Risiko für Nierenpatienten senkt, sondern dass direkt die Progression sowohl bei diabetischen als auch bei nicht-diabetischen Nierenerkrankungen günstig beeinflusst werden kann. Dieser positive Effekt ist besonders deutlich bei proteinurischen Nierenerkrankungen (Bakris et al., 2000). Die Progression einer proteinurischen Nierenerkrankung hängt stark von sekundären hämodynamischen und metabolischen Faktoren ab und kann unabhängig von der Aktivität der zu Grunde liegenden Erkrankung sein. So finden sich bei vielen proteinurischen Nierenerkrankungen bei längerem Verlauf zusätzliche Zeichen einer sekundären fokal-segmentalen Glomerulosklerose als Zeichen des Hyperperfusionsschadens, welcher aufgepropft auf einen primären glomerulären Schaden erscheint (Sarafidis et al., 2007). In vielfältigen Studien konnte die günstige Beeinflussung der Proteinurie und der Progression einer proteinurischen Nierenerkrankung durch konsequente Blutdruckkontrolle dokumentiert werden. Gemäß der Leitlinien der Deutschen Hochdruckliga, welche weitestgehend im Einklang mit europäischen und internationalen Leitlinien sind, wird bei CKD und einer Proteinurie < 1 g/g Kreatinin ein Blutdruck von 130/80 mmHg und bei CKD mit Proteinurie > 1 g/g Krea ein Blutdruck von 125/75 mmHg angestrebt. Bei der Blutdruckeinstellung sind Angiotensinrezeptor-Blocker (ARB) und ACE-Hemmer in der Regel in Kombination mit einem Diuretikum zu bevorzugen. Dies liegt an der gleichzeitigen günstigen Beeinflussung der Progression der CKD durch RAS-Blockade und der Reduktion der glomerulären Hyperperfusion durch Vasodilatation des *Vas efferens*. Auch wenn zum Einsatz der ACE-Hemmer und insbesondere bei der kardiovaskulären Protektion durch ACE-Hemmer mehr Daten vorliegen als für ARB, scheint der antiproteinurische Effekt von ACE-Hemmern und ARB in etwa äquivalent günstig zu sein (Kunz et al., 2008). Nichtdihydropyridin-Calciumantagonisten wie Diltiazem und Verapamil haben antiproteinurische Eigenschaften (Bakris et al., 2004). Im Gegensatz hierzu kann die Proteinurie unter Dihydropyridinen wie Amlodipin oder Nifedipin deutlich zunehmen, was Berücksichtigung bei der Blutdrucktherapie finden muss (Agodoa et al., 2001). Insgesamt gilt jedoch die Regel, dass sinnvolle Medikamentenkombinationen mit dem Ziel einer konsequenten Blutdruckeinstellung gewählt werden sollten. Es ist sehr wichtig zu betonen, dass eine zu starke Senkung des systolischen Blutdrucks, also auf Werte unter 110 mmHg systolisch, insbesondere beim älteren Patienten mit einem erhöhten Risiko für Schlaganfall und Progression der Nierenerkrankung verbunden sein kann (Jafar et al., 2003; Kovesdy et al., 2013; Weiner et al., 2007). Zu niedrige Blutdruckwerte sollten also vermieden werden. Allerdings zeigen die Daten der SPRINT-Studie, bei der Patienten allerdings nur bis zu einer Proteinurie von 1 g/g Kreatinin eingeschlossen waren, dass der konsequenten Blutdrucksenkung mit Zielwerten um 120/80 mmHg bei erhöhtem kardiovaskulären Risiko entscheidende Bedeutung zur Reduktion von kardiovaskulärer Morbidität und Mortalität zukommt (Berlowitz et al., 2017; Cheung et al., 2017).

2 Blockade des Renin-Angiotensin-Systems

Der günstige Effekt einer Blockade des Renin-Angiotensin-Systems (RAS) auf das Ausmaß einer Proteinurie und die Progression der CKD ist in vielfältigen Studien hinreichend belegt. Dabei konnten sowohl bei diabetischer als auch bei nicht-diabetischer Nierenerkrankung durch den Einsatz von ARB bzw. ACE-Hemmern deutliche Effekte erzielt werden (Brenner et al., 2001). Dabei scheint eine höhere Dosis der jeweiligen Medikamente mit einer deutlichen Senkung des intraglomerulären Drucks und damit einer sehr günstigen Beeinflussung der Proteinurie und damit der Progression der chronischen Nierenerkrankung verbunden zu sein. Jüngste Daten aus der SMART-Trial zeigen, dass die supramaximale Dosierung eines ARB über den Blutdruck hinaus positive Effekte auf die Proteinurie haben kann (Burgess et al., 2009). Da darüber hinaus die kardiovaskuläre Morbidität und Mortalität bei Hochrisikopatienten deutlich günstig beeinflusst werden kann, kommt dem Therapieprinzip der RAS-Blockade auch aus kardialogischer Sicht höchste Bedeutung zu (Gerstein et al., 2001; Sokol et al., 2004; Teo et al., 2004). Obwohl vom Konzept her die Kombination verschiedener Medikamente zur effektiven RAS-Blockade in der Therapie der Proteinurie Sinn machen würde, gibt es klare Daten, die eine Kombinationstherapie von ARB und ACE-Hemmern in der Therapie der CKD verbieten (Mann et al., 2008). Es ergab sich unter der Kombination aus ACE-Hemmer und ARB zwar eine Reduktion der Proteinurie, jedoch resultierte nicht nur eine raschere Progression der Nierenerkrankung, sondern auch eine erhöhte Mortalität bzw. Komplikationsrate in der ACE-Hemmer/ARB-Kombination. Die COOPERATE-Studie, die initial eine Kombinationstherapie als effektiv demonstrierte, ist mittlerweile zurückgezogen worden wegen gefälschter bzw. nicht reproduzierbarer Daten (Nakao et al., 2003, 2009). Neben der ONTARGET-Studie, die zum ersten Mal die Kombinationstherapie als nicht ratsam darstellte, gibt es mittlerweile weitere Studien, die ebenfalls belegen, dass ACE-Hemmer nicht mit ARB kombiniert werden sollten (Tobe et al., 2011). Dies gilt ebenfalls für den nierenkranken Diabetiker (Fried et al., 2013). Es gilt also festzustellen, dass nach der aktuellen Studienlage eine Kombination aus ACE-Hemmern und ARB definitiv obsolet ist. ACE-Hemmer und ARB scheinen in ihrer antiproteinurischen Wirkung etwa gleichwertig. Wichtig ist, dass die jeweilig gewählte Substanz entsprechend hoch dosiert wird. Die Hypothese, dass die Effektivität einer RAS-Blockade mit dem Ausmaß einer Proteinurie zusammenhängt, konnte in der kürzlich veröffentlichten TRANSCEND-Studie geklärt werden (Mann et al., 2009). Dabei zeigte sich, dass die Effektivität der RAS-Inhibition vom Ausmaß der Proteinurie abhängt (Ito, 2010).

Insgesamt kommt also der Blockade des RAS bei der antiproteinurischen Therapie höchste Bedeutung zu. Dabei gibt es kein Kreatinin-Limit für den Einsatz der ACE-Hemmer- oder ARB-Therapie (Hsu et al., 2013; Park & Hsu, 2014). In verschiedenen Studien konnte gezeigt werden, dass insbesondere bei bereits eingeschränkter Nierenfunktion die Progression der Nierenerkrankung durch den Einsatz eines ACE-Hemmers oder ARB günstig beeinflusst werden kann (Hou et al., 2006). Dies gilt auch für bereits manifeste, dialysepflichtige Niereninsuffizienz. In der REIN-Trial konnte außerdem gezeigt werden, dass auch Patienten in der Peritonealdialyse bzgl. ihrer Restnierenfunktion vom Einsatz eines ACE-Hemmers profitieren (Perna et al., 2000; Ruggenenti et al., 1999). Wichtig hierbei ist zu beachten, dass bei Patienten mit fortgeschrittener CKD der Serumkaliumwert nach Therapiestart bzw. -änderung kontrolliert werden muss, da die Rate an Hyperkaliämie insbesondere bei fortgeschrittener CKD deutlich zunimmt.

3 Gewichtsreduktion

Es gibt vielfältige Studien, welche unterstreichen, dass die Gewichtsabnahme beim adipösen Patienten antiproteinurisch wirkt. Dies gilt sowohl für diabetische als auch für nicht-diabetische proteinurische Nierenerkrankungen. Insofern ist eine Gewichtsnormalisierung beim adipösen Patienten auch bei nicht diabetischer Genese dringend anzuraten (Wilmer et al., 2003). Unglücklicherweise scheint dies nur unzureichend für die fortgeschrittene diabetische Nephropathie zuzutreffen (Gerstein, 2013; Look et al., 2013). Kürzlich publizierte Daten zeigen Benefit der Gewichtsreduktion übergewichtiger Diabetiker in Bezug auf Mortalität, Myokardinfarkt oder Schlaganfall über ein Follow-up von 13 Jahren.

4 Stopp des Nikotinkonsums

Das Zigarettenrauchen erhöht das Ausmaß der Proteinurie bei proteinurischen Nierenerkrankungen und ist assoziiert mit einer ungünstigen Beeinflussung der Progression der CKD (Wilmer et al., 2003). Dabei konnte gezeigt werden, dass das Kondensat des Zigarettenrauchs im Versuchstier sowohl die Proteinurie als auch die Glomerulosklerose aggraviert und die therapeutische Intervention mit ACE-Hemmer verhindert (Roehm et al., 2017). Selbstverständlich ist der Zigarettenrauch auch mit einer deutlich erhöhten Gefahr kardiovaskulärer Komplikationen beim sowieso bereits hoch gefährdeten CKD-Patienten assoziiert. Deshalb muss dem Stopp eines Nikotinkonsums Aufmerksamkeit und dem Patienten die nötige Unterstützung zukommen. Dies kann durchaus in vielen Fällen psychosomatische Interventionen erfordern, welche auch vom Nephrologen eingeleitet werden sollten.

5 Kochsalzarme und eiweißkontrollierte Diät

Für die Einschränkung der Kochsalzaufnahme gibt es eine Vielzahl von Argumenten beim proteinurischen Patienten (Krikken et al., 2009). Es konnte in der Vergangenheit gezeigt werden, dass hohe Kochsalzaufnahme nicht nur die Effektivität der diuretischen Therapie verhindert, sondern vor allem auch die antiproteinurische Wirkung von ACE-Hemmern, ARB oder Calciumantagonisten selbst bei normalem Blutdruck ungünstig beeinflusst (Esnault et al., 2005). Im Gegensatz hierzu führt eine Natriumdepletion zu einer Verstärkung des antiproteinurischen Effekts von ACE-Hemmern (Buter et al., 1998; Esnault et al., 2005) und vermindert *per se* bereits die Proteinurie (Swift et al., 2005). Darüber hinaus scheint eine hohe Kochsalzaufnahme die Progression der chronischen Nierenerkrankung ungünstig zu beeinflussen (Mishra et al., 2005) – mit Effekten, die blutdruckabhängig und blutdruckunabhängig sind. Insofern ist eine Einschränkung der Kochsalzaufnahme auf unter 5 g/d anzustreben. Der positive Effekt der natriumarmen Ernährung kann verstärkt werden durch die negative Natriumbilanz bei Einsatz eines Diuretikums. Bei Patienten, die mit ACE-Hemmer oder ARB therapiert werden, führt die Kombination aus Kochsalzrestriktion mit einem Diuretikum zu einer deutlichen Verstärkung des antiproteinurischen Effekts verglichen mit einer der beiden Interventionen alleine (Buter et al., 1998; Vogt et al., 2008).

Nach wie vor gibt es eine gewisse Rationale zur Eiweißrestriktion bei nephrotischem Syndrom. Allerdings kann die deutliche Eiweißrestriktion auf unter 0,8 g/kgKG/d, welche Gegenstand der Therapie vor einigen Jahren war, nicht mehr generell so empfohlen werden. Eine moderate Eiweißrestriktion (0,8–1,0 g/kgKG/d) reduziert jedoch Proteinurie und Progression der CKD (Ikizler, 2009). Hierbei ist das Auftreten einer Malnutrition dringend zu vermeiden, da die Malnutrition als prognostisch ungünstiger Faktor beim Einsetzen einer Dialysetherapie bei fortgeschrittener Nierenerkrankung gilt. Mittlerweile sind ausgesprochen gute Daten publiziert, die einen großen Vorteil mediterraner Ernährung (Olivenöl, Nüsse) und des Genusses von moderaten Mengen an Alkohol in Bezug auf Mortalität und Progression der Nierenerkrankung zeigen (Bao et al., 2013; Dunkler et al., 2013; Estruch et al., 2013).

6   Statine und Therapie der Hyperlipidämie

Es konnte gezeigt werden, dass Statine effektiv Cholesterin und LDL-Cholesterin auch beim nephrotischen Syndrom senken können (Rabelink et al., 1988). Dabei werden allerdings die Zielwerte in der Regel nur bei deutlich höherer Dosis eines Statins erreichbar. Die Entscheidung über den Einsatz einer lipidsenkenden Therapie muss im Einzelfall geklärt werden. Dabei gilt, dass die effektivste lipidsenkende Therapie in der Kontrolle der Proteinurie und der Therapie der Grundkrankheit besteht. Insofern kommt gerade bei der lipidsenkenden Therapie dem Einsatz von ACE-Hemmern/ARB durch Kontrolle der Proteinurie besondere Bedeutung zu. Es gibt Hinweise, dass Statine bei nephrotischem Syndrom die Endothelfunktion verbessern (Dogra et al., 2002) und die Progression der CKD hemmen können (Shepherd et al., 2007), weshalb Statine in der Regel Teil der Therapie proteinurischer Nierenerkrankungen sind. Im Rattenmodell konnte gezeigt werden, dass die Zugabe von Rosuvastatin zur RAS-Blockade eine Proteinurie bei diabetischen Ratten komplett verhindern konnte (Zoja et al., 2011). Diese Daten konnten jedoch am Menschen bislang noch nicht bestätigt werden (Ruggenenti et al., 2010). Jüngste Hinweise, dass die Statintherapie die Rate an thrombembolischen Komplikationen bei nephrotischem Syndrom reduzieren kann, sind äußerst interessant, bedürfen jedoch noch der genaueren Bestätigung (Resh et al., 2011).

7 Vermeidung von nicht-steroidalen Antiphlogistika

Ohne Zweifel sind nicht-steroidale Antiphlogistika (NSAID) bei proteinurischen Nierenerkrankungen ausgesprochen ungünstig. Sie vermindern die antiproteinurische Wirkung von ACE-Hemmern, verschlechtern die Wirksamkeit der RAS-Blockade zur Blutdrucksenkung, wirken nephrotoxisch und sind darüber hinaus mit einer erhöhten Rate an akutem Nierenversagen verbunden. Ganz besonders bedeutsam ist jedoch die Tatsache, dass viele proteinurische Nierenerkrankungen chronisch verlaufen und über viele Jahre zu einem ganz langsamen Verlust der Nierenfunktion führen. Der Einsatz von NSAID kann dabei immer wieder kleinste akute Schäden setzen, die die Spirale der Verschlechterung der Nierenfunktion ungünstig beeinflussen (Dear & Yuen, 2008). Deshalb ist der Einsatz von NSAID und ebenso COX2-Inhibitoren dringend zu vermeiden. Sollten Schmerzmittel eingesetzt werden müssen, kann Paracetamol oder Metamizol recht sicher eingesetzt werden.

8 Blutzuckerkontrolle

Es ist unstrittig, dass die konsequente Blutzuckerkontrolle das Auftreten einer Mikroalbuminurie beim Typ-1-Diabetiker verzögern kann. Eine Progressionshemmung ist dabei zumindest in Frühphasen der Nephropathie möglich. So konnte gezeigt werden, dass die Pankreastransplantation beim Typ-1-Diabetiker das Auftreten und den Verlauf einer diabetischen Nephropathie günstig beeinflusst. Daten der UKPDS-Studie zeigten darüber hinaus, dass der Vorteil einer intensiven antihyperglykämischen Therapie in Bezug auf die mikrovaskulären Endpunkte wie Mikroalbuminurie über viele Jahre anhalten. Dennoch ist die Effektivität einer blutzuckersenkenden Therapie mit der dramatischen Effektivität einer blutdrucksenkenden Therapie nicht vergleichbar (Vijan & Hayward, 2003). Ist es also sinnvoll, eine normnahe Blutzuckereinstellung beim Typ-2-Diabetiker zu erzwingen? Dieser Frage widmeten sich in den vergangenen Jahren mehrere Studien (Dluhy & McMahon, 2008). Dabei wurde in der ACCORD-Studie untersucht, ob die intensive Blutzuckereinstellung mit einem HbA1c-Ziel von ≤ 6,0 Prozent einen günstigen Effekt auf die primären Endpunkte nichttödlicher Herzinfarkt, Schlaganfall und kardiovaskulärer Tod hat. Diese Studie musste vor Abschluss der Auswertung abgebrochen werden, da sich eine Übersterblichkeit in der intensiv behandelten Gruppe ergab (Gerstein et al., 2008). Weder auf die mikro- noch auf die makrovaskulären Endpunkte ließen sich positive Effekte nachweisen. Eine zweite Studie, die etwas vorsichtiger in der Blutzuckereinstellung angelegt war, hatte zum Ziel, den HbA1c auf unter 6,5 Prozent einzustellen. Auch hier waren makrovaskuläre und mikrovaskuläre Endpunkte definiert. Jedoch konnten auch in dieser ADVANCE-Studie keine signifikanten positiven Effekte auf die Mortalität erzielt werden. Die makrovaskulären Endpunkte und die Mortalität blieben unbeeinflusst. Es fand sich jedoch ein leichter Trend zur positiven Beeinflussung mikrovaskulärer Endpunkte und im engeren Sinne der Mikroalbuminurie. Insofern ist die adäquate Blutzuckereinstellung sicherlich sinnvoll. Zu einer extrem intensiven Blutzuckereinstellung kann aber beim Typ-2-Diabetiker nicht geraten werden. Die amerikanischen Leitlinien (American Diabetes Association) empfehlen deshalb insbesondere beim älteren Typ-2-Diabetiker ein HbA1c-Ziel unter sieben Prozent. Insbesondere sollte eine Polymedikation mit mehr als drei bis vier Diabetes-Medikamenten vermieden werden. Zu einer identischen Schlussfolgerung kommt die Deutsche Diabetesgesellschaft in ihrer entsprechenden Leitlinie für ältere Typ-2-Diabetiker.

Zusammenfassend kann also festgestellt werden, dass die konsequente antiproteinurische Therapie zu einer modernen Therapie proteinurischer Nierenerkrankung gehört. Besonderes Augenmerk gilt dabei der konsequenten Blutdruckeinstellung, der RAS-Blockade und der Vermeidung ungünstiger Progressionsfaktoren. Diese Therapieziele erfordern den Einsatz einer Kombinationsmedikation, die in der Regel zumindest ein Diuretikum und ein Medikament zur RAS-Blockade in ausreichender Dosierung beinhaltet. Eine Kombination verschiedener RAS-blockierender Medikamente ist obsolet. Wichtig scheint darüber hinaus zu betonen, dass eine frühe Vorstellung proteinurischer Patienten beim Nephrologen maßgeblich zur Verbesserung der Prognose dieser Patienten beitragen kann. Notfallmäßige Dialyseeinleitungen bei Urämie oder Hyperkaliämie, schwere metabolische Azidosen und ausgeprägte Volumenentgleisungen lassen sich durch die Kooperation verschiedener Fachdisziplinen einfach vermeiden. In vielen Studien zeigen sich bereits jetzt die positiven Effekte des modernen Ansatzes einer konsequenten antiproteinurischen und progressionshemmenden Therapie der chronischen Nierenerkrankung, was Mut machen sollte, diese konsequent umzusetzen.

Literatur

Lancet (2009). Retraction – combination treatment of angiotensin-II receptor blocker and angiotensin-converting-enzyme inhibitor in non-diabetic renal disease (COOPERATE): a randomised controlled trial. *Lancet, 374,* 1226.

Agodoa L.Y., Appel L., Bakris G.L. et al. (2001). Effect of ramipril vs. amlodipine on renal outcomes in hypertensive nephrosclerosis: a randomized controlled trial. *JAMA, 285,* 2719–2728.

Bakris G.L., Weir M.R., Secic M. et al. (2004). Differential effects of calcium antagonist subclasses on markers of nephropathy progression. *Kidney Int, 65,* 1991–2002.

Bakris G.L., Williams M., Dworkin L. et al. (2000). Preserving renal function in adults with hypertension and diabetes: a consensus approach. National Kidney Foundation Hypertension and Diabetes Executive Committees Working Group. *Am J Kidney Dis, 36,* 646–661.

Bao Y., Han J., Hu F.B. et al. (2013). Association of nut consumption with total and cause-specific mortality. *NEJM, 369,* 2001–2011.

Berlowitz, D.R., Foy, C.G., Kazis, L.E. et al. (2017). Effect of intensive blood-pressure treatment on patient-reported outcomes. *NEJM, 377,* 733–744.

Brenner B.M., Cooper M.E., de Zeeuw D. et al. (2001). Effects of losartan on renal and cardiovascular outcomes in patients with type 2 diabetes and nephropathy. *NEJM, 345,* 861–869.

Burgess E., Muirhead N., Rene de Cotret P. et al. (2009). Supramaximal dose of candesartan in proteinuric renal disease. *J Am Soc Nephrol, 20,* 893–900.

Buter H., Hemmelder M.H., Navis G. et al. (1998). The blunting of the antiproteinuric efficacy of ACE inhibition by high sodium intake can be restored by hydrochlorothiazide. *Nephrol Dial Transplant, 13,* 1682–1685.

Cheung, A.K., Rahman, M., Reboussin, D.M. et al. (2017). Effects of intensive BP control in CKD. *J Am Soc Nephrol, 28,* 2812–2823.

Dear J.W. & Yuen P.S. (2008). Setting the stage for acute-on-chronic kidney injury. *Kidney Int, 74,* 7–9.

de Brito-Ashurst I., Varagunam M., Raftery M.J. & Yaqoob M.M. (2009). Bicarbonate supplementation slows progression of CKD and improves nutritional status. *J Am Soc Nephrol, 20,* 2075–2084.

Dluhy R.G. & McMahon G.T. (2008). Intensive glycemic control in the ACCORD and ADVANCE trials. *NEJM, 358,* 2630–2633.

Dogra G.K., Watts G.F., Herrmann S. et al. (2002). Statin therapy improves brachial artery endothelial function in nephrotic syndrome. *Kidney Int, 62,* 550–557.

Dunkler D., Dehghan M., Teo K.K. et al. (2013). Diet and kidney disease in high-risk individuals with type 2 diabetes mellitus. *JAMA Internal Medicine, 173*, 1682–1692.

Esnault V.L., Ekhlas A., Delcroix C. et al. (2005). Diuretic and enhanced sodium restriction results in improved antiproteinuric response to RAS blocking agents. *J Am Soc Nephrol, 16*, 474–481.

Estruch R., Ros E. & Martinez-Gonzalez M.A. (2013). Mediterranean diet for primary prevention of cardiovascular disease. *NEJM, 369*, 676–677.

Fried L.F., Emanuele N., Zhang J.H. et al. (2013). Combined angiotensin inhibition for the treatment of diabetic nephropathy. *NEJM, 369*, 1892–1903.

Gerstein H.C. (2013). Do lifestyle changes reduce serious outcomes in diabetes? *NEJM, 369*, 189–190.

Gerstein H.C., Mann J.F., Yi Q. et al. (2001). Albuminuria and risk of cardiovascular events, death & heart failure in diabetic and nondiabetic individuals. *JAMA, 286*, 421–426.

Gerstein H.C., Miller M.E., Byington R.P. et al. (2008). Effects of intensive glucose lowering in type 2 diabetes. *NEJM, 358*, 2545–2559.

Hemmelgarn B.R., Manns B.J., Lloyd A. et al. (2010). Relation between kidney function, proteinuria, and adverse outcomes. *JAMA, 303*, 423–429.

Hou F.F., Zhang X., Zhang G.H. et al. (2006). Efficacy and safety of benazepril for advanced chronic renal insufficiency. *NEJM, 354*, 131–140.

Hsu T.W., Liu J.S., Hung S.C. et al. (2013). Renoprotective effect of renin-angiotensin-aldosterone system blockade in patients with predialysis advanced chronic kidney disease, hypertension, and anemia. *JAMA Internal Medicine, 131 (12)*, 1525–1531.

Ikizler T.A. (2009). Dietary protein restriction in CKD: the debate continues. *Am J Kidney Dis, 53*, 189–191.

Ito S. (2010). Usefulness of RAS inhibition depends on baseline albuminuria. *Nature Reviews, 6*, 10–11.

Jafar T.H., Stark P.C., Schmid C.H. et al. (2003). Progression of chronic kidney disease: the role of blood pressure control, proteinuria, and angiotensin-converting enzyme inhibition: a patient-level meta-analysis. *Annals of Internal Medicine, 139*, 244–252.

Kovesdy C.P., Bleyer A.J., Molnar et al. (2013). Blood pressure and mortality in U.S. veterans with chronic kidney disease: a cohort study. *Annals of Internal Medicine, 159*, 233–242.

Kovesdy C.P. & Kalantar-Zadeh K. (2010). Oral bicarbonate: renoprotective in CKD? *Nature Reviews, 6*, 15–17.

Krikken J.A., Laverman G.D. & Navis G. (2009). Benefits of dietary sodium restriction in the management of chronic kidney disease. *Current Opinion in Nephrology and Hypertension, 18,* 531–538.

Kunz R., Friedrich C., Wolbers M. & Mann J.F. (2008). Meta-analysis: effect of monotherapy and combination therapy with inhibitors of the renin angiotensin system on proteinuria in renal disease. *Annals of Internal Medicine, 148,* 30–48.

Look A.R.G., Wing R.R., Bolin et al. (2013). Cardiovascular effects of intensive lifestyle intervention in type 2 diabetes. *NEJM, 369,* 145–154.

Mann J.F., Schmieder R.E., Dyal L. et al. (2009). Effect of telmisartan on renal outcomes: a randomized trial. *Annals of Internal Medicine, 151,* 1-10, W11–12.

Mann J.F., Schmieder R.E., McQueen M. et al. (2008). Renal outcomes with telmisartan, ramipril, or both, in people at high vascular risk (the ONTARGET study): a multicentre, randomised, double-blind, controlled trial. *Lancet, 372,* 547–553.

Mishra S.I., Jones-Burton C., Fink J.C. et al. (2005). Does dietary salt increase the risk for progression of kidney disease? *Current Hypertension Reports, 7,* 385–391.

Nakao N., Yoshimura A., Morita H. et al. (2003). Combination treatment of angiotensin-II receptor blocker and angiotensin-converting-enzyme inhibitor in non-diabetic renal disease (COOPERATE): a randomised controlled trial. *Lancet, 361,* 117–124.

Park M. & Hsu C.Y. (2014). An ACE in the hole for patients with advanced chronic kidney disease? *JAMA Internal Medicine, 174 (3),* 355–356. doi:10.1001/jamainternmed.2013.12176

Perna A., Ruggenenti P., Testa A. et al. (2000). ACE genotype and ACE inhibitors induced renoprotection in chronic proteinuric nephropathies. *Kidney Int, 57,* 274–281.

Peterson J.C., Adler S., Burkart J.M. et al. (1995). Blood pressure control, proteinuria, and the progression of renal disease. The modification of diet in renal disease study. *Annals of Internal Medicine, 123,* 754–762.

Rabelink A.J., Hene R.J., Erkelens D.W. et al. (1988). Effects of simvastatin and cholestyramine on lipoprotein profile in hyperlipidaemia of nephrotic syndrome. *Lancet, 2,* 1335–1338.

Remuzzi G., Chiurchiu C. & Ruggenenti P. (2004). Proteinuria predicting outcome in renal disease: nondiabetic nephropathies (REIN). *Kidney Int, Suppl,* S90–96.

Resh M., Mahmoodi B.K., Navis G.J. et al. (2011). Statin use in patients with nephrotic syndrome is associated with a lower risk of venous thromboembolism. *Thrombosis Research, 127 (5).*

Roehm, B., Simoni, J., Pruszynski, J. & Wesson, D.E. (2017). Cigarette smoking attenuates kidney protection by angiotensin-converting enzyme inhibition in nondiabetic chronic kidney disease. *Am J Nephrol, 46,* 260–267.

Ruggenenti P., Perna A., Gherardi G. et al. (1999). Renoprotective properties of ACE-inhibition in non-diabetic nephropathies with non-nephrotic proteinuria. *Lancet, 354,* 359–364.

Ruggenenti P., Perna A., Tonelli M. et al. (2010). Effects of add-on fluvastatin therapy in patients with chronic proteinuric nephropathy on dual renin-angiotensin system blockade: the ESPLANADE trial. *Clin J Am Soc Nephrol, 5,* 1928–1938.

Ruggenenti P., Perticucci E., Cravedi P. et al. (2008). Role of remission clinics in the longitudinal treatment of CKD. *J Am Soc Nephrol, 19,* 1213–1224.

Sarafidis P.A., Khosla N. & Bakris G.L. (2007). Antihypertensive therapy in the presence of proteinuria. *Am J Kidney Dis, 49,* 12–26.

Shepherd J., Kastelein J.J., Bittner V. et al. (2007). Effect of intensive lipid lowering with atorvastatin on renal function in patients with coronary heart disease: the Treating to New Targets (TNT) study. *Clin J Am Soc Nephrol, 2,* 1131–1139.

Sokol S.I., Portnay E.L., Curtis J.P. et al. (2004). Modulation of the renin-angiotensin-aldosterone system for the secondary prevention of stroke. *Neurology, 63,* 208–213.

Swift P.A., Markandu N.D., Sagnella G.A. et al. (2005). Modest salt reduction reduces blood pressure and urine protein excretion in black hypertensives: a randomized control trial. *Hypertension, 46,* 308–312.

Teo K.K., Mitchell L.B., Pogue J. et al. (2004). Effect of ramipril in reducing sudden deaths and nonfatal cardiac arrests in high-risk individuals without heart failure or left ventricular dysfunction. *Circulation, 110,* 1413–1417.

Tobe S.W., Clase C.M., Gao P. et al. (2011). Cardiovascular and renal outcomes with telmisartan, ramipril, or both in people at high renal risk: results from the ONTARGET and TRANSCEND studies. *Circulation, 123,* 1098–1107.

Tonelli M., Muntner P., Lloyd A. et al. (2012). Risk of coronary events in people with chronic kidney disease compared with those with diabetes: a population-level cohort study. *Lancet, 380,* 807–814.

Vijan S. & Hayward R.A. (2003). Treatment of hypertension in type 2 diabetes mellitus: blood pressure goals, choice of agents, and setting priorities in diabetes care. *Annals of Internal Medicine, 138,* 593–602.

Vogt L., Waanders F., Boomsma F. et al. (2008). Effects of dietary sodium and hydrochlorothiazide on the antiproteinuric efficacy of losartan. *J Am Soc Nephrol, 19,* 999–1007.

Weiner D.E., Tighiouart H., Levey A.S. et al. (2007). Lowest systolic blood pressure is associated with stroke in stages 3 to 4 chronic kidney disease. *J Am Soc Nephrol, 18,* 960–966.

Wilmer W.A., Rovin B.H., Hebert C.J. et al. (2003). Management of glomerular proteinuria: a commentary. *J Am Soc Nephrol, 14,* 3217–3232.

Zoja C., Corna D., Gagliardini E. et al. (2011). Adding a statin to a combination of ACE inhibitor and ARB normalizes proteinuria in experimental diabetes, which translates into full renoprotection. *American Journal of Physiology, 299,* F1203–1211.

Minimal Change Disease
Elion Hoxha & Tobias B. Huber

Einleitung

Die Minimal Change Disease (MCD) wurde zunächst als Lipoidnephrose bezeichnet, in der Folge sprach man von der Nil-Erkrankung, dem steroid-sensiblen nephrotischen Syndrom und weiterhin dem idiopathischen nephrotischen Syndrom. Die Bezeichnung Lipoid-Nephrose hatte ihren Ursprung in der Beobachtung, dass sich Lipide in tubulären Zellen sowie fettbeladene Makrophagen/Tubuluszellen im Urin fanden (oval fat bodies). Die Bezeichnung „Nil" entstand hingegen, weil man bioptisch nahezu keine Entzündungsreaktion nachweisen konnte. Idiopathisches nephrotisches Syndrom wiederum unterstreicht, dass für die primäre Form keine Assoziation zu systemischen Erkrankungen nachweisbar ist. Die MCD ist die häufigste Ursache für ein nephrotisches Syndrom im Kindesalter (1–6 Jahre). Im Erwachsenenalter wird diese Erkrankung in ca. zehn Prozent aller Patienten mit nephrotischem Syndrom nachgewiesen (Waldman et al., 2007). Sie nimmt meist einen gutartigen Verlauf. Die MCD ist bei Männern etwas häufiger zu finden und es liegt eine geographieabhängige Häufigkeitsverteilung vor: Die Erkrankungszahlen sind beispielsweise in Europa und Nordamerika deutlich niedriger als in Asien. Klinisch ist die Erkrankung durch ein nephrotisches Syndrom mit häufig massiver Eiweißausscheidung (bis 20 g/d) charakterisiert. Die Diagnose wird im Kindesalter klinisch gestellt. Bei Erwachsenen wird eine Nierenbiopsie zur Diagnosesicherung durchgeführt. Die Erkrankung wird unterschieden in primäre (idiopathische) MCD und sekundäre MCD (als Folge eines definierten Auslösers; Hogan & Radhakrishnan, 2013). Der klinische Verlauf der primären Form ist meist gutartig: Es kommt zwar regelhaft zu Rezidiven, eine chronisch-progressive Niereninsuffizienz ist hingegen sehr selten. Der wichtigste prognostische Prädiktor ist das Ansprechen auf die initiale Steroidtherapie (Waldman et al., 2007).

Pathogenese

Die Pathogenese ist bei primären wie bei sekundären Formen weitgehend unbekannt. Allgemein wird die Erkrankung mit einer T-Zell-Störung in Verbindung gebracht (Shalhoub, 1974). Offensichtlich ist hier die MCD mit einer vermehrten Freisetzung von Zytokinen vergesellschaftet, welche zur Podozytenschädigung führt.

Ein enger Zusammenhang zur FSGS bis hin zu einer gemeinsamen Krankheitsentität unterschiedlicher Ausprägung (MCD/FSGS mit und ohne voranschreitende glomeruläre Vernarbung) erscheint plausibel (Abbildung 1). Diese Möglichkeit ist insbesondere deshalb klinisch relevant, weil, wenn die MCD und FSGS verschiedene Ausprägungen (Stadien) derselben Erkrankung darstellen, die Therapie beider Erkrankungen nach denselben Prinzipien folgerichtig wäre. Es muss berücksichtigt werden, dass die MCD und die primäre FSGS in der Elektronenmikroskopie ein identisches Bild zeigen, sodass die diagnostische Unterscheidung einer MCD von einer FSGS durch den Nachweis einer segmentalen Sklerose an einem Nierenkörperchen erfolgt. Wird diese Sklerose (zufälligerweise, sog. „sampling error") in der Biopsie nicht angetroffen, kommt es zur (Fehl-)Diagnose einer MCD.

Für die MCD wird, ähnlich der FSGS, postuliert, dass bei der Erkrankung ein von Lymphozyten gebildeter „Permeabilitätsfaktor" eine wichtige Rolle spielt. Dieser Faktor ist übertragbar und verursacht im Rattenmodell eine Proteinurie. Eine genaue Charakterisierung gelang bisher nicht. Lichtmikroskopisch findet sich keine Pathologie („minimal change"), während elektronenmikroskopisch

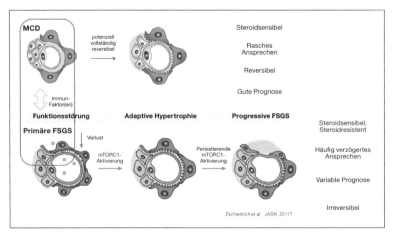

Abbildung 1
Das MCD-pFSGS-Kontinuum als Hypothese der Pathogenese der MCD und primären FSGS

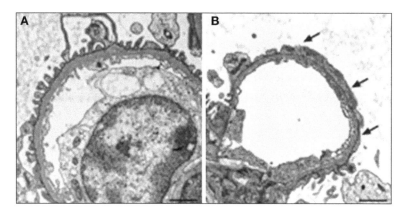

Abbildung 2
Elektronenmikroskopische Aufnahme einer normalen glomerulären Schlinge (A) und eines diffusen Verlusts der podozytären Fußfortsätze (B) bei einem MCD-Patienten

ein Verlust der Fußfortsätze nachweisbar ist (Abbildung 2). Eine relevante Komplement- oder Immunkomplexablagerung und mesangiale Hyperzellularität sind nicht nachweisbar.

Es wurde auch postuliert, dass von den Podozyten sezerniertes Angiopoetin-like-4 direkt zu einer Barrierestörung und großer Proteinurie führen kann. Interessanterweise finden sich bei Patienten mit MCD tatsächlich hohe Level von Angiopoetin-like-4 in Podozyten, welche durch Steroidgaben deutlich vermindert werden (Clement et al., 2011; Chugh et al., 2012). Für die sekundäre Form werden in der Literatur verschiedene Auslöser angegeben, wie akute respiratorische Infektionen, Bienenstiche sowie die Einnahme von NSAR, Gold, Penicillamin, Ampicillin, Lithium und Quecksilber. Ein Zusammenhang mit hämatologischen Neoplasien ist zudem beschrieben (Glassock, 2003).

Klinisches Bild

Der Leitbefund bei der klinischen Untersuchung sind Ödeme in den abhängigen Körperpartien. Von den Patienten selbst werden meist Gesichtsödem und Beinödeme zuerst bemerkt. Flüssigkeit kann sich auch in Form von Aszites oder Pleuraergüssen einlagern und zu respiratorischen Problemen führen. In der Regel finden sich normotensive Blutdruckwerte, allerdings ist dies mit zunehmendem Alter bei Erkrankungsmanifestation durch die hohe Prävalenz der Hypertonie eingeschränkt verwertbar. Allgemeinsymptome wie Kopfschmerz, Reizbarkeit, Abgeschlagenheit und ein allgemeines Krankheitsgefühl finden sich häufig, manche Patienten neigen zur Depression. Die Urinuntersuchung zeigt häufig bis auf die Eiweißausscheidung keine Auffälligkeit. Die ausgeprägte Proteinurie zieht

Sekundärveränderungen nach sich: Hierzu zählt man Hypoalbuminämie, Salzretention, eine veränderte Rheologie mit Neigung zu venösen Thrombosen, Hyperlipidämie und Infektionen. In seltenen Fällen kann sich die MCD auch mit einem Kreatininanstieg bzw. einem akuten Nierenversagen manifestieren (Waldman et al., 2007).

Diagnose

Die Diagnose wird mittels Nierenbiopsie gestellt (Waldman et al., 2007; Hogan & Radhakrishnan, 2013). Eine Ausnahme hiervon stellt die Erkrankung bei kleinen Kindern dar, hier wird bei nephrotischem Syndrom direkt therapiert und anhand des Therapieansprechens die Diagnose abgeleitet. Lichtmikroskopisch findet sich ein Normalbefund, auch immunhistochemisch ergeben sich im Regelfall keine Auffälligkeiten. Die wesentliche Pathologie stellt der elektronenmikroskopisch sichtbare Verlust der Fußfortsätze der Podozyten dar.

Therapie

Die initiale Therapie der MCD basiert auf Steroiden. Das weitere Vorgehen wird anhand des Ansprechens der MCD auf Steroide festgelegt. Da die MCD in der Regel sehr gut auf Steroide anspricht, muss bei einer Steroidresistenz immer auch nochmals die Diagnose einer MCD in Frage gestellt werden und ggf. re-biopsiert werden (Hogan & Radhakrishnan, 2013; Lombel et al., 2013; Floege, 2013; Ravani et al., 2017; Vivarelli et al., 2017). Die meisten Daten über die Therapie der MCD stammen aus größeren pädiatrischen Studien, während die Daten über die Behandlung der MCD bei Erwachsenen meistens aus Beobachtungsstudien stammen.

Induktionstherapie
In der Regel wird die Induktionstherapie mit 1 mg/kgKG/d Prednisolon (max. 80 mg/d) begonnen, aber auch die Gabe von Prednisolon 2 mg/kgKG alle zwei Tage (max. 120 mg/d) ist effektiv. Es gibt keine Studien, die bei Erwachsenen eine bessere Effektivität eines dieser Schemata zeigen. Wir bevorzugen bei Erwachsenen die tägliche Prednisolongabe aufgrund der einfacheren Handhabung. Das Ansprechen der Proteinurie auf die Steroidtherapie kann bei Erwachsenen länger dauern als bei Kindern. Aus diesem Grund wird bei Erwachsenen weiterhin empfohlen, die hochdosierte Steroidthe-

rapie bei fehlendem Ansprechen für bis zu 16 Wochen fortzuführen. Bei diesem Vorgehen muss ein besonderes Augenmerk auf das ausgedehnte Nebenwirkungsprofil einer langfristigen hochdosierten Steroidtherapie gelegt werden, das in aller Regel eine frühere Unterbrechung der Steroidtherapie erforderlich macht. Nach Erreichen einer kompletten Remission wird die Steroidtherapie ausgeschlichen. Die Reduktion der Glukokortikoiddosis wird bereits zwei bis vier Wochen nach Erreichen der Remission begonnen, es gibt jedoch keine gesicherte Evidenz über das beste Steroid-Ausschleichschema bei diesen Patienten.

Bei relativen Kontraindikationen oder Intoleranz gegenüber Hochdosissteroiden (unkontrollierter Diabetes mellitus, psychiatrische Erkrankungen, schwere Osteoporose) kommen andere Immunsuppressiva wie Calcineurininhibitoren, Cyclophosphamid oder MMF zum Einsatz. Aufgrund des Nebenwirkungsprofils werden Calcineurininhibitoren gegenüber dem Einsatz von Alkylanzien bevorzugt. Neuere Studien zeigen, dass eine Induktionstherapie mit Tacrolimus ähnlich effektiv wie eine Steroidtherapie ist (Medjeral-Thomas et al., 2020). Auch die Therapie mit niedriger dosiertem Steroid in Kombination mit MMF zeigte ähnliche Remissionsraten wie eine standarddosierter Steroidtherapie (Remy et al., 2018).

Therapie der MCD nach Steroid-Induktion

Die Induktionstherapie mit Steroiden ist bei über 80 Prozent der Patienten erfolgreich, sehr häufig kommt es jedoch zu einem Relaps der Proteinurie. Die Therapie eines gelegentlichen Relaps der Proteinurie kann mit Steroiden, analog zur Induktionstherapie erfolgen. Bei komplizierten Verläufen, wie häufig wiederkehrende Relapse *(frequent relapsing MCD)* oder Steroidabhängigkeit *(steroid dependend MCD)* kommen zur Vermeidung einer langfristigen hochdosierten Steroidtherapie verschiedene Immunsuppressiva zum Einsatz, wie Calcineurininhibitoren (CsA 3–5 mg/kgKG/d oder Tacrolimus 0,05–0,1 mg/kgKG/d in verteilten Dosen) oder Cyclophosphamid (2,0–2,5 mg/kgKG/d für 8–12 Wochen). Wenn es unter einer Therapie mit Calcineurininhibitoren zu einer Remission der Proteinurie gekommen ist, wird nach drei Monaten die Dosis so reduziert, dass die Remission noch aufrechterhalten werden kann, und für ein bis zwei Jahre beibehalten.

Wenn diese Therapieoptionen nicht erfolgreich oder kontraindiziert sind, kann MMF als Therapieoption in Betracht gezogen werden. Die Therapie kann mit 2× 500 mg/d begonnen und im Verlauf rasch auf eine Dosis von 2× 1.000 mg/d gesteigert werden.

Rituximab

Obwohl es keine größeren randomisierten Studien bei Erwachsenen gibt, existieren zahlreiche Berichte, welche einen positiven Effekt von Rituximab bei der häufig wiederkehrenden oder Kortikosteroid-abhängigen MCD dokumentieren. Eine Rituximabtherapie führte zu einer Remission der Proteinurie bei 65–100 Prozent (Munyentwali et al., 2013; Takei et al., 2013) der erwachsenen Patienten mit Kortikosteroid-abhängiger MCD und senkte die Häufigkeit der Relapse im weiteren Verlauf der Erkrankung. Daher ist bei Patienten mit einer Kortikosteroid-abhängigen MCD eine Rituximabtherapie zu erwägen, insbesondere, wenn eine Therapie mit Cyclophosphamid oder Cyclosporin keine Remission herbeiführen konnte. Neuere Daten deuten zudem darauf hin, dass die Wirksamkeit von Rituximab dosisabhängig ist (Chan et al., 2020) und der Einsatz bei einem Kortikosteroid-abhängigen oder Steroid-resistenten nephrotischen Syndrom eine nebenwirkungsarme Therapiealternative darstellen kann (Ramachandran et al., 2019).

Einige neue Therapieansätze sind derzeit in Untersuchung und werden hoffentlich in den kommenden Jahren zu zusätzlichen therapeutischen Optionen beitragen (Ravani et al., 2017). In diesem Jahr wird außerdem die Veröffentlichung der aktualisierten KDIGO-Leitlinien zur Glomerulonephritis-Therapie erwartet, in die neuere Daten vor allem im Bezug auf die Zweitlinientherapie der MCD Eingang finden werden.

Literatur

Chan E.Y., Webb H., Yu E. et al. (2020). Both the rituximab dose and maintenance immunosuppression in steroid-dependent/frequently-relapsing nephrotic syndrome have important effects on outcomes. *Kidney Int, 97,* 393–401.

Chugh S.S., Clement L.C. & Mace C. (2012). New insights into human minimal change disease: lessons from animal models. *Am J Kidney Dis, 59,* 284–292.

Clement L.C., Avila-Casado C., Mace C. et al. (2011). Podocyte-secreted angiopoietin-like-4 mediates proteinuria in glucocorticoid-sensitive nephrotic syndrome. *Nat Med, 17,* 117–122.

Glassock R.J. (2003). Secondary minimal change disease. *Nephrology, Dialysis, Transplantation: Official Publication of the European Dialysis and Transplant Association – European Renal Association, 18,* Suppl 6, vi52–58.

Hogan J. & Radhakrishnan J. (2013). The treatment of minimal change disease in adults. *J Am Soc Nephrol, 24,* 702–711.

Lombel R.M., Gipson D.S., Hodson E.M. & Kidney Disease: Improving Global O. (2013). Treatment of steroid-sensitive nephrotic syndrome: new guidelines from KDIGO. *Pediatr Nephrol, 28,* 415–426.

Medjeral-Thomas N.R., Lawrence C., Condon M. et al. (2020). Randomized, controlled trial of tacrolimus and prednisolone monotherapy for adults with de novo minimal change disease: a multicenter, randomized, controlled trial. *Clin J Am Soc Nephrol, 15,* 209–218.

Munyentwali H., Bouachi K., Audard V. et al. (2013). Rituximab is an efficient and safe treatment in adults with steroid-dependent minimal change disease. *Kidney Int, 83,* 511–516.

Ramachandran R., Bharati J., Rao I. et al. (2019). Persistent CD-19 depletion by rituximab is cost-effective in maintaining remission in calcineurin-inhibitor dependent podocytopathy. *Nephrology, 24 (12),* 1241–1247.

Ravani P., Bertelli E., Gill S. & Ghiggeri G.M. (2017). Clinical trials in minimal change disease. *Nephrol Dial Transplant, 1, 32 (suppl_1),* i7–i13.

Remy P., Audard V., Natella P.A., et al. (2018). An open-label randomized controlled trial of low-dose corticosteroid plus enteric-coated mycophenolate sodium versus standard corticosteroid treatment for minimal change nephrotic syndrome in adults (MSN study). *Kidney Int, 94,* 1217–1226.

Shalhoub R.J. (1974). Pathogenesis of lipoid nephrosis: a disorder of T-cell function. *Lancet, 2,* 556–560.

Takei T., Itabashi M., Moriyama T. et al. (2013). Effect of single-dose rituximab on steroid-dependent minimal-change nephrotic syndrome in adults. *Nephrology, Dialysis, Transplantation: Official Publication of the European Dialysis and Transplant Association – European Renal Association, 28,* 1225–1232.

Vivarelli, M., Massella, L., Ruggiero, B. & Emma, F. (2017). Minimal change disease. *Clin J Am Soc Nephrol, 12,* 332–345.

Waldman M., Crew R.J., Valeri A. et al. (2007). Adult minimal-change disease: clinical characteristics, treatment, and outcomes. *Clin J Am Soc Nephrol, 2,* 445–453.

Fokal-segmentale Glomerulosklerose (FSGS)

Marcus J. Möller

Diagnose und Definition

Die fokale und segmentale Glomerulosklerose (FSGS) ist per Definition eine histologische Diagnose aus der Nierenbiopsie (D'Agati et al., 2011). Zusätzlich werden dann mit Hilfe der anamnestischen und klinischen Befunde die Ursachen der FSGS näher eingeordnet.

Histologische Befunde

Eine „sklerotische Läsion" ist der diagnostische Befund für eine FSGS in der Nierenbiopsie. Die früheste Läsion, die eine FSGS histologisch definiert, ist eine zelluläre *Adhäsion*/Verbindung zwischen den Parietalzellen auf der Bowman'schen Kapsel und dem glomerulären Kapillarkonvolut (auch *Synaechie* genannt). Die sogenannte *tip lesion* der Columbia-Klassifikation der FSGS ist eine Sonderform einer Synaechie am tubulären Pol (D'Agati et al., 2004).

Die meisten sklerotischen Läsionen betreffen einzelne Segmente des glomerulären Kapillarkonvoluts („segmental") in einzelnen Glomeruli („fokal"). Man sieht in der PAS-Färbung eine Akkumulation von Matrix und einen Verlust der Kapillaren.

In der Columbia-Klassifikation wurden fünf verschiedene histologische Muster beschrieben:
1) *tip lesion* (s.o.),
2) *perihiläre Läsion* (assoziiert mit Hyperfiltration),
3) *zelluläre* Variante (segmentale endokapilläre Hyperzellularität mit Verlegung der Kapillaren),
4) *collapsing*-Variante (segmentaler oder globaler Kollaps mit begleitender zellulärer Hypotrophie und -plasie),
5) *NOS* (not otherwise specified, unspez. Matrixakkumulation, die die Kapillaren obliteriert).

Die *collapsing*-Variante ist mit einer schlechteren Prognose für das renale *outcome* assoziiert (D'Agati et al., 2013).

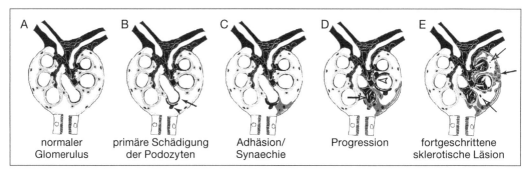

| normaler Glomerulus | primäre Schädigung der Podozyten | Adhäsion/ Synaechie | Progression | fortgeschrittene sklerotische Läsion |

A, B: Zunächst werden Podozyten durch unterschiedlichste Mechanismen geschädigt und gehen fokal verloren (Pfeile). C, D: Fokal werden Parietalzellen aktiviert (dunkelgrau). Es kommt zur Ausbildung zellulärer Adhäsionen zum Kapillarkonvolut. Von hier ausgehend wandern Parietalzellen über das betroffene Segment und legen Matrix ab.

Abbildung 1
Schema der Entwicklung einer sklerotischen Läsion (= FSGS) (modifiziert aus Smeets et al., 2011).

Es konnte gezeigt werden, dass parietale Epithelzellen (PECs) in jeder FSGS-Läsion nachweisbar sind (Abbildung 1; Smeets et al., 2011; Kuppe et al., 2015).

Untergruppen der FSGS

Aus historischen Gründen wird noch immer zwischen einer „primären" und den sehr viel häufigeren „sekundären" Formen der FSGS unterschieden. Diese Einteilung ist jedoch nicht hilfreich und wurde auf der *KDIGO Controversies Conference on Glomerulonephritis 2017* kritisch bewertet (Rovin et al., 2018).

„Primäre FSGS"

Die primäre FSGS wird durch einen noch unbekannten Permeabilitätsfaktor (oder zirkulierenden Faktor) im Blut ausgelöst (Maas, Deegens et al., 2014). Dies ist durch Nierentransplantationsexperimente in menschlichen Patienten sehr gut belegt.

Die Pathogenese ist wahrscheinlich identisch oder ähnlich der *minimal change*-Glomerulonephritis (MC-GN), je nachdem ob man einen identischen Permeabilitätsfaktor wie in der MC-GN annimmt, der den Verlust der Fußfortsätze der Podozyten induziert. Die FSGS käme dann wie in allen anderen glomerulären Erkrankungen sekundär über einen chronischen Podozytenverlust zustande. Nach der persönlichen Meinung des Autors ist dies wahrscheinlich der Fall und die Diagnose sollte idealerweise anstatt „primäre FSGS" lauten: „*minimal change*-GN *mit* sekundärer FSGS", um die Zusammenhänge klarer darzustellen.

Da der Permeabilitätsfaktor noch nicht identifiziert wurde, ist es allerdings auch denkbar, dass mindestens ein zusätzlicher Permeabilitätsfaktor existiert, der neben dem Verlust der Fußfortsätze auch noch spezifisch und direkt eine FSGS auslöst.

„Sekundäre FSGS"

Eine FSGS entsteht fast immer sekundär als Folge einer primären glomerulären Erkrankung oder Schädigung. Es ist die gemeinsame Endstrecke aller glomerulären Erkrankungen oder Läsionen, die zu einem chronischen Nierenfunktionsverlust führen. Da ca. 90 Prozent aller renalen Erkrankungen glomerulären Ursprungs sind, ist die FSGS die häufigste Ursache für irreversiblen Nierenfunktionsverlust. Obwohl er obsolet ist, wird der Ausdruck „sekundäre FSGS" noch immer in der Literatur verwendet. Er bezeichnet alle Formen der FSGS, wo histologisch eine zugrunde liegende Ursache nachgewiesen werden kann (z.B. FSGS bei IgA-Nephropathie). Es gibt Formen der FSGS, wo das histologisch nicht möglich ist (z.B. genetische Formen oder in der maladaptiven FSGS) und diese Formen werden dann häufig nicht korrekt als „primäre FSGS" bezeichnet (s.u.).

Pathogenese der FSGS

Ein breites Spektrum initialer Schädigungen kann eine FSGS auslösen (z.B. entzündlich, hämodynamisch, genetisch, toxisch, etc.). Allen Auslösern gemeinsam scheint eine Schädigung der Podozyten (die zu Proteinurie und ggf. irreversiblem Verlust von Podozyten führt) sowie zusätzlich – im Unterschied zur *minimal change*-Nephropathie – eine fokale Aktivierung glomerulärer Parietalzellen zu sein (Smeets & Moeller, 2012). Im Frühstadium bildet sich eine zelluläre Verbindung zwischen einem Segment des kapillären Konvoluts und der Bowman'schen Kapsel. Der Nachweis solcher „Adhäsionen" ist diagnostisch und pathophysiologisch für die FSGS bedeutsam, da die Adhäsion als Eintrittspforte für aktivierte Parietalzellen in das betroffene Segment dient. Eingewanderte Parietalzellen legen Matrix ab, was zu einer fortschreitenden fokalen (= nur einige Glomeruli sind betroffen) und segmentalen (= nur einige Segmente des Glomerulus sind betroffen) Glomerulosklerose führt. Sklerosierte Bereiche des Kapillarkonvoluts tragen nicht mehr zur Funktion der Filtration bei.

Epidemiologie

Die meisten Zivilisationserkrankungen (z.B. Bluthochdruck, Diabetes, Adipositas, etc.) führen über eine Schädigung des Glomerulus zu einer sekundären FSGS. Deshalb ist die Inzidenz aller Formen der FSGS insgesamt zunehmend. Es wird geschätzt, dass ca. fünf bis zehn Prozent eine sekundäre FSGS mit einer chronischen Niereninsuffizienz haben (Levey & Coresh, 2012). Im Allgemeinen ist eine FSGS häufiger in männlichen (ca. 2×) und schwarz-afrikanischen Patienten.

Im Vergleich zu anderen Glomerulopathien mit nephrotischem Syndrom kommen die membranöse GN, die MC-GN, die „primäre FSGS", die membranoproliferative Glomerulonephritis und restliche GNs im Verhältnis von ca. 40:20:15:7:18 vor (Lewis et al., 1988).

FSGS-Subgruppen, die häufig fälschlicherweise unter der Diagnose „primäre FSGS" eingeordnet wurden (nach Relevanz geordnet) (Rosenberg & Kopp, 2017)

1. (Mal-)adaptive FSGS

Sie entsteht, wenn es ein Missverhältnis zwischen der Nephronanzahl und der Körpergröße gibt. Die Nephronanzahl kann reduziert sein aufgrund von Frühgeburtlichkeit und/oder geringem Geburtsgewicht. Eine pränatale Steroidtherapie (Lungenreifung) kann ebenfalls die Nephronanzahl reduzieren. Die Körpergröße und damit das Blutvolumen und die GFR nehmen zu bei Adipositas und übermäßigem *Body-building*. Als Konsequenz kommt es in den relativ zu wenigen Nephronen zur pathologischen Hyperfiltration (meist ab der Pubertät, wenn der Körper seine volle Größe erreicht hat). Die Hyperfiltration löst die FSGS aus.

2. Genetische FSGS

In den ersten beiden Lebensjahren ist ein nephrotisches Syndrom häufig (ca. 50% der Fälle) auf eine genetische Mutation zurückzuführen (Trautmann et al., 2015). Nach dem zwölften Lebensjahr machen genetische Ursachen weniger als fünf Prozent der Fälle aus. Eine Ausnahme sind die beiden Risiko-Allele des APOL-1-Gens bei Patienten mit afrikanischer Abstammung, die für ca. 18 Prozent der FSGS-Fälle unter afro-amerikanischen Patienten verantwortlich gemacht werden (Kopp et al., 2011). Bemerkenswerterweise sprechen ca. 50 Prozent der Patienten mit genetischen Formen einer FSGS auf eine immunmodulatorische Therapie an (Kopp et al., 2011; Trautmann et al., 2015)

Die einzigen Indikationen für eine genomische Analyse sind: Beginn der Erkrankung in den ersten beiden Lebensjahren (erleichtert die Entscheidung, die Immunsuppression zu beenden) sowie syndromale oder familiäre Formen (Gbadegesin et al., 2013).

Ansonsten werden genomische Analysen gemäß der KDIGO-2012-Leitlinie nicht empfohlen, da sie keine therapeutische Konsequenz haben. Nach wie vor sollte auch bei Verdacht auf eine genetische FSGS eine immunmodulatorische Therapie erwogen werden.

Zudem ist noch unklar, wie die Relevanz von Varianten oder Mutationen in individuellen genomischen Sequenzen ermittelt werden kann. Bis heute sind über 50 Gene entdeckt worden, deren Mutation eine FSGS auslösen kann (Stand 2018). Durch das *1,000-genomes project* wurde gezeigt, dass ca. jedes 1.000ste Basenpaar zwischen menschlichen Individuen unterschiedlich ist und dass nur ca. jede 20. Variante oder Mutation zu einem Phänotyp führt. Dieser Umstand erschwert die Interpretation genetischer Analysen erheblich (ist eine Mutation relevant oder eine harmlose Variante?).

Differenzialdiagnose: Adaptive und genetische FSGS

Histologisch können die beiden oben erwähnten FSGS nicht sicher von der klassischen FSGS unterschieden werden. Man sieht im Mikroskop nur eine FSGS und der Pathologe stellt dann häufig die Verdachtsdiagnose „primäre FSGS", obwohl noch verschiedene zugrundeliegende Erkrankungen differenzialdiagnostisch bedacht werden müssen. Das wichtigste Unterscheidungskriterium ist das Vorliegen eines nephrotischen Syndroms. Bei der oben beschriebenen „primären FSGS", die durch einen Permeabilitätsfaktor ausgelöst wird, liegt fast immer ein nephrotisches Syndrom vor. Bei der adaptiven oder genetischen FSGS fehlt jedoch in erwachsenen Patienten das nephrotische Syndrom.

Somit kann anhand der klinischen Manifestation (An- oder Abwesenheit eines nephrotischen Syndroms) und der Anamnese (z.B. plötzlicher Beginn der Erkrankung, Familienanamnese, extra-renale Manifestationen) meist eine Einordnung der Art der FSGS gelingen (Abbildung 2):

Adaptive und genetische FSGS-Formen manifestieren sich in adulten Patienten mit einer langsam progredienten subnephrotischen Proteinurie. Diese ist definiert als eine Proteinurie, die *nicht* zu

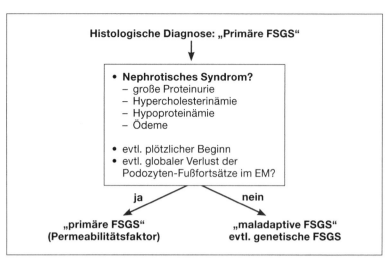

Abbildung 2
Diagnostischer Algorithmus der histologischen Diagnose „FSGS"

Für die Diagnose einer primären FSGS (aufgrund eines Permeabilitätsfaktors) muss der Blutdruck korrekt eingestellt sein (110-130 mmHg systolisch). Möglichst alle vier Bedingungen sollten vorliegen, sonst liegt nur ein „inkomplettes nephrotisches Syndrom" oder nur eine „große subnephrotische Proteinurie" vor.

massiven Ödemen, zu *keiner* starken Hypoproteinämie (i.e. Gesamteiweiß im Serum sollte > 5 g/dl sein) oder Hypercholesterinämie führt (i.e. < 250 mg/dl). Um die Proteinurie korrekt als „nephrotisch" oder „subnephrotisch" einzuteilen, muss zuvor der Blutdruck medikamentös kontrolliert sein (Vasodilatatoren meiden, da sie eine Hyperfiltration und somit die Proteinurie erhöhen können). Bei genetischen Formen liegt meist auch eine Mikrohämaturie vor. Schließlich mündet der Verlauf in einen langsamen Nierenfunktionsverlust meist über viele Jahre.

Klinik

Wie oben beschrieben, manifestiert sich die „primäre FSGS" mit einem rasch einsetzenden nephrotischen Syndrom. Rezidive werden oft nach Stimulation des Immunsystems beobachtet (z.B. in der Rekonvaleszenz nach einem schweren Infekt, aber auch nach Impfungen).

Alle übrigen sekundären Formen der FSGS werden meist nebenbefundlich histologisch diagnostiziert, da ja immer eine auslösende glomeruläre Krankheit oder Schädigung histologisch nachweisbar vorliegen muss, die zur „sekundären FSGS" geführt hat. Der histologische Nachweis einer sekundären FSGS zeigt an, dass Nierenfunktion verloren gegangen ist und ggf. weiter zu erwarten ist. Eine sekundäre FSGS trägt zum Krankheitsbild mit einer subnephrotischen Proteinurie (Definition s.o.) und progredienter CKD bei.

Ödeme, Bluthochdruck, pathologischer U-Status (nephritisch oder nephrotisch) sind optionale Befunde. Die zugrundeliegende primäre Erkrankung kann das klinische Bild überlagern oder dominieren.

Diagnose

In Erwachsenen muss eine Nierenbiopsie durchgeführt und elektronenmikroskopisch beurteilt werden (v.a. um ein Syndrom der dünnen Basalmembranen/Alport-Syndrom als wichtigste Differentialdiagnose auszuschließen). Für eine Abgrenzung gegenüber anderen Glomerulopathien (insbes. der *minimal change*-GN vs. „primäre FSGS") ist für die Validität der Diagnose eine hohe Anzahl von Glomeruli in der Biopsie bedeutsam (idealerweise > 22 Glomeruli, d.h. bei Verdacht möglichst zwei Stanzzylinder asservieren) (Corwin et al., 1988). Mittels einer Immunfärbung auf parietale Epithelzellen können sklerotische Läsionen mit höherer Sensitivität histologisch nachgewiesen werden (Smeets et al., 2014).

Therapie (für Erwachsene)

Primäre FSGS

Die primäre FSGS besteht aus zwei Komponenten:
1. Ein immunologischer Prozess, der zur Ausbildung des Permeabilitätsfaktors führt, und
2. eine sekundäre FSGS, die zur Vernarbung und zum Nierenfunktionsverlust führt.

Der immune Prozess ist ähnlich/identisch mit der *minimal change*-GN, deshalb sind die immunmodulatorischen Therapien fast identisch (siehe Therapiealgorithmus Tabelle 1).

Die immunsuppressive Therapie der primären FSGS mit dem klinischen Erscheinungsbild einer *minimal change*-GN (nephrotisches Syndrom) ist, auch im Falle eines Rückfalls, etwas intensiver, aber grundsätzlich ähnlich der *minimal change*-GN (Abbildung 3). Im Gegensatz zur *minimal change*-GN kann bei der Steroid-resistenten primären FSGS zuerst mit Calcineurininhibitoren (+ Steroid!) und erst sekundär mit Endoxan therapiert werden (Group K.D.I.G.O.K.G.W., 2012). Eine Therapie mit Cyclosporin A (3–5 mg/kg/d; initiale Talspiegel 125–175 ng/ml) oder Tacrolimus

Klinisches Bild	Therapie	Bemerkungen
Nephrotisches Syndrom, hohes Risiko für Komplikationen des nephrotischen Syndroms Wahrscheinliche Diagnose: „primäre FSGS"	Induktionstherapie mit Predniso(lo)n 1 mg/KG/d für bis zu 16 Wochen, wie bei MC-GN, maximal jedoch 80 mg/d. 14 Tage nach Erreichen einer Remission schrittweises Reduzieren des Kortison. Alternativ ist ggf. auch Tacrolimus mit low-dose-Steroid nach einem Steroidpuls als Induktionstherapie denkbar, z.B. bei Kontraindikationen gegen hoch-dosiertes Steroid (Li et al., 2017). Supportive Therapie wie unten beschrieben	Ähnelt der Standardtherapie der *minimal change*-Nephropathie. Im Falle eines Rezidivs und/oder „Steroidresistenz" siehe Therapiealgorithmus Abbildung 3.
Subnephrotische Proteinurie, evtl. andere primäre Glomerulopathie nachweisbar Wahrscheinliche Diagnose: „sekundäre FSGS", a.e. maladaptiv, selten genetisch	Supportive Therapie: 1. optimale Blutdruckeinstellung (< 125/75 mmHg), Vasodilatatoren meiden 2. RAAS-Inhibition 3. Salzarme Kost (sonst wirken die RAAS-Hemmer nicht)	

Tabelle 1
Therapeutische Optionen der „primären" FSGS

Im Falle einer sekundären FSGS wird die Therapie auf die Behandlung der auslösenden Primärerkrankung gelegt und die supportive Therapie optimiert. RAAS: Renin-Angiotensin-Aldosteron-System (Mason & Hoyer, 2015).

(0,05–0,1 mg/kg/d; initiale Talspiegel 5–10 ng/ml) sollte initial höhere Wirkspiegel anstreben und mit 0,15 mg/kg/d Prednisolon für vier bis sechs Monate kombiniert werden (dann über vier bis acht Wochen ausschleichen; ebd.). Nach Erreichen einer Remission sollten die Calcineurininhibitoren mit niedrigeren Wirkspiegeln für mindestens ein Jahr fortgeführt und dann ggf. langsam ausgeschlichen werden. Rituximab hat sich in Kindern (mit Steroid-Abhängigkeit und/oder Steroid-sensitivem nephrotischen Syndrom) in prospektiven randomisierten Studien als wirksam erwiesen, für adulte Patienten liegen bislang nur retrospektive Beobachtungsstudien vor, die jedoch ebenfalls eine Wirksamkeit zeigen. Randomisierte prospektive Studien werden aktuell durchgeführt (NCT03298698). Bislang ist Rituximab nicht für die MC-GN oder die primäre FSGS zugelassen (Gabe ist lediglich *off-label* möglich). Eine direkte Wirkung von Abatacept über CD80(B7-1) oder von Rituximab auf Podozyten konnte von unabhängigen Gruppen nicht reproduziert werden (Novelli et al., 2016; Kim et al., 2017).

Wird eine starke Immunsuppression intravenös verabreicht, so sollte eine prophylaktische Antibiose z.B. mit Cotrim forte drei Ta-

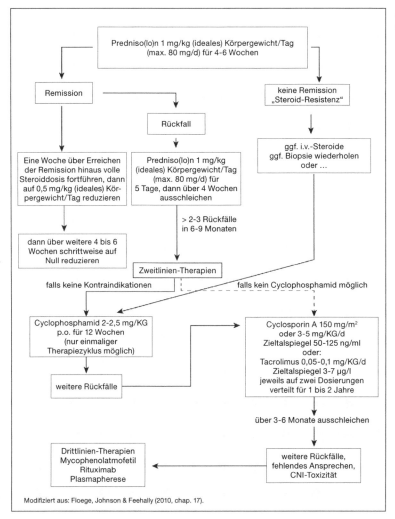

Abbildung 3
Algorithmus für die immunsuppressive Therapie der „primären FSGS" mit nephrotischem Syndrom (Korbet et al., 1994)

bletten pro Woche verabreicht werden (Cave: nicht geben bei GFR < 30 ml/min.).

Die kollabierende Variante der FSGS ist ein seltener Sonderfall und meist Folge einer akuten Toxizität (z.B. Pamidronattherapie, Therapie durch Absetzen des Medikaments) oder einer HIV-Infektion in meist schwarz-afrikanischen Patienten (Behandlung durch antiretrovirale Therapie).

Supportive Therapie für die sekundäre FSGS

Bei der sekundären FSGS mit subnephrotischer Proteinurie steht die Therapie der auslösenden Grunderkrankung im Vordergrund.

Um die Progression der Niereninsuffizienz zu verlangsamen, ist eine optimale supportive Therapie der wahrscheinlich wirksamste Therapieansatz. Die supportive Therapie hat das übergeordnete Ziel, die GFR zu senken. Sie ist die wirksamste Therapie, um einen weiteren GFR-Verlust zu verhindern.

Sie beinhaltet folgende Maßnahmen nach der Wichtigkeit absteigend geordnet:

– Eine möglichst niedrige Blutdruckeinstellung (Zielwert individuell anpassen, jüngere Patienten ohne Ko-Morbiditäten sollten < 125 mmHg systolisch eingestellt werden). Salzhaltige Nahrung sollte gemieden werden (Ernährungsberatung). Als Antihypertensiva sind RAAS-Hemmer, Diuretika (und ggf. Beta-Blocker) empfehlenswert, da sie nicht die GFR erhöhen. Vasodilatatoren sind zu meiden.

  Der Patient erhält idealerweise ein Blutdruckmessgerät für Selbstmessungen verschrieben. Eine Woche vor jedem Arzttermin sollte der Patient regelmäßige Messungen durchführen und protokollieren. Ansonsten reicht es, nur bei Unwohlsein oder persönlichem Interesse selber zu messen.

– Das Körpergewicht sollte reduziert und ein evtl. Nikotin-Konsum eingestellt werden.

– Es sollte nicht absichtlich zusätzliche Flüssigkeit getrunken werden („Nieren spülen" ist nachteilig).

– Fitness- oder Eiweißdrinks sind streng zu meiden. Es sollte die Proteinzufuhr reduziert werden (v.a. rotes Fleisch meiden), Fleischexzesse sind zu meiden.

– Bei schwerer Krankheit (Bettlägrigkeit, Fieber, schwerer Durchfall) sollten alle Blutdruckmedikamente (auch Diuretika) vorübergehend nicht eingenommen werden. Man sollte bei Krankheit eher viel trinken.

– Grundsätzlich sollten keine Schmerz- oder Fiebermittel eingenommen werden (NSAR oder COX2-Hemmer: z.B. Aspirin in höherer Dosierung, Ibuprofen, Diclofenac, etc.). Erlaubt sind: Novalgin oder Paracetamol in niederer Dosis.

All diese supportiven Maßnahmen können/sollten dazu führen, dass die Nierenwerte scheinbar bis zu 30 Prozent ansteigen (Reduktion der GFR ist ja das Ziel der Therapie). Es handelt sich in diesem Fall nicht um ein akutes Nierenversagen, sondern um einen Erfolg der supportiven Therapie mit dem Ziel der Schonung der Nieren (Beseitigung der Hyperfiltration). Wenn der Blutdruck wieder höher eingestellt wird, dann wird die Nierenfunktion wieder auf das vorige Niveau ansteigen.

Negative Prognosefaktoren für eine Progression der Niereninsuffizienz sind v.a. das Nicht-Erreichen einer Remission der Proteinurie (Korbet et al., 1994).

Literatur

Corwin H.L., Schwartz M.M. & Lewis E.J. (1988). The importance of sample size in the interpretation of the renal biopsy. *Am J Nephrol, 8 (2)*, 85–89.

D'Agati V.D., Alster J.M., Jennette J.C. et al. (2013). Association of histologic variants in FSGS clinical trial with presenting features and outcomes. *Clin J Am Soc Nephrol, 8 (3)*, 399–406.

D'Agati V.D., Fogo A.B., Bruijn J.A. & Jennette J.C. (2004). Pathologic classification of focal segmental glomerulosclerosis: a working proposal. *Am J Kidney Dis, 43(2)*, 368–382.

D'Agati V.D., Kaskel F.J. & Falk R.J. (2011). Focal segmental glomerulosclerosis. *NEJM, 365 (25)*, 2398–2411.

Floege J., Johnson R. & Feehally J. (2010). *Comprehensive clinical nephrology* (4th ed.). New York: Elsevier.

Gbadegesin R.A., Winn M.P. & Smoyer W.E. (2013). Genetic testing in nephrotic syndrome – challenges and opportunities. *Nat Rev Nephrol, 9 (3)*, 179–184.

Group K.D.I.G.O.K.G.W. (2012). KDIGO Clinical practice guideline for glomerulonephritis. *Kidney Int Suppl, 2*, 139–274.

Kim A.H., Chung J.J., Akilesh S. et al. (2017). B cell-derived IL-4 acts on podocytes to induce proteinuria and foot process effacement. *JCI Insight, 2 (21)*.

Kopp J.B., Nelson G.W., Sampath K. et al. (2011). APOL1 genetic variants in focal segmental glomerulosclerosis and HIV-associated nephropathy. *J Am Soc Nephrol, 22 (11)*, 2129–2137.

Korbet S.M., Schwartz M.M. & Lewis E.J. (1994). Primary focal segmental glomerulosclerosis: clinical course and response to therapy. *Am J Kidney Dis, 23 (6)*, 773–783.

Kuppe C., Grone H.J., Ostendorf T. et al. (2015). Common histological patterns in glomerular epithelial cells in secondary focal segmental glomerulosclerosis. *Kidney Int, 88 (5)*, 990–998.

Levey, A.S. & Coresh J. (2012). Chronic kidney disease. *Lancet, 379 (9811)*, 165–180.

Lewis M.A., Baildom E.M., Davies N. et al. (1988). Steroid-sensitive minimal change nephrotic syndrome. Long-term follow-up. *Contrib Nephrol, 67*, 226–228.

Li X., Liu Z., Wang L. et al. (2017). Tacrolimus monotherapy after intravenous methylprednisolone in adults with minimal change nephrotic syndrome. *J Am Soc Nephrol, 28 (4),* 1286–1295.

Maas, R.J., Deegens J.K. & Wetzels J.F. (2014). Permeability factors in idiopathic nephrotic syndrome: historical perspectives and lessons for the future. *Nephrol Dial Transplant, 29 (12),* 2207–2216.

Mason P.D. & Hoyer P.F. (2015). Minimal change nephrotic syndrome. In: R.J. Johnson, J. Feehally & J. Floege (Eds.), *Comprehensive clinical nephrology* (p. 208). Philadelphia: Elsevier.

Novelli R., Gagliardini E., Ruggiero B. et al. (2016). Any value of podocyte B7-1 as a biomarker in human MCD and FSGS? *Am J Physiol Renal Physiol, 310 (5),* F335–341.

Rosenberg A.Z. & Kopp J.B. (2017). Focal segmental glomerulosclerosis. *Clin J Am Soc Nephrol, 12 (3),* 502–517.

Rovin B.H., Caster D.J., Cattran D.C. et al. (2018). Management and treatment of glomerular diseases (part 2): conclusions from a kidney disease: improving global outcomes (KDIGO) controversies conference. *Kidney Int, 95 (2),* 281–295. https://doi.org/10.1016/j.kint.2018.11.008

Smeets B., Kuppe C., Sicking E.M., ... & Moeller M.J. (2011). Parietal epithelial cells participate in the formation of sclerotic lesions in focal segmental glomerulosclerosis. *J Am Soc Nephrol, 22 (7),* 1262–1274.

Smeets B. & Moeller M.J. (2012). Parietal epithelial cells and podocytes in glomerular diseases. *Semin Nephrol, 32 (4),* 357–367.

Smeets B., Stucker F., Wetzels J., ... & Moeller M.J. (2014). Detection of activated parietal epithelial cells on the glomerular tuft distinguishes early focal segmental glomerulosclerosis from minimal change disease. *Am J Pathol, 184 (12),* 3239–3248.

Trautmann A., Bodria M., Ozaltin F. et al. (2015). Spectrum of steroid-resistant and congenital nephrotic syndrome in children: the PodoNet registry cohort. *Clin J Am Soc Nephrol, 10 (4),* 592–600.

IgA-Nephropathie und IgA-Vaskulitis

Jürgen Floege

Die IgA-Nephropathie (IgAN) ist die häufigste Glomerulonephritisform der westlichen Welt [1]. Die Diagnose kann zurzeit nur gestellt werden, wenn in einer Nierenbiopsie typische histologische Befunde vorliegen (mesangioproliferative Glomerulonephritis, mesangiale IgA-Ablagerungen). Bis zu einem Prozent der Bevölkerung sind nach Hochrechnungen auf der Basis von Studien in Autopsiematerial und sogenannten „Stunde-Null"-Transplantatbiopsien in westlichen Ländern von einer IgAN betroffen, die meisten Menschen allerdings klinisch asymptomatisch (ca. 30% von „frühen" IgAN-Patienten können spontan in Remission gehen). Bis zu 30 Prozent der klinisch symptomatischen IgAN-Patienten entwickeln jedoch ein progredientes Nierenversagen. Prädiktoren eines ungünstigen Verlaufes sind insbesondere eine arterielle Hypertonie, eine Proteinurie > 1 g/d und eine bereits eingeschränkte Nierenfunktion zum Zeitpunkt der Diagnosestellung, Nikotinkonsum (10-fach höheres Dialyse-Risiko!) und Übergewicht [2, 3]. Mittels eines internetbasierten Rechners (https://qxmd.com/calculate/calculator_499/international-igan-prediction-tool) und in Kenntnis des MEST-C-Scores (s.u.) kann relativ gut das Sieben-Jahres-Risiko für ein Nierenversagen abgeschätzt werden; allerdings mit der Einschränkung, dass dieser Rechner ausschließlich für den Biopsie-Zeitpunkt validiert ist [4]! Bis zu zehn Prozent aller Patienten, die heute eine Nierenersatztherapie benötigen, sind ursächlich an einer IgAN erkrankt.

Pathogenese

Die Pathogenese der IgAN ist unvollständig verstanden [1]. Eine fehlgesteuerte Produktion von IgA-Molekülen, eine Veränderung der Zuckerseitenketten (Glykosylierung) des IgA (mit der Bildung von Auto-Antikörpern gegen dieses IgA), Komplement-Aktivierung durch IgA und arterielle Hypertonie scheinen alle zu einem progredienten Nierenschaden beizutragen. Mesangiale IgA-Ablagerungen bei IgAN bestehen aus polymerem IgA1. Bei Patienten mit IgAN findet sich ein pathologisch verändertes Glykosylierungsmuster des Serums IgA1 und des glomerulär abgelagerten IgAs [1]. Diese Befunde deuten darauf hin, dass es sich bei der IgAN ursächlich um eine IgA-Glykosylierungsstörung, evtl. mit dadurch induzierter Bildung von IgG-Autoantikörpern gegen das untergalaktosylierte IgA handeln könnte [4, 5]. Genom-weite Assoziationsstudien haben Gen-Loci in HLA-Klasse-II-Loci, Komplement-Loci und Loci in Genen mit Bedeutung für die mukosale Immunität identifiziert, die mit dem Auftreten einer IgAN assoziiert sind [6, 7]. Die Häufigkeit bestimmter Allele dieser Gene kann möglicherweise erklären, warum die IgAN in Asien häufig, in Europa oft und in Afrika sehr selten auftritt.

Pathologie

Die MEST-C-Klassifikation [9–11] basiert auf einer weltweiten retrospektiven Analyse durch 19 Pathologen. Es wurden alle Biopsie-bestätigten IgAN-Patienten mit einer Proteinurie > 0,5 g/24 Std. und einer geschätzten GFR > 30 ml/min/1,73 m^2 eingeschlossen, von denen mindestens ein dreijähriger Nachbeobachtungszeitraum zur Verfügung stand. Therapien waren naturgemäß hoch variabel. Basierend auf der klinisch-pathologischen Analyse wurden die folgenden Parameter als prognostisch wertvoll identifiziert:

MEST-(Oxford)-Klassifikation der IgAN:		
Mesangiale Hyperzellularität	0 = < 50%	1 = > 50% der Glomeruli
Endokapilläre Hyperzellularität	0 = nein	1 = ja
Segmentale Sklerose/Adhäsionen	0 = nein	1 = ja
Tubulusatrophie, interstit. Fibrose	0 = 0–25%	1 = 26–50% 2 = > 50%
Crescents (Halbmonde)	0 = nein	1 = 0–25% 2 = ≥ 25% der Glomeruli
Zusätzlich: Gesamtzahl an Glomeruli, globale Glomerulosklerose (%)		

Ein Biopsiebefund liest sich z.B. folgendermaßen: „IgA-Nephropathie mit diffuser mesangialer Proliferation + segmentaler Sklerose, mäßige chronisch tubulointerstitielle Schädigung M1, E0, S1, T1". Der geschätzte jährliche GFR-Verlust dieses Patienten würde sich zwischen 5 und 7 ml/min bewegen, so dass basierend auf der Biopsie eine Hochrisiko-Konstellation vorliegt. Inzwischen liegt eine Vielzahl von sog. „Validation Studies" vor, in denen die Oxford-Klassifikation an anderen Kollektiven überprüft wurde. Es zeigt sich, dass die akut entzündlichen Parameter (M und E) eher schlecht reproduzierbar sind, während einzig die interstitielle Fibrose ein konsistenter Prognose-Parameter ist [12].

Leitlinien

Mitte 2021 werden überarbeite Leitlinien der *„Kidney Diseases Improving Global Outcome"*-(KDIGO)-Gruppe publiziert (www.kdigo.org). Kernaussagen zur IgAN sind in der nachfolgenden Box zusammengefasst:

KDIGO-Leitlinien 2021 zur Behandlung der IgA-Nephropathie: Kernaussagen

- Considerations for treatment of all patients with IgAN who do not have a variant form of primary IgAN: The primary focus of management should be optimized supportive care (s.u.). Assess cardiovascular risk and commence appropriate interventions as necessary. Give lifestyle advice including information on dietary sodium restriction, smoking cessation, weight control and exercise as appropriate. (Practice Point)*
- We recommend that all patients have their blood pressure managed as outlined in the general section... If the patient has proteinuria > 0.5 g/24 h, we recommend that initial therapy be with either an Angiotensin Converting Enzyme inhibitor (ACEi) or Angiotensin Receptor Blocker (ARB) (1B). We recommend that all patients with proteinuria > 0.5 g/24 h, irrespective of whether they have hypertension, are treated with either an Angiotensin Converting Enzyme inhibitor (ACEi) or Angiotensin Receptor Blocker (ARB) (1B).*
- Immunosuppressive drugs should only be considered in patients with IgAN who remain at high risk of progressive CKD despite maximal supportive care. All patients who remain at high risk of progressive CKD despite maximal supportive care should be offered the opportunity to take part in a clinical trial. In all patients in whom immunosuppression is being considered, a detailed discussion of the risks and benefits of each drug should be undertaken with the patient with a recognition that adverse treatment effects are more likely in patients with an eGFR below 50 ml/min/1.73 m^2. (Practice Point)
- There is insufficient evidence to support the use of the Oxford MEST-C score in determining whether immunosuppression should be commenced in IgAN. The presence of crescents in the kidney biopsy is not in itself an automatic indication for commencement of immunosuppression. (Practice Point)

- Proteinuria reduction to under 1 g/day is a surrogate marker of improved kidney outcome in IgAN. (Practice Point)
- We suggest that patients who remain at high risk of progressive CKD despite maximal supportive care are considered for a six-month course of corticosteroid therapy. The important risk of treatment-emergent toxicity must be discussed with patients, particularly those who have an eGFR below 50 ml/min/1.73 m^2 (2B).
- Clinical benefit of corticosteroids in IgAN is not established and should be given with extreme caution or avoided entirely in the following situations: GFR below 30 ml/min, diabetes, obesity (BMI > 30 kg/m^2), secondary IgAN, acute peptic ulcer, patients with psychiatric illness and severe osteoporosis. (Practice Point)
- Where appropriate, high-dose treatment with corticosteroid should incorporate prophylaxis against Pneumocystis pneumonia along with gastroprotection and bone protection according to national guidelines. (Practice Point)
- We do not recommend azathioprine, cyclophosphamide or mycophenolate mofetil (in non-Chinese patients). (Practice Point)

* Evidenzgrad 1A (= höchster) bis 2D (= niedrigster). In Situationen, wo es unzureichende Studiendaten gibt, hat KDIGO jetzt sog. „practice points" eingeführt, die Expertenmeinung wiedergeben.

Supportive Therapie

Am Standard der supportiven Therapie (s.u.) hat sich nichts geändert. Neben einer optimalen Blutdruckeinstellung ist der Wert einer antiproteinurischen Therapie, erzielt durch ACE-Hemmer und AT-Rezeptorantagonisten, bei IgAN-Patienten unumstritten [13]. Vielleicht der stärkste Hinweis auf einen renoprotektiven Effekt von ACE-Hemmern bei IgAN-Patienten stammt unverändert aus der Studie von Praga und Kollegen, in der die Patienten entweder den ACE-Hemmer Enalapril oder andere antihypertensive Medikamente erhielten [14]. Nach einer mittleren Nachbeobachtung von mehr als sechs Jahren entwickelten Patienten mit ACE-Hemmer-Therapie eine Sieben-Prozent-Reduktion der glomerulären Filtrationsrate, verglichen mit 35 Prozent in der Gruppe mit anderen Antihypertensiva, obwohl identische Blutdruckwerte in beiden Gruppen während der Studie erreicht wurden.

Bei einer Reihe von Patienten sinkt trotz aller Blutdrucksenkung und RAS-Blockade die Proteinurie nicht. In vielen Fällen sind diese Patienten übergewichtig (induziert Hyperfiltration) und/oder rauchen (induziert Blutdruck-Steigerungen u.a.); beides wird durch eine Kortikosteroid-Gabe nicht besser!

Bausteine einer optimalen supportiven Therapie der IgAN
(Ziel: alle „Level 1"-Maßnahmen und so viele Maßnahmen aus „Level 2" wie möglich einleiten); modifiziert nach [13].

Level-1-Empfehlungen
- Blutdruck-Kontrolle (Ziel: RR im Sitzen 120–130 mmHg)
- ACE-Hemmer oder Angiotensin-Rezeptorblocker einleiten und hochtitrieren (ggf. Kombination)
- Dihydropyridin-Calciumantagonisten meiden
- Proteinzufuhr auf 0,8 g/kg/d reduzieren

Level-2-Empfehlungen
- NaCl- und Flüssigkeitszufuhr einschränken, Diuretikum geben
- Non-Dihydropyridin-Calciumantagonist
- Alle Komponenten des metabolischen Syndroms therapieren, regelmäßiger Ausdauer-Sport
- Aldosteron-Antagonist, β-Blocker-Therapie
- Nikotinkonsum einstellen
- Evtl. empirische $NaHCO_3$-Therapie, unabhängig von metabolischer Azidose (nicht gut belegt)

Weitere Maßnahmen
- Nicht-steroidale Antiphlogistika meiden (maximal 1–2× pro Woche)
- Langdauernde schwere Hypokaliämien meiden
- Ausgleich eines nativen Vitamin-D-Mangels
- Hyperphosphatämie und Hyperparathyreoidismus korrigieren

Viele Zentren verschreiben zusätzlich Fischöl und insbesondere in Asien werden anti-thrombozytäre Präparate, wie Dipyridamol, verordnet. Nichts davon ist etabliert genug, um empfohlen zu werden. Auch die in Japan übliche Tonsillektomie hat bei Europäern keinen nachgewiesenen Effekt (es sei denn, es liegen häufig rezidivierende Tonsillitiden ggf. mit Infekt-getriggerter Makrohämaturie vor).

Jüngste Ergänzungen der supportiven Therapie beinhalten Hydroxychloroquin (100–400 mg/d je nach GFR; [15]) und ggf. Sparsentan und SGLT-2-Hemmer, die derzeit in laufenden Phase-III-Studien getestet werden. Insbesondere SGLT-2-Hemmer – z.B. Dapagliflozin – haben offenbar einen sehr signifikanten Effekt auf den Verlauf der IgAN; derzeit sind diese Medikamente aber noch off-label und die detailliertere Publikation der IgAN-Subgruppe in der DAPA-CKD-Studie (voraussichtlich Mitte 2021) sollte zunächst abgewartet werden.

Immunsuppressive Therapie der IgAN

Kortikosteroide

In einer randomisierten, kontrollierten, multizentrischen Studie aus Italien haben Pozzi et al. 86 proteinurische IgAN-Patienten mit milder Nierenfunktionseinschränkung (glomeruläre Filtrationsrate > 70 ml/min) untersucht [16]. Die Patienten wurden entweder rein supportiv oder zusätzlich mit Kortikosteroiden (s.u.) für einen Zeitraum von insgesamt sechs Monaten behandelt. Die Untersuchung der Nierenfunktion zeigte einen signifikanten Vorteil für Patienten, die mit Steroiden behandelt wurden. In einer Zehnjahres-Nachbeobachtung dieser Patienten kam es lediglich bei einem von 43 Patienten in der Steroidgruppe gegenüber 13 von 43 Patienten in der Kontrollgruppe zu einer Verdopplung des Serum-Kreatinins. Das große Manko dieser Studie ist der geringe Einsatz von ACE-Hemmern bzw. Angiotensin-Rezeptor-Blockern und ein offenbar nicht systematisches Erfassen von Steroid-Nebenwirkungen.

Eine japanische Studie [17] hat an über 700 IgAN-Patienten retrospektiv versucht, den Wert der supportiven und immunsuppressiven Therapie zu evaluieren [10]. Etwa 230 dieser Patienten wurden mit einem Kortikosteroid behandelt, 34 davon mit Steroid-Pulsen. Wie zu erwarten, unterscheiden sich die Gruppen hinsichtlich ihrer Basis-Charakteristika sehr deutlich. So wies insbesondere die Steroid-Puls-Gruppe vor Therapie ein signifikant höheres Serum-Kreatinin und eine höhere Proteinurie auf. In einer multivariaten Analyse haben die Autoren versucht, allen möglichen Unterschieden in den Patientenpopulationen Rechnung zu tragen. Sie kommen zu dem Schluss, dass das Risiko eines Nierenfunktionsverlustes erhöht ist bei höherer Proteinurie, bereits initial erhöhtem Serum-Kreatinin und ausgedehnteren histologischen Schäden. Der wesentliche Befund der Arbeit ist die Beobachtung, dass der Verlauf der IgAN gebessert wurde durch eine Kortikosteroid-Therapie (i.v.-Pulse besser als oral) und durch eine ACE-Hemmer- bzw. Angiotensin-Rezeptorblocker-Therapie. Obwohl die Arbeit von Katafuchi und Kollegen unter allen Schwächen einer retrospektiven Analyse leidet, die noch dazu mehrere Jahrzehnte umfasst, gewinnt sie dennoch durch die sehr hohe Patientenzahl an Bedeutung. Sie belegt eindrücklich das derzeitige Dilemma, dass sowohl eine immunsuppressive (in diesem Fall Kortikosteroid-basierte) Therapie wirksam ist als auch eine Blockade des Renin-Angiotensin-Systems. Sie kann nicht die Frage klären, ob ein additiver Effekt dieser Ansätze existiert.

In zwei sehr ähnlich konzeptionierten Studien aus Italien bzw. China wurde randomisiert, prospektiv und unverblindet getestet,

Quelle	Pozzi et al. [16]	Manno et al. [18]; Lv et al. [19]
Regimen	i.v.-Bolus-Gabe von 1 g Methylprednisolon für je drei Tage zu Beginn von Monat 1, 3 und 5, gefolgt von oralem Predniso(lo)n 0,5 mg/kg/d jeden 2. Tag für sechs Monate	Sechsmonatige orale Prednison-Gabe beginnend mit 0,8–1 mg/kg/d für zwei Monate und dann Reduktion um 0,2 mg/kg/d pro Monat über die nächsten vier Monate

Übersicht 1
Kortikosteroid-Behandlungsversuche bei progressiver IgAN

ob die Kombination eines Kortikosteroides (siehe Übersicht 1) mit einem ACE-Hemmer den Progress der IgAN besser verzögern kann als ein ACE-Hemmer allein. Beide Studien zeigen übereinstimmend eine Überlegenheit einer Steroid-ACE-Hemmer-Kombinationstherapie in IgAN-Patienten mit einer mittleren Proteinurie zwischen 1 und 1,5 g/d und einer GFR von über 50 ml/min [18] bzw. über 30 ml/min [19]. Beide Studien leiden aber auch unter den gleichen Problemen: Eine ACE-Hemmer- oder ARB-Therapie wurde vor Studienbeginn für mindestens vier Wochen pausiert. Zumindest in der Manno-Studie wurde zudem nur eine relativ geringe ACE-Hemmer-Dosis erreicht (4,5 mg/d Ramipril im Mittel der Studie). Beide Studien klären leider nicht abschließend, ob eine intensive supportive Therapie einer Kombination aus supportiver und immunsuppressiver Therapie unterlegen ist. Zudem erscheint es konzeptionell zumindest fragwürdig, dass in beiden Studien vor Beginn der Studie alle ACE-Hemmer bzw. ARB für mindestens vier Wochen gestoppt werden mussten. Damit drängt sich der Verdacht auf, dass bei vielen Patienten die Proteinurie passager vor Studieneinschluss gestiegen ist oder, anders formuliert, dass eine Reihe von Patienten eingeschlossen wurde, die eigentlich unter RAS-Blockade allein mit der Proteinurie kontrollierbar waren.

Schließlich wurde jüngst die TESTING-Studie publiziert, die überwiegend in China durchgeführt wurde. Unter 0,6–0,8 mg/kg Initialdosis Methylprednisolon verlangsamte sich der GFR-Verlust, die Studie wurde allerdings vorzeitig wegen infektiös bedingten Todesfällen im Steroid-Arm abgebrochen [20]. Die TESTING-2-Studie mit der halben Methylprednisolon-Dosis läuft.

Immunsuppressive Kombinationstherapie

Ballardie und Roberts publizierten eine randomisierte, kontrollierte, „single-center"-Studie aus Großbritannien in 38 IgAN-Patienten mit progredientem Nierenfunktionsverlust (Serum-Kreatinin bei Studienbeginn zwischen 130 und 300 µmol/l) [21]. Die Patienten wurden entweder rein supportiv oder zusätzlich mit Steroiden und

Cyclophosphamid/Azathioprin für einen Zeitraum von bis zu sechs Jahren behandelt. Immunsuppressiv behandelte Patienten zeigten ein signifikant besseres Fünfjahres-Überleben der Nierenfunktion (72% gegenüber 6% in der Kontrollgruppe).

Die italienische Gruppe um Pozzi und Locatelli untersuchte an insgesamt 207 proteinurischen IgAN-Patienten mit normaler oder gering eingeschränkter Nierenfunktion, ob die primäre Zugabe von Azathioprin zu Kortikosteroiden einen zusätzlichen Benefit gegenüber einer Steroidmonotherapie besitzt [22]. Alle Patienten erhielten für sechs Monate das oral/intravenöse Steroidschema (s.o.), die Hälfte der Studienpatienten erhielt zusätzlich für sechs Monate Azathioprin (1,5 mg/kg/d). Zu Beginn der Studie lagen die berechneten glomerulären Filtrationsraten zwischen 58 und 113 ml/min und die Proteinurie zwischen 1,5 und 3,5 g/d. Nach einem Follow-up der Patienten von bis zu sieben Jahren zeigte sich kein Benefit der Kombinationstherapie im Hinblick auf das renale Überleben (primärer Endpunkt = Zeit bis zu einem 50%-Anstieg des Serum-Kreatinins) und auf die Proteinurie. Vielmehr waren in der immunsuppressiven Kombinationstherapie signifikant mehr nebenwirkungsbedingte Therapieabbrüche nachweisbar. Die Schlussfolgerung aus dieser Studie lautet „Weniger ist mehr": Die primäre Zugabe von Azathioprin zu Kortikosteroiden bei erwachsenen IgAN-Patienten mit einer GFR > 50 ml/min bringt keinen Benefit und verursacht mehr Nebenwirkungen.

Basierend auf diesen Daten hat sich die KDIGO-Gruppe gegen eine immunsuppressive Kombinationstherapie bei IgAN ausgesprochen (s.o.).

Die STOP-IgAN-Studie

Die STOP-IgAN-Studie [23–25] hat prospektiv, randomisiert, unverblindet und multizentrisch vor dem o.g. Hintergrund untersucht, ob sich eine optimale supportive Therapie von einer zusätzlichen immunsuppressiven Therapie bei Patienten mit dem Risiko für eine progrediente IgAN im Hinblick auf Remissionsinduktion und Nierenfunktionsverlust unterscheidet. Primäre Endpunkte waren
a) die Anzahl der Patienten in vollständiger klinischer Remission (Proteinurie < 0,2 g/d und stabile glomeruläre Filtrationsrate (GFR)) und
b) die Anzahl der Patienten mit einem GFR-Verlust ≥ 15 ml/min innerhalb der drei Jahre.

Unter Immunsuppression nahm die Zahl von Remissionen gering zu (4/80 vs. 14/80). Die Studie hat jedoch eindrücklich nachgewiesen, dass bei optimierter supportiver Therapie weder die Steroid-Mono-

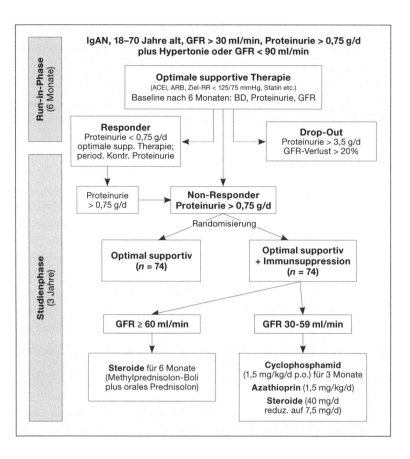

therapie noch die immunsuppressive Kombinationstherapie einen nachweisbaren Benefit für die GFR nach drei Jahren erbrachte. Lediglich die Nebenwirkungen (Infekte, 1 Todesfall durch Sepsis, Diabetes-Induktion, Gewichtszunahme) waren unter Immunsuppression häufiger. Jüngst haben wir die Langzeit-Daten dieser Patienten vorgestellt: nach im Mittel 7,5 Jahren fand sich bei 70 Prozent der Patienten ein kombinierter Endpunkt (40% oder mehr GFR-Verlust, Dialyse oder Tod), so dass wir ein Hoch-(Höchst-)Risiko-Kollektiv untersucht haben. Die Gabe von Immunsuppressiva (egal in welchem Arm) hatte auf die Endpunkt-Häufigkeit keinerlei Effekt (Rauen et al., 2020).

Mycophenolat-Mofetil

Eine Gruppe aus Peking berichtet über den Einsatz von Mycophenolat-Mofetil (MMF) in 32 Hochrisiko-Patienten mit IgAN [26]. Im Verlauf entwickelten sechs dieser MMF-behandelten IgAN-Patienten eine beatmungspflichtige Pneumonie und vier Patienten (27–47 Jahre alt) verstarben. Bei drei Patienten konnte Pneumocystis carinii als Erreger gesichert werden, in den anderen Fällen bestand der Verdacht. In allen Fällen entwickelte sich die Pneumonie ca. drei Monate nach Beginn des MMF und alle wiesen eine GFR unter 60 ml/min auf. Die Autoren spekulieren, dass es in der Niereninsuffizienz zur Kumulation von MMF-Metaboliten mit Verdrängung von Mycophenolsäure aus der Protein-Bindung und damit höheren Wirkspiegeln kam. Ein Cochrane-Datenbank-Review kommt zum Schluss, dass es bis dato keine valide Basis für die Gabe von MMF in der IgAN gibt, da sich bei insgesamt 168 Patienten in der Metaanalyse keine signifikanten Effekte von MMF auf die Proteinurie oder den GFR-Verlauf fanden [27]. Diese Arbeiten weisen eindrücklich darauf hin, dass vor dem Einsatz potenter Immunsuppressiva in der IgAN eine gründliche Risiko-Nutzen-Analyse erfolgen muss.

Die bisher einzige Therapiestudie, in der sich ein Langzeit-Benefit von MMF findet, stammt aus Hongkong [28]. Vierzig chinesische IgAN-Patienten mit einer Proteinurie > 1 g/d trotz einer Blutdruckeinstellung < 125/85 mmHg unter ACE-Hemmern oder Angiotensinrezeptorblockern wurden entweder über einen Zeitraum von sechs Monaten mit Mycophenolat-Mofetil (2 g/d) oder ohne Immunsuppression behandelt. Nach kurzem Follow-up von 1½ Jahren zeigte sich eine signifikante Reduktion der Proteinurie nur bei den mit Mycophenolat-Mofetil behandelten IgAN-Patienten (Abnahme um 40 Prozent gegenüber der Ausgangsproteinurie *versus* Zunahme um 20 Prozent bei den nicht-immunsuppressiv behandelten Kontrollen). Nach längerem Follow-up dieser Patienten bis zu sechs Jahren zeigt sich aktuell ein signifikant besseres renales Überleben bei den mit Mycophenolat-Mofetil behandelten Patienten. Nur zwei der 20 mit Mycophenolat-Mofetil behandelten Patienten waren nach sechs Jahren dialysepflichtig gegenüber neun der 20 nicht-immunsuppressiv behandelten Patienten.

An dieser Stelle muss nochmals ausdrücklich darauf hingewiesen werden, dass es in drei kontrollierten Studien in kaukasischen Patienten keine Hinweise auf einen Benefit von MMF gibt [29–31]. Wenn trotz der schwachen Datenlage MMF bei Risikopatienten (GFR < 60 ml/min) eingesetzt wird, erscheint zumindest eine Pneumocystis-Prophylaxe zwingend.

Budesonid

Angesichts der Hinweise auf eine Störung der intestinalen Mukosa-Barriere in der Pathogenese der IgAN hat die NEFIGAN-(Phase II)-Studie getestet, ob die Proteinurie sinkt, wenn Patienten mit Budesonid (einem Steroid mit einem sehr hohen „first-pass effect" in der Leber) behandelt werden, das speziell verkapselt ist, so dass die

Freisetzung vorwiegend im terminalen Ileum geschieht. Nach neunmonatiger Behandlung sank die Proteinurie um ca. 50 Prozent und überraschenderweise fand sich sogar in dieser relativ kleinen Studie ein besserer GFR-Erhalt [30]. Eine Phase-III-Studie (NEFIGAN) hat in 2018 auch in Deutschland begonnen.

Laufende Studien

Eine Übersicht über laufende IgAN-Studien findet sich unter: www.igan-world.org und www.clinicaltrials.gov. In Deutschland laufen derzeit drei Phase-III-Studien: NEFIGAN (s.o.), PROTECT (Sparsentan vs. ARB) und ARTEMIS (ein monoklonaler Antikörper gegen MASP-2, das zentrale Enzym im MBL-Komplementweg).

Fazit

Eine optimale supportive Therapie mit besonderem Fokus auf antihypertensive und antiproteinurische Maßnahmen sollte bei allen IgAN-Patienten primäres Ziel unserer therapeutischen Bemühungen sein. Nach aktueller Studienlage muss bei IgAN-Patienten mit persistierender Proteinurie oder progredienter Nierenfunktionsverschlechterung trotz optimaler supportiver Therapie der Einsatz von Kortikosteroiden erwogen werden (siehe Therapie-Algorithmus; modifiziert nach [13]). *Bitte schleusen Sie – wann immer möglich – Patienten in laufende Studien ein!*

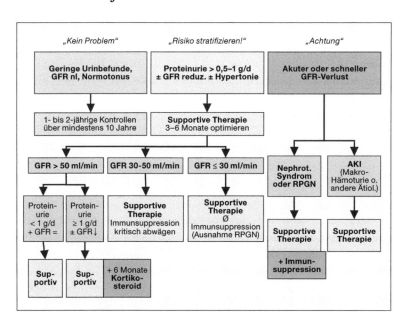

IgA-Vaskulitis (Purpura Schönlein-Henoch)

Die IgA-Vaskulitis ist eine systemische Vaskulitis der kleinen Gefäße mit IgA-Ablagerungen. Die Diagnose kann klinisch gestellt werden. Die vier Hauptkriterien (American College of Rheumatology, 1990) beinhalten:
1) palpable Purpura,
2) Alter unter 20 Jahren,
3) Angina abdominalis,
4) bioptisch nachweisbare Granulozyten in der Gefäßwand.

Bei zwei von vier erfüllten Kriterien hat die Diagnose IgA-Vaskulitis eine Sensitivität von 87 Prozent und eine Spezifität von 88 Prozent. Bei Erwachsenen liegen im Gegensatz zu Kindern of nur eine Purpura und IgAN vor. Klinisch zeigt sich die IgA-Vaskulitis typischerweise als eine akut einsetzende, mild verlaufende, selbst limitierende Vaskulitis, die ambulant behandelt werden kann. 90 Prozent der Patienten mit IgA-Vaskulitis sind Kinder unter zehn Jahren. Eine spezifische Therapie ist in der Regel nicht notwendig.

Eine renale Beteiligung ist in 40 Prozent der Fälle nachweisbar. Nierenbioptisch findet sich typischerweise eine mesangioproliferative Glomerulonephritis mit glomerulären IgA-Ablagerungen. Im Gegensatz zur IgAN lassen sich bei der IgA-Vaskulitis aber deutlich häufiger vaskulitische Veränderungen nachweisen: glomeruläre Akkumulation von Granulozyten, fibrinoide Nekrosen, intra- und extrakapilläre Proliferation. Das Ausmaß der vaskulitischen Veränderungen bzw. die klinische Präsentation bestimmen die Prognose der Nephritis. Eine initiale Präsentation mit einem nephrotischen Syndrom oder mit einem gemischt nephritisch-nephrotischen Syndrom führt in über 50 Prozent der Fälle zu einer chronischen Niereninsuffizienz. Patienten mit hohem Risiko für eine chronische Niereninsuffizienz sollten deshalb immunsuppressiv behandelt werden. Zum Einsatz kommen hier insbesondere Kortikosteroide. Für diese Therapiestrategien besteht nur ein geringes Evidenzniveau; meist handelt es sich um retrospektiv untersuchte Fallserien. Eine jüngste Arbeit beschreibt, dass die Zugabe von Cyclophosphamid zu Kortikosteroiden bei Erwachsenen mit IgA-Vaskulitis keinen zusätzlichen Benefit bringt [33].

Die IgAN und die IgA-Vaskulitis werden als verwandte Erkrankungen angesehen. Es bestehen sehr viele Gemeinsamkeiten zwischen beiden Erkrankungen. Manche Autoren interpretieren die IgA-Vaskulitis als systemische Variante der IgAN. Insbesondere Abnormalitäten des IgA-Systems sind nahezu identisch in IgAN und IgA-Vaskulitis identifiziert worden. Die zwei wesentlichen Unterschiede zwischen den beiden Erkrankungen sind das niedrigere mittlere Erkrankungsalter bei IgA-Vaskulitis (Kinder *versus* junge Erwachsene) und die häufige schwerere renale Beteiligung bei IgA-Vaskulitis (häufiger akutes Nierenversagen und nephrotisches Syndrom bei Erstmanifestation).

Literatur

1. Floege J. (2011). The pathogenesis of IgA nephropathy: what is new and how does it change therapeutic approaches? *Am J Kidney Dis, 58,* 992–1004.
2. Wyatt R.J. & Julian B.A. (2013). IgA nephropathy. *NEJM, 368,* 2402–2414.
3. Floege J. & Feehally J. (2000). IgA nephropathy: recent developments. *J Am Soc Nephrol, 11,* 2395–2403.
4. Barbour S.J., Coppo R., Zhang H. et al.; International Ig ANN (2019). Evaluating a new international risk-prediction tool in IgA nephropathy. *JAMA Intern Med, 179,* 942–952.
5. Suzuki H., Fan R., Zhang Z. et al. (2009). Aberrantly glycosylated IgA1 in IgA nephropathy patients is recognized by IgG antibodies with restricted heterogeneity. *J Clin Invest, 119,* 1668–1677.
6. Suzuki H., Moldoveanu Z., Hall S. et al. (2008). IgA1-secreting cell lines from patients with IgA nephropathy produce aberrantly glycosylated IgA1. *J Clin Invest, 118,* 629–639.
7. Kiryluk K., Li Y., Scolari F. et al. (2014). Discovery of new risk loci for IgA nephropathy implicates genes involved in immunity against intestinal pathogens. *Nat Genet, 46,* 1187–1196.
8. Gharavi A.G., Kiryluk K., Choi M. et al. (2011). Genome-wide association study identifies susceptibility loci for IgA nephropathy. *Nat Genet, 43,* 321–327.
9. Barbour S.J., Espino-Hernandez G., Reich H.N. et al. (2016). The MEST score provides earlier risk prediction in IgA nephropathy. *Kidney Int, 89, 1,* 167–175.
10. Working Group of the International IgAN, The Renal Pathology S, Roberts I.S. et al. (2009). The Oxford classification of IgA nephropathy: pathology definitions, correlations, and reproducibility. *Kidney Int, 76,* 546–556.
11. Trimarchi H., Barratt J., Cattran D.C. et al. (2017). Oxford classification of IgA nephropathy 2016: an update from the IgA Nephropathy Classification Working Group. *Kidney Int, 91,* 1014–1021.

12. Lv J., Shi S., Xu D. et al. (2013). Evaluation of the Oxford classification of IgA nephropathy: a systematic review and meta-analysis. *Am J Kidney Dis, 62,* 891–899.
13. Floege J. & Feehally J. (2013). Treatment of IgA nephropathy and Henoch-Schonlein nephritis. *Nat Rev Nephrol, 9,* 320–327.
14. Praga M., Gutierrez E., Gonzalez E. et al. (2003). Treatment of IgA nephropathy with ACE inhibitors: a randomized and controlled trial. *J Am Soc Nephrol, 14,* 1578–1583.
15. Floege J. (2019). A new tool to predict the risk of progression in IgA nephropathy. *Kidney Int, 96,* 808–809.
16. Pozzi C., Andrulli S., Del Vecchio L. et al. (2004). Corticosteroid effectiveness in IgA nephropathy: long-term results of a randomized, controlled trial. *J Am Soc Nephrol, 15,* 157–163.
17. Katafuchi R., Ninomiya T., Mizumasa T. et al (2008). The improvement of renal survival with steroid pulse therapy in IgA nephropathy. *Nephrol Dial Transplant, 23,* 3915–3920.
18. Manno C., Torres D.D., Rossini M. et al. (2009). Randomized controlled clinical trial of corticosteroids plus ACE-inhibitors with long-term follow-up in proteinuric IgA nephropathy. *Nephrol Dial Transplant, 24,* 3694–3701.
19. Lv J., Zhang H., Chen Y. et al. (2009). Combination therapy of prednisone and ACE inhibitor versus ACE-inhibitor therapy alone in patients with IgA nephropathy: a randomized controlled trial. *Am J Kidney Dis, 53,* 26–32.
20. Lv J., Zhang H., Wong M.G. et al. (2017). Effect of oral methylprednisolone on clinical outcomes in patients with Iga nephropathy: the TESTING randomized clinical trial. *JAMA, 318,* 432–442.
21. Ballardie F.W. & Roberts I.S. (2002). Controlled prospective trial of prednisolone and cytotoxics in progressive IgA nephropathy. *J Am Soc Nephrol, 13,* 142–148.
22. Pozzi C., Andrulli S., Pani A. et al. (2010). Addition of azathioprine to corticosteroids does not benefit patients with IgA nephropathy. *J Am Soc Nephrol, 21,* 1783–1790.
23. Eitner F., Ackermann D., Hilgers R.D. & Floege J. (2008). Supportive versus immunosuppressive therapy of progressive IgA nephropathy (STOP) IgAN trial: rationale and study protocol. *J Nephrol, 21,* 284–289.
24. Rauen T., Eitner F., Fitzner C. et al. (2015). Intensive supportive care plus immunosuppression in IgA nephropathy. *NEJM, 373,* 2225–2236.
25. Rauen T., Fitzner C., Eitner F., … & Floege J. (2018). Effects of two immunosuppressive treatment protocols for IgA nephropathy. *J Am Soc Nephrol 29,* 317–325.

26. Lv J., Zhang H., Cui Z. et al. (2008). Delayed severe pneumonia in mycophenolate mofetil-treated patients with IgA nephropathy. *Nephrol Dial Transplant, 23,* 2868–2872.
27. Xu G., Tu W., Jiang D. & Xu C. (2009). Mycophenolate mofetil treatment for IgA nephropathy: a meta-analysis. *Am J Nephrol, 29,* 362–367.
28. Tang S.C., Tang A.W., Wong S.S. et al. (2010). Long-term study of mycophenolate mofetil treatment in IgA nephropathy. *Kidney Int, 77,* 543–549.
29. Maes B.D., Oyen R., Claes K. et al. (2004). Mycophenolate mofetil in IgA nephropathy: results of a 3-year prospective placebo-controlled randomized study. *Kidney Int, 65,* 1842–1849.
30. Frisch G., Lin J., Rosenstock J. et al. (2005). Mycophenolate mofetil (MMF) vs placebo in patients with moderately advanced IgA nephropathy: a double-blind randomized controlled trial. *Nephrol Dial Transplant, 20,* 2139–2145.
31. Hogg R.J., Bay R.C., Jennette J.C. et al. (2015). Randomized controlled trial of mycophenolate mofetil in children, adolescents, and adults with IgA nephropathy. *Am J Kidney Dis, 66,* 783–791.
32. Fellstrom B.C., Barratt J., Cook H. et al. (2017). Targeted-release budesonide versus placebo in patients with IgA nephropathy (NEFIGAN): a double-blind, randomised, placebo-controlled phase 2b trial. *Lancet, 389,* 2117–2127.
33. Pillebout E., Alberti C., Guillevin L. et al. (2010). Addition of cyclophosphamide to steroids provides no benefit compared with steroids alone in treating adult patients with severe Henoch Schonlein Purpura. *Kidney Int, 78,* 495–502.

Membranoproliferative Glomerulonephritis/ C3-Glomerulopathien

Harald Rupprecht

Der Begriff membranoproliferative Glomerulonephritis (MPGN) wird von den zwei charakteristischen histologischen Läsionen der Erkrankung abgeleitet:

- *Verdickung der Basalmembran durch Ablagerung von Immunkomplexen und/oder Komplementbestandteilen, Interposition von Mesangiumzellen zwischen Basalmembran und Endothelzellen und die Formation neuer Basalmembran (Abbildungen 1 und 2).*

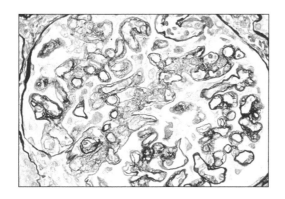

Abbildung 1
Ausgedehnte Doppelkonturierung der glomerulären Basalmembran (Silberfärbung)

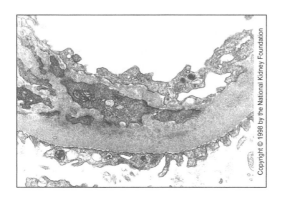

Abbildung 2
Mesangiale Interposition. Führt zu Doppelkonturierung der Basalmembran („tram-track")

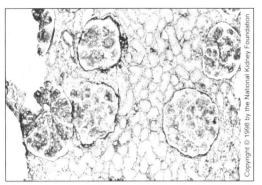

Abbildung 3
Diffuse Lobulierung der Glomeruli durch ausgedehnte endokapilläre Proliferation

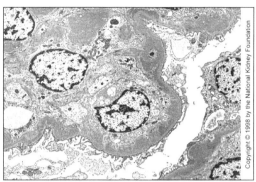

Abbildung 4
MPGN I; subendotheliale und mesangiale Immunkomplex-Deposits

- *Gesteigerte mesangiale und endokapilläre Zellularität, die zu einem lobulären Aspekt des Schlingenkonvoluts führt. Die gesteigerte Zellularität ist bedingt durch eine Proliferation von Mesangiumzellen und den Einstrom von zirkulierenden Monozyten (Abbildung 3).*

Pathophysiologie und Klassifizierung

Die MPGN wurde bislang gemäß des elektronenmikroskopischen Erscheinungsbildes als MPGN Typ I, II oder III klassifiziert, wobei der Typ II auch als *Dense Deposit Disease (DDD)* beschrieben wird (Abbildungen 4–6).

- Typ I: Immunablagerungen im Mesangium und im Subendothelialraum.

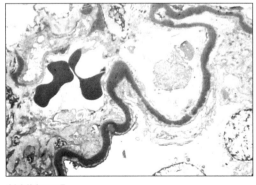

Abbildung 5
MPGN II (Dense Deposit Disease); bandförmige stark elektronendichte Ablagerungen entlang der GBM

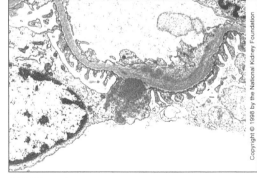

Abbildung 6
MPGN III; subendotheliale und subepitheliale Deposits

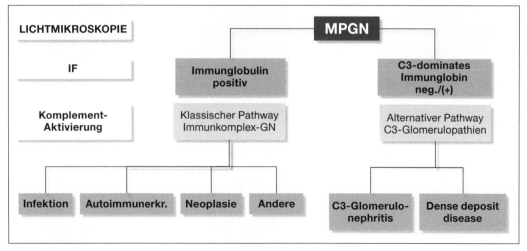

Abbildung 7
Einteilung der MPGN nach Immunglobulin-Nachweis in der Immunfluoreszenz

- Typ II: Dense deposit disease. Dichte, bandartige Ablagerungen entlang der Basalmembran von Glomeruli, Tubuli und Bowman'scher Kapsel.
- Typ III: Subepitheliale Ablagerungen zusätzlich zu den mesangialen und subendothelialen Ablagerungen des Typ I mit komplexer Aufsplitterung der GBM.

Diese Einteilung ist mittlerweile verlassen, da sie mit einer doch deutlichen Überlappung zwischen den einzelnen Typen verbunden war. Eine neue Klassifizierung, die auf pathophysiologischen Prozessen beruht, hilft sowohl die Evaluation der Patienten als auch die Therapie zielgerichteter durchzuführen. In diesem System wird die MPGN in Formen eingeteilt, die Immunkomplex-vermittelt sind (Immunglobulin-negativ in der Immunfluoreszenz), solche, die durch eine Aktivierung des alternativen Komplementwegs ausgelöst sind (Immunglobulin-negativ oder schwach positiv) (Abbildung 7), und selten solche, die weder Immunkomplex- noch Komplementablagerungen aufweisen und meist auf einem Endothelzellschaden im Rahmen einer chronischen oder abgeheilten thrombotischen Mikroangiopathie beruhen (nicht in Abbildung 7 aufgeführt) [20].

Immunkomplex-assoziierte MPGN (Immunglobulin-positive MPGN)

Immunkomplex-assoziierte Formen der MPGN (MPGN I und III) werden durch eine chronische Antigenämie oder zirkulierende Immunkomplexe ausgelöst. In den meisten Fällen lässt sich eine zugrunde liegende Erkrankung identifizieren (sekundäre Formen).

Antigener Stimulus	Assoziierte Erkrankung	Diagnostik
Infektiös	HBV, HCV, HIV, Hantavirus, Bakterielle Endokarditis, Shuntnephritis, Malaria, Schistosomiasis, Lepra, Helminthen, Mykoplasmen, Borrelien, Pilze	HBV, HCV, HIV-Diagnostik, Cryoglobuline, ECHO
Autoimmunerkrankungen	SLE, Sjögren, Sklerodermie, RA	ANA, dsDNA, ANA-Differenzierung, RF, CCP-Ak
Paraproteinämien	MGUS, Leukämie, Lymphom, Myelom	Elpho, Immunfixation, FLC-Assay, Cryoglobuline
Verschiedene	Lebererkrankungen, Sarkoidose, Sichelzellanämie	

Tabelle 1
Ursachen der Immunglobulin-assoziierten Formen einer MPGN

Lässt sich eine solche nicht nachweisen, spricht man von „idiopathischer MPGN".

Am häufigsten ist eine Immunkomplex-assoziierte MPGN beim Erwachsenen mit einer vorausgehenden Hepatitis-B- oder -C-Infektion verknüpft, die für die chronische Antigenämie bzw. die Immunkomplexformation verantwortlich ist. Die HCV-assoziierte MPGN ist dabei meistens mit einer gemischten Cryoglobulinämie assoziiert. In Tabelle 1 sind weitere infektiöse Ursachen einer MPGN aufgelistet. Eine Immunglobulin-positive MPGN kann auch bei Immunkomplexformation im Rahmen von Autoimmunerkrankungen auftreten, wobei hier insbesondere der SLE, das Sjögren-Syndrom und Sklerodermie zu nennen sind. Die Immunkomplexe aktivieren jeweils den klassischen Komplementweg mit der Folge einer Entzündungsreaktion in der Kapillarwand und im Mesangium, die schließlich zu den proliferativen Veränderungen führt.

Eine weitere Ursache einer Immunglobulin-positiven MPGN resultiert aus der Ablagerung monoklonaler Immunglobuline im Mesangium und entlang der Kapillarwand. Dies geschieht im Rahmen von monoklonalen Gammopathien undeterminierter Signifikanz (MGUS), Myelomen, Lymphomen oder einer CLL. Die im Rahmen von Paraproteinämien auftretenden glomerulären Krankheitsbilder bei der *light chain deposit disease* (LCDD), der Cryoglobulinämie Typ I und der immunotaktoiden GN präsentieren sich hierbei häufig als MPGN.

C3-Glomerulopathie (C3-dominante MPGN)

Von einer C3-dominanten Glomerulopathie wird gesprochen, wenn die C3-Färbung in der Immunhistochemie mindestens zwei Stufen intensiver ausfällt als die Färbung für ein Immunglobulin (auf einer Skala von 0 bis +++) [22]. Die C3-Glomerulopathien sind generell durch eine Fehlregulation des alternativen Komplementwegs und/oder des terminalen Komplementkomplexes verursacht. Detaillierte genetische Studien haben hier in den letzten Jahren unser Wissen deutlich vorangebracht. Bei genetisch bedingten Komplementfehlregulationen, die zu einer C3-Glomerulopathie führen können, sind Mutationen im Komplement C3 selbst, aber auch in Komplement-regulierenden Faktoren, wie dem Faktor H, Faktor I, Faktor D, Membrane Cofactor Protein (MCP), Complement factor H related peptide 5 (CFHR5) oder dem C8alpha beschrieben worden [10]. Bei der CFHR5-Nephropathie handelt es sich um eine familiäre Form der C3-Glomerulonepritis, die autosomal dominant vererbt wird und auf einer Duplikation innerhalb des CFHR5-Gens beruht. 78 Prozent der Männer versus vier Prozent der betroffenen Frauen entwickeln eine terminale Niereninsuffizienz. Die Mutation ist in einem von 6.500 Zyprioten vorzufinden [19]. Auch Duplikationen oder Rearrangements in anderen CFHR-Proteinen (CFHR1–5) sind beschrieben. Man nimmt an, dass diese Mutationen zu einer verstärkten Verdrängung von Faktor H (einem Inhibitor des alternativen Komplementwegs) führen und so eine Faktor-H-Deregulation und Aktivierung des Komplementsystems bewirken [23, 33]. Einige dieser genetischen Veränderungen bei der C3-Glomerulopathie sind auch beim atypischen hämolytisch-urämischen Syndrom beschrieben.

Des Weiteren gibt es eine ganze Reihe von erworbenen, autoimmunologisch bedingten Zuständen, die zu einer Komplement-Fehlregulation im alternativen Pathway führen können. Am häufigsten findet sich ein C3-Nephritis-Faktor (C3NeF). Bei Patienten mit einer Dense Deposit Disease ist er zu 80 Prozent nachweisbar. Dieser besteht aus Antikörpern gegen die C3-Konvertase (C3bBb), die diese binden und stabilisieren und so eine andauernde Aktivierung des alternativen Komplementwegs bewirken. Auch Antikörper gegen Faktor B (Bb), der eine Unterkomponente der C3-Konvertase darstellt, sind beschrieben. Ebenfalls kommt das gemeinsame Auftreten von Antikörpern gegen C3b und Bb, also beide getrennte Komponenten der C3-Konvertase (C3bBb) vor. Letztlich sind auch inaktivierende Antikörper gegen den Faktor H beschrieben, die dazu führen, dass die C3-Konvertase nicht mehr durch Bindung an Faktor H inaktiviert bleibt, sondern ungebremst C3 in C3b umwandelt. In den meisten Fällen von DDD und C3-Glomerulonephritis ist die Familienanamnese jedoch leer, was die Identifikation von Risikofaktoren, seien sie genetischer oder autoimmunologischer Natur, schwer macht.

Um das Ganze noch zu komplizieren, ist eine Assoziation der C3-Glomerulopathie mit einer monoklonalen Gammopathie beschrieben. Das monoklonale Protein hat dabei entweder inhibitorische Eigenschaften auf Regulatoren des Komplementsystems (z.B. anti-Faktor-H-Aktivität) [9, 25] oder stimuliert das Komplementsystem direkt (C3NeF-Aktivität). Dies führt zu einer ungezügelten Aktivierung des alternativen Komplementwegs und resultiert in einer Immunglobulin-negativen, C3-positiven Glomerulopathie (C3-Glomerulonephritis oder Dense Deposit Disease). Es konnte gezeigt werden, dass insbesondere bei älteren Patienten mit einer C3-Glomerulopathie häufig eine monoklonale Gammopathie als Auslöser zu finden war. So konnte in einer Arbeit von Llyod bei Patienten über 50 Jahre in 80 Prozent eine monoklonale Gammopathie festgestellt werden [26], in einer Studie der Mayo-Klinik hatten 37,9 Prozent der Patienten mit C3-Glomerulopathie eine monoklonale Gammopathie, bei den Patienten über 50 Jahre sogar 65,1 Prozent [37], und in einer Arbeit aus dem französischen C3-Glomerulopathie-Register hatten 29,8 Prozent der Patienten eine monoklonale Gammopathie, bei den über 70-Jährigen waren es hier sogar 94 Prozent [38].

Die Paraprotein-assoziierte C3-Glomerulopathie hat eine besonders hohe Rekurrenzrate im Transplantat. Bei solchen Patienten sollte daher vor einer geplanten Nierentransplantation die Gammopathie therapiert werden oder auch eine kombinierte Nieren- und Stammzelltransplantation durchgeführt werden.

Neben einer monoklonalen Gammopathie (37,9% der Patienten) wurden in der Studie der Mayo-Klinik mögliche weitere Auslöser einer C3-Glomerulopathie identifiziert. So fanden sich bei 28,9 Prozent der Patienten eine vorangehende Infektion und bei 24,6 Prozent der Patienten Autoimmunphänomene (ANA, dsDNA-Ak, APLA, SLE, Basedow, Sjögren etc.) [37].

Warum es in einigen Fällen zur Ausprägung einer Dense Deposit Disease, in anderen zu einer C3-Glomerulonephritis kommt, ist nicht geklärt. Es scheint jedoch auch Übergänge von einer in die andere Form zu geben, da das Vorkommen beider Varianten in ein und derselben Biopsie beschrieben ist. Insgesamt ist die C3-Glomerulonephritis deutlich häufiger als die Dense Deposit Disease [37]. Auch innerhalb der Gruppe der C3-Glomerulonephritis gibt es unterschiedliche Ausprägungsgrade. So findet sich in der Nierenbiopsie meist das Bild einer MPGN, es kann sich aber auch das Bild einer mesangioproliferativen GN, einer RPGN, einer exsudativen GN oder einer Glomerulosklerose zeigen [39].

Die C3-Glomerulopathien stellen also ein Krankheitsspektrum dar, dessen Ausprägung abhängt vom Ort und Ausmaß der Fehlregulation von alternativem Komplementweg und terminalem Komplementkomplex, aber wahrscheinlich auch von der Erkrankungsdauer und zusätzlichen Triggermechanismen.

Fälle von Immunglobulin-positiver MPGN mit gleichzeitigem Nachweis einer Komplement-Fehlregulation

Es hat sich gezeigt, dass die Trennung in Immunglobulin-positive MPGN mit Nachweis einer auslösenden infektiösen, autoimmunologischen oder tumorösen Ursache und Immunglobulin-negative MPGN mit Nachweis von Komplementregulationsstörungen nicht ganz strikt erfolgen kann. Denn es gibt Immunglobulin-positive Fälle, bei denen trotzdem der Nachweis einer Komplementmutation oder eines C3NeF erfolgen kann. Möglicherweise führt hier die bestehende Komplementfehlregulation per se noch nicht zu einer Krankheitsmanifestation, sondern es kommt erst im Zuge einer zusätzlichen Aktivierung durch Immunkomplexe zur Krankheitsausprägung. Auch manche Fälle einer postinfektiösen GN mit Nachweis von C3NeF fallen wahrscheinlich in den Bereich dieser Immunglobulin-positiven MPGN-Fälle mit gleichzeitig bestehender Komplementfehlregulation.

MPGN ohne Immunglobulin- und ohne Komplementablagerungen

Ein histologisches Bild, das lichtmikroskopisch wie eine MPGN imponiert, kann sich in der Ausheilungsphase von thrombotischen Mikroangiopathien finden. Zu nennen sind hier die thrombotisch thrombozytopenische Purpura, das hämolytisch-urämische Syndrom, das Antiphospholipidantikörper-Syndrom, aber auch die Strahlennephritis und die maligne Hypertonie. Gewöhnlich ist hier der Auslösemechanismus ein Endothelzellschaden, gefolgt von reparativen Veränderungen.

Abgrenzung gegenüber der postinfektiösen GN

Einige Patienten mit MPGN haben subendotheliale und subepitheliale Immunablagerungen in der Elektronenmikroskopie (MPGN III) und sind Komplement-positiv, aber Immunglobulin-negativ in der Immunfluoreszenz. Eine Vielzahl dieser Fälle wurde bislang auf Grund der subepithelialen Immunablagerungen als ausheilende postinfektiöse GN angesehen. Wahrscheinlich handelt es sich bei diesen Fällen jedoch um C3-Glomerulopathien und tatsächlich ließ sich bei vielen dieser Fälle eine Fehlregulation im alternativen Komplementweg nachweisen [20]. Khalighi und Kollegen führten eine Nachuntersuchung von 23 Biopsien mit nachgewiesener postinfektiöser GN durch. Hierbei zeigte sich, dass bei zehn Biopsien eine Färbung von C3 und Immunglobulinen nachweisbar war, bei 13 jedoch eine dominante C3-Färbung vorlag, die diese Fälle auch als C3-Glomerulonephritis klassifiziert hätte. Sie fanden zwischen diesen beiden Gruppen keinerlei signifikante Unterschiede in klinischer Präsentation, pathologischen Veränderungen an der Nierenbiopsie oder im klinischen Verlauf [31]. Es gibt auch Fälle, die initial als Immunkomplex-MPGN kategorisiert wurden, die sich dann in einer Rebiopsie aber als C3-Glomerulopathien präsentierten. Es scheint also eine doch auffällige Überlappung oder sogar Übergänge von postinfektiöser GN und C3-GN zu geben [32].

Da sich gezeigt hat, dass die Aktivierung des alternativen Komplementwegs, aber auch das Vorhandensein von pathogenetischen Komplementmutationen oder des C3NeF sowohl bei C3-GN, DDD, aber auch bei der Immunkomplex-assoziierten MPGN in einem Großteil der Patienten vorkommt, ist versucht worden, durch eine Clusteranalyse eine bessere Diskriminierung der Patienten anhand klinischer, histologischer und genetischer Daten zu erzielen. Hierbei gelang es tatsächlich, Patienten in vier Cluster mit unterschiedlichen Aktivierungsmustern des Komplementsystems einzuteilen (fluid phase vs. solid phase, prädominante C3-Konvertase-Aktivierung vs. C3- und C5-Konvertase-Aktivierung, zusätzliche Aktivierung des klassischen Komplementwegs). Einer der Cluster hatte dabei eine besonders schlechte renale Prognose [34].

Klinische Präsentation

Die verschiedenen Formen der MPGN können sich klinisch alle ähnlich präsentieren. 35 Prozent der Patienten weisen eine Hämaturie und nicht-nephrotische Proteinurie auf, weitere 35 Prozent präsentieren sich mit dem Vollbild eines nephrotischen Syndroms, 20 Prozent zeigen das Bild einer chronischen progredienten Glomerulonephritis und zehn Prozent präsentieren sich in Form einer rapid progressiven Glomerulonephritis mit raschem Nierenfunktionsverlust. Eine arterielle Hypertonie findet sich bei 50–80 Prozent der Betroffenen.

Trotzdem lassen sich gewisse Unterschiede zwischen den verschiedenen Formen der MPGN nachweisen. Servais und Kollegen [21] verglichen 134 Patienten, davon 29 mit DDD, 56 mit C3-Glomerulonephritis und 49 mit Immunoglobulin-positiver idiopathischer MPGN Typ I. Das mittlere Erkrankungsalter lag bei C3-GN höher als bei den beiden anderen Formen (C3-GN: 30,3 J., DDD: 18,9 J., MPGN I: 20,7 J.). Ein nephrotisches Syndrom fand sich am häufigsten bei Patienten mit MPGN I (MPGN I: 65,3%, DDD: 37,9%, C3-GN: 26,8%). Das Zehnjahres-Nierenüberleben lag in der Gesamtgruppe bei 63,5 Prozent ohne Unterschiede in den Untergruppen. Wurden nur erwachsene Patienten analysiert, zeigt sich, dass hier die Gruppe der Patienten mit DDD das schlechteste Nierenüberleben aufwies. Im Transplantat hatte die Erkrankung eine Rekurrenzrate von etwa 605 Prozent. In einer weiteren Studie aus der Mayo-Klinik wurden 114 Patienten mit C3-Glomerulopathie untersucht, 89,55 Prozent hatten eine C3-GN, 10,55 Prozent eine DDD, das mittlere Alter bei Diagnosestellung lag bei 40,4 Jahren [37]. Das mittlere S-Creatinin lag bei 1,6 mg/dl, die Proteinurie bei 2.605 mg/24 Std., wobei die Proteinurie bei Patienten mit DDD höher lag (6.478 mg/24 Std.) als bei Patienten mit C3-GN (2.500 mg/24 Std.).

Bei den Immunkomplex-assoziierten MPGN-Formen trägt natürlich die zugrunde liegende Erkrankung wesentlich zum klinischen Bild bei. Eine gewisse Sonderstellung bezüglich der klinischen Präsentation nimmt die DDD ein.

Dense deposit disease

DDD ist vorrangig eine Erkrankung des Kindesalters. Ein Auftreten im Erwachsenenalter sollte immer an eine zugrunde liegende monoklonale Gammopathie denken lassen. Alle Patienten haben eine Proteinurie oder Hämaturie. Sechzehn bis 38 Prozent präsentieren sich mit einem akuten nephritischen Syndrom, 12 bis 55 Prozent mit nephrotischem Syndrom. Die meisten Patienten haben erniedrigte C3-Spiegel, wobei auch gerade bei Erwachsenen Fälle mit normalem C3 beschrieben sind.

Es gibt eine Assoziation zwischen DDD und einer Drusen-Formation in der retinalen Basalmembran, die normalerweise ein Zeichen einer altersbedingten Makuladegeneration (AMD) ist. Tatsächlich haben einige Studien einen genetischen Zusammenhang zwischen AMD und Polymorphismen im Faktor-H-Gen gezeigt [11].

Patienten mit DDD können außerdem eine partielle Lipodystrophie, die mit einem Verlust von subkutanem Fett der oberen Körperhälfte einhergeht, aufweisen. Siebzehn Prozent der Patienten mit DDD haben eine erworbene partielle Lipodystrophie [21]. Dreiundachzig Prozent der Patienten mit partieller Lipodystrophie weisen einen C3NeF auf [12].

Evaluation

**Immunkomplex-assoziierte MPGN
(Immunglobulin-positive MPGN)**

Die Evaluation sollte hier vorrangig dazu dienen, die zu Grunde liegende Erkrankung, sei es eine Infektionserkrankung, eine autoimmunologische Erkrankung oder aber eine lymphoproliferative Erkrankung zu identifizieren. Gelingt dies, kann eine kausale Therapie eingeleitet werden. In Tabelle 1 sind Untersuchungen aufgeführt, die initial durchgeführt werden sollten, um die jeweiligen Erkrankungen nachzuweisen oder auszuschließen. Weitergehende Untersuchungen müssen dann je nach klinischem Verdacht erfolgen. Eine Hepatitis B und C sollten serologisch, bakterielle Infektionen mittels Kultur, einschließlich Blutkultur, ausgeschlossen werden. Untersuchungen auf Pilzinfektionen oder parasitäre Erkrankungen sollten erfolgen, wenn sich klinische Hinweise (unerklärte pulmonale Infiltrate etc.) oder anamnestische Hinweise (Exposition mit Malaria, Schistosomiasis, Leishmaniose etc.) ergeben. Bezüglich des Vorhandenseins von Autoimmunerkrankungen sollte regelhaft ein Test auf ANA durchgeführt werden. Weiterführende Untersuchungen sind nur notwendig, wenn sich klinisch Hinweise auf das Vorliegen eines Sjögren-Syndroms oder einer Sklerodermie ergeben. Eine lymphoproliferative Erkrankung muss ausgeschlossen werden. Insbesondere sollte der Ausschluss einer monoklonalen Gammopathie mittels Serumelektrophorese, Immunfixation und free light chain Assay erfolgen. Oft findet sich eine nur geringe Menge monoklonalen Paraproteins, im Sinne einer monoklonalen Gammopathie undeterminierter Signifikanz (MGUS), ohne dass ein multiples Myelom vorliegt.

Bei der Evaluation des Komplementsystems fällt eine Aktivierung des klassischen Komplementwegs auf, mit Erniedrigung von C3 und insbesondere von C4 und einem anormalen CH50.

Bei einigen Fällen von Immunkomplex-assoziierter MPGN wird sich die Herkunft der abgelagerten Immunglobuline nicht ausmachen lassen. Diese Fälle werden dann als idiopathische MPGN beschrieben.

Wie oben bereits beschrieben, gibt es auch eine nicht zu vernachlässigende Untergruppe von Immunkomplex-assoziierten MPGN-Fällen, die eine Aktivierung des alternativen Komplementwegs aufweisen. In diesen Fällen liegt z.B. ein C3-Nephritisfaktor oder eine genetische Prädisposition in Form einer Mutation Komplement-regulierender Faktoren vor, die Erkrankung wird aber letztlich durch die Ablagerung von Immunkomplexen getriggert (Tabelle 2) [21].

	Alle (n = 115)	MPGN I (n = 41)	DDD (n = 22)	C3-GN (n = 53)
Erniedrigtes C3	46,1%	46,3%	59,1%	39,6%
Erniedrigtes C4	1,7%	2,4%	4,5%	0%
C3NeF	58,6%	53,6%	86,4%	45,3%
Mutationen CFH	12,7%	10,4%	17,2%	12,5%
Mutationen CFI	4,5%	6,2%	0%	5,3%
Mutationen MCP	0,7%	0%	0%	1,8%

Tabelle 2
Komplementkomponenten und Mutationen in Komplementgenen bei unterschiedlichen histologischen Typen der MPGN [21]

Auch hier muss natürlich nach der Herkunft der deponierten Immunglobuline gesucht werden.

C3-Glomerulopathie (C3-dominante MPGN)

Alle Patienten, bei denen sich kräftige C3-Ablagerungen ohne oder mit nur geringem Nachweis von Immunglobulinen in der Immunfluoreszenz finden (DDD und C3-Glomerulonephritis), sollten einer gezielten Untersuchung des alternativen Komplementwegs unterzogen werden. Hierzu zählen die Messung der Spiegel der Komplementfaktoren C3, C4, CH50 (misst Aktivierung des klassischen Pathways), AH50 (misst Aktivierung des alternativen Pathways), von Komplementabbauprodukten C3c und sC5b-9. Die meisten, jedoch bei weitem nicht alle Patienten mit DDD haben erniedrigte C3-Spiegel, wohingegen die Spiegel von C1, C2, und C4 meist normal sind. Es sollte nach krankheitsassoziierten Antikörpern gesucht werden. Hierzu zählen Antikörper gegen die C3-Konvertase, auch C3-Nephritisfaktor (C3NeF) genannt, aber auch Antikörper gegen Faktor B sowie gegen Faktor H. Schließlich sollte ein genetisches Screening erfolgen, wobei nach der erstmals in zypriotischen Familien identifizierten Mutation im CFHR5 (Duplikation der SCR 1 und 2) sowie wenn möglich auch nach Mutationen in C3, CFH, CFI, CFD, MCP sowie nach Rearrangements und Duplikationen in den CFHR1–5 gesucht werden sollte. In einer größeren Serie konnte bei DDD-Patienten in 88 Prozent der Fälle eine Dysregulation im alternativen Komplementweg nachgewiesen werden [13]. Mutationen in Komplementgenen waren bei etwa 20 Prozent der Patienten zu finden [21]. Bei älteren Patienten mit einer C3-Glomerulopathie findet sich, wie oben beschreiben, in bis zu 80 Prozent der Fälle ein Paraprotein, daher ist die Suche nach einer monoklonalen Gammopathie obligatorisch [26]. Bei Patienten mit monoklonaler Gammopathie-assoziierter C3-GP sind deutlich seltener genetische Varianten in Komplement-regulierenden Genen zu finden als bei den übrigen Formen (9,5% vs. 58,5% in einer Studie der Mayo-Klinik) [37].

Tabelle 2 zeigt die in der Arbeit von Servais et al. [21] gefundenen Häufigkeiten von Auffälligkeiten von Komplementsystemkomponenten im Serum sowie von Mutationen in Komplementfaktoren bei Patienten mit Immunglobulin-positiver MPGN I, DDD oder C3-Glomerulonephritis auf. Es zeigt sich deutlich, dass auch bei der Immunglobulin-positiven MPGN I häufig Störungen im Komplementsystem zu finden sind. Dies ist ein möglicher Hinweis darauf, dass latente Störungen in der Regulation des Komplementsystems als Trigger für das Entstehen einer Immunkomplex-vermittelten MPGN agieren können.

Ähnlich zeigte sich in einer Arbeit von Ravindran an 114 Patienten der Mayo-Klinik bei Patienten mit C3-GN oder DDD eine C3-Erniedrigung in 44,6 Prozent und eine C4-Erniedrigung in 11,8 Prozent der Fälle. Ein C3NeF war in 43,5 Prozent der Patienten und Mutationen in Komplement-regulierenden Faktoren in 37,1 Prozent der Patienten nachweisbar [37].

Therapie

Immunkomplex-assoziierte MPGN (Immunglobulin-positive MPGN)

Hier steht selbstverständlich die Therapie der zu Grunde liegenden Erkrankung im Vordergrund. Bei einer Hepatitis-B- oder -C-Infektion ist eine immunsuppressive Therapie unnötig und kann sogar zu einer verstärkten Virusreplikation führen. Beim Nachweis einer monoklonalen Gammopathie renaler Signifikanz (MGRS) sollte eine Therapie entsprechend der Therapie bei multiplem Myelom erfolgen, da nur die Elimination des Paraproteins zur Auflösung der glomerulären Pathologie beiträgt. Autoimmunerkrankungen sollten entsprechend der jeweiligen Erkrankung therapiert werden. Die renale Erkrankung bildet sich unter erfolgreicher Therapie der Grunderkrankung in der Regel zurück.

Wenn behandelbare Ursachen einer MPGN ausgeschlossen sind, bleiben die idiopathischen Formen der Immunkomplex-assoziierten MPGN übrig. Hier kommen je nach Risiko konservative Therapieansätze mit ACE-Hemmung zur Blutdruckkontrolle und Proteinuriereduktion oder aber proliferationshemmende Therapieansätze zur Anwendung.

Patienten mit normaler Nierenfunktion und nicht-nephrotischer Proteinurie haben eine sehr gute Langzeitprognose und werden konservativ behandelt. Schlechte Prognosekriterien sind eingeschränkte GFR, hoher Blutdruck, Proteinurie > 3,5 g/d, Halbmonde und tubulointerstitielle Fibrose. Bei diesen Patienten ist eine immunsuppressive Therapie angezeigt. Im Folgenden werden Therapievorschläge gemäß einer Risikostratifizierung gegeben:

- *Patienten mit Proteinurie < 3,5 g/d, normaler eGFR, normalem Blutdruck*
Konservative Therapie mit ACE-Hemmer, da Patienten in der Regel eine exzellente Langzeitprognose haben. Eine Therapie mit Steroiden bringt keine Vorteile.

- *Patienten mit Proteinurie > 3,5 g/d, normaler oder fast normaler eGFR*
Hier wird ein Therapieprotokoll ähnlich dem bei FSGS vorgeschlagen.
Prednison 1 mg/kg/d (maximal 80 mg/d) für 12 bis 16 Wochen. Danach, wenn Proteinurie um mehr als 30 Prozent rückläufig, langsame Dosisreduktion über sechs bis acht Monate und Übergang in zweitägige Steroidgabe. Diese Empfehlung beruht auf Studien bei Kindern [1]. Eine initiale Puls-Steroidtherapie kann die Prognose eventuell noch weiter verbessern [2]. Bei Erwachsenen gibt es keine randomisierten Studien zum Gebrauch von Steroiden bei Immunkomplex-assoziierter idiopathischer MPGN. Wenn kein Ansprechen auf Prednison, rasches Ausschleichen und Absetzen. Es kann dann noch ein Therapieversuch mit CyA [4] oder MMF [5] unternommen werden.

- *Patienten mit erhöhtem Creatinin ohne Halbmonde, unabhängig von Proteinurie oder Bluthochdruck*
Prednison 1 mg/kg/d (maximal 80 mg/d) für 12 bis 16 Wochen. Falls kein Ansprechen, zusätzliche Gabe von Cyclophosphamid 2 mg/kg/d p.o. (1,5 mg/kg/d bei Creatinin > 2,5 oder Alter > 60 Jahre) für sechs Monate. Falls kein Ansprechen auf CYC, Therapieversuch mit Rituximab [3].

- *Patienten mit rapid fortschreitender Erkrankung mit oder ohne Halbmonde*
Prednisolon-Pulstherapie 500 mg/d für drei Tage, gefolgt von Predison 1 mg/kg/d plus Cyclophosphamid, i.v.-Bolus-Therapie wie bei anderen Formen der RPGN.

Die meisten der bisherigen Studien können keine echten Aussagen zum Benefit der verschiedenen Therapieformen liefern, da bislang keine Differenzierung in Immunkomplex-assoziierte MPGN und C3-Glomerulopathie getroffen worden ist. Hier wird sich erst zeigen müssen, welche Form der MPGN auf welche Therapie optimal anspricht. Eine Plättchenaggregationshemmung mit Aspirin und Dipyridamol hatte zwar kurzfristig einen Benefit gezeigt, eine Reevaluation der Patienten nach zehn Jahren zeigte im Outcome jedoch keinen Unterschied mehr. Das Konzept der Plättchenaggregationshemmung spielt daher nach der aktuellen Datenlage bei der MPGN keine Rolle mehr.

Ob Patienten mit einer IC-MPGN und dem Nachweis von Mutationen in Komplementgenen oder von C3NeF von einer Therapie der Komplementstörung profitieren, ist bislang völlig ungeklärt.

C3-Glomerulopathie (Immunglobulin-negative MPGN)

Es gibt bislang keine Studien, die eine Therapie bei C3-Glomerulopathie randomisiert und kontrolliert untersucht haben. Eine retrospektive Studie an 60 Patienten mit C3-Glomerulonephritis hat eine rein supportive Therapie mit einer immunsuppressiven Therapie entweder mit Steroiden plus MMF oder anderen Immunsuppressiva (Steroide alleine oder Steroide plus Cyclophosphamid) untersucht [29]. Hierbei zeigte sich, dass Patienten unter MMF ein besseres renales Überleben nach fünf Jahren hatten (100%) als Patienten unter anderen Immunsuppressiva (80%) oder Patienten ohne Immunsuppression (72%). Eine amerikanische retrospektive Studie an 30 Patienten bestätigt ein gutes Ansprechen auf MMF + Steroide mit Remissionsraten von 67 Prozent. Niedrigere Proteinurie und hohe Spiegel an sC5b-9 waren mit gutem Ansprechen assoziiert [35]. Ein Therapieversuch mit Steroiden und MMF kann daher durchaus empfohlen werden [30]. Die ursächlichen Störungen der Komplementregulation waren in den Studien aber nicht gut aufgearbeitet. Auch in einer Studie der Mayo-Klinik zeigte sich ein leichter Benefit einer immunsuppressiven Therapie (Steroide, MMF, Eculizumab oder CNI) gegenüber einer konservativen Therapie bezüglich des renalen Endpunktes Verdopplung S-Creatinin oder ESRD [37].

In Zukunft könnten sich je nach zugrunde liegendem Komplementdefekt folgende Therapieoptionen ergeben:

- *Patienten mit Antikörpern gegen C3-Konvertase (C3NeF), Faktor B, Faktor H*
  Patienten mit C3NeF sollten eine Plasmaseparation mit Austausch gegen Humanalbumin erhalten. Wie häufig diese durchgeführt

werden muss, ist nicht sicher untersucht, Fallberichte zeigen jedoch, dass initial zweimal pro Woche und anschließend einmal wöchentlich ausgetauscht werden sollte [14]. In Abhängigkeit von den C3NeF-Spiegeln kann eine dauerhafte Plasmaaustauschtherapie nötig sein. Eventuell kann bei refraktären Patienten eine zusätzliche immunsuppressive Therapie, z.B. mit Steroiden oder Rituximab, gegeben werden. Es gibt jedoch auch Berichte, die kein Ansprechen auf Plasmapherese oder immunsuppressive Therapie finden konnten, bei denen jedoch Eculizumab erfolgreich angewendet wurde. Auch bei Patienten mit Autoantikörpern gegen Faktor H sollte ein Plasmaaustausch gegen Humanalbumin erwogen werden.

- *Patienten mit genetischen Mutationen in der Komplementkaskade*
Patienten mit Faktor-H-Defizienz profitieren von periodischen (z.B. 14-tägigen) Plasmainfusionen, um das fehlende oder mutierte Protein zu ersetzen [6]. Die Plasmainfusionen sollten dauerhaft fortgesetzt werden, wenn die Patienten ein günstiges Ansprechen aufweisen.

Auch Substanzen, die in die Komplementaktivierung eingreifen, haben hier therapeutisches Potenzial. Momentan steht hier Eculizumab, als Hemmer der C5-Aktivierung und damit der Formation des Membrane attack complex (MAC, C5b-9) zur Verfügung. Es kann bei Patienten zur Anwendung kommen, die nicht auf die oben genannten Therapien ansprechen. Aus Fallberichten lässt sich bisher ableiten, dass Eculizumab keine Nebenwirkungen hervorgerufen hat, dass sich Spiegel des sC5b-9 normalisierten und sich in seriellen Nierenbiopsien ein Rückgang der C5b-9-Ablagerungen nachweisen ließ. Bei ca. 50 Prozent der Patienten besserte sich die Nierenfunktion, bei ca. 70 Prozent zeigte sich ein deutlicher Rückgang der Proteinurie [7, 8, 15–18]. Ein Bericht in drei Patienten mit rasch fortschreitendem Nierenfunktionsverlust zeigte eine Verbesserung der eGFR um 22–38 ml/min, eine Remission des bei zwei Patienten bestehenden nephrotischen Syndroms innerhalb weniger Wochen sowie in Rebiopsien eine Abnahme der glomerulären Entzündungsreaktion und der C5b-9-Ablagerungen [24]. Vor der Anwendung von Eculizumab muss immer eine Impfung gegen Neisseria meningitidis erfolgen. In seriellen Nierenbiopsien zeigt sich, dass es zu einer Einlagerung von Eculizumab in die Deposits bei MPGN kommt. Da Eculizumab ein Immunglobulin (IgG-kappa) ist, findet sich dann in einer primär Immunglobulin-negativen Biopsie eine Positivität für IgG und kappa. Welche Auswirkungen diese Ablagerungen auf den klinischen Langzeitverlauf haben, ist bislang ungeklärt [17]. Unklar ist auch, welche Patienten auf Eculizumab ansprechen. Möglicherweise sind es Patienten mit deutlichem Nachweis von C5b-9 in der Nierenbiopsie oder sC5b-9 im Serum, als Hinweis auf eine gesteigerte C5-Aktivierung. Im französischen C3-Glomerulopathie-Register wurden 26 Patienten identifiziert, die mit Eculizumab therapiert wurden. 23 Prozent hatten ein komplettes Ansprechen, 23 Prozent ein partielles klinisches Ansprechen und 54 Prozent kein Ansprechen. Patienten mit komplettem Ansprechen hatten in der Studie eine niedrigere eGFR, einen schneller progressiven Verlauf und mehr Halbmonde in der Biopsie [36].

Bei anderen Patienten ist eventuell ein Eingreifen in die Komplementkaskade bereits auf Höhe der C3-Konvertase nötig. Erste experimentelle Hinweise durch Gabe von sCR1 (soluble complement regulator 1) oder Cp40 (Compstatin Analog) gibt es hier bereits [27, 28].

Patienten mit DDD oder C3-GN haben hohe Rekurrenzraten nach Transplantation. Daher sollte bei diesen Patienten vor der Transplantation eine Normalisierung von Faktor H oder C3NeF mittels Plasmainfusionen oder Plasmaaustausch angestrebt werden oder aber eine Therapie mit Eculizumab begonnen werden. Die reguläre Immunsuppression schützt nicht vor einer Rekurrenz.

- *C3-Glomerulopathie in Assoziation mit einer monoklonalen Gammopathie*

  Wie oben bereits beschrieben ist in einer Vielzahl der Fälle von C3-Glomerulopathie, insbesondere bei älteren Patienten, eine monoklonale Gammopathie als auslösende Ursache beschrieben. Im französischen C3-Glomerulopathieregister wurde das Outcome bei monoklonaler Gammopathie-assoziierter C3-Glomerulopathie unter konservativer Therapie, immunsuppressiver Therapie oder Chemotherapie bei insgesamt 50 Patienten untersucht. Erwartungsgemäß fand sich ein hämatologisches Ansprechen bei 59 Prozent in der Chemotherapiegruppe und nur bei fünf Prozent in der Gruppe mit konservativer oder immunsuppressiver Therapie. Streng daran gekoppelt war jedoch auch das renale Ansprechen mit 74 Prozent versus 5 Prozent. Bei dieser Form der C3-Glomerulopathie ist also eine Klon-gerichtete Therapie Voraussetzung für ein renales Ansprechen [38].

Zusammenfassung

Die membranoproliferative Glomerulonephritis beschreibt ein glomeruläres Verletzungsmuster, das sich leicht in der Lichtmikroskopie feststellen lässt. Die zu diesem Verletzungsmuster führenden Erkrankungen können jedoch sehr unterschiedlicher Natur sein, was zu einer neuen, mehr an der Pathophysiologie orientierten Einteilung der MPGN geführt hat.

Bislang wurden anhand der Elektronenmikroskopie die drei klassischen Formen MPGN I, MPGN II (oder besser DDD) und MPGN III unterschieden. Die Immunfluoreszenz detektiert in den meisten Fällen der MPGN I und III Immunglobuline, nicht aber bei der DDD. Alle Formen zeigen in der Regel eine positive Färbung für C3. Es sind jedoch auch zunehmend Immunglobulin-negative MPGN-I- und -III-Formen beschrieben. Diese werden nun als C3-Glomerulonephritis bezeichnet und gemeinsam mit der DDD in die Gruppe der C3-Glomerulopathien zusammengefasst. Für die neue Einteilung entscheidend ist demnach die Positivität oder Negativität für Immunglobuline.

Die Immunglobulin-positive MPGN wird durch zirkulierende Immunkomplexe oder eine chronische Antigenämie unterhalten. Die Evaluation dieser Fälle sollte auf das Aufspüren der zugrunde liegenden Erkrankung (Infekt, Autoimmunerkrankung, Paraproteinämie) abzielen. Therapeutisch kommen hier oft antiproliferative Substanzen zum Einsatz.

Im Gegensatz dazu sollte bei der Immunglobulin-negativen MPGN die Abklärung des alternativen Komplementwegs im Mittelpunkt stehen. Es sollte nach genetischen wie auch nach autoimmunen Formen der Komplementdysregulation gesucht werden. Da auch Paraproteine eine Komplementdysregulation bewirken können, sollte auch hier immer eine monoklonale Gammopathie ausgeschlossen werden. Welche Unterschiede in der Komplementdysregulation zur Form der DDD oder zur C3-Glomerulonephritis führen, ist nicht klar. Möglicherweise können diese Entitäten auch ineinander übergehen. Das Konzept der Anti-Komplementtherapie als krankheitsspezifische Therapieform bedarf noch der besseren Evaluation und Charakterisierung.

Literatur

1. Tarshish P. et al. (1992). Treatment of MPGN with alternate-day prednison – a report of the international study of kidney disease in children. *Pediatr Nephrol, 6,* 123.

2. Bahat E. et al. (1997). Comparison of pulse and oral steroid in childhood MPGN. *J Nephrol, 20,* 234.
3. Dillon J.J. et al. (2012). Rituximab therapy for type I MPGN. *Clin Nephrol, 77,* 290.
4. Bagheri N. et al. (2008). Cyclosporine in the treatment of MPGN. *Arch Iran Med, 11,* 26.
5. Jones G. et al. (2004). Treatment of idiopathic MPGN with mycophenolate mofetil and steroids. *Nephrol Dial Transplant, 19,* 3160.
6. Habbig S. et al. (2009). C3 deposition glomerulopathy due to a functional factor H defect. *Kindey Int, 75,* 1230.
7. Radhakrishnan S. et al. (2012). Eculizumab and refractory MPGN. *NEJM, 366,* 1165.
8. Bomback A.S. et al. (2012). Eculizumab for dense deposit disease and C3 glomerulonephritis. *Clin J Am Soc Nephrol, 7,* 748.
9. Jokiranta T.S. et al. (1999). Nephritogenic lambda light chain dimer: a unique human miniautoantibody against complement factor H. *J Immunol, 163,* 4590.
10. Abrera-Abeleda M.A. et al. (2011). Allelic variants of complement genes associated with dense deposit disease. *J Am Soc Nephrol, 22,* 1551.
11. Klein R.J. et al. (2005). Complement factor H polymorphism in age-related macular degeneration. *Science, 308,* 385.
12. Misra A. et al. (2004). Clinical features and metabolic and autoimmune derangements in acquired partial lipodystrophy: report of 35 cases and review of the literature. *Medicine (Baltimore), 83,* 18.
13. Zhang Y. et al. (2012). Causes of alternative pathway dysregulation in dense deposit disease. *Clin J Am Soc Nephrol, 7,* 265.
14. Kurtz K.A. et al. (2002). Management of MPGN type II with plasmapheresis. *J Clin Apher, 17,* 135.
15. Bomback A.S. et al. (2012). Eculizumab for dense deposit disease and C3 glomerulonephritis. *Clin J Am Soc Nephrol, 7,* 748.
16. Daina E. et al. (2012). Eculizumab in a patient with dense deposit disease. *NEJM, 366,* 1161.
17. Vivarelli M. et al. (2012). Eculizumab for the treatment of dense deposit disease. *NEJM, 366,* 1163.
18. Herlitz L.C. et al. (2012). Pathology after eculizumab in dense deposit disease and C3 GN. *J Am Soc Nephrol, 23,* 1229.
19. Athananiou Y. et al. (2011). Familial C3 glomerulopathy associated with CFHR5 mutations: clinical characteristics of 91 patients in 16 pedigrees. *Clin J Am Soc Nephrol, 6,* 1436.
20. Sethi S. et al. (2012). C3 glomerulonephritis: clinicopathological findings, complement abnormalities, glomerular proteomic profile, treatment, and follow-up. *Kidney Int, 82,* 465.

21. Servais A. et al. (2012). Acquired and genetic complement abnormalities play a critical role in dense deposit disease and other C3 glomerulopathies. *Kidney Int, 82*, 454–464.
22. Pickering et al. (2013). C3 glomerulopathy: consensus report. *Kidney Int, 84*, 1079–1089.
23. Barbour T.D. et al. (2014). Update on C3 glomerulopathy. *Nephrol Dial Transplant, 0*, 1–9 [Epub].
24. LeQuintrec M. et al. (2015). Eculizumab for treatment of rapidly progressive C3 glomerulopathy. *Am J Kidney Dis, 65*, 484–489.
25. Meri S. et al. (1992). Activation of the alternative pathway of complement by monoclonal lambda light chains in membranoproliferative Glomerulonephritis. *J Exp Med, 75*, 939–950.
26. Lloyd I.E. et al. (2016). C3 glomerulopathy in adults: a distinct patient subset showing frequent association with monoclonal gammopathy and poor renal outcome. *Clin Kidney J, 9*, 794–799.
27. Zhang Y. et al. (2013). Soluble CR1 therapy improves complement regulation in C3 glomerulopathy. *J Am Soc Nephrol, 24*, 1820–1829.
28. Zhang Y. et al. (2015). Compstatin analog Cp40 inhibits complement dysregulation in vitro in C3 glomerulopathy. *Immunobiology, 220*, 993–998.
29. Rabasco C. et al. (2015). Effectiveness of mycophenolate mofetil in C3 glomerulonephritis. *Kidney Int, 88*, 1153–1160.
30. Goodship T.H.J. (2017). aHUS and C3 glomerulopathy: conclusions from a KDIGO controversies conference. *Kidney Int, 91*, 539–551.
31. Khalighi M.A. et al. (2016). Revisiting post-infectious glomerulonephritis in the emerging era of C3 glomerulopathy. *Clin Kidney J, 9*, 397–402
32. Cook T.H. (2017). C3 glomerulopathy. *F1000 Research, 6*, 248. doi:10.12688/f1000research.10364.1
33. Togarsimalemath S.K. et al. (2017). A novel CFHR1-CFHR5 hybrid leads to a familial dominant C3 glomerulopathy. *Kidney Int, 92*, 876–887.
34. Iatropoulos P. et al. (2018). Cluster analysis identifies distinct pathogenetic patterns in C3 glomerulopathies/immune complex-mediated membranoproliferative GN. *J Am Soc Nephrol, 29*, 283–294.
35. Avasare R.S. et al. (2018). Mycophenolate mofetil in combination with steroids for treatment of C3 glomerulopathy: A case series. *Clin J Am Soc Nephrol, 13*, 406–413.
36. Le Quintrec M. et al. (2018). Patterns of clinical response to eculizumab in patients with C3 glomerulopathy. *Am J Kidney Dis, 72*, 84–92.
37. Ravindran A. et al. (2018). C3-glomerulopathy: ten years' experience at Mayo Clinic. *Mayo Clin Proc, 93*, 991–1008.

38. Chauvet S. et al. (2017). Treatment of B-cell disorder improves renal outcome of patients with monoclonal gammopathy-associated C3 glomerulopathy. *Blood, 129,* 1437–1447.
39. Koopman J.J.E. et al. (2019). C3 glomerulopathy. *Nephrol Dial Transplant,* gfz201. doi:10.1093/ndt/gfz201

Die membranöse Glomerulonephritis

Hermann Pavenstädt

Zusammenfassung

Die membranöse Glomerulonephritis (MG) ist die häufigste Ursache für ein Nephrotisches Syndrom. Im Serum von Patienten mit idiopathischer MG können unter anderem Antikörper gegen den M-Typ-Phospholipase-A_2-Rezeptor und andere Antikörper nachgewiesen werden. Der PLA_2R-Autoantikörper-Titer korreliert mit der Aktivität der MG. Die Spontanremissionsrate der MG liegt bei bis zu 30 Prozent. Eine persistierende große Proteinurie, eine initial erniedrigte Kreatinin-Clearance, die Veränderung der Kreatinin-Clearance im Verlauf und der PLA_2R-Autoantikörper-Titer sind wichtige Risikofaktoren für den Abfall der Nierenfunktion. Patienten ohne Spontanremission und und einem hohen Risiko einer Krankheitsprogression sollten immunsuppressiv behandelt werden.

Einleitung

Die MG ist die häufigste Ursache für ein Nephrotisches Syndrom. Der Name MG bezieht sich auf die in der Lichtmikroskopie des Nierenbioptates gesehene Verdickung der glomerulären Basalmembran. Diese kann in Frühstadien der Erkrankung fehlen. In der Immunfluoreszenz findet man granuläre Immunglobulin-(Ig)-Ablagerungen entlang der Kapillarwand und in der Elektronenmikroskopie sogenannte subepitheliale Depots unterhalb der Podozyten [1].

In den letzten zehn Jahren gab es bedeutende Fortschritte in der Erforschung der MG. 2009 wurde der PLA_2-Rezeptor als Zielantigen der MG in Podozyten entdeckt und sehr schnell wurden Antikörpermessungen etabliert. 2014 wurde THSD7A als zweites Zielantigen der membranösen Nephritis entdeckt und kurze Zeit später wurde die Rolle dieses Antigens bei der tumorassoziierten membranösen Glomerulonephritis beschrieben. Im gleichen Jahr wurde das dritte Kochsche Postulat für THSD7A in der Maus nachgewiesen, indem gezeigt wurde, dass eine Injektion von THSD7A-Antikörpern in der

Maus zu einem Podozytenschaden und einer membranösen Glomerulonephritis führt [1]. Weitere Zielantigene konnten in den letzten zwei Jahren identifiziert werden [2].

Klinik

85 Prozent der Patienten sind älter als 30 Jahre, Männer sind häufiger betroffen als Frauen (70 vs. 30%). Die meisten Patienten präsentieren sich mit einem Nephrotischen Syndrom, einer normalen Nierenfunktion und normalen Blutdruckwerten. Eine Mikrohämaturie tritt in bis zu 50 Prozent der Fälle auf [3].

Der M-Typ-Phospholipase-A_2-Rezeptor (PLA_2R) und Thrombospondin Type 1 Domain-containing 7A (THSD7A) wurden initial als Zielantigene bei Patienten mit primärer MG in Podozyten beschrieben. Neue Antigene konnten kürzlich identifiziert werden: Neural epidermal growth factor-like 1 protein (NELL-1), Protocadherin 7 (PCDH7), Semaphorin 3B (Sema3B, vor allen Dingen bei Kindern und jungen Erwachsenen) [2]. Am häufigsten ist die PLA_2R-assoziierte MN (70–80% der Patienten mit primärer MG) [1, 2].

Sekundäre MG-Fälle werden durch Infektionen, Autoimmunerkrankungen, Medikamente oder Tumore verursacht [2]. Kürzlich konnten zwei neue Proteine, Exostosin 1 und Exostosin 2 (EXT1/EXT2) in einer kleinen Gruppe von PLA_2R-negativen Patienten

Tabelle 1 Klassifikation der membranösen Glomerulonephritis (modifiziert nach [4])

Primäre MG
PLA_2R-assoziiert
THSD7A-assoziiert
NELL-1-assoziiert
Sema3B-assoziiert
PCDH7-assoziiert
Nicht charakterisiert
Sekundäre MG
Autoimmun-/Kollagen-vaskuläre Erkrankung: SLE und mixed connective tissue disease (EXT1/EXT2-assoziiert), M. Sjogren, Thyroiditis, Sarkoidose, Dermatitis herpetiformis
Infektionen: HBV und HCV, Malaria, Syphilis, Lepra
Medikamente: NRSA, Gold, Penicillamin, Quecksilber, Kationisches Serumalbumin
Tumore: unter anderem mit THSD7A-Expression im Tumor, NELL-1-assoziierte MG mit Tumor, NHL, selten Leukämie, Alloimmune MG, Antenatal alloimmune MG mit anti-NEP-Antikörpern, De-novo-MG im Nierentransplantat, Graft-versus-Host-Erkrankung

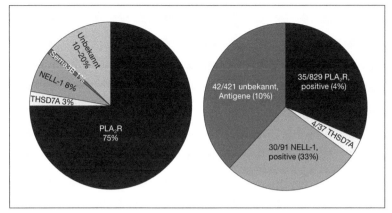

Abbildung 1
Verteilung von Podozyten-Antigenen bei Patienten mit primärer MG (links) und tumorassoziierter MG (rechts). Die Abbildungen zeigen zum Teil Schätzwerte (modifiziert nach [5]).

identifiziert werden. Mehr als 80 Prozent der EXT1/EXT2 positiven Patienten hatten eine Autoimmunerkrankung. 30–35 Prozent der Patienten mit einer membranösen Lupusnephritis exprimieren EXT1/EXT2. Retrospektive Analysen zeigen, dass Patienten mit einer EXT1/EXT2-positiven Lupusnephritis im Vergleich zu Patienten mit einer EXT1/EXT2-negativen Lupusnephritis eine bessere renale Prognose haben [2].

Aufgrund dieser neuen Erkenntnisse wurde die in Tabelle 1 dargestellte Klassifikation der MG vorgeschlagen, die sich auf die identifizierten Antigene bezieht.

Es gibt also viele Sub-Typen der MG, die möglicherweise ein unterschiedliches Management benötigen (individualisiertes Vorgehen) [2, 4, 5].

Abbildung 1 zeigt die Verteilung der Antigene bei der primären und tumorassoziierten MG.

Pathogenese

Die MG ist eine Autoimmunerkrankung, bei der subepithelial IgG-Komplexe gebildet werden. In 2009 und 2014 konnten zwei für die Entwicklung einer primären MG relevante Podozyten-Antigene identifiziert werden [1, 4].
1. M-Typ-Phospholipase-A_2-Rezeptor (PLA_2R). Bei 70–80 Prozent der Patienten mit einer primären MG können im Serum Autoantikörper gegen PLA_2R nachgewiesen werden [4]. Der Nachweis dieser Antikörper vom Typ IgG4 ist für die Diagnose der MG sehr spezifisch. Ebenso charakteristisch ist die Anreicherung von PLA_2R-Antikörper-Immunkomplexen im Glomerulus, die durch

eine intensivierte Färbung in der immunhistologischen Analyse von Nierenbiopsien nachgewiesen werden kann.

Die Funktion von PLA_2R für den Podozyten und seine Rolle in der Pathogenese der MG sind unklar. Initial wurde ein Epitop in der N-terminalen Domäne des PLA_2R, das von 90 Prozent der humanen PLA_2R-Autoantikörper erkannt wird, charakterisiert. Die Identifizierung dieses und weiterer PLA_2R-Epitope ist ein Schritt zur Entwicklung immunmodulatorischer Therapien, wie der Hemmung oder der Immunadsorption zirkulierender PLA_2R-Autoantikörper [6].

2. Thrombospondin type-1 domain-containing 7A (THSD7A). Bei ein bis fünf Prozent der Patienten mit MG, die meistens seronegativ für PLA₂R1-Antikörper sind, können Antikörper gegen THSD7A identifiziert werden [4]. Wie bei PLA_2R wurde IgG4 als prädominante IgG-Klasse von anti-THSD7A identifiziert und eine Kolokalisation von IgG4 und THSD7A in Biopsien von THSD7A-seropositiven Patienten beobachtet [1].
3. Neural epidermal growth factor-like 1 protein (NELL-1). Einige Patienten mit MG exprimieren NELL-1 in Podozyten. Bei diesen Patienten konnten auch NELL-1-AK nachgewiesen werden [2].

Die Funktion von PLA_2R, THSD7A den anderen Antigenen für den Podozyten und der Mechanismus der Initiierung der Immunantwort sind Gegenstand aktueller Forschung. Die Autoantikörper gegen den Podozyten könnten direkt seine Funktion verändern. Eine wichtige Frage ist, ob die Autoantikörper direkt eine Podozytenschädigung induzieren. Es konnte gezeigt werden, dass die von einem Patienten isolierten Antikörper gegen THSD7A nach Injektion in die Maus eine Proteinurie und eine MG induzieren. THSD7A-Autoantikörper gegen den Podozyten verändern also direkt dessen Funktion [7].

Nach Bildung der Immunkomplexe kommt es zu einer lokalen Komplementaktivierung, die zu einer Produktion von Sauerstoffradikalen, Proteasen und Zytokinen führt. Durch die entstehende Entzündungsreaktion wird das Zytoskelett des Podozyten geschädigt. Es kommt zu einer Stressantwort, die im schlechtesten Fall zu einer Apoptose des Podozyten führt. Es gibt jedoch im Podozyten zytoprotektive Mechanismen, die einer weiteren Schädigung entgegenwirken [8].

Pathologie

Das charakteristische histologische Merkmal der MG ist die Verdickung der GBM. Diese kann im Frühstadium fehlen, so dass die

Diagnose dann nur mit Hilfe der Immunfluoreszenz und der Elektronenmikroskopie gestellt werden kann. In der Immunfluoreszenz findet man granuläre Ablagerungen von IgG und Komplementfaktor C3 entlang der GBM. Die Immunkomplexe werden im Laufe der Erkrankung von der basalen Seite der Podozyten getrennt und in die GBM aufgenommen. Durch die Bildung von neuer, vom Podozyten gebildeter, extrazellulärer Matrix kommt es zur Verdickung der GBM. Das Ausmaß der Aufnahme der Immunkomplexe von der GBM wird in vier Stadien eingeteilt. Diese korrelieren aber nicht mit dem Ausmaß der Proteinurie oder dem Therapieansprechen. Im Verlauf der Erkrankung können zudem glomeruläre Sklerosen und interstitielle Veränderungen entstehen. Zusätzliche subendotheliale oder mesangiale Ablagerungen weisen auf eine sekundäre MG hin. Die Nierenbiopsien sollten zudem mit Antikörpern (AK) gegen den PLA_2R und gegen IgG-Subklassen gefärbt werden. IgG4 ist bei der primären MG prädominant. Hingegen werden bei sekundären MG-Formen auch andere Immunglobuline gefunden. In der Elektronenmikroskopie sind in allen Fällen subepitheliale elektronendichte Ablagerungen auf der Außenseite der glomerulären Basalmembran, eine Verbreiterung der GBM und eine Verschmelzung der Fußfortsätze der Podozyten zu sehen [8].

Diagnostik

Eine genaue Anamnese (cave Medikamente), körperliche Untersuchung, Laboruntersuchungen inkl. PLA_2R-AK-Bestimmungen, ein Ultraschall und ein Röntgen-Thorax werden durchgeführt. Eine Hepatitis sollte ausgeschlossen werden, da PLA_2R-AK auch bei Patienten mit einer Hepatitis-B- oder -C-Infektion auftreten können. Selten werden sie auch bei Patienten mit einer Lupusnephritis detektiert. Daher wird die Bestimmung antinukleärer Antikörper (ANA) empfohlen.

Gegebenenfalls sollte bei Patienten mit Verdacht auf Sarkoidose oder einem hohen Risiko für ein Bronchialcarcinom ein CT der Lunge durchgeführt werden [8].

Es wird angenommen, dass anti-PLA_2R-AK erst nach Überschreiten der Puffer-Kapazität für die Bindung von PLA_2R-AK in der Niere im Serum erscheinen [9]. Daher werden bei Patienten mit idiopathischer MG, aber mit initial fehlendem Nachweis von anti-PLA_2R-AK, auch Serokonversionen beobachtet. Das Fehlen von anti-PLA_2R-AK im Serum schließt daher die Diagnose einer PLA_2R-assoziierten MG nicht aus [9]. Zudem kann bei 20–70 Prozent der Patienten auch bei fehlendem serologischen Nachweis von anti-PLA$_2$R-AK eine Anreicherung von PLA$_2$R in der Nierenbiopsie nachgewiesen und so die Diagnose einer PLA$_2$R-assoziierten MG gesichert werden [9]. Es empfiehlt sich daher sowohl PLA$_2$R-AK im Serum zu bestimmen als auch PLA$_2$R in der Nierenbiopsie zu färben. Bei negativem Nachweis im Serum und in der Biopsie sollte aufgrund einer möglichen Serokonversion die PLA$_2$R-AK-Bestimmung nach drei bis sechs Monaten wiederholt werden. Bei ca. sieben Prozent der Patienten lassen sich serologisch PLA$_2$R-AK, aber nicht histologisch PLA$_2$R-Immunkomplexe nachweisen. Möglicherweise sind in diesen Fällen die Antikörper nicht pathogen oder das Antigen ist zur Zeit der Nierenbiopsie nicht nachweisbar [10].

Tumorsuche

Bei Patienten mit Charakteristika einer primären MG in der Nierenbiopsie und fehlenden klinischen Zeichen sollten nur die in den Leitlinien empfohlenen altersentsprechenden Tumor-Früherkennungsuntersuchungen, z.B. eine Koloskopie ab einem Alter von 55 Jahren, aber kein intensiveres Tumorscreening durchgeführt werden. Bei klinischem Verdacht auf einen Tumor – Gewichtsabnahme, positiver Hämoccult-Test, etc. – ist eine intensivierte Tumorsuche sinnvoll [11]. Auch bei Patienten, bei denen keine PLA$_2$R-AK im Serum oder Anreicherung von PLA$_2$R in der Biopsie nachgewiesen werden können, sollte insbesondere dann, wenn kein IgG4, sondern andere IgG-Subklassen in der Nierenbiopsie detektiert werden, eine intensive Tumorabklärung erfolgen [11].

In einer prospektiven Kohortenstudie hatten 2,6 Prozent der Patienten mit MG THSD7A-Antikörper. Bei 8 von 40 Patienten mit THSD7A-Antikörpern wurde über einen Zeitraum von drei Monaten nach der Diagnose der MG ein Malignom diagnostiziert. Daher sollte bei Patienten mit einem Nachweis von THSD7A-Antikörpern eine intensive Tumordiagnostik erfolgen [12].

Bei den meisten Patienten mit einer NELL-1-assoziierten MG liegt eine primäre MG vor. Allerdings wurden in einer Patientensubgruppe von NELL-1-assoziierter MG Tumore beschrieben (Inzidenz: 10%–33%) [2].

Kann bei Nachweis von PLA$_2$R-AK eine Nierenbiopsie entfallen?

Eine wichtige klinische Frage ist, ob wir mit dem Nachweis von PLA$_2$R-AK ein spezifisches nicht-invasives serologisches Verfahren für die Diagnose einer MG haben und sich dann eine Nierenbiopsie erübrigt. Um diese Frage zu beantworten, wurde bei 132 Patienten mit einer MG und einem messbaren PLA$_2$R-AK-Titer intensiv untersucht, ob eine sekundäre Ursache für eine MG vorlag. Interessanterweise fand sich bei 35 Patienten eine sekundäre Ursache. Unter anderem hatten 15 Patienten einen Tumor. Der Nachweis von PLA$_2$R-AK schließt einen Tumor also nicht zwingend aus. Die 97 PLA$_2$R-positiven Patienten, die keine sekundäre Ursache für eine MG hatten, wurden in zwei Gruppen eingeteilt: 1. Gruppe: GFR > 60 ml/min/1,73 m²; 2. Gruppe: GFR < 60 ml/min/1,73 m². Bei zwei Patienten mit einer GFR > 60 ml/min/1,73 m² ergaben sich nach Auswertung der Biopsien zusätzliche Diagnosen (diabetische Nephropathie und FSGS). Diese Erkenntnisse führten aber nicht zu einer Änderung in der Behandlung der Patienten. Hingegen ergaben sich bei 5 von 37 Patienten mit einer GFR < 60 ml/min zusätzliche histopathologisch begründete Diagnosen (akute interstitielle Nephritis, diabetische Nephropathie, akute tubuläre Nekrose, FSGS ohne und mit Halbmonden), die bei dem Patienten mit akuter interstitieller Nephritis und bei dem Patienten mit Halbmonden zu einer Änderung des Managements führten [13]. Bei PLA$_2$R-positiven Patienten mit einer normalen Nierenfunktion, die keine immunsuppressive Therapie benötigen, kann auf eine Nierenbiopsie verzichtet werden.

Können PLA2R-AK das Auftreten einer MG voraussagen?

Kürzlich wurde mit Hilfe von Serumproben aus einer Datenbank die longitudinale Dynamik der PLA$_2$R-AK-Produktion in der präklinischen Phase der MG untersucht. Bei den meisten Patienten kam es bereits vor einer bioptisch gesicherten MG zu einem Anstieg der PLA$_2$R-AK. Die mittlere Zeit zwischen einem positiven PLA$_2$R-AK-Nachweis und der Biopsie lag bei 274 Tagen. Die Autoren empfehlen deshalb eine PLA$_2$R-AK-Bestimmung auch bei Patienten mit unklarer nicht nephrotischer Proteinurie [14].

Der Anti-PLA$_2$R-AK-Titer als Aktivitäts- und Prognoseparameter

Ein Abfall des Anti-PLA$_2$R-AK-Titers ist mit einem Proteinurieabfall assoziiert. Zudem haben Patienten mit niedrigen (hohen) Anti-PLA$_2$R-AK-Titern häufiger (weniger) spontane oder durch eine Immunsuppression vermittelte Remissionen [11].

Patienten mit einem PLA$_2$R-AK-Nachweis im Serum und einem Nachweis des PLA$_2$R-Antigens in der Biopsie hatten im Vergleich zu Patienten, bei denen zwar das PLA$_2$R-Antigen, aber nicht PLA$_2$R-AK nachgewiesen wurde, eine größere Proteinurie und eine geringere Remissionsrate [15]. Hoxha und Kollegen zeigten, dass hohe PLA$_2$R-AK-Titer mit einem rascheren Verlust der Nierenfunktion assoziiert sind. Daher könnten Patienten mit hohen PLA$_2$R-AK-Titern, bei denen die immunsuppressive Therapie verzögert wird, unter Umständen einen Nierenfunktionsverlust erleiden [16]. In einer longitudinalen langjährigen Observationsstudie wurde die Bedeutung des PLA$_2$R-AK-Titers für den klinischen Verlauf von mit Rituximab behandelten Patienten mit primärer MG untersucht. Die Remissionsraten bei Patienten mit oder ohne Nachweis von PLA$_2$R-AK im Serum waren in dieser Studie vergleichbar. Niedrige initiale PLA$_2$R-AK-Titer und die komplette Elimination der PLA$_2$R-AK sechs Monate nach Rituximabgabe waren starke Indikatoren für eine Remission. Eine komplette Remission trat bei Patienten mit nachgewiesenem PLA$_2$R-AK immer nach kompletter Elimination der PLA$_2$R-AK auf. Einer 50-prozentigen Reduktion des PLA$_2$R-AK-Titers folgte nach zehn Monaten eine Halbierung der Proteinurie. In dem Zeitraum zwischen Reduktion der Antikörper und klinischer Remission werden wahrscheinlich die Immunkomplexe eliminiert und die Filtrationsbarriere repariert. Ein Wiederauftreten oder Anstieg der PLA$_2$R-AK ging einem Relaps voraus. Die Höhe der PLA$_2$R-AK-Titer scheint zudem ein Prognosemarker bei Patienten nach einer immunsuppressiven Therapie zu sein: Fünf Jahre nach Beendigung der Immunsuppression hatten 58 Prozent der Patienten, bei denen der PLA$_2$R-AK nicht mehr nachweisbar war, keinen Relaps, während alle Patienten mit weiterhin nachweisbarem PLA$_2$R-AK einen Relaps erlitten [17]. Der PLA$_2$R-AK-Titer ist dementsprechend ein Aktivitätsparameter der MG, der zu einer individualisierten Therapiestrategie beiträgt.

Autoantikörper sind in der Lage, an unterschiedliche Molekülabschnitte, sogenannte Epitope, eines Antigens zu binden. Im Verlaufe einer Immunerkrankung können neue Epitope des PLA$_2$R von Antikörpern erkannt werden, ein Phänomen, das man als Epitopspreading bezeichnet (Ausweitung der AK-Reaktion über das erste erkannte dominante Epitop eines fremden Antigens auf andere Epitope). Wahrscheinlich entstehen, bedingt durch die Existenz unterschiedlicher B-Zell-Pools, die sich im Laufe der humoralen Immunantwort entwickeln, unterschiedliche PLA$_2$R-AK-Spezifitäten. Bei einer länger bestehenden MG kann sich ein Epitop-Spreading, eine oligoklonale Expansion und eine Affinitätsreifung der separaten B-Zell-Poole entwickeln, die zu höheren PLA$_2$R-AK-Titern mit nachfolgender schlechterer Prognose führen [18]. Es wird diskutiert, ob das Epitop-Spreading die Prognose der MG beeinflusst [18]. Kürzlich wurde gezeigt, dass die Höhe des PLA$_2$R-AK-Titers, aber nicht das PLA$_2$R-Epitop-Erkennungsmuster oder die Konzentration domänenspezifischer AK mit der Prognose und der Therapieantwort bei Patienten mit MG korrelieren [19].

THSD7-AK-Titer als Aktivitäts- und Prognoseparameter

Auch die THSD7-AK-Titer korrelieren mit der klinischen Aktivität der MG [20].

Prognose der MG

Ein Drittel der Patienten mit MG hat eine Spontanremission, ein Drittel wird proteinurisch bleiben und ein Drittel wird ein Nierenversagen erleiden. Eine persistierende große Proteinurie von über 4 g/d, eine initial erniedrigte Kreatinin-Clearance und der Abfall der Kreatinin-Clearance im Verlauf sind wichtige Risikofaktoren für den Verlust der Nierenfunktion [11]. Eine komplette Remission mit persistierender Proteinurie von < 0,3 g/d und einer stabilen normalen Nierenfunktion ist mit einer exzellenten renalen und Mortalitätsprognose und einer niedrigen Relaps-Rate assoziiert. Patienten mit einer partiellen Remission – Proteinurie von < 3,5 g/d, Reduktion der Proteinurie um 50 Prozent und stabile Nierenfunktion – haben im Vergleich zu Patienten mit kompletter Remission eine schlechtere renale Prognose und eine höhere Relapsrate. Im Vergleich zu Patienten ohne Remission haben sie einen langsameren Nierenfunktionsverlust [21, 22].

Spontanremission

Retrospektive Daten von 328 Patienten mit MG und einem Nephrotischen Syndrom zeigen, dass immerhin 32 Prozent der Patienten nach 14,7 ± 11,4 Monaten in die Remission kamen. Selbst Patienten mit großer Proteinurie kamen in die Remission (26,3% der Patienten mit einer Proteinurie von 8–12 g/d und 21% der Patienten mit einer Proteinurie > 12 g/d). Dabei kam es jedoch zu einem langsamen Abfall der Proteinurie. Ein Abfall der Proteinurie um 50 Prozent des Ausgangswertes innerhalb des ersten Jahres war ein prädiktiver Faktor für eine Spontanremission. Nach ca. 18 Monaten Beobachtungszeit ist nicht mehr mit einer Spontanremission zu rechnen. Interessanterweise erhöhte die Therapie mit ACE-Hemmern/AT1-Blockern die Wahrscheinlichkeit einer Spontanremission. Patienten mit einer Spontanremission hatten eine exzellente renale Prognose und eine wesentlich bessere Mortalitätsprognose: 1,9 Prozent vs. 10,7 Prozent [23]. Interessanterweise konnten in oben genannter Kohorte kürzlich elf Patienten identifiziert werden, die auch bei Vorliegen einer eingeschränkten Niereninsuffizienz eine Spontanremission hatten [24].

Therapie

Als komplette Remission wird üblicherweise eine persistierende Proteinurie von < 0,3 g/d, als partielle Remission eine Proteinurie von < 3 g/d und Reduktion der Proteinurie um 50 Prozent der Ausgangsproteinurie definiert [3].

1. Supportive Therapie

Blutdrucksenkung: 125/75 mmHg, ACE-Hemmer oder AT1-Blocker, ggf. HMG-CoA-Reduktase-Hemmer, salzarme Diät < 5 g/d, moderate Proteinrestriktion (0,8/kg Körpergewicht), kein Nikotinabusus, ggf. Marcumar bei einem Albumin < 2,5 g/dl [21]. Etwa sieben Prozent der Patienten mit MG erleiden ein thromboembolisches Ereignis. Eine Hypalbuminämie bei Diagnosestellung, vor allen Dingen ab einem Wert von < 2,8 g/dl, war der einzige unabhängige Prädiktor thromboembolischer Ereignisse [21]. Bei der Antikoagulation sollte die Risiko-Nutzen-Relation bedacht werden [25]. Bei Patienten mit einem niedrigen Blutungsrisiko (ATRIA-Score < 3 Punkte) und einem Serumalbumin < 3,0 g/dl werden durch Antikoagulation zum Beispiel 4,5 thromboembolische Ereignisse verhindert, dabei tritt aber statistisch eine schwerere Blutungskomplikation in 24 Monaten auf. Die Benefit/Risiko-Ratio beträgt also 4,5:1. Wenn das Serumalbumin unterhalb 2,0 g/dl liegt, beträgt die Benefit/Risiko-Ratio 13:1. Eine individuelle Entscheidungsanalyse ermöglicht ein Programm unter www.gntools.com [25].

2. Immunsuppressive Therapie

Welche Patienten sollten immunsuppressiv behandelt werden?

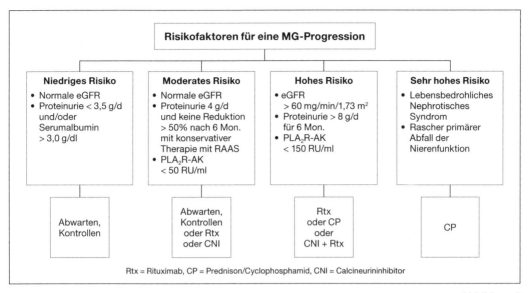

Abbildung 2
Risiko-basierte Therapie der MG [nach 26].

Vor einer Entscheidung über den Beginn einer immusuppressiven Therapie sollte mit Hilfe der Bestimmung der basalen GFR, dem Ausmaß der Proteinurie und dem PLA_2R-AK-Titer das Risiko der Immunsuppression mit dem Risiko der Erkrankungsprogression abgewogen werden. Dabei erfolgt eine Einteilung der Patienten mit MG in vier Risikogruppen [26, 27]:
1) niedrig,
2) moderat,
3) hoch oder
4) sehr hoch (Abbildung 2).
Basierend auf dieser Einteilung kann eine klinische Entscheidung getroffen werden.

Ein beobachtendes Abwarten wird weiterhin bei Patienten mit einem niedrigen/moderaten Risiko empfohlen. Bei Patienten mit Komplikationen oder einem hohen Risiko einer Progression kann laut den KDIGO-Empfehlungen die Immunsuppression auch innerhalb der ersten sechs Monate eingeleitet werden. Bei Patienten in der moderaten oder Hochrisikogruppe empfiehlt KDIGO neben der Therapie mit Prednison/Cyclophosphamid jetzt auch alternativ die Therapie mit Rituximab; allerdings gibt es keine sicheren Daten zur Langzeiteffektivität von Rituximab und die Effizienz einer Rituximab-induzierten serologischen Remission bei Patienten mit sehr hohen PLA_2R-AK-Titern scheint nicht gut zu sein [26, 27]. Zudem wird aufgrund der Daten der MENTOR-Studie bei Hochrisikopatienten eine Therapie der primären MG mit Cyclosporin nicht mehr empfohlen. Cyclosporin kann bei Patienten mit einem moderaten Progressionsrisiko zur Verkürzung der proteinurischen Phase eingesetzt werden. In höheren Risikogruppen kann Tacrolimus in Kombination mit Rituximab eingesetzt werden, dies lassen erste Erkenntnisse aus der STARMEN-Studie zu (siehe unten). Die Evidenz für dieses Vorgehen ist nicht groß. Patienten mit einem sehr hohen Progressionsrisiko sollten weiterhin mit Prednison/Cyclophosphamid behandelt werden, da es hierbei zu wenig Evidenzen für die Effektivität von Rituximab gibt [26].

Der anti-PLA_2R-AK-Titer-Verlauf soll dabei in Abhängigkeit des klinischen Verlaufs alle ein bis drei Monate bestimmt werden, da sich zum Beispiel Patienten mit einem Nephrotischen Syndrom und einem ansteigenden PLA_2R-AK-Titer klinisch verschlechtern können und daher ggf. eine raschere Immunsuppression benötigen. Auf der anderen Seite kann in dieser klinischen Situation bei einem anfallenden PLA_2R-AK-Titer ein beobachtendes Abwarten erwogen werden. Bei Patienten, die eine immunsuppressive Therapie erhalten, deutet ein Abfall der PLA_2R-AK-Titer auf eine Therapieantwort hin, wohingegen konstante oder ansteigende Titer ein Therapieversagen anzeigen. Die Therapie sollte möglichst so lange erfolgen, bis die PLA2R-AK nicht mehr nachweisbar sind. Eine Beendigung der immunsuppressiven Therapie vor einer PLA_2R-AK-Elimination kann durch einen Wiederanstieg der AK zu einem frühen Relaps der MG führen [4, 26].

Die Empfehlungen basieren unter anderem auf der Beobachtung, dass Patienten mit einer anhaltenden Proteinurie (> 6 Monate) > 4 g/d eine ca. 55-prozentige Wahrscheinlichkeit haben, innerhalb von zehn Jahren dialysepflichtig zu werden [21]. Das Kriterium Proteinurie > 4 g/d über mehr als sechs Monate ist allerdings wenig spezifisch, da ein Teil dieser Patienten doch noch in die Remission kommt. Einige Patienten werden daher unnötig immunsupprimiert [21]. Du Buf-Vereijken und Mitarbeiter schlagen vor, Patienten mit MG erst bei einem Kreatininanstieg auf über 1,5 mg/dl oder um 50 Prozent des Ausgangsniveaus oder mit einem persistierenden schweren Nephrotischen Syndrom immunsuppressiv zu behandeln. Dieses restriktive Vorgehen führt zu guten Langzeitergebnissen. Es ist aber nicht durch randomisierte Studien belegt. Patienten mit einer Nierenfunktionsverschlechterung wurden in diesen Studien auch bemerkenswert aggressiv immunsupprimiert (Cyclophosphamid, 1,5 mg/kgKG/d für zwölf Monate in Kombination mit Steroiden) und hatten dementsprechend zum Teil schwere Nebenwirkungen [28]. Eine frühe immunsuppressive Therapie reduziert die durch das Nephrotische Syndrom verursachten Komplikationsraten und erhöht die Wahrscheinlichkeit einer Restitutio ad integrum [11]. Ob eine eGFR unter 30 ml/min eine Kontraindikation für eine immunsuppressive Therapie ist, ist nicht sicher. Kürzlich wurde z.B. berichtet, dass 27 Patienten, die eine eGFR < 30 ml/min und einen jährlichen Abfall der eGFR von 8 ml/min hatten, immunsupprimiert wurden. Nach Therapiebeginn kam es bei 70 Prozent der Patienten innerhalb einer mittleren Beobachtungsdauer von 5,1 Jahren zu einer Stabilisierung der Nierenfunktion bzw. zu einem verringerten Abfall der eGFR von < 1 ml/min [28].

Immunsuppression bei Patienten ohne Nachweis von Anti-PLA$_2$R-AK oder THSD7A-AK

Interessanterweise scheinen Patienten, bei denen weder PLA$_2$R-AK noch THSD7A-AK detektiert werden konnten, nicht von einer Immunsuppression zu profitieren [29].

Art der immunsuppressiven Therapie

Zyklische Therapie mit Prednison im Wechsel mit Cyclophosphamid (Prednison/Cyclophosphamid).

Therapieschema

1. Monat: Methylprednisolon 1 g/d i.v. über 3 Tage, hiernach Prednison 0,5 mg/kg/d für 24 Tage
2. Monat: Cyclophosphamid 2 mg/kg/d
3., 5. Monat: wie 1. Monat
4., 6. Monat: wie 2. Monat

Prospektiv randomisiert-kontrollierte Studien belegen, dass Patienten mit einer MG von der zyklischen Therapie mit Prednison im Wechsel mit Cyclophosphamid profitieren [11, 30]: So kamen in einer Studie 34 (15 komplett und 19 partial) von 47 mit dem oben genannten Regime immunsupprimierten Patienten im Vergleich zu 16 (5 komplett und 11 partial) von 46 Patienten in der Kontrollgruppe in eine Remission. Auch waren nach zehn Jahren weniger Patienten in der Therapiegruppe dialysepflichtig [30]. Die Nebenwirkungen der zytotoxischen Therapie sollten jedoch beachtet werden (Übelkeit, Schwindel, Knochenmarksdepression, Leukozytopenie, hämorrhagische Zystitis, Ulcus duodeni, Anorexie, Infertilität und Karzinome). Das Risiko, eine akute myeloische Leukämie (AML) oder ein Blasenkarzinom zu erleiden, steigt bei Patienten, die mit mehr als 36 Gramm Cyclophosphamid kumulativ therapiert wurden, an. Hautkarzinome treten schon bei niedrigeren Dosen auf [31]. Vor der Therapie mit Cyclophosphamid empfehlen wir eine schriftliche Aufklärung der Nebenwirkungen. GNRH-Agonisten bzw. Testosterongabe können ggf. die Inzidenz der Infertilität verringern, trotzdem sollte eine Aufklärung über Kryopreservation von Spermien und Oozyten erfolgen. Eine Osteoporose-Prophylaxe erfolgt mit Vitamin D, eine Ulcusprophylaxe mit einem Protonenpumpenblocker, eine PCP-Prophylaxe mit 160 mg Trimethoprim und 800 mg Sulfamethoxazol an drei Tagen in der Woche [21].

Rituximab

Rituximab wird zunehmend in Studien oder als Therapiealternative zu Prednison/Cyclophosphamid eingesetzt. Die GEM-RITUX-Studie (Evaluate Rituximab Treatment for Idiopathic Membranous Nephropathy) war die erste publizierte randomisiert kontrollierte Rituximab-Therapiestudie bei Patienten mit MG [32]. Die Patienten erhielten über einen Zeitraum von sechs Monaten entweder nur eine supportive Therapie (supp.-Gruppe) oder eine supportive Therapie und Rituximab (375 mg/m^2 an Tag 1 und 8; Rituximab-supp.-Gruppe). Beide Gruppen hatten die gleiche Anzahl an Nebenwirkungsereignissen. Nach sechs Monaten war der primäre Endpunkt der Studie (komplette oder partielle Remission) in den beiden Gruppen nicht signifikant unterschiedlich (35 versus 21% Remission in der Rituximab-supp.- versus supp.-Gruppe). Die Albuminkonzentration stieg bei Patienten in der Rituximab-supp.-Gruppe im Vergleich zur supp.-Gruppe nach sechs Monaten an (30 versus 24 g/l) und es gab mehr Patienten in der Rituximab-supp.-Gruppe, bei denen der PLA$_2$R-AK im Serum eliminiert war (50 versus 12%). Die Autoren diskutieren, dass die Therapie mit Rituximab für die Patienten sicher ist und dass Serum-Albumin und anti-PLA$_2$R-AK frühe Marker des Therapieeffektes sind; hingegen tritt die Remission der Proteinurie erst spät auf [32].

In der MENTOR-Studie (Membranous Nephropathy Trial of Rituximab) wurden 130 Patienten mit einer MG und einer anhaltenden Proteinurie > 5 g/d über drei Monate und einer eGFR ≥ 40 ml/min/1,73 m^2 eingeschlossen [33]. Die Patienten wurden mit Rituximab (1.000 mg, Tag 1 und 15) oder Cyclosporin über sechs Monate behandelt.

Bei Erreichen einer kompletten Remission nach sechs Monaten wurde die Gabe von Cyclosporin über zwei Monate ausgeschlichen. Falls es in beiden Gruppen nach sechs Monaten zu einer Verminderung der Proteinurie um weniger als 25 Prozent der basalen Proteinurie gekommen war, wurde ein Therapieversagen angenommen und die Therapie beendet.

Im Falle eines Nichterreichens einer kompletten Remission, aber einer Reduktion der Proteinurie um mindestens 25 Prozent des Basalwerts nach sechs Monaten wurde Cyclosporin für weitere sechs Monate appliziert und dann über zwei Monate ausgeschlichen bzw. Rituximab unabhängig von der CD19-Zellzahl nochmals zweimal appliziert.

Als primärer Endpunkt wurde eine komplette oder partielle Remission nach 24 Monaten definiert. Nach sechs Monaten hatten 35 Prozent bzw. 49 Prozent der Patienten in der Rituximab- bzw. Cyclosporingruppe eine Remission. Rituximab war nach 12 Monaten im Erreichen des primären Endpunkts Cyclosporin nicht unterlegen (Remission bei 60% der Patienten im Vergleich zu 52% in der Cyclosporin-Gruppe). Aufgrund einer hohen Rückfallrate in der Cyclosporin-Gruppe sechs bzw. 12 Monate nach Beendigung der Cyclosporin-Therapie kam es bei der Beurteilung nach 24 Monaten zu einer Verschlechterung der Remissionsraten in dieser Gruppe. Nach 24 Monaten hatten 60 Prozent der Patienten in der Rituximab-Gruppe und 20 Prozent der Patienten in der Cyclosporin-Gruppe eine komplette oder partielle Remission erreicht, während 23 Patienten in der Rituximab-Gruppe, aber kein Patient in der Cyclosporin-Gruppe, eine komplette Remission erreicht hatte. Patienten in der Rituximab-Gruppe hatten im Vergleich zu Patienten in der Cyclosporin-Gruppe einen niedrigeren Blutdruck und eine bessere Nierenfunktion. Beachtenswert ist, dass auch nach Absetzen von Cyclosporin die GFR unter dem Basalwert blieb [33]. MENTOR zeigt, dass die Gabe von Rituximab bei Patienten mit MG effizient und sicher ist.

In der STARMEN-Studie (Sequential Therapy With Tacrolimus and Rituximab in Primary Membranous Nephropathy) wurde bei insgesamt 86 Patienten die Effektivität einer sequentiellen Therapie mit Tacrolimus über sechs Monate mit anschließendem Tapering über drei Monate und einer Rituximabgabe von 1 g im Monat 6 mit einer Therapie mit Prednison im Wechsel mit Cyclophosphamid verglichen. Die Patienten hatten eine Proteinurie > 4 g/Tag und eine eGFR > 45 ml/min/1,73 m². 77 Prozent der Patienten waren PLA_2R-positiv. Der primäre Endpunkt war eine komplette oder partielle Remission des Nephrotischen Syndroms nach 24 Monaten. Dieser Endpunkt trat bei 84 Prozent der Patienten in der Prednison/Cyclophosphamidgruppe und bei 58 Prozent der Patienten in der Tacrolimus/Rituximabgruppe auf. 60 Prozent der Patienten in der Prednison/Cyclophophamidgruppe und 26 Prozent der Patienten in der Tacrolimus/Rituximabgruppe hatten eine komplette Remission. Die immunologische Antwort (Depletion der PLA_2R-AK) lag nach sechs Monaten in der Prednison/Cyclophosphamidgruppe bei 92 Prozent und in der Tacrolimus/Rituximabgruppe vor Gabe von Rituximab bei 70 Prozent. Ein Patient in der Prednison/Cyclophosphamidgruppe und drei Patienten in der Tacrolimus/Rituximabgruppe hatten einen Relaps. Schwere Nebenwirkungen traten in beiden Gruppen gleich häufig auf. Prednison/Cyclophosphamid scheint also der Therapie mit Tacrolimus/Rituximab überlegen zu sein; allerdings waren die Charakteristika der Studienteilnehmer in den beiden Gruppen etwas ungleich und es wurde nur 1 g Rituximab appliziert [34, 26].

In der RI-CYCLO, einer randomisiert kontrollierten Pilotstudie mit 74 Patienten, wurde die Effizienz einer Therapie mit Rituximab (2× 1 g) mit einer Prednison/Cyclophosphamidtherapie verglichen. Die Patienten hatten eine Proteinurie von > 3,5 g/d und eine eGFR > 30 ml/min/1,73 m^2. Endpunkte waren eine komplette Remission des Nephrotischen Syndroms nach 12 Monaten, komplette oder partielle Remission nach 12 Monaten und Nebenwirkungen.

Nach 12 Monaten erreichten 16 Prozent der Patienten in der Rituximabgruppe und 32 Prozent der Patienten in der Prednison/Cyclophosphamidgruppe eine komplette Remission. Nach 12 Monaten hatten 62 Prozent der Patienten in der Rituximabgruppe und 73 Prozent der Patienten in der Prednison/Cyclophosphamidgruppe eine komplette und partielle Remission. Nach 24 Monaten unterschieden sich die Patienten mit einer kompletten und partiellen Remission in den beiden Gruppen nicht. 19 Prozent der Patienten in der Rituximabgruppe und 14 Prozent der Patienten in der Prednison/Cyclophosphamidgruppe hatten schwere Nebenwirkungen. In dieser Pilotstudie konnte kein Vorteil einer Therapie mit Rituximab gezeigt werden. Patienten in der Prednison/Cyclophosphamidgruppe scheinen rascher in die Remission zu kommen [35]. Ein Nachteil dieser Studie war die sehr lange Patienten-Rekrutierungszeit von 84 Monaten [26].

Rituximab-Dosis

Im Vergleich zu einer Rituximab-Dosis von 2× 375 mg/m^2 (GEMRITUX-Studie) wurde mit einer Rituximab-Dosis von 2× 1 g (NICE-Studie) eine bessere immunologische Antwort und klinische Remission erreicht (30%- vs. 60%-Remission nach 6 Monaten) [36].

Cyclosporin A (CsA)

Cyclosporin mit oder ohne Prednisolon kann bei Patienten mit MG und mittlerem Risiko in einer Dosis von 3–4 mg/kg/d eingesetzt werden (Zielspiegel 125–175 ng/ml). Falls die Proteinurie nach sechs Monaten nicht um 50 Prozent abfällt, wird die Therapie beendet. Beim Eintreten einer kompletten Remission kann CsA über zwei bis vier Monate ausgeschlichen werden. Bei Erreichen einer partiellen Remission kann die CsA-Dosis auf 1,5–2,5 mg/kg/d reduziert und CsA über weitere ein bis zwei Jahre gegeben werden [21, 26, 36].

Mycophenolatmofetil
Zwei kleine randomisierte Studien zeigen, dass die Gabe von MMF in Kombination mit Kortison im Vergleich zu zytotoxischen Substanzen in Kombination mit Kortikoiden einen ähnlichen Effekt auf die Remissionsrate hat (komplette und partielle Remission in ca. 65% der Patienten) [38, 39]. Diese Befunde wurden jedoch in einer weiteren prospektiv randomisierten Studie, in der MMF allerdings ohne Kortison gegeben wurde, nicht bestätigt [40]. Größere prospektive Studien müssen die Effizienz dieser Therapie weiter belegen.

Adrenocorticotropes Hormon (ACTH)
Interessanterweise exprimieren Podozyten den Melanocortinrezeptor, an den ACTH bindet. In einer randomisiert-kontrollierten Studie wurde kürzlich gezeigt, dass die Therapie der MG mit dem synthetischen adrenocorticotropen Hormon Tetracosactide i.m., zweimal pro Woche für ein Jahr, im Vergleich zur zyklischen Therapie mit Chlorambucil oder Cyclophosphamid im Wechsel mit Kortison ähnlich effektiv ist [41].

Natürliches ACTH in einer subkutan applizierten Dosis von 40 oder 80 IU 2×/Woche reduzierte die Proteinurie bei Patienten mit MG nach einer Beobachtungszeit von 12 Monaten von 9,1 auf 3,87 g/d. Nach drei Monaten hatten Patienten, die mit 40 IU ACTH behandelt worden waren, keine Reduktion der Proteinurie, während 5 von 11 Patienten, die mit 80 IU ACTH behandelt worden waren, einen mehr als 30-prozentigen Abfall der Proteinurie, zeigten. Von 16 Patienten, die mit 80 IU ACTH behandelt wurden, zeigten zwei Patienten eine komplette und neun Patienten eine partielle Remission. Von 15 Patienten, die PLA$_2$R-AK hatten, kam es bei drei Patienten zu einer Elimination und bei vier Patienten zu einer Reduktion der PLA$_2$R-AK-Titer [42]. Größere prospektive Studien sollten die Effizienz dieser Therapie weiter belegen [21].

Therapie der Patienten mit progressivem Nierenfunktionsverlust
Es wurden 108 Patienten mit einer MG, die ein Kreatinin unter 3,39 mg/dl (durchschnittliche Kreatinin-Clearance um 50 ml/min)

und mindestens einen 20-prozentigen Abfall der exkretorischen Nierenfunktion innerhalb von zwei Jahren zeigten, mit drei unterschiedlichen Therapieregimen behandelt [39]:
(a) supportiv,
(b) supportiv und Prednisolon/Chlorambucil,
(c) supportiv und Cyclosporin.
Das Risiko eines weiteren 20-prozentigen Abfalls der Nierenfunktion war nur in der Prednisolon/Chlorambucil-Gruppe signifikant niedriger. Es gab keinen Unterschied zwischen dem Cyclosporin- und dem supportiven Studienarm. Die Proteinurie sank ebenfalls in der Prednisolon/Chlorambucil-Gruppe am stärksten. Jedoch hatten mehr Patienten in der Prednisolon/Chlorambucil-Gruppe im Vergleich zur supportiven Therapiegruppe Nebenwirkungen (52% vs. 29%). Zudem entwickelten zwei Patienten in dieser Gruppe ein Malignom. Zusammengefasst scheint eine immunsuppressive Therapie mit Prednisolon/Chlorambucil den Verlust der Nierenfunktion bei Patienten mit progressiver MG zu verlangsamen. Die Frage ist jedoch, ob die Vorteile der Therapie die Inkaufnahme der hohen Rate an Nebenwirkungen rechtfertigt [11,43].

Komplikationen
Etwa sieben Prozent der Patienten mit MG erleiden ein thromboembolisches Ereignis. Eine Hypalbuminämie bei Diagnosestellung, vor allen Dingen ab einem Wert von < 2,8 g/dl, war der einzige unabhängige Prädiktor eines thromboembolischen Ereignisses. Häufig wird durch den Einsatz von ACE-Hemmern und Diuretika eine funktionelle Verschlechterung der Nierenfunktion beobachtet. Bei einem raschen Anstieg des Kreatinins sollten deshalb drei Hauptdifferenzialdiagnosen berücksichtigt werden:
1) beidseitige Nierenvenenthrombose,
2) medikamentös induzierte interstitielle Nephritis,
3) aufgepfropfte RPGN [2].
Es wurde in einer retrospektiven Studie berichtet, dass Patienten mit MG vor allen Dingen in den ersten zwei Jahren nach Diagnosestellung ein erhöhtes kardiovaskuläres Risiko haben [44]. Über einen mittleren Beobachtungszeitraum von 24,3 Monaten erlitten 31 von 404 Patienten mit primärer MG ein kardiovaskuläres Ereignis. 21 der 31 Ereignisse fielen dabei in die ersten zwei Jahre nach Diagnosestellung. Dabei war die Schwere des Nephrotischen Syndroms ein unabhängiger Risikofaktor für ein kardiovaskuläres Ereignis. Die Autoren meinen deshalb, dass die Prävention kardiovaskulärer Ereignisse bei diesen Patienten mehr in den Fokus gerückt werden sollte [44]. In einem Editorial wurde diskutiert, ob man Patienten

mit MG und einem Albumin > 3,2 g/dl i.S., mit einem erhöhten Framingham Risiko Score oder mit einem Diabetes mellitus oder/ und einer eingeschränkten Nierenfunktion mit Aspirin behandeln sollte [45].

MG und Nierentransplantation

Eine MG kann als *de-novo-* oder rekurrente MG auftreten. Die Prävalenz einer Rekurrenz der MG nach Nierentransplantation ist hoch (bis zu 45%). Seltener wird eine de-novo-MG beobachtet [45]. Meistens kommt es bei einer Rekurrenz einige Monate nach der Nierentransplantation zu einer Zunahme der Proteinurie. Etwa 12 Prozent der Patienten erleiden einen Transplantatfunktionsverlust. Eine de-novo-MG tritt in der Regel erst später auf; es wird ein Zusammenhang mit einer humoralen Abstoßungsreaktion vermutet.

Die Rekurrenz der MG nach Nierentransplantation korreliert oft mit dem PLA_2R-AK. Es wird daher empfohlen, PLA_2R-AK vor der Nierentransplantation und post transplantationem zu monitoren [46]. Es gibt wenige Daten zur Therapie der Rekurrenz der MG im Transplantat. Observationsstudien weisen auf einen guten Therapieeffekt von Rituximab hin. In einer Studie wurden acht Patienten mit einer Rekurrenz der MG und einer Proteinurie > 1 g/d mit 2× 1 g Rituximab behandelt. Die Immunsuppression wurde dabei fortgeführt. Nach 24 Monaten hatten sieben Patienten eine Remission, ein Patient erlitt einen Relaps. Zwei Patienten hatten schwere Infektionen (Pneumonie und Histoplasmose) [47]. Bei einem Nichtansprechen auf Rituximab kann die Gabe von Cyclophosphamid erwogen werden. Dann sollten allerdings die Antimetabolite (MMF) abgesetzt werden [46].

Literatur

1. Stahl R.A.K. & Hoxha E. (2019). *Der Internist, 60 (5),* 440–449.
2. Sethi S. et al. (2021). *J Am Soc Nephrol, 32 (2),* 268–278.
3. Pavenstädt H. (2016). *Der Nephrologe, 11,* 96–105.
4. Alsharhan L. & Beck jr L.H. (2021). *Am J Kid Dis,* in press.
5. Ronco P. & Debiec H. (2021). *Curr Opin Nephrol Hypertens,* in press.
6. Fresquet M. et al. (2015). *J Am Soc Nephrol, 26,* 302–313.
7. Tomas N.M. et al. (2016). *J Clin Invest, 126,* 2519–2532.
8. Debiec H. & Ronco P. (2014). *Semin Immunopathol, 36,* 381–397.
9. De Vriese A.S. et al. (2017). *J Am Soc Nephrol, 28 (2),* 421–430.
10. van de Logt A.E. et al. (2015). *Kidney Int, 87,* 1263–1264.

11. Ronco P. & Debiec H. (2015). *Lancet, 385,* 1983–1992.
12. Hoxha E. et al. (2017). *J Am Soc Nephrol, 28,* 520–531.
13. Bobart S.A. et al. (2019). *Kidney Int, 95, (2),* 429–438.
14. Burbelo P.D. et al. (2020). *J Am Soc Nephrol, 31 (1),* 208–217.
15. Qin H.Z. et al. (2016). *J Am Soc Nephrol, 27,* 3195–3203.
16. Hoxha E. et al. (2014). *J Am Soc Nephrol, 25 (6),* 1357–1366.
17. Ruggenenti P. et al. (2015). *J Am Soc Nephrol, 26 (10),* 2545–2558.
18. Beck L.H. jr & Salant D.J. (2020). *J Am Soc Nephrol, 31 (1),* 8–11.
19. Reinhard L. et al. (2020). *J Am Soc Nephrol, 31 (1),* 197–207.
20. Zaghrini C. et al. (2019). *Kidney Int, 95 (3),* 666–679.
21. Hofstra J.M. et al. (2013). *Nat Rev Nephrol, 9,* 443–58.
22. Thompson A. et al. (2015). *J Am Soc Nephrol, 26 (12),* 2930–2937.
23. Polanco N. et al. (2010). *J Am Soc Nephrol, 21,* 697–704.
24. Polanco N. et al. (2012). *Nephrol Dial Transplant, 27,* 231–234.
25. Lee T. et al. (2014). *Kidney Int, 85,* 1412–1420.
26. Ronco P et al. (2021). *J Clin Med, 10,* 607.
27. KDIGO Clinical Practice Guideline on glomerular diseases (2021). *Kidney Int Suppl,* in press.
28. van den Brand J.A. et al. (2014). *J Am Soc Nephrol, 25,* 150–158.
29. Hoxha E. et al. (2015). *Nephrol Dial Transplant, 30 (11),* 1862–1869.
30. Jha V. et al. (2007). *J Am Soc Nephrol, 18,* 1899–1904.
31. Faurschou M. et al. (2008). *J Rheumatol, 35,* 100–105.
32. Dahan K. et al. (2017). *J Am Soc Nephrol 28,* 348–358.
33. Fervenca F.C. (2019). *NEJM, 381 (1),* 36–46.
34. Fernández-Juárez G. et al. (2021). *Kidney Int,* in press.
35. Scolari F. et al. (2021). *J Am Soc Nephrol,* in press.
36. Trivin-Avillach C. & Beck L.H. jr. (2019). *Clin J Am Soc Nephrol,* pii: CJN.10240819.
37. Cattran D.C. et al. (2007). *Kidney Int, 72,* 1429–1447.
38. Naumovic R. et al. (2011). *Biomed Pharmacother, 65,* 105–110.
39. Chan T.M. et al. (2007). *Nephrology (Carlton), 12 (6),* 576–581.
40. Senthil Nayagam L. et al. (2008). *Nephrol Dial Transplant, 23 (6),* 1926–1930.
41. Dussol B. et al. (2008). *Am J Kidney Dis, 52 (4),* 699–705.
42. Ponticelli C. et al. (2006). *Am J Kidney Dis, 47,* 233–240.
43. Hladunewich M.A. et al. (2014). *Nephrol Dial Transplant, 29 (8),* 1570–1577.
44. Howman A. et al. (2013). *Lancet, 381 (9868),* 744–751.
45. Lee T. et al. (2016). *Kidney Int, 89,* 1111–1118.
46. Hofstra J.M. et al. (2016). *Kidney Int, 89,* 981–983.
47. Leon J. et al. (2019). *Transplantation, 103 (10),* 1990–2002.
48. El-Zoghby Z.M. et al. (2009). *Am J Transplant, 9 (12),* 2800–2807.

COVID-19 und Niere
Fabian Braun & Tobias B. Huber

Einleitung

Seit der Jahrtausendwende hat kein Gesundheitsereignis die globalen politischen und wirtschaftlichen Geschehnisse so beeinflusst wie die durch das neuartige humanpathogene Coronavirus (Severe Acute Respiratory Syndrome Coronavirus 2 – SARS-CoV-2) verursachte Pandemie. Seit seiner Beschreibung Ende 2019 wurden mehr als 100 Millionen Infektionen und mehr als 2,3 Millionen assoziierte Todesfälle verzeichnet. Parallel hat sich eine ausgeprägte wirtschaftliche Krise entwickelt, welche durch die scharfen Einschnitte mitbegünstigt wurde, die von Nöten waren, um das Virus punktuell einzudämmen. Gleichzeitig wurden weltweit intensive Forschungsbemühungen gestartet, um sowohl den Krankheitsverlauf von COVID-19 besser zu verstehen als auch kausale Therapiemöglichkeiten sowie Impfstoffe für die primäre Prävention zu entwickeln. Die in der Europäischen Union zugelassenen drei Impfstoffpräparate stellen einen Meilenstein der Forschungsgeschichte dar und führen, so die Hoffnung, in baldiger Zukunft zu einer globalen Kontrolle des Infekltionsgeschehens [1–3]. Eine Vielzahl weiterer Studien hat die Frage adressiert, ob die gehäuft verzeichnete Dysfunktion anderer Organe bei schweren COVID-19-Verläufen ein Ergebnis systemischer Effekte oder direkte Auswirkung einer Infektion außerhalb der Atemwege und damit eines Multiorgantropismus darstellt. Aufgrund von Berichten zu Urinauffälligkeiten und vermehrt auftretenden akuten Nierenversagen bei COVID-19-Patientinnen und -Patienten wurde besonders eine Nierenbeteiligung kontrovers diskutiert.

SARS-CoV-2 zeigt einen renalen Tropismus

Die Frage, ob SARS-CoV-2 Zellen der humanen Niere infizieren kann, wurde im Mai mittels eines Multi-Analyse-Verfahren für die Untersuchung von post-mortalem Nierengewebe von 27 an COVID19 verstorbenen Patientinnen und Patienten adressiert [4]. In dieser, bis dato, größten post-mortem Kohorte gelang der Nachweis von SARS-CoV-2 in über der Hälfte aller Proben mittels quantitativer PCR in der Niere und darüber hinaus in manchen Fällen in Herz, Leber, Hirn und Blut. Interessanterweise zeigten sich die renalen Virus-Spiegel in einer quantitativen Analyse ähnlich hoch wie im Gewebe des Pharynx und deutlich höher als in Blutproben der Verstorbenen. Räumlich konnten virale Proteine und RNA mittels In-situ-Hybridisation und Immunfluoreszenzmikroskopie sowohl in glomerulären als auch tubulären Zellen visualisiert werden.

Diese Ergebnisse wurden im August in einer erweiterten Kohorte von 63 zusätzlichen Fällen bestätigt [5]. Auch bei diesen Fällen gelang der PCR-Nachweis viraler RNA in 60 Prozent der Nieren von COVID-19-Patientinnen und -Patienten. Als weiteren Hinweis auf einen direkten renalen Tropismus konnte replikationsfähiges Virus aus einer der Nierenproben isoliert, primäre proximale Tubuluszellen damit infiziert und die Bildung neuer viraler Partikel in diesen Zellen nachgewiesen werden.

Diese Daten werden von multiplen internationalen Studien unterstützt. Bereits früh wurden erste Hinweise für die Möglichkeit einer renalen Infektion mit SARS-CoV-2 in einer chinesischen post-mortem Kohorte präsentiert [6]. Trotz Nachweis viraler Proteine in Tubuluszellen wurden die präsentierten elektronenmikroskopischen Daten kontrovers diskutiert, da eine deutliche morphologische Ähnlichkeit der potenziellen viralen Partikel zu Einschlusskörperchen in Multivesicular Bodies bestand. Im weiteren Verlauf wurden zusätzliche elektronenmikroskopische Nachweise in post-mortalem Nierengewebe berichtet. In den meisten Fällen erfolgte als zweite Nachweismethode die Detektion von viralem Nucleoprotein oder Spike Protein in Immunhistochemie [7–9]. Auch PCR-basierten Analysen gelang im weiteren Verlauf regelhaft der Nachweis viraler RNA in multiplen Organen [7, 10]. Diese Daten werden durch die Erfahrungen aus In-vitro-Systemen komplementiert. Neben dem Nachweis viraler Replikation in primären Tubuluszellen durch unsere Gruppe [5] wurde bereits zweifach gezeigt, dass SARS-CoV-2 sich auch in humanen Nierenorganoiden vermehren kann [11, 12]. In Zusammenschau der Daten kann es als erwiesen angesehen werden, dass die Niere ein Ziel von SARS-CoV-2 außerhalb des respiratorischen Systems darstellt und dass das Virus Tubulusepithelien infizieren und dort replizieren kann.

Kritische Reflektion negativer Studienergebnisse

Trotz dieser wachsenden Anzahl an Studien, welche mit multiplen Analysetechniken einen Virusnachweis in renalen Geweben erzielten, finden sich kritische Stimmen und Studien, welche bei fehlenden Nachweisen zu dem Schluss kommen, dass SARS-CoV-2 nicht in der Lage ist, renale Zellen zu infizieren [13–15]. Jedoch bleibt zu bemerken, dass das Gros dieser Studien Limitationen in der (Prä-)Analytik aufweist.

Zuallererst muss bei allen Studien – ebenfalls denen der Autoren dieses Artikels – kritisch reflektiert werden, welches Gewebe untersucht wurde. Dabei stützt sich ein Großteil aller Veröffentlichungen auf post-mortales Gewebe oder Nierenbiopsien. Bei diesen Proben ist zu beachten, dass sie erstens nur einen singulären zeitlichen Punkt im Rahmen der COVID-19-Erkrankung abbilden können und zweitens einen internen Bias zugunsten schwerer Krankheitsverläufe enthalten. Werden Nierenbiopsien untersucht, bleibt zudem zu beachten, dass beispielsweise eine akute Schädigung tubulärer Zellen die Virusdetektion erschweren kann. Die meisten Studien verwendeten zudem Aufarbeitungstechniken entsprechend der klinischen Routine, welche beispielsweise eine PCR-basierten Nachweis oder In-situ-Hybridisation erschweren können, da es zu RNA-Degradation kommt. Um dies zu verhindern, sind Ansätze zu präferieren, die eine höchstmögliche Material- und Analysequalität erwirken. Beispielsweise die Fixierung des Gewebes in RNA-stabilisierendem Puffer, kombiniert mit der PCR-Detektionsmethode, welche für die Analyse von klinischen COVID-19-Abstrichen verwendet wird. Während renale In-vitro-Systeme den Vorteil longitudinaler Untersuchungen bergen und einfach zu handhaben sind, bleibt einschränkend zu erwähnen, dass die komplexen Expressionsprofile der ursprünglichen Zellen *in vivo* meist nur inkomplett nachempfunden werden können.

Die verwendeten Detektionsmethoden müssen ebenfalls bezüglich ihrer Limitationen betrachtet werden. Während die ultrastrukturelle Darstellung von Viruskörperchen in Elektronenmikroskopie, die Detektion viraler Proteine oder RNA mittels Immunhistochemie und In-situ-Hybridisation die Zuordnung der Einzelbestandteile zu Zellen und zellulären Kompartimenten erlauben, zeigen sie eine geringere Sensitivität im Vergleich zu PCR-basierten Nachweisen und sind stark abhängig von ausreichender Gewebequalität. Letztere zeigen die höchste Sensitivität, da sie auch geringe Mengen viraler RNA amplifizieren können. Jedoch kann nicht festgestellt werden, in welchen Zellen oder welchem Kompartiment die virale RNA ursprünglich zu finden war. Daher bleibt anzumerken, dass bis heute keine Studie mit stringenter Präanalytik und Multiplen Analysetechniken bei einer ähnlich großen Anzahl von Proben [4, 5] zu negativen Ergebnissen gekommen ist.

Funktionalen Nierenveränderungen im Rahmen von COVID-19

Die Häufung von akuten Nierenversagen und Urinveränderungen bei hospitalisierten Patientinnen und Patienten wurde bereits früh im Rahmen der COVID-19-Pandemie berichtet [16, 17]. Dieses erhöhte Risiko sowie eine deutlich schlechtere Prognose im Falle eines akuten Nierenversagens bestätigte sich im weiteren Verlauf in einer Vielzahl von Studien [18]. Im Rahmen der klinischen Aufarbeitung einer Kohorte von *post-mortalen* Proben konnte nachgewiesen werden, dass zum einen ein positiver Virusnachweis in der Niere gehäuft bei Patientinnen und Patienten mit akutem Nierenversagen zu vermerken war [19]. Und darüber hinaus, dass COVID-19-Erkrankte mit SARS-CoV-2-Nachweis in der Niere eine signifikant verkürzte Zeitspanne zwischen Diagnose und Tod aufwiesen [5].

Daher wurde früh die Hypothese aufgestellt, dass Auffälligkeiten in Routineuntersuchungen des Urins von COVID-19-Erkrankten hinweisgebend auf einen solchen schweren Verlauf sind. Im Mai wurde daher eine Stratifizierung von hospitalisierten COVID-19-Fällen anhand des Auftretens von Albuminurie, Leukozyturie, Hämaturie sowie Serum-Antithrombin 3 und Albumin vorgeschlagen [20]. Tatsächlich erlaubte dieser einfache Algorithmus im Rahmen einer multizentrischen prospektiven Anwendung die Identifikation von Patientinnen und Patienten mit gesteigertem Risiko für schwere Verläufe und Tod [21].

Zu ähnlichen Ergebnissen kam eine belgische Studie, welche das Auftreten tubulärer Dysfunktion beschrieb [8]. In dieser Arbeit wurde eine inadäquate Exkretion von Harnsäure bei Hypourikämie als prognostischer Wert für schwerere Krankheitsverläufe, die Notwendigkeit mechanischer Beatmung und Tod identifiziert. Diese Arbeiten unterstreichen das große Potenzial, *non-invasive* Biomarker für den Krankheitsverlauf im Urin zu identifizieren und in die klinische Routine einzubinden.

Eine weitere klinische Besonderheit der Nierenbeteiligung bei COVID-19 scheint für Patientinnen und Patienten mit APOL-Risiko-Allelen zu bestehen. Mehrere internationale Fallberichte und Fallserien zeigen eine Häufung der Fokal-Segmentalen Glomerulosklerose vom kollabierenden Typ in diesem Kollektiv [22].

Für alle Veränderungen des Urins sowie das Auftreten von FSGS und akutem Nierenversagen bleibt jedoch abschließend zu klären, welchen Beitrag hämodynamische Veränderungen und Ischämie, die systemische Freisetzung von Zytokinen und die Infektion renaler Epithelien mit SARS-CoV-2 im Detail spielen. Am wahrscheinlichs-

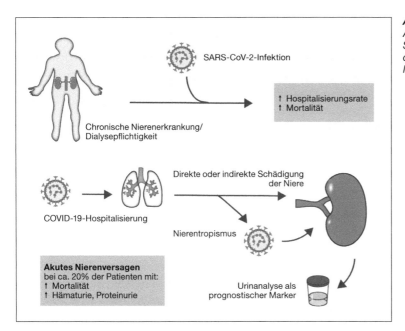

Abbildung 1
Auswirkungen einer SARS-CoV-2-Infektion auf die Nieren (Graphik von Nicola Wanner, UKE)

ten erscheint ein multifaktorielles Geschehen, welches vor allem bei schweren Verläufen zu Multiorganbeteiligungen, insbesondere der Niere führen kann.

Fazit

Viele pathophysiologische Zusammenhänge bezüglich der Nierenbeteiligung bei COVID-19 sind bisher noch ungeklärt. Sowohl die Einflussfaktoren für die beschriebenen funktionalen Veränderungen als auch ob die bisher zugelassenen und experimentellen Therapien in der Lage sind den renalen Phänotyp bei schweren Verläufen zu verbessern und ggf. das Auftreten akuter Nierenversagen zu verhindern, ist ungeklärt. Als gesichert sehen wir an, dass SARS-CoV-2 in replikationsfähiger Form in Nieren von COVID-19-Patientinnen und -Patienten vorhanden sein kann. Dies wirft die Frage nach der Häufigkeit dieses Phänomens auf sowie ob es auf schwere Verläufe reduziert bleibt oder auch bei ambulant geführten Fällen zu detektieren wäre. Viele Berichte über die Langzeitwirkungen einer COVID-19-Erkrankung nehmen bereits neuronale und kardiale Folgen in Betracht. Es wird abzuwarten sein, inwiefern sich „Long-COVID" auch auf die Nierenfunktion und die Entwicklung einer chronischen Niereninsuffizienz auswirken könnte. Hieraus könnten sich bereits jetzt direkte Folgen für Sekundärpräventionsmaßnahmen entwickeln. Umso wichtiger wird es daher, klinische Untersuchungen, beispielsweise spezifischer Urinparameter, zu entwickeln, um COVID-19-Patientinnen und -Patienten besser zu stratifizieren.

Literatur

1. Polack F.P., Thomas S.J., Kitchin N. et al. (2020). Safety and efficacy of the BNT162b2 mRNA Covid-19 vaccine. *New Engl J Med, 383,* 2603–2615.
2. Voysey M., Clemens S.A.C., Madhi S.A. et al. (2021). Safety and efficacy of the ChAdOx1 nCoV-19 vaccine (AZD1222) against SARS-CoV-2: an interim analysis of four randomised controlled trials in Brazil, South Africa, and the UK. *Lancet, 397,* 99–111.
3. Baden L.R., Sahly H.M.E., Essink B. et al. (2020). Efficacy and safety of the mRNA-1273 SARS-CoV-2 vaccine. *New Engl J Med, 384,* 403–416.
4. Puelles V.G., Lütgehetmann M., Lindenmeyer M.T. et al. (2020). Multiorgan and renal tropism of SARS-CoV-2. *New Engl J Med, 383,* 590–592.
5. Braun F., Lütgehetmann M., Pfefferle S. et al. (2020). SARS-CoV-2 renal tropism associates with acute kidney injury. *Lancet, 396,* 597–598.
6. Su H., Yang M., Wan C. et al. (2020). Renal histopathological analysis of 26 postmortem findings of patients with COVID-19 in China. *Kidney Int, 98,* 219–227.
7. Bradley B.T., Maioli H., Johnston R. et al. (2020). Histopathology and ultrastructural findings of fatal COVID-19 infections in Washington State: a case series. *Lancet, 396,* 320–332.
8. Werion A., Belkhir L., Perrot M. et al. (2020). SARS-CoV-2 causes a specific dysfunction of the kidney proximal tubule. *Kidney Int, 98,* 1296–1307.
9. Müller J.A., Groß R., Conzelmann C. et al. (2021). SARS-CoV-2 infects and replicates in cells of the human endocrine and exocrine pancreas. *Nat Metabolism,* 1–17.
10. Dorward D.A., Russell C.D., Um I.H. et al. (2021). Tissue-specific immunopathology in fatal COVID-19. *Am J Resp Crit Care, 203,* 192–201.
11. Monteil V., Kwon H., Prado P. et al. (2020). Inhibition of SARS-CoV-2 infections in engineered human tissues using clinical-grade soluble human ACE2. *Cell, 181,* 905–913.e7.

12. Wysocki J., Ye M., Hassler L. et al. (2021). A novel soluble ACE2 variant with prolonged duration of action neutralizes SARS-CoV-2 infection in human kidney organoids. *J Am Soc Nephrol*, ASN.2020101537.
13. Santoriello D., Khairallah P., Bomback A.S. et al. (2020). Postmortem Kidney Pathology Findings in Patients with COVID-19. *J Am Soc Nephrol Jasn*, ASN.2020050744.
14. Kudose S., Batal I., Santoriello D. et al. (2020). Kidney Biopsy Findings in Patients with COVID-19. *J Am Soc Nephrol*, ASN.2020060802.
15. Bullock H.A., Goldsmith C.S. & Miller S.E. (2021). Best practices for correctly identifying coronavirus by transmission electron microscopy. *Kidney Int*. doi:10.1016/j.kint.2021.01.004
16. Yang X., Yu Y., Xu J. et al. (2020). Clinical course and outcomes of critically ill patients with SARS-CoV-2 pneumonia in Wuhan, China: a single-centered, retrospective, observational study. *Lancet Respir Medicine*, 8, 475–481.
17. Cheng Y., Luo R., Wang K. et al. (2020). Kidney disease is associated with in-hospital death of patients with COVID-19. *Kidney Int*, 97, 829–838.
18. Fabrizi F., Alfieri C.M., Cerutti R. et al. (2020). COVID-19 and acute kidney injury: a systematic review and meta-analysis. *Pathogens*, 9, 1052.
19. Braun F., Edler C., Puelles V.G. & Huber T.B. (2020). Association of SARS-CoV-2 renal tropism with acute kidney injury – Authors' reply. *Lancet*, 396, 1881–1882.
20. Gross O., Moerer O., Weber M. et al. (2020). COVID-19-associated nephritis: early warning for disease severity and complications? *Lancet Lond Engl*, 395, e87–e88.
21. Gross O., Moerer O., Rauen T. et al. (2020). Validation of a prospective urinalysis-based prediction model for the outcome of COVID-19 disease: a multicenter cohort study. *Research Square* [online]. doi:10.21203/rs.3.rs-97097/v1
22. Velez J.C.Q., Caza T. & Larsen C.P. (2020). COVAN is the new HIVAN: the re-emergence of collapsing glomerulopathy with COVID-19. *Nat Rev Nephrol*, 16 (10), 565–567.

Alport-Syndrom

Oliver Gross

Zusammenfassung

Das Alport-Syndrom *führt durch Varianten in den Typ-IV-Kollagen-Genen zur mechanischen Instabilität der glomerulären Basalmembran und zu Nierenversagen. Patienten mit heterozygoten Varianten (1% der Gesamtbevölkerung!) wurden früher als* Syndrom der dünnen Basalmembran *oder* familiäre benigne Hämaturie *bezeichnet. Sie haben aber häufig keinen benignen Verlauf und werden daher auch unter der Diagnose „Alport-Syndrom" zusammengefasst.*

Jede Mikrohämaturie oder Mikroalbuminurie bei positiver Familienanamnese sollte zur molekulargenetischen Diagnose (oder Ausschluss) von Typ-IV-Kollagen-Erkrankungen führen. Nierenbiopsiebefunde wie eine FSGS mit elektronenmikroskopischen Veränderungen der glomerulären Basalmembran müssen genetisch abgeklärt werden, da die lichtmikroskopische Diagnose FSGS sonst fehlerbehaftet ist und falsch behandelt wird. Alport-Patienten, auch heterozygote, sollten jährlich auf Proteinurie oder andere Risikofaktoren kontrolliert werden.

ACE-Hemmer verzögern, abhängig vom Therapie-Beginn, das Nierenversagen um Jahrzehnte und verbessern die Lebenserwartung. Daher sollte die Diagnose Alport-Syndrom schon im Kindesalter gestellt werden. Bei Kindern wird schon im Stadium einer isolierter Mikro-Hämaturie bei klassischem schweren Verlauf eine präemptive Therapie mit Ramipril empfohlen. Vielen Patienten können Therapiestudien angeboten werden. Die Prognose unter Dialyse und nach Nierentransplantation ist besser als die von gleichaltrigen Patienten mit anderen Nierenerkrankungen.

Klinik des Alport-Syndroms

Das Alport-Syndrom (AS) ist eine erbliche progressive Nierenerkrankung einhergehend mit Hämaturie und Proteinurie, Innenohrschwerhörigkeit und typischen Augenveränderungen [1, 2] sowie charakteristischen Aufsplitterungen und Lamellierungen der glomerulären Basalmembran (GBM). Diese Veränderungen werden durch Mutationen im Typ-IV-Kollagen verursacht. Mittel- bis langfristig

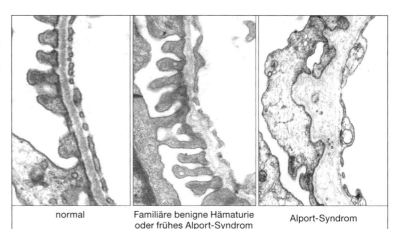

Abbildung 1
Veränderungen der glomerulären Basalmembran beim Alport-Syndrom

normal | Familiäre benigne Hämaturie oder frühes Alport-Syndrom | Alport-Syndrom

Elektronenmikroskopie der regulären glomerulären Basalmembran (GBM) (links) im Vergleich zum heterozygoten Mutationsträger mit familiärer benigner Hämaturie (Mitte) mit Verschmälerungen, teils auch Aufsplitterungen der GBM. Beim homozygoten Alport-Syndrom (rechts) zeigt die GBM deutliche Verbreiterungen und – ebenso wie die Podozyten – Einbau von Narbenkollagen.

entwickelt sich eine glomeruläre und interstitielle Fibrose (Abbildung 1).

Die Vererbung des AS erfolgt in 85 Prozent der Fälle X-chromosomal, autosomal in 10–15 Prozent [1]. Die Häufigkeit des X-chromosomalen AS wird auf 1:5.000 geschätzt. Fast ein Prozent der Bevölkerung ist heterozygot für Varianten in den autosomalen Alport-Genen COL4A3/4 [2] und wird mittlerweile auch als „Alport-Syndrom" bezeichnet (ehemals familiäre benigne Hämaturie oder *thin basement membrane disease*). Das typische, oft einzige Symptom des heterozygoten Merkmalträgers des X-chromosomalen und autosomal-rezessiven AS ist die (Mikro-)Hämaturie, seltener die Proteinurie. Die Mikrohämaturie ist den heterozygoten Patienten aufgrund der fehlenden klinischen Symptomatik oft nicht bewusst. Da diese ehemals fälschlich als familiäre benigne Hämaturie bezeichnete Erkrankung bei bis zu 40 Prozent der Patienten im höheren Alter zur Nierenfunktionseinschränkung führt, wird die Erkrankung seit 2018 unter dem Oberbegriff „Alport-Syndrom" zusammengefasst [3]. Heterozygote Anlageträger sind bei jungen Patienten vom frühen homozygoten Patienten klinisch und oft auch histologisch nicht zu unterscheiden.

Pathogenese

Hauptbestandteil aller Gefäß-Basalmembranen ist Typ-IV-Kollagen, das aus einem sehr langen Kollagenschwanz und einer *n*icht-*c*ollagenen NC1-Domäne besteht. Grundbaustein des Typ-IV-Kollagen-Netzwerkes ist ein aus jeweils drei α-Ketten bestehendes Molekül aus α1/α1/α2- und α3/α4/α5-Ketten. Das α3/α4/α5-Netzwerk der GBM wird durch Disulfidbrücken zusätzlich stabilisiert. Die enge Verdrillung des Kollagenschwanzes wird durch Glycin ermöglicht, Glycin passt als jede dritte Aminosäure in die inneren Windungen. Beim AS führen Glycin-Mutationen zum Abknicken der Tripel-Helix-Struktur, andere Mutationen zum vorzeitigen Kettenabbruch und so zu Aufsplitterungen und Lamellierungen der GBM [4]. Die terminale Niereninsuffizienz entwickelt sich – unbehandelt – beim homozygoten AS innerhalb von 20 Jahren (median in Europa 22 Jahre), der Phänotyp ist vom Gendefekt abhängig: Varianten, die ein verkürztes Kollagenprotein bewirken, sprechen schlechter auf die Therapie an und führen – unbehandelt – im Mittel mit unter 20 Jahren und damit signifikant früher zum Nierenversagen als Varianten, die „nur" die Proteinstruktur verändern (wie missense- und in frame-Mutationen) [4].

Prinzipien der Organprotektion bei der chronischen Nierenfibrose beim AS

Der Verlauf des AS wurde lange als schicksalhaft angesehen, obwohl die Molekulargenetik eine frühe Diagnose noch vor Ausbruch der Erkrankung im Kleinkindesalter ermöglicht. Der Mangel an therapeutischen Möglichkeiten erklärt sich durch den langen Krankheitsverlauf, der die Erforschung von Interventionsmöglichkeiten behindert. Diese Situation hat sich mit der COL4A3$^{-/-}$-Maus als Tiermodell für das humane AS geändert [5–7]. Die Mäuse erkranken homozygot am Vollbild des AS.

An den COL4A3$^{-/-}$-Mäusen konnte die präemptive Gabe von Ramipril das Überleben der Tiere um mehr als 100 Prozent verlängern. Parallel hierzu reduzierte die Therapie die Proteinurie ebenso wie die glomeruläre und tubulointerstitielle Fibrose über Downregulierung von TGFβ1 [6]. Diese nephroprotektive Wirkung ist entscheidend abhängig vom Zeitpunkt des Beginns der Therapie – je früher desto besser. Für den AT1-Antagonisten, HMG-CoA-Reduktase-Inhibitoren und Paricalcitol konnte ebenfalls eine – allerdings geringer ausgeprägte – nephroprotektive und antifibrotische Wirkung nachgewiesen werden (Abbildung 2) [8, 9]. Eine zur RAAS-Blockade additive nierenschützende Wirkung von SGLT2-Inhibitoren wird postuliert und ist Gegenstand gegenwärtiger Untersuchungen [35].

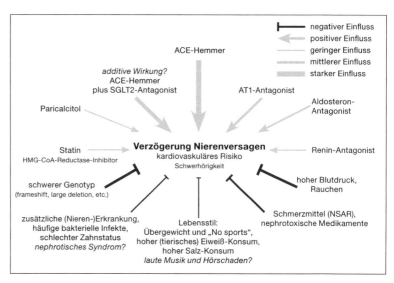

Abbildung 2
Synopsis positiver und negativer Einflüsse auf chronische Nierenerkankungen wie dem Alport-Syndrom

Die Hemmung der Leukozytenadhäsion, Ccl2/Mcp-1- und TNFα-Blockade verzögert bei COL4A3$^{-/-}$-Mäusen das Fortschreiten der Nierenfibrose [10–12] und weist darauf hin, dass Inflammation zur Pathogenese des Alport-Syndroms beiträgt. Rezidivierende bakterielle Infektionen beeinflussen im Tiermodell den Verlauf der Nierenfibrose negativ [13]. Eine Cyclosporin-Therapie verschlechtert trotz Rückgang der Proteinurie die Nierenfunktion [14].

Therapieoptionen: Therapiestudien im Jahr 2021 und Therapieempfehlungen

Die Effektivität und vor allem die Medikamentensicherheit von Ramipril bei Kindern in sehr frühen Krankheitsstadien wurde in der gerade veröffentlichten EARLY PRO-TECT-Alport-Studie untersucht [15]. Die Studie wird zu einem Paradigmenwechsel führen bezüglich prä-emptiver ACE-Hemmer-Therapie von Kindern mit Alport-Syndrom: die Studiendaten, insbesondere zur Sicherheit von Ramipril, ermöglichen es den Eltern gemeinsam mit dem Kindernephrologen, Nutzen und Risiko bei der Therapieentscheidung abzuwägen, ob das Kind mit isolierter Mikro-Hämaturie schon behandelt werden sollte.

Die Therapie mit ACE-Hemmern (ersatzweise mit AT1-Antagonsiten) beim AS hat sich etabliert und gilt als sehr effektiv und sicher. Die Effektivität bis hin zu einer lebenslangen Verzögerung der Dialysepflichtigkeit (!) ist aber entscheidend abhängig von einer

Tabelle 1
Aktuelle klinische Studien 2021 zum Alport-Syndrom in Deutschland

	Art der Studie	Einschlusskriterien	Rekrutierung	Studienende geplant
CARDINAL	doppel-blinde randomisierte Phase-2/3-Interventionsstudie Interventionen: – Bradoxolone Methyl vs. Placebo Haupt-Endpunkte: – eGFR-Verlust	Alter 12–70 Jahre Alle Formen des Alport-Syndroms. Krankheitsstadien (unter Vorbehalt): – Mikroalbuminurie oder Proteinurie, GFR < 90 ml/min	beendet 11/2018	Ende 10/2020 Ergebnisse noch offen
SGLT2-Inhibitor	doppel-blinde randomisierte Phase-3-Interventionsstudie Haupt-Endpunkte: – eGFR-Verlust	Alter 10–70 Jahre Alle Formen des Alport-Syndroms Krankheitsstadien (unter Vorbehalt): – Mikroalbuminurie oder Proteinurie, GFR < 90 ml/min	geplant ab 2021	Beginn geplant ab 2021 Ende geplant 2024
anti-miR21	doppel-blinde randomisierte Phase-2-Interventionsstudie Interventionen: – anti-microRNA21 vs. Placebo Haupt-Endpunkte: – eGFR-Verlust	Alter 16–60 Jahre Alle Formen des Alport-Syndroms Krankheitsstadien (unter Vorbehalt): – Proteinurie und GFR < 90 ml/min – GFR-Verlust > 4 ml/min im Jahr (fast progressors)	geplant in Köln und Göttingen ab 2/2021	Beginn geplant ab 2019 Ende geplant Ende 2022
Europäisches Alport-Therapieregister	nicht-interventionelle Beobachtungsstudie; retrospektiv und teils prospektiv. Beobachtete Interventionen: – ACE-Hemmer – AT1-Antagonisten – Spironolacton – Statine – Paricalcitol Haupt-Endpunkte: – Dialysebeginn – Tod	Alter 0–99 Jahre Alle Formen des Alport-Syndroms. Alle Krankheitsstadien einschließlich Dialyse oder Transplantation	offen bis 2038	Beginn 2006 Ende geplant 2038

frühen Diagnosestellung und einer hingebungsvollen nephrologischen Betreuung aller Risikofaktoren.

Eine abschließende Beurteilung des Nutzen-Risiko-Verhältnisses aller möglichen zukünftigen Therapieoptionen beim Alport-Syndrom ist erst in vielen Jahren möglich:

1) CARDINAL-Studie (Bradoxolone Methyl) (Tabelle 1)

Die randomisierte, doppel-blinde, Placebo-kontrollierte Phase-3-Studie CARDINAL wurde 10/2020 beendet. Von Bradoxolone liegen keine Daten aus dem Alport-Mausmodell vor, aber klinische Daten zur diabetischen Nephropathie [16], die zum vorzeitigen Studienabbruch geführt haben. Die Resultate wurden 11/2020 in einer Pressemeldung vorgestellt, erwarten aber weiterhin eine wissenschaftliche Evaluation und Bestätigung durch unabhängige Gutachter.

2) SGLT2-Inhibitor (Tabelle 1)

Derzeit läuft die Planungsphase für eine randomisierte, doppel-blinde, Placebo-kontrollierte Phase-3-Studie mit einem SGLT2-Inhibitor. SGLT2-Inhibitoren zeigen additiv zur RAAS-Blockade über eine Senkung des intraglomerulären Drucks eine nephroprotektive Wirkung [17, 35]. Das gleiche Wirkprinzip könnte gerade beim Alport-Syndrom ähnlich nierenschützend wirken.

3) anti-micro-RNA21 (Tabelle 1)

2019 hat eine randomisierte, doppel-blinde, Placebo-kontrollierte Phase-2-Studie mit einer anti-micro-RNA21-Therapie begonnen (miR21). Präklinische Versuche im Alport-Mausmodell zeigen, dass miR21 mit dem direkten Target peroxisome proliferator-activated receptor-α zum Fortschreiten der tubulointerstitiellen Fibrose beiträgt [18, 19]. Unklar ist, wie gut sich die Ergebnisse aus dem Tiermodell auf den Menschen mit Alport-Syndrom übertragen lassen.

4) Blockade von Kollagenrezeptoren

Die Podozyten nehmen über Kollagenrezeptoren wie Integrin sowie Discoidin Domain Rezeptor 1 (DDR1) ihre extrazelluläre Umgebung wahr. Der Verlust dieser Rezeptoren [20–22] verlangsamt im Alport-Mausmodell den Verlauf der Nierenfibrose. Die Blockade dieser Rezeptoren verlangsamt zudem die Produktion von Typ-IV-Kollagen [35] und stellt daher eine künftige Therapieoption dar. Eine klinische Studie hierzu kann derzeit (noch) nicht angeboten werden.

5) Gen- und Stammzelltherapie

Letztlich kann der dem Alport-Syndrom zugrundeliegende Gendefekt nur durch gen- und zellbasierte Therapien geheilt werden [23–26]. Die unklare Datenlage rückt die Knochenmarkstransplantation als mögliche kurative Therapie noch in weite Ferne.

Umsetzung der Grundlagenwissenschaft: Empfehlungen zur Diagnose und Therapie

a) Diagnose

Das Alport-Syndrom ist eine klinische Diagnose durch den erfahrenen Nephrologen. Die Verdachtsdiagnose kann der Nephrologe häufig schon durch Untersuchung und Anamnese stellen. Leider liegen oft viele Jahre zwischen den ersten Symptomen und der Diagnosestellung [27]. Die Molekulargenetik ist Goldstandard für die Diagnose von Typ-IV-Kollagen-Erkrankungen, insbesondere im kindernephrologischen Bereich. Jede Familie sollte humangenetisch beraten werden. Daher sollte jeder Nephrologe den Verdacht auf AS im Blick auf eine frühe Therapie mittels vollständiger Diagnostik abklären (Abbildung 3). Nierenbiopsien sind zwingend auch direkt für die Elektronen-Mikroskopie aufzuarbeiten. Heterozygote Pati-

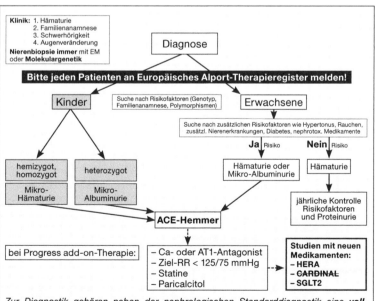

Abbildung 3
Synopsis der Diagnose- und Therapieempfehlungen [36]

enten mit dünner Basalmembran sind darüber aufzuklären, dass der klinische Verlauf nicht immer benigne ist. Daher ist Trägern von Lebendnierenspenden abzuraten; jeder Träger sollte vor der Spende biopsiert werden. Träger sollten jährlich vom Nephrologen auf weitere Risikofaktoren untersucht werden.

b) Therapie

In Beobachtungsstudien verzögern ACE-Hemmer die terminale Niereninsuffizienz im Median um 18 Jahre (!) und verbessern die Lebenserwartung [28]. Auch wenn ACE-Hemmer beim Alport-Syndrom off-label eingesetzt werden, sprechen doch die klinischen Studien eine klare Sprache. Bitte melden Sie jeden Patienten an unser Therapie-Register (Tabelle 1), weil die Off-label-Therapie ohne wissenschaftliche Auswertung als unethisch angesehen wird.

Therapeutisches Vorgehen bei Kindern

Die EARLY PRO-TECT-Alport-Studie hat die gerade veröffentlichten Therapieempfehlungen grundlegend verändert [36]. Ramipril wird beim klassischen Alport-Syndrom ab Diagnosestellung ab dem zweiten Lebensjahr schon im prä-emptiven Stadium der Mikrohämaturie empfohlen [15, 36], bei heterozygoten Kindern erst ab dem Stadium der Mikro-Albuminurie (30–300 mg/gCrea).

Therapeutisches Vorgehen bei Erwachsenen (auch heterozygoten!)

Beginn der nephroprotektiven Therapie ab Mikro-Albuminurie [29–31]. AT1-Antagonisten sind second-line. Empfohlen wird Ramipril bis 10 mg/d bzw. 6 mg/m^2. Auch Patienten mit Hämaturie sollten jährlich vom Nephrologen untersucht werden, insbesondere auf Risikofaktoren (Abbildung 3) [32]. Heterozygote XLAS- oder ARAS-Patienten (mit dünner Basalmembran) werden nicht mehr vom klassischem Alport-Patienten unterschieden, denn beide haben ein – therapierbares – erhöhtes renales Risiko! Bitte bedenken Sie, dass doppelt so viele Frauen vom X-chromosomalen Alport-Syndrom betroffen sind als Männer. Mutmaßlich sind im Rentenalter mehr heterozygote Alport-Patienten an der (oft vermeidbaren!) Dialyse als klassische Alport-Patienten.

Bei Progress add-on-Therapie [33]

Auch wenn die ACE-Hemmer insbesondere bei heterozygoten Überträgern den Krankheitsverlauf um Jahre verzögern und teils nahezu aufhalten können, schreitet doch jeder Patient potenziell über den jahrzehntelangen Krankheitsverlauf fort.

1. *Zunehmende Proteinurie oder steigender Blutdruck:* additiv zum ACE-Hemmer zusätzlich langwirksame Ca-Antagonisten, AT1-Antagonisten, Diuretika, ggf. Spironolacton, in naher Zukunft ggf. SGLT2-Inhibitoren. Der Ziel-RR liegt bei unter 125/75 mmHg.
2. *Große Proteinurie mit Dyslipoproteinämie:* Hier werden bei Erwachsenen aufgrund der antifibrotischen Eigenschaften Statine eingesetzt.
3. *Hyperparathyreoidismus:* Hier sollte frühzeitig Paricalcitol als Therapieoption bedacht werden.

Prognose bei Patienten mit Alport-Syndrom

Die Lebenserwartung von Alport-Patienten unter Hämodialyse, besonders aber unter Bauchfelldialyse, ist besser als von gleichaltrigen Dialysepatienten mit anderen Nierenerkrankungen [34]. Trotz des ein- bis dreiprozentigen Risikos einer Posttransplantations-anti-GBM-Nephritis sind beim AS das Nierentransplantatüberleben und die Lebenserwartung der AS-Alport-Patienten besser als von gleichaltrigen Patienten mit anderen Nierenerkrankungen [34].

Ausblick

Die frühzeitige Off-label-Therapie mit ACE-Hemmern bei Kindern mit AS ist mittlerweile medizinischer Standard. *Über unsere Studienzentrale kann jedem Alport-Patienten die Teilnahme an weltweiten klinischen Studien angeboten werden,* die in den nächsten Jahren weitere Therapiemöglichkeiten zeigen werden (Kontakt: studie@alport.de). Da die Medikamente teils bei oligosymptomatischen Kindern eingesetzt werden, ist das Ziel künftiger Studien nicht nur der Beleg des klinischen Nutzens, sondern auch der optimale Therapiebeginn und insbesondere die Medikamentensicherheit. Die klinischen Studien lassen die Frage nach der genauen Pathogenese der Niereninsuffizienz beim AS jedoch unbeantwortet. Die Antwort kann nur aus der Grundlagenforschung kommen und wird der Schlüssel sein zur erfolgreichen Therapie des AS und von anderen fibrotischen Nierenerkrankungen.

Addendum

Die Arbeiten wurden unterstützt durch die Deutsche Forschungsgemeinschaft GR 1852/4-1, 4-2 und 6-1, das NIH, die Alport Syndrome Foundation und Kidney Foundation of Canada, die Deutsche Nierenstiftung, die KfH-Stiftung Präventivmedizin, die Franz. Gesellschaft für erbliche Nierenerkrankungen (AIRG) und die Alport-Selbsthilfe e.V. Die GPN-gestützte EARLY PRO-TECT-Alport-Studie wurde gefördert durch das BMBF/DFG-Programm „Klinische Studien" (01KG1104).

Literatur

1. Hudson B., Tryggvason K., Sundaramoorthy M. & Neilson E.G. (2003). Alport's syndrome, Goodpasture's syndrome, and type IV collagen. *NEJM, 348,* 25.
2. Gross O., Netzer K.-O., Lambrecht R. et al. (2003). Novel COL4A4 splice defect and in-frame deletion in a large family as a genetic link between benign familial hematuria and autosomal Alport-syndrome. *Nephrol Dial Transplant, 18,* 1122–1127.
3. Kashtan C.E., Ding J. ... & Gross O. (2018). Alport syndrome: a unified classification of genetic disorders of collagen IV α345: a position paper of the Alport syndrome classification working group. *Kidney Int, 93 (5),* 1045–1051.
4. Gross O., Netzer K.-O., Lambrecht R. et al. (2002). Meta-analysis of genotype – phenotype correlation in X-linked Alport-syndrome: Impact on genetic counseling. *Nephrol Dial Transpl, 17,* 1218–1227.
5. Cosgrove D., Meehan D.T., Grunkemeyer J.A. et al. (1996). Collagen COL4A3 knockout: a mouse model for autosomal Alport syndrome. *Genes Dev, 10 (23),* 2981–2992.
6. Gross O., Beirowski B., Koepke M.-L. et al. (2003). Preemptive ramipril therapy delays renal failure and reduces renal fibrosis in COL4A3-knockout mice with Alport-syndrome. *Kidney Int, 63,* 438–446.
7. Beirowski B., Weber M. & Gross O. (2006). Chronic renal failure and shortened lifespan in COL4A3$^{+/-}$ mice: an animal model for thin basement membrane nephropathy. *J Am Soc Nephrol, 17 (7),* 1986–1994.
8. Gross O., Perin L. & Deltas C. (2014). Alport syndrome from bench to bedside: the potential of current treatment beyond RAAS-blockade and the horizon of future therapies. *Nephrol Dial Transplant, Suppl 4,* iv124–130.

9. Rubel D., Stock J., Ciner A. et al. (2013). Antifibrotic, nephroprotective effects of Paricalcitol vs. Calcitriol on top of ACE-inhibitor therapy in the COL4A3-knockout mouse-model for progressive renal fibrosis. *Nephrol Dial Transplant, 29 (5),* 1012–1019.
10. Ninichuk V., Gross O., Reichel C. et al. (2005). Delayed chemokine receptor CCR-1 blockade prolongs survival in collagen4A3-deficient mice with Alport disease. *J Am Soc Nephrol, 16,* 977–985.
11. Clauss S., Gross O., Kulkarni O. et al. (2009). Ccl2/Mcp-1 blockade reduces glomerular and interstitial macrophages but does not ameliorate renal pathology in collagen4A3-deficient mice with Alport nephropathy. *J Pathol, 218 (1),* 40–47.
12. Ryu M, Mulay S.R., Miosge N. et al. (2012). Tumour necrosis factor-α drives Alport glomerulosclerosis in mice by promoting podocyte apoptosis. *J Pathol, 226 (1),* 120–131, IF 6,318.
13. Ryu M., Kulkarni O.P., Radomska E. et al. (2011). Bacterial CpG-DNA accelerates Alport glomerulosclerosis by inducing a M1 macrophage phenotype and TNF-α-mediated podocyte loss. *Kidney Int, 79 (2),* 189–198.
14. Charbit M., Gubler M.C., Dechaux M. et al. (2007). Cyclosporin therapy in patients with Alport-Syndrome. *Pediatr Nephrol, 22 (1),* 57–63.
15. Gross O., Tönshoff B., Weber L.T. et al. (2020). A multicenter, randomized, placebo-controlled, double-blind phase 3 trial with open-arm comparison indicates safety and efficacy of nephroprotective therapy with ramipril in children with Alport's syndrome. *Kidney Int. 97 (6),* 1275–1286.
16. de Zeeuw D., Akizawa T., Audhya P. et al.; BEACON Trial Investigators (2013). Bardoxolone methyl in type 2 diabetes and stage 4 chronic kidney disease. *NEJM, 369 (26),* 2492–2503.
17. Wanner C., Inzucchi S.E., Lachin J.M. et al.; EMPA-REG OUTCOME Investigators (2016). SGLT2 Empagliflozin and Progression of Kidney Disease in Type 2 Diabetes. *NEJM 375 (4),* 323–334.
18. Krügel J., Rubel D. & Gross O. (2013). Alport syndrome – recent insights in basic and clinical research. *Nature Reviews Nephrology, 9 (3),* 170–178.
19. Gomez I.G., MacKenna D.A., Johnson B.G. et al. (2015). Anti-microRNA-21 oligonucleotides prevent Alport nephropathy progression by stimulating metabolic pathways. *J Clin Invest, 125 (1),* 141–156.
20. Gross O., Girgert R., Beirowki B. et al. (2010). Loss of collagen-receptor DDR1 delays renal fibrosis in hereditary type IV collagen disease. *Matrix Biol, 29,* 346–356.
21. Girgert R., Martin M., Krügel J. et al. (2010). Integrin alpha2 deficient mice provide insights into specific functions of collagen receptors in the kidney. *Fibrogenesis & Tissue Repair, 3,* 19.

22. Rubel D., Kruegel J., Martin M. et al. (2014). Collagen receptors integrin alpha2beta1 and discoidin domain receptor 1 regulate maturation of the glomerular basement membrane and loss of integrin alpha2beta1 delays kidney fibrosis in COL4A3 knockout mice. *Matrix Biol, 34*, 13–21.
23. Ninichuk V., Gross O., Segerer S. et al. (2006). Multipotent mesenchymal stem cells reduce interstitial fibrosis but do not delay progression of chronic kidney disease in collagen4A3-deficient mice. *Kidney Int, 70 (1)*, 121–129.
24. Prodromidi E.I., Poulsom R., Jeffery R. et al. (2006). Bone marrow-derived cells contribute to podocyte regeneration and amelioration of renal disease in a mouse model of Alport-Syndrome. *Stem Cells, 24*, 2448–2455.
25. Sugimoto H., Mundel T.M., Sund M. et al. (2006). Bone-marrow-derived stem cells repair basement membrane collagen defects and reverse genetic kidney disease. *Proc Natl Acad Sci USA, 103*, 7321–7326.
26. Gross O., Borza D.B., Anders H.J. et al. (2009). Stem cell therapy for Alport syndrome: the hope beyond the hype. *Nephrol Dial Transplant, 24 (3)*, 731–734.
27. Stock J., Kuenanz J., Glonke N. … & Gross O. (2017). Potential of RAAS-blockade to halt renal disease in heterozygous carriers of Alport-mutations: a 4-year prospective study. *Ped Nephrol, 32 (1)*, 131–137.
28. Gross O., Licht C., Anders H.J. et al. (2012). Early angiotensin converting enzyme inhibition in Alport-Syndrome delays renal failure and improves life expectancy. *Kidney Int, 81*, 494–501.
29. Kashtan C.E., Ding J., Gregory M., Gross O. et al. (2013). Clinical practice guidelines for the treatment of alport syndrome. A statement of the Alport syndrome research collaborative. *Ped Nephrol, 28 (1)*, 5–11.
30. Savige J., Gregory M., Gross O. et al. (2013). Expert guidelines for the management of Alport syndrome and TBMN. *J Am Soc Nephrol, 24 (3)*, 364–375.
31. Temme J., Peters F., Lange K. et al. (2012). Incidence of renal failure and nephroprotection by RAAS-inhibition in heterozygous carriers of X-chromosomal and autosomal-recessive Alport-mutations. *Kidney Int, 81*, 779–783.
32. Nagel M. & Gross O. (2016). Das Alport-Syndrom als wichtige Differentialdiagnose einer Hämaturie. *Nieren- und Hochdruckkrankheiten, 45 (7)*, 267–272.
33. Gross O., Kashtan C.E., Rheault M.N. at al. (2017). Advances and unmet needs in genetics, basic and clinical science in Alport syndrome. Report from the 2015 International Workshop on Alport Syndrome. *Nephrol Dial Transplant, 32 (6)*, 916–924.

34. Temme J., Kramer A., Jager K.J. et al. (2012). Outcomes of male patients with Alport-Syndrome on renal replacement therapy. *Clin J Am Soc Nephrol, 7 (12)*, 1969–1976.
35. Mabillard H. & Sayer J.A. (2020). Alport SGLT2 SGLT2 inhibitors – a potential treatment for Alport syndrome. *Clin Sci (Lond), 134 (4)*, 379–388.
36. Kashtan C.E. & Gross O. (2021). Clinical practice recommendations for the diagnosis and management of Alport syndrome in children, adolescents, and young adults – an update for 2020. *Pediatr Nephrol, 36 (3)*, 711–719.

Nierenbeteiligung bei Systemerkrankungen

Die diabetische Nierenerkrankung

Harald Rupprecht

Hintergrund und Epidemiologie der diabetischen Nierenerkrankung

Der Diabetes mellitus ist eine weltweite Gesundheitskatastrophe. Bis 2025 wird es weltweit voraussichtlich 380 Millionen Diabetiker geben, ca. 418 Millionen Patienten haben dann zudem eine gestörte Glukosetoleranz. Die diabetische Nierenerkrankung ist eine der wesentlichen Langzeitkomplikationen, die etwa 30 Prozent der Typ-1-Diabetiker und etwa 40 Prozent der Typ-2-Diabetiker betrifft [1]. Man kann davon ausgehen, dass in etwa 25 Prozent aller Diabetiker eine Niereninsuffizienz im Stadium G3 oder höher aufweisen. Österreichische Daten zeigen, dass etwa sieben bis neun Prozent der Bevölkerung an einem Typ-2-Diabetes leiden, wovon ein Viertel eine Niereninsuffizienz im Stadium 3 oder mehr aufweist. Damit leiden zwei bis drei Prozent der Gesamtpopulation an einem Diabetes mit renaler Beteiligung [2]. Die diabetische Nierenerkrankung

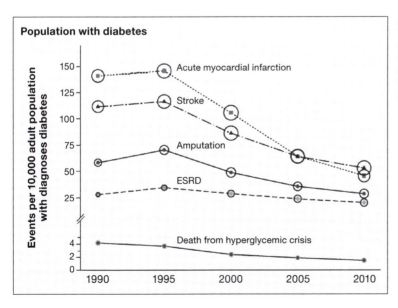

Abbildung 1
Trends Diabetes-assoziierter Komplikationen bei erwachsenen US-Amerikanern (aus [3])

ist für etwa 40 Prozent aller Fälle von Dialysepflicht weltweit verantwortlich. Daten aus dem National Health Interview Survey, dem US Renal Data System und dem US National Vital Statistics System zeigen, dass zwischen 1990 und 2010 von allen wichtigen diabetischen Komplikationen die geringste Abnahme bei der Inzidenz der ESRD zu beobachten war (Abbildung 1) [3]. Ein Grund für diese Entwicklung liegt wahrscheinlich darin, dass durch ein verbessertes Überleben im Rahmen des Rückgangs von akutem Myokardinfarkt und Schlaganfall mehr Patienten das Stadium einer terminalen Niereninsuffizienz erreichen können.

Sowohl bei Typ-1- als auch bei Typ-2-Diabetes zeigen Kohortenstudien, dass das erhöhte Risiko für kardiovaskuläre Erkrankungen und Mortalität auf Patienten mit evidenter diabetischer Nierenerkrankung limitiert ist, wohingegen Patienten ohne Albuminurie und mit normaler GFR ein vergleichbares Risiko zur nichtdiabetischen Population haben [4]. Dies unterstreicht die Wichtigkeit einer kompetenten nephrologischen Betreuung dieses Patientenguts.

Manifestationsformen der diabetischen Nierenerkrankung und Verlauf

Diabetes-assoziierte Nierenerkrankungen umfassen alle Formen der renalen Schädigung, die bei Patienten mit Diabetes mellitus auftreten können. Diese sind in der Frühform durch eine konsequente Blutdruck- und Blutzuckerkontrolle sowie Lebensstiländerungen vermeidbar und unter gewissen Umständen teilweise sogar reversibel.

Die diabetische Nephropathie verläuft beim Typ-1- und Typ-2-Diabetiker ähnlich und ist charakterisiert durch die folgenden, teilweise unabhängig voneinander auftretenden Veränderungen:
- Veränderungen der Albuminausscheidung im Urin,
- Abnahme der glomerulären Filtrationsrate,
- Entwicklung oder Verstärkung von Hypertonie, Dyslipoproteinämie und anderen Diabetes-typischen Begleiterkrankungen.

Bei den Veränderungen der Albuminurie wird auf Grund der prognostischen Wertigkeit Normo- von einer Mikro- oder Makroalbuminurie unterschieden (Tabelle 1).

Die traditionelle Stadieneinteilung in fünf Stadien, wie sie früher für die Definition der diabetischen Nephropathie auch in internationalen Leitlinien durchgeführt wurde, ist mittlerweile aufgrund der variablen Verlaufsformen verlassen, weswegen auf die klassische

	Geschlecht	Mikroalbuminurie	Makroalbuminurie
UACR (Urin-Albumin/ Creatinin-Ratio)	Männer	2,5–25 mg/mmol, 20–200 mg/g Crea	> 25 mg/mmol > 200 mg/g Crea
	Frauen	3,5–35 mg/mmol, 30–300 mg/g Crea	> 35 mg/mmol, > 300 mg/g Crea
24-Std.-Sammelurin		30–300 mg/d	> 300 mg/d
Kürzere Sammelperioden		30–300 µg/min	> 300 µg/min

Tabelle 1
Definition von Mikro- und Makroalbuminurie. Ein pathologischer Befund muss in mindestens zwei von drei Messungen erhoben werden.
(1 mg/g = 1 µg/mg = 0,113 mg/mmol Crea)

CKD-Klassifikation von KDIGO zurückgegriffen wird (Einteilung nach eGFR in G1-5, Einteilung nach Albuminurie in A1-3).

Nach der traditionellen Stadieneinteilung war die erste klinisch erfassbare Manifestation die Mikroalbuminurie, gefolgt von der Entwicklung einer Makoalbuminurie und einem anschließenden GFR-Verlust. Dieses Albuminurie-zentrierte Modell ist aber durch eine Reihe epidemiologischer Beobachtungen bezüglich der Häufigkeiten von Albuminurie und eGFR-Verlust in Frage gestellt worden. So haben die NHANES-Daten gezeigt, dass die Prävalenz der Albuminurie im Vergleich der Zeiträume 1988–1994 vs. 2009–2014 um 24 Prozent abgenommen hat, wohingegen die Prävalenz des Auftretens einer eGFR < 60 ml/min und insbesondere einer eGFR < 30 ml/min massiv um 61 Prozent und 186 Prozent zugenommen hat [5]. Ähnliche Trends konnten auch in anderen Populationen beobachtet werden. Diese gegenläufige Entwicklung von Albuminurie und eGFR-Verlust stellt das klassische Konzept des Verlaufs einer diabetischen Nierenerkrankung in Frage und zeigt, dass Beginn und Progress von Nierenfunktionsverlust unabhängig von der Entwicklung einer Albuminurie auftreten können. Im Sinne dieses Konzeptes sind neben der klassischen „albuminurischen DN" zwei neue Phänotypen beschrieben, die „nicht-albuminurische DN" mit einem eGFR-Verlust ohne Albuminurie und der „progrediente Nierenfunktionsverlust", bei dem zwar eGFR-Verlust und Albuminurie zu verzeichnen sind, sich die Albuminurie aber zeitgleich oder erst nach dem Auftreten des eGFR-Verlustes entwickelt hat [6].

Nicht-albuminurische diabetische Nierenerkrankung und progredienter Nierenfunktionsverlust

Die NHANES-Daten von erwachsenen Diabetikern zeigen, dass in etwa 50 Prozent der Patienten mit reduzierter eGFR (gemessen anhand der CKD-EPI-Formel) dem nicht-albuminurischen Phänotyp zuzurechnen sind. Außerdem zeigt sich, dass die Prävalenz dieses

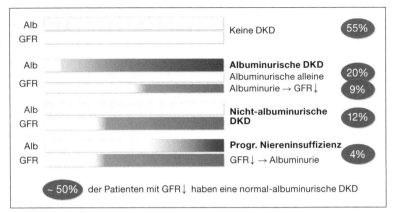

Abbildung 2
Ungefähre Verteilung von Patienten mit Typ-2-Diabetes auf die unterschiedlichen Manifestationsformen einer diabetischen Nierenerkrankung

Phänotyps über den Zeitverlauf angestiegen ist (1988–1994: 45,8%; 1999–2012: 47,7%; 2005–2008: 48,1%) [7]. In den deutschen Registern (Diabetes-Patienten-Verlaufsdokumentation – DPV; Diabetes Versorgungs-Evaluation – DIVE) lag die Prävalenz sogar bei 68,3 Prozent [8]. Insgesamt kann man gegenwärtig schätzen, dass 50–65 Prozent der Diabetiker keine diabetische Nierenerkrankung aufweisen, 20–30 Prozent haben eine isolierte Albuminurie mit erhaltener GFR und 15–25 Prozent haben eine reduzierte GFR. Von Patienten mit reduzierter GFR sind 40–70 Prozent normalbuminurisch (8–16% aller Diabetiker) und die übrigen haben eine klassische albuminurische DN oder einen progredienten Nierenfunktionsverlust, bei dem sich die Albuminurie erst nach dem Auftreten des GFR-Verlustes entwickelt hat [6]. Longitudinale Analysen von Patienten aus der UKPDS-Studie unterstreichen diese Beobachtungen. Von den 4.006 Patienten, die initial weder eine Albuminurie noch eine GFR-Reduktion aufwiesen, entwickelten 38 Prozent im Verlauf eine Albuminurie. Von den Patienten mit Albuminurie erlitten 64 Prozent keine Niereninsuffizienz, 24 Prozent eine Niereninsuffizienz nach dem Auftreten einer Albuminurie und 12 Prozent eine Niereninsuffizienz vor dem Auftreten einer Albuminurie. 1.132 der 4.006 Patienten (28%) entwickelten im Verlauf eine Niereninsuffizienz. Davon entwickelten 51 Prozent keine Albuminurie, 16 Prozent eine Albuminurie nach dem Auftreten der Niereninsuffizienz und nur 33 Prozent eine Albuminurie vor dem Auftreten der Niereninsuffizienz [9]. Die Daten zeigen also, dass die GFR abfallen kann, bevor es zu einer Albuminurie kommt und dass ein GFR-Verlust bei einem substantiellen Teil der Patienten eintritt ohne dass eine Albuminurie vorliegt, oder die Albuminurie erst später hinzutritt. Abbildung 2 gibt die ungefähre Verteilung von Patienten mit Typ-2-Diabetes auf

Progression to ESRD	UACR < 30 mg/g	UACR 30–300 mg/g	UACR > 300 mg/g
eGFR > 105	1,00 (ref)	9,31	56,97
eGFR 90–105	1,93	12,33	91,43
eGFR 75–90	3,20	8,92	100,10
eGFR 60–75	1,98	32,84	114,51
eGFR 45–60	13,03	41,43	177,68
eGFR 30–45	32,40	155,79	510,72
eGFR < 30	161,35	1.207,12	1.530,91

Tabelle 2
eGFR und Albuminurie und Langzeitrisiko für ESRD bei Patienten mit Diabetes. Nach [10]

die unterschiedlichen Manifestationsformen einer diabetischen Nierenerkrankung wieder.

Die gegensätzlichen Trends in der Prävalenz von Albuminurie und reduzierter GFR und die steigende Prävalenz der nicht-albuminurischen DKD über die letzten Dekaden legen nahe, dass diese Veränderungen aufgrund Art und Intensität präventiver und therapeutischer Interventionen aufgetreten sind. Insbesondere dürfte der zunehmende Einsatz von RAS-Blockern dazu geführt haben, dass es über eine Reduktion der Albuminurie zu einer effektiven Progressionshemmung über den albuminurischen Pathway gekommen ist. Im Gegensatz dazu haben diese Therapien keinen ausgeprägten Effekt auf den nicht-albuminurischen Pathway, da RAS-Blocker nur einen geringen Effekt auf die Progressionshemmung bei fehlender Albuminurie haben. Dies hat zu einer Demaskierung und Zunahme der neuen Phänotypen „nicht-albuminurische DKD" und „progredienter Nierenfunktionsverlust" geführt [6].

Das Langzeitrisiko eines Diabetikers, eine dialysepflichtige Niereninsuffizienz zu entwickeln, hängt trotz der Beschreibung der nicht-albuminurischen DKD nach wie vor entscheidend von der Ausgangs-GFR und dem Albuminuriestadium ab (siehe Tabelle 2). So hat ein Diabetiker mit normaler Nierenfunktion und Mikroalbuminurie ein etwa neunfach erhöhtes Risiko, ein Diabetiker mit einer GFR unter 30 ml/min und Makroalbuminurie ein über 1.500-fach erhöhtes Risiko, dialysepflichtig zu werden [10]. Insbesondere bei der Gruppe der über 65-Jährigen findet sich ein steiler Anstieg der ESRD-Inzidenz.

In einer Arbeit von Perkins, die Diabetiker mit Normalbuminurie mit solchen mit Mikroalbuminurie über vier Jahre verfolgte, konnte gezeigt werden, dass normalbuminurische Patienten in 9,0 Prozent einen Nierenfunktionsverlust erlitten, bei stabil mikroalbuminurischen Patienten waren es 32,2 Prozent. Ließ sich eine Regression der Mikroalbuminurie erzielen, konnte diese Rate auf 16,2 Prozent gesenkt werden, entwickelte sich hingegen aus der Mikro- eine Makroalbuminurie, stieg die Rate auf 67,7 Prozent [11]. Das Erreichen einer Reduktion oder Remission der Albuminurie ist daher nach wie vor ein wichtiges therapeutisches Ziel. So konnte auch eine Beobachtungstudie des Stockholm CREAtinine Measurement Projektes (SCREAM) sowie zwei Metaanalysen mit jeweils 31.732, 29.979 und 693.816 CKD-Patienten, von denen 61 Prozent, 71 Prozent und 80 Prozent Diabetiker waren, eindeutig zeigen, dass eine Reduktion der Albuminurie mit einer Reduktion des anschließenden Risikos für ESRD einherging [12-14]. Faktoren, die eine Regression der Mikroalbuminurie begünstigen, sind kurze Dauer der Mikroalbuminurie, bessere glykämische Kontrolle, bessere Blutdruckkontrolle und Therapie mit einem ACE-Inhibitor oder AT1-Blocker.

Pathogenese der diabetischen Nierenerkrankung

Entscheidend für die Pathogenese der albuminurischen DKD scheint eine Podozytenschädigung zu sein. Bereits früh, vor dem Auftreten einer Albuminurie, lässt sich eine deutliche Abnahme der Podozytendichte feststellen und damit verbunden eine signifikante Zunahme der Fläche, die durch einen einzelnen Podozyten bedeckt werden muss [15]. Auch findet sich mit Zunahme der Albuminurie eine Zunahme der Podozytenzahl im Urin [16]. Beides lässt sich durch eine ACE-Hemmer-Therapie unterdrücken.

Die Albuminurie kann entweder von vielen Nephronen herrühren, die geringe Mengen an Albumin verlieren oder aber von wenigen Nephronen, die eine größere Menge Albumin verlieren. Da die Kapazität des Tubulussystems, glomerulär filtriertes Albumin zu reabsorbieren, relativ groß ist, wäre es plausibler, dass eine relativ große Menge Albumin von wenigen Nephronen stammt. Dies konnte so auch in immunhistologischen Untersuchungen an Nieren von Maus und Mensch gezeigt werden. Eine Albuminfärbung zeigte sich nur an wenigen Tubuli und in seriellen Schnitten entsprangen Albumin-positive Tubuli immer aus Glomeruli mit Adhäsionen zwischen Bowmanscher Kapsel und Schlingenkonvolut [17]. Die für die Pathogenese der albuminiurischen DKD verantwortlichen molekularen Mechanismen sind bis heute noch nicht vollständig verstanden. Hämodynamische und metabolische Faktoren spielen dabei eine Rolle. Prinzipiell sind die histologischen Veränderungen einer klassischen diabetischen Nierenerkrankung rückbildungsfähig. Dies zeigen eindrücklich Untersuchungen nach Pankreastransplantation, wo nach zehn Jahren in einer Rebiopsie eine deutliche Regression der diabetischen Veränderungen zu verzeichnen war [18], sowie die Regression einer diabetischen Nephropathie nach Transplantation einer diabetischen Niere in einen nicht-diabetischen Empfänger [19].

Aufgrund ihres klinischen und biochemischen Profils muss die Pathogenese der „nicht-albuminurischen DKD" und des „progredienten Nierenfunktionsverlustes" von der der albuminurischen DKD abweichen. Es wird postuliert, dass hier vorrangig (makro) vaskuläre und tubulointerstitielle Veränderungen eine Rolle spielen. Die Hypothese einer vorwiegend (makro)vaskulären Natur der Läsionen wird unterstützt durch die fehlende Assoziation von nicht-albuminurischer DKD mit diabetischer Retinopathie oder dem HbA1c [20, 21] sowie durch eine Beziehung zwischen GFR-Verlust und Biomarken kardiovaskulärer Erkrankung sowie vermehrter arterieller Steifheit (mit Beteiligung der intrarenalen Gefäße) [22]. Dies wird unterstrichen durch eine Beobachtung an 608 Patienten mit Typ-2-Diabetes ohne zerebro- oder kardiovaskuläre Erkrankung und ohne Nephropathie, die ein MRT des Gehirns erhielten. Bei 177 von ihnen wurden stille zerebrale Infarkte festgestellt. Patienten mit stillen zerebralen Infarkten hatten gegenüber den anderen Patienten ein signifikant erhöhtes Risiko für eine Verdopplung des S-Kreatinins (26,0% vs. 5,6%) sowie für das Auftreten eines terminalen Nierenversagens (19,2% vs. 5,6%) [23].

Die Hypothese einer prädominant tubulointerstitiellen Genese der Läsionen bei nicht-albuminurischer DKD wird getragen durch den Nachweis einer Assoziation des GFR-Verlustes mit Harnsäurespiegeln [24] sowie Markern von Entzündung [25, 26] und tubulärem Schaden [27].

Es gibt aber letztendlich keine Nierenbiopsiedaten, die die Hypothese eines vorrangig (makro)vaskulären oder tubulointerstitiellen Schadens beim nicht-albuminurischen Pathway der DKD untermauern und so eine klare Abgrenzung vom prädominant glomerulären Schaden (Basalmembranverdickung, mesangiale Expansion, noduläre und diffuse Glomerulosklerose) beim albuminurischen Pathway ermöglichen.

Screening und weitere Diagnostik

Das Screening auf eine diabetische Nephropathie erfolgt idealerweise durch einmal jährliche Bestimmung der Albumin/Creatinin-Ratio im ersten Morgenurin (UACR) sowie eine Abschätzung der eGFR, da Patienten mit Diabetes wie oben ausgeführt häufig auch ohne Albuminurie bereits eine eingeschränkte Nierenfunktion aufweisen können. Die Bestimmung der UACR sollte nicht nach körperlicher Anstrengung, nach längerem Stehen, bei unkontrollierter Hypertonie oder bei Fieber erfolgen, da diese Zustände zu einer Erhöhung der UACR führen können. Ein Screening auf Mikroalbuminurie sollte bei Typ-1-Diabetes erstmals fünf Jahre nach Diagnosestellung erfolgen, bei Typ-2-Diabetes mit der Diagnosestellung. Es wird empfohlen als Screening nur die Albumin/Kreatinin-Ratio aus dem Spontanurin zu verwenden [28].

Die Diagnose einer „albuminurischen DKD" kann mit hoher Wahrscheinlichkeit gestellt werden, wenn in mindestens zwei von drei Urinproben, innerhalb von drei Monaten gemessen, der UACR bei Männern > 20 mg/g und bei Frauen > 30 mg/g Creatinin beträgt.

Etwa 10 bis 15 Prozent der Typ-2-Diabetiker mit Nierenerkrankung haben keine typische diabetische Nierenerkrankung. Hinweise auf eine mögliche nichtdiabetische Nierenerkrankung sind:
- Dauer eines Typ-1-Diabetes von unter zehn Jahren (nur 4% entwickeln innerhalb von zehn Jahren eine Proteinurie),
- ein pathologisches Urinsediment (Akanthozyten, Erythrozytenzylinder, Leukozyten),
- eine rasche Zunahme der Proteinurie,
- eine große Proteinurie (> 3 mg/g Crea), insbesondere ohne vorausgehende Mikroalbuminurie,
- rascher Creatininanstieg als Hinweis auf das akute Auftreten einer Nierenerkrankung,
- Zeichen einer systemischen Erkrankung,
- Fehlen einer Retinopathie insbesondere beim Typ-1-Diabetiker. Im Gegensatz dazu schließt das Fehlen einer diabetischen Retinopathie beim Typ-2-Diabetiker eine DKD nicht aus.

Bei Hinweisen auf eine nichtdiabetische Nierenerkrankung sollte eine Abklärung durch eine Nierenbiopsie erfolgen.

Weitere Diagnostik
- Augenhintergrund,
- EKG, Belastungs-EKG,
- Langzeit-Blutdruckmessung,
- Lipide,
- Fußstatus inklusive periphere Dopplerdrücke sowie Stimmgabeltest,
- bei Niereninsuffizienz Ausschluss eines sekundären Hyperparathyreoidismus (Ca, P, PTH),
- Anämieabklärung (bei diabetischer Nephropathie früheres Auftreten einer renalen Anämie).

Therapie der diabetischen Nierenerkrankung

Nicht direkt beeinflussbare Risikofaktoren für die Entwicklung und Progression einer diabetischen Nephropathie sind das Vorhandensein einer Retinopathie, männliches Geschlecht sowie genetische Prädisposition. Beeinflussbare Risikofaktoren sind:
- schlechte glykämische Kontrolle,
- Blutdruckerhöhung sowie Erhöhung des intraglomerulären Drucks,
- Rauchen,
- Hyperlipidämie,
- Adipositas.

Diese Risikofaktoren müssen im Rahmen einer ganzheitlichen Betreuung diabetischer Patienten allesamt angegangen werden.

Glykämische Kontrolle

Effekte auf renale Endpunkte

Die UKPDS-Studie hat für Typ-2-Diabetiker gezeigt, dass eine HbA1c-Senkung von im Schnitt 7,9 Prozent auf 7,0 Prozent nach zehn Jahren Diabetes-assoziierte Endpunkte um 12 Prozent reduzieren konnte. Für Diabetes-assoziierte Todesfälle lag die Reduktionsrate bei zehn Prozent, mikrovaskuläre Erkrankungen konnten um 25 Prozent gesenkt werden [29, 30]. Bezüglich der renalen Endpunkte zeigt sich, dass nach zwölf Jahren die Progressionsrate zu einer Mikroalbuminurie von 34,2 auf 23,0 Prozent im intensiv therapierten Arm gesenkt wurde, eine Verdopplung des Serum-Creatinins von 3,52 auf 0,91 Prozent. Ähnlich zeigte die ADVANCE-Studie, dass eine HbA1c-Senkung von 7,3 auf 6,5 Prozent signifikant die Rate mikrovaskulärer Ereignisse senkte. Dies war fast ausschließlich bedingt durch eine 21-prozentige Risikoreduktion des Neuauftretens oder einer Verschlechterung einer manifesten Nephropathie [31]. In einer Nachbeobachtung über zehn Jahre (ADVANCE-ON) konnte dann sogar gezeigt werden, dass die intensive BZ-Einstellung zu einer 46-prozentigen Risikoreduktion des harten Endpunktes Dialysepflicht geführt hat [32], ohne jedoch Einfluss auf Mortalität oder makrovaskuläre Ereignisse zu haben.

Ähnlich stellt sich die Datenlage in DCCT und EDIC für Typ-1-Diabetiker dar. So konnte durch eine HbA1c-Senkung von 9,1 auf 7,2 Prozent das Risiko für das neue Auftreten einer Mikroalbuminurie in DCCT um 39 Prozent, in der vierjährigen Nachbeobachtung (DCCT/EDIC) dann sogar um 53 Prozent gesenkt werden [33]. Auch hier konnte in einem Follow-up über im Median 22 Jahre

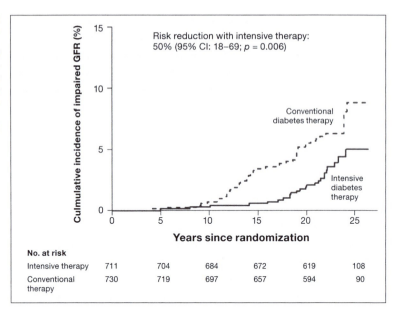

Abbildung 3
Risikoreduktion des Auftretens eines GFR-Verlustes auf < 60 ml/min unter konventioneller oder intensivierter BZ-Einstellung in DCCT/EDIC. Nach [33]

eine 50 Prozent Risikoreduktion für das Auftreten eines GFR-Verlustes auf < 60 ml/min demonstriert werden. Bemerkenswert ist, dass der Effekt erst zehn Jahre nach Beginn der Studie evident wurde (Abbildung 2).

Eine intensive BZ-Kontrolle ist demnach in der Lage, sowohl bei Typ-1- als auch bei Typ-2-Diabetikern die Inzidenz harter renaler Endpunkte zu senken.

Es gibt mittlerweile Substanzen, deren nephroprotektiver Effekt über den der reinen BZ-Senkung hinausgeht. So hat sich in der Diabetestherapie die Substanzgruppe der SGLT-2-Inhibitoren etabliert, die herausragende Ergebnisse für kardiovaskuläre als auch renale Endpunkte aufweisen kann.

Im EMPA-REG-OUTCOME-Studienprogramm konnte gezeigt werden, dass eine zusätzliche Gabe von Empagliflozin zu einer Senkung des primären Outcomes (CV-Tod, nicht-tödlicher Myokardinfarkt, nicht-tödlicher Schlaganfall) um 14 Prozent, einer Senkung des kardiovaskulären Todes um 38 Prozent, Senkung der Gesamtmortalität um 32 Prozent und einer Senkung der Hospitalisierungsrate um 35 Prozent führte [34]. Außerdem konnte gezeigt werden, dass Empagliflozin zu einer deutlichen Reduktion renaler Endpunkte führte. Das Neuauftreten einer Mikroalbuminurie konnte um 38 Prozent, eine Verdopplung des S-Creatinins um 44 Prozent und die Notwendigkeit eines Nierenersatzverfahrens um 55 Prozent reduziert werden [35]. Die Effekte waren unabhängig von

Blutdruck, HbA1c, LDL-Cholesterin, Alter oder Begleitmedikation. Ebenso konnte für Dapagliflozin im DECLARE-Trial eine Reduktion des spezifischen renalen Endpunkts (eGFR-Abfall > 40% auf < 60 ml/min, ESRD, renal bedingter Tor) um 47 Prozent gezeigt werden [36]. Ähnlich konnte für Canagliflozin im CANVAS-Trial eine Senkung des primären Endpunktes (CV-Tod, nicht-tödlicher Myokardinfarkt, nicht-tödlicher Schlaganfall) um 14 Prozent, Senkung der Hospitalisierungsrate wegen Herzinsuffizienz um 33 Prozent und eine Senkung des Risikos für GFR-Reduktion, Nierenersatztherapie oder renalen Tod um 40 Prozent gezeigt werden [37].

Wohingegen in EMPA-REG, DECLARE und CANVAS das Patientenkollektiv von nephrologischer Sicht im Stadium G2A1 eingeschlossen wurde, hat CREDENCE den Effekt von Canagliflozin bei Patienten mit im Mittel einer Niereninsuffizienz im Stadium G3aA3 untersucht (eGFR im Mittel 56 m/min, Einschlusskriterium 30–90 ml/min, UACR im Mittel 927 mg/g, Einschlusskriterium 300–5.000 mg/g) [38]. CREDENCE ist wegen seiner renalen Hochrisikopopulation daher insbesondere aus nephrologischer Sicht eine sehr wichtige Studie. Canagliflozin senkte hochsignifikant das Risiko für das Auftreten des spezifischen renalen Outcomes (ESKD, Verdopplung S-Crea, renaler Tod) um 34 Prozent und das Risiko einer terminalen Niereninsuffizienz um 32 Prozent. Der Effekt war über alle Gruppen der Nierenfunktionseinschränkung hinweg bis zu einer eGFR von 30 konstant nachweisbar [38].

Für keine andere Klasse von Antidiabetika ist bislang ein so positives Wirkprofil auf kardiovaskuläre und renale Endpunkte gezeigt worden. Die renalen Effekte gehen weit über Effekte hinaus, die durch eine verbesserte glykämische Kontrolle zu erzielen wären. Eine Erklärung dieser herausragenden nephroprotektiven Eigenschaften der SGLT-2-Hemmer liegt am ehesten in einer Aktivierung des tubulo-glomerulären Feedbackmechanismus. SGLT-2-Hemmung führt durch Hemmung des Cotransports von Glukose und Natrium zu einem vermehrten Na-Angebot an der Macula densa und somit über den TGF-Mechanismus zu einem Abfall von intraglomerulärem Druck und GFR. Tatsächlich lässt sich, wie bei einer ACE-I-Hemmer-Therapie, auch mit SGLT-2-Hemmern ein initialer GFR-Abfall beobachten, gefolgt von einer im Verlauf dann deutlich stabilisierten Nierenfunktion [39]. Die Effekte sind unabhängig von einer bestehenden Begleitmedikation mit ACE/ARB, Ca-Antagonisten oder Diuretika. Zusätzlich spielen auch die günstigen Effekte auf Blutdruck, Gewicht und Harnsäurespiegel eine nephroprotektive Rolle.

Auch für die Inkretin-Mimetika sind günstige Effekte auf die Nephropathieentwicklung, wenn auch weniger ausgeprägt, beschrieben. Für Liraglutid konnte in der LEADER-Studie gezeigt werden, dass es neben kardiovaskulären Endpunkten auch den kombinierten renalen Endpunkt (persistierende UACR > 300 mg/g, Verdoppelung S-Kreatinin, terminale Niereninsuffizienz) um 22 Prozent im Vergleich zur Placebogruppe (BZ-Senkung ohne GLP-1-Analoga) reduzierte [40]. Vorwiegend war dies getrieben durch eine Reduktion des Auftretens einer Makroalbuminurie. Dieser Effekt konnte für Semaglutide in der SUSTAIN-6-Studie bestätigt werden [41].

HbA1c-Zielwert

Die Einstellung sollte individuell, d.h. in Anbetracht der Gesamtmorbidität des Patienten erfolgen und die HbA1c-Senkung sollte nicht zu schnell durchgeführt werden. Bei Patienten mit kurzer Diabetesdauer, langer Lebenserwartung und keiner signifikanten koronaren Herzerkrankung sollte auf jeden Fall ein Ziel-HbA1c von unter 6,5 oder 7 Prozent angestrebt werden. Von einer aggressiven Senkung auf einen HbA1c-Wert von < 6,5–7 Prozent wird hingegen bei folgenden Typ-2-Diabetikern abgeraten: Anamnese von schwerwiegenden Hypoglykämien, länger bekannter Typ-2-Diabetes mellitus und fortgeschrittene mikro- und makrovaskuläre Schäden. Eine Einstellung auf niedrige Blutzuckerwerte ist nur dann durchzuführen, wenn diese nicht durch eine Häufung von Hypoglykämien erkauft wird [29, 30].

Der Ziel-HbA1c bei Patienten mit Nephropathie ist noch weniger klar definiert. In den Praxisempfehlungen der DDG wird in der Sekundärprophylaxe zur Verhinderung einer Progression ein HbA1c-Wert von unter sieben Prozent empfohlen, wenn eine klinisch relevante Makroangiopathie oder eine Hypoglykämiewahrnehmungsstörung ausgeschlossen werden können [42].

Bei Niereninsuffizienz kann es durch die verkürzte Lebenszeit der Erythrozyten (verkürzte Expositionszeit im diabetischen Milieu) sowie durch die Neuproduktion junger Erythrozyten unter einer EPO- und Eisentherapie zu falsch niedrigeren HbA1c-Werten kommen, was bei der Güte der BZ-Einstellung Beachtung finden muss.

Blutdruckeinstellung und Senkung des intraglomerulären Drucks

Effekte einer Bluthochdrucktherapie auf das Outcome

Beim Typ-2-Diabetes mellitus reduziert die Blutdrucksenkung kardiovaskuläre Komplikationen und Mortalität unabhängig von den eingesetzten Medikamenten. In ADVANCE war im Blutdruckarm der Studie durch eine Senkung des Blutdrucks von 140/77 auf 134/75 mmHg eine Senkung der Gesamtmortalität um 14 Prozent erreicht worden. Darüber hinaus war in der UKPDS-Studie und in der ADVANCE-Studie für eine Risikoreduktion makrovaskulärer Ereignisse die strenge Blutdrucksenkung deutlich effektiver als die Korrektur der Hyperglykämie [29]. Ebenso zeigte UKPDS bezüglich der Mortalität eine signifikante 32-prozentige Senkung im Arm mit der strengeren Blutdruckkontrolle und eine nicht signifikante zehnprozentige Reduktion im intensivierten Blutzuckerarm. Aber auch für die Verhinderung renaler Ereignisse ist die Blutdrucksenkung wichtig. In ADVANCE konnte in der Gruppe mit den niedrigen Blutdruckwerten eine 18-prozentige Reduktion des Auftretens einer neuen oder sich verschlechternden Nephropathie erreicht werden. Der Effekt war dabei umso ausgeprägter, je tiefer der Blutdruck gesenkt wurde (bis hinab zu Werten < 110 systolisch) [46]. Dies unterstreicht die herausragende Bedeutung der Blutdrucksenkung in der Therapie von Patienten mit Diabetes mellitus.

Zielblutdruck

Im Gegensatz zu den Leitlinien der ESC/ESH (Europäische Kardiologie- und Hochdruckgesellschaften) von 2013 sind die Blutdruckziele in den neuen Leitlinien von 2018 nochmals nach unten korrigiert worden. Die Leitlinien empfehlen einen Therapiebeginn bei Blutdruckwerten > 140/90 mmHg. Angestrebt werden soll ein systolischer Blutdruck von < 130 mmHg wobei Werte < 120 mmHg vermieden werden sollen. Für Patienten über 65 Jahre wird ein Zielblutdruck von 130–139 empfohlen. Der diastolische Blutdruck sollte auf < 80 mmHg gesenkt werden, wobei Werte < 70 mmHg vermieden werden sollen [44]. Die Leitlinien des American College of Cardiology gehen noch etwas pragmatischer vor und empfehlen einen Therapiebeginn bei Werten > 130/80 mmHg mit einem Therapieziel von < 130/80 mmHg [45]. Für Patienten mit Diabetes und gleichzeitig bestehender Niereninsuffizienz (GFR < 60 ml/min) geben die Leitlinien keine näher spezifizierten Therapieziele an, so dass auch hier die oben aufgeführten Werte gelten. Für Patienten mit einer

Proteinurie von > 3 g/d ist möglicherweise eine weitere Reduktion des Blutdrucks auf Werte < 125/75 mmHg sinnvoll.

Im Folgenden soll kurz die Datenlage, die zu diesen Empfehlungen geführt hat, umrissen werden. In der ACCORD-Studie wurden 4.733 Patienten mit Typ-2-Diabetes mellitus mit einem hohen kardiovaskulären Risiko in eine Gruppe mit intensiver Blutdrucksenkung (mittlerer systolischer RR nach einem Jahr: 119,3 mmHg) und eine Standardtherapiegruppe (mittlerer systolischer RR nach einem Jahr: 133,5 mmHg) randomisiert [46]. Durch die intensive Blutdruckkontrolle konnte der primäre Endpunkt aus kardiovaskulärem Tod, nicht-tödlichem Herzinfarkt und nicht-tödlichem Schlaganfall nicht signifikant gesenkt werden. Der sekundäre Endpunkt Schlaganfall trat zwar in der intensiv behandelten Gruppe mit einer Risikoreduktion von 41 Prozent signifikant seltener auf, die Häufigkeit dieses Ereignisses war jedoch sehr gering. Es wurden daher keine strengeren Ziele für den systolischen Blutdruck als < 130 mmHg formuliert. Gleichermaßen zeigte sich in der ONTARGET-Studie (38% Diabetiker eingeschlossen), dass das Risiko für den primären kombinierten Endpunkt (CV-Tod, Myokardinfarkt, Schlaganfall, Hospitalisierung wegen Herzinsuffizienz) bei einem erzielten systolischen Blutdruck von 129,6 mmHg am niedrigsten war, bei Werten unter 120 mmHg aber wieder leicht anstieg [47].

Für den diastolischen Blutdruck konnte in der HOT-Studie gezeigt werden, dass bei Diabetikern eine Senkung des Druckes auf < 80 mmHg, im Vergleich zu einer Senkung auf < 85 oder < 90 mmHg zu einer weiteren Senkung der kardiovaskulären Ereignisrate, der kardiovaskulären Mortalität sowie der Gesamtmortalität führte [48]. Die MDRD-Studie belegte, dass eine strenge Blutdrucksenkung insbesondere dann zu einer Verhinderung eines GFR-Verlustes führte, wenn eine ausgeprägte Proteinurie vorlag. Bei einer Proteinurie von > 3 g/d führte eine RR-Senkung auf unter 125/75 zur besten Nephroprotektion [49].

Medikamentenwahl

Die Leitlinien der ESH/ESC geben hierzu folgende Empfehlungen [44]:
- RAS-Blocker reduzieren die Albuminurie effektiver als andere Substanzen und sind bei hypertensiven Patienten mit Mikroalbuminurie oder Makroalbuminurie indiziert.
- Eine Kombination aus RAS-Blocker mit einem Calciumkanalblocker oder einem Diuretikum wird als Initialtherapie empfohlen.

- Die gleichzeitige Anwendung von zwei RAS-Blockern wird nicht empfohlen und sollte bei Patienten mit Diabetes mellitus vermieden werden.

ACE-I/ARB: In einer Vielzahl von Studien bei Typ-1- und Typ-2-Diabetikern ist der positive Effekt von ACE-I- oder AT1R-Blockern bei Patienten mit Mikro- als auch Makroalbuminurie sowohl auf kardiovaskuläre als auch renale Endpunkte gut belegt. Eine Metaanalyse zum Effekt von ACE-I bei normalbuminurischen Patienten konnte zeigen, dass die Rate der Entwicklung einer Mikro- oder Makroalbuminurie um 40 Prozent gesenkt werden konnte. Dies war insbesondere durch einen günstigen Effekt bei Patienten mit Hypertonie bedingt, wohingegen normotone Patienten keinen signifikanten Benefit hatten [50]. In der ROADMAP-(Randomized Olmesartan and Diabetes Microalbuminuria Prevention)-Studie wurde untersucht, ob der AT1R-Blocker Olmesartan, 40 mg/d, das Auftreten einer Mikroalbuminurie bei normalbuminurischen Patienten mit Typ-2-Diabetes-mellitus verzögert oder verhindert [51]. Nach der Rekrutierung von etwa ¼ der Teilnehmer wurde die Studie frühzeitig abgebrochen. 8,2 Prozent der Patienten in der Olmesartangruppe versus 9,8 Prozent der Patienten in der Placebogruppe entwickelten eine Mikroalbuminurie (absolute Risikoreduktion: 1,6%; number needed to treat: 63). Die mittlere Zeit bis zum Auftreten einer Mikroalbuminurie betrug 722 Tage in der Olmesartan-Gruppe und 576 Tage in der Placebo-Gruppe. Jedoch hatte in der Olmesartangruppe eine größere Anzahl von Patienten tödliche kardiovaskuläre Ereignisse, so dass keine generelle Empfehlung zum Einsatz bei normalbuminurischen Patienten gegeben werden kann.

Für eine duale Blockade des RAS mit ACE-Hemmer plus ARB konnte in der ONTARGET-Studie (38% Diabetiker, 13% Patienten mit Mikroalbuminurie) kein Benefit gegenüber der Therapie mit den Einzelsubstanzen, bei erhöhter Nebenwirkungsrate, gezeigt werden [52].

Zusammenfassend ist daher bei einer Mikro- oder Makroalbuminurie grundsätzlich eine Therapie mit einem ACE-Hemmer oder AT1-Blocker indiziert, da diese effektiv den intraglomerulären Druck senken. Patienten, die normalbuminurisch und hypertensiv sind, sollten ebenfalls einen ACE-Hemmer erhalten. Normalbuminurische, normotensive Patienten müssen nicht mit einem ACE-Inhibitor oder AT1-Blocker behandelt werden. Eine duale Blockade des RAA-Systems wird nicht empfohlen [44].

Aldosteronantagonisten: Bei Patienten mit Diabetes mellitus, Hypertonie und Albuminurie konnte eine Therapie mit Lisinopril/Spironolakton den Urin/Albumin/Kreatinin-Quotienten besser senken als die Therapie mit Lisinopril/Losartan. Eine Kombinationstherapie von Lisinopril/Spironolakton kann also die Albuminurie am besten reduzieren, allerdings ist die dabei vermehrt auftretende Hyperkaliämie ein limitierender Faktor [53]. Weitere größer angelegte Studien werden erwartet.

Aliskiren: Die Gabe des Renininhibitors Aliskiren in Kombination mit einem AT1R-Blocker reduzierte im Vergleich zur alleinigen Gabe des AT1R-Blockers bei Patienten mit diabetischer Nephropathie den Urin/Albumin/Kreatinin-Quotienten signifikant um 20 Prozent [54].

Geklärt werden sollte dann in der ALTITUDE-Studie, ob eine duale Blockade des Renin-Angiotensin-Systems mit entweder einem ACE-Hemmer oder AT1R-Blocker und einer Zusatztherapie mit Aliskiren zu einer weiteren Reduktion von kardiovaskulären und renalen Ereignissen bei Hochrisikopatienten mit Typ-2-Diabetes führt. Auf Empfehlung des unabhängigen Data Monitoring Committee wurde aufgrund einer Zunahme der unerwünschten Ereignisse (Hypotensionen, Hyperkaliämien, renale Komplikationen, nicht tödliche Schlaganfälle) das vorzeitige Ende der Studie beschlossen [55].

Endothelin-A-Rezeptorantagonisten: Der Endothelin-A-Rezeptor-Antagonist Avosentan konnte in Kombination mit einer Standardtherapie die Mikroalbuminurie bei Patienten mit Typ-2-Diabetes reduzieren. Die Studie wurde aber nach einer mittleren Verlaufsbeobachtung von vier Monaten beendet, da es zu vermehrten kardiovaskulären Ereignissen (Überwässerung, Herzinsuffizienz) gekommen war [56]. Interessanterweise konnte Atrasentan, ein weiterer und vielleicht selektiverer Endothelin-A-Rezeptor-Antagonist bei Patienten mit einer DN, einer eGFR > 20 ml/min per 1,73 m^2 und einer Albumin/Kreatinin-Ratio von 100–3.000 mg/g, die bereits mit ACE-Hemmern oder AT1-Rezeptor-Blockern therapiert wurden, die Albuminurie signifikant reduzieren, ohne dass es zu ähnlich gravierenden Nebenwirkungsraten kam [57].

Auf die günstigen Effekte der SGLT-2-Hemmer auf den Blutdruck und insbesondere auf den intraglomerulären Druck wurde weiter oben bereits eingegangen.

Aufgeben des Rauchens

Rauchen führt zu einem erhöhten Risiko des Auftretens einer Mikroalbuminurie, einem früheren Übergang ins Stadium der manifesten Nephropathie sowie zu einem beschleunigten Abfall der GFR. So konnte bei Typ-2-Diabetikern, die nicht rauchten, ein GFR-Verlust von 0,73 ml/min/Monat gemessen werden, wohingegen Raucher einen GFR-Verlust von 1,24 ml/min/Monat aufwiesen [58]. Ähnlich konnte bei Typ-1-Diabetikern, die nicht rauchten, eine Progression der DN in 11 Prozent, bei Rauchern in 53 Prozent und bei Ex-Rauchern in 33 Prozent der Fälle gezeigt werden [59]. Ähnlich wie bei anderen Nierenerkrankungen auch gilt also die dringende Empfehlung, das Rauchen aufzugeben.

Ernährung und Gewichtsreduktion

Für die Normalbevölkerung gibt es nach Adjustierung für eine Vielzahl von Faktoren eine klare Assoziation zwischen BMI und dem Risiko für eine terminale Niereninsuffizienz [43]. Das Risiko ist für BMI-Werte von 25 bis 30 1,87-fach erhöht, für BMI-Werte über 40 7,07-fach erhöht. Durch Gewichtsreduktion lässt sich ein Rückgang der Proteinurie erzielen, wobei bei Patienten mit manifester Proteinurie ein Rückgang um 1,7 g/d, bei Patienten mit Mikroalbuminurie im Durchschnitt ein Rückgang um 14 mg/d zu verzeichnen war (pro kg Gewichtsverlust −110 mg/d bzw. −1,1 mg/d) [61]. Nach bariatrischer Chirurgie bei Patienten mit metabolischem Syndrom oder Diabetes ließ sich die UACR um etwa 45 Prozent absenken [62].

Die Auswirkung diätetischer Gewohnheiten auf die Nierenfunktion wurde bei 6.213 Patienten mit Typ-2-Diabetes aus der ONTARGET-Studie untersucht. Patienten in der gesündesten Tertile des Modified Alternate Healthy Eating Index (mAHEI, hohe Werte entsprechen einer gesunden, mediterranen Diät) hatten im Vergleich zu Patienten in der ungesündesten Tertile ein niedrigeres CKD-Risiko (OR 0,74) und ein geringeres Mortalitätsrisiko (OR 0,61). Ebenso war das Risiko für die Entwicklung einer CKD durch den Konsum von Obst mehr als 3×/Wo sowie durch moderaten Alkoholkonsum erniedrigt. Salzkonsum war nicht mit dem Auftreten einer CKD assoziiert, Patienten in der niedrigsten Tertile des Eiweißkonsums hatten sogar ein leicht gesteigertes Risiko [63].

Therapie der Hyperlipidämie

Die neuen Leitlinien der European Society of Cardiology und der European Atherosclerosis Society (ESC/EAS) von 2019 haben zu einer weiteren Verschärfung der LDL-Cholesterin-Zielwerte geführt [64]. Für Patienten mit einem sehr hohen CV-Risiko (10-Jahres CV-Mortalitätsrisiko > 10%) gilt nun ein LDL-Cholesterin-Zielwert von < 55 mg/dl. Für Patienten mit einem hohen Risiko (10-Jahres CV-Mortalitäsrisiko 5–10%) gilt ein Zielwert von < 70 mg/dl. Dies ist insbesondere für die Betreuung von diabetischen Patienten mit diabetischer Nierenerkrankung von Bedeutung, da sowohl der Dia-

betes per se, aber auch eine Einschränkung der Nierenfunktion ein erhebliches Risiko darstellen. In die Kategorie mit sehr hohem Risiko zählen:
- Manifeste atherosklerotische kardiovaskuläre Erkrankung (klinisch oder eindeutige Bildgebung),
- Diabetes mellitus mit Endorganschaden oder mindestens drei Hauptrisikofaktoren,
- Niereninsuffizienz im Stadium CKD G4-5 (eGFR < 30 ml/min).

In die Kategorie mit hohem Risiko zählen:
- Patienten mit stark erhöhten singulären Risikofaktoren (LDL > 190 mg/dl, RR > 180/110 mmHg),
- Diabetes mellitus ohne Endorganschaden mit einer Diabetesdauer von über zehn Jahren oder einem anderen zusätzlichen Risikofaktor,
- Niereninsuffizienz im Stadium CKD G3 (eGFR 30–59 ml/min).

Neuere Ansätze zur Therapie der diabetischen Nierenerkrankung

Bardoxolon-Methyl

Bardoxolon-Methyl ist ein antioxidativer Modulator. In der Bardoxolon-Methyl-Therapie-Studie (BEAM) wurden 227 Patienten mit Typ-2-Diabetes mellitus mit einer eGFR zwischen 20 und 45 ml/min mit Placebo oder unterschiedlichen Dosen von Bardoxolon-Methyl (25, 75, oder 150 mg/d) behandelt. Nach 52 Wochen kam es im Vergleich zum Placebo zu einem signifikanten Anstieg der eGFR um 6–10 ml/min. Der eGFR-Anstieg wurde ab vier Wochen nach Einleitung der Therapie beobachtet, nach Beendigung der Therapie fiel die eGFR nach vier Wochen auf den Ausgangswert zurück. Allerdings kam es auch zu einem Anstieg der Albuminurie, der mit der Höhe der GFR korrelierte [65], so dass der eGFR-Anstieg durch eine Erhöhung des intraglomerulären Drucks vermittelt worden sein könnte. Dies könnte mittelfristig sogar zu einer Schädigung des Glomerulus führen.

Eine in der Folge aufgelegte größere randomisierte Multi-Center-Studie (BEACON) wurde wegen Ineffektivität bezüglich des Risikos für ESRD oder kardiovaskulären Tod sowie wegen einer Zunahme der Herzinsuffizienzrate frühzeitig abgebrochen [66].

Anti-TGF-beta-Therapie

In einer randomisierten, multizentrischen, Placebo-kontrollierten Phase-2-Studie wurde eine zwölfmonatige Therapie mit einem monoklonalen Antikörper gegen TGF-β1 (LY2382770) bei Typ-1- oder Typ-2-Diabetikern mit einer Proteinurie > 800 mg/d untersucht. Die Studie wurde ebenfalls wegen Wirkungslosigkeit frühzeitig abgebrochen [67].

Vitamin D

Die VITAL-Studie hat bei Patienten mit diabetischer Nephropathie gezeigt, dass eine Therapie mit dem Vitamin-D-Analogon Paricalcitol zur Reduktion der Albuminurie führt [68]. In einer Metaanalyse von neun RCTs war zwar ein Trend hinsichtlich der Reduktion der Albuminurie zu beobachten, das Ergebnis erreichte aber keine statistische Signifikanz [69].

CCX140-B (Chemokin-Rezeptor-2-Inhibitor)

MCP-1 wird bei der DN für die Makrophagen-Infiltration sowie zum Teil für den podozytären Schaden verantwortlich gemacht. Eine Inhibierung der MCP-1-Wirkung wurde bei 332 Patienten mit einer UACR von 100–3.000 mg/d unter stabiler ACE/ARB-Therapie mit dem Chemokin-Rezeptor-2-Inhibitor CCX140-B durchgeführt. Es fand sich eine über 52 Wochen hinweg dauerhafte Reduktion der UACR um 24 Prozent. Bei Patienten mit einer Baseline-UACR > 800 mg/g konnte zudem der Abfall der GFR verlangsamt werden [51].

Baricitinib (Janus-Kinase-1/2-Hemmer)

Kürzlich konnte für den oralen Janus-Kinase-Hemmer Baricitinib gezeigt werden, dass er zu einer Reduktion der Biomarker IP-10, MCP-1 und sTNF-R1 und sTNF-R2 führt und eine etwa 40-prozentige Reduktion der Proteinurie bewirkt. In der sechsmonatigen Pilotstudie fand sich kein Effekt auf die GFR [70].

Hemmung der Wirkung von MCP-1 (CCL-2)

MCP-1 (CCL-2) wird bei der DN für die Makrophagen-Infiltration sowie zum Teil für den podozytären Schaden verantwortlich gemacht. Eine Inhibierung der MCP-1-Wirkung wurde bei 332 Patienten mit einer UACR von 100–3.000 mg/d unter stabiler ACE/ARB-Therapie mit dem Chemokin-Rezeptor-2-Inhibitor CCX140-B durchgeführt. Es fand sich eine über 52 Wochen hinweg dauerhafte Reduktion der UACR um 24 Prozent. Bei Patienten mit einer Baseline UACR > 800 mg/g konnte zudem der Abfall der GFR verlangsamt werden [71].

In einer weiteren Studie wurde Emapticap pegol (NOX-E36), ein Spiegelmer, das spezifisch MCP-1 hemmt, bei 75 albuminurischen

Typ-2-Diabetikern untersucht. Emapticap führte zu einem Abfall der Monozytenzahl im Serum und einer 29-prozentigen Reduktion der Albuminurie. Es zeigte sich, dass mehr als zwei Monate Therapie nötig waren, um einen Effekt zu verzeichnen. Nach Ende der zwölfwöchigen Therapiephase persistierte der Effekt für die anschließende zwölfwöchige Beobachtungsphase und der Effekt trat ohne Auswirkungen auf Blutdruck oder GFR auf [72]. Dies legt nahe, dass bei diesem Wirkprinzip keine hämodynamischen Effekte, sondern tatsächlich anti-inflammatorische Struktur-verbessernde Effekte greifen.

Zusammenfassung der Therapieziele bei diabetischer Nephropathie

- HbA1c: 6,5–7,5 Prozent in frühen CKD-Stadien, fortgeschrittene Stadien: individuell höhere HbA1c-Werte als Ziel festlegen in Abhängigkeit von Komorbiditäten, Alter, Hypoglykämierisiko etc.
- Zur Verhinderung bzw. Progressionshemmung einer Nephropathie und auf Grund ihrer kardiovaskulären Risikoreduktion sind GLP-1-Analoga, aber insbesondere SGLT-2-Hemmer zu bevorzugende Substanzgruppen zur Blutzuckersenkung.
- Blutdruck: nach ESC/ESH-Leitlinie: <130/80, aber nicht < 120/70. Bei Patienten > 65 Jahre RR_{sys} 130–139 mmHg.
- LDL-Cholesterin: Sehr hohes CV-Risiko (manifeste atherosklerotische CV-Erkrankung, Diabetes mit Zielorganschaden, CKD-Stadium G4-5 (eGFR < 30 ml/min) – LDL-Cholesterin < 55 mg/dl.
  Hohes CV-Risiko (Diabetes ohne Zielorganschaden, CKD-Stadium G3 (eGFR 30–59 ml/min) – LDL-Cholesterin < 70 mg/dl.
- Thrombozyten-Aggregations-Hemmer (Abwägung des potenziellen kardiovaskulären Nutzens gegenüber dem Blutungsrisiko).
- Verzicht aufs Rauchen.
- Gewichtsreduktion und mediterrane Diät.
- Hämoglobin 9–11 g/dl (eGFR-Stadium CKD G4-5).
- Exakte Nutzen-Risiko-Abwägung vor Gabe nephrotoxischer Medikamente, protektive Maßnahme vor Röntgen-Kontrastmittelgabe, Beachten der möglichen Kumulation von Begleitmedikamenten, Beachten des erhöhten kardiovaskulären Risikos mit Screening für Angiopathie, Beachten von Antibiotika-Therapien von Harnwegsinfektionen.

- Neuere Therapiestrategien müssen sich erst in größeren klinischen Studien bewähren.

Diabetestherapie bei eingeschränkter Nierenfunktion

Es soll im Folgenden zunächst die Rolle der Niere in der Glukoseregulation dargestellt werden. Im Gegensatz zur Bedeutung von Leber, Muskulatur und Fettgewebe wird der Beitrag der Niere zur Glukosehomöostase oft unterschätzt. In einem zweiten Abschnitt wird dann auf die medikamentöse Therapie des Diabetes mellitus Typ 2 bei eingeschränkter Nierenfunktion eingegangen.

Glukoseregulation durch die Niere

Es existieren vier wichtige Mechanismen, durch die die Niere an der Glukoseregulation im menschlichen Körper beteiligt ist:
- Freisetzung von Glukose in die Zirkulation über Glukoneogenese,
- Aufnahme und Utilisation von Glukose aus der Zirkulation, um den Energiebedarf der Niere zu decken,
- Metabolismus von in die Zirkulation sezerniertem Insulin,
- Reabsorption von Glukose aus dem glomerulären Filtrat in die Zirkulation.

Freisetzung von Glukose in die Zirkulation über Glukoneogenese

Der proximale Tubulus im Nierencortex ist mit der Enzymmaschinerie zur Glukoneogenese ausgestattet. Pro Tag werden etwa 15–55 g Glukose über Glukoneogenese in die Zirkulation freigesetzt [73]. Während eines postabsorptiven Zustandes nach einer 14- bis 16-Std.-Fastenperiode übernimmt die Niere so etwa 25 Prozent der gesamten Glukosefreisetzung in die Zirkulation. Weitere 50 Prozent werden durch Glykogenolyse durch die Leber und weitere 25 Prozent durch Glukoneogenese durch die Leber beigesteuert. Je länger die Fastenperiode, desto weniger Glykogen hat die Leber zur Verfügung, so dass der Anteil der renalen Glukosefreisetzung in die Zirkulation dann auf bis zu 50 Prozent steigen kann [73]. Im postprandialen Zustand wird die Gesamtfreisetzung von Glukose in die Zirkulation natürlich zurückgefahren, insgesamt um etwa 61 Prozent. Die Freisetzung durch die Leber reduziert sich dabei um 82 Prozent. Überraschenderweise steigt allerdings die Glukosefreisetzung durch die Niere sogar an, so dass die Niere im postprandialen

Zustand etwa 60 Prozent der endogenen Glukosefreisetzung übernimmt. Warum dies so geregelt ist, ist unklar. Möglicherweise wird auf diese Weise jedoch gewährleistet, dass sich die Glykogenreserven der Leber wieder effizient füllen können [74].

Aufnahme und Utilisation von Glukose aus der Zirkulation, um den Energiebedarf der Niere zu decken

Sieht man sich die Gesamtkörperverwertung von zugeführter Glukose an, so lässt sich feststellen, dass die Leber 45 Prozent, die Muskulatur 30 Prozent, das Gehirn 15 Prozent, das Fettgewebe fünf Prozent und die Nieren zehn Prozent der zugeführten Glukose aufnehmen. Der Hauptort der Glukoseutilisation in der Niere ist die Medulla, da diese im Gegensatz zum Cortex keine Glukoneogenesekapazität besitzt [75].

Metabolismus von in die Zirkulation sezerniertem Insulin

Bei regulärer Insulinsekretion in die V. porta werden etwa 75 Prozent des Insulins in der Leber metabolisiert (first pass-Effekt). 25 Prozent des Insulins werden in der Niere metabolisiert und dort ausgeschieden. Dabei werden etwa 60 Prozent glomerulär filtriert und 40 Prozent aktiv tubulär sezerniert [76]. Die Niere ist demnach ein wichtiges Organ zur Regulation der Insulinspiegel. Bei exogen appliziertem Insulin fällt der first-pass-Effekt durch die Leber weg und der renale Metabolismus gewinnt noch zusätzlich an Bedeutung. Bei einem Abfall der GFR auf unter 20 bis 30 ml/min kommt es zu einem deutlichen Abfall der Insulin-Clearance und damit zur Akkumulation und Hypoglykämiegefahr. Mehrere Studien haben gut belegt, dass der Insulinbedarf sowohl bei Typ-1- als auch bei Typ-2-Diabetikern mit Rückgang der GFR deutlich abnimmt und bei einer Niereninsuffizienz im Stadium V nur noch etwa 50 Prozent des Insulinbedarfs bei normaler Nierenfunktion beträgt [77].

Reabsorption von Glukose aus dem glomerulären Filtrat in die Zirkulation

Im Normalzustand werden durch die Niere täglich etwa 160 g Glukose filtriert und erscheinen im primären Glomerulumfiltrat. Diese Menge an Glukose wird nahezu komplett rückresorbiert, so dass im Endharn praktisch keine Glukose mehr nachweisbar ist. 90 Prozent der filtrierten Glukose werden im S1- und S2-Segment des proximalen Tubulus über den SGLT-2 (sodium glucose transporter 2) reabsorbiert, die restlichen zehn Prozent im S3-Segment durch den SGLT-1 (Abbildung 4). Bei steigenden Serumglukosespiegeln wird entsprechend mehr Glukose filtriert und bis zu einem gewissen

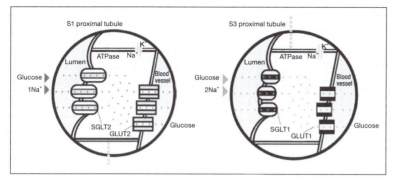

Abbildung 4
Glukosetransporter im proximalen Tubulus. SGLT2 ist für etwa 90% der Glukosereabsorption verantwortlich. Nach [78]

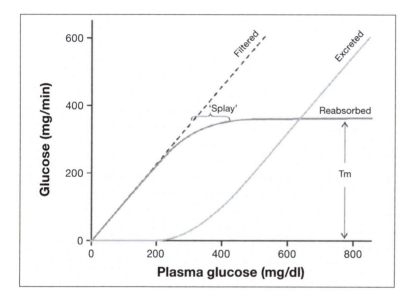

Abbildung 5
Renaler Glukosetransport in Abhängigkeit von der Serumglukose. Nach [78]

Grad auf rückresorbiert. Im proximalen Tubulus ist die Reabsorptionskapazität bis auf maximal 350–400 g/d Glukose steigerbar. Ab einer Serumglukose von etwa 180–200 mg/d übersteigt die filtrierte Menge jedoch die Reabsorptionsfähigkeit und Glukose erscheint im Urin (Abbildung 5) [78].

Eine Hemmung des SGLT-2 macht man sich mittlerweile therapeutisch zu Nutze. Hierbei führt die gesteigerte Ausscheidung von Glukose über die Niere zu einer deutlichen Verbesserung der Diabeteseinstellung ohne ein gesteigertes Risiko von Hypoglykämien. Der SGLT-2 ist für diesen Ansatz aus folgenden Gründen besonders geeignet:

- SGLT-2 ist für 90 Prozent der renalen Glukosereabsorption verantwortlich.

- SGLT-2 ist gewebsspezifisch in der Niere exprimiert, so dass seine Hemmung keine Auswirkungen auf andere Organfunktionen hat.
- Mutationen im SGLT-2 gehen mit der „familiären renalen Glukosurie" einher. Selbst bei komplettem Fehlen von SGLT-2 geht diese Erkrankung lediglich mit einer gewissen Polyurie einher und macht ansonsten trotz einer Glukosurie von bis zu 200 g/d keine ernsthaften Symptome.
- SGLT-2 ist bei Diabetikern im Tubulusepithel überexprimiert.

Diabetestherapie bei eingeschränkter Nierenfunktion

Man muss davon ausgehen, dass in etwa 25 Prozent aller Diabetiker eine Nierenfunktionseinschränkung im Stadium 3 oder höher haben, d.h. eine GFR von unter 60 ml/min. Die Diabetestherapie bei chronischer Niereninsuffizienz ist daher ein wichtiges und äußerst häufig anzutreffendes klinisches Problem [79, 80]. In den letzten Jahren haben sich die Therapiemöglichkeiten für Patienten mit Diabetes und Niereninsuffizienz deutlich erweitert, da zum einen neue Therapieansätze entwickelt worden sind, zum anderen die eGFR-Sicherheitsschwellen für einige Substanzen deutlich nach unten korrigiert worden sind (z.B. für Metformin oder die GLP-1-Analoga).

Therapieziele
Die ACCORD-Studie hat eindrucksvoll belegt, dass eine intensive Glukosekontrolle mit einem Ziel-HbA1c von unter sehcs Prozent im Vergleich zu einer Standardtherapie mit einem Ziel-HbA1c von 7,0 bis 7,9 Prozent zu keiner Reduktion der kardiovaskulären Ereignisse und sogar zu einer erhöhten Mortalität führt [81]. Insbesondere hat sich gezeigt, dass Patienten mit langer Diabetesdauer, ältere Patienten, Patienten mit Hypoglykämierisiko und Patienten mit Komorbiditäten und manifesten vaskulären Komplikationen von diesem negativen Effekt einer strengen Glykämiekontrolle betroffen sind. Patienten mit Niereninsuffizienz auf dem Boden eines Diabetes oder einer arteriellen Hypertonie gehören in der Regel dieser Risikogruppe an. Generell kann daher bei ihnen von einem Ziel-HbA1c von 7,5 bis 8,0 Prozent ausgegangen werden.

Bei Dialysepatienten können eigentlich gar keine fundierten Therapieziele bezüglich des HbA1c-Wertes formuliert werden. Zum einen besteht hier eine fragliche Wertigkeit der HbA1c-Messung per se. Der HbA1c-Wert liegt hier oftmals falsch niedrig, bedingt durch eine verminderte Erythrozytenüberlebensdauer (Urämie, Blutverluste an Dialyse), bedingt durch EK-Transfusionen sowie Erythropoetin-Gabe (Produktion frischen unglykosylierten Hämoglobins). Zum anderen gibt es für dieses Patientengut keine randomisierten Therapiestudien, die tatsächlich verschiedene HbA1c-Zielwerte gegeneinander verglichen hätten. Es zeigt sich jedoch, dass dialysepflichtige Patienten, deren HbA1c durchschnittlich zwischen 7 Prozent und 7,9 Prozent liegt, die beste Überlebensprognose haben. Im Vergleich dazu stieg das Mortalitätsrisiko mit zunehmender HbA1c-Verschlechterung an und war in der Gruppe mit der schlechtesten Diabeteseinstellung (mittleres HbA1c > 10%) 1,6-fach erhöht [82]. Ebenso war ein signifikanter Anstieg der kardiovaskulären und der Gesamtmortalität bei Patienten mit sehr niedrigen mittleren HbA1c-Werten festzustellen (HbA1c 5–5,9%) [82]. Auch Ramirez et al. beobachteten bei Hämodialysepatienten, dass eine U-förmige Korrelation zwischen Mortalität und HbA1c existiert. Die Überlebenswahrscheinlichkeit verringerte sich, je mehr sich der HbA1c vom Bereich zwischen 7 Prozent und 7,9 Prozent entfernte. Patienten mit einem HbA1c unter fünf Prozent bzw. von neun Prozent und darüber hatten ein um 35 bzw. 38 Prozent höheres Mortalitätsrisiko als jene mit einem HbA1c zwischen 7 und 7,9 Prozent. Möglicherweise liegt also der optimale HbA1c-Bereich für den Dialysepatienten zwischen 7 Prozent und 7,9 Prozent [83].

Ein wichtiges Therapieziel ist aber die Vermeidung von Hypoglykämien. Patienten mit Niereninsuffizienz sind besonders gefährdet Hypoglykämien zu erleiden. Dies hat folgende Gründe:
- Verlängerte Wirkdauer von Insulin, da Insulinabbau und -ausscheidung über die Niere erfolgen.
- Akkumulation von oralen Antidiabetika (insbesondere Sulfonylharnstoffe).
- Verminderung der Glukoneogeneseleistung.
- Malnutritions-/Inflammationssyndrom im Rahmen der Niereninsuffizienz führt zu fehlenden Glykogenreserven in der Leber.

Medikamentöse Therapie mit oralen Antidiabetika

Sulfonylharnstoffe und Glinide

Glibenclamid wird zu etwa gleichen Teilen über Urin und Galle ausgeschieden und akkumuliert daher bei Niereninsuffizienz. Dies bringt ein erhöhtes Hypoglykämierisiko mit sich. Bei einer GFR unter 60 ml/min sollte die Dosis halbiert werden, ab einer GFR unter 30 ml/min ist die Substanz kontraindiziert. Glimepirid wird ebenfalls überwiegend renal ausgeschieden und muss daher bei nachlassender Nierenfunktion dosisreduziert werden. Bei schwerer Niereninsuffizienz ist es kontraindiziert. Gliquidon wird nur zu fünf Prozent renal eliminiert. Nach Fachinformation gilt eine höhergradige Niereninsuffizienz zwar als Kontraindikation, bei fehlenden Alternativen und nach Aufklärung des Patienten kann die Substanz aber aus klinischer Sicht verordnet werden.

Die Glinide Repaglinin und Nateglinid sind für alle Stadien der Niereninsuffizienz zugelassen. Nateglinid wird allerdings zu 80 Prozent renal eliminiert und es gibt keine ausreichenden Daten für den längerfristigen Einsatz. Es sollte daher bei Niereninsuffizienz eher vermieden werden. Repaglinid wird nur zu etwa zehn Prozent renal eliminiert und kann daher bei Niereninsuffizienz gut eingesetzt werden, wobei bei einer GFR unter 30 ml/min die Maximaldosis halbiert werden sollte.

Metformin

Metformin wird nach Aufnahme in unveränderter Form renal durch glomeruläre Filtration und tubuläre Sekretion eliminiert. Es akkumuliert daher bei Niereninsuffizienz mit der Gefahr der Entwicklung einer Laktatazidose. Metformin war in Deutschland daher lange Zeit bei einer GFR unter 60 ml/min kontraindiziert. Beobachtungsstudien zeigten aber, dass die Laktatazidoseraten extrem niedrig liegen. Die Inzidenz wird unter Metformin mit etwa 3–4/100.000 Patientenjahren beschrieben und liegt damit nicht höher als die beobachtete Inzidenz unter anderen oralen Antidiabetika [84]. Dabei wurden etwa 23 Prozent aller Patienten mit einer GFR zwischen 30 und 60 ml/min mit Metformin therapiert [85]. Auf Grund dieser Daten hat das BfArm die Zulassung von Metformin ausgedehnt, so dass nun auch in Deutschland Patienten bis zu einer GFR von 30 ml/min mit Metformin in der Maximaldosis von 2× 500 mg therapiert werden können. Unter einer GFR von 45 ml/min sollte Metformin jedoch nicht neu angesetzt werden. Unter einer GFR von 30 ml/min ist Metformin generell kontraindiziert.

Thiazolidinedione (Glitazone)

Rosiglitazon und Pioglitazon unterscheiden sich hinsichtlich ihrer pharmakologischen Eigenschaften bei Niereninsuffizienz nicht wesentlich. Beide Substanzen werden hepatisch vollständig metabolisiert und eine eingeschränkte Nierenfunktion beeinflusst den Stoffwechsel beider Substanzen nicht wesentlich. Die Substanzen können jedoch eine Herzinsuffizienz verschlechtern und es ist eine erhöhte Frakturrate insbesondere bei Frauen an der oberen Extremität. Rosiglitazon ist daher mittlerweile vom deutschen Markt verschwunden. Auch für Pioglitazon hat der GBA die Verschreibungsfähigkeit deutlich eingeschränkt. Es gibt aber gewisse Morbiditätskriterien, bei deren Erfüllung Pioglitazon theoretisch verordnet werden kann. Hierzu gehören Patienten mit kardiovaskulärer Hochrisikosituation (Z.n. Apoplex, KHK, pAVK) aber auch Patienten mit eingeschränkter Nierenfunktion, bei denen auf Grund dieser Tatsache andere Antidiabetika kontraindiziert sind.

Was spricht weiterhin für eine Verordnung von Pioglitazon bei Patienten mit eingeschränkter Nierenfunktion? Die Substanz ist zugelassen bis zu einer GFR von 4 ml/min und somit in aller Regel auch bei Dialysepatienten einsetzbar. In der PROactive Studie, die bei über 5.238 Patienten mit Diabetes mellitus Typ 2 und bekannter makrovaskulärer Erkrankung Pioglitazon mit Placebo zusätzlich zu anderen OADs verglich, gab es keinen signifikanten Unterschied im primären Endpunkt (Tod, Myokardinfarkt, Schlaganfall, Intervention an Koronarien oder Beinarterien). Pioglitazon war jedoch signifikant besser bezüglich des sekundären Endpunktes (Tod, nicht-tödlicher Myokardinfarkt, Schlaganfall). Diese Überlegenheit war besonders deutlich bei Patienten mit eingeschränkter Nierenfunktion [86]. Insbesondere niereninsuffiziente Patienten profitieren demnach von dem Einsatz von Pioglitazon. Mit der Einschränkung der Behandlung von volumenüberladenen oder herzinsuffizienten Patienten sollte der Einsatz von Pioglitazon bei diesem Patientengut immer in Erwägung gezogen werden. Pioglitazon ist in allen Stadien der Niereninsuffizienz ohne Dosisanpassung anwendbar.

Alpha-Glukosidasehemmer

Acarbose selbst wird zwar nur zu zwei Prozent renal eliminiert, wird jedoch durch Verdauungsenzyme und Darmbakterien in etwa 13 Metabolite aufgespalten, die systemisch absorbiert werden und bei Niereninsuffizienz akkumulieren. Einige dieser Metabolite haben hepatotoxische Eigenschaften. Es liegen nur wenige Informationen zum längerfristigen Einsatz von Acarbose bei Niereninsuffizienz vor, laut Fachinformation ist die Substanz jedoch bei einer GFR unter 25 ml/min kontraindiziert.

Inkretin-basierte Therapeutika

Hierzu zählen die Inkretinmimetika oder GLP-1-Analoga und die Dipetidylpeptidase-4-Hemmer (DPP-4-Hemmer), die den Abbau von physiologisch sezerniertem GLP-1 verlangsamen. Beide Substanzgruppen führen zu einer gesteigerten Insulinsekretion und einer Abnahme der Glukagonsekretion nach Nahrungsaufnahme.

Das Inkretinmimetikum Exenatid wird renal durch glomeruläre Filtration und anschließenden proteolytischen Abbau eliminiert. Exenatid ist bis zu einer GFR von 30 ml/min zugelassen, sollte aber bei einer Kreatininclearance von 30–50 ml/min nur in reduzierter Dosis (2× 5 µg/d) und bei stärker eingeschränkter Nierenfunktion gar nicht appliziert werden. Liraglutid, Dulaglutid und Semaglutid sind mittlerweile bis zu einer eGFR von 15 ml/min in unveränderter Dosis zugelassen. Bei terminaler Niereninsuffizienz werden sie aufgrund unzureichender Datenlage nicht empfohlen. Das Kombinationspräparat aus Insulin Glargin und Lixisenatid (Suliqua) ist bis zu einer eGFR von 30 ml/min zugelassen. Mit Semaglutid ist erstmals auch ein oral applizierbares GLP-1-Analogon zugelassen worden [87].

Im Gegensatz zu den GLP-1-Analoga sind die DPP-4-Hemmer auch bei Patienten mit schwer eingeschränkter Nierenfunktion zugelassen. Eine Reihe von Studien belegt die Sicherheit und Wirksamkeit von Sitagliptin, Vildagliptin und Saxagliptin bei moderater bis schwerer Nierenfunktionseinschränkung [88–90] sowie bei Patienten mit Dialysepflicht [89–91]. Die DPP-4-Hemmer sind in allen Stadien der Niereninsuffizienz anwendbar, Sitagliptin und Vildagliptin sind auch für die Anwendung beim Dialysepatienten zugelassen. Die Dosierung von Saxagliptin bedarf keiner Anpassung bei Niereninsuffizienz, die Dosis von Sitaglitpin und Vildagliptin sollte bei einer GFR unter 30 ml/min halbiert werden. Die Effizienz der Substanzen ist moderat, mit einer zu erwartenden HbA1c-Senkung von 0,4–0,7 Prozent. Der maximale Effekt ist nach 12–16 Wochen zu erwarten. Die Hypoglykämierate ist im Vergleich zu Placebo gering erhöht, wobei kein Unterschied bei der Rate schwerer Hypoglykämien besteht. Es kommt zu einem Gewichtsverlust bei niereninsuffizienten Patienten von etwa einem Kilogramm. Die Substanzen haben keine positiven, aber auch keine negativen Auswirkungen auf die Nierenrestfunktion [92].

SGLT-2-Hemmer
Wie oben bereits ausgeführt, hemmen SGLT-2-Hemmer die Rückresorption von filtrierter Glukose im proximalen Tubulus der Niere. Bei Gesunden kommt es dadurch zu einer Glukoseausscheidung mit dem Urin in Höhe von etwa 60 g/d [93]. Dies entspricht in etwa 40 Prozent der insgesamt filtrierten Menge an Glukose von circa 150 g. Bei erhöhten Serumglukosespiegeln steigt die filtrierte Menge an Glukose an, entsprechend steigt auch die Menge an Glukose, die nach SGLT-2-Hemmung im Urin ausgeschieden wird [93]. Die Wirkung von SGLT-2-Hemmern ist unabhängig von Insulin, es

werden kaum Hypoglykämien induziert. Zusätzlich zu den günstigen Effekten auf den Glukosestoffwechsel mit einer HbA1c-Absenkung um etwa 0,5–0,9 Prozent kommt es zu einem Abfall des Blutdrucks, der Harnsäure und des Körpergewichtes um etwa 2–3 kg [94]. Der Gewichtsverlust ist zum einen durch eine gewisse diuretische Wirkung der Substanz bedingt, zum anderen durch den durch die Glukosurie induzierten Kalorienverlust. Wichtigste Nebenwirkungen sind eine erhöhte Rate an Genitalinfektionen bei Männern und Frauen sowie eine gering erhöhte Rate an Harnwegsinfekten insbesondere bei Frauen und ein gering erhöhtes Hypoglykämierisiko bei der Anwendung gemeinsam mit Insulin [95, 96].

Da ein ausreichender Effekt der SGLT-2-Hemmung nur dann zu erwarten ist, wenn auch ausreichend Glukose glomerulär filtriert wird, ist es offensichtlich, dass die Substanzgruppe mit abnehmender Nierenfunktion ihre Effektivität verliert. SGLT-2-Hemmer sollten daher bei deutlich verminderter GFR nicht mehr eingesetzt werden. Es wird empfohlen SGLT-2-Hemmer ab einer eGFR < 60 ml/min nicht neu zu beginnen und sie ab einer eGFR < 45 ml/min abzusetzen. Ebenfalls sollten sie bei gleichzeitiger Gabe von Schleifendiuretika, bei Volumenmangel und bei Patienten älter als 75 Jahre nicht gegeben werden. Neu ist die Zulassung von Dapagliflozin und Sotagliflozin für die Therapie des Typ-1-Diabetes.

Mittlerweile sind für die SGLT-2-Hemmer herausragende Ergebnisse für kardiovaskuläre und renale Endpunkte publiziert worden (s.o.).

Medikamentöse Therapie mit Insulin

Bei Niereninsuffizienz besteht auf der einen Seite eine erhöhte Insulinresistenz [97]. Dies sollte eigentlich zu einem Mehrbedarf an Insulin führen. Auf der anderen Seite kommt es zu Änderungen der Pharmakokinetik von Insulin, da Insulin – neben dem Abbau in der Leber – glomerulär filtriert und anschließend tubulär reabsorbiert und abgebaut wird. Bei nachlassender Nierenfunktion kommt es durch diesen verminderten Abbau zu einer deutlich erhöhten Halbwertszeit von Insulin. Tatsächlich ist dieser Mechanismus der wichtigere und insgesamt kommt es bei nachlassender Nierenleistung zu einem Absinken des Insulinbedarfs. Dies ist sowohl für Typ-1- als auch für Typ-2-Diabetiker gezeigt worden [77]. Der Insulinbedarf bei einer Niereninsuffizienz im Stadium V liegt bei etwa 50 Prozent des Bedarfs bei normaler Nierenfunktion [77]. Der Metabolismus der verschiedenen Insuline ist jedoch bei Niereninsuffizienz nicht gut untersucht. Als Faustregel lässt sich sagen, dass kurzwirksames

		GFR 30–60 ml/min	GFR 15–30 ml/min	GFR < 15 ml/min, ESRD
Sulfonyl-harnstoffe	Glibenclamid (Euglucon)	50%	KI	KI
	Glimepirid (Amaryl)	1–3 mg/d	1 mg/d	KI
	Gliquidon (Glurenorm)	15–120 mg/d	15–60 mg/d	KI, Gabe möglich 15–60 mg/d
Glinide	Repaglinid (NovoNorm)	3× 0,5–4,0 mg	3× 0,5–2,0 mg	3× 0,5–2,0 mg
Biguanide	Metformin	bis 2× 500 mg	KI	KI
Thiazolidinedione	Pioglitazon (Actos)	15–45 mg/d	15–45 mg/d	15–45 mg/d
α-Glukosidaseh.	Acarbose	3× 25–100 mg/d	bis GFR > 25 zugel.	KI
GLP-Analoga	Exenatide (Byetta) 2× 5–10 μg/d sc	max. 2× 5 μg/d	KI	KI
	Exenatide (Bydureon) 2 mg 1×/Wo sc	bis GFR > 50 zugel.	KI	KI
	Liraglutid (Victoza, Saxenda) 0,6–1,8 mg/d sc	0,6–1,8 mg/d	0,6–1,8 mg/d	KI
	Dulaglutid (Trulicity) 0,75–1,5 mg 1×/Wo sc	0,75–1,5 mg 1×/Wo	0,75–1,5 mg 1×/Wo	KI
	Semaglutid (Ozempic) 0,25–1,0 mg 1×/Wo sc	0,25–1,0 mg 1×/Wo	0,25–1,0 mg 1×/Wo	KI
Kombi mit Insulin	IGlarLixi (Suliqua) Pen 300 IE Glargin/ 100 μg Lixisenatide, max. 60/20	max. 60/20	KI	KI
DPP-IV-Hemmer	Sitagliptin (Januvia) 1× 100 mg	1× 50 mg	1× 25 mg	1× 25 mg
	Saxagliptin (Onglyza) 1× 5 mg	1× 2,5–5 mg	1× 2,5 mg	1× 2,5 mg (HD nicht zugel.)
	Vildagliptin (Galvus) 2× 50	2× 50 mg	1× 50 mg	1× 50 mg
	Linagliptin 1× 5 mg	1× 5 mg	1× 5 mg	1× 5 mg
SGLT-2-Hemmer	Dapagliflozin (Forxiga) 1× 10 mg	< 60 nicht beginnen, < 45 KI	KI	KI
	Empagliflozin (Jardiance) 1× 10–25 mg	< 60 nicht beginnen, < 45 KI	KI	KI
Kombi DPP-IV/ SGLT-2-Hemmer	Ertugliflozin/Sitagliptin (5/100; 15/100) (Steglujan) 1× 5–15/100	< 60 nicht beginnen, < 45 KI	KI	KI

Tabelle 3
Einsatz von Antidiabetika bei eingeschränkter Nierenfunktion

Insulin wie Normalinsulin wirkt, Normalinsulin wie ein NPH-Insulin und NPH-Insulin wie ein langwirksames Insulin. Langwirksame Insuline wirken tatsächlich über einen Zeitraum von 24 Std., bergen aber auch die Gefahr einer gewissen Akkumulation in sich.

Bei Beginn und Überwachung einer Insulintherapie sind diese Änderungen der Pharmakokinetik und -dynamik daher in Betracht zu ziehen. Grundsätzlich sind bei Typ-2-Diabetikern alle Formen der Insulintherapie, wie die Basalinsulin-unterstützte orale Therapie (BOT), die supplementäre Insulintherapie (SIT) oder intensivierte Insulintherapieverfahren (ICT, SCII), möglich.

Zusammenfassung Diabetestherapie bei Niereninsuffizienz

Bei niereninsuffizienten Diabetikern besteht ein deutlich erhöhtes Risiko für Hypoglykämien, bedingt durch den verlangsamten Abbau von Insulin, die verlängerte Halbwertszeit einiger oraler Antidiabetika sowie die verminderte Glukoneogenesefähigkeit der geschädigten Nieren. Oberstes Ziel sollte daher sein eine Therapie mit minimalem Hypoglykämierisiko zu installieren. Sulfonylharnstoffe sollten daher bei mäßiger bis schwerer Niereninsuffizienz vermieden werden. Metformin ist mittlerweile auch in Deutschland bis zu einer GFR von 30 ml/min zugelassen. Gut bei Niereninsuffizienz zu verwenden sind die Glitazone, insbesondere Pioglitazon ist bis zu einer GFR von 4 ml/min zugelassen. Die PROACTIVE-Studie hatte außerdem gezeigt, dass insbesondere Nierenkranke bezüglich kardiovaskulärer Endpunkte von einer Gabe von Pioglitazon profitieren. Vorsicht ist jedoch bei herzinsuffizienten Patienten geboten. Als Mittel der ersten Wahl bei schwer eingeschränkter Niereninsuffizienz können mittlerweile die DDP-4-Hemmer gelten. Eine Reihe aktueller Untersuchungen belegt die Wirksamkeit und Sicherheit dieser Substanzen auch bei schwer eingeschränkter Nierenfunktion und bei Dialysepatienten. Auch einige GLP-1-Analoga sind mittlerweile bis zu einer eGFR von 15 ml/min zugelassen. Die neue Substanzgruppe der SGLT-2-Hemmer hat aufgrund ihrer Wirkweise und der Abhängigkeit von der Menge an filtrierter Glukose bei stärker eingeschränkter Nierenfunktion keinen Platz. Ansonsten ist die Substanzgruppe aber gerade für den Nephrologen durch ihr Wirkprinzip höchst spannend. Für die Substanzgruppe existieren mittlerweile sehr gute harte Outcomedaten bezüglich Mortalität und Nierenfunktionserhalt. Der Einsatz von Insulin ist in allen Stadien der Nierenfunktionseinschränkung möglich, ist aber mit einem erhöhten Risiko von Hypoglykämien assoziiert. Dies liegt unter anderem an der Akkumulation von Insulin bei eingeschränkter Nierenfunktion.

Literatur

1. Alicic R.Z., Rooney M.T., Tuttle K.R. et al. (2017). Diabetic kidney disease: challenges, progress, and possibilities. *Clin J Am Soc Nephrol, 12*, 2032–2045.
2. Kainz A. et al. (2015). Prediction of prevalence of CKD in diabetic patients in countries of the European Union up to 2025. *Nephrol Dial Transplant, 30 (Suppl 4)*, iv113–iv118.
3. Gregg E.W., Li Y., Wang J. et al. (2014). Changes in diabetes-related complications in the United States 1990–2010. *NEJM, 370*, 1514–1523.

4. Afkarian M., Sachs M.C., Kerstenbaum B. et al. (2013). Kidney disease and increased mortality risk in type 2 diabetes. *J Am Soc Nephrol, 24,* 302–308.
5. Afkarian M., Zelnick L.R., Hall Y.N. et al. (2016). Clinical manifestations of kidney disease among US adults with diabetes. *JAMA, 316,* 602–610.
6. Pugliese G., Penno G., Natali A. et al. (2019). Diabetic kidney disease: new clinical and therapeutic issues. Joint position statement of the Italian Diabetes Society and the Italian Society of Nephrology on "The natural history of diabetic kidney disease and treatment of hyperglycemia in patients with type 2 diabetes and impaired renal function". *J Nephrol, 33,* 9–35. https://doi.org/10.1007/s40620-019-00650-x
7. Bailey R.A., Wang Y., Zhu V. et al. (2014). Chronic kidney disease in US adults with type 2 diabetes: an updated national estimate of prevalence based on Kidney Disease Improving Global Outcomes (KDIGO) staging. *BMC Res Notes, 7,* 415.
8. Bramlage P., Lanzinger S., van Mark G. et al. (2019). Patient and disease characteristics of type-2 diabetes patients with or without chronic kidney disease: an analysis of the German DPV and DIVE databases. *Cardiovas Diabetol, 18,* 33.
9. Retnakaran R. et al. (2006). Risk factors for renal dysfunction in type 2 diabetes. UKPDS74. *Diabetes, 55,* 1832–1839.
10. Amin A.P. et al. (2013). The synergistic relationship between eGFR and microalbuminuria in predicting long-term progression to ESRD or death in patients with diabetes: Result from the kidney early evaluation program (KEEP). *Am J Kidney Dis, 61,* S12–S23.
11. Perkins B.A. et al. (2007). Microalbuminuria and the risk for early progressive renal function decline in type 1 diabetes. *J Am Soc Nephrol, 18,* 1353–1361.
12. Carrero J.J., Grams M.E., Sang Y. et al. (2017). Albuminuria changes are associated with subsequent risk of end-stage renal disease and mortality. *Kidney Int, 91,* 244–251.
13. Coresh J., Heerspink H.J.L., Sang Y. et al. (2019). Change in albuminuria and subsequent risk of end-stage kidney disease: an individual participant-level consortium meta-analysis of observational studies. *Lancet Diabetes Endocrinol, 7,* 115–127.
14. Heerspink H.J.L., Greene T., Tighiouart H. et al. (2019). Change in albuminuria as a surrogate endpoint for progression of kidney disease: a meta-analysis of treatment effects in randomised clinical trials. *Lancet Diabetes Endocrinol, 7,* 128–139.
15. Pagtalunan et al. (1997). Podocyte loss and progressive glomerular injury in type II diabetes. *J Clin Invest, 99,* 342–348.

16. Nakamura T. et al. (2000). Urinary excretion of podocytes in patients with diabetic nephropathy. *Nephrol Dial Transplant, 15,* 1379–1383.
17. Powell D.W. et al. (2013). Associations between structural and functional changes to the kidney in diabetic humans and mice. *Life Sci, 93,* 257–264.
18. Fioretto P. et al. (1998). Reversal of lesions of diabetic nephropathy after pancreas transplantation. *NEJM, 339,* 69–75.
19. Abouna G.M. et al. (1983). Reversal of diabetic nephropathy in human cadaveric kidneys after transplantation into non-diabetic recipients. *Lancet, 322,* 1274–1276.
20. Kramer H.J., Nguyen Q.D., Curhan G. et al. (2003). Renal insufficiency in the absence of albuminuria and retinopathy among adults with type 2 diabetes mellitus. *JAMA, 289,* 3273–3277.
21. Penno G., Solini A., Bonora E. et al. (2011). Clinical significance of nonalbuminuric renal impairment in type 2 diabetes. *J Hypertens, 29,* 1802–1809.
22. Porrini E., Ruggenenti P., Mogensen C.E. et al. (2015). Non-proteinuric pathways in loss of renal function in patients with type 2 diabetes. *Lancet Diabetes Endocrinol, 3,* 382–391.
23. Uzu T., Kida Y., Shirahashi N. et al. (2010). Cerebral microvascular disease predicts renal failure in type 2 diabetes. *J Am Soc Nephrol 21,* 520–526.
24. Wang J., Yu Y., Li X. et al. (2018). Serum uric acid levels and decreased estimated glomerular filtration rate in patients with type 2 diabetes: a cohort study and meta-analysis. *Diabetes Metab Res Rev, 34 (7),* e3046. doi:10.1002/dmrr.3046
25. Coca S.G., Nadkarni G.N., Huang Y. et al. (2017). Plasma biomarkers and kidney function decline in early and established diabetic kidney disease. *J Am Soc Nephrol, 28,* 2786–2793.
26. Doody A., Jackson S., Elliott J.A. et al. (2018). Validating the association between plasma tumour necrosis factor receptor 1 levels and the presence of renal injury and functional decline in patients with Type 2 diabetes. *J Diabetes Complications, 32,* 95–99.
27. Rotbain Curovic V., Hansen T.W., Eickhoff M.K. et al. (2018). Urinary tubular biomarkers as predictors of kidney function decline, cardiovascular events and mortality in microalbuminuric type 2 diabetic patients. *Acta Diabetol, 55,* 1143–1150.
28. Carville S., Wonderling D., Stevens P.; Guideline Development Group (2014). Early identification and management of chronic kidney disease in adults: summary of updated NICE guidance. *BMJ, 349,* g4507.
29. Hasslacher C. (2011). Antidiabetische Therapie bei Niereninsuffizienz. *Der Nephrologe, 5,* 400–408.

30. Schernthaner G. (2010). Diabetes and cardiovascular disease: Is intensive glucose control beneficial or deadly? Lessons from ACCORD, ADVANCE, VADT, UKPDS, PROactive, and NICE-SUGAR. *Wien Med Wochenschr, 160,* 8–19.
31. The ADVANCE Collaborative Group (2008). Intensive blood glucose control and vascular outcomes in patients with type 2 diabetes. *NEJM, 358,* 2560–2572.
32. Zoungas S. et al. for ADVANCE-ON Collaborative Group (2014). Follow-up of blood-pressure lowering and glucose control in type 2 diabetes. *NEJM, 372,* 1392–1406.
33. DCCT/EDIC Research Group, de Boer I.H., Sun W., Cleary P.A. et al. (2011). Intensive diabetes therapy and glomerular filtration rate in type 1 diabetes. *NEJM, 365,* 2366–2376.
34. Zinman B. et al. (2015). Empagliflozin, cardiovascular outcomes and mortality in type 2 diabetes. *NEJM, 373,* 2117–2128.
35. Wanner Ch. et al. (2016). Empagliflozin and progression of kidney disease in type 2 diabetes. *NEJM, 375,* 323–334.
36. Mosenzon O. et al. (2019). Effects of dapagliflozin on development and progression of kidney disease in patients with type 2 diabetes: an analysis from the DECLARE-TIMI-58 randomised trial. *Lancet Diabetes Endocrinol, 8,* 606–617.
37. Neal B. et al. (2017). Canagliflozin and cardiovascular and renal events in type 2 diabetes. *NEJM, 377,* 644–657.
38. Perkovic V. et al. (2019). Canagliflozin and renal outcomes in type 2 diabetes and nephropathy. *NEJM, 380,* 2295–2306.
39. Vallon V. (2015). The mechanisms and therapeutic potential of SGLT2 inhibitors in diabetes mellitus. *Annu Rev Med, 66,* 255–270.
40. Marso S.P. et al. (2016). Liraglutide and cardiovascular outcomes in type 2 diabetes. *NEJM, 375,* 311–322.
41. Marso S.P. et al. (2016). Semaglutide and cardiovascular outcomes in patients with type 2 diabetes. *NEJM, 375,* 1834–1844.
42. Rüster C., Hasslacher C., Wolf G. et al. (2015). Praxisempfehlungen der Deutschen Diabetes Gesellschaft 2015: Nephropathie bei Diabetes. *Diabetologie und Stoffwechsel, Suppl 2, 10,* S113–S118.
43. De Galan B.E. et al. (2009). Lowering blood pressure reduces renal events in type 2 diabetes. *J Am Soc Nephrol, 20,* 883–892.
44. The Task Force for the management of arterial hypertension of the European Society fo Cardiology (ESC) and the European Society of Hypertension (ESH) (2018). 2018 ESC/ESH guidelines for the management of arterial hypertension. *European Heart J, 39 (33),* 3021–3104. doi:10.1093/eurheartj/ehy339
45. Whelton P.K., Carey R.M., Aronow W.S. et al. (2018). 2017 ACC/AHA/AAPA/ABC/ACPM/AGS/APhA/ASH/ASPC/NMA/PCNA

Guideline for the prevention, detection, evaluation, and management of high blood pressure in adults: executive summary: a report of the American College of Cardiology/American Heart Association Task Force on Clinical Practice Guidelines. *J Am Coll Cardiol, 71,* 2199–2269.
46. ACCORD Study Group; Cushman W.C., Evans G.W., Byington R.P. et al. (2010). Effects of intensive blood-pressure control in type 2 diabetes mellitus. *NEJM, 362,* 1575–1585.
47. Redon J et al. (2012). Safety and efficacy of low blood pressures among patients with diabetes: subgroup analyses from the ONTARGET (Ongoing Telmisartan Alone and in combination with Ramipril Global Endpoint Trial). *J Am Coll Cardiol, 59,* 74–83.
48. Hansson L. et al. (1998). Effects of intensive blood-pressure lowering and low-dose aspirin in patients with hypertension: principal results of the Hypertension Optimal Treatment (HOT) randomised trial. HOT Study Group. *Lancet, 351,* 1755–1762.
49. Peterson J.C. et al. (1995). Blood pressure control, proteinuria, and the progression of renal disease. The modification of diet in renal disease study. *Ann Intern Med, 123,* 754–762.
50. Strippoli G.F.M. et al. (2005). Antihypertensive agents for primary prevention of diabetic nephropathy. *J Am Soc Nephrol, 16,* 3081–3091.
51. Haller H., Ito S., Izzo J.L. jr et al.; ROADMAP Trial Investigators (2011). Olmesartan for the delay or prevention of microalbuminuria in type 2 diabetes. *NEJM, 364,* 907–917.
52. ONTARGET Investigators, Yusuf S. et al. (2008). Telmisartan, ramipril, or both in patients at high risk for vascular events. *NEJM, 358,* 1547–1559.
53. Mehdi U.F., Adams-Huet B., Raskin P. et al. (2009). Addition of angiotensin receptor blockade or mineralocorticoid antagonism to maximal angiotensin-converting enzyme inhibition in diabetic nephropathy. *J Am Soc Nephrol, 20,* 2641–2650.
54. Parving H.H., Persson F., Lewis J.B. et al.; AVOID Study Investigators (2008). Aliskiren combined with losartan in type 2 diabetes and nephropathy. *NEJM, 358,* 2433–2446.
55. Parving H.H. et al. (2012). Cardiorenal end points in a trial of aliskiren for type 2 diabetes. *NEJM, 367,* 2204–2213.
56. Mann J.F., Green D., Jamerson K.et al.; ASCEND Study Group (2010). Avosentan for overt diabetic nephropathy. *J Am Soc Nephrol, 21,* 527–535.
57. Kohan D.E., Pritchett Y., Molitch M. et al. (2011). Addition of atrasentan to renin-angiotensin system blockade reduces albuminuria in diabetic nephropathy. *J Am Soc Nephrol, 22,* 763–772.

58. Biesenbach G. et al. (1997). Influence of cigarette-smoking on the progression of clinical diabetic nephropathy in type 2 diabetic patients. *Clin Nephrol, 48,* 146–150.
59. Sawicki P.T. et al. (1994). Smoking is associated with progression of diabetic nephropathy. *Diabetes Care, 17,* 126–131.
60. Hsu C.V. et al. (2006). Body mass index and risk for end-stage renal disease. *Ann Intern Med, 144,* 21–28.
61. Afshinnia F. et al. (2010). Weight loss and proteinuria: systemic review of clinical trials and comparative cohorts. *Nephrol Dial Tranplant, 25,* 1173–1183.
62. Agrawal V. et al. (2008). The effect of weight loss after bariatric surgery on albuminuria. *Clin Nephrol, 70,* 194–202.
63. Dunkler D. et al. (2013). Diet and kidney disease in high-risk individuals with type 2 diabetes mellitus. *JAMA Intern Med, 173,* 1682–1692.
64. Mach F., Baigent C., Catapano A.L. et al. (2019). 2019 ESC/EAS guidelines for the management of dyslipidaemias: Lipid modification to reduce cardiovascular risk. *Atherosclerosis, 290,* 140–205.
65. Pergola P.E., Raskin P., Toto R.D. et al.; BEAM Study Investigators (2011). Bardoxolone methyl and kidney function in CKD with type 2 diabetes. *NEJM 365,* 327–336.
66. DeZeeuw D. et al. (2013). Bardoxolone methyl in type 2 diabetes and stage 4 chronic kidney disease. *NEJM 369,* 2492–2503.
67. Voelker J.R. et al. (2014). *Renal efficacy and safety of anti-TGF-beta1 therapy in patients with diabetic nephropathy* (High impact clinical trials). American Society of Nephrology.
68. de Zeeuw D., Agarwal R., Amdahl M. et al. (2010). Selective vitamin D receptor activation with paricalcitol for reduction of albuminuria in patients with type 2 diabetes (VITAL study): a randomised controlled trial. *Lancet, 376 (9752),* 1543–1551.
69. Gupta S., Goyal P. & Feinn R.S. (2019). Role of vitamin D and its analogues in diabetic nephropathy: a meta-analysis. *Am J Med Sci, 357,* 223–229.
70. Tuttle K.R., Brosius F.C., Adler S.G. et al. (2018). JAK1/JAK2 inhibition by baricitinib in diabetic kidney disease: results from a phase 2 randomized controlled clinical trial. *Nephrol Dial Transplant, 33,* 1950–1959.
71. Perez-Gomez M.V., Sanchez-Nino M.D., Sanz A.B. et al. (2016). Targeting inflammation in diabetic kidney disease: early clinical trials. *Expert Opin Investig Drugs, 25,* 1045–1058.
72. Menne J., Eulberg D., Beyer D. et al. (2017). C-C-motif-ligand 2 inhibition with emapticap pegol (NOX-E36) in type 2 diabetic patients with albuminuria. *Nephrol Dial Transplant, 32,* 307–315.

73. Gerich J.E. (2010). Role of the kidney in normal glucose homeostasis and in the hyperglycaemia of diabetes mellitus: therapeutic implication. *Diabet Med, 27,* 136–142.
74. Meyer C. et al. (2002). Role of human liver, kidney, and skeletal muscle in postprandial glucose homeostasis. *Am J Physiol Endocrinol Metab, 282,* E419–427.
75. Marsenic O. (2009). Glucose control by the kidney: an emerging target in diabetes. *Am J Kidney Dis, 53,* 875–883.
76. Shrishrimal K. et al. (2009). Managing diabetes in hemodialysis patients: observations and recommendations. *Cleve Clin J Med, 76,* 649–655.
77. Biesenbach G. et al. (2003). Decreased insulin requirement in relation to GFR in nephropathic type 1 and insulin-treated type 2 diabetic patients. *Diabet Med, 20,* 642–645.
78. Komoroski B. et al. (2009). Dapagliflozin, a novel SGLT2 inhibitor, induces dose-dependent glucosuria in healthy subjects. *Clin Pharmacol Ther, 85,* 520–526.
79. Shaw J.S. et al. (2007). Establishing pragmatic estimated GFR thresholds to guide metformin prescribing. *Diabet Med, 24,* 1160–1163.
80. Koro C.E. et al. (2009). Antidiabetic medication use and prevalence of chronic kidney disease among patients with type 2 diabetes mellitus in the United States. *Clin Ther, 31,* 2608–2617.
81. ACCORD Study Group (2008). Effects of intensive glucose lowering in type 2 diabetes. *NEJM, 358,* 2545–2559.
82. Ricks J. et al. (2012). Glycemic control and cardiovascular mortality in hemodialysis patients with diabetes. A 6-year cohort study. *Diabetes, 61,* 706–715.
83. Ramirez S.P. et al. (2012). Hemoglobin A1c levels and mortality in the diabetic hemodialysis population. Findings from the Dialysis Outcomes and Practive Patterns Study (DOPPS). *Diabetes Care, 35,* 2527–2532.
84. Bodmer M. et al. (2008). Metformin, sulfonylureas, or other antidiabetes drugs and the risk of lactic acidosis or hypoglycemia: a nested-control analysis. *Diabetes Care, 31,* 2086–2091.
85. Koro C.E. et al. (2009). Antidiabetic medication use and prevalence of chronic kidney disease among patients with type 2 diabetes mellitus in the United States. *Clin Ther, 31,* 2608–2617.
86. Dormandy J.A. et al.; PROactive Investigators (2005). Secondary prevention of macrovascular events in patients with type 2 diabetes in the PROactive study: a randomized controlled trial. *Lancet, 366,* 1279–1289.
87. Mosenzon O. et al. (2019). Efficacy and safety of oral semaglutide in patients with type 2 diabetes and moderate renal impairment (PIO-

NEER 5): a placebo-controlled, randomized, phase 3a trial. *Lancet Diabetes Endocrinol, 7,* 515–527.
88. Lukashevich V. et al. (2011). Safety and efficacy of vildagliptin versus placebo in patients with type 2 diabetes and moderate or severe renal impairment: a prospective 24-week randomized placebo-controlled trial. *Diabetes Obes Metab, 13,* 947–954.
89. Nowicki M. et al. (2011). Long-term treatment with the dipeptidyl peptidase-4 inhibitor saxagliptin in patients with type 2 diabetes mellitus and renal impairment: a randomized controlled 52-week efficacy and safety study. *Int J Clin Pract, 65,* 1230–1239.
90. Chan J.C. et al. (2008). Safety and efficacy of sitagliptin in patients with type 2 diabetes and chronic renal insufficiency. *Diabetes Obes Metab, 10,* 545–555.
91. Ito M. et al. (2011). The dipeptidyl peptidase-4 (DPP-4) inhibitor vildagliptin improves glycemic control in type 2 diabetic patients undergoing hemodialysis. *Endocr J, 58,* 979–987.
92. Mikhail N. (2012). Use of dipeptidyl peptidase-4 inhibitors for the treatment of patients with type 2 diabetes mellitus and chronic kidney disease. *Postgrad Med, 124,* 138–144.
93. Komoroski B. et al. (2009). Dapagliflozin, a novel, selective SGLT-2 inhibitor, improved glycemic control over 2 weeks in patients with type 2 diabetes mellitus. *Clin Pharmacol Ther, 85,* 513–519.
94. Musso G. et al. (2012). A novel approach to control hyperglycemia in type 2 diabetes: sodium glucose co-transport (SGLT) inhibitors: systematic review and meta-analysis of randomized trials. *Ann Med, 44,* 375–393.
95. Strojek K. et al. (2011). Effect of dapagliflozin in patients with type 2 diabetes who have inadequate glycaemic control with glimepiride: a randomized, 24-week, double-blind, placebo-controlled trial. *Diabetes Obes Metab, 13,* 928–938.
96. Wilding J.P.H. et al. (2012). Long-term efficacy of dapagliflozin in patients with type 2 diabetes mellitus receiving high doses of insulin: a randomized trial. *Ann Intern Med, 156,* 405–415.
97. Svensson M. et al. (2002). A small reduction in glomerular filtration is accompanied by insulin resistance in type I diabetes patients with diabetic nephropathy. *Eur J Clin Invest, 32,* 100–109.

Akute Nierenschädigung auf der Intensivstation

Philipp Kümpers

Einleitung

Die Intensiv-Nephrologie hat sich in der letzten Dekade vieler wichtiger Themen angenommen. Leider konnte – Stand heute – keines dieser Themen mit einem eindeutigen Ergebnis abgeschlossen werden. Weder die Wahl der Dialysemodalität (intermittierend vs. kontinuierlich) noch die Intensität der Behandlung oder der Zeitpunkt des Dialysestarts auf der Intensivstation (früh vs. spät) vermochten eindeutig einen Benefit für die untersuchten Patienten zu erbringen (Bhatt & Das, 2017; Fayad, Buamscha & Ciapponi, 2013; Feng et al., 2017; Schneider et al., 2013). Diesbezüglich ist insbesondere das Volumenmanagement und konkret die Ultrafiltration eines der letzten großen Gebiete der Intensivnephrologie, bei dem wir aktuell noch über keine prospektiv-randomisierten Studien verfügen.

Was sagen die Leitlinien?

Obwohl die Einschätzung des Volumenstatus und die Anpassung der Ultrafiltrationsmenge bei Intensivpatienten mit akuter Nierenschädigung (acute kidney injury – AKI) eine tagtägliche Aufgabe für die behandelnden Intensivmediziner und Nephrologen darstellt, finden sich in den bekannten Leitlinien diesbezüglich nur wenige Informationen. Insbesondere die KDIGO-Leitlinie zur akuten Nierenschädigung empfiehlt lediglich ein standardisiertes Volumenmanagement. Auf die Ultrafiltration wird nicht weiter eingegangen (Kellum et al., 2012). Umso erfreulicher ist es, dass die ADQI Workgroup erstmals die Reduktion der Volumenüberladung als unabhängiges Dialyse-Therapieziel benannte – allerdings ohne konkrete Handlungsanweisungen oder gar Praxisempfehlungen (Bagshaw et al., 2017).

Volumenüberladung und Mortalität

Es existiert eine Vielzahl an Studien, die einen starken Zusammenhang zwischen dem Grad der Volumenüberladung (eng.: fluid overload/volumen overload) und der Mortalität der Patienten auf Intensivstationen nachweisen konnten. Besonders schön konnte die multizentrische Observationsstudie „DoReMIFA" (Garzotto et al., 2016) an insgesamt 743 Patienten aus 21 Intensivstationen in neun europäischen Ländern zeigen, dass die maximale Flüssigkeitsüberladung bei Patienten ohne AKI an Tag 2 der Intensivbehandlung durchschnittlich rund 2,8 Prozent (bezogen auf das jeweilige Körpergewicht) betrug, während die maximale Flüssigkeitsüberladung bei AKI ohne Dialysepflichtigkeit an Tag 3 mit 4,3 Prozent vorzufinden war. Ein dialysepflichtiges Nierenversagen ging mit einer maximalen Flüssigkeitsüberladung von durchschnittlich 7,9 Prozent an Tag 5 einher. Insbesondere dialysepflichtige AKI-Patienten scheinen also besonders von Flüssigkeitsüberladung betroffen zu sein. Dabei war in dieser gemischten Kohorte ein deutlicher Zusammenhang zwischen Volumenüberladung und Mortalität nachweisbar: Die adjustierte Odds Ratio (OR) für die Krankenhaussterblichkeit stieg um 1,044 (95%-CI 1,055–1,095) pro 1 Prozent Volumenüberladung.

Einen noch stärkeren Fokus auf AKI-Patienten legte die bereits 2009 publizierte PICARD-Studie (Bouchard et al., 2009). In dieser französischen Multicenterstudie an fünf Universitätskliniken benötigten 65% der insgesamt 610 Patienten im Verlauf ein Nierenersatzverfahren. Auch hier war die Volumenüberladung zu Beginn und gegen Ende der Nierenersatztherapie eindeutig mit der Mortalität korreliert (adjustierte OR 2,1 bzw. 2,5 für Volumenüberladung > 10%). Im direkten Vergleich zwischen intermittierender Hämodialyse und kontinuierlicher Nierenersatztherapie zeigte sich darüber hinaus, dass durch intermittierende Hämodialyse (HD) nur selten eine Negativbilanz erreicht werden konnte. Tatsächlich lag die durchschnittliche Nettobilanz bei intermittierender HD in den ersten zehn Tagen bei +7 Prozent, während kontinuierlich behandelte Patienten eine Volumenreduktion von –5 Prozent aufwiesen.

Zu ähnlichen Ergebnissen gelangten auch die Autoren der prospektiven, multizentrischen FINN-AKI-Studie (Vaara et al., 2012). In dieser Observationsstudie zeigte sich bei 283 dialysepflichtigen Intensivpatienten eine nahezu lineare Beziehung zwischen dem Grad der Volumenüberladung und der 90-Tage-Mortalität. Bei Patienten mit > 15 Prozent Volumenüberladung betrug die 90-Tage-Mortalität 65 Prozent, bei einer Volumenüberladung von fünf bis zehn Prozent hingegen lag diese bei „nur" 40 Prozent.

Gründe für Volumenüberladung – sind wir Ärzte schuld?

Die Gründe dieser Volumenüberladung mögen vielfältig sein. Ein Grund hierfür ist sicherlich die „heimliche Flüssigkeitszufuhr", auf Englisch mit „fluid creep" trefflich beschrieben. In einer retrospektiven Single-Center-Observationsstudie konnten Van Regenmortel und Kollegen (2018) anschaulich darlegen, dass etwa ein Drittel der täglich zugeführten Flüssigkeitsmenge „unabsichtlich" im Rahmen der intravenösen Medikamentenapplikation (Kurzinfusionen und Perfusoren) verabreicht wurde – und eben nicht bewusst als „Volumentherapie". Als weiterer wichtiger Grund für die Volumenüberladung bei AKI-Patienten kommt einem natürlich sofort die reduzierte Diurese bzw. Oligo-/Anurie in den Sinn. Zu dieser Fragestellung haben Raimundo und Kollegen (2015) im Jahr 2015 eine retrospektive Untersuchung an 215 intensivmedizinisch behandelten Patienten mit AKI I durchgeführt. Die Patienten wurden anhand der Tagesbilanzen dichotom in zwei Gruppen aufgeteilt: < 1.000 ml vs. > 1.000 ml pro Tag. Endpunkte der Untersuchung waren Tod oder Progression zu AKI III innerhalb von 72 Stunden nach AKI I. Obwohl beide Gruppen sich bei Studieneinschluss nicht unterschieden, zeigte sich in der Multivariat-Analyse überraschenderweise, dass nicht das Urinvolumen, sondern die verabreichte Flüssigkeitsmenge hochsignifikant mit der Progression zu AKI III korrelierte. Es war zudem ein Trend zu höherer Mortalität bei erhöhter Flüssigkeitsgabe erkennbar, wenngleich dieser Zusammenhang nicht statistisch signifikant war. Zusammengefasst scheint die Problematik der Volumenüberladung also zumindest einen iatrogenen Anstrich zu haben.

Weitere Hinweise für diese Hypothese lassen sich aus Daten des FACT-Trials zu der Fragestellung des Volumenmanagements bei ARDS ableiten (Wiedemann et al., 2006). Die Autoren konnten zeigen, dass die Respiratorpflichtigkeit in der konservativ behandelten Gruppe, welche sich durch eine großzügige Diuretikatherapie und sehr restriktive Volumengabe auszeichnete, signifikant verkürzt werden konnte. Ein statistischer Unterschied hinsichtlich der Mortalität konnte nicht nachgewiesen werden. Interessant war jedoch, dass die Analyse der sekundären Endpunkte eine geringere Anzahl dialysepflichtiger Patienten in der konservativ behandelten Gruppe zeigte (10 vs. 14%). Die Rate an „Nierenversagen" war in beiden Gruppen jedoch mit 21 Prozent gleich hoch. Diese Diskordanz ist umso erstaunlicher, als dass hier vor dem Hintergrund der Volumeneinsparung relativ hohe Dosen von Diuretika und Vasopressoren appliziert wurden.

Im Kleingedruckten findet man dann, dass *Nierenversagen* damals als Kreatinin > 2 mg/dl definiert war – die Diurese wurde, vermutlich aufgrund des Studiendesigns (Lasix!) gar nicht erst berücksichtigt. Dies ist aber insofern nicht unproblematisch, als dass die liberale Flüssigkeitsgabe zwangsläufig zu einer Verwässerung der Kreatinin-Werte führt (Macedo et al., 2010). Der Endpunkt einer, wie auch immer definierten, akuten Nierenschädigung wird anhand allein dieses Parameters zwangsläufig später erreicht werden. Hinsichtlich dieser Fragestellung war also das Studiendesign problematisch, sodass „verschleierte" Nierenversagen in der liberal behandelten Patientengruppe denkbar erschienen. Im Jahr 2011 wurden daher die Originaldaten des FACT-Trials mit Blick auf die wahre AKI-Inzidenz nochmal genauer unter die Lupe genommen (Liu et al., 2011). Die Autoren normierten die Kreatininwerte auf die jeweilige Flüssigkeitsmenge bzw. Bilanzen. Nach dieser Korrektur war dann nicht mehr nur eine Reduktion der Dialysepflichtigkeit, sondern tatsächlich auch eine signifikant geringere AKI-Inzidenz in der konservativen Gruppe nachweisbar (p = 0,007 für alle Stadien gepoolt).

Noch im gleichen Jahr wurde eine zweite Sekundäranalyse des FACT-Trial im *Clinical Journal of the American Society of Nephrology* veröffentlicht. Die Autoren untersuchten diesmal eine Subgruppe von insgesamt 306 Patienten, die eine AKI innerhalb von 48 Stunden nach Studieneinschluss entwickelten (Grams et al., 2011). Hiervon waren 137 Patienten in den liberalen und 169 Patienten ursprünglich in den restriktiven Studienarm randomisiert worden. Die beiden Gruppen waren sich bis auf minimale Unterschiede recht ähnlich – insbesondere die Inzidenz von Sepsis und Pneumonie unterschied sich in beiden Gruppen nicht signifikant. Ein besonderer Fokus der Autoren lag auf den kumulativen Volumenbilanzen beider Arme. Nach sieben Tagen war die liberale Patientengruppe mit kumulativ knapp 9.000 ml positiv bilanziert, während die konservative Gruppe nach einer Woche nur eine Positivbilanz von ungefähr 1.000 ml aufwies. Für die 60-Tage-Mortalität zeigte sich eindrucksvoll ein 1,6-fach höheres Mortalitätsrisiko pro Liter Flüssigkeitsakkumulation pro Tag.

Aber Lasix ist doch schädlich – oder?

Die Flüssigkeitseinsparung der restriktiv behandelten Gruppe des FACT-Trials wurde über einen Algorithmus gesteuert, der insbesondere den Einsatz von Schleifendiuretika vorsah. Die mediane kumulative Furosemiddosis in den ersten sieben Tagen lag dementsprechend in der restriktiven Gruppe wesentlich höher (562 mg) als in der liberalen Gruppe (159 mg). Im klinischen Alltag existiert eine diffuse Angst, dass Schleifendiuretika im AKI die Tubuli zu sehr „stressen" würden und man damit das AKI eher noch verschlimmern würde. Tatsächlich konnte erst kürzlich in septischen Schafen gezeigt werden, dass die Sauerstoffspannung in der renalen Medulla im Rahmen der Sepsis um mehr als 50 Prozent abnimmt (Iguchi, 2019). Bereits fünf Minuten nach Gabe von 20 mg Lasix i.v. normalisierte sich die Sauerstoffspannung jedoch und blieb für ca. acht Stunde nahezu normal. Da sich in dem Experiment die renale Perfusion und die medulläre Sauerstoffversorgung nicht änderten, folgerten die Autoren, dass sich der Sauerstoffverbrauch reduziert haben muss. Es spricht also eigentlich nichts gegen die Gabe von Lasix bei Patienten mit AKI – allerdings nur wenn sie auch eine Volumenüberladung aufweisen oder man dieser frühzeitig entgegenwirken möchte.

Mechanismen: Renales Ödem und venöse Kongestion

Aus Tiermodellen ist die Problematik des „renalen Kompartment-Syndroms" gut bekannt. Beispielhaft sei eine Arbeit von Herrler und Kollegen (2010) genannt, die zeigte, dass ein renales Ödem (nach renaler Ischämie/Reperfusion) ein Anschwellen des Interstitiums und eine dramatische Steigerung des intrakapsulären Drucks bewirkt. Einhergehend nahm die Nierenperfusion um etwa 40 Prozent ab. Führten die Autoren jedoch eine Kompartmentspaltung durch (Inzision im Bereich des Nierenpols), so führte die Druckentlastung unmittelbar zu einer Normalisierung der renalen Perfusion.

Ein Teil des renalen Ödems bei Intensivpatienten entsteht, unabhängig von der AKI-Ätiologie, sicherlich durch intrarenale Inflammationsvorgänge. Vermutlich spielt aber auch die renale Nachlast eine wichtige Rolle in der Ödementstehung. An 137 Intensivpatienten mit erweitertem hämodynamischen Monitoring konnten Legrand und Kollegen (2013) zeigen, dass nicht etwa Blutdruck oder Herzindex, sondern ausschließlich der etwas in Verruf geratene zentralvenöse Druck (ZVD) mit der Entstehung oder der Verschlechterung eines AKI assoziiert war.

Es stellt sich daher die Frage, ob nicht eine sehr restriktive Volumenzufuhr bzw. ein eher „sportlicher" Volumenentzug bei Dialysepflichtigkeit ein sinnvoller therapeutischer Ansatzpunkt, insbesondere für Patienten mit sich bereits abzeichnender akuter Nierenschädigung sein könnte.

Entwässerung durch forcierte Ultrafiltration

Zwar zeigt die aktuelle Datenlage zum Thema früh vs. spät keine eindeutigen Trends – klar ist jedoch, dass mit spätem Beginn der Nierenersatztherapie auch eine spätere Normalisierung des Flüssigkeitshaushalts einhergeht. In der FINN-AKI-Studie ging eine Verzögerung des Dialysebeginns um drei Tage mit einer Volumenüberladung von fast zehn Prozent einher (Vaara et al., 2012). Vor dem Hintergrund der Ultrafiltration scheint daher ein früher Therapiebeginn mutmaßlich sinnvoll zu sein.

Ein Anhalt für diese Vermutung ergibt sich auch aus einer Nachauswertung der RENAL-Studie. Primärer Gegenstand der Studie war ein Vergleich zwischen normaler und intensiver CVVH-Dosis. Bellomo et al. konnten zeigen, dass das frühe Erreichen einer ausgeglichenen Netto-Tagesbilanz (± 0) mit einem besseren Überleben assoziiert war (Bellomo et al., 2012).

Ganz konkret aus dem nephrologischen Blickwinkel haben Murugan und Kollegen (2018) den Zusammenhang Netto-Ultrafiltration (= Dialysebilanz) und Mortalität beleuchtet. In dieser retrospektiven Single-Center-Observationsstudie aus Pittsburgh wurden 1.075 Patienten mit dialysepflichtigen AKI und einer Volumenüberladung von über fünf Prozent untersucht. Sowohl unadjustiert als auch in einer Propensity-Score-gematchten Analyse der Mortalität über 400 Tage war ein deutlicher Unterschied erkennbar: Patienten mit einer Netto-Ultrafiltration von > 25 ml/kg/Tag (nicht zu verwechseln mit der Ablaufdosis bei CVVH!) zeigten mit einer OR von 0,63 (p = 0,011) ein besseres Überleben als Patienten mit einer geringeren Netto-Ultrafiltrationsrate. Übertragen auf die Praxis würde dies für einen 80 kg schweren Patienten eine tägliche Ultrafiltration von etwa 2.000 ml bedeuten.

Dieselben Autoren publizierten kürzlich eine ganz ähnliche Sekundäranalyse der 1.434 Patienten mit dialysepflichtigem Nierenversagen aus der RENAL-Studie (Murugan et al., 2019a). Leider wurde hier die Netto-Ultrafiltrationsrate in ml/kg/h angegeben (im Folgenden auf ml/kg/Tag umgerechnet). Anhand der Netto-Ultrafiltration wurden die Patienten in drei gleich große Gruppe unterteilt: < 25 vs. 25–42 vs. > 42 ml/kg/Tag. Übertragen auf die klinische Praxis würde dies bei einem 80 kg schweren Patienten eine gerundete Ultrafiltration von < 2.000 ml/Tag, 2.000–3.000 ml/Tag oder > 3.000 ml/Tag bedeuten. Im Vergleich der Gruppen zeigte sich die höchste Mortalität bei Patienten der oberen Netto-UF-Tertile, die geringste Mortalität bei Patienten der mittleren Tertile. Die Gruppe mit der niedrigen Netto-UF lag dazwischen (Log Rank $P = 0{,}021$). Dieses Ergebnis scheint zunächst der zuvor genannten Studie zu widersprechen. Möglicherweise spielen hier Unterschiede zwischen den beiden Kohorten eine Rolle (z.B. Sepsis: ~ 27 vs. 50%, oder Chirurgischer Intensivpatient: ~ 68 vs. 25% ICU). Außerdem wurde die Volumenüberladung vor der Aufnahme auf die Intensivstation nicht systematisch quantifiziert. Ebenso wenig lässt sich retrospektiv klären, aufgrund welcher Faktoren sich die behandelnden Ärzte für eine bestimmte Netto-UF entschieden haben. Zumindest die kumulative Volumentherapie sowie der Anteil der Patienten mit Lungenödem vor Dialysebeginn waren in den Gruppen mit hoher Netto-UF am höchsten. Es ist daher ebenso gut denkbar, dass das schlechtere Outcome der intensiver ultrafiltrierten Patienten zum Teil in der initialen Überwässerung begründet war, und nicht zwangsläufig in der Therapie eben dieser.

Ausblick

Wenngleich zum Thema Netto-UF bei Patienten mit dialysepflichtigem AKI derzeit viel Forschung betrieben wird, so bleibt vieles weiter im Unklaren. Die aktuelle Situation erinnert stark an die Zeit der vielen retrospektiven Observationsstudien zum Thema „früher vs. später Dialysebeginn", die aufgrund methodischer Unterschiede und starker Heterogenität zu teils sehr unterschiedlichen Aussagen kamen. Ohne prospektive Studien wird man beim Thema Volumenüberladung und Netto-UF nicht weiterkommen. Zweifellos darf die Ultrafiltration dabei nicht isoliert, sondern nur in einer Gesamtschau des Volumenstatus und der sonstigen Flüssigkeitsbilanzen gesehen, untersucht und bewertet werden.

Literatur

1. Bhatt G.C. & Das R.R. (2017). Early versus late initiation of renal replacement therapy in patients with acute kidney injury-a systematic review & meta-analysis of randomized controlled trials. *BMC Nephrology, 18 (1)*, 1–14. doi:10.1186/s12882-017-0486-9

2. Fayad A.I., Buamscha D.G. & Ciapponi A. (2013). Intensity of continuous renal replacement therapy for acute kidney injury. *Cochrane Database of Systematic Reviews 2013 (6)*. doi:10.1002/14651858.CD010613
3. Feng Y.-M., Yang Y., Han X.-L. et al. (2017). The effect of early versus late initiation of renal replacement therapy in patients with acute kidney injury: A meta-analysis with trial sequential analysis of randomized controlled trials. *PLOS ONE, 12 (3)*, e0174158-e0174158. doi:10.1371/journal.pone.0174158
4. Schneider A.G., Bellomo R., Bagshaw S.M. et al. (2013). Choice of renal replacement therapy modality and dialysis dependence after acute kidney injury: A systematic review and meta-analysis. *Intensive Care Medicine, 39 (6)*, 987–997. doi:10.1007/s00134-013-2864-5
5. Kellum J.A., Lameire N., Aspelin P. et al. (2012). KDIGO clinical practice guideline for acute kidney injury. *Kidney International Supplements, 2 (1)*, 1–138. doi:10.1038/kisup.2012.7
6. Bagshaw S.M., Darmon M., Ostermann M. et al. (2017). Current state of the art for renal replacement therapy in critically ill patients with acute kidney injury. *Intensive Care Medicine, 43 (6)*, 841–854. doi:10.1007/s00134-017-4762-8
7. Garzotto F., Ostermann M., Martín-Langerwerf D. et al. (2016). The Dose Response Multicentre Investigation on Fluid Assessment (DoReMIFA) in critically ill patients. *Critical Care, 20 (1)*, 1–14. doi:10.1186/s13054-016-1355-9
8. Bouchard J., Soroko S.B., Chertow G.M. et al. (2009). Fluid accumulation, survival and recovery of kidney function in critically ill patients with acute kidney injury. *Kidney International, 76 (4)*, 422–427. doi:10.1038/ki.2009.159
9. Vaara S.T., Korhonen A.-M., Kaukonen K.-M. et al. (2012). Fluid overload is associated with an increased risk for 90-day mortality in critically ill patients with renal replacement therapy: data from the prospective FINNAKI study. *Critical Care, 16*, R197. doi:10.1186/cc11682
10. Van Regenmortel N., Verbrugghe W., Roelant E. et al. (2018). Maintenance fluid therapy and fluid creep impose more significant fluid, sodium, and chloride burdens than resuscitation fluids in critically ill patients: a retrospective study in a tertiary mixed ICU population. *Intensive Care Medicine, 44 (4)*, 409–417. doi:10.1007/s00134-018-5147-3
11. Raimundo M., Crichton S., Martin J.R. et al. (2015). Increased fluid administration after early acute kidney injury is associated with less renal recovery. *Shock, 44 (5)*, 431–437. doi:10.1097/SHK.0000000000000453

12. Wiedemann H.P., Wheeler A.P., Bernard G.R. et al. (2006). Comparison of two fluid-management strategies in acute lung injury. *New England Journal of Medicine, 354 (24)*, 2564–2575. doi:10.1056/NEJMoa062200
13. Macedo E., Bouchard J., Soroko S.H. et al. (2010). Fluid accumulation, recognition and staging of acute kidney injury in critically-ill patients. *Critical Care, 14 (3)*, R82. doi:10.1186/cc9004
14. Liu K.D., Thompson B.T., Ancukiewicz M. et al. (2011). Acute kidney injury in patients with acute lung injury: Impact of fluid accumulation on classification of acute kidney injury and associated outcomes. *Critical Care Medicine, 39 (12)*, 2665–2671. doi:10.1097/CCM.0b013e318228234b
15. Grams M.E., Estrella M.M., Coresh J. et al. (2011). Fluid balance, diuretic use, and mortality in acute kidney injury. *Clinical Journal of the American Society of Nephrology, 6 (5)*, 966–973. doi:10.2215/CJN.08781010
16. Iguchi N., Lankadeva Y.R., Mori T.A. et al. (2019). Furosemide reverses medullary tissue hypoxia in ovine septic acute kidney injury. *American Journal of Physiology – Regulatory Integrative and Comparative Physiology, 317 (2)*, R232–R239. doi:10.1152/ajpregu.00371.2018
17. Herrler T., Tischer A., Meyer A. et al. (2010). The intrinsic renal compartment syndrome: New perspectives in kidney transplantation. *Transplantation, 89 (1)*, 40–46. doi:10.1097/TP.0b013e3181c40aba
18. Legrand M., Dupuis C., Simon C. et al. (2013). Association between systemic hemodynamics and septic acute kidney injury in critically ill patients: a retrospective observational study. *Crit Care, 17 (6)*, R278. doi:10.1186/cc13133
19. Bellomo R., Cass A., Cole L. et al. (2012). An observational study fluid balance and patient outcomes in the randomized evaluation of normal vs. augmented level of replacement therapy trial. *Critical Care Medicine, 40 (6)*, 1753–1760. doi:10.1097/CCM.0b013e318246b9c6
20. Murugan R., Balakumar V., Kerti S.J. et al. (2018). Net ultrafiltration intensity and mortality in critically ill patients with fluid overload. *Critical Care, 22 (1)*, 223. doi:10.1186/s13054-018-2163-1
21. Murugan R., Kerti S.J., Chang C.C.H. et al. (2019). Association of net ultrafiltration rate with mortality among critically ill adults with acute kidney injury receiving continuous venovenous hemodiafiltration: a secondary analysis of the randomized evaluation of normal vs augmented level (RENAL) of renal. *JAMA Network Open, 2 (6)*, e195418. doi:10.1001/jamanetworkopen.2019.5418

Morbus Fabry – ein Update
Eva Brand

Zusammenfassung

Morbus Fabry ist eine zwar seltene, jedoch lebensbedrohliche X-chromosomal vererbte lysosomale Speichererkrankung, bei der durch eine reduzierte Alpha-Galactosidase-A-(AGAL)-Aktivität Globotriaosylceramid (Gb_3) unzureichend metabolisiert wird. Die Gb_3-Akkumulation bedingt eine Multisystemerkrankung, die unbehandelt durch eine progrediente Niereninsuffizienz, hypertrophe Kardiomyopathie, Herzrhythmusstörungen und frühzeitig auftretende Hirninfarkte die Lebenserwartung bei Frauen und Männern um etwa zehn bzw. 20 Jahre reduziert. Die Methode der Wahl zur Diagnosesicherung ist die Bestimmung der reduzierten Alpha-Galaktosidase-A-Aktivität in Leukozyten bei Männern und der molekulargenetische Nachweis einer krankheitsverursachenden Mutation bei Frauen. Die Therapie erfolgt mittels Enzymersatztherapie (EET, Agalsidase alfa, 0,2 mg/kg Körpergewicht oder Agalsidase beta 1,0 mg/kg Körpergewicht) alle zwei Wochen i.v. oder bei Vorliegen ansprechender Mutationen mittels oraler Chaperontherapie (eine Kapsel Migalastat, 123 mg, jeden zweiten Tag).

Definition, Epidemiologie und Pathogenese

Morbus Fabry ist eine X-chromosomal vererbte lysosomale Speichererkrankung, die auf einem Defekt der Alpha-Galaktosidase A (AGAL) basiert und durch eine intrazelluläre Akkumulation von Globotriaosylceramid (Gb_3, GL3, Glycosphingolipid) eine progrediente, lebensbedrohliche Multisystemerkrankung bedingt (Zarate & Hopkin, 2008; AWMF-Leitlinie Morbus Fabry, Nr. 030/134). Die Erkrankung betrifft Männer und Frauen aller ethnischer Gruppen. Es liegen unterschiedliche Angaben zur Inzidenz vor: 1:40.000 bis 1:117.000. Studien, die auf Neugeborenen-Screenings basieren, weisen auf eine höhere Inzidenz hin: 1:4.600 (Italien), 1:1.250 (Taiwan) bei männlichen Neugeborenen.

Krankheitsauslösende Mutationen werden im GLA-Gen detektiert, das für die Alpha-Galaktosidase A (AGAL) kodiert, auf dem langen Arm des X-Chromosoms (Bande q22) lokalisiert ist, eine

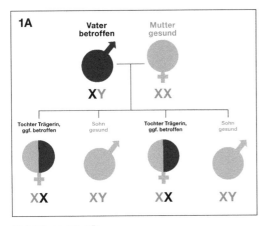
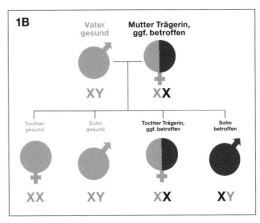

Abbildung 1A, 1B
Vererbungsmodus bei Morbus Fabry. X-chromosomaler Erbgang: Familienanamnese wichtig!

Länge von 12 kb aufweist und aus sieben Exons und sechs Introns besteht. Es sind > 1.000 GLA-Mutationen bekannt, wobei die meisten Patienten „private" (familienspezifische) Mutationen aufweisen. Bei X-chromosomalem Erbgang ist die Familienanamnese wichtig. Ein betroffener Vater gibt die Mutation an alle Töchter weiter, seine Söhne sind gesund (Abbildung 1A). Eine betroffene Mutter gibt die Mutation an 50 Prozent aller Kinder weiter (Abbildung 1B). Eine genetische Beratung sollte allen Familien mit einem Fabry-Patienten empfohlen werden.

Sämtliche Körperzellen können eine schädigende Gb_3-Akkumulation aufweisen, sodass zahlreiche Organe und Gewebe wie z.B. Nieren, Herz, Gefäße und das zentrale sowie periphere Nervensystem betroffen sind und eine progrediente Funktionseinschränkung in interindividuell unterschiedlicher Ausprägung aufweisen (Abbildung 2).

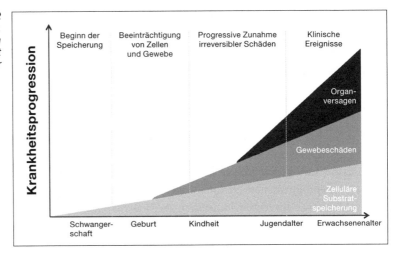

Abbildung 2
Morbus Fabry. Progression in Abhängigkeit vom Alter

Tabelle 1
Klassische Manifestationen des Morbus Fabry in Abhängigkeit vom Alter

Altersgruppen	Manifestationen
Kindheit, Adoleszenz (≤ 16 Jahre)	**Peripheres/autonomes Nervensystem:** Akroparästhesien (Kribbeln oder Taubheit) und neuropathische brennende Schmerzen der Hände und Füße, z.T. als „Schmerzkrisen" getriggert durch Kälte, Wärme, körperliche Belastung, interkurrente Erkrankungen, emotionalen Stress oder Alkoholkonsum (nachweisbare Small Fiber Neuropathie) Hypohidrose (selten Hyperhidrose), verminderte Speichel- und Tränenproduktion, gestörte intestinale Motilität, orthostatische Dysregulation, Vertigo **Haut:** Angiokeratome (rötliche bis blau-schwarze Gefäßerweiterungen, die ihre Farbe auf Druck nicht verlieren, oft eine mäßige Hyperkeratose aufweisen und sich allmählich ausdehnen), oft richtungsweisend! Meist in Gruppen gluteal, periumbilikal, skrotal und an den Oberschenkeln, z.T. an den Lippen, Fingerkuppen, Schleimhäuten (orale Mukosa und Konjunktiven) **Gastrointestinaltrakt:** Gastrointestinale Beschwerden (postprandialer abdomineller Schmerz, Flatulenz, Diarrhoe, gastraler Reflux) **Lunge:** Obstruktive (und restriktive) Atemwegserkrankung **Augen:** Cornea verticillata (wirbelförmige Hornhauttrübung mittels Spaltlampe in der ophthalmologischen Untersuchung sichtbar), Tortuositas vasorum (auffällige Schlängelung der konjunktivalen und retinalen Gefäße), Fabry-Katarakt **Ohren:** Progredienter sensorineuraler Hörverlust (insbesondere hohe Frequenzen), Tinnitus **Muskuloskelettales System:** Charakteristische Deformierung der Interphalangealgelenke der Finger (verminderte Streckbarkeit der distalen Fingerendgelenke), z.T. Trommelschlegelfinger und -zehen. Verknöcherte Sehnenansätze, degenerative Gelenkveränderungen, aseptische Knochennekrosen **Belastbarkeit:** Körperliche Erschöpfung, Müdigkeit (Fatigue) **Weitere Manifestationen:** Verringertes Körperwachstum, verspätete Pubertät, Fertilitätsstörungen, Impotenz. Charakteristische vergrößerte Gesichtszüge (z.T. Progenie des Unterkiefers, ausgeprägte Supraorbitalleisten und Frontalhöcker), Anomalie im Mund- und Zahnbereich wie Zysten und Pseudozysten der Kieferhöhle Erste renale und kardiale Auffälligkeiten (u.a. Mikroalbuminurie, Proteinurie, abnorme Herzfrequenzvariabilität)
Frühes Erwachsenenalter (17–30 Jahre)	Zusätzlich zu o.g. Manifestationen: **Fabry-Nephropathie:** Proteinurie und progrediente Niereninsuffizienz; häufig Nierenzysten (unklare Ursache), renale Hypertonie **Fabry-Kardiomyopathie:** Linksventrikuläre Hypertrophie (meist konzentrisch), Reizleitungsstörung (Vorhofflimmern, supraventrikuläre und ventrikuläre Tachykardie), Klappendysfunktion (Mitralklappe, Aortenklappe), Angina pectoris, intramyokardiale Fibrose („late enhancement" im Kardio-MRT) **Zerebrale Manifestation:** Transitorisch ischämische Attacke (TIA), ischämischer Insult, seltener intrazerebrale Blutung, Ektasie der Arteria basilaris und White Matter Lesions (Läsionen der weißen Substanz im zerebrales MRT), gestörter zerebraler Blutfluss) Lymphödem der unteren Extremität Depression, Psychosen, eingeschränkte Lebensqualität
Späteres Erwachsenenalter (> 30 Jahre)	Progredienz der o.g. Manifestationen: Niereninsuffizienz bis zur Dialysepflichtigkeit, Herzinsuffizienz, z.T. maligne Herzrhythmusstörung, TIA- und Insult-Rezidiv, vaskuläre Demenz

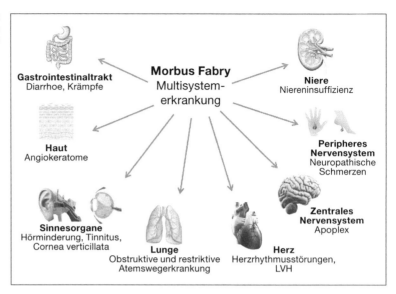

Abbildung 3
Morbus Fabry als Multisystemerkrankung

Klinik

Fabry-Patienten leiden unter einer progredienten Multisystemerkrankung, wobei die Anzahl betroffener Organsysteme (insbesondere Niere, Herz, Gefäße, zentrales und peripheres Nervensystem) und die Krankheitslast mit dem Alter zunehmen (Abbildung 2 und 3, Tabelle 1). Bei Frauen ist die Variabilität des klinischen Bildes größer als bei Männern. Ursache hierfür ist die zufällige Inaktivierung eines der beiden X-Chromosomen jeder Zelle in der frühen Embryogenese mit präferenziell stärkerer Ausprägung des betroffenen oder des nicht betroffenen X-Chromosoms in einzelnen Geweben (Lyon-Hypothese).

Merkkasten 1

> **Bei welcher Organmanifestation unklarer Genese sollte an einen Morbus Fabry gedacht werden?**
> - Mikroalbuminurie/Proteinurie und/oder Einschränkung der Nierenfunktion (GFR < 60 ml/min/1,73 m^2) unklarer Genese,
> - linksventrikuläre Hypertrophie (ohne ursächliche Hypertonie) unklarer Genese,
> - kryptogene Schlaganfälle in jungen Jahren.

Diagnostik zur Diagnosesicherung

Ein Verdacht auf Morbus Fabry ergibt sich aus der Familienanamnese und/oder durch den Nachweis o.g. Manifestationen. Bei *Männern* ist die Bestimmung der Alpha-Galaktosidase-A-Aktivität in Blutleukozyten die Methode der Wahl zur Diagnosesicherung. Eine pathologisch niedrige AGAL-Aktivität zeigt in der Regel das Vorliegen eines M. Fabry an. Bei *Frauen* ist die molekulargenetische Untersuchung mit Nachweis einer krankheitsverursachenden Mutation des GLA-Gens zur Diagnosesicherung erforderlich, da Fabry-Frauen häufig eine normale AGAL-Aktivität aufweisen. Bei Verdacht auf Morbus Fabry bieten Speziallabore die Bestimmung der Alpha-Galaktosidase-A-Aktivität mittels Trockenblut-Testung an. Bei pathologischer Enzymaktivität sollte eine Genotypisierung erfolgen, die anhand der bereits vorliegenden Trockenblutkarte durchgeführt werden kann. Als Biomarker (Marker der Krankheitslast) kann ein pathologisch erhöhtes Lyso-Gb$_3$ (Globotriaosylshingosin) zur verbesserten Diagnosestellung und zum Monitoring beitragen. Werden bei den Patienten Biopsien durchgeführt, so kann man elektronenmikroskopisch multilamelläre Myelinkörper (sogenannte „Zebrakörperchen", „Papierrollen-Phänomen") erkennen. Eine *pränatale Diagnostik* kann durch Messung der Alpha-Galaktosidase-Aktivität in Chorionzotten oder kultivierten Amnionzellen erfolgen sowie bei in der Familie bekannter Mutation auch mittels molekulargenetischer Methoden.

Wird bei einem Patienten ein Morbus Fabry diagnostiziert, sollten alle blutsverwandten (auch asymptomatische) Angehörige einer Diagnostik unterzogen werden, um durch eine frühe Diagnosesicherung die Therapie rechtzeitig einleiten zu können.

Merkkasten 2

Diagnostik bei gesichertem Morbus Fabry

Mit Diagnosesicherung eines Morbus Fabry sollte eine initiale Untersuchung der typischerweise betroffenen Organe und Organsysteme in einem Fabry-Zentrum durchgeführt werden: u.a. Haut, Gastrointestinaltrakt, Augen, Ohren, Nieren, Herz, zentrales und peripheres Nervensystem.

Zur Abklärung einer
a) Fabry-Nephropathie:
Kreatinin, Abschätzung der glomerulären Filtrationsrate (eGFR) mittels CKD-EPI-(2009)-Formel (bei Erwachsenen; Levey et al., 2009) bzw. Schwartz-Formel (bei Kindern; Schwartz et al., 2009).
Eiweißausscheidung im Urin: Eiweiß/Kreatinin- und Albumin/Kreatinin-Quotient im Spontanurin oder Eiweiß bzw. Albumin im 24-Std.-Sammelurin.

Ultraschall (Frage nach Zysten, vaskulären und parenchymatösen Veränderungen). 24-Std.-Blutdruckmessung.
b) **Fabry-Kardiomyopathie:**
EKG, 24-Std.-EKG, Echokardiographie, ggf. kardiale MRT (mit *Late Enhancement Imaging*). Eine Koronarangiographie und Myokardbiopsie sind nur bei speziellen Indikationen notwendig, z.B. Myokardbiopsie zur diagnostischen Sicherung einer kardialen Manifestation.
c) **neurologischen Manifestation:**
Doppler- und Duplexsonographie zum Nachweis einer Intima-Media-Verdickung und ggf. einer Ektasie der Arteria basilaris; craniale MRT, Neurographie, Schmerzintensitäts- und Lebensqualitäts-Bewertung mit entsprechenden Fragebögen.

Es werden jährliche Wiedervorstellungen zum Follow-up in einem Fabry-Zentrum empfohlen.

Fabry-Nephropathie

Unbehandelte Fabry-Patienten können einen jährlichen GFR-Verlust von bis zu 8–12 ml/min/1,73 m² aufweisen (Schwarting et al., 2006; Branton et al., 2002). Bekannte Progressionsfaktoren sind das männliche Geschlecht, das Vorliegen einer schlecht eingestellten Hypertonie, das Ausmaß einer Proteinurie und ein fortgeschrittenes CKD-Stadium (Feriozzi et al., 2012; Waldek & Feriozzi, 2014; Schiffmann et al., 2009). Bei Fabry-Patienten mit progredienter Niereninsuffizienz ist die kardiovaskuläre Morbidität erhöht (Talbot et al., 2015). Dabei bestimmt das Ausmaß der Niereninsuffizienz den Therapieverlauf unter EET (Lenders et al., 2017a).

Neuere Studien lassen vermuten, dass eine Podozyturie mit der klinischen Schwere der Fabry-Nephropathie korreliert und von prognostischer Bedeutung ist (Fall et al., 2016; Trimarchi et al., 2016).

Nierenbiopsie bei Fabry-Nephropathie

Die Fabry-Nephropathie ist sowohl ein morphologischer als auch ein klinisch-funktionaler Begriff (Schiffmann et al., 2017). Sie lässt sich hinsichtlich Diagnose und Verlauf bioptisch und durch laborchemische Parameter der Nierenfunktion charakterisieren. Die unzureichende Metabolisierung von Gb_3 führt zu Ablagerungen in verschiedenen Zellen des Nierengewebes. Hieraus kann eine Glomerulosklerose und interstitielle Fibrose mit Proteinurie und Niereninsuffizienz resultieren.

Der Stellenwert eines Nierenbiopsie-Befundes hinsichtlich therapeutischer Konsequenzen ist bisher unzureichend untersucht. Der elektronenmikroskopische Nachweis klassischer Gb_3-Ablagerungen in einer Nierenbiopsie wird zur Diagnosesicherung empfohlen, wenn die übliche laborchemische und molekulargenetische Diagnostik unklar erscheint (Biegstraaten et al., 2015). Sie liefert aber in der Regel keine klinisch relevanten Zusatzinformationen, wenn die Diagnose eines Morbus Fabry laborchemisch, molekulargenetisch und/oder klinisch anhand anderer typischer Manifestationen gesichert ist. Sie kann im Falle einer Progredienz der Erkrankung trotz Behandlung aus prognostischen Gründen erwogen werden, um einerseits den histologischen Schweregrad einer Fabry-Nephropathie abzuschätzen und andererseits eine mögliche Zweiterkrankung (primäre/sekundäre Glomerulonephritis) auszuschließen (Fogo et al., 2010).

Die Diagnose einer Fabry-Nephropathie erfolgt in der Regel lichtmikroskopisch, am besten mittels einer Toluidinblau-Färbung. Eine immunhistologische oder elektronenmikroskopische Untersuchung zeigt die meist zwiebelschalenförmigen Ceramid-Ablagerungen („zebra bodies"). Bei fortgeschrittener Schädigung des Nierenparenchyms und der damit einhergehenden Funktionsverschlechterung entstehen interstitielle Fibrose und fokale Sklerose der Glomerula mit unterschiedlichem Ausprägungsgrad (Waldek & Feriozzi, 2014; Del Pino et al., 2018).

Differentialdiagnosen bei Morbus Fabry

Wegen der Seltenheit der Erkrankung werden Patienten mit Morbus Fabry oft fehldiagnostiziert und entsprechend falsch behandelt. Schmerzen werden als rheumatoide Arthritis, rheumatisches Fieber, Arthritis, Erythromelalgie, Raynaud-Syndrom, Fibromyalgie oder Vaskulitis wie die Panarteriitis nodosa fehldiagnostiziert. Häufig werden aber auch einfach „Wachstumsschmerzen" oder psychosomatische Beschwerden angenommen.

Abdominelle Beschwerden werden als „Reizdarmsyndrom" oder unspezifische chronisch-entzündliche Darmerkrankung eingeschätzt. Das klinische Bild einer zerebralen Manifestation mit Visusstörung, Sensibilitätsstörungen und Hemiparesen sowie kernspintomographische Befunde führen öfter zur Fehldiagnose Multiple Sklerose. Durchschnittlich dauerte es bei Männern ca. 14 Jahre und bei Frauen ca. 16 Jahre bis zur korrekten Diagnosestellung.

Fabry-Nephropathie und Nierenersatzverfahren

Bei Patienten mit terminaler Niereninsuffizienz ist eine Nierenersatztherapie (Hämodialyse, Peritonealdialyse, Nierentransplantation) notwendig. Die Nierentransplantation wird als Therapie der ersten Wahl mit exzellenten Langzeitverläufen empfohlen (Ersözlü et al., 2018). Da die transplantierte Niere eine klinisch relevante Funktion der α-Galaktosidase aufweist, wurde eine Fabry-Nephropathie im Transplantat bisher nicht beobachtet (Mignani et al., 2010). Fabry-Patienten nach Transplantation weisen bessere Verläufe als dialysierte Fabry-Patienten auf. Wegen der weiterhin bestehenden pathologischen Stoffwechselsituation sollte die EET zur Verhinderung extrarenaler Schäden unverändert fortgeführt werden. Die Verträglichkeit und Wirksamkeit einer EET bei nierentransplantierten Patienten ist beschrieben (Ojo et al., 2000; Pastores et al., 2007; Mignani et al., 2008; Cybulla et al., 2009). Bei Dialysepatienten sollte die EET-Behandlung fortgesetzt werden und kann ohne Verlust des Enzyms während der Hämodialyse erfolgen (Kosch et al., 2004).

Fabry-spezifische medikamentöse Therapie (Abbildung 4)

Mit Diagnosesicherung sollte der Patient zur initialen Untersuchung und Therapieplanung an ein interdisziplinäres Fabry-Zentrum überwiesen werden.

Folgende Therapieziele sind im Rahmen einer multimodalen Betreuung anzustreben (Ortiz et al., 2018; Wanner et al., 2018):
– Beschwerdereduktion (v.a. Schmerzreduktion),
– Verzögerung/Verhinderung der Progression von Organmanifestationen (v.a. an Niere, Herz und zentralem Nervensystem),
– Verbesserung der Lebensqualität,
– Normalisierung der Lebenserwartung.

Seit 2001 ist mit der Enzymersatztherapie (EET) eine kausale Behandlungsoption verfügbar, den Alpha-Galaktosidase-A-(A-GAL)-Mangel zu kompensieren (Zarate & Hopkin, 2008; Ortiz et al., 2018; AWMF-Leitlinie Morbus Fabry, Nr. 030/134).

Das durch gentechnologische Herstellung gewonnene AGAL-Enzym wird alle zwei Wochen als intravenöse Infusion verabreicht. Für die lebenslange Therapie sind zwei Präparate in unterschiedlicher Dosierung zugelassen:

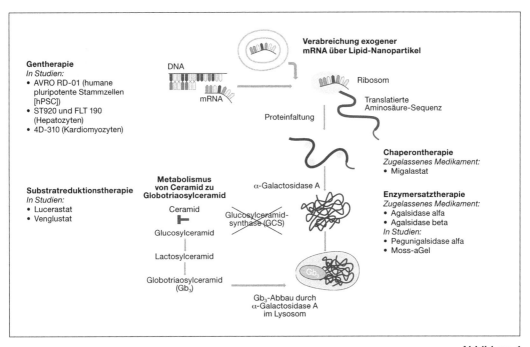

Abbildung 4
Aktuelle und zukünftige Therapieoptionen bei Morbus Fabry (adaptiert von Felis et al., 2020)

- Agalsidase alfa (Fachinformation Replagal®; Herstellung in einer humanen Zelllinie [humane Fibrosarkomzellen HT-1080]), 0,2 mg/kg Körpergewicht, Infusionsdauer ca. 40 Minuten;
- Agalsidase beta (Fachinformation Fabrazyme®, Herstellung in CHO-Zellen [CHO = Chinese Hamster Ovary]), 1,0 mg/kg Körpergewicht, Infusionsdauer ca. 240 Minuten, im Verlauf deutliche Reduktion auf bis zu 90–120 Minuten.

Die EET zeigt insgesamt eine gute Wirksamkeit mit Besserung bzw. Stabilisierung des Krankheitsverlaufs mit Besserung der Lebensqualität und Verlängerung der Lebenszeit. Dennoch sind leider Fabry-Frauen trotz Organmanifestationen oft noch unbehandelt (Lenders et al., 2016a), obwohl ein rechtzeitiger Therapiestart für den Therapieerfolg besonders wichtig ist (Germain et al., 2019). Folgende Therapieeffekte können erreicht werden: Stabilisierung der Nierenfunktion, Verzögerung der Progression zum terminalen Nierenversagen, Reduktion der linksventrikulären Hypertrophie bzw. Stabilisierung der Herzwanddicke, Linderung neuropathischer Brennschmerzen der Extremitäten und Besserung gastrointestinaler Beschwerden, Besserung der Fähigkeit zur Schweißabsonderung (Kampmann et al., 2015; Germain et al., 2015; Schiffmann et al., 2015). Gerade bei der Fabry-Nephropathie mit einer bedeutsamen Gb_3-Akkumulation in den Podozyten zeigt sich ein dosisabhängiger Clearance-Effekt und damit eine dosisabhängige EET-Wirksamkeit bezüglich der Stabilisierung der Nierenfunktion (Skrunes et al., 2017; Tøndel et al., 2013; Weidemann et al., 2014; Lenders et al., 2016b, 2020a; Krämer et al., 2018).

Allerdings weist die EET auch Grenzen auf, die zu Herausforderungen im klinischen Alltag führen können. So können allergische Infusionsreaktionen mit u.a. Cephalie, Parästhesie, Blutdruckabfall, Fieber, Schüttelfrost, Übelkeit und Müdigkeit auftreten (Fachinformation Fabrazyme® und Replagal®). Durch Reduktion der Infusionsgeschwindigkeit, Verabreichung von Analgetika, Antihistaminika und/oder Glukokortikoiden lässt sich die Symptomatik meist lindern. Circa 40 Prozent aller Fabry-Männer unter EET bilden IgG-Antikörper (insbesondere Männer mit deutlich erniedrigter eigener Alpha-Galaktosidase-Aktivität), die zu EET-Inhibition mit schlechterem Krankheitsverlauf führen (Lenders et al., 2016c). Dabei inhibieren die sogenannten neutralisierenden *anti-drug antibodies* (ADAs) die endotheliale Enzymaufnahme und Aktivität der Alpha-Galaktosidase (Stappers et al., 2020). Nur durch höhere EET-Dosen können diese neutralisierenden Antikörper kompensiert werden (Lenders et al., 2018a, 2018b, 2018c). An einem Kollektiv transplantierter männlicher Fabry-Patienten konnte gezeigt werden, dass eine immunsuppressive Therapie die Antikörper-vermittelte EET-Inhibition unterdrückt. Höhere immunsuppressive Dosen sind assoziiert mit erniedrigten Antikörpertitern und reduzierter EET-Inhibition (Lenders et al., 2017b). In zukünftigen Studien sollten EET-inhibitionsspezifische immunsuppressive Therapieprotokolle entwickelt werden, die zu einem besseren Krankheitsverlauf bei EET-inhibitionspositiven Männern führen.

Seit Mai 2016 ist das pharmakologische Chaperon Migalastat (Galafold®-123-mg-Hartkapseln, jeden 2. Tag) als erste orale Therapie bei Morbus Fabry zugelassen (Fachinformation Galafold®; McCafferty et al., 2019). Bei einigen α-Gal-A-Proteinmutanten führt die Zugabe von Migalastat unter Zellkulturbedingungen (HEK293T-Zellen) zu einer bedeutsamen Erhöhung der α-Gal-A-Aktivität (Benjamin et al., 2017). Das basiert nach derzeitigem Verständnis auf einer reversiblen Bindung von Migalastat an das aktive Zentrum dieser α-Gal-A-Proteinmutanten und fördert als Folge der resultierenden Stabilisierung deren Transport zu den Lysosomen. Nach Aufnahme des Chaperon-Enzym-Komplexes in die Lysosomen dissoziiert dieser in der Organelle. In Folge des effektiveren Transportes wird eine höhere Enzymaktivität in den Lysosomen erreicht, die zum verbesserten Katabolismus von Gb_3 führt. α-Gal-A-Proteinmutanten, die nach Migalastat-Gabe eine Enzymaktivitäts-Steigerung zeigen, werden als „ansprechende" bzw. „geeignete" Varianten (englisch „amenable") bezeichnet. Die Etablierung von CRISPR/Cas9-knockout-HEK-Zellen (ohne endogene Gla-Aktivität) und Untersuchung immortalisierter patientenspezifischer Zellmodelle ermöglicht ein besseres Verständnis der unterschiedlichen klinischen Effektivität der Chaperontherapie (Lenders et al., 2019, 2020b).

Der Wirkstoff aus der Gruppe der Small Molecules steht zur Langzeitbehandlung von Erwachsenen und Jugendlichen ab 16 Jahren mit bestätigter Fabry-Diagnose und ansprechender Mutation zur Verfügung. Auf der Website www.galafoldamenabilitytable.com können Fachkreise aus der Europäischen Union einsehen, welche Mutationen auf Migalastat ansprechen (Fachinformation, Stand 05/2020: 1.384 „ansprechende" Mutationen).

Für die Therapie mit Migalastat liegen bisher zwei Phase-3-Studien vor: die FACETS-Studie als plazebokontrollierte Studie ($n = 50$; 22 [Plazebo] versus 28 [Migalastat]; Germain et al., 2016) und die ATTRACT-Studie, in der die Wirksamkeit und Sicherheit von Migalastat im Vergleich zur EET (Agalsidase beta, Agalsidase alfa) bei 57 (36 [Migalastat] versus 21 [EET]) männlichen und weiblichen Patienten mit Morbus Fabry beurteilt wurde (Hughes et al., 2017) und sich eine 12-monatige Verlängerung anschloss (Feldt-Rasmussen et al., 2020).

Die Daten sind vielversprechend, da die Nierenfunktion unter einer maximal 18-monatigen Behandlung mit Migalastat stabil blieb, sich u.a. eine signifikante Senkung des linksventrikulären Massenindex zeigte und der Lyso-Gb$_3$-Wert, als Marker der Krankheitslast, bei Umstellung von der Enzymersatztherapie auf Migalastat niedrig und stabil blieb (ATTRACT; Hughes et al., 2017). Bei einer Analyse klinischer Ereignisse in Bezug auf Ereignisse der Nieren, des Herzens sowie zerebrovaskuläre Ereignisse und Tod zeigte sich eine Häufigkeit der in der Migalastat-Gruppe beobachteten Ereignisse von 29 Prozent und in der EET-Gruppe von 44 Prozent ($p = 0,36$) (Hughes et al., 2017). Die Migalastattherapie zeigt insgesamt eine gute Verträglichkeit, wobei die Nebenwirkungen (u.a. ≥ 1/10 Kopfschmerzen) nicht häufiger als unter EET auftreten (ATTRACT-Studie; Hughes et al., 2017). Auch wenn das Studienkollektiv nicht groß und die Studiendauer begrenzt ist, sind die Daten von klinischer Relevanz, da Migalastat dem bisherigen Goldstandard einer EET nicht unterlegen erscheint. Inzwischen liegen erste Langzeitdaten (FACETS+041 Extension, durchschnittliche Behandlungsdauer 3,4 Jahre; ATTRACT, 30 Monate) vor, die eine Stabilisierung der Nierenfunktion und Abnahme des linksventrikulären Massenindex unter Migalastat dokumentieren (Feldt-Rasmussen et al., 2020).

Symptomatik/Manifestation	Therapiemaßnahme
Neuropathische Schmerzen	Meidung von Schmerztriggern wie Hitze, Kälte, körperliche Belastung, Stress, Übermüdung. Medikation: Pregabalin (z.b. 75 mg 1–0–1, Zieldosis 150 mg 1–0–1, max. Höchstdosis 600 mg/d), bei Therapieresistenz ggf. in Kombination mit einem dualen Serotonin- und Noradrenalin-Wiederaufnahmehemmer (z.B. Duloxetin, beginnend mit 30 mg 1–0–0).
Niereninsuffizienz (GFR-Reduktion, Albuminurie/Proteinurie)	RAS-Blocker (ACE-Hemmer, AT1-Blocker), Anämie-Therapie
Terminale Niereninsuffizienz	Dialyse, Nierentransplantation (1. Wahl)
Hypertonie	Antihypertensiva, z.B. ACE-Hemmer oder AT-1-Blocker (bei Sinusbradykardie keine Betablocker)
Ventrikuläre Tachykardie	Antiarrhythmika, Defibrillator (ICD)-Implantation
Bradykardie	Herzschrittmacher-Implantation
Herzinsuffizienz	Diuretika, ACE-Hemmer (ggf. AT-1-Blocker bei ACE-Hemmer-Unverträglichkeit), Schrittmacher- bzw. ICD-Implantation, Herztransplantation
Koronarstenose	PTCA, ACVB
Schlaganfall	Thrombozytenaggregationshemmung mit z.B. Aspirin 100 mg/d
Dyslipidämie	Statine
Atemwegsobstruktion	Nikotinverzicht, ggf. Bronchodilatatoren
Verzögerte Magenentleerung, Dyspepsie	Kleine und häufige Mahlzeiten; Metoclopramid, H2-Blocker
Ausgeprägte Hörminderung	Hörgeräte, Cochlea-Implantat
Depressionen	Psychiatrische/psychologische Betreuung; Serotonin-Wiederaufnahmehemmer

RAS-Blocker, Renin-Angiotensin-System-Blocker; ACE-Hemmer, Angiotensin-Konversions-Enzym-Hemmer; AT1-Blocker, Angiotensin-II-Rezeptor-Subtyp-1-Blocker; ICD, implantierbarer Kardioverter-Defibrillator; PTCA, Perkutane Transluminale Coronare Angioplastie; ACVB, Aorto-Coronarer-Venen-Bypass.

Tabelle 2
Ergänzende Therapiemaßnahmen bei Morbus Fabry

Die Daten werden aktuell in der Versorgungsrealität bezüglich Ansprechbarkeit (ca. 30% aller Fabry-Patienten), Sicherheit und Wirksamkeit durch eine deutschlandweite multizentrische Langzeitstudie (n = 60) überprüft. Die Einjahresdaten zeigen folgende Ergebnisse: Die Therapie mit Migalastat erscheint sicher und geht einher mit einer Besserung der linksventrikulären kardialen Masse. Bezüglich der beeinträchtigten Nierenfunktion scheint die Blutdruckkontrolle ein bisher vernachlässigtes wichtiges Ziel zu sein (Lenders et al., 2020c).

Die orale Therapie mit Migalastat ist für viele Patienten eine gute Therapiealternative zur intravenösen Enzymersatztherapie. Allerdings zeigen Patienten mit unterschiedlichen Mutationen unterschiedliches Ansprechen, was durch die Schwere der Erkrankung, mögliche Komorbiditäten, Therapie-Adhärenz und die vorliegende Mutation mitbedingt sein kann.

Ergänzende Therapiemaßnahmen

Bei Fabry-typischer Symptomatik und Organmanifestation können ergänzende Maßnahmen therapeutisch hilfreich sein (siehe Tabelle 2).

Häufig dominieren Schmerzen mit hoher Schmerzintensität den Alltag zahlreicher Fabry-Patienten. Zur symptomatischen Behandlung neuropathischer Schmerzen bei Morbus Fabry liegt nur eine eingeschränkt gute Datenlage vor. Nach aktuellem Kenntnisstand führt die Kombination aus EET und einer symptomatischen analgetischen Therapie zur effektivsten Schmerzlinderung. Auch wenn auf etablierte Medikamente zur Behandlung neuropathischer Schmerzen zurückgegriffen wird, sollten einige Präparate aufgrund Fabry-typischer Manifestationen nicht eingesetzt werden. Dies gilt insbesondere für trizyklische Antidepressiva, die als häufige und klinisch relevante Nebenwirkung das kardiale Reizleitungssystem negativ beeinflussen, welches beim Morbus Fabry oft mitbetroffen ist. Die Wirkung nichtsteroidaler Antiphlogistika bei neuropathischen Schmerzen ist gering, sodass sie u.a. auch wegen ihrer Nephrotoxizität nur vorsichtig verwendet werden sollten.

Im klinischen Alltag kann eine Therapie mit Pregabalin (z.B. 75 mg 1–0–1, Zieldosis 150 mg 1–0–1, max. Höchstdosis 600 mg/d), bei Therapieresistenz in Kombination mit einem dualen Serotonin- und Noradrenalin-Wiederaufnahmehemmer sinnvoll erscheinen (z.B. Duloxetin, beginnend mit 30 mg 1–0–0). Bei alltagsrelevanten Schmerzen sollte dies zusammen mit einer EET erfolgen. Die Wirkung der Chaperontherapie auf die neuropathischen Schmerzen scheint laut Studienlage vielversprechend, muss sich im klinischen Alltag jedoch erst noch bewähren. Es zeigte sich ein vielversprechender Ansatz einer oralen alpha-Galaktosidase (3× 600 U/d) auf gastrointestinale Schmerzen bei Patienten mit Morbus Fabry (Lenders et al., 2020d).

Verlauf und Prognose

Der Verlauf der Erkrankung ist progredient. Durch die aktuellen Therapieoptionen ist die Lebensqualität und Lebenserwartung deutlich gebessert. Die Prognose wird durch einen rechtzeitigen Therapiestart entscheidend beeinflusst. Die Indikation zur Therapie ist immer bei Zeichen einer relevanten Organmanifestation (Herz, Niere, Gehirn, Schmerzen), bei Männern auch prophylaktisch gegeben. Die Behandlung ist lebenslang erforderlich.

Jährliche Kontrolluntersuchungen in einem interdisziplinären Fabry-Zentrum werden empfohlen. Auch die Kontaktaufnahme mit einer Patienten-Selbsthilfegruppe ist empfehlenswert (www.fabry-selbsthilfegruppe.de).

Zukünftige Therapieansätze (Abbildung 4)

Neue Therapieansätze umfassen folgende medikamentöse Konzepte:

Enzymersatztherapie
Pegunigalsidase-alfa (PRX-102, Protalix Biotherapeutics/Chiesi; ProCellEx®-System); Herstellung in gentechnisch veränderter Tabakpflanze, wobei vereinzelte Pflanzenzellen (Protoplasten) in Flüssigkultur kultiviert werden. Enzymersatztherapie mit geringerer Immunogenität und verlängerter Halbwertszeit (80 Std.) bedingt durch PEGylierung (PEG, Polyethylenglycol), durch die sich möglicherweise das Infusionsintervall (monatliche i.v.-Gabe) verlängern lässt (Ruderfer et al., 2018; Schiffmann et al., 2019). Aktuell laufen drei Phase-3-Studien (BALANCE, BRIDGE, BRIGHT).
Moss-aGal (Greenovation/Eleva); eine rekombinant hergestellte Form der humanen α-Galaktosidase wurde als Enzymersatztherapie für Patienten mit Morbus Fabry entwickelt. Unter Verwendung von Greenovations proprietärer Bryo-Technologie wird Moss-aGal in *Physcomitrella patens* (gentechnisch verändertes Moos) exprimiert. Präklinische Studien lassen eine verbesserte Aufnahme des Proteins (über Mannose-Rezeptoren statt Mannose-6-Phosphat-Rezeptoren) in die Zielzellen vermuten (Shen et al., 2016; https://www.greenovation.com/moss-agal-agalsidase.html). Eine Phase-I-Studie zeigte eine gute Sicherheit und Verträglichkeit von Moss-aGal bei sechs Frauen nach Einmalgabe von 0,2 mg/kg i.v. (Hennermann et al., 2019). Phase-2- und -3-Studien sind in Vorbereitung.

Substratreduktionstherapie
Während bei der Enzymersatztherapie die fehlende bzw. defekte α-Galaktosidase durch die Infusion von gentechnologisch hergestelltem Enzym ersetzt wird, ist das Ziel der Substratreduktionstherapie (SRT) eine Reduzierung des Substrats mit nachfolgender Hemmung der Gb_3-Akkumulation in den Zellen. *Lucerastat* (Idorsia) ist ein niedermolekularer Iminozucker, der die Glucosylceramidsynthase (GCS) und damit die Biosynthese von Glycosphingolipiden einschließlich Gb_3 inhibiert. Es wurde als Substratreduktionstherapie für die orale Behandlung des Morbus Fabry eingesetzt (Ashe

et al., 2015; Guérard et al., 2018). 2018 wurde eine Phase-3-Zulassungsstudie (MODIFY-Studie, Idorsia) gestartet. *Venglustat* (Ceramid-Analogon, Sanofi Genzyme) ist ein weiterer GCS-Inhibitor, der als ZNS-gängige niedermolekulare Verbindung (small molecule) bei verschiedenen Erkrankungen (autosomal-dominante polyzystische Nierenerkrankung, lysosomale Speicherkrankheiten [Morbus Fabry, Morbus Gaucher, Morbus Tay-Sachs bzw. Morbus Sandhoff] und Morbus Parkinson) untersucht wird. Es zeigte sich ein günstiges Sicherheits- und Verträglichkeitsprofil (Peterschmitt et al., 2021).

Gentherapie

Die Gentherapie ist eine vielversprechende zukünftige Therapieoption. Durch das therapeutische Einschleusen von DNA oder RNA mit dem genetischen Code für das GLA-Gen in die Zellen der Patienten würde die Kausalkette „mutiertes Gen → defektes Enzym mit defekter Funktion → Gb_3-Ablagerungen → Morbus Fabry" einen Schritt früher erreicht werden als bei der Enzymersatztherapie (Abbildung 4). Derzeit untersuchen vier klinische Studien die Sicherheit der Gentherapie bei FD, die sich in ihren Therapieansätzen unterscheiden: Die erste interventionelle, multizentrische und multinationale, offene Studie (NCT03454893, NCT02800070, AVR-RD-01, AvroBio) basiert auf der lentiviralen Transduktion von hämatopoetischen Stammzellen ex vivo. Drei weitere klinische Studien (NCT04046224, NCT04040049, NCT04519749; Hughes et al., 2019a, 2019b) basieren auf dem Prinzip der adeno-assoziierten viralen (AAV) Transduktion von Hepatozyten in vivo. STAAR ist eine multizentrische, offene Dosisfindungsstudie für das AAV2/6-Vektor-basierte Medikament ST-920 (NCT04046224, Sangamo). Die zweite klinische Studie zur AAV-basierten Gentherapie befindet sich ebenfalls noch in der Rekrutierungsphase (NCT04040049; FLT190; Freeline Therapeutics). FLT190 ist eine Gentherapie in der Testphase, die auf einer Plattform basiert, die auch für Hämophilie A und B sowie Morbus Gaucher eingesetzt werden soll. FLT190 besteht aus einem Codon-optimierten GLA-Transgen unter der Kontrolle eines leberspezifischen Promotors. Das Konstrukt ist in ein neuartiges synthetisches Kapsid verpackt und zeigt eine verbesserte Transduktion von humanen Hepatozyten im Vergleich zu Wildtyp-AAV-Serotypen. Eine dritte klinische Studie zur AAV-basierten Gentherapie befindet sich ebenfalls in der Rekrutierungsphase und verwendet ein abgeschwächtes AAV (4D-310; 4D Molecular Therapeutics). In präklinischen Studien an Mäusen konnte gezeigt werden, dass die Verwendung des neuartigen Kapsids 4D-C102 besonders effizient bei der Transduktion menschlicher Kardiomyozyten ist. Da myokardiale Zellen mit der ERT nur schwer zu erreichen sind, ist dieser neuartige Ansatz vor allem für jene Patienten interessant, die FD-spezifische kardiale Manifestationen und Symptome aufweisen.

mRNA-Therapie

Eine Studie beschreibt die Verabreichung von therapeutischem humanem α-Galaktosidase-Protein in vivo über Nanopartikel-formulierte mRNA bei Mäusen und nicht-menschlichen Primaten, mit einem Nachweis der Wirksamkeit durch klinisch relevante Biomarker-Reduktion in einem Mausmodell der Fabry-Krankheit. Mehrkomponenten-Nanopartikel, die mit Lipiden und lipidähnlichen Materialien formuliert sind, wurden für die Verabreichung von mRNA entwickelt, die für humanes α-Galaktosidase-Protein kodiert. Nach der Verabreichung von humaner GLA-mRNA an Mäuse erreichten die GLA-Proteinspiegel im Serum das ~ 1.330-fache der normalen physiologischen Werte (DeRosa et al., 2019).

Literatur

Ashe K.M., Budman E., Bangari D.S. et al. (2015). Efficacy of enzyme and substrate reduction therapy with a novel antagonist of glucosylceramide synthase for Fabry disease. *Mol Med, 21,* 389–399.

AWMF-Leitlinien-Register Nr. 030/134: Interdisziplinäre Leitlinie für die Diagnose und Therapie des Morbus Fabry (in Überarbeitung).

Benjamin E.R., Della Valle M.C., Wu X. et al. (2017). The validation of pharmacogenetics for the identification of Fabry patients to be treated with migalastat. *Genet Med, 19,* 430–438.

Biegstraaten M., Arngrímsson R., Barbey F. et al. (2015). Recommendations for initiation and cessation of enzyme replacement therapy in patients with Fabry disease: the European Fabry Working Group consensus document. *Orphanet J Rare Dis, 10,* 36.

Branton M.H., Schiffmann R., Sabnis S.G. et al. (2002). Natural history of Fabry renal disease: influence of alpha-galactosidase A activity and genetic mutations on clinical course. *Medicine, 81,* 122–138.

Cybulla M., Walter K.N., Schwarting A. et al. (2009). Kidney transplantation in patients with Fabry disease. *Transpl Int, 22,* 475–481.

Del Pino M., Andrés A., Bernabéu A.Á. et al. (2018). Fabry nephropathy: an evidence-based narrative review. *Kidney Blood Press Res, 43,* 406–421.

DeRosa F., Smith L., Shen Y. et al. (2019). Improved efficacy in a Fabry disease model using a systemic mRNA liver depot system as compared to enzyme replacement therapy. *Mol Ther, 27,* 878–889.

Ersözlü S., Desnick R.J., Huynh-Do U. et al. (2018). Long-term outcomes of kidney transplantation in Fabry disease. *Transplantation, 102,* 1924–1933.

Fachinformation Fabrazyme®, *EU/1/01/188/001-006, 10/2020.*

Fachinformation Galafold®, *EU/1/15/1082/001, 05/2020.*

Fachinformation Replagal®, *EU/1/01/189/001-003, 11/2020.*

Fall B., Scott C.R., Mauer M. et al. (2016). Urinary podocyte loss is increased in patients with Fabry disease and correlates with clinical severity of Fabry nephropathy. *PLOS ONE, 11 (12),* e0168346.

Feldt-Rasmussen U., Hughes D., Sunder-Plassmann G. et al. (2020). Long-term efficacy and safety of migalastat treatment in Fabry disease: 30-month results from the open-label extension of the randomized, phase 3 ATTRACT study. *Mol Genet Metab, 131,* 219–228.

Felis A., Whitlow M., Kraus A. et al. (2020). Current and investigational therapeutics for Fabry disease. *Kidney Int Rep, 5,* 407–413.

Feriozzi S., Torras J., Cybulla M. et al. (2012). The effectiveness of long-term agalsidase alfa therapy in the treatment of Fabry nephropathy. *Clin J Am Soc Nephrol, 7,* 60–69.

Fogo A.B., Bostad L., Svarstad E. et al. (2010). Scoring system for renal pathology in Fabry disease: report of the International Study Group of Fabry Nephropathy (ISGFN). *Nephrol Dial Transplant, 25,* 2168–2177.

Germain D.P., Arad M., Burlina A. et al. (2019). The effect of enzyme replacement therapy on clinical outcomes in female patients with Fabry disease – A systematic literature review by a European panel of experts. *Mol Genet Metab, 126,* 224–235.

Germain D.P., Charrow J., Desnick R.J. et al. (2015). Ten-year outcome of enzyme replacement therapy with agalsidase beta in patients with Fabry disease. *J Med Genet, 52,* 353–358.

Germain D.P., Hughes D.A., Nicholls K. et al. (2016). Treatment of Fabry's disease with the pharmacologic chaperone Migalastat. *NEJM, 375,* 545–555.

Guérard N., Oder D., Nordbeck P. et al. (2018). Lucerastat, an iminosugar for substrate reduction therapy: tolerability, pharmacodynamics, and pharmacokinetics in patients with Fabry disease on enzyme replacement. *Clin Pharmacol Ther, 103,* 703–711.

Hennermann J.B., Arash-Kaps L., Fekete G. et al. (2019). Pharmacokinetics, pharmacodynamics, and safety of moss-aGalactosidase A in patients with Fabry disease. *J Inherit Metab Di,s 42,* 527–533.

Huang J., Khan A., Au B.C. et al. (2017). Lentivector iterations and pre-clinical scale-up/toxicity testing: targeting mobilized CD34+ cells for correction of Fabry disease. *Mol Ther Methods Clin Dev, 5,* 241–258.

Hughes D.A., Goker-Alpan O., Ganesh J. et al. (2019a). A phase I/II multicenter gene therapy clinical study for Fabry disease. *Mol Genet Metab, 129,* S77.

Hughes D.A., Nicholls K., Shankar S.P. et al. (2017). Oral pharmacological chaperone Migalastat compared with enzyme replacement therapy in Fabry disease: 18-month results from the randomised phase III ATTRACT study. *J Med Genet, 54,* 288–296.

Hughes D.A., Patel N., Kinch R. et al. (2019b). First-in-human study of a liver-directed AAV gene therapy (FLT190) in Fabry disease. *Mol Genet Metab, 129,* S77–78.

Kampmann C., Perrin A. & Beck M. (2015). Effectiveness of agalsidase alfa enzyme replacement in Fabry disease: cardiac outcomes after 10 years' treatment. *Orphanet J Rare Dis, 10,* 125.

Kosch M., Koch H.G., Oliveira J.P. et al. (2004). Enzyme replacement therapy administered during hemodialysis in patients with Fabry disease. *Kidney Int, 66,* 1279–1282.

Krämer J., Lenders M., …, Brand E. et al. (2018). Fabry disease under enzyme replacement therapy – new insights in efficacy of different dosages. *Nephrol Dial Transplant 33,* 1362–1372.

Lenders M. & Brand E. (2018a). Effects of enzyme replacement therapy and antidrug antibodies in patients with Fabry disease. *J Am Soc Nephrol, 29,* 2265–2278.

Lenders M., Boutin M., Auray-Blais C. & Brand E. (2020d). Effects of orally delivered alpha-galactosidase A on gastrointestinal symptoms in patients with Fabry disease. *Gastroenterology, 159,* 1602–1604.

Lenders M., Canaan-Kühl S., … & Brand E. (2016b). Patients with Fabry disease after enzyme replacement therapy dose reduction and switch – 2-year follow-up. *J Am Soc Nephrol, 27,* 952–962.

Lenders M., Hennermann J.B., Kurschat C. et al. (2016a). Multicenter female Fabry study (MFFS) – clinical survey on current treatment of females with Fabry disease. *Orphanet J Rare Dis 11 (1),* 88.

Lenders M., Neußer L.P., …, Brand S.M. & Brand E. (2018c). Dose-dependent effect of enzyme replacement therapy on neutralizing antidrug antibody titers and clinical outcome in patients with Fabry disease. *J Am Soc Nephrol, 29,* 2879–2889.

Lenders M., Nordbeck P., … & Brand E. (2020a, June 10). Treatment switch in Fabry disease – a matter of dose? *J Med Genet* [Published online first]. doi:10.1136/jmedgenet-2020-106874

Lenders M., Nordbeck P., … & Brand E. (2020c). Treatment of Fabry disease with migalastat – outcome from a prospective observational multicenter study (FAMOUS). *Clin Pharmacol Ther, 108,* 326–337.

Lenders M., Oder D., ... & Brand E. (2017b). Impact of immunosuppressive therapy on therapy-neutralizing antibodies in transplanted patients with Fabry disease. *Journal of Internal Medicine, 282,* 241–253.

Lenders M., Schmitz B., Brand S.M., Föll D. & Brand E. (2018b). Characterization of drug-neutralizing antibodies in patients with Fabry disease during infusion. *J Allergy Clin Immunol, 141,* 2289–2292.

Lenders M., Schmitz B., Stypmann J. et al. (2017a). Renal function predicts long-term outcome on enzyme replacement therapy in patients with Fabry disease. *Nephrol Dial Transplant, 32,* 2090–2097.

Lenders M., Stappers F., ... & Brand E. (2019). Mutation-specific Fabry disease patient-derived cell model to evaluate the amenability to chaperone therapy. *J Med Genet, 56,* 548–556.

Lenders M., Stappers F. & Brand E. (2020b). In vitro and in vivo amenability to migalastat in Fabry disease. *Mol Ther Methods Clin Dev, 19,* 24–34.

Lenders M., Stypmann J., ... & Brand E. (2016c). Serum-mediated inhibition of enzyme replacement therapy in Fabry disease. *J Am Soc Nephrol, 27,* 256–264.

Levey A.S., Stevens L.A., Schmid C.H. et al. (2009). A new equation to estimate glomerular filtration rate. *Ann Intern Med, 150,* 604–612.

McCafferty E.H., Scott L.J. (2019). Migalastat: A review in Fabry disease. *Drugs, 79,* 543–554.

Mignani R., Feriozzi S., Pisani A. et al. (2008). Agalsidase therapy in patients with Fabry disease on renal replacement therapy: a nationwide study in Italy. *Nephrol Dial Transplant, 23,* 1628–1635.

Mignani R., Feriozzi S., Schaefer R.M. et al. (2010). Dialysis and transplantation in Fabry disease: indications for enzyme replacement therapy. *Clin J Am Soc Nephrol, 5,* 379–385.

Ojo A., Meier-Kriesche H.U., Friedman G. et al. (2000). Excellent outcome of renal transplantation in patients with Fabry's disease. *Transplantation, 69,* 2337–2339.

Ortiz A., Germain D.P., Desnick R.J. et al. (2018). Fabry disease revisited: Management and treatment recommendations for adult patients. *Mol Genet Metab, 123,* 416–427.

Pastores G.M., Boyd E., Crandall K. et al. (2007). Safety and pharmacokinetics of agalsidase alfa in patients with Fabry disease and end-stage renal disease. *Nephrol Dial Transplant, 22,* 1920–1925.

Peterschmitt M.J., Crawford N.P.S., Gaemers S.J.M. et al. (2021). Pharmacokinetics, pharmacodynamics, safety, and tolerability of oral venglustat in healthy volunteers. *Clin Pharmacol Drug Dev, 10,* 86–98.

Ruderfer I., Shulman A., Kizhner T. et al. (2018). Development and analytical characterization of pegunigalsidase alfa, a chemically cross-linked plant recombinant human α-galactosidase-A for treatment of Fabry disease. *Bioconjug Chem, 29,* 1630–1639.

Schiffmann R., Goker-Alpan O., Holida M. et al. (2019). Pegunigalsidase alfa, a novel PEGylated enzyme replacement therapy for Fabry disease, provides sustained plasma concentrations and favorable pharmacodynamics: A 1-year phase 1/2 clinical trial. *J Inherit Metab Dis, 42,* 534–544.

Schiffmann R., Hughes D.A., Linthorst G.E. et al. (2017). Screening, diagnosis, and management of patients with Fabry disease: conclusions from a "Kidney Disease: Improving Global Outcomes" (KDIGO) Controversies Conference. *Kidney Int, 91,* 284–293.

Schiffmann R., Swift C., Wang X. et al. (2015). A prospective 10-year study of individualized, intensified enzyme replacement therapy in advanced Fabry disease. *J Inherit Metab Dis, 38,* 1129–1136.

Schiffmann R., Warnock D.G., Banikazemi M. et al. (2009). Fabry disease: progression of nephropathy, and prevalence of cardiac and cerebrovascular events before enzyme replacement therapy. *Nephrol Dial Transplant, 24,* 2102–1211.

Schwarting A., Dehout F., Feriozzi S. et al. (2006). Enzyme replacement therapy and renal function in 201 patients with Fabry disease. *Clin Nephrol, 66,* 77–84.

Schwartz G.J., Munoz A., Schneider M.F. et al. (2009). New equations to estimate GFR in children with CKD. *J Am Soc Nephrol, 20,* 629–637.

Shen J.S., Busch A., Day T.S. et al. (2016). Mannose receptor-mediated delivery of moss-made α-galactosidase A efficiently corrects enzyme deficiency in Fabry mice. *J Inherit Metab Dis, 39,* 293–303.

Skrunes R., Svarstad E., Kampevold L.K. et al. (2017). Reaccumulation of globotriaosylceramide in podocytes after agalsidase dose reduction in young Fabry patients. *Nephrol Dial Transplant, 32,* 807–813.

Stappers F., Scharnetzki D., Schmitz B., … & Brand E. (2020). Neutralising anti-drug antibodies in Fabry disease can inhibit endothelial enzyme uptake and activity. *J Inherit Metab Dis, 43,* 334–347.

Talbot A.S., Lewis N.T. & Nicholls K.M. (2015). Cardiovascular outcomes in Fabry disease are linked to severity of chronic kidney disease. *Heart, 101,* 287–293.

Tøndel C., Bostad L., Larsen K.K. et al. (2013). Agalsidase benefits renal histology in young patients with Fabry disease. *J Am Soc Nephrol, 24,* 137–148.

Trimarchi H., Canzonieri R., Schiel A. et al. (2016). Podocyturia is significantly elevated in untreated vs treated Fabry adult patients. *J Nephrol, 29,* 791–797.

Waldek S. & Feriozzi S. (2014). Fabry nephropathy: a review – how can we optimize the management of Fabry nephropathy? *BMC Nephrol, 15*, 72.

Wanner C., Arad M., Baron R. et al. (2018). European expert consensus statement on therapeutic goals in Fabry disease. *Mol Genet Metab, 124*, 189–203.

Weidemann F., Krämer J., … & Brand E. (2014). Patients with Fabry disease after enzyme replacement therapy dose reduction versus treatment switch. *J Am Soc Nephrol, 25*, 837–849.

Zarate Y.A. & Hopkin R.J. (2008). Fabry's disease. *Lancet, 372*, 1427–1435.

SLE und Lupusnephritis

Kirsten de Groot

Einleitung, Pathogenese

Der Systemische Lupus erythematodes (SLE) ist eine Autoimmunerkrankung, die neben Geweben des muskuloskelettalen Kompartiments und der Haut fast alle Organe des Körpers erfassen kann.

Der SLE weist eine sehr multifaktorielle Pathophysiologie auf. Der Verlust der Immuntoleranz gegenüber Autoantigenen des Zellkerns steht im Vordergrund. Damit kommt der Produktion verschiedener Autoantikörper, die sich vor allem gegen Zellkernantigene richten, eine bedeutende Rolle zu, sie kann der klinischen Manifestation der Erkrankung um Jahre vorausgehen [1]. Die Ablagerung von Immunkomplexen führt zur Entzündung verschiedener Gewebe und konsekutiv zu vaskulitischen Manifestationen. Daneben werden direkte autoantikörpervermittelte Schäden beobachtet, wie z.B. die komplementvermittelte Lyse von Erythrozyten.

Die humorale Immunantwort wird durch die Expansion autoreaktiver T-Lymphozyten mit Ausbildung von langlebigen memory T-Lymphoyzten begleitet [2]. Hinzu kommen eine defekte Clearance apoptotischen Materials [3]. Die Immunantwort gegenüber Selbstantigenen wird v.a. bei der Lupusnephritis (LN) durch die Expansion der Autoantigenpräsentation durch NETose der neutrophilen Granulozyten, bei der Autoantigene auf extrazellulären Chromatinfäden aus sterbenden Neutrophilen präsentiert werden, verstärkt und perpetuiert [4-6].

Zusätzlich spielen zahlreiche genetische Polymorphismen in HLA- und nicht-HLA-Genen v.a. der Immunzellregulation und des Komplements eine Rolle [7], die den SLE mehr als ein Syndrom als ein einheitliches Krankheitsbild erscheinen lassen.

Die individuelle Kombination prädisponierender Genvarianten und Umweltfaktoren bedingt die Heterogenität betroffener Patienten im Hinblick auf Organmanifestationen, Prognose und das Ansprechen auf zielgerichtete Therapien. Dieser Umstand erschwert die Durchführung kontrollierter randomisierter Studien, so dass bisher wenige Medikamente für die Therapie des SLEs zugelassen wurden.

Durch verbesserte diagnostische und therapeutische Instrumente sind die Inzidenz und v.a. die Prävalenz der Erkrankung gestiegen [8–10]. Der Früherkennung kommt eine große Bedeutung zu, denn ohne adäquate Therapie kann die Erkrankung in kurzer Zeit einen Funktionsverlust von Organen verursachen, was die Prognose drastisch verschlechtert und zur frühzeitigen Invalidisierung der Patienten führt.

Der SLE betrifft Frauen neunmal häufiger als Männer, was die Rolle von weiblichen Geschlechtshormonen in der Pathogenese der Erkrankung unterstreicht. Der SLE kommt bei nicht-weißen häufiger als bei weißen Menschen vor. Das Hauptmanifestationsalter liegt in der dritten Lebensdekade. In den USA wird die Inzidenz des SLE mit 7,2 und die Prävalenz mit ca. 100 pro 100.000 Einwohner angegeben [10].

Die Lupusnephritis (LN) ist die häufigste und in 25 Prozent der Fälle die erste Manifestation des SLE an soliden Organen. Sie geht mit einer gesteigerten Morbidität und Mortalität einher, zudem ist die Wahrscheinlichkeit einer terminalen Niereninsuffizienz erhöht [11].

Klassifikation

Nach zahlreichen Modifikationen der ACR-Klassifikationskriterien des SLE [12] wurden im vergangenen Jahr von der europäischen und amerikanischen Fachgesellschaft für Rheumatologie unter deutscher Federführung neue Klassifikationskriterien erarbeitet [13].

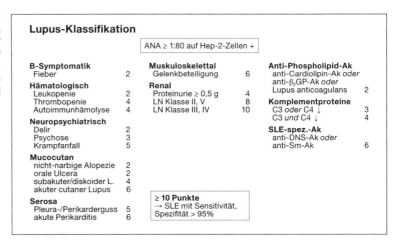

Abbildung 1
2019 European League Against Rheumatism/ American College of Rheumatology, Klassifikationskriterien des SLE [13]

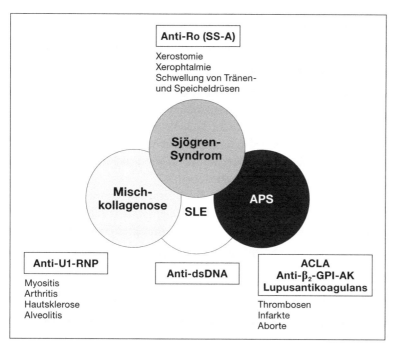

Abbildung 2
Überlappung verschiedener Kollagenosen mit dem SLE. Darstellung typischer Autoantikörper und Symptome

Ihre wesentlichen Charakteristika bestehen darin, dass ein positiver ANA-Immunfluoreszenztest von mindestens 1:80 vorliegen muss und dass die Organmanifestationen und serologischen Parameter nach einem validierten Punktesystem gewichtet werden (Abbildung 1). Ein SLE liegt demnach bereits dann vor, wenn durch eine Nierenbiopsie eine proliferative Lupusnephritis der Klasse III oder IV histologisch bewiesen wurde, die damit die schwerwiegendste einzelne Lupusmanifestation darstellt.

Eine Überlappung mit anderen Kollagenosen wird häufig beobachtet (Abbildung 2).

Neben der Unterscheidung in der Art und Ausprägung der Symptome (z.B. ausgeprägtes Raynaud-Phänomen häufiger bei Mischkollagenose und Sklerodermie als beim SLE) ist auch das Autoantikörperprofil der Patienten aufschlussreich und ermöglicht eine bessere Differenzierung der Kollagenosen. Antikörper gegen Doppelstrang-DNA (dsDNA) und Sm sind spezifisch für den SLE, während Anti-U1RNP-, -Ro-(SS-A)- oder -La-(SS-B)-Antikörper auch bei Patienten mit anderen Kollagenosen zu finden sind (Mischkollagenose bzw. Sjögren-Syndrom).

Klinik und Diagnostik

Die klinischen Symptome des SLE können extrem vielfältig sein, wie die Klassifikationskriterien (siehe Abbildung 1) zeigen. Neben Photosensibilität der Haut und Hautexanthemen vorwiegend an sonnenbeschienenen Arealen, meist symmetrischen Arthralgien, Arthritiden bevorzugt in kleinen Gelenken, Myalgien, Serositis, Abgeschlagenheit kann unklares, hohes Fieber ohne adäquates Krankheitsgefühl und ohne Ansprechen auf Antibiotika (fever of unknown origin, FUO) im Vordergrund stehen.

Die LN verursacht oft erst spät im Krankheitsverlauf Symptome. Da ihre Prognose jedoch umso günstiger ist, je früher sie detektiert und behandelt wird, ist eine Früherkennung essenziell (s.u.). Typische klinische Manifestationen sind das nephritische (Sonderform rapid-progressive Glomerulonephritis) und nephrotische Syndrom sowie die thrombotische Mikroangiopathie.

Als Suchtest eignet sich der Urinstreifentest, der bei jedem Lupuspatienten viertel- oder halbjährlich durchgeführt werden sollte und bei Patienten mit LN auch im Verlauf monatlich selbst angewandt werden kann. Bei Auffälligkeiten wird der Test ergänzt um eine Urinmikroskopie, Quantifizierung der Eiweißausscheidung und Bestimmung der Harnfixa, ggf. BGA im Blut.

Vor kurzem wurden bei Patienten mit aktiver proliferativer LN im Gegensatz zu einer inaktiven oder keiner LN im Urin vermehrt Makrophagen sowie T- und B-Zellen nachgewiesen, wobei der CD4- und CD8-Zellnachweis in ihrer Sensitivität und Spezifität der Proteinurie überlegen war [14].

Ein hohes Risiko für eine LN haben Patienten mit jungem Manifestationsalter, männlichen Geschlechts und nicht kaukasischer Abstammung mit hoher serologischer Krankheitsaktivität inkl. positivem anti-C1q-Antikörpernachweis [15].

Laborchemisch wird neben der Überprüfung der Nierenfunktion und der serologischen Entzündungsparameter (oft BSG massiv, CRP moderat erhöht!) das Blutbild zum Nachweis von Zytopenien angeschaut. Es können eine, zwei oder alle drei Blutzellreihen betroffen sein, die Anämie ist typischerweise auto-immunhämolytisch mit erhöhter LDH und positivem Coombstest [16, 17]. Ein positiver Coombstest weist auf die Anwesenheit von anti-erythrozytären Antikörpern hin, auch wenn keine signifikante Hämolyse vorliegt. Es muss berücksichtigt werden, dass Zytopenien auch als Nebenwirkung der immunsuppressiven Therapie auftreten können.

Autoantikörper und Komplement

Das Standardprogramm umfasst ANA, ENA; anti-dsDNA-Ak, anti-sm-Ak, Komplement, anti-Phospholipid-Ak. Da die ANA-Testung einen entscheidenden Einfluss auf die Diagnosestellung hat (siehe Klassifikation) werden hohe Ansprüche an die ANA-Testung (Immunfluoreszenztest und/oder Festphasenassays) gestellt [18, 19].

Anti-dsDNA-Antikörper korrelieren mäßig gut mit der Krankheitsaktivität [20]. Ihre wiederholte Bestimmung ermöglicht im Gegensatz zur Bestimmung antinukleärer Antikörper (ANA) eine gewisse Verlaufsbeurteilung. Ein Komplementverbrauch findet sich bei vielen SLE-Patienten mit aktiver, aber auch gel. bei klinisch stummer Erkrankung und ist Ausdruck der Komplementaktivierung.

Antikörper gegen Cardiolipin, antiribosomales Protein P, SSA/Ro, Sm und Nukleosomen sind nicht sensitiv und spezifisch genug mit der Inzidenz und Aktivität der LN assoziiert, um eine diagnostische Hilfe zu erlauben [21].

Bei der Erstdiagnose sollte bei jedem neu entdeckten SLE nach Antikörpern gegen Kardiolipin und β_2-GlykoproteinI (IgG und IgM) und Lupusantikoagulans gesucht werden [22]. Diese sind bei etwa jedem dritten SLE-Patienten nachweisbar. Bei positivem Test muss ein Bestätigungstest sechs Wochen später durchgeführt werden. Die Anti-Phospholipid-Antikörper bedingen in Abhängigkeit von ihrer Konzentration und Zusammensetzung ein erhöhtes Thrombose- und/oder Thrombembolierisiko und können mit einigen typischen Organmanifestationen, wie einer Libman-Sacks-Endokarditis, einer Livedo reticularis, einer thrombotisch mikroangiopathischen Nephropathie sowie Spätaborten und Schwangerschaftskomplikationen assoziiert sein [23]. Die Diagnose eines (im Fall der Assoziation mit SLE sekundären) Antiphospholipid-Antikörper-Syndroms (APS) setzt den wiederholten Nachweis der entsprechenden Antikörper in ausreichend hoher Konzentration und das Auftreten thrombembolischer und/oder geburtshilflicher Komplikationen voraus [24]. Ein APS kann auch ohne SLE vorliegen, man spricht dann von einem primären APS.

Nierenbiopsie

Eine Nierenbiopsie sollte bei rapidem Nierenfunktionsverlust, nephritischem Urinsediment und/oder einer Proteinurie > 0,5 g/d erfolgen. Ein verlässlicher Rückschluss aus Urinbefund und Serumkreatinin auf die Art der LN ist nicht möglich.

Die Nierenbiopsie dient nicht nur zur Diagnosesicherung und histologischen Einordnung, sondern auch zur Therapiesteuerung und Prognoseabschätzung, da aktive entzündliche von fibrosieren-

Klasse	Histologische Charakteristika	Immunsuppressive Therapie
I – minimale mesangiale LN	mesangiale Immunkomplex-ablagerungen	richtet sich nach den übrigen Manifestationen*
II – mesangioproliferative LN	mesangiale Hyperzellularität mit mesangialen Immundepositen	
III – fokale LN (< 50% der Glomerula betreffend)	Fokal proliferative Glomerulonephritis < 50% der Glomerula betreffend mit fokalen subendothelialen Immunkomplexablagerungen und Leukozyteninfiltration	**Remissionsinduktion** mit Cyc (i.v.-Bolus-Gaben nach dem NIH- oder Euro-Lupus-Schema) oder MMF + MP i.v., gefolgt von Prednisolon (initial 0,5–1 mg/kg), **Remissionserhaltung** mit MMF oder Aza
IV – diffuse LN (< 50% der Glomerula betreffend)	Diffus proliferative Glomerulonephritis, ≥ 50% der Glomerula betreffend, diffuse subendotheliale Immunkomplexablagerungen und Leukozyteninfiltration	
V – membranöse LN	Verdickung der Kapillarwände und globale oder segmentale subepitheliale Immunkomplexablagerungen	bei ≥ 3 g Proteinurie/Tag analog Klasse III/IV, alternativ Ciclosporin
VI – sklerosierte LN	≥ 90% der Glomerula global sklerosiert	keine immunsuppressive Therapie

* engmaschiges Monitoring im Verlauf, da Übergang in Klasse III oder IV häufig.
LN = Lupusnephritis, MP = Methylprednisolon, Cyc = Cyclophosphamid, Aza = Azathioprin, MMF = Mycophenolat Mofetil

Tabelle 1
IISN/RPS-Klassifikation der Lupusnephritis [25] und Therapieempfehlung (ausschließlich Immunsuppressiva)

den, atrophischen, nicht mehr auf Immunsuppressiva reagierenden Prozessen abgegrenzt werden. Die überwiegende Zahl der renalen Lupusmanifestationen betrifft die Glomeruli im Sinne von Immunkomplexglomerulopathien, seltener sind rein tubulointerstitielle, vaskuläre oder isoliert podozytäre Formen. Nach der LN-Klassifikation der International Society of Nephrology (ISN) und Renal Pathology Society (RPS) [25] werden sechs Klassen der Lupus-assoziierten Glomerulonephritis voneinander abgegrenzt (Tabelle 1). Diese Klassifikation wurde kürzlich überarbeitet und präzisiert [26]. Hier wurden u.a. einheitliche Definitionen für mesangiale Hyperzellularität und für zelluläre, fibrozelluläre und fibröse Halbmonde erarbeitet. Alle Formen der LN sollten mit einem Aktivitäts- und Chronizitätsindex versehen werden.

Typisch für die LN ist das „full house"-Muster in der immunfluoreszenzmikroskopischen Untersuchung der Nierenbiopsie, d.h. dominante Ablagerungen von C3 und C1q wie auch Immunglobulin G, A und M mesangial und/oder entlang der Basalmembran, subendothelial oder -epithelial. Eine tubulointerstitielle Entzündung, ausgelöst durch Immunkomplexablagerungen in den tubulären Basalmembranen, tritt beim SLE selten isoliert auf, häufiger begleitet sie eine LN der Klasse III oder IV. Als Lupusvaskulopathie wird eine Nekrose von Arteriolen und kleinen Arterien bezeichnet, eine Vaskulitis mit leukozytärer Gefäßwandinfiltration wird dagegen nur sehr selten beobachtet und sollte an eine zusätzliche antineutrophile-zytoplasmatische-Antikörper-(ANCA)-assoziierte Läsion denken lassen.

Die Indikation zur Re-Biopsie sollte großzügig gestellt werden, v.a. bei V.a. Rezidiv einer renalen Manifestation und wenn klinische Einschätzung und Urinsediment nicht konklusiv zusammenpassen. Eine Studie, in der von 69 Patienten mit bioptisch gesicherter LN 29 nachbiopsiert wurden, zeigte, dass klinische, laborchemische (Urinparameter) und histologische Remission bei über 30 Prozent der Patienten nicht übereinstimmten [27]. Beim Rezidiv einer LN kann die histologische LN-Klasse wechseln, was gravierende therapeutische Konsequenzen haben kann (s.u. Therapie der LN).

Therapie des SLE

2019 sind neue Therapieempfehlungen der europäischen rheumatologischen Fachgesellschaft vorgestellt worden [28]. Die Therapiemaßnahmen zielen auf das Erreichen einer Langzeitremission, Vermeidung von Nebenwirkungen und irreversiblem Schaden durch Erkrankung oder Therapie, Reduktion der prämaturen kardiovaskulären Morbidität und Mortalität sowie Verbesserung der Lebensqualität. Eine komplette Remission des SLE, definiert als fehlende Krankheitsaktivität, möglichst mit einem Score belegt (z.B. SLEDAI = 0) unter Hydroxychloroquin, möglichst ohne Corticosteroide und Immunsuppressiva ist selten. Im klinischen Alltag wird deshalb eine minimale Krankheitsaktivität (low disease activity, LDA) angestrebt, d.h. SLEDAI ≤ 3, Prednisolon ≤ 7,5 mg/d, stabile Immunsuppression.

Es werden Allgemeinmaßnahmen [29], die für alle SLE-Patienten gelten, und organspezifische Therapien unterschieden.

Allgemeinmaßnahmen

Aufgrund der pathogenetischen Rolle von UV-Licht für Haut und Organmanifestationen [30, 31] sollte UV-Lichtschutz konsequent verfolgt werden, d.h. körperbedeckende Kleidung und Sonnencreme mit Lichtschutzfaktor 50–70 sind erforderlich.

Nikotinkonsum sollte eingestellt werden, da er nicht nur zu der ohnehin exzessiven kardiovaskulären Morbidität dieser Patienten addiert, sondern selbst eine immunologisch getriggerte Aktivität des SLE unterhält [32].

Zudem sollten alle SLE-Patienten wöchentlich 20.000 IE Vitamin D3 substituiert bekommen, u.a. um das Risiko einer Steroidassoziierten Osteoprorose zu minimieren.

Medikamente wie Nifurantin, Sulfonamide, Isoniazid oder Minocyclin Penicillinen oder Trimethoprim/Sulfamethoxazol, aber auch TNFα-Blocker können einen SLE-Schub oder ein Arzneimittelexanthem verursachen oder bei Nicht-Betroffenen SLE-artige Krankheitsbilder, meist ohne schwerwiegende Organkomplikationen, verursachen [33].

SLE-Patienten sind aufgrund veränderter Immunantwort, der Immunsuppression (bes. Cyclophosphamid und Rituximab) und ggf. Immunglobulinverlust über den Urin bei nephrotischem Syndrom besonders infektionsgefährdet. Infekte tragen erheblich zur gesteigerten Mortalität bei SLE-Patienten bei [34, 35]. Deshalb sollten SLE-Patienten Impfungen mit Totimpfstoffen nicht vorenthalten werden [36]. Es gibt keine Evidenz, dass Impfungen schubauslösend wirken, allerdings kann die Impfantwort geringer ausfallen als bei nicht immunsupprimierten Patienten. Impfungen sollten vorzugsweise in den Phasen der Remission erfolgen, da hier in der Regel eine weniger potente Immunsuppression angewandt wird.

Patienten mit SLE haben ein zwei- bis dreifach erhöhtes kardiovaskuläres Risiko, was durch die Erkrankung selbst, aber auch durch die Therapie, hier insbes. die Glucocorticoide, bedingt ist [37–39]. Kardiovaskuläre Risikofaktoren, wie ein APS, Nikotinabusus, Bewegungsmangel, arterielle Hypertonie, Adipositas, Hypercholesterinämie oder Diabetes mellitus müssen deshalb erkannt und soweit wie möglich eliminiert bzw. medikamentös therapiert werden [40, 41]. Dies ist insbesondere im Falle einer Nierenbeteiligung von Bedeutung. Bei Vorliegen einer Proteinurie und/oder eines erhöhten Blutdrucks (> 130/80 mmHg) sollte ein ACE-Inhibitor oder AT1-Rezeptor-Antagonist eingesetzt werden [42].

Während der Phasen hoher Aktivität und entsprechender medikamentöser Therapie ist eine konsequente Empfängnisverhütung wichtig. Bei vielen SLE-Patienten können orale Kontrazeptiva mit einem niedrigen Östrogenanteil eingesetzt werden [43, 44].

Für alle SLE-Patienten werden Antimalariamittel, aufgrund des günstigeren Nutzen-Risiko-Profils bevorzugt Hydroxychloroquin, empfohlen, da diese Substanzen zahlreiche günstige Effekte auf Pathomechanismen des SLE aufweisen [45], immunmodulatorisch und anti-thrombotisch wirken, das Lipidprofil verbessern und das

Rezidivrisiko verringern sowie das renale und Gesamtüberleben verbessern [46–48]. Die Tagesdosis sollte 5 mg/kgKG bzw. 400 mg absolut nicht überschreiten. Halbjährliche Augenarztkontrollen sollten erfolgen, um eine corneale Ablagerung oder retinale Toxizität rechtzeitig zu erkennen [49].

Therapie spezifischer Organmanifestationen

Prinzipiell sind für die Therapie des SLE nur Azathioprin, Cyclophosphamid und Belimumab (nicht für LN!) als Immunsuppressiva spezifisch zugelassen. Alle anderen im Folgenden beschriebenen Medikamente werden im off-label-use eingesetzt.

Grundsätzlich wird eine remissionsinduzierende Therapie (meist Cyclophosphamid, Mycophenolatmofetil [MMF], Rituximab) von einer weniger nebenwirkungsträchtigen und potenten remissionserhaltenen Therapie unterschieden. Begleitend, da im Gegensatz zu den Immunsuppressiva praktisch sofort wirksam, werden Glucocorticoide eingesetzt, beginnend mit 0,5 oder 1 mg/kgKG je nach Schwere der Erkrankung. Bei lebens- oder organfunktionsbedrohenden Verläufen, wie z.B. einer rapid progressiven Glomerulonephritis, einem ZNS-Befall oder einer alveolären Hämorrhaghie kann auch ein Methylprednisolonstoß mit 0,5 oder 1 g i.v. an drei aufeinanderfolgenden Tagen erfolgen. Dosisfindungsstudien zur Prednisolontherapie des SLE gibt es nicht.

Zum Zeitpunkt der Umstellung der Induktions- auf die Erhaltungstherapie sollte die Erkrankung in Remission oder im Status der „low disease activity" (LDA) sein (s.o.) und die Steroide auf Dosen nahe der Cushingschwelle allmählich abgesenkt worden sein.

Belimumab wird erfolgreich als add-on-Therapie zur bestehenden Immunsuppression bei persistierender Aktivität extrarenaler Manifestationen genutzt, v.a. bei muskuloskelettalen Symptomen, Fatigue, Hautmanifestationen, Zytopenien. Es ist ausdrücklich nicht zur Therapie der Lupusnephritis zugelassen. Die Auswertung von 234 Studienpatienten aus 11 Belimumabstudien, die auch eine Lupusnephritis hatten, zeigt, dass sich unter der Belimumab-Therapie renale Outcome-Parameter, v.a. eine Proteinurie, in 55 Prozent der Fälle deutlich verbesserten [50].

Kürzlich wurde in einem Lupusmausmodell die Expression von BlyS in renalen Tubulusepithelzellen belegt, welche zudem mit klinischen und histologischen Aktivitätsparametern der Lupusnephritis korrelierte [51]. Studien mit renalen Endpunkten für Belimumab bei Lupuspatienten laufen derzeit.

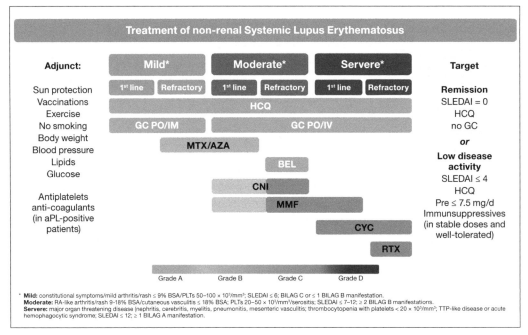

Abbildung 3
Algorithmus zur Therapie des nicht renalen SLE (nach [28])

Als Leitfaden zur Therapie nicht renaler Organmanifestationen des SLE können die aktuellen EULAR-Leitlinien genutzt werden, aus denen die Abbildung 3 entnommen wurde [28]. Eine Detaildarstellung geht über die Zielsetzung dieses Kapitels hinaus.

Therapie der LN

Für alle Patienten mit LN gelten die o.g. Allgemeinmaßnahmen uneingeschränkt.

Eine Therapie mit Angiotensin-converting-enzyme(ACE)-Hemmern oder Angiotensin-II-Rezeptor-Subtyp-1-(AT1)-Antagonisten zur Reduktion der Proteinurie und Verzögerung eines GFR-Verlusts sowie zur Normalisierung des Blutdrucks ist bei Patienten aller LN-Klassen sinnvoll. Bei nephrotischem Syndrom sollten zusätzlich Ödeme mit Diuretika ausgeschwemmt, Statine zur Cholesterinsenkung eingesetzt, der Blutdruck auf niedrig normale Werte (≤ 130/85 mmHg) eingestellt sowie eine natriumarme Kost (< 6 g NaCl/d) eingehalten werden. Die Kontrolle der traditionellen und niereninsuffizienzbedingten kardiovaskulären Risikofaktoren ist essenziell, da Patienten *mit* gegenüber Patienten *ohne* LN eine erhöhte Mortalität aufweisen [52].

Die Therapieleitlinien für die LN wurden 2019 von der europäischen rheumatologischen und nephrologischen Fachgesellschaft gemeinsam [53] aktualisiert, darüber hinaus wird im Frühjahr 2021 die Publikation der aktualisierten KDIGO-Leitlininen für die LN erwartet. Zudem wurden kürzlich die häufigsten Fehleinschätzungen in der Therapie der Lupusnephritis prägnant formuliert [54].

LN Klasse I und II

Eine immunsuppressive Therapie ist hier aus renaler Indikation in der Regel nicht erforderlich, es sei denn, es liegt eine Proteinurie > 1 g/d mit nephritischem Sediment oder eine ausgeprägte Podozytopathie mit einer Proteinurie > 3 g/d vor. In diesen Fällen können niedrig dosierte Glucocorticoide in Kombination mit Azathioprin, MMF oder einem Calcineurininhibitor eingesetzt werden.

LN Klasse III und IV

Der Verlauf der proliferativen LN kann unbehandelt zur Dialysepflichtigkeit und erhöhter Mortalität führen [55], so dass hier eine immunsuppressive Kombinationstherapie vonnöten ist. Die meisten Therapiestudien der LN haben Patienten mit LN Klasse III, IV und V gemeinsam behandelt.

Zur Remissionsinduktion werden intravenöse Cyclophosphamidpulse oder MMF in Kombination mit Glucocorticoiden eingesetzt.

Die vierwöchentliche intravenöse CYC-Pulstherapie mit 0,5–0,75 g/m² KÖF plus orales Prednisolon stellte seit Mitte der 1980er Jahre den Therapiestandard dar. [56]. Eine Reduktion der CYC-Toxizität bei vergleichbarer Langzeit-Effektivität konnte mit einem niedriger dosierten CYC-Schema mit sechs i.v.-CYC-Pulsen à 0,5 g in 14-tägigem Abstand (Abbildung 4), gefolgt von einer Erhaltungstherapie mit Azathioprin, erreicht werden [57, 58]. Die eingeschlossenen Patienten wiesen allerdings nur eine geringe Nierenfunktionseinschränkung (Krea 1,0 ± 0,5 mg/dl) und Proteinurie (0,6 ± 1,2 g) pro 24 Std. auf.

MMF mit 3 g täglich hat sich in einer randomisierten kontrollierten Studie als der CYC-Pulstherapie mit 0,5 g/m² KÖF nicht unterlegen erwiesen [59] und stellt deshalb wegen der geringeren Ovarialtoxizität und Infektanfälligkeit v.a. bei Patientinnen im gebärfähigen Alter den neuen Goldstandard, wenn auch off-label-use, dar. Auch hier lag das mittlere Serumkreatinin bei Studienbeginn nur bei 1,1 ± 0,5 mg/dl! Bei fehlendem Ansprechen (refraktäre proliferative LN) kann die Induktionstherapie mit CYC auf MMF umgestellt werden und umgekehrt.

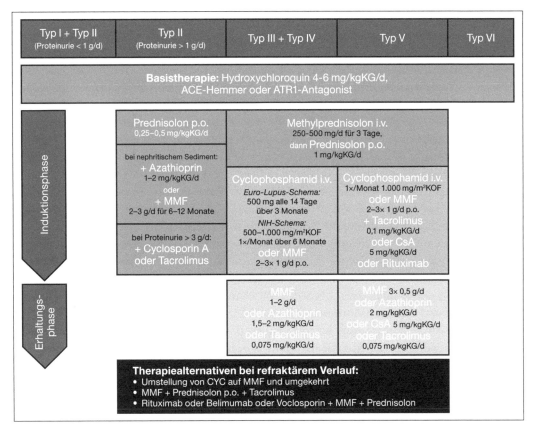

Abbildung 4
Therapieschema
der Lupusnephritis
(nach [11])

Bei schwerer LN (histolog. Halbmonde oder klinisch akutes Nierenversagen) wird zusätzlich initial eine i.v.-Methylprednisolonstoßtherapie an drei aufeinander folgenden Tagen empfohlen.

Als weitere alternative Induktionstherapie kann Tacrolimus erwogen werden. In einer offenen, randomisierten kontrollierten Parallelgruppenstudie mit 150 Patienten mit aktiver LN war Tacrolimus dem MMF als Induktionstherapie nicht unterlegen [60].

Bei Patienten, die weder auf MMF oder Tacrolimus alleine ausreichend ansprechen, hat eine Eskalation auf eine Tripeltherapie aus MMF, Tacrolimus und Steroiden (Multitargettherapie) eine zusätzliche Rate an Respondern von 57 Prozent hervorgebracht [61].

Bei refraktärem Verlauf sollte immer eine Medikamentenincompliance als Ursache für ein mangelndes Ansprechen bedacht werden (z.B. anhand von Serumspiegelbestimmungen), insbesondere vor Eskalation einer immunsuppressiven Therapie.

Ein Therapieerfolg (komplette bzw. partielle Remission) wird nach 6–12 Monaten beurteilt. Einheitliche Remissionskriterien oder verlässliche Surrogatparameter existieren leider nicht. Für das Therapieansprechen werden die Normalisierung des Serumkreatinins (Kreatinin nicht höher als 15–25% des Ausgangswertes vor dem Schub der LN), Rückgang der Proteinurie (< 0,5 g/g Krea bzw. Reduktion um > 50% des Ausgangswertes) und Normalisierung des Urinsedimentes (keine Ery-Zylinder, keine Akanthozyten), Rückgang von Komplementverbrauch und dsDNS-AK-Titer herangezogen.

Für die Remissionserhaltung stellen Azathioprin oder MMF die Pharmaka der ersten Wahl dar (Abbildung 4) und haben sich im europäischen MAINTAIN Nephritis Trial über ein Zehnjahres-Follow-Up als gleichwertig hinsichtlich der Prävention realer Rezidive erwiesen [62, 63]. Wenn Kinderwunsch besteht, ist aufgrund der fehlenden Teratogenität von Azathioprin dieses zu bevorzugen, zumal es kostengünstiger und in-label im Gegensatz zu MMF ist.

Die Datenlage für die sinnvolle Dauer der Erhaltungstherapie ist spärlich. Die EULAR/EDTA empfiehlt, die Erhaltungstherapie der LN wenigstens drei Jahre lang beizubehalten. Danach kann bei stabiler Remission ein langsames Ausschleichen der Erhaltungstherapie, insbes. der Glucocorticoide, unter dreimonatlichen Kontrollen der Nierenfunktionsparameter (Urinstix, Krea, Proteinurie), erwogen werden. Registerdaten haben gezeigt, dass auch nach langanhaltender Remission über mehr als fünf Jahre ein Rezidiv der LN auftreten kann.

Moroni und Kollegen berichteten über 161 Patienten mit LN Typ III, IV oder V in stabiler Remission, von denen 52 (32%) die Erhaltungstherapie ausschleichen konnten, von denen 61,5 Prozent über 101,8 Monate therapiefrei in stabiler Remission blieben [64].

B-Zellen stellen aufgrund ihrer Fähigkeit zur Antigenpräsentation und Transformation in antikörperproduzierende Plasmazellen ein vielversprechendes Target dar. Rituximab plus MMF und Prednisolon hat keine Zulassung für die proliferative LN erlangt (LUNAR-Studie) [65], da klinische renale Endpunkte nach einem Jahr gegenüber dem Placeboarm unter Rituximab nicht besser ausfielen. Condon und Kollegen dagegen behandelten in einer offenen Studie 50 konsekutive Patienten mit LN Typ III, VI und V erfolgreich mit Rituximab 2× 1 g, Methyprednisolon 2× 0,5 g i.v., jeweils an Tag 0 und 15, plus MMF ohne weitere orale Kortikosteroide [66].

Rituximab wird erfolgreich bei refraktärer Typ-III-V-LN off-label eingesetzt [67].

LN Klasse V

Die Therapie ähnelt der nicht Lupus-assoziierten membranösen Glomerulonephritis. Die EULAR/ERA-EDTA-Leitlinien [42] empfiehlen eine Induktionstherapie mit i.v.-Methylprednisolon-Stoßtherapie, gefolgt von oralem Prednisolon in Kombination mit 2–3 g MMF/d oder mit sechs Pulsen CYC 0,5 g i.v alle 14 Tage für Kaukasier (Abbildung 4).

Liegt histologisch eine Kombination aus proliferativer und membranöser LN vor, sind die Wahrscheinlichkeit eines Ansprechens auf eine CYC-Induktionstherapie und die renale Langzeitprognose deutlich schlechter im Vergleich zur reinen Typ-IV-LN [68]. Diese Patienten sollte bevorzugt einer Multitargettherapie aus Tacrolimus, MMF und Steroiden zugeführt werden.

Neue Pharmaka für die Lupusnephritis

Medikamente, die gezielter in pathophysiologische Vorgänge des SLE und der LN eingriffen und damit Cyclophosphamidexposition vermieden und Verzicht auf Glucocorticoide ermöglichen, wären für die meist jungen Patientinnen wünschenswert. Aufgrund der Komplexizität der Pathophysiologie des SLE ist nicht zu erwarten, dass eine Monotherapie allein zielführend sein wird.

Der BLyS-Inhibitor Belimumab hemmt die B-Zell-Aktivierung beim SLE und ist bei unzureichendem Ansprechen auf die Standardtherapie des nicht renalen SLE additiv zur bestehenden Immunsuppression seit 2011 zugelassen. Eine aktuelle Metaanalyse untersuchte das renale outcome von SLE-Patienten in 11 Belimumab-Studien, von denen 234 eine LN bei Therapiebeginn aufwiesen. Bei 55 Prozent dieser Patienten verbesserten sich renale Outcome-Parameter, besonders günstig scheint eine Proteinurie von ≥ 1 g durch Belimumab beeinflusst zu werden. Da nach einer Ritxuimabtherapie die BLyS-Spiegel im Serum ansteigen, konnte die sequentielle Behandlung mit Rituximab gefolgt von Belimumab als Erhaltungstherapie bei einer Serie von Patienten erfolgreich eingesetzt werden [69].

Voclosporin, ein neuer Calcineurininhibitor mit potenterer Bindung an Calcineurin und schnellerer Elimination erwies sich in Kombination mit MMF und Prednisolon (max. 25 mg/d!) zur Remissionsinduktion bei LN III–V einer alleinigen MMF-Prednisolon-Kombination als überlegen, allerdings um den Preis signifikant erhöhter, z.T. schwerer Nebenwirkungen [70].

Daneben werden neue Therapieprinzipien, wie z.B. Antikörper gegen INFa- und Typ-I-Interferonrezeptoren (Anifrolumab) derzeit in Phase-III-Studien getestet [71, 72].

LN Klasse VI

Bei der fortgeschrittenen sklerosierten Lupusnephritis ist ein Nutzen einer Immunsuppression für die Nierenfunktion nicht mehr zu erwarten. Vorrangig ist hier das konservative Management der chronischen Niereninsuffizienz mit Blutdruckeinstellung, Volumenbalance sowie Optimierung von Säure-Basen-Haushalt, renaler Anämie und Calciumphosphathaushalt.

Belimumab bei Lupusnephritis

Kürzlich wurden die Daten einer Placebo-kontrollierten randomisierten Studie mit Belimumab als add-on zur Standard-Therapie der LN Typ III, IV oder/und V publiziert. Hier zeigt sich unter Belimumab ein signifikant häufigeres Erreichen des renalen Effektivitätsendpunktes und einer Vollremission der LN als unter Placebo nach 104 Wochen Beobachtungszeit [73].

Prognose der Lupusnephritis

Wir kennen verschiedene Prädiktoren für schlechtes Outcome einer LN [74]:
- Klinisch:
  - männliches Geschlecht, junges Alter, art. Hypertonie,
  - erhöhtes Serumkreatinin bei Diagnosestellung, afro-amerikanische Abstammung.
- Histologisch:
  - proliferative Erkrankung, hoher Aktivitäts- und Chronizitätsindex,
  - Glomerulosklerose, Halbmonde, interstitielle Entzündung und Fibrose, tubuläre Proteinurie.
- Therapie-assoziiert:
  - kein Zugang zum spezialisierten Zentrum,
  - keine remissionserhaltende Therapie,
  - Proteinurie > 0,5 g/d nach 12 Monaten,
  - hohe Aktivität bei Re-Biopsie nach 12 Monaten.

Als Prädiktor für ein gutes Langzeit-Outcome der Lupusnephritis wurde eine Proteinurie von ≤ 0,7 g/24 Std. nach 12-monatiger Therapie ermittelt [75].

Sollte eine Nierenersatzpflichtigkeit eintreten, so ist der Lupus bei dialysepflichtigen Patienten in aller Regel auch extrarenal wenig aktiv. Die Immunsuppression ist dann anzupassen, damit das Risiko einer Infektion nicht den therapeutischen Benefit konterkariert. Nach einer Nierentransplantation ist das renale und Patientenüberleben vergleichbar mit Patienten mit anderen Gründen für eine terminale Niereninsuffizienz.

Mit einer Rekurrenz der Lupusnephritis im Transplantat muss in bis zu 30 Prozent der nierentransplantierten Lupuspatienten gerechnet werden, das Risiko ist besonders hoch bei jungem Patientenalter, weiblichem Geschlecht, schwarzer Hautfarbe, Mediamentenincompliance [76].

SLE und Schwangerschaft

Patientinnen mit SLE und Kinderwunsch können schwanger werden und gesunde Kinder zur Welt bringen, aber solche Schwangerschaften sollten geplant werden, sie bergen ein erhöhtes Risiko für fetale und mütterliche Komplikationen, besonders beim Vorliegen einer LN. Idealerweise sollte die Erkrankung für mindestens sechs Monate vor Beginn der Schwangerschaft in Remission sein. Aufgrund ihrer Teratogenität sind ACE-Hemmer, AT1-Antagonisten, MMF, Methotrexat, Rituximab und CYC in der Schwangerschaft kontraindiziert. Erlaubte Immunsuppressiva sind Prednisolon, Azathioprin, Tacrolimus und Cyclosporin A. Hydroxychloroquin senkt das Risiko von SLE-Exazerbationen, Infektionen, Thrombosen, Präeklampsie und Nierenfunktionsverschlechterung und sollte während der gesamten Gestation und Stillzeit eingenommen werden [77, 78].

Geeignete Antihypertensiva in der Schwangerschaft sind α-Methyldopa, Metoprolol und Urapidil.

SSA/SSB-Antikörper sollten bestimmt werden, um das Risiko eines kongenitalen Herzblocks und eines neonatalen Lupus zu ermessen. Beim Vorliegen von > 1 hochtitrigem Phospholipid-Antikörper kann eine Therapie mit Aspirin das Risiko für Aborte und intrauterine Wachstumsretardierung minimieren [79]. Beim Vorliegen von vorangegangenen, auf ein APS zurückführbaren Schwangerschaftskomplikationen sollte zusätzlich low-dose Heparin gegeben werden. Eine Zunahme der SLE-Aktivität kann manchmal schwer von anderen Schwangerschaftskomplikationen, die nicht mit dem SLE assoziiert sind, z.B. einer Präeklampsie unterschieden werden. Ein engmaschiges interdisziplinäres Monitoring durch Geburtshelfer und Nephrologen sollte erfolgen.

Literatur

1. Arbuckle M.R., McClain M.T., Rubertone M.V. et al. (2003). Development of autoantibodies before the clinical onset of systemic lupus erythematosus. *NEJM, 349 (16)*, 1526–1533.
2. von Boehmer H. & Melchers F. (2010). Checkpoints in lymphocyte development and autoimmune disease. *Nat Immunol, 11 (1)*, 14–20.
3. Lorenz H.M., Herrmann M., Winkler T. et al. (2000). Role of apoptosis in autoimmunity. *Apoptosis, 5 (5)*, 443–449.
4. Villanueva E., Yalavarthi S., Berthier C.C. et al. (2011). Netting neutrophils induce endothelial damage, infiltrate tissues, and expose immunostimulatory molecules in systemic lupus erythematosus. *J Immunol, 187 (1)*, 538–552.
5. Anders H.J. & Rovin B. (2016). A pathophysiology-based approach to the diagnosis and treatment of lupus nephritis. *Kidney Int, 90 (3)*, 493–501.
6. Nakazawa D., Marschner J.A., Plate, L. et al. (2018). Extracellular traps in kidney disease. *Kidney Int, 94 (6)*, 1087–1098.
7. Ghodke-Puranik Y. & Niewold T.B. (2015). Immunogenetics of systemic lupus erythematosus: A comprehensive review. *J Autoimmun, 64*, 125–136.
8. Uramoto K.M., Michet C.J. jr., Thumboo, J. et al. (1999). Trends in the incidence and mortality of systemic lupus erythematosus, 1950–1992. *Arthritis Rheum, 42 (1)*, 46–50.
9. Zink A., Minden K. & List S.M. (2010). *Entzündlich rheumatische Erkrankungen* (Gesundheitsberichterstattung des Bundes). Berlin: Robert-Koch-Institut.
10. Li S., Gong T., Peng Y. et al. (2020). Prevalence and incidence of systemic lupus erythematosus and associated outcomes in the 2009–2016 US Medicare population. *Lupus, 29 (1)*, 15–26.
11. Schreiber J., Eisenberger U. & de Groot K. (2019). Lupus nephritis. *Internist (Berl), 60 (5)*, 468–477.
12. Tan E.M., Cohen A.S., Fries J.F. et al. (1982). The 1982 revised criteria for the classification of systemic lupus erythematosus. *Arthritis Rheum, 25 (11)*, 1271–1277.
13. Aringer M., Costenbader K., Daikh D. et al. (2019). 2019 European League Against Rheumatism/American College of Rheumatology classification criteria for systemic lupus erythematosus. *Ann Rheum Dis, 78 (9)*, 1151–1159.
14. Kopetschke K., Klocke J., Griessbach A.S. et al. (2015). The cellular signature of urinary immune cells in Lupus nephritis: new insights into potential biomarkers. *Arthritis Res Ther, 17*, 94.

15. Duarte-Garcia A., Barr E., Magder L.S. et al. (2017). Predictors of incident proteinuria among patients with SLE. *Lupus Sci Med, 4 (1)*, e000200.
16. Giannouli S., Voulgarelis M., Ziakas P.D. et al. (2006). Anaemia in systemic lupus erythematosus: from pathophysiology to clinical assessment. *Ann Rheum Dis, 65 (2)*, 144–148.
17. Hepburn A.L., Narat S. & Mason J.C. (2010). The management of peripheral blood cytopenias in systemic lupus erythematosus. *Rheumatology (Oxford), 49 (12)*, 2243–2254.
18. Aringer M., Costenbader K.H., Dörner, T. & Johnson S.R. (2019). Importance of high-quality ANA testing for SLE classification. Response to: 'Role of ANA testing in the classification of patients with systemic lupus erythematosus' by Pisetsky et al. *Ann Rheum Dis* [Online ahead of print]. https://www.ncbi.nlm.nih.gov/pubmed/31604707
19. Pisetsky D.S., Spencer D.M., Rovin B. & Lipsky P.E. (2019). Role of ANA testing in the classification of patients with systemic lupus erythematosus. *Ann Rheum Dis*. https://www.ncbi.nlm.nih.gov/pubmed/31540932
20. Qi S., Chen Q., Xu D. et al. (2018). Clinical application of protein biomarkers in lupus erythematosus and lupus nephritis. *Lupus, 27 (10)*, 1582–1590.
21. Hsieh S.C., Tsai C.Y. & Yu C.L. (2016). Potential serum and urine biomarkers in patients with lupus nephritis and the unsolved problems. *Open Access Rheumatol, 8*, 81–91.
22. Garcia D. & Erkan D. (2018). Diagnosis and Management of the Antiphospholipid Syndrome. *NEJM, 378 (21)*, 2010–2021.
23. Ruiz-Irastorza G., Cuadrado M.J., Ruiz-Arruza I. et al. (2011). Evidence-based recommendations for the prevention and long-term management of thrombosis in antiphospholipid antibody-positive patients: report of a task force at the 13th International Congress on antiphospholipid antibodies. *Lupus, 20 (2)*, 206–218.
24. Miyakis S., Lockshin M.D., Atsumi T. et al. (2006). International consensus statement on an update of the classification criteria for definite antiphospholipid syndrome (APS). *J Thromb Haemost, 4 (2)*, 295–306.
25. Weening J.J., D'Agati V.D., Schwartz M.M. et al. (2004). The classification of glomerulonephritis in systemic lupus erythematosus revisited. *J Am Soc Nephrol, 15 (2)*, 241–250.
26. Bajema I.M., Wilhelmus S., Alpers C.E. et al. (2018). Revision of the International Society of Nephrology/Renal Pathology Society classification for lupus nephritis: clarification of definitions, and modified National Institutes of Health activity and chronicity indices. *Kidney Int, 93 (4)*, 789–796.

27. Malvar A., Pirruccio P., Alberton V. et al. (2017). Histologic versus clinical remission in proliferative lupus nephritis. *Nephrol Dial Transplant, 32 (8),* 1338–1344.
28. Fanouriakis A., Kostopoulou M., Alunno A. et al. (2019). 2019 update of the EULAR recommendations for the management of systemic lupus erythematosus. *Ann Rheum Dis, 78 (6),* 736–745.
29. Aringer M. Schneider M. (2016). [Management of systemic lupus erythematosus]. *Internist (Berl), 57 (11),* 1052–1059.
30. Calderon C., Zucht H.D., Kuhn A. et al. (2015). A multicenter photoprovocation study to identify potential biomarkers by global peptide profiling in cutaneous lupus erythematosus. *Lupus, 24 (13),* 1406–1420.
31. Zahn S., Graef M., Patsinakidis N. et al. (2014). Ultraviolet light protection by a sunscreen prevents interferon-driven skin inflammation in cutaneous lupus erythematosus. *Exp Dermatol, 23 (7),* 516–518.
32. Parisis D., Bernier C., Chasset F. et al. (2019). Impact of tobacco smoking upon disease risk, activity and therapeutic response in systemic lupus erythematosus: A systematic review and meta-analysis. *Autoimmun Rev, 18 (11),* 102393.
33. Vaglio A., Grayson P.C., Fenaroli P. et al. (2018). Drug-induced lupus: Traditional and new concepts. *Autoimmun Rev, 17 (9),* 912–918.
34. Liu P., Tan H.Z., Li H. et al. (2018). Infections in hospitalized lupus nephritis patients: characteristics, risk factors, and outcomes. *Lupus, 27 (7),* 1150–1158.
35. Torres-Ruiz J., Mejia-Dominguez N.R., Zentella-Dehesa A. et al. (2018). The Systemic Lupus Erythematosus Infection Predictive Index (LIPI): A Clinical-Immunological Tool to Predict Infections in Lupus Patients. *Front Immunol, 9,* 31–44.
36. Furer V., Rondaan C., Heijstek M.W. et al. (2020). 2019 update of EULAR recommendations for vaccination in adult patients with autoimmune inflammatory rheumatic diseases. *Ann Rheum Dis, 79 (1),* 39–52.
37. Liu Y. & Kaplan M.J. (2018). Cardiovascular disease in systemic lupus erythematosus: an update. *Curr Opin Rheumatol, 30 (5),* 441–448.
38. Magder L.S. & Petri M. (2012). Incidence of and risk factors for adverse cardiovascular events among patients with systemic lupus erythematosus. *Am J Epidemiol, 176 (8),* 708–719.
39. Tselios K., Gladman D.D., Sheane B.J. et al. (2019). All-cause, cause-specific and age-specific standardised mortality ratios of patients with systemic lupus erythematosus in Ontario, Canada over 43 years (1971–2013). *Ann Rheum Dis 78 (6),* 802–806.

40. Munguia-Realpozo P., Mendoza-Pinto C., Sierra Benito C. et al. (2019). Systemic lupus erythematosus and hypertension. *Autoimmun Rev, 18 (10),* 102371.
41. Kostopoulou M., Nikolopoulos D., Parodis, I. et al. (2019). Cardiovascular disease in systemic lupus erythematosus: recent data on epidemiology, risk factors and prevention. *Curr Vasc Pharmacol.* https://www.ncbi.nlm.nih.gov/pubmed/31880245
42. Bertsias G.K., Tektonidou M., Amoura Z. et al. (2012). Joint European League Against Rheumatism and European Renal Association – European Dialysis and Transplant Association (EULAR/ERA-EDTA) recommendations for the management of adult and paediatric lupus nephritis. *Ann Rheum Dis, 71 (11),* 1771–1782.
43. Mendel A., Bernatsky S., Pineau C.A. et al. (2019). Use of combined hormonal contraceptives among women with systemic lupus erythematosus with and without medical contraindications to oestrogen. *Rheumatology (Oxford), 58 (7),* 1259–1267.
44. Petri M., Kim M.Y., Kalunian K.C. et al. (2005). Combined oral contraceptives in women with systemic lupus erythematosus. *NEJM, 353 (24),* 2550–2558.
45. Ruiz-Irastorza G., Ramos-Casals M., Brito-Zeron P. et al. (2010). Clinical efficacy and side effects of antimalarials in systemic lupus erythematosus: a systematic review. *Ann Rheum Dis, 69 (1),* 20–28.
46. Alarcon G.S., McGwin G., Bertoli A.M. et al. (2007). Effect of hydroxychloroquine on the survival of patients with systemic lupus erythematosus: data from LUMINA, a multiethnic US cohort (LUMINA L). *Ann Rheum Dis, 66 (9),* 1168–1172.
47. Mok C.C., Penn H.J., Chan K.L. et al. (2016). Hydroxychloroquine Serum Concentrations and Flares of Systemic Lupus Erythematosus: A Longitudinal Cohort Analysis. *Arthritis Care Res (Hoboken), 68 (9),* 1295–1302.
48. Pons-Estel G.J., Alarcon G.S., McGwin G. jr. et al. (2009). Protective effect of hydroxychloroquine on renal damage in patients with lupus nephritis: LXV, data from a multiethnic US cohort. *Arthritis Rheum, 61 (6),* 830–839.
49. Abdulaziz N., Shah A.R. McCune W.J. (2018). Hydroxychloroquine: balancing the need to maintain therapeutic levels with ocular safety: an update. *Curr Opin Rheumatol, 30 (3),* 249–255.
50. Sciascia S., Radin M., Yazdany J. et al. (2017). Efficacy of belimumab on renal outcomes in patients with systemic lupus erythematosus: A systematic review. *Autoimmun Rev, 16 (3),* 287–293.
51. Schwarting A., Relle M., Meineck M. et al. (2018). Renal tubular epithelial cell-derived BAFF expression mediates kidney damage and cor-

relates with activity of proliferative lupus nephritis in mouse and men. *Lupus 27 (2),* 243–256.
52. Cervera R., Khamashta M.A., Font J. et al. (2003). Morbidity and mortality in systemic lupus erythematosus during a 10-year period: a comparison of early and late manifestations in a cohort of 1,000 patients. *Medicine (Baltimore), 82 (5),* 299–308.
53. Fanouriakis A., Kostopoulou M., Cheema K. et al. (2020). 2019 update of the Joint European League Against Rheumatism and European Renal Association – European Dialysis and Transplant Association (EULAR/ERA-EDTA) recommendations for the management of lupus nephritis. *Ann Rheum Dis, 79 (6),* 713–723.
54. Bose B., Silverman E.D. & Bargman J.M. (2014). Ten common mistakes in the management of lupus nephritis. *Am J Kidney Dis, 63 (4),* 667–676.
55. Korbet S.M., Lewis E.J., Schwartz M.M. et al. (2000). Factors predictive of outcome in severe lupus nephritis. Lupus Nephritis Collaborative Study Group. *Am J Kidney Dis, 35 (5),* 904–914.
56. Austin H.A. 3rd, Klippel J.H., Balow J.E. et al. (1986). Therapy of lupus nephritis. Controlled trial of prednisone and cytotoxic drugs. *NEJM, 314 (10),* 614–619.
57. Houssiau F.A., Vasconcelos C., D'Cruz D. et al. (2010). The 10-year follow-up data of the Euro-Lupus Nephritis Trial comparing low-dose and high-dose intravenous cyclophosphamide. *Ann Rheum Dis, 69 (1),* 61–64.
58. Houssiau F.A., Vasconcelos C., D'Cruz D. et al. (2002). Immunosuppressive therapy in lupus nephritis: the Euro-Lupus nephritis trial, a randomized trial of low-dose versus high-dose intravenous cyclophosphamide. *Arthritis Rheum, 46 (8),* 2121–2131.
59. Ginzler E.M., Dooley M.A., Aranow C. et al. (2005). Mycophenolate mofetil or intravenous cyclophosphamide for lupus nephritis. *NEJM, 353 (21),* 2219–2228.
60. Mok C.C., Ying K.Y., Yim C.W. et al. (2016). Tacrolimus versus mycophenolate mofetil for induction therapy of lupus nephritis: a randomised controlled trial and long-term follow-up. *Ann Rheum Dis, 75 (1),* 30–36.
61. Park D.J., Kang J.H., Lee K.E. et al. (2019). Efficacy and safety of mycophenolate mofetil and tacrolimus combination therapy in patients with lupus nephritis: a nationwide multicentre study. *Clin Exp Rheumatol, 37 (1),* 89–96.
62. Houssiau F.A., D'Cruz D., Sangle S. et al. (2010). Azathioprine versus mycophenolate mofetil for long-term immunosuppression in lupus nephritis: results from the MAINTAIN Nephritis trial. *Ann Rheum Dis, 69 (12),* 2083–2089.

63. Tamirou F., D'Cruz D., Sangle S. et al. (2016). Long-term follow-up of the MAINTAIN Nephritis trial, comparing azathioprine and mycophenolate mofetil as maintenance therapy of lupus nephritis. *Ann Rheum Dis, 75 (3),* 526–531.
64. Moroni G., Gallelli B., Quaglini S. et al. (2006). Withdrawal of therapy in patients with proliferative lupus nephritis: long-term follow-up. *Nephrol Dial Transplant, 21 (6),* 1541–1548.
65. Rovin B.H., Furie R., Latinis K. et al. (2012). Efficacy and safety of rituximab in patients with active proliferative lupus nephritis: the Lupus Nephritis Assessment with Rituximab study. *Arthritis Rheum, 64 (4),* 1215–1226.
66. Condon M.B., Ashby D., Pepper R.J. et al. (2013). Prospective observational single-centre cohort study to evaluate the effectiveness of treating lupus nephritis with rituximab and mycophenolate mofetil but no oral steroids. *Ann Rheum Dis, 72 (8),* 1280–1286.
67. Alshaiki F., Obaid E., Almuallim A. et al. (2018). Outcomes of rituximab therapy in refractory lupus: A meta-analysis. *Eur J Rheumatol, 5 (2),* 118–126.
68. Bao H., Liu Z.H., Xie H.L. et al. (2008). Successful treatment of class V + IV lupus nephritis with multitarget therapy. *J Am Soc Nephrol, 19 (10),* 2001–2010.
69. Gualtierotti R., Borghi M.O., Gerosa M. et al. (2018). Successful sequential therapy with rituximab and belimumab in patients with active systemic lupus erythematosus: a case series. *Clin Exp Rheumatol, 36 (4),* 643–647.
70. Rovin B.H., Solomons N., Pendergraft W.F. 3rd et al. (2019). A randomized, controlled double-blind study comparing the efficacy and safety of dose-ranging voclosporin with placebo in achieving remission in patients with active lupus nephritis. *Kidney Int, 95 (1),* 219–231.
71. Morand E.F., Furie R., Tanaka Y. et al. (2020). Trial of Anifrolumab in Active Systemic Lupus Erythematosus. *NEJM, 382 (3),* 211–221.
72. Touma Z. & Gladman D.D. (2017). Current and future therapies for SLE: obstacles and recommendations for the development of novel treatments. *Lupus Sci Med, 4 (1),* e000239.
73. Furie R., Rovin B.H., Houssiau F. et al. (2020). Two-year, randomized, controlled trial of belimumab in lupus nephritis. *N Engl J Med, 383* (12), 1117–1128.
74. Davidson A., Aranow C. & Mackay M. (2019). Lupus nephritis: challenges and progress. *Curr Opin Rheumatol, 31 (6),* 682–688.
75. Tamirou F., Lauwerys B.R., Dall'Era M. et al. (2015). A proteinuria cut-off level of 0.7 g/day after 12 months of treatment best predicts long-term renal outcome in lupus nephritis: data from the MAINTAIN Nephritis Trial. *Lupus Sci Med, 2 (1),* e000123.

76. Ramirez-Sandoval J.C., Chavez-Chavez H., Wagner M. et al. (2018). Long-term survival of kidney grafts in lupus nephritis: a Mexican cohort. *Lupus, 27 (8),* 1303–1311.
77. Moroni G., Doria A., Giglio E. et al. (2016). Fetal outcome and recommendations of pregnancies in lupus nephritis in the 21st century. A prospective multicenter study. *J Autoimmun, 74,* 6–12.
78. Seo M.R., Chae J., Kim Y.M. et al. (2019). Hydroxychloroquine treatment during pregnancy in lupus patients is associated with lower risk of preeclampsia. *Lupus, 28 (6),* 722–730.
79. Tektonidou M.G., Andreoli L., Limper M. et al. (2019). EULAR recommendations for the management of antiphospholipid syndrome in adults. *Ann Rheum Dis, 78 (10),* 1296–1304.

ANCA-assoziierte Vaskulitiden

Kirsten de Groot

Einleitung

ANCA-assoziierte Vaskulitiden (AAV) bezeichnen eine Gruppe primärer systemischer Kleingefäßvaskulitiden, die mit antineutrophilen cytoplasmatischen Antikörpern assoziiert sind. Gemäß der neuen Nomenklatur mit dem Ziel der Vermeidung von Eponymen umfassen sie die **G**ranulomatose mit **P**oly**a**ngiitis (GPA [1], früher Wegener'sche Granulomatose), die mikroskopische Polyangiitis (MPA) sowie die **e**osinophile **G**ranulomatose mit **P**oly**a**ngiitis (EGPA, früher Churg-Strauss-Syndrom). In der revidierten Chapel-Hill-Definition der Vaskulitiden wird die Assoziation mit ANCA in die Definition der ANCA-assoziierten Vaskulitiden erstmals aufgenommen [2].

Bei gleichbleibender Inzidenz ist die Prävalenz von Patienten mit ANCA-assoziierten Vaskulitiden in den letzten zehn Jahren deutlich gestiegen, die der GPA hat sich verdoppelt [3, 4]. In einer aktuellen Erhebung im Norden der USA liegt die Prävalenz der AAV bei 44 und die der GPA bei knapp 22/100.000 Einwohner [5]. Dies ist das Resultat einer frühzeitigeren Diagnostik sowie einer Stadienadaptierten Therapie, die ein verlängertes Überleben der Patienten ermöglicht [6, 7].

Pathogenese

Die Pathogenese der AAV scheint multifaktoriell zu sein und ist noch nicht lückenlos aufgeklärt. Genetische und epigenetische Aspekte, Umwelteinflüsse sowie Dysregulation von inflammatorischen Prozessen, deren Kontrollmechanismen und auch eine Aktivierung des alternativen Komplementweges scheinen eine Rolle zu spielen [8–10].

Obwohl die ANCA als Autoantikörper in der Pathogenese der Erkrankungen wahrscheinlich eine wichtige Rolle spielen, werden in Gewebebiopsien von AAV-Patienten mit Routinemethoden der Immunfluoreszenz wenig oder keine Immunkomplexe nachgewiesen, was den Namen „pauci-immune" Vaskulitiden/Glomerulonephritiden geprägt hat [11]. In-vitro-Studien haben gezeigt, dass ANCA aktivierte neutrophile Granulozyten stimulieren, reaktive Sauerstoffradikale zu produzieren, zu degranulieren und dabei proteolytische Enzyme freizusetzen [12]. Dies führt zu Gefäßwandschäden mit Einwanderung von Entzündungszellen und damit dem Bild der nekrotisierenden Vaskulitis.

In den letzten Jahren wurde durch Knock-out-Experimente aufgezeigt, dass der alternative Weg der Komplementaktivierung in der Pathogenese eine Rolle spielt, da Mäuse mit Knockout für Komplement-Faktor-C5- und -Faktor-B- bzw. -C5a-Rezeptor vor der Entstehung einer Vaskulitis bzw. Glomerulonephritis geschützt sind [13, 14]. Sowohl im Nierengewebe als auch im Serum und Urin von Patienten mit ANCA-assoziierten Vaskulitiden konnten kürzlich mit sensitiven Messmethoden Zeichen der Aktivierung des alternativen Komplementweges nachgewiesen werden [15, 16].

Diese Erkenntnisse eröffnen neue therapeutische Möglichkeiten: Im Tiermodell einer durch passiven Transfer von anti-Maus-MPO-Antikörpern induzierten ANCA-assoziierten halbmondbildenden Glomerulonephritis konnte die zweimal tägliche orale Applikation von CCX168, ein den C5a-Rezeptor antagonisierendes small molecule, die Ausbildung einer nekrotisierenden GN stark abmildern [17].

Anhand von Familienuntersuchungen zeigt sich, dass es eine genetische Suszeptibilität geben muss, da das Erkrankungsrisiko, z.B. für die WG, für einen Verwandten ersten Grades eines betroffenen Patienten bei 1,56 liegt [18]. Mögliche genetische Polymorphismen, die für dieses Phänomen verantwortlich zu machen sein könnten, umfassen Proteine, die in der Immunantwort eine Rolle spielen wie HLA-Antigene, PTPN22, CTLA4 [19].

Eine genomweite Assoziationsstudie an zwei Kohorten mit 1.233 und 1.454 nordeuropäischen AASV-Patienten und mit über 6.858 Kontrollen konnte klar zeigen, dass die Pathogenese der AAV genetische Determinanten aufweist und distinkte genetische Unterschiede zwischen GPA und MPA bestehen [20]. HLA-DP wurde als stärkster genetischer Risikofaktor für die GPA bestätigt, ebenso wie der Polymorphismus des α1-Antitrypsin-Gens *(A1AT),* dessen Genprodukt das ANCA-Zielantigen Proteinase 3 antagonisiert. Zudem konnte erstmals eine Mutation im Proteinase-3-Gen *(PRTN3)* als Risikokandidat für PR3-ANCA-positive Vaskulitiden identifiziert werden. Für die MPA konnte lediglich HLA-DQ als Risikogen identifiziert werden. Interessanterweise bestand eine stärkere Assoziation zwischen den genannten Genen und PR3- bzw. MPO-AN-

CA als den assoziierten klinischen Entitäten. Da auch das Outcome der AAV (z.B. die Rezidivwahrscheinlichkeit) vom ANCA-Typ abhängt, wird momentan diskutiert, die AAV nunmehr eher nach dem ANCA-Zielantigen (d.h. PR3-ANCA-pos, MPO-ANCA-pos. oder ANCA-neg.) einzuteilen als nach dem klinischen Phänotyp (GPA, MPA).

Eine aktuelle genomweite Analyse an 534 EGPA-Patienten und 6.688 Kontrollprobanden hat gezeigt, dass MPO-ANCA-positive und ANCA-negative EGPA-Patienten klinisch und genetisch distinkt sind. MPO-ANCA-positive EGPA ist assoziiert mit HLA-DQ und weist häufiger eine nekrotisierende Glomerulonephritis sowie eine Polyneuropathie auf, während die ANCA-negative EGPA überdurchschnittlich häufig mit Genloci, die für die Mukosabarriere verantwortlich sind, vergesellschaftet sind und häufiger mit Lungeninfiltraten und Herzbeteiligung einhergeht [21].

Auch epigenetische Veränderungen der beim Gesunden abgeschalteten Transkription der ANCA-Antigene Proteinase 3 (PR3) und Myeloperoxidase (MPO) sind beschrieben worden. Dies bewirkt, dass die Methylierung der Histone der PR3- und MPO-Gene gestört und die hierdurch herbeigeführte epigenetische Abschaltung dieser Gene beeinträchtigt ist, was geeignet wäre, die inadäquate Expression der ANCA-Zielantigene bei AAV zu erklären [22].

In Leukozyten von AAV-Patienten konnte gezeigt werden, dass MPO und PR3 im Stadium der aktiven Erkrankung hypomethyliert sind, d.h. mehr Transkription möglich ist, und der Methylierungsgrad in Remission zunahm [23].

Die Immunogenität der ANCA-Zielantigene wird darüber hinaus dadurch gesteigert, dass ANCA-aktivierte Granulozyten Chromatinfäden freisetzen (sog. NETs [neutrophil extracellular traps]), die PR3 und MPO enthalten [24]. Die Ablagerung von NETs im entzündeten Gewebe der Niere und anderen betroffenen Organen verstärkt Antigenpräsentation und damit konsekutiv die autoinflammatorische Antwort [25, 26]. In vitro konnte dargestellt werden, dass NETs in mit anti-MPO-ANCA co-inkubierten humanen Nabelschnurendothelzellen die endotheliale Permeabilität erhöhen und dass dieses Phänomen durch eine Aktivierung des alternativen Komplementpathways vermittelt wird [27].

Neben den „klassischen" oben beschriebenen ANCA-Antigenen, die ausschließlich in neutrophilen Granulozyten und Monozyten vorkommen, wurde kürzlich ein neues Antigen, LAMP2, entdeckt, welches zusätzlich auf Endothelzellen exprimiert wird [28]. Es besteht eine ausgeprägte Homologie zwischen diesem Protein und dem Fimbrienprotein FimH gram-negativer Bakterien. In der Ratte konnte durch Immunisierung mit FimH LAMP-ANCA induziert werden und die Tiere entwickelten eine pauci-immune fokale nekrotisierende extrakapillär proliferierende GN [28]. Die Bedeutung dieser Befunde [29] ist vor dem Hintergrund der fehlenden Bestätigung durch andere Arbeitsgruppen noch unklar [30].

Regulationsstörungen in den Lymphozytensubsets sind nur partiell verstanden. B-Lymphozyten wird eine pathogenetische Rolle zugeschrieben, da histologisch in betroffenen Geweben nachweisbar und aufgrund des überzeugenden therapeutischen Effektes des anti-B-Zell-Antikörpers Rituximab (s.u.). Bei den T-Zellen wird eine Dysbalance im Sinne einer Reduktion der Zahl und/oder Funktion der regulatorischen T-Zellen diskutiert [31]. Interleukin-10-abhängige regulatorische B-Zellen scheinen bei AAV-Patienten vermindert zu sein [32].

Umwelteinflüsse, wie z.B. eine Silikatexposition ‚sowie die Einnahme von Medikamenten (z.B. Propylthiouracil) können die Entstehung einer MPO-ANCA-assoziierten Vaskulitis begünstigen [33].

Diagnostik

Bei der Erstdiagnose einer AAV müssen alle Organsysteme nach einer möglichen Vaskulitismanifestation abgesucht werden. Klinische Befunde, Bildgebung und laborchemische Untersuchungen werden zur Diagnosestellung, zum Ausschluss von Differentialdiagnosen und sekundären Vaskulitisursachen (Infekt, Malignom, Medikamente) herangezogen. Differentialdiagnostische Überlegungen können Infektionserkrankungen wie Endokarditis, Sepsis, Tuberkulose sowie andere entzündliche Systemerkrankungen wie Kollagenosen, Goodpasture-Syndrom oder rheumatoide Arthritis umfassen.

Diagnosekriterien für die AAV werden gerade entwickelt, ebenso wie neue Klassifikationskriterien, da diejenigen von 1990 [34] die MPA noch gar nicht berücksichtigen, ebenso wenig wie die ANCA-Diagnostik.

Die Gewinnung eines histologischen Beweises mittels Nierenbiopsie oder Biopsie von Haut, Lunge, Muskel/Nerven, HNO-Gewebe gilt deshalb bislang noch als Goldstandard der Diagnosesicherung.

Die Nierenbiopsie dient nicht nur der histologischen Sicherung, sondern auch der prognostischen Einschätzung der renalen Rekompensationswahrscheinlichkeit [35].

Für die ANCA-Diagnostik galt bislang die sequentielle Testung mittels Immunfluoreszenztest auf Äthanol-fixierten Granulozyten und bei positivem Resultat der Anschluss eines Antigen-spezifischen Festphasentests (z.B. ELISA) zur Bestimmung des Zielantigens (Proteinase 3 [PR3], Myeloperoxidase [MPO] etc.). Eine aktuelle Multicenterstudie zeigt nun, dass die Sensitivität und Spezifität der modernen Festphasentests die Performance der aufwändigeren Immunfluoreszenztests, deren Resultat auch sehr vom geübten Mikroskopierer abhängt, übersteigt, so dass zur Vaskulitisdiagnostik auf den ANCA-Immunfluoreszenztest zu Gunsten der Festphasentests (ELISA-Techniken) verzichtet werden darf [36].

Krankheitsrezidive treten meistens in schon früher von der Vaskulitis betroffenen Organen auf. Patienten sollten während der Remissionsinduktion engmaschig, in der Remissionserhaltungsphase dreimonatlich gesehen werden.

Therapie

Dank der Tatsache, dass eine Remissionsinduktion bei ca. 90 Prozent der Patienten mit AAV mit aktivitäts- und stadienadaptierter Therapie (siehe Tabelle 1) heutzutage gelingt, ist die Lebenserwartung von AAV-Patienten von wenigen Monaten vor der Cyclophosphamid-Ära bis zu einer Zehnjahres-Überlebenswahrscheinlichkeit auf knapp 70 Prozent [6] gestiegen.

Das Prinzip der Therapie besteht in einer remissionsinduzierenden Medikation, in der Regel einer Kombination aus Prednisolon in absteigender Dosis, beginnend mit 1 mg/kg Körpergewicht plus einer zytotoxischen Substanz (z.B. Cyclophosphamid, Methotrexat) oder Rituximab, gefolgt von einer weniger stark immunsuppressiven Remissionserhaltungstherapie.

Dennoch beträgt die Mortalitäts-Ratio im ersten Behandlungsjahr 2,6 und in den Folgejahren 1,3 gegenüber einer alters- und geschlechtsgemachten gesunden Kohorte [6]. Eine Analyse der unerwünschten Ereignisse, die während des ersten Behandlungsjahres in den ersten vier EUVAS-Studien [37–40] auftraten, zeigte eine Einjahres-Mortalität von elf Prozent, wobei ein Todesfall durch aktive Vaskulitis dreimal seltener eintrat als durch Infektionen oder kardiovaskuläre Ursachen [41]. Dies bedeutet, dass die Gefahr besteht, Patienten, zumindest im ersten Behandlungsjahr, übermäßig zu immunsupprimieren. Als Prädiktoren der Mortalität im ersten Behandlungsjahr haben sich Alter > 65 Jahre, GFR < 15 ml/min und

Studie (Patientenzahl)	Einschluss	Therapiearm vs. Kontrollarm	1°-Endpunkt	Resultat
CYCLOPS [37] (n = 149)	neu GPA, MPA, RL renal, Krea. < 5,5 mg/dl	CYC-Pulse 15 mg/kgKG vs. CYC tgl. p.o. 2 mg/kg	Zeit bis Remission	Cyc-Puls = Cyc tgl. p.o. weniger Leukopenie
CHUSPAN [82] (n = 65)	PAN$_{(n=18)}$, MPA$_{(n=47)}$ schlechte Prognose	CYC-Puls 6 Monate vs. CYC-Puls 12 Monate	Rezidiv/Tod	
NORAM [38] (n = 100)	neu GPA, MPA systemisch, Krea < 1,7 mg/dl	MTX 0,3 mg/kg vs. CYC p.o.	Eintritt der Remission	(MTX = CYC$_{po}$), MTX schlechter bei DEI > 10, mehr/früher Rezidive
MEPEX [40] (n = 137)	neu GPA, MPA RPGN Krea > 5,8	7× Plasmapherese (PE) vs. 3× Methylpred.stöße jeweils + CYC p.o. + Pred p.o.	Renales Überleben	PE besser insgesamt 25% Mortalität!
MYCYC [83] (n = 140)	neu GPA, MPA	MMF 2 g/d vs. Puls-CYC	Remissionen nach 6 Mo. (BVAS = 0) + Adhärenz an Steroidreduktionsregime	MMF unterlegen
RAVE [52] (n = 198)	neu und Rezidiv Krea max. 4 mg/dl WG, MPA	RTX 4× 375 mg/m² × 4 + Pred keine Erhaltungstherapie vs. Cyc 2 mg/kgKG + Pred für 6 Monate Erhaltungstherapie mit Aza	Steroidfreie Remission nach 6 Monaten	RTX nicht unterlegen vs. CYC
RITUXVAS [51] (n = 44)	neu mit GN (mittlere GFR 18 ml/min) GPA, MPA	RTX 4× 375 mg/m² × 4 + Pred + bis zu 2 Cyc-Puls keine Erhaltungstherapie vs. Cyc-Puls Pred für 3–6 Monate Erhaltungstherapie mit Aza	Anhaltende Remission nach 12 Monaten und schwere NW	RTX nicht unterlegen vs. CYC. Keine Reduktion schwerer NW unter RTX

CYC = Cyclophosphamid, MTX = Methotrexat, PE = Plasmapherese, RTX = Rituximab, Aza = Azathioprin, GPA = Granulomatose mit Polyangiitis (früher M. Wegener), MPA = mikroskopische Polyangiitis
PAN = Panarteriitis nodosa, RL = renal limitierte Vaskulitis

Tabelle 1
Randomisierte kontrollierte Therapiestudien zur Remissionsinduktion bei AAV

ein BVAS-Score > 15 („Birmingham vasculitis activity score") erwiesen [41].

Der Anteil der Patienten, die bei Erstdiagnose das 60. Lebensjahr überschritten haben, liegt bei etwa einem Drittel der Patienten [42], v.a. wenn es sich um eine isolierte ANCA-assoziierte Glomerulonephritis ohne andere systemische Vaskulitismanifestationen handelt.

Ziel zukünftiger Studien ist es weiterhin, die Immunsuppression nicht nur an Krankheitsstadium und -ausdehnung, sondern auch an Alter und Komorbidität (z.B. Nierenfunktion) anzupassen.

Eine aktuelle Übersicht über die mittlerweile deutlich differenzierten Therapieoptionen und -standards bietet die Übersicht in Tabelle 1 [43].

Langzeitverlaufsdaten von Therapiestudien zur Remissionsinduktion

Mittlerweile liegen Langzeitverlaufsdaten der ersten prospektiven, randomisierten, kontrollierten EUVAS-Studien vor.

Cyclophosphamid

In der CYCLOPS-Studie [37] (Puls vs. tgl. orale Cyclophosphamidgabe) wurde kein signifikanter Unterschied in Remissions- und Rezidivrate, Todesfällen und unerwünschten Ereignissen zwischen einer zwei- bis dreiwöchentlichen an Alter und Nierenfunktion angepassten Cyclophosphamid-(CYC)-Pulstherapie und einer täglichen oralen Dauertherapie beobachtet. Eine außerhalb der Studie durchgeführte Nachbeobachtung (durch Versendung von standardisierten Fragebögen an die behandelnden Zentren) von im Median 4,3 Jahren zeigt mehr als doppelt so viele Rezidive im CYC-Pulsarm im Vergleich zur Patientengruppe mit täglicher oraler CYC-Dauertherapie. Dieses Phänomen hatte jedoch keinen Einfluss auf Mortalität und Rate an terminalen Nierenversagen [44].

Plasmapherese

In der MEPEX-Studie wurde bei Patienten mit ANCA-assoziierter rapid progressiver GN und drohender Dialysepflichtigkeit der Einfluss additiver Plasmaaustauschbehandlungen (PE) vs. Methylprednisolonstöße zusätzlich zu einer täglichen oralen CYC-Dauertherapie auf das Dialyse-unabhängige renale Überleben geprüft. Der am Studienende nach 12 Monaten signifikante positive Effekt der Plasmapherese auf die Zahl der dialyseunabhängigen Patienten war nach einer medianen Nachbeobachtung von vier Jahren nicht mehr nachweisbar. Ebenso wenig ergaben sich signifikante positive Auswirkungen dieses Regimes auf Mortalitäts- oder Rezidivraten [45].

Die Frage, ob bessere Ergebnisse mit dem früheren Einsatz von PE erzielt werden könnten, beantwortet eine weltweite, randomisierte kontrollierte Studie (PEXIVAS), bei der Plasmapherese bei der Hälfte der Patienten bereits ab einer GFR ≤ 50 ml/min und auch bei alveolärer Hämorrhagie additiv zur Induktionstherapie mit CYC oder Rituximab eingesetzt wird. In einem faktoriellen Versuchsplan wurde gleichzeitig getestet, ob eine zügigere Steroidreduktion als bislang verfolgt, mit einer kumulativen Dosiseinsparung von ca. 45 Prozent bis Monat 6 im experimentellen Arm der Standarddosierung nicht unterlegen ist hinsichtlich des kombinierten primären Endpunktes aus Tod und Dialysepflichtigkeit über

Tabelle 2
Steroidreduktionsschema aus der PEXIVAS-Studie [47] (hellgrau unterlegt) im Vergleich zum bisherigen Standard, welches von den KDIGO-Leitlinien 2021 zum Standard in der Behandlung der ANCA-assoziierten Glomerulonephritis erhoben wird

Behand-	Körpergewicht (kg)					
lungswoche	50		50–75		> 75	
1	50	50	60	60	75	75
2	50	25	60	30	75	40
3–4	40	20	50	25	60	30
5–6	30	15	40	20	50	25
7–8	25	12,5	30	10	40	20
9–10	20	10	25	12,5	30	15
11–12	15	7,5	20	10	25	12,5
13–14	12,5	6	15	7,5	20	10
15–16	10	5	10	5	15	7,5
17–18	10	5	10	5	15	7,5
19–20	7,5	5	7,5	5	10	5
21–22	7,5	5	7,5	5	7,5	5
23–52	5	5	5	5	5	5
> 52	nach Maßgabe des lokalen Behandlers					

länger als drei Monate [46] (s. Tabelle 2). Die additive Plasmapherese erbrachte keinen Benefit hinsichtlich des primären kombinierten Endpunktes aus Tod und dialysepflichtigem Nierenversagen, dieser Befund zeigte sich auch in allen Subgruppenanalysen (Alter ≤ 60 Jahre, ANCA-Spezifität, Alv. Hämorrhagie ja/nein), so dass die Plasmapherese nicht in die Routineinduktionstherapie bei schweren Verläufen der ANCA-ass. Vaskulitis eingehen wird. Allerdings waren 60 Prozent der eingeschlossenen Patienten MPO-ANCA-positiv und für die Studie eine Nierenbiopsie nicht erforderlich, so dass nicht ausgeschlossen werden kann, dass ein Teil der Patienten zum Zeitpunkt des Therapiebeginns schon signifikante chronische renale Veränderungen hatte. In Einzelfällen fulminanter Krankheitsaktivität mit bioptisch nachgewiesener florider Glomerulonephritis mag die Plasmapherese zusätzlich zur pharmakologischen Induktionstherapie erwogen werden [47].

Die reduzierte Steroiddosis hat sich der Standarddosis in der Gesamtkohorte und allen Subgruppen hinsichtlich des genannten primären Endpunkts als nicht unterlegen erwiesen. Die Zahl der schweren Infekte (sek. Endpunkt) lag in der Gruppe mit der reduzierten Steroiddosis im ersten Behandlungsjahr signifikant unter der des Standardarms, allerdings war dieser Benefit im zweiten Behandlungsjahr nicht mehr nachweisbar [47]. Von den KDIGO-Leitlinien für die ANCA-assoziierte Glomerulonephritis wurde dieses reduzierte Prednisolonschema als neues Steroidstandardregime festgelegt.

Mycophenolat

Mycophenolat hat als Remissionsinduktionsregime bei Patienten mit Erstdiagnose oder Rezidiv einer AAV gegenüber CYC-Pulsen sowie einer oralen CYC-Dauertherapie das primäre Studienziel der Nichtunterlegenheit erreicht, jedoch mit mehr nachfolgenden Rezidiven als nach Remissionsinduktion mit CYC und ohne ein vorteilhaftes Nebenwirkungsprofil aufzuweisen [48, 49]. Im Lichte der zugelassenen Alternative mit Rituximab (s.u.) kann es als Reservemedikament bei nicht schwerst Nierenkranken gelten.

Rituximab

Eine weitere Option, CYC einzusparen, liegt im Einsatz von Biologika.

Der anti-CD20-Antikörper Rituximab hat sich zur Remissionsinduktion bei Serien von therapierefraktären Patienten mit AAV überwiegend als wirksam gezeigt [50]. Es liegen nun Ergebnisse zweier randomisierter kontrollierter Studien vor, die Rituximab vs. CYC zur Remissionsinduktion verglichen haben (Tabelle 1).

In der (n = 44 Patienten) europäischen Studie RITUXVAS [51] wurden Patienten mit aktiver, neu diagnostizierter AAV und Glomerulonephritis (mittlere eGFR 16 ml/min) 3:1 randomisiert einer Therapie mit Rituximab 4× 375 mg/m^2 KÖF plus ein bis zwei CYC-Stößen zugewiesen oder einer konventionellen CYC-Pulstherapie nach dem Schema der CYCLOPS-Studie (s.o.). Beide Behandlungsgruppen erhielten das gleiche Prednisolonregime in absteigender Dosis beginnend mit 1 mg/kgKG. Primärer Studienendpunkt war die Rate anhaltender Remissionen, d.h. BVAS (Birmingham Vasculitis Activity Index = 0) für ≥ 6 Monate. Bei Studienbeginn waren acht Patienten dialysepflichtig, davon acht im Rituximabarm, die mediane eGFR bei Studienbeginn lag bei 16 ml/min.

In der US-amerikanischen Studie RAVE [52] wurden 197 Patienten mit aktiver AAV bei Erstdiagnose oder Rezidiv 1:1 randomisiert, entweder eine Therapie mit Rituximab, wie in der o.g. Studie, + drei Methylprednisolonpulse zu erhalten oder eine täglich orale Cyclophosphamid-Dauertherapie, jeweils mit einem Prednisolonregime in absteigender Dosis. Die Patienten wiesen, gemessen am BVAS, eine deutlich geringere Krankheitsaktivität bei Studienbeginn auf (8 vs. 18,5) und nur 50 Prozent der Patienten hatten eine Nierenbeteiligung, die mittlere GFR lag entsprechend mit 54 ml/min im Rituximab-Arm und 69 ml/min im CYC-Arm erheblich höher als in der erstgenannten Studie. Der primäre Endpunkt bestand in der Remissionsrate nach sechs Monaten bei gleichzeitiger Steroidfreiheit am Ende von Monat 5. Die remissionserhaltende Therapie beinhaltete in beiden Studien Azathioprin im CYC-Arm (mit begleitendem Prednisolon in RITUXVAS und ohne Prednisolon in RAVE), der Rituximabarm verblieb jeweils ohne Immunsuppressivum, in der RITUXVAS-Studie wurde eine protokollisierte Prednisolondosis ≤ 5 mg/d weitergeführt.

In beiden Studien war das Ziel, die sog. „Nicht-Unterlegenheit" der Rituximabtherapie nachzuweisen, erreicht.

In beiden Studien gab es keine statistisch signifikanten Unterschiede bzgl. Mortalität, dem Auftreten von Infektionen, terminalen Nierenversagen oder Rezidiven. Karzinome wurden in beiden Studien beobachtet, 2 vs. 0 (RITUXVAS Rituximab vs. CYC) und 7 vs. 2 (RAVE Rituximab vs. CYC), dieser Unterschied war statistisch nicht signifikant.

Nach einer Beobachtungszeit von 12 bzw. 18 Monaten in der RAVE-Studie betrugen die Remissionsraten im Rituximabarm 48 bzw. 39 Prozent, im CYC-Aza-Arm 39 bzw. 33 Prozent, womit die Nicht-Unterlegenheit von Rituximab bewiesen war [53]. Allerdings belegen die Ereignisse auch, dass nach einer Induktionstherapie mit Rituximab eine Remissionserhaltung erforderlich ist, da sonst 18 Monate nach der Induktionstherapie nur noch knapp 40 Prozent der Patienten in Remission sind. Rezidive ereigneten sich in beiden Behandlungsarmen häufiger bei PR3-ANCA- als bei MPO-ANCA-positiven Patienten.

Eine Subanalyse der RAVE-Studie zeigt, dass Patienten mit PR3-ANCA im Gegensatz zu Patienten mit MPO-ANCA besser auf Rituximab als auf Cyclophosphamid mit nachfolgendem Azathioprin ansprechen [54]. Dieser Unterschied gilt nicht für die Unterscheidung zwischen den klinischen Phänotypen GPA versus MPA, was die mögliche prognostische Bedeutung der Differenzierung nach ANCA-Typ anstelle des klinischen Phänotyps unterstreicht.

Aufgrund der Ergebnisse dieser beiden Studien wurde Rituximab im „orphan drug status" (spezieller Zulassungsmodus für Arzneimittel für seltene Erkrankungen) mit 4× 375 mg/m^2 in vier aufeinanderfolgenden Wochen zur Remissionsinduktionstherapie bei schweren AAV seit April 2013 in Europa zugelassen.

Aus Sicht europäischer Experten sollte eine Induktionstherapie mit Rituximab vor allem bei Patienten mit Kontraindikationen für CYC, Krankheitsprogress unter CYC, rezidivierenden Verläufen oder PR3-ANCA-positiver Erkrankung angewandt werden, insbesondere da eine Überlegenheit von Rituximab gegenüber CYC bezüglich des Sicherheitsprofils nicht gezeigt werden konnte [55].

Da die Inzidenz der AAV, v.a. im Sinne einer MPO-assoziierten Glomerulonephritis bei *älteren Menschen* einen Gipfel aufweist, stellt sich die Frage nach einem an das numerische und biologische Alter angepassten immunsuppressiven Regime. Eine französische randomisierte und kontrollierte Studie konnte zeigen, dass bei gleicher Effektivität hinsichtlich der Häufigkeit von Remissionen, Rezidiven und terminalem Nierenversagen ein Regime mit reduzierter CYC-Pulsdosis und schnellerem Steroidrückzug für Patienten > 65 Jahre mit signifikant selteneren Nebenwirkungen einherging [56].

Neue Induktionstherapien

Avacopan (C5a-Rezeptorantagonist)

In einer Proof-of-concept-Studie konnte kürzlich gezeigt werden, dass eine Remissionsinduktion bei AAV mit CYC oder Rituximab plus einem oralen C5a-Rezeptorantagonist (Avacopan) erlaubt, Corticosteroide weitgehend einzusparen [57]. Eine kürzlich vorgestellte, größer angelegte randomisierte kontrollierte Studie mit 300 AAV-Patienten (ADVOCATE) untersucht den Effekt einer Remissionsinduktion mit CYC oder Rituximab plus Avacopan plus Placebo Steroid vs. CYC oder Rituximab plus Placebo-Avacopan plus Verum Steroid auf die Remissionsrate (ClinicalTrials.gov Identifier: NCT02994927). Nach sechs Monaten zeigte sich eine Nichtunterlegenheit hinsichtlich steroidfreier Remission, nach 12 Monaten eine Überlegenheit der Avacopan-behandelten Patienten hinsichtlich anhaltender Remission. Hier eröffnet sich erstmals die Möglichkeit einer steroidfreien Remissionsinduktion!

Remissionserhaltende Therapie

Nach Remissionsinduktion mit CYC gilt Azathioprin als Goldstandard für eine nachfolgende remissionserhaltende Therapie. Alle etwa äquipotenten Immunsuppressiva (Methotrexat [cave Kumulation bei GFR < 50 ml/min], Leflunomid, Mycophenolat-Mofetil) sind mittlerweile in randomisierten kontrollierten Studien getestet worden und sind dem Azathioprin bestenfalls ebenbürtig. Unter Mycophenolat als remissionserhaltender Therapie hat sich eine höhere Rezidivrate als unter Azathioprin gezeigt [58] (Tabelle 3).

Die optimale Dauer einer remissionserhaltenden Therapie bleibt mangels guter Daten unklar. Aus den vorhandenen Studien lässt sich ableiten, dass das Rezidivrisiko bei Patienten mit GPA und/oder C/PR3-ANCA, Serumkreatinin < 200 µmol/l und kardiovaskulären Erkrankungen sowie Verzicht auf CYC zur Remissionsinduktion

Studie (Patientenzahl)	Einschluss	Therapiearm vs. Kontrollarm	1°-Endpunkt	Resultat
CYCAZAREM [39] ($n = 144$)	GPA, MPA, RL renal/vital Organ	Aza 2 mg/kg p.o. CYC 1,5 mg/kg p.o. vs	Rezidiv (major, minor)	AZA = CYC$_{po}$
IMPROVE [58] ($n = 156$)	neu GPA, MPA	MMF vs. Aza	Zeit ohne Rezidiv	MMF schlechter
WEGENT [84] ($n = 126$)	GPA, MPA renal/multi Organ	MTX vs. Aza	UAW (Med. Abbruch, Tod)	MTX = AZA UAW MTX tendenziell schlechter
LEM [85] ($n = 54$)	GPA generalisiert, Krea $\leq 1,3$	Leflunomid 30 mg/d vs. MTX	Rezidiv (major, minor)	LEF besser UAW LEF schlechter
WGET [61] ($n = 174$)	GPA BVAS/WG ≥ 3	MTX bzw. CYC + Etanercept vs. MTX bzw. CYC + Placebo	Remission ≥ 6 Monate	Enbrel = Plazebo 6 (+ 3) vs. 0 solide Tumore
MAINRITSAN [63] ($n = 115$)	Erstdiagnose, Rezidiv GPA, MPA, RL in Remission nach Induktion mit CYC + Pred.	RTX 500 mg Tag 0, 14, Monat 6, 12, 18 Azathioprin bis Monat 22	Major-Rezidiv nach Monat 28	weniger Major-Rezidive unter RTX. Kein Unterschied in NW-Rate
MAINRITSAN [64] Langzeit-Follow-up ($n = 114$)	s.o.	s.o.	Major-Rezidiv nach Monat 60	weniger Major Rezidive im RTX-Arm, kein Unterschied in NW-Rate, 12,6 Mo länger frei von Rezidiv und Toxizität im RTX- vs. Aza-Arm
MAINRITSAN 2 [65] ($n = 162$)	Erstdiagnose, Rezidiv GPA, MPA in Remission nach Induktionstherapie	RTX 0,5 g bei Beginn der Remissionserhaltung, danach: je 0,5 g RTX bei pos. Nachweis von ANCA und/oder B-Zellen im peripheren Blut vs. 0,5 g RTX im fixen Intervall: Tag 14, Monat 6, 12, 18	Zahl der Rezidive oder Anstieg des BVAS scores > 0 nach Monat 28	Kein Unterschied in den Rezidivraten, weniger RTX-Infusionen im individualisierten Dosierungsarm

CYC = Cyclophosphamid, MTX = Methotrexat, Aza = Azathioprin
GPA = Granulomatose mit Polyangiitis (früher M. Wegener), MPA = mikroskopische Polyangiitis
RL = renal limitierte Vaskulitis

Tabelle 3
Randomisierte kontrollierte Therapiestudien zur Remissionserhaltung bei AAV

und frühzeitiger Beendigung der Kortikosteroide [59] am höchsten ist. Deshalb wird empfohlen, die immunsuppressive Therapie bei Patienten mit diesen Merkmalen mindestens 18 Monate nach Beginn der Induktionstherapie fortzuführen, bei PR3-ANCA-pos.-GPA-Patienten mit hohem Rezidivrisiko für bis zu fünf Jahre. Möglicherweise wird man zukünftig die remissionserhaltende Therapie für Patienten mit den o.g. Risikofaktoren für ein Rezidiv anders gestalten als für Patienten, die diese Merkmale nicht aufweisen, und damit nicht mehr alle Patienten mit ANCA-assoziierten Vaskulitiden mit einem einheitlichen Protokoll für die Remissionserhaltungsphase behandeln.

Die prospektive, randomisierte REMAIN-Studie untersuchte, ob eine bis zu vier Jahre nach Therapiebeginn fortgeführte Azathioprintherapie Vorteile hat gegenüber der Beendigung der remissionserhaltenden Medikation mit Azathioprin nach zwei Jahren. Es stellte sich heraus, dass die prolongierte Remissionserhaltungstherapie mit einer geringeren Zahl an Rezidiven und besserem renalen outcome (terminale Niereninsuffizienz: n = 0 vs. 4), aber mit mehr Nebenwirkungen einherging [60]. Der noch positive ANCA-Nachweis zu Beginn der remissionserhaltenden Therapie stellte einen Prädiktor für ein späteres Rezidiv war, ANCA-Typ und Krankheitsphänotyp allerdings nicht.

Der TNFα-Antagonist Etanercept hat sich in einer Placebo-kontrollierten randomisierten Studie additiv zur Standardimmunsuppression als nicht hilfreich für Remissionserhaltung erwiesen [61]. Für andere TNFα-Antagonisten existieren keine kontrollierten Studien. Lediglich Infliximab hat sich in Einzelfällen von refraktärer granulomatöser Manifestation bei der GPA bewährt [62]. Vor Einsatz eines TNFα-Antagonisten muss eine Tuberkulose ausgeschlossen werden, da sonst das Risiko einer Reaktivierung mit miliarer Aussaat besteht.

Rituximab als remissionserhaltende Therapie

Nun liegen Ergebnisse von drei randomisierten kontrollierten Studien zum Einsatz von Rituximab als Remissionserhaltungstherapie vor:

In einer randomisierten kontrollierten französischen Studie hat sich eine remissionserhaltende Therapie mit 0,5 g Rituximab alle sechs Monate einer Standardtherapie mit Azathioprin hinsichtlich der Zahl schwerer Rezidive nach Monat 28 als überlegen erwiesen, bei allerdings gleicher Inzidenz von Nebenwirkungen [63].

Das Langzeit-follow-up dieser Studienpatienten nach 60 Monaten zeigt weiterhin ein besseres rezidivfreies Überleben im Rituximabarm (57%) im Vergleich zum Standardarm mit Azathioprin (37%), wobei Rituximab bis Monat 18 und Azathioprin bis Monat 22 nach Beginn der remissionserhaltenden Therapie gegeben wurde [64]. Dieser Unterschied ist v.a. auf die Überlegenheit von Rituximab in der frühen Remissionserhaltung zurückzuführen, da die Rezidivinzidenz nach Monat 28 in beiden Armen gleich hoch war. Die Rate an Nebenwirkungen, auch schweren, zeigte sich in beiden Armen ebenfalls gleich hoch, die kumulative Steroiddosis war bei den mit Rituximab behandelten Patienten insignifikant niedriger als bei den mit Azathioprin behandelten. Ein positiver ANCA-Nachweis ging mit der Zeit linear mit einem erhöhten Rezidivrisiko einher.

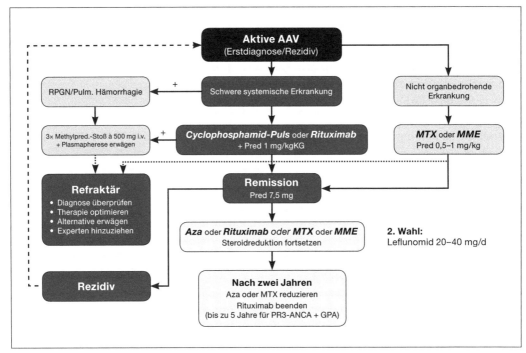

Abbildung 1
Therapiealgorithmus nach den EULAR/ERA Guidelines, 2016, modifiziert nach [61]

Eine weitere Studie verglich die Rezidivraten in Monat 28 nach Randomisierung zu einem von zwei remissionserhaltenden Rituximabregimen: eine individualisierte Rituximabgabe (je 500 mg nach Wiederauftreten von B-Zellen und/oder ANCA) im Vergleich mit einer regelmäßigen, sechsmonatlichen Gabe von 500 mg Rituximab. Die Rezidivraten zeigten sich nicht signifikant unterschiedlich, im individualisierten Rituximabarm fand sich eine Tendenz zu mehr Rezidiven und ein größerer Anteil von ANCA-positiven Patienten am Studienende. Die Immunglobulinspiegel und Raten an Nebenwirkungen, Infekten oder Todesfällen unterschieden sich nicht [65]. Da der individualisierte Arm mit erhöhtem Aufwand für B-Zell- und ANCA-Bestimmung einhergeht, erscheint eine Rituximab-Therapie mit 0,5 g in sechsmonatlichen Intervallen gerechtfertigt.

Die Patienten, die sich am Ende dieses Protokolls noch in Remission befanden ($n = 97$) wurden erneut randomisiert, in sechsmonatlichen Abständen entweder vier weitere Rituximab- (0,5 g) oder Placeboinfusionen zu erhalten. 28 Monate nach dieser Randomisierung lag das rezidivfreie Überleben bei 96 Prozent im Verum- und 74 Prozent im Placeboarm (HR 7,5, $p = 0{,}008$), ohne dass signifikant mehr schwere Nebenwirkungen unter den mit Rituximab behandelten Patienten beobachtet wurden [66].

Konkrete praktische Handhabungshinweise für die Infektprävention sowie Umgang mit potenziellen Nebenwirkungen und Langzeitkomplikationen mit einer remissionserhaltenden Therapie mit Rituximab wurden zusammengefasst [67]. Eine weitere Hilfestellung bieten die 2019 aktualisierten Impfempfehlungen der EULAR bei immunsupprimierten Patienten [68].

Die ersten beiden genannten Studien haben zur *Zulassung von Rituximab zur remissionserhaltenden Therapie bei den AAV in Deutschland im November 2018* beigetragen.

Kürzlich wurde von der europäischen rheumatologischen und nephrologischen Fachgesellschaft eine Empfehlung zum Management ANCA-assoziierter Vaskulitiden publiziert (Abbildung 1) [69], gefolgt von einer Leitlinie der deutschen Gesellschaft für Rheumatologie [70].

Biomarker

Je mehr Therapeutika zur Behandlung zur Verfügung stehen, umso größer wäre der Wert prädiktiver Marker z.B. für Ansprechen auf eine Therapiemodalität, Remission, Rezidiv, Therapiedauer etc. Solche Marker werden momentan in verschiedenen Kompartimenten gesucht, wie Serum, Blutzellen, Urin, Gewebebiopsien, Genom, Transkriptom. Am nächsten an der klinischen Einführung ist möglicherweise der Urinmarker lösliches CD163, ein von aktivierten Gewebsmakrophagen abgeschilfertes Glykoprotein, welches selektiv im Urin von Patienten mit aktiver ANCA-assoziierter Glomerulonephritis und weder bei extrarenaler Vaskulitisaktivität noch bei anderen entzündlichen Nierenerkrankungen gefunden wird [71].

Langzeit-Outcome

Das Langzeitüberleben von AAV-Patienten hat sich in den letzten 30 Jahren signifikant verbessert [72, 73]. Eine aktuelle Arbeit zeigt bei einem primär von Rheumatologen betreuten Kollektiv (d.h. bei Patienten ohne schwere Nierenfunktionseinschränkung oder Dialyse) eine standardisierte Mortalitätsratio von 1,03, d.h. eine von der alters- und geschlechtsadaptierten Bevölkerung nicht verschiedene Sterblichkeit [7]. Dennoch ist die cardiovaskuläre Morbidität insbesondere in Bezug auf ischämische Schlaganfälle und Myokardinfarkte gegenüber der altersgleichen nicht vaskulitisch erkrankten Bevölkerung um den Faktor zwei bis vier erhöht [74].

Allerdings besteht noch immer eine hohe Rezidivrate [59], die vielleicht gerade Ausdruck der Verringerung der Immunsuppression im Rahmen einer remissionserhaltenden Therapie ist. Insbesondere die granulomatösen Manifestationen, assoziiert mit PR3-/C-ANCA, haben sich als rezidivfreudig erwiesen mit hohem Risiko für bleibende Organschäden v.a. im Bereich der oberen und unteren Luftwege und der Nieren (GFR-Verlust, Proteinurie) [75]. Hinzu kommen chronische Schäden als Folge der immunsuppressiven Therapie, wie z.B. der Steroid-induzierter Diabetes mellitus [75]. Die Inzidenz maligner Tumoren ist bei Patienten mit AAV gegenüber der Normalbevölkerung um das 1,6- bis 2,4-fache erhöht [76–78].

Eosinophile Granulomatose mit Polyangiitis (EGPA; früher Churg-Strauss-Syndrom)

In der Pathogenese hypereosinophiler Syndrome, u.a. der EGPA (früher Churg-Strauss-Syndrom), spielt das Interleukin-5 (IL-5) eine entscheidende Rolle in Reifung und Aktivierung eosinophiler Granulozyten. Aktuell wird die therapeutische Wirkung von anti-IL-5-Antikörpern bei hypereosinophilen Syndromen untersucht, nachdem Interferon α, welches u.a. IL-5 herunterreguliert, bei der EGPA bereits eine etablierte Therapieoption darstellt [79]. Moosig und Kollegen haben zehn Patienten mit therapierefraktärer (Prednisolon > 12,5 mg + CYC, Azathioprin oder „low-dose"-Methotrexat) EGPA erfolgreich mit Mepolizumab [80], einem rekombinanten anti-IL-5-Antikörper, behandelt. Eine rezente prospektive randomisierte Phase-3-Multicenterstudie mit 136 EGPA-Patienten, die entweder Mepolizumab oder Placebo alle vier Wochen s.c. zuzüglich zu ihrer Standard-Immunsuppression erhielten, erbrachte für die Patienten im Mepolizumabarm eine längere Zeit in Remission, eine geringere Steroiddosis und Rezidivrate [81].

Ausblick

Der „orphan drug track" der Arzneimittelzulassungsbehörden ermöglicht die Zulassung von Medikamenten für seltene Erkrankungen, die bislang fast nur im „off-label"-Verfahren mit allen damit verbundenen Schwierigkeiten, auch der Kostenerstattung durch die Krankenkassen, behandelt werden konnten. Aufgrund der um ein Vielfaches kleineren Patientenzahlen und der kurzen Beobachtungsdauer in den Studien für dieses Zulassungsverfahren werden manche Erkenntnisse über Wirksamkeit und Toxizität erst nach der Markteinführung der so zugelassenen neuen Medikamente zusammengetragen werden können. Hier werden zukünftig Registerdaten eine sehr wichtige Informationsquelle darstellen. Ein Vaskulitisregister der deutschsprachigen Länder (GeVAS) hat in 2019 seine Arbeit aufgenommen.

Literatur

1. Falk R.J., Gross W.L., Guillevin L. et al. (2011). Granulomatosis with polyangiitis (Wegener's): an alternative name for Wegener's granulomatosis. *J Am Soc Nephrol, 22 (4)*, 587–588.
2. Jennette J.C., Falk R.J., Bacon P.A. et al. (2013). 2012 revised international chapel hill consensus conference nomenclature of vasculitides. *Arthritis Rheum, 65 (1)*, 1–11.
3. Watts R.A., Al-Taiar A., Scott D.G. et al. (2009). Prevalence and incidence of Wegener's granulomatosis in the UK general practice research database. *Arthritis Rheum, 61 (10)*, 1412–1416.
4. Herlyn K., Buckert F., Gross W.L. & Reinhold-Keller, E. (2014). Doubled prevalence rates of ANCA-associated vasculitides and giant cell arteritis between 1994 and 2006 in northern Germany. *Rheumatology, 53 (5)*, 882–889.
5. Berti A., Cornec D., Crowson C.S. et al. (2017). The epidemiology of antineutrophil cytoplasmic autoantibody-associated vasculitis in Olmsted county, Minnesota: a twenty-year US population-based study. *Arthritis Rheumatol, 69 (12)*, 2338–2350.
6. Flossmann O., Berden A., de Groot K. et al. (2011). Long-term patient survival in ANCA-associated vasculitis. *Ann Rheum Dis, 70 (3)*, 488–494.
7. Holle J.U., Gross W.L., Latza U. et al. (2011). Improved outcome in 445 patients with Wegener's granulomatosis in a German vasculitis center over four decades. *Arthritis Rheum, 63 (1)*, 257–266.
8. Furuta S. & Jayne D.R. (2013). Antineutrophil cytoplasm antibody-associated vasculitis: recent developments. *Kidney Int 84 (2)*, 244–249.
9. Hutton H.L., Holdsworth S.R. & Kitching A.R. (2017). ANCA-associated vasculitis: pathogenesis, models, and preclinical testing. *Semin Nephrol, 37 (5)*, 418–435.
10. Jennette J.C. & Falk R.J. (2013). L1. Pathogenesis of ANCA-associated vasculitis: observations, theories and speculations. *Presse Med, 42 (4, Pt 2)*, 493–498.
11. Jennette J.C. & Falk R.J. (1997). Small-vessel vasculitis. *NEJM, 337 (21)*, 1512–1623.

12. Falk R.J., Terrel R.S., Charles L.A. et al. (1990). Anti-neutrophil cytoplasmic autoantibodies induce neutrophils to degranulate and produce oxygen radicals in vitro. *Proc Natl Acad Sci USA, 87,* 4115–4119.
13. Xiao H., Schreiber A., Heeringa P. et al. (2007). Alternative complement pathway in the pathogenesis of disease mediated by anti-neutrophil cytoplasmic autoantibodies. *Am J Pathol, 170 (1),* 52–64.
14. Schreiber A., Xiao H., Jennette J.C. et al. (2009). C5a receptor mediates neutrophil activation and ANCA-induced glomerulonephritis. *J Am Soc Nephrol, 20 (2),* 289–298.
15. Gou S.J., Yuan J., Wang C. et al. (2013). Alternative complement pathway activation products in urine and kidneys of patients with ANCA-associated GN. *Clin J Am Soc Nephrol, 8 (11),* 1884–1891.
16. Chen M., Jayne D.R.W. & Zhao M.H. (2017). Complement in ANCA-associated vasculitis: mechanisms and implications for management. *Nat Rev Nephrol, 13 (6),* 359–367.
17. Xiao H., Dairaghi D.J., Powers J.P. et al. (2013). C5a receptor (CD88) blockade protects against MPO-ANCA GN. *J Am Soc Nephrol, 25 (2),* 225–231.
18. Knight A., Sandin S. & Askling J. (2008). Risks and relative risks of Wegener's granulomatosis among close relatives of patients with the disease. *Arthritis Rheum, 58 (1),* 302–307.
19. Willcocks L.C., Lyons P.A., Rees A.J. et al. (2010). The contribution of genetic variation and infection to the pathogenesis of ANCA-associated systemic vasculitis. *Arthritis Res Ther, 2 (1),* 202.
20. Lyons P.A., Rayner T.F., Trivedi S. et al. (2012). Genetically distinct subsets within ANCA-associated vasculitis. *NEJM, 367 (3),* 214–223.
21. Lyons P.A., Peters J.E., Alberici F. et al. (2019). Genome-wide association study of eosinophilic granulomatosis with polyangiitis reveals genomic loci stratified by ANCA status. *Nat Commun, 10 (1),* 5120.
22. Ciavatta D.J., Yang J., Preston G.A. et al. (2010). Epigenetic basis for aberrant upregulation of autoantigen genes in humans with ANCA vasculitis. *J Clin Invest, 120 (9),* 3209–3219.
23. Jones B.E., Yang J., Muthigi A. et al. (2017). Gene-specific DNA methylation changes predict remission in patients with ANCA-associated vasculitis. *J Am Soc Nephrol, 28 (4),* 1175–1187.
24. Kessenbrock K., Krumbholz M., Schonermarck U. et al. (2009). Netting neutrophils in autoimmune small-vessel vasculitis. *Nat Med, 15 (6),* 623–625.
25. Lange C., Csernok E., Moosig F. et al. (2017). Immune stimulatory effects of neutrophil extracellular traps in granulomatosis with polyangiitis. *Clin Exp Rheumatol, 35, Suppl 103 (1),* 33–39.
26. Grayson P.C., Carmona-Rivera C., Xu L. et al. (2015). Neutrophil-related gene expression and low-density granulocytes associated with

disease activity and response to treatment in antineutrophil cytoplasmic antibody-associated vasculitis. *Arthritis Rheumatol, 67 (7)*, 1922–1932.
27. Schreiber A., Rousselle A., Becker J.U. et al.(2017). Necroptosis controls NET generation and mediates complement activation, endothelial damage, and autoimmune vasculitis. *Proc Natl Acad Sci USA, 114 (45)*, E9618–E9625.
28. Kain R., Exner M., Brandes R. et al. (2008). Molecular mimicry in pauci-immune focal necrotizing glomerulonephritis. *Nat Med, 14 (10)*, 1088–1096.
29. Kain R., Tadema H., McKinney E.F. et al. (2012). High prevalence of autoantibodies to hLAMP-2 in anti-neutrophil cytoplasmic antibody-associated vasculitis. *J Am Soc Nephrol, 23 (3)*, 556–566.
30. Roth A.J., Brown M.C., Smith R.N. et al. (2012). Anti-LAMP-2 antibodies are not prevalent in patients with antineutrophil cytoplasmic autoantibody glomerulonephritis. *J Am Soc Nephrol, 23 (3)*, 545–555.
31. Szczeklik W., Jakiela B., Wawrzycka-Adamczyk K. et al. (2017). Skewing toward Treg and Th2 responses is a characteristic feature of sustained remission in ANCA-positive granulomatosis with polyangiitis. *Eur J Immunol 47 (4)*, 724–733.
32. Sakkas L.I., Daoussis D., Mavropoulos A. et al. (2019). Regulatory B cells: New players in inflammatory and autoimmune rheumatic diseases. *Semin Arthritis Rheum, 48 (6)*, 1133–1141.
33. Ntatsaki E., Watts R.A. & Scott D.G. (2010). Epidemiology of ANCA-associated vasculitis. *Rheum Dis Clin North Am, 36 (3)*, 447–461.
34. Leavitt R.Y., Fauci A.S., Bloch D.A. et al. (1990). The American College of Rheumatology 1990 criteria for the classification of Wegener's granulomatosis. *Arthritis Rheum, 33*, 1101–1107.
35. Berden A.E., Ferrario F., Hagen E.C. et al. (2010). Histopathologic classification of ANCA-associated glomerulonephritis. *J Am Soc Nephrol, 21 (10)*, 1628–1636.
36. Damoiseaux J., Csernok E., Rasmussen N. et al. (2017). Detection of antineutrophil cytoplasmic antibodies (ANCAs): a multicentre European Vasculitis Study Group (EUVAS) evaluation of the value of indirect immunofluorescence (IIF) versus antigen-specific immunoassays. *Ann Rheum Dis, 76 (4)*, 647–653.
37. de Groot K., Harper L., Jayne D.R. et al. (2009). Pulse versus daily oral cyclophosphamide for induction of remission in antineutrophil cytoplasmic antibody-associated vasculitis: a randomized trial. *Ann Intern Med, 150 (10)*, 670–680.
38. de Groot K., Rasmussen N., Bacon P.A. et al. (2005). Randomized trial of cyclophosphamide versus methotrexate for induction of remis-

sion in early systemic antineutrophil cytoplasmic antibody-associated vasculitis. *Arthritis Rheum, 52 (8)*, 2461–2469.

39. Jayne D., Rasmussen N., Andrassy K. et al. (2003). A randomized trial of maintenance therapy for vasculitis associated with antineutrophil cytoplasmic autoantibodies. *NEJM, 349 (1)*, 36–44.
40. Jayne D.R., Gaskin G., Rasmussen N. et al. (2007). Randomized trial of plasma exchange or high-dosage methylprednisolone as adjunctive therapy for severe renal vasculitis. *J Am Soc Nephrol, 18 (7)*, 2180–2188.
41. Little M.A., Nightingale P., Verburgh C.A. et al. (2010). Early mortality in systemic vasculitis: relative contribution of adverse events and active vasculitis. *Ann Rheum Dis, 69*, 1036–1043.
42. Hamour S.M. & Salama A.D. (2011). ANCA comes of age – but with caveats. *Kidney Int, 79 (7)*, 699–701.
43. Schonermarck U., Gross W.L. & de Groot K. (2014). Treatment of ANCA-associated vasculitis. *Nat Rev Nephrol, 10 (1)*, 25–36.
44. Harper L., Morgan M.D., Walsh M. et al. (2012). Pulse versus daily oral cyclophosphamide for induction of remission in ANCA-associated vasculitis: long-term follow-up. *Ann Rheum Dis, 71 (6)*, 955–960.
45. Walsh M., Casian A., Flossmann O. et al. (2013). Long-term follow-up of patients with severe ANCA-associated vasculitis comparing plasma exchange to intravenous methylprednisolone treatment is unclear. *Kidney Int, 84 (2)*, 397–402.
46. Walsh M., Merkel P.A., Peh C.A. et al. (2013). Plasma exchange and glucocorticoid dosing in the treatment of anti-neutrophil cytoplasm antibody associated vasculitis (PEXIVAS): protocol for a randomized controlled trial. *Trials, 14*, 73.
47. Walsh M., Merkel P.A., Peh C.A. et al. (2020). Plasma exchange and glucocorticoids in severe ANCA-associated vasculitis. *N Engl J Med, 382 (7)*, 622–631.
48. Jones R.B., Hiemstra T.F., Ballarin J. et al. (2019). Mycophenolate mofetil versus cyclophosphamide for remission induction in ANCA-associated vasculitis: a randomised, non-inferiority trial. *Ann Rheum Dis, 78 (3)*, 399–405.
49. Tuin J., Stassen P.M., Bogdan D.I. et al. (2019). Mycophenolate Mofetil versus Cyclophosphamide for the induction of remission in nonlife-threatening relapses of antineutrophil cytoplasmic antibody-associated vasculitis: randomized, controlled trial. *Clin J Am Soc Nephrol, 14 (7)*, 1021–1028.
50. Walsh M. & Jayne D. (2007.) Rituximab in the treatment of anti-neutrophil cytoplasm antibody associated vasculitis and systemic lupus erythematosus: past, present and future. *Kidney Int, 72 (6)*, 676–682.

51. Jones R.B., Tervaert J.W., Hauser T. et al. (2010). Rituximab versus cyclophosphamide in ANCA-associated renal vasculitis. *NEJM, 363 (3)*, 211–220.
52. Stone J.H., Merkel P.A., Spiera R. et al. (2010). Rituximab versus cyclophosphamide for ANCA-associated vasculitis. *NEJM, 363 (3)*, 221–232.
53. Specks U., Merkel P.A., Seo P. et al. (2013). Efficacy of remission-induction regimens for ANCA-associated vasculitis. *N Engl J Med, 369 (5)*, 417–427.
54. Unizony S., Villarreal M., Miloslavsky E.M. et al. (2016). Clinical outcomes of treatment of anti-neutrophil cytoplasmic antibody (ANCA)-associated vasculitis based on ANCA type. *Ann Rheum Dis, 75 (6)*, 1166–1169.
55. Moosig F., Aries P.M., de Groot K. et al. (2014). Stellenwert der B-Zell-gerichteten Therapie bei Granulomatose mit Polyangiitis und Mikroskopischer Polyangiitis. *Dtsch Med Wochenschr, 139 (44)*, 2248–2253. doi:10.1055/s-0034-1387327
56. Pagnoux C., Quemeneur T., Ninet J. et al. (2015). Treatment of systemic necrotizing vasculitides in patients aged sixty-five years or older: results of a multicenter, open-label, randomized controlled trial of corticosteroid and cyclophosphamide-based induction therapy. *Arthritis Rheumatol, 67 (4)*, 1117–1127.
57. Jayne D.R.W., Bruchfeld A.N., Harper L. et al. (2017). Randomized trial of C5a receptor inhibitor avacopan in ANCA-associated vasculitis. *J Am Soc Nephrol, 28 (9)*, 2756–2767.
58. Hiemstra T.F., Walsh M., Mahr A. et al. (2010). Mycophenolate mofetil vs. azathioprine for remission maintenance in antineutrophil cytoplasmic antibody-associated vasculitis: a randomized controlled trial. *JAMA, 304 (21)*, 2381–2388.
59. Walsh M., Flossmann O., Berden A. et al. (2012). Risk factors for relapse of antineutrophil cytoplasmic antibody-associated vasculitis. *Arthritis Rheum, 64 (2)*, 542–548.
60. Karras A., Pagnoux C., Haubitz M. et al. (2017). Randomised controlled trial of prolonged treatment in the remission phase of ANCA-associated vasculitis. *Ann Rheum Dis, 76 (10)*, 1662–1668.
61. WGET Research Group (2005). Etanercept plus standard therapy for Wegener's granulomatosis. *NEJM, 352 (4)*, 351–361.
62. Lamprecht P. (2005). TNF-alpha inhibitors in systemic vasculitides and connective tissue diseases. *Autoimmun Rev, 4 (1)*, 28–34.
63. Guillevin L., Pagnoux C., Karras, A. et al. (2014). Rituximab versus azathioprine for maintenance in ANCA-associated vasculitis. *NEJM, 371 (19)*, 1771–1780.

64. Terrier B., Pagnoux C., Perrodeau E. et al. (2018). Long-term efficacy of remission-maintenance regimens for ANCA-associated vasculitides. *Ann Rheum Dis, 77 (8),* 1150–1156.
65. Charles P., Terrier B., Perrodeau E. et al. (2018). Comparison of individually tailored versus fixed-schedule rituximab regimen to maintain ANCA-associated vasculitis remission: results of a multicentre, randomised controlled, phase III trial (MAINRITSAN 2). *Ann Rheum Dis, 77 (8),* 1143–1149.
66. Charles P., Perrodeau E., Samson M. et al. (2020). Long-term rituximab use to maintain remission of antineutrophil cytoplasmic antibody-associated vasculitis: a randomized trial. *Ann Intern Med, 173 (3),* 179–187.
67. de Groot K., Aries P.M., Haubitz M. et al. (2020). Anti-B-Zell-Antikörpertherapie zur Remissionserhaltung bei Granulomatose mit Polyangiitis und mikroskopischer Polyangiitis. *Dtsch Med Wochenschr, 145 (1),* 40–46. doi:10.1055/a-1060-2736
68. Furer V., Rondaan C., Heijstek M.W. et al. (2020). 2019 update of EULAR recommendations for vaccination in adult patients with autoimmune inflammatory rheumatic diseases. *Ann Rheum Dis, 79 (1),* 39–52.
69. Yates M., Watts R.A., Bajema I.M. et al. (2016). EULAR/ERA-EDTA recommendations for the management of ANCA-associated vasculitis. *Ann Rheum Dis, 75 (9),* 1583–1594.
70. Schirmer J.H., Aries P.M., de Groot K. et al. (2017). S1-Leitlinie Diagnostik und Therapie der ANCA-assoziierten Vaskulitiden. *Z Rheumatol, 76 (Suppl 3),* 77–104. doi:10.1007/s00393-017-0394-1
71. O'Reilly V.P., Wong L., Kennedy C. et al. (2016). Urinary soluble CD163 in active renal vasculitis. *J Am Soc Nephrol, 27 (9),* 2906–2916.
72. Eriksson P., Jacobsson L., Lindell A. et al. (2009). Improved outcome in Wegener's granulomatosis and microscopic polyangiitis? A retrospective analysis of 95 cases in two cohorts. *J Intern Med, 265 (4),* 496–506.
73. Stratta P., Marcuccio C., Campo A. et al. (2008). Improvement in relative survival of patients with vasculitis: study of 101 cases compared to the general population. *Int J Immunopathol Pharmacol, 21 (3),* 631–642.
74. Cohen Tervaert J.W. (2013). Cardiovascular disease is accelerated due to atherosclerosis in vasculitis patients. *Best Pract Res Clin Rheumatol, 27,* 33–44.
75. Seo P., Min Y.I., Holbrook J.T. et al. (2005). Damage caused by Wegener's granulomatosis and its treatment: prospective data from the Wegener's Granulomatosis Etanercept Trial (WGET). *Arthritis Rheum, 52 (7),* 2168–2178.

76. Faurschou M., Sorensen I.J., Mellemkjaer L. et al. (2008). Malignancies in Wegener's granulomatosis: incidence and relation to cyclophosphamide therapy in a cohort of 293 patients. *J Rheumatol, 35 (1),* 100–105.
77. Heijl C., Harper L., Flossmann O. et al. (2011). Incidence of malignancy in patients treated for antineutrophil cytoplasm antibody-associated vasculitis: follow-up data from European Vasculitis Study Group clinical trials. *Ann Rheum Dis, 70 (8),* 1415–1421.
78. Mahr A., Heijl C., Le Guenno G. et al. (2013). ANCA-associated vasculitis and malignancy: current evidence for cause and consequence relationships. *Best Pract Res Clin Rheumatol, 27 (1),* 45–56.
79. Tatsis E., Schnabel A. & Gross W.L. (1998). Interferon-alpha treatment of four patients with the Churg-Strauss syndrome. *Ann Intern Med, 129 (5),* 370–374.
80. Moosig F., Gross W.L., Herrmann K. et al. (2011). Targeting interleukin-5 in refractory and relapsing Churg-Strauss syndrome. *Ann Intern Med, 155 (5),* 341–343.
81. Wechsler M.E., Akuthota P., Jayne D. et al. (2017). Mepolizumab or placebo for eosinophilic granulomatosis with polyangiitis. *NEJM, 376 (20),* 1921–1932.
82. Guillevin L., Cohen P., Mahr A. et al. (2003). Treatment of polyarteritis nodosa and microscopic polyangiitis with poor prognosis factors: a prospective trial comparing glucocorticoids and six or twelve cyclophosphamide pulses in sixty-five patients. *Arthritis Rheum, 49 (1),* 93–100.
83. Jones R.B., Hiemstra T.F., Ballarin J. et al. (2019). Mycophenolate mofetil versus cyclophosphamide for remission induction in ANCA-associated vasculitis: a randomised, non-inferiority trial. *Ann Rheum Dis, 78 (3),* 399–405.
84. Pagnoux C., Mahr A., Hamidou M.A. et al. (2008). Azathioprine or methotrexate maintenance for ANCA-associated vasculitis. *NEJM, 359 (26),* 2790–2803.
85. Metzler C., Miehle N., Manger K. et al. (2007). Elevated relapse rate under oral methotrexate versus leflunomide for maintenance of remission in Wegener's granulomatosis. *Rheumatology (Oxford), 46 (7),* 1087–1091.

Aktuelle Erkenntnisse zur Pathogenese und Therapie der ADPKD

Thomas Benzing

Zusammenfassung

Hereditäre zystische Nierenerkrankungen können durch Mutationen in einer Vielzahl verschiedener Gene verursacht werden. Dabei handelt es sich außer bei der autosomal dominanten polyzystischen Nierenerkrankung (ADPKD) überwiegend um seltene, autosomal rezessiv vererbte Syndrome, bei denen die polyzystischen Nieren in Kombination mit einer Variation aus extrarenalen Manifestationen auftreten. Im Gegensatz zu diesen eher seltenen Syndromen ist die ADPKD eine ausgesprochen häufige Erkrankung, eine der häufigsten vererbten Erkrankungen überhaupt. Mit einer Prävalenz von bis 1:1.000 leiden weltweit viele Millionen Menschen an ADPKD, in Deutschland wird die Zahl der Patienten auf knapp 100.000 geschätzt. Nicht alle dieser Patienten werden diagnostiziert, da der Krankheitsverlauf variabel und das Eintreten einer dialysepflichtigen Niereninsuffizienz bei weniger als der Hälfte der Patienten zu erwarten ist. Im Verlauf dieser immer beide Nieren befallenden Erkrankung wird das funktionale Nierengewebe durch Zysten ersetzt, wodurch es zu einem voranschreitenden Verlust der Nierenfunktion kommt. Studien der letzten beiden Dekaden legen nahe, dass es sich bei der ADPKD und den übrigen zystischen Nierenerkrankungen um Zilienerkrankungen, sogenannte Ziliopathien, handelt – Erkrankungen also, die durch funktionelle oder strukturelle Störungen der primären Zilien verursacht werden (Benzing & Schermer, 2011; Hildebrandt et al., 2011).

Zilien sind kleine härchenartige Organellen, die sich auf beinahe jeder Epithelzelle des menschlichen Körpers befinden. In der Niere trägt fast jede Tubulusepithelzelle an ihrer apikalen Seite ein Zilium, das von dort wie ein Antenne in das Lumen des Nierentubulus hineinragt. Es konnte gezeigt werden, dass diese Organellen wichtige sensorische und regulatorische Funktionen in Nierenepithelzellen wahrnehmen. Zilien modulieren zentrale Signalwege der Nierenentwicklung und spielen eine wichtige Rolle bei der Regulation zellulärer Prozesse wie etwa der Aus-

bildung der planaren Zellpolarität, der Regulation der Mitose und der Zellproliferation. Ziliäre Dysfunktion steht an zentraler Stelle bei der Entstehung von Nierenzysten. Einblicke in die Funktion der Zilien und die molekulare Pathogenese der ADPKD sind deshalb von zentralem Interesse, da sich aus diesen Erkenntnissen mögliche Behandlungskonzepte entwickeln. So führten diese Studien auch zur Entwicklung des bislang einzigen therapeutischen Prinzips in der ADPKD, der Blockade des V2-Rezeptors mit Tolvaptan (Muller & Benzing, 2018). Mit der Einführung dieser Substanz steht nun seit einigen Jahren die erste progressionsverzögernde Therapie der ADPKD zur Verfügung. Neue Daten zeigen, dass die Therapie gut wirkt und in der Regel gut vertragen wird.

Differenzialdiagnose der Polyzystischen Nierenerkrankungen (PKD)

Zystennieren gehören zu den häufigsten Ursachen der dialysepflichtigen Niereninsuffizienz. Trotz der klinischen Bedeutung gibt es aktuell noch keine zugelassene Therapie dieser meist langsam progredienten, aber in der Nephrologie hoch bedeutsamen Erkrankungen. Allerdings sind nun vielversprechende Möglichkeiten kurz vor dem Durchbruch. Polyzystische Nierenerkrankungen *(polycystic kidney diseases,* PKD) umfassen eine große Zahl monogenetischer Erkrankungen, in deren Verlauf es zur Entwicklung von Nierenzysten kommt. Diese Erkrankungen sind immer als Systemerkrankungen zu verstehen, befallen also immer beide Nieren und häufig auch extrarenale Organe und sind von sporadischen einfachen Nierenzysten abzugrenzen. Die Organmanifestation der häufigsten Erkrankung aus diesem Formenkreis, der ADPKD, betrifft neben der Niere auch andere Organe, wie die Leber mit Leberzysten, das Gefäßsystem mit Aneurysmata der Hirnbasis oder der (thorakalen) Aorta oder Herz mit Mitralklappenprolaps oder bikuspider Aortenklappe. Bei selteneren, autosomal rezessiv oder autosomal dominant vererbten Zystennieren-Erkrankungen finden sich zusätzliche Symptome wie Leberfibrose bei der autosomal rezessiven polyzystischen Nierenerkrankung (ARPKD), Retinitis pigmentosa bei der Nephronophthise (NPH), gefäßreiche Tumoren beim Von-Hippel-Lindau-Syndrom (VHL) oder Angiomyolipome und Angiofibrome bei der tuberösen Sklerose (TSC). In den letzten Jahren wurden mit Hilfe der Positionsklonierung über 100 ursächliche Gene für diese Erkrankungen identifiziert (Übersicht in Badano et al., 2006; Hildebrandt & Zhou, 2007; Tobin & Beales, 2009). Im Gegensatz zu diesen syndromalen Formen der PKD zeigen die ADPKD und ARPKD eine niedrigere genetische, aber eine extrem hohe allelische Heterogenität. Sie werden also durch eine große Zahl unterschiedlicher Mutationen in nur wenigen Genen ausgelöst. Ein Faktor, der alle Formen der PKD verbindet, ist die Lokalisation der beteiligten Proteine im primären Zilium der Tubulusepithelzellen. Dieser Befund ist richtungsweisend für das aktuelle Verständnis der Pathogenese von Zystennieren (Fliegauf et al., 2007).

Genetik und Klinik der ADPKD

Die ADPKD wird typischerweise bei Erwachsenen diagnostiziert und ist mit einer Inzidenz von bis zu 1:1.000 eine der häufigsten monogenen Erbkrankheiten überhaupt (Übersicht in Harris & Torres, 2009). Klinisch manifestiert sich die ADPKD als Erkrankung oft im Alter zwischen 30 und 50 Jahren. Zu den Erstmanifestationen gehören die Hämaturie (50%), eine moderate Proteinurie (< 1 g/d), die arterielle Hypertonie (30–60% der Patienten haben zu diesem Zeitpunkt noch eine normale GFR), rezidivierende Zysteninfektionen mit Abdominal-/Flankenschmerzen sowie eine mäßiggradige Polyurie, die sich für den Patienten sichtbar als Nykturie manifestiert. Die Progression der ADPKD verläuft individuell sehr unterschiedlich, allerdings bei den einzelnen Individuen sehr konstant. Oft haben die Nieren eine Größe von mehr als 1.000 ml erreicht, bevor es zu einer Einschränkung der Nierenfunktion kommt. Liegt ein Nierenvolumen von > 1.500 ml vor, so ist mit einer durchschnittlichen Abnahme der GFR von ca. 4–5 ml/min/Jahr zu rechnen (Grantham et al., 2006a).

Die Erkrankung ist durch die progressive Akkumulation von flüssigkeitsgefüllten Zysten im Nierenparenchym gekennzeichnet. Diese Zysten sind mit einem einschichtigen Epithel ausgekleidet, das als Zystenepithel bezeichnet wird. Mit der Zeit kommt es zur fortschreitenden Vergrößerung der Zysten durch Hyperproliferation des Zystenepithels und Hypersekretion in das Zystenlumen. Dadurch wird das umliegende Nierengewebe komprimiert mit der Folge der Einschränkung der Nierenfunktion. Das Stadium der terminalen Niereninsuffizienz wird variabel, aber meist im Alter zwischen 50 und 60 Jahren erreicht. Zu diesem Zeitpunkt sind die Nieren massiv vergrößert und komplett von Zysten durchsetzt, die von fibrotischen Arealen mit atrophischen Tubuli umgeben sind.

Allein in den USA leiden 4,4 Prozent aller Dialysepatienten an ADPKD. Etwa 2.200 Patienten kommen jährlich neu hinzu (Renal Data System US. USRDS 1999 annual report; Rossetti & Harris,

2007). Es ist wichtig zu verstehen, dass die ADPKD eine Systemerkrankung ist. Das heißt, dass die Zystennierenerkrankung immer beide Nieren befällt und häufig mit Zystenbildung in weiteren Organen, überwiegend Leber, Pankreas, Samenbläschen, Ovarien, vergesellschaftet ist. Weitere extrarenale Manifestationen sind häufig diskret, wie Mitralklappenprolaps und -insuffizienz, Aortenklappen-Anomalien oder die gefürchteten intrakraniellen Aneurysmen, die zu Ruptur und häufig letaler Subarachnoidalblutung führen können. Diese gefürchtete Manifestation tritt häufig familiär gehäuft auf und ist zum Glück eher selten.

Ausgelöst wird die ADPKD zu 85 Prozent durch Mutationen im Gen *PKD1*, in der Mehrzahl der übrigen Fällen durch Mutationen im Gen *PKD2*. Für einige Fälle konnte weder eine Mutation in *PKD1* noch in *PKD2* festgestellt werden. Daher wurde immer wieder die Existenz eines dritten ursächlichen Gens *PKD3* vermutet, das allerdings bisher nicht identifiziert werden konnte. Patienten mit Mutationen in *PKD1* zeigen in der Regel einen schwereren Verlauf, bei dem es durchschnittlich 20 Jahre früher zur terminalen Niereninsuffizienz kommt als bei *PKD2*-Mutation (Hateboer et al., 1999). Dies scheint begründet in der Tatsache, dass sich zu einem frühen Zeitpunkt eine größere Zahl an Zysten bildet (Harris et al., 2006).

Das Gen *PKD1* kodiert für Polycystin-1, ein aus 4.303 Aminosäuren zusammengesetztes integrales Membranprotein mit 11 transmembranären Domänen. Den größten Teil des Proteins bildet sein aminoterminaler extrazellulärer Anteil, der unter anderem zwölf Immunglobulin-ähnliche Domänen enthält und zahlreiche weitere Domänen beinhaltet, die eine Funktion als Rezeptor oder Adhäsionsprotein vermuten lassen. Die 197 Aminosäuren umfassende, zytoplasmatische Region am Carboxyterminus enthält eine Coiled-Coiled-Domäne, über welche Polycystin-1 mit Polycystin-2, dem Genprodukt von *PKD2,* interagiert. Polycystin-2 zeigt mit seinen sechs Transmembrandomänen die charakteristische Struktur und Funktion eines Kationenkanals und weist eine große Ähnlichkeit auf zu den letzten sechs Transmembrandomänen von Polycystin-1. Beide Polycystine bilden gemeinsam eine Subfamilie der TRP-Ionenkanäle (Kottgen, 2007).

Der extrazelluläre Anteil von Polycystin-1 enthält weiterhin eine GPS-Domäne, durch die das Protein in zwei Teile getrennt werden kann: ein N-terminales Fragment (150 kD) und ein C-terminales Fragment, die aber nichtkovalent miteinander verbunden bleiben. Dies dient eventuell der Aktivierung des Proteins (Wei et al., 2007). Der Knockout von *PKD1* in Mäusen führt zu einem embryonal letalen Phänotyp (Lu et al., 1997). Neben Zysten in den Nieren und im Pankreas zeigen die Mäuse schwere vaskuläre und kardiale Defekte, was unterstreicht, wie wichtig, wenngleich häufig diskret die kardiovaskulären Manifestationen der ADPKD sind.

ADPKD – eine Ziliopathie

Zilien sind wenige Mikrometer lange, haarartige Organellen, die von der Oberfläche fast aller Säugerzellen ausgehen. Nach ihrem Stützskelett aus Mikrotubuli unterscheidet man zwischen 9+2 (meist motilen) und 9+0 (primären, meist immotilen) Zilien. Motile Zilien findet man als Bündel von mehreren hundert Organellen auf der Oberfläche zahlreicher spezialisierter Epithelien, welche etwa die Atemwege, Teile des Genitaltraktes oder der Ventrikel auskleiden. Die Funktion motiler Zilien besteht darin, Flüssigkeiten oder Keimzellen fortzubewegen. Die meisten primären Zilien sind hingegen unbeweglich, so auch die Zilien in der Niere, die mit ihrem Basalkörper an der apikalen Oberfläche der Tubuluszellen verankert sind und in das Tubuluslumen hineinragen. Diese antennenartigen Organellen wurden in der Niere erstmals im Jahr 1898 beschrieben und galten lange als funktionslose evolutionäre Residuen (Webber & Lee, 1975). Dies änderte sich, als im Jahr 1999 erkannt wurde, dass die Homologe von *PKD1* und *PKD2* im Nematodenwurm *C. elegans* zilientragenden Neuronen lokalisiert sind. Dort sind die Polycystine (LOV-1 und PKD-2) für das korrekte Paarungsverhalten der Männchen erforderlich (Barr & Sternberg, 1999). Kurze Zeit später zeigte sich eine weitere Verbindung von polyzystischen Nieren und Zilien bei der Analyse der sog. Orpk-Maus, die eine zystische Nierenerkrankung aufweist, welche häufig mit der menschlichen ARPKD verglichen wurde. Es wurde gezeigt, dass für die Erkrankung eine Mutation im *TG737*-Gen verantwortlich ist (Murcia et al., 2000; Yoder et al., 1995), dessen Homolog in der Grünalge *Chlamydomonas reinhardtii* das Gen *IFT88* ist (Pazour et al., 2000). *IFT88* kodiert für ein intraflagelläres Transportprotein, das essentiell für die Ausbildung von Flagellen, also beweglichen Zilien in der Alge ist. Diese Arbeiten waren der Ausgangspunkt für die Entwicklung der *ziliären Hypothese,* die besagt, dass alle Proteine, deren Mutation oder Verlust zu zystischen Nieren führt, im Zilium lokalisiert sind oder eine Funktion bei der ziliären Signalübertragung haben. Danach könnten Störungen dieser Organelle eine gemeinsame zellbiologische Ursache für die Entwicklung von zystischen Nierenerkrankungen darstellen (Pazour, 2004). Die ziliäre Hypothese wird weiter dadurch untermauert, dass die Mutation von Genen, die essentiell für die Ziliogenese sind, zu zystischen Nierenerkrankungen führen (Davenport et al., 2007; Lin et al., 2003). Der ziliären Hypothese folgend gelten polyzystische Nierenerkrankungen, sowohl die ADPKD als auch alle rezessiven Formen, als Ziliopathien – also als Erkrankungen, die mit einer Dysfunktion des primären Ziliums assoziiert sind (Hildebrandt et al., 2011). Studien der letzten Jahre zeigen allerdings, dass fast alle beteiligten Proteine auch am Basalkörper des Ziliums, an den Zentrosomen und an den Polen der Teilungsspindel zu finden sind. Dies hatte in den letzten Jahren eine Ausweitung der ziliären Hypothese auf weitere Organellen zur Folge haben. Auf jeden Fall wird durch die ziliäre Hypothese das Erscheinungsbild der Zystennierenerkrankung als Systemerkrankung erklärt. Ziliendefekte im Auge bedeuten retinale Degeneration wie bei NPH, Ziliendefekte im Gallenwegsepithel Leberfibrose wie bei ARPKD oder Ziliendefekte im Pankreasgang Pankreaszysten wie bei ADPKD. Primäre Zilien sind in erster Linie sensorische Organellen, die der Zelle Informationen aus dem umliegenden zellulären Mikromilieu liefern. Dabei können Zilien offensichtlich unterschiedliche Reize wahrnehmen, ihre Funktionen reichen von Mechanosensation über Chemosensation bis hin zu einer direkten Kontrolle des Zellzyklus. Mit Blick auf die Pathogenese von Zysten ist derzeit der Aspekt der Mechanosensation am klarsten fassbar. Es konnte gezeigt werden, dass das direkte mechanische Abknicken des Ziliums auf Nierenepithelzellen zu einem Kalziumeinstrom in die Zelle führt (Praetorius & Spring, 2001). Der gleiche Effekt zeigt sich, wenn Zilien durch Flüssigkeitsfluss über Zellen hinweg mechanisch gereizt werden. Ein dadurch ausgelöstes Kalziumsignal entsteht nicht in Polycystin-1-defizienten Zellen (Nauli et al., 2003). Der vorbeifließende Urin knickt also das Zilium ab und bewirkt über Polycystin-1 einen Anstieg des intrazellulären Kalziums. Dieses Kalziumsignal führt in der Tubuluszelle zur Inhibition des kanonischen Wnt-Signalwegs, der für die Proliferation in der Nierenentwicklung entscheidend und bei PKD übersteigert aktiviert ist (Lin et al., 2003), und zur Aktivierung des nicht kanonischen Wnt-Signalwegs, der wiederum für die Entwicklung einer planaren Zellpolarität, also der Kontrolle der Polarität im Nierentubulus, in der Zellen Positionsinformation bekommen entlang des Tubulusverlaufs, und damit für das Erreichen eines höheren Differenzierungsgrades wichtig ist (Simons et al., 2005).

Progressionsfaktoren der autosomal-dominanten polyzystischen Nierenerkrankung

Die im nephrologischen Alltag führende Zystennieren-Erkrankung ist ohne Zweifel die ADPKD. Hier wurde in den letzten Jahren klar, dass die Erkrankung beim jeweiligen Patienten chronisch-progredient und recht stabil verläuft, dass aber vom Verlauf des Einzelnen nicht immer auf die Progression bei anderen Familienangehörigen geschlossen werden kann. Dennoch ist klar, dass Angehörige von Patienten mit früher Dialysepflicht ebenfalls ein hohes Risiko für rascheren Verlauf haben. Für die Beurteilung des Risikos betroffener Patienten ist die Volumenbestimmung der Nieren zum frühen Zeitpunkt essentiell (Muller & Benzing, 2018). In den USA war zur Bestimmung von Biomarkern oder Prädiktoren der ADPKD vor vielen Jahren eine prospektive Kohorte an ADPKD-Patienten generiert worden. Dabei wurde das *Consortium for Radiologic Imaging Studies of Polycystic Kidney Disease (CRISP)* ins Leben gerufen, dessen Daten über längere Zeiträume analysiert werden (Grantham et al., 2006b). Hier ergab sich, dass das durch Kernspintomographie (ohne Kontrastmittel) bestimmte Nierenvolumen als einziger verlässlicher Prädiktor den späteren GFR-Verlauf vorhersagt (Irazabal et al., 2014). Als modifizierbare Risikofaktoren ergaben sich Hypertonie, Adipositas, ein zu hoher Salzkonsum und eine zu niedrige Flüssigkeitsaufnahme mit höherer Urinosmolalität (Torres et al., 2011). Erhöhte Vasopressin-Spiegel scheinen der ADPKD Vorschub zu leisten (Wang et al., 2008). In einer Pilotstudie sollte deshalb geklärt werden, ob eine erhöhte Wasserzufuhr den Verlauf der ADPKD günstig beeinflussen kann (Wang et al., 2011, 2013). Theoretisch ist der Hintergrund sehr einleuchtend: erhöhte Wasserzufuhr führt zur Suppression von ADH. Wenn ADH über eine proliferationsstimulierende Wirkung an der ADPKD-Progression beteiligt ist, könnte so ein Progressionsfaktor reduziert werden. Allerdings lässt sich durch alleiniges forciertes Trinken keine anhaltende Suppression von ADH erzielen. Eine Urinosmolalität unter 300 mosm/kg kann aber erreicht werden und erfordert eine Flüssigkeitszunahme von mindestens drei Litern (Bae & Grantham, 2010; Bae et al., 2009; Grantham et al., 2012).

Konsequenzen für die Praxis: Wir empfehlen eine reduzierte Kochsalzzufuhr, mindestens drei Liter Flüssigkeitsaufnahme (keine kalorienhaltigen Getränke), regelmäßig Sport und eine gute Gewichtskontrolle, mediterrane Ernährung und eine konsequente Blutdruckkontrolle mit Zielwerten definitiv unter 130/80 mmHg (Praxisdruck) unter Einsatz von Angiotensin-Rezeptorblockern (ausdosieren) oder ACE-Hemmern. Bei jüngeren Patienten ist ein

Zielblutdruck von unter 120/80 mmHg anzustreben und wird auch bei vorsichtiger Eintitration der Medikation sicher und meist ohne wesentliche Nebenwirkungen erreicht (Schrier et al., 2014; Torres et al., 2014).

Eine der gefürchteten extrarenalen Manifestationen der ADPKD sind die intrakraniellen Aneurysmata mit ihrer Gefahr der Ruptur und subarachnoidalen Blutung. Im Falle der Ruptur und Blutung ist die Mortalität sehr hoch. Verschiedene Studien gehen von einer Prävalenz von ein bis fünf Prozent für Aneurysmata bei ADPKD-Patienten aus mit einer deutlichen familiären Häufung. Allerdings ist das Risiko der Ruptur niedrig. Dies konnte in mehreren Studien nachgewiesen werden (Sanchis et al., 2019). Die aktuellen Empfehlungen raten nicht zum generellen Screening, sondern nur zur Untersuchung in bestimmten Fällen. Nach internationalem Konsens sollten nur Patienten mit Beschwerden (dringend Patienten aufklären), Zustand nach Hirnblutung, positiver Familienanamnese, Risikoberufen (Flugkapitän) oder vor großen Operationen mit erwarteten deutlichen Blutdruckschwankungen durch Kernspintomographie oder Computertomographie auf intrakranielle Aneurysmata untersucht werden. Diese Empfehlungen wurden in einer kürzlichen, wichtigen Studie nochmals überprüft (Irazabal et al., 2011). Hierbei wurden asymptomatische ADPKD mit intrakraniellen Aneurysmata nachverfolgt. 45 Aneurysmata wurden bei 38 Patienten aus 36 Familien nachgewiesen. Die meisten der Aneurysmen waren klein (um 3,5 mm), in der anterioren Zirkulation und nur wenig rupturgefährdet: Während der kumulativen Nachbeobachtungszeit von 243 Jahren kam es nur zum Auftreten eines neuen Aneurysmas mit Größenwachstum von 4,7 auf 6,2 mm. In der kumulativen Nachbeobachtung von 316 Jahren ließ sich keine einzige Ruptur verzeichnen, so dass auch diese Autoren zum Schluss kommen, dass die aktuelle Regel eines zurückhaltenden Screenings vollkommen gerechtfertigt ist und eine umfassende Untersuchung aller Patienten nicht angezeigt scheint (Irazabal et al., 2011).

Aktuelle Therapie bei ADPKD

Die Einblicke in molekulare Prinzipien der Zystennieren haben in den letzten Jahren einen sehr hervorragenden Durchbruch erzielen lassen und Ansatz für neue Therapieprinzipien gegeben, die aktuell äußerst intensiv beforscht werden. Im Gegensatz zu vielen anderen chronischen Nierenerkrankungen waren bislang nephroprotektive Strategien bei der ADPKD nur wenig erfolgreich. So konnten mTOR-Inhibitoren bei ADPKD trotz vielversprechender tierexperimenteller Daten keinen Durchbruch erzielen, auch wenn die Progression der Tuberösen Sklerose durch den Einsatz von mTOR-Inhibitoren günstig beeinflusst wird (Dabora et al., 2011; Ehninger & Silva, 2011; Franz, 2011; Glasgow et al., 2010; Haidinger et al., 2010; Lee et al., 2009; Lee et al., 2010; Peces et al., 2010; Pressey et al., 2010; Sooriakumaran et al., 2010; Tarasewicz et al., 2009; Tiberio et al., 2011; Wong, 2010). Sowohl Angiomyolipom-Bildung und assoziierte Komplikationen als auch die mit Tsc assoziierte Lymphangioleiomyomatose werden äußerst günstig sowohl durch Sirolimus als auch durch Everolimus in adäquater Dosierung beeinflusst, wie diese Studien zeigen (Bissler et al., 2008; Krischock et al., 2010; Micozkadioglu et al., 2010). Die Medikation ist hier auch zugelassen.

Ein echter Durchbruch bei der Therapie der ADPKD ergab sich erst durch den Einsatz von Tolvaptan. Diese Substanz ist ein nicht-peptischer Antagonist am Vasopressin-(V2)-Rezeptor. ADH (Vasopressin) stimuliert die Zystenzellen zur Zellteilung und Zysten zu Sekretion in die Zyst-Lumina und ist so an der Progression der ADPKD beteiligt. Seit Jahren war bekannt, dass bei ADPKD-Patienten eine Dysregulation der ADH-Achse besteht. So haben ADPKD-Patienten erhöhte zirkulierende Spiegel an Vasopressin und eine gestörte zentrale Osmoregulation (Ho et al., 2012). Außerdem konnte gezeigt werden, dass ADPKD-Patienten eine verminderte Konzentrationsfähigkeit des Urins im Durstversuch haben. Ob eine hypothalamische Expression von PKD1 und PKD2 dabei eine Rolle spielt, ist noch unklar. Auf jeden Fall wird diese zentrale Störung aggraviert durch einen frühen renalen Konzentrationsdefekt (Bankir & Bichet, 2012). Jüngste Daten zeigen, dass Copeptin, ein Marker der Vasopressin-Freisetzung (ganz ähnlich dem C-Peptid bei Insulin) assoziiert ist mit dem Stadium der ADPKD (Meijer et al., 2011). Interessanterweise zeigen ADPKD-Patienten aber bereits sehr früh, also vor Beginn einer Nierenfunktionseinschränkung, einen Defekt in der Urinkonzentrationsfähigkeit ohne relevante Störung der hypothalamischen Achse. Dieser Konzentrationsdefekt erklärt die deutlich erhöhte Copeptin-/Vasopressin-Spiegel mit einer Überstimulation der Vasopressin-Achse zum Ausgleich des Wasserhaushaltes bei ADPKD-Patienten, wie aktuelle Studien zeigen (Boertien et al., 2012; Zittema et al., 2012). Vasopressin stimuliert über die Bindung an Vasopressin-V2-Rezeptoren einen Anstieg des intrazellulären cAMP und so die Sekretion von Flüssigkeit in Zysten (Patel et al., 2009; Torres & Harris, 2009). Erst kürzlich konnte gezeigt werden, dass dieser Teufelskreis sich mit Zunahme der Erkrankung verschlimmert (Boertien et al., 2013).

All diese Befunde stimulierten die Erprobung von Tolvaptan, einem Antagonisten am V2-Rezeptor, zur Therapie der ADPKD.

In der doppelblinden, randomisierten, kontrollierten *Tolvaptan Efficacy and Safety in Management of ADPKD and Its Outcome (TEMPO) 3:4 Trial* wurden 1.445 ADPKD-Patienten 2:1 randomisiert in eine Gruppe, die Tolvaptan erhielt, oder in einen Placebo-Kontrollarm (Torres et al., 2012). Im Gesamten erhielten 961 Patienten Tolvaptan und 484 Patienten Placebo. Tolvaptan wurde gestartet mit einer Dosis von 45 mg morgens und 15 mg abends und dann wöchentlich gesteigert zu 60 mg morgens und 30 mg abends, gefolgt von 90 mg morgens und 30 mg abends, wenn toleriert (was bei dem Großteil der Patienten der Fall war). Über die Dreijahresperiode zeigte sich eine signifikante Abmilderung der Größenzunahme der Nieren um etwa 49 Prozent und ein um 26 Prozent geringerer Funktionsverlust pro Jahr. Dieser Effekt ist anhaltend und auch nach Jahren der chronischen Therapie immer noch zu beobachten (Edwards et al., 2018). Interessanterweise ist Tolvaptan dabei auch noch ebenso effektiv bei bereits fortgeschrittener Erkrankung (Torres et al., 2017), weshalb Tolvaptan mittlerweile im Stadium CKD1 bis CKD4 zugelassen ist.

Dieser Effekt ist bedeutsam und kann das Auftreten der Dialysepflicht herauszögern nach Einnahme über mehrere Jahre. Da die Therapie im Alltag nach Daten der Registerstudie aus Köln auch recht gut vertragen wird und insbesondere sehr sicher ist, sollte diese Therapieoption Patienten mit ADPKD, die ein hohes Progressionsrisiko haben (hohes Nierenvolumen im MRT), nicht vorenthalten werden.

Literatur

Badano J.L., Mitsuma N., Beales P.L. & Katsanis N. (2006). The ciliopathies: an emerging class of human genetic disorders. *Annu Rev Genomics Hum Genet, 7,* 125–148.

Bae K.T. & Grantham J.J. (2010). Imaging for the prognosis of autosomal dominant polycystic kidney disease. *Nat Rev Nephrol, 6,* 96–106.

Bae K.T., Tao C., Zhu F. et al. (2009). MRI-based kidney volume measurements in ADPKD: reliability and effect of gadolinium enhancement. *Clin J Am Soc Nephrol, 4,* 719–725.

Bankir L. & Bichet D.G. (2012). Polycystic kidney disease: An early urea-selective urine-concentrating defect in ADPKD. *Nat Rev Nephrol, 8,* 437–439.

Barr M.M. & Sternberg P.W. (1999). A polycystic kidney-disease gene homologue required for male mating behaviour in C. elegans. *Nature, 401,* 386–389.

Benzing T. & Schermer B. (2011). Transition zone proteins and cilia dynamics. *Nat Genet, 43,* 723–724.

Bissler J.J., McCormack F.X., Young L.R. et al. (2008). Sirolimus for angiomyolipoma in tuberous sclerosis complex or lymphangioleiomyomatosis. *NEJM, 358,* 140–151.

Boertien W.E., Meijer E., Li J. et al. (2013). Relationship of copeptin, a surrogate marker for arginine vasopressin, with change in total kidney volume and GFR decline in autosomal dominant polycystic kidney disease: results from the CRISP cohort. *Am J Kidney Dis, 61,* 420–429.

Boertien W.E., Meijer E., Zittema, D. et al. (2012). Copeptin, a surrogate marker for vasopressin, is associated with kidney function decline in subjects with autosomal dominant polycystic kidney disease. *Nephrol Dial Transplant, 27,* 4131–4137.

Dabora S.L., Franz D.N., Ashwal S. et al. (2011). Multicenter phase 2 trial of sirolimus for tuberous sclerosis: kidney angiomyolipomas and other tumors regress and VEGF-D levels decrease. *PloS One, 6,* e23379.

Davenport J.R., Watts A.J., Roper V.C. et al. (2007). Disruption of intraflagellar transport in adult mice leads to obesity and slow-onset cystic kidney disease. *Curr Biol, 17,* 1586–1594.

Edwards M.E., Chebib F.T., Irazabal et al. (2018). Long-term administration of tolvaptan in autosomal dominant polycystic kidney disease. *Clin J Am Soc Nephrol, 13,* 1153–1161.

Ehninger D. & Silva A.J. (2011). Rapamycin for treating Tuberous sclerosis and Autism spectrum disorders. *Trends in Molecular Medicine, 17,* 78–87.

Fliegauf M., Benzing T. & Omran H. (2007). When cilia go bad: cilia defects and ciliopathies. *Nat Rev Mol Cell Biol, 8,* 880–893.

Franz D.N. (2011). Everolimus: an mTOR inhibitor for the treatment of tuberous sclerosis. *Expert Rev Anticancer Ther, 11,* 1181–1192.

Glasgow C.G., Steagall W.K., Taveira-Dasilva A. et al. (2010). Lymphangioleiomyomatosis (LAM): molecular insights lead to targeted therapies. *Respir Med, 104, Suppl 1,* S45–58.

Grantham J.J., Chapman A.B. & Torres V.E. (2006a). Volume progression in autosomal dominant polycystic kidney disease: the major factor determining clinical outcomes. *Clin J Am Soc Nephrol, 1,* 148–157.

Grantham J.J., Mulamalla S., Grantham C.J. et al. (2012). Detected renal cysts are tips of the iceberg in adults with ADPKD. *Clin J Am Soc Nephrol, 7,* 1087–1093.

Grantham J.J., Torres V.E., Chapman A.B. et al. (2006b). Volume progression in polycystic kidney disease. *NEJM, 354,* 2122–2130.

Haidinger M., Hecking M., Weichhart T. et al. (2010). Sirolimus in renal transplant recipients with tuberous sclerosis complex: clinical effectiveness and implications for innate immunity. *Transplant International: Official Journal of the European Society for Organ Transplantation, 23,* 777–785.

Harris P.C., Bae K.T., Rossetti S. et al. (2006). Cyst number but not the rate of cystic growth is associated with the mutated gene in autosomal dominant polycystic kidney disease. *J Am Soc Nephrol, 17,* 3013–3019.

Harris P.C. & Torres V.E. (2009). Polycystic kidney disease. *Annu Rev Med, 60,* 321–337.

Hateboer N., v. Dijk M.A., Bogdanova N. et al. (1999). Comparison of phenotypes of polycystic kidney disease types 1 and 2. European PKD1-PKD2 Study Group. *Lancet, 353,* 103–107.

Hildebrandt F., Benzing T. & Katsanis N. (2011). Ciliopathies. *NEJM, 364,* 1533–1543.

Hildebrandt F. & Zhou W. (2007). Nephronophthisis-associated ciliopathies. *J Am Soc Nephrol, 18,* 1855–1871.

Ho, T.A., Godefroid N., Gruzon D. et al. (2012). Autosomal dominant polycystic kidney disease is associated with central and nephrogenic defects in osmoregulation. *Kidney Int, 82,* 1121–1129.

Irazabal M.V., Huston J. 3rd, Kubly V. et al. (2011). Extended follow-up of unruptured intracranial aneurysms detected by presymptomatic screening in patients with autosomal dominant polycystic kidney disease. *Clin J Am Soc Nephrol 6,* 1274–1285.

Irazabal M.V., Rangel L.J., Bergstralh E.J. et al. (2015). Imaging classification of autosomal dominant polycystic kidney disease: a simple model for selecting patients for clinical trials. *J Am Soc Nephrol, 26 (1),* 160–172. doi:10.1681/ASN.2013101138

Kottgen M. (2007). TRPP2 and autosomal dominant polycystic kidney disease. *Biochim Biophys Acta, 1772,* 836–850.

Krischock L., Beach R. & Taylor J. (2010). Sirolimus and tuberous sclerosis-associated renal angiomyolipomas. *Arch Dis Child, 95,* 391–392.

Lee N., Woodrum C.L., Nobil A.M. et al. (2009). Rapamycin weekly maintenance dosing and the potential efficacy of combination sorafenib plus rapamycin but not atorvastatin or doxycycline in tuberous sclerosis preclinical models. *BMC Pharmacol, 9,* 8.

Lee P.S., Tsang S.W., Moses M.A. et al. (2010). Rapamycin-insensitive up-regulation of MMP2 and other genes in tuberous sclerosis complex

2-deficient lymphangioleiomyomatosis-like cells. *Am J Respir Cell Mol Biol, 42*, 227–234.

Lin F., Hiesberger T., Cordes K. et al. (2003). Kidney-specific inactivation of the KIF3A subunit of kinesin-II inhibits renal ciliogenesis and produces polycystic kidney disease. *Proc Natl Acad Sci USA, 100*, 5286–5291.

Lu W., Peissel B., Babakhanlou H. et al. (1997). Perinatal lethality with kidney and pancreas defects in mice with a targetted Pkd1 mutation. *Nat Genet, 17,* 179–181.

Meijer E., Bakker S.J., van der Jagt E.J. et al. (2011). Copeptin, a surrogate marker of vasopressin, is associated with disease severity in autosomal dominant polycystic kidney disease. *Clin J Am Soc Nephrol, 6,* 361–368.

Micozkadioglu H., Koc Z., Ozelsancak R. & Yildiz I. (2010). Rapamycin therapy for renal, brain, and skin lesions in a tuberous sclerosis patient. *Ren Fail, 32,* 1233–1236.

Muller R.U. & Benzing, T. (2018). Cystic kidney diseases from the adult nephrologist's point of view. *Front Pediatr, 6, 65.*

Murcia N.S., Richards W.G., Yoder B.K. et al. (2000). The Oak Ridge Polycystic Kidney (orpk) disease gene is required for left-right axis determination. *Development, 127,* 2347–2355.

Nauli S.M., Alenghat F.J., Luo Y. et al. (2003). Polycystins 1 and 2 mediate mechanosensation in the primary cilium of kidney cells. *Nat Genet, 33,* 129–137.

Patel V., Chowdhury R. & Igarashi P. (2009). Advances in the pathogenesis and treatment of polycystic kidney disease. *Curr Opin Nephrol Hypertens, 18,* 99–106.

Pazour G.J. (2004). Intraflagellar transport and cilia-dependent renal disease: the ciliary hypothesis of polycystic kidney disease. *J Am Soc Nephrol, 15,* 2528–2536.

Pazour G.J., Dickert B.L., Vucica Y. et al. (2000). Chlamydomonas IFT88 and its mouse homologue, polycystic kidney disease gene tg737, are required for assembly of cilia and flagella. *J Cell Biol, 151,* 709–718.

Peces R., Peces C., Cuesta-Lopez E. et al. (2010). Low-dose rapamycin reduces kidney volume angiomyolipomas and prevents the loss of renal function in a patient with tuberous sclerosis complex. *Nephrology, Dialysis, Transplantation: Official Publication of the European Dialysis and Transplant Association – European Renal Association, 25,* 3787–3791.

Praetorius H.A. & Spring K.R. (2001). Bending the MDCK cell primary cilium increases intracellular calcium. *J Membr Biol, 184,* 71–79.

Pressey J.G., Wright J.M., Geller J.I. et al. (2010). Sirolimus therapy for fibromatosis and multifocal renal cell carcinoma in a child with tuberous sclerosis complex. *Pediatr Blood Cancer, 54,* 1035–1037.

Qian F., Watnick T.J., Onuchic L.F. & Germino G.G. (1996). The molecular basis of focal cyst formation in human autosomal dominant polycystic kidney disease type I. *Cell, 87,* 979–987.

Rossetti S. & Harris, P.C. (2007). Genotype-phenotype correlations in autosomal dominant and autosomal recessive polycystic kidney disease. *J Am Soc Nephrol, 18,* 1374–1380.

Serra A.L., Poster D., Kistler A.D. et al. (2010). Sirolimus and kidney growth in autosomal dominant polycystic kidney disease. *NEJM, 363,* 820–829.

Shillingford J.M., Leamon C.P., Vlahov I.R. & Weimbs T. (2012). Folate-conjugated rapamycin slows progression of polycystic kidney disease. *J Am Soc Nephrol, 23,* 1674–1681.

Shillingford J.M., Murcia N.S., Larson C.H. et al. (2006). The mTOR pathway is regulated by polycystin-1, and its inhibition reverses renal cystogenesis in polycystic kidney disease. *Proceedings of the National Academy of Sciences of the United States of America, 103,* 5466–5471.

Simons M., Gloy J., Ganner A. et al. (2005). Inversin, the gene product mutated in nephronophthisis type II, functions as a molecular switch between Wnt signaling pathways. *Nat Genet, 37,* 537–543.

Sooriakumaran P., Gibbs P., Coughlin G. et al. (2010). Angiomyolipomata: challenges, solutions, and future prospects based on over 100 cases treated. *BJU International, 105,* 101–106.

Tarasewicz A., Debska-Slizien A., Konopa J. et al. (2009). Rapamycin as a therapy of choice after renal transplantation in a patient with tuberous sclerosis complex. *Transplantation Proceedings, 41,* 3677–3682.

Tiberio D., Franz D.N. & Phillips J.R. (2011). Regression of a cardiac rhabdomyoma in a patient receiving everolimus. *Pediatrics, 127,* e1335–1337.

Tobin J.L. & Beales P.L. (2009). The nonmotile ciliopathies. *Genet Med, 11,* 386–402.

Torres V.E., Chapman A.B., Devuyst O. et al. (2017). Tolvaptan in later-stage autosomal dominant polycystic kidney disease. *NEJM, 377,* 1930–1942.

Torres V.E., Chapman A.B., Perrone R.D. et al. (2012). Analysis of baseline parameters in the HALT polycystic kidney disease trials. *Kidney Int, 81,* 577–585.

Torres V.E., Grantham J.J., Chapman A.B. et al. (2011). Potentially modifiable factors affecting the progression of autosomal dominant polycystic kidney disease. *Clin J Am Soc Nephrol, 6,* 640–647.

Torres V.E. & Harris, P.C. (2009). Autosomal dominant polycystic kidney disease: the last 3 years. *Kidney Intern, 76,* 149–168.

Wang C.J., Creed C., Winklhofer F.T. & Grantham J.J. (2011). Water prescription in autosomal dominant polycystic kidney disease: a pilot study. *Clin J Am Soc Nephrol, 6,* 192–197.

Wang C.J., Grantham J.J. & Wetmore J.B. (2013). The medicinal use of water in renal disease. *Kidney Intern, 84 (1),* 45–53.

Wang X., Wu Y., Ward C.J. et al. (2008). Vasopressin directly regulates cyst growth in polycystic kidney disease. *J Am Soc Nephrol, 19,* 102–108.

Webber W.A. & Lee J. (1975). Fine structure of mammalian renal cilia. *Anat Rec, 182,* 339–343.

Wei W., Hackmann K., Xu H. et al. (2007). Characterization of cis-autoproteolysis of polycystin-1, the product of human polycystic kidney disease 1 gene. *J Biol Chem, 282,* 21729–21737.

Wong M. (2010). Mammalian target of rapamycin (mTOR) inhibition as a potential antiepileptogenic therapy: From tuberous sclerosis to common acquired epilepsies. *Epilepsia, 51,* 27–36.

Yoder B.K., Richards W.G., Sweeney W.E. et al. (1995). Insertional mutagenesis and molecular analysis of a new gene associated with polycystic kidney disease. *Proc Assoc Am Physicians, 107,* 314–323.

Zittema D., Boertien W.E., van Beek A.P. et al. (2012). Vasopressin, copeptin, and renal concentrating capacity in patients with autosomal dominant polycystic kidney disease without renal impairment. *Clin J Am Soc Nephrol, 7,* 906–913.

Thrombotische Mikroangiopathien

Jan Menne

Einleitung

Hinter dem Begriff Thrombotische Mikroangiopathien (TMA) verbergen sich unterschiedliche Erkrankungen, bei denen es zu einer Schädigung des Endothels mit konsekutivem thrombotischen Verschluss von kleinen Gefäßen in verschiedenen Organen kommt. Typisch ist für diese Erkrankungen folgende Trias:
- Thrombopenie,
- hämolytische Anämie mit Fragmentozyten-Bildung,
- Organschädigung (insbesondere Niere und Gehirn).

Es werden drei Hauptentitäten, entsprechend der zu Grunde liegenden Pathophysiologie, unterschieden. Dies sind:
1. Typisches hämolytisch-urämisches Syndrom (STEC-HUS): durch Shiga-Toxin-produzierende Bakterien ausgelöste Schädigung des Endothels,
2. atypisches hämolytisch-urämisches Syndrom (aHUS): Störungen in der Komplement-Regulation führen zur Komplement-Aktivierung auf der Endotheloberfläche,
3. thrombotische thrombozyopenische Purpura (TTP): verminderte ADAMTS13-Aktivität auf dem Endothel führt zur Freisetzung sehr großer, thrombogen wirkender von-Willebrand-Faktor-Multimere im Blut.

Da für das aHUS und die TTP in den letzten zehn Jahren neue Medikamente auf dem Markt gekommen sind, ist diese Differenzierung auch therapeutisch von Bedeutung.

Klinische Symptome

Die klinischen Symptome sind vielfältig (Abbildung 1) und können fast jedes Organ betreffen. In der Regel finden sich hämatologische Veränderungen plus nephrologische oder neurologische Auffälligkeiten.

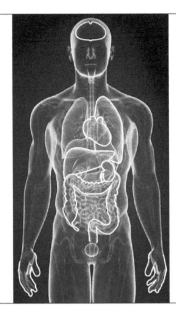

ZNS
- Verwirrtheit
- Somnolenz/Stupor
- Schlaganfall/fokale Ausfälle
- Enzephalopathie
- Krampfanfälle

Herz-Kreislauf-System
- Myokardinfarkt
- Hypertonie
- diffuse Vaskulopathie
- peripheres Gangrän

Gastrointestinal-Trakt
- Kolitis
- Übelkeit/Erbrechen
- Pankratitis
- Gastroenteritis
- Lebernekrose

eGFR = geschätzte glomuläre Filtrationsrate;
LDH = Laktatdehydrogenase

Augen
- Verschluss von Augengefäßen

Lunge
- Dyspnoe
- Lungenblutungen
- Lungenödem

Nieren
- erhöhtes Kratinin, eGFR ↓
- Hämaturie
- Proteinurie, auch nephrotisch
- Ödeme, maligne Hypertonie

Blut
- Thrombozytopenie
- vermindertes Haptaglobin
- erhöhte LDH
- vermindertes Hämoglobin
- Fragmentozyten

Abbildung 1
Spektrum der Symptome bei Patienten mit thrombotischer Mikroangiopathie

- Frauen sind grundsätzlich häufiger betroffen! 60–70 Prozent aller TMA-Fälle; gilt für alle drei Hauptentitäten ab der Pubertät.
- TTP ist die gefährlichste TMA-Form.

Tabelle 1
Wichtige klinische Unterschiede zwischen den verschiedenen TMA-Formen

	STEC–HUS	TTP	aHUS
Auslöser identifizierbar	EHEC-kontaminierte Nahrung (u.a. Sprossen, Burger)	20–30% (s. Tabelle 3)	40–70% (s. Tabelle 3)
Positive Familienanamnese	Nein	selten	suggestiv
Prodromale Diarrhoen	Typisch (> 90% blutig), 1–2% ohne Durchfälle!	selten	> 10%
Darmwandverdickung, Aszites	Ja	Nein	Nein
Typische Thrombozytenzahl	20–70/nl	< 30/nl	> 50/nl
Intensivpflichtigkeit	30–80%	20–50%	5–30%
Myokardinfarkt	< 2%	10–20%	< 5%
Schlaganfall	< 2%	5–15%	1–3%
Krampfanfall	10–20%	8–15%	3–10%
Akutes Abdomen mit Operation	1–2%	< 1%	< 1%
Akute Dialysepflichtigkeit	50–70%	< 3%	40–80%[1]
Chronische Dialysepflichtigkeit	< 2%	< 1%	20–60%[1]
Todesrate (aktuell 2015–2020)	1–3%	5–15%[2]	< 3%
Rekurrenz	nein	30–50%	30–50%[3]

EHEC = enterohämorrhagischer E. coli → produzieren Shiga-Toxin.
[1]: abhängig von Genetik; [2]: mit Caplacizumab < 3%; [3]: mit Komplementblockade < 5%

Diagnosestellung

Erwachsene	Kinder (bis Pubertät)
TTP (20–30%) • hTTP: genetischer Defekt (Erstmanifestation fast nur während Schwangerschaft) • iTTP: Anti-ADAMTS13-Antikörper > 90% der Fälle **aHUS** (60–80%) • 1–3% Anti-CFH-Antikörper, neuere Zahlen bis 15% • sekundäre Formen **STEC-HUS** (< 5%)	**STEC-HUS** (60–90%) **aHUS** (20–40%) • 15–40% Anti-CFH-Antikörper **TTP** (< 5%) • meistens genetischer Defekt (hTTP) • bei Jugendlichen Antikörper (iTTP)

hTTP: hereditäre TTP; iTTP: immune mediated TTP;
CFH = Komplement-Faktor H

Tabelle 2
Altersabhängiges Vorkommen der verschiedenen TMA-Formen

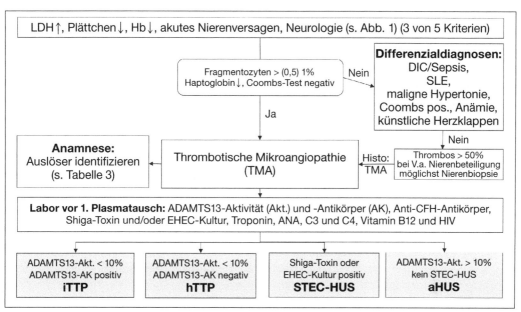

Hb = Hämoglobin; LDH = Laktatdehydrogenase; CFH = Komplement-Faktor H;
hTTP = hereditäre/genetische TTP, iTTP = immune mediated/Antikörper vermittelte TTP

Abbildung 2
Diagnostischer Algorithmus zur Diagnose einer TMA und deren Unterformen

Wichtige diagnostische Erfahrungswerte:
- Thrombozytenzahl bei ca. 15 Prozent der Patienten mit aHUS anfänglich normal. Bei V.a. aHUS Kontrolle nach wenigen Tagen sinnvoll.
- Fragmentozytenzahl bei TMA in den ersten Tagen teilweise noch normal. Kontrolle nach drei bis vier Tagen.
- Nicht alle Patienten sind hypertensiv, selbst wenn eine Nierenbeteiligung vorliegt.

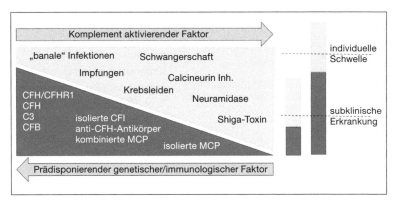

Abbildung 3
Das Two-Hit-Modell beim aHUS

Merke: Genetische Veränderungen sind wichtig für die Entstehung eines aHUS, alleine aber nicht ausreichend. Penetranz bei unter 50 Prozent, d.h. weniger als die Hälfte der Personen mit einer „aHUS-Mutation" werden erkranken. In der Regel wird ein auslösender Trigger benötigt, welcher zu einer Endothelschädigung und nachfolgenden Komplementaktivierung führt. Liegt eine schwere Mutation (z.B. CFH-Mutation oder CFH/CFHR-Fusionsprotein) vor, reicht wahrscheinlich nur ein geringer zusätzlicher Schaden aus. Es wird vermutet, dass bei einem Teil der Patienten mit maligner Hypertonie eine permanente unterschwellige Komplement-Aktivierung stattfindet, ohne dass jemals eine TMA auftritt.

C3: Komplement-Faktor 3, CFH/CFHR1: Fusionsprotein zwischen zwei Molekülen, CFB: Komplement-Faktor B; CFH: Komplement-Faktor H; CFI: Komplement-Faktor I; MCP: Membran-Komplement-Protein

- Bei V.a. TMA sollte, wenn möglich, eine histologische Sicherung (meist Niere) erfolgen.
- Zwei Prozent mit STEC-HUS ohne Durchfall; Shiga-Toxin ELISA oder PCR und EHEC-Kultur bei allen Patienten mit TMA-Verdacht.
- Troponin ist bei Patienten mit TTP ein wichtiger Prognosemarker und Hinweis auf eine kardiale Beteiligung.

Atypisches hämolytisch urämisches Syndrom (aHUS):
- Bis auf C3 und C4 ist keine weitere Komplement-Labordiagnostik erforderlich.
- Bei allen Patienten mit aHUS (auch mit sekundären Formen) ist eine genetische Analyse mittels Next-Generation-Sequencing nach Entlassung erforderlich

Sekundäre Formen einer TMA:
- Bei etwa der Hälfte der aHUS-Patienten und 20 Prozent der iTTP-Patienten lässt sich ein Auslöser identifizieren.
- Wenn ein Trigger identifiziert werden kann, sollte dieser eliminiert/vermieden werden. Hat oft einen positiven Effekt auf den Krankheitsverlauf.

Thrombotische Mikroangiopathien

Sekundäres aHUS	
Systemischer Lupus erythematodes (SLE)	**Medikamenten-induziert**
Antiphospholipid-Syndrom	Quinin
Systemische Sklerose	Chemotherpie (u.a. Mitomycin, Gemcitabin, Cisplatin)
Virusinfektionen: z.B. H1N1 und COVID-19	
Malignome	Interferon
Vitamin-B12-Defizienz	VEGF und Tyrosinkinase-Hemmer
Methylmalonazidurie mit Homocysteinurie	Calcineurin-Inhibitor (Cyclosporin, Tacrolimus)
Schwangerschaft	mTOR-Inhibitor (Sirolimus, Everolimus)
Maligne arterielle Hypertonie	
Sekundäre iTTP	
HIV-Infektion (eher TTP)	Thrombozytenhemmer (Ticlopidin, Clopidogrel)

Tabelle 3
Typische identifizierbare Auslöser/Trigger für die Entstehung einer TMA

Therapie

Initiale Therapie nach Diagnosestellung

Eine TMA ist häufig ein medizinischer Notfall und potenziell lebensbedrohlich. Derzeit ist noch immer der Standard, umgehend mit dem Plasmaaustausch zu beginnen (Abbildung 4).

Abbildung 4
Therapiealgorithmus Behandlung einer TMA

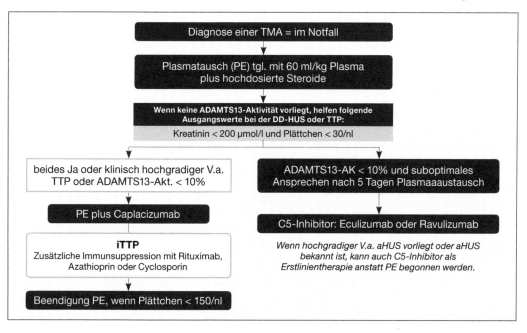

Bei Patienten mit TTP sollte die Gabe von Thrombozytenkonzentraten vermieden werden. Cave: Erhöhtes Schlaganfall- und Myokardinfarkt-Risiko.

Spezielle Therapie der verschiedenen TMA-Formen

STEC-HUS
- Historisch wird von Antibiotika-Gabe abgeraten, in der deutschen EHEC-Epidemie eher vorteilhaft, keinen Gyrasehemmer verwenden, gut: Meropenem, Azithromycin und Darmdekontamination mit Rifaximin.

aHUS
- Therapie mit monoklonalem C5-Inhibitor Eculizumab oder Ravulizumab.
- Meningokokken-Prophylaxe zwingend erforderlich: antibiotische Prophylaxe mit Penicillin V für mindestens zwei Wochen plus Impfung (2× tetravalenten Meningokokken-Impfstoff [z.B. Menveo®] und gegen Typ B [z.B. Bexsero®]).

TTP
- Bei iTTP sollte Caplacizumab frühzeitig, wenn möglich sofort, verwendet werden; laut Beipackzettel für 30 Tage nach letztem Plasmaaustausch. Dies ist häufig nicht erforderlich. Beenden, wenn ADAMTS13-Aktivität > 10–20 Prozent.
- Bei genetischer hTTP reicht die Gabe von ein bis zwei FFPs alle zwei Wochen, keine Immunsuppression oder Caplacizumab erforderlich.

Besondere Situationen mit TMA

TMA in der Schwangerschaft

Häufig kommt es zur Erstmanifestation einer TTP oder aHUS während oder direkt nach einer Schwangerschaft (Tabelle 4). Dies ist wichtig, da die eigene Erfahrung zeigt, dass dies häufig falsch diagnostiziert wird und mit einer schweren Eklampsie, dem HELLP-Syndrom (Hämolyse, Erhöhung der Leberenzyme, Thrombozytopenie), verwechselt wird.
- Hoher sFLT-1/PLGF-Quotient identifiziert Patienten mit HELLP-Syndrom.

	1. Trim. (5–10%)	2. Trim. (10–20%)	3. Trim. (40–60%)	Postpartum (25–50%)
TTP	+	++	+++	–/+
HELLP	–	+	+++	–/+
aHUS	+	+	+	+++

Tabelle 4
Präsentationszeitraum von TMAs und HELLP-Syndrom während der Schwangerschaft

– kommt nicht vor, + kann passieren, ++ häufiger, +++ typischer Präsentationszeitraum

- Merke: Ein HELLP-Syndrom bessert sich in der Regel innerhalb der ersten Tage nach der Entbindung, da sich der sFLT-1 normalisiert!

Therapeutische Intervention
- Plasmaaustausch kann während Schwangerschaft eingesetzt werden.
- Eculizumab ist sicher während der Schwangerschaft.
- Eculizumab und Ravulizumab können während der Stillzeit verwendet werden.
- Caplacizumab darf *nicht* während der Schwangerschaft verwendet werden. Stillen unklar.

aHUS nach Nierentransplantation

Bei Patienten mit einer TMA nach Nierentransplantation sind die LDH-Werte häufig nur leicht erhöht und die Thrombozyten normal. Dies macht die Diagnose schwierig und häufig wird die Diagnose nur mittels Biopsie als Zufallsbefund erstellt. DD: humorale Rejektion
- Calcineurin-Inhibitoren und mTOR-Inhibitor sind beides Risikofaktoren für ein aHUS, deshalb Umstellung auf andere Immunsuppression oder niedrigere Zielspiegel erwägen.
- Ansonsten gelten die gleichen Empfehlungen wie für aHUS-Patienten ohne Nierentransplantation.

Prognose und langfristige Therapie

Die wichtigsten prognostischen Marker wie chronische Dialysepflichtigkeit, Mortalität und Rekurrenz sind in Tabelle 1 aufgeführt.

STEC-HUS
- Gut, wenn akute Erkrankung überwunden; 10–20 Prozent behalten aber einen chronischen Nierenschaden; nur wenige mit neurologischen Folgeschäden.

aHUS
- Prognose und Rekurrenzrate von Patienten mit aHUS hat sich durch den Einsatz von C5-Inhibitoren wesentlich gebessert.
- Wechsel von Eculizumab auf Ravulizumab, nur alle acht anstatt alle zwei Wochen Gabe erforderlich.
- Komplementblockade muss nicht bei allen Patienten (z.B. sekundäres aHUS, dauerhafte Dialysepflichtigkeit, kein Mutationsnachweis) lebenslang gegeben werden! Entscheidung durch Experten. Kriterien für einen Absetzversuch sind u.a. fehlender Nachweis von genetischen Varianten (< 0,01%) in aHUS-assoziierten Genen, Erstmanifestation im Erwachsenenalter, nur geringe Anzahl an TMA-Episoden < 3 → anschließend engmaschige Überwachung der Patienten.
- Alle drei Jahre Meningokokkenimpfung auffrischen, Stand-by-Antibiose gegen Meningokokken.

TTP
- Caplacizumab senkt Sterblichkeit und vermindert frühe Rezidive.
- Spätrezidive nach fünf bis zehn Jahren bei iTTP beschrieben → langfristige Nachbeobachtung und regelmäßige Kontrolle ADAMTS13-Aktivität.
- Bei iTTP immunsuppressive Therapie erforderlich. Azathioprin und Rituximab haben sich bewährt. Erneute Rituximab-Gabe, wenn ADAMTS13-Aktivität unter zehn Prozent fällt.

Paraproteinämien und Niere

Harald Rupprecht

Zu den hämatologischen Erkrankungen, die mit einer Produktion von Paraproteinen einhergehen können, gehören die monoklonale Gammopathie undeterminierter Signifikanz (MGUS), das smouldering Myeloma (SMM), das multiple Myelom, das lymphoplasmocytoide Lymphom in seiner sekretorischen Form (M. Waldenström), der smouldering M. Waldenström und die chronisch lymphatische Leukämie. All diese Erkrankungen können, wenn auch in unterschiedlicher Häufigkeit, mit ähnlichen Formen einer Nierenbeteiligung einhergehen [1]. Im Folgenden werden wir vornehmlich auf das multiple Myelom und seine Vorstufen, bei denen zwar ein Paraprotein sezerniert wird, aber die Diagnosekriterien für ein multiples Myelom noch nicht erfüllt sind, eingehen.

Definition MGUS, smouldering Myeloma, multiples Myelom und monoklonale Gammopathie renaler Signifikanz

Die International Myeloma Working Group (IMWG) hat 2014 die Diagnosekriterien für das multiple Myelom revidiert und neben den Organmanifestationen (CRAB-Kriterien) nun auch spezifische Biomarker mit einem hohen Progressionsrisiko als krankheitsdefinierende Ereignisse festgelegt (Tabelle 1) [2].

Die Rate des Übergangs in ein manifestes multiples Myelom liegt beim „smouldering Myeloma" bei etwa zehn Prozent/Jahr, beim MGUS bei etwa einem Prozent/Jahr.

Das multiple Myelom ist zum Zeitpunkt der Diagnosestellung bei etwa 50 Prozent der Patienten mit einer Niereninsuffizienz assoziiert. Acht Prozent der Patienten präsentieren sich initial dialysepflichtig. Häufig erfolgt die Diagnosestellung eines multiplen Myeloms daher im Zuge der Abklärung einer Niereninsuffizienz. Das manifeste multiple Myelom ist auch diejenige monoklonale Gammopathie, die am häufigsten zu einer Nierenfunktionseinschränkung führt.

Es gibt jedoch eine wachsende Anzahl von Nierenerkrankungen, die mit monoklonalen Gammopathien assoziiert sind, die nicht

Tabelle 1
Diagnosekriterien für das multiple Myelom nach der IMWG [2]

	MGUS	Smouldering Myeloma	Multiples Myelom (symptomatisch)
Monoklonales Protein	< 30 g/l im Serum **und**	> 30 g/l im Serum oder > 500 mg/24 Std. i. Urin **und/oder**	Vorhanden im Serum und/oder Urin **und/oder**
Anteil Plasmazellen im Knochenmark	< 10% **und**	> 10%-60% **und**	> 10% oder extramed. MM **und**
Organschädigung*	Nein	Nein und keine Amyloidose	Ja **oder**
Biomarker einer Malignität			Plasmazellen im KM > 60%, iFLC/uiFLC-Ratio > 100, zwei oder mehr Läsionen im MRT

* Organschädigung: C: Ca^{++} > 2,75 mmol/dl, R: eGFR < 40 ml/min oder Crea > 2 mg/dl; A: Hb < 10 g/dl, B: 1 oder mehr Osteolysen in Rö, CT oder pET-CT

die Kriterien für ein multiples Myelom erfüllen, sondern vom rein hämatologischen Standpunkt aus in die Gruppe der monoklonalen Gammopathien undeterminierter Signifikanz (MGUS) fallen. Diese Gammopathien können jedoch zu einer deutlichen Niereninsuffizienz bis hin zur Dialysepflicht führen, und die Persistenz der monoklonalen Gammopathie ist mit hohen Rekurrenzraten nach Nierentransplantation vergesellschaftet. Durch Therapie und Unterdrückung des verantwortlichen Klons lässt sich ein Erhalt bzw. sogar eine Erholung der Nierenfunktion erzielen. Es zeigt sich also, dass für die Entstehung einer Nierenbeteiligung nicht unbedingt die Menge des monoklonalen Proteins, sondern vielmehr häufig die biochemische Beschaffenheit des Proteins von Bedeutung ist. So gibt es monoklonale Proteine, die auf Grund ihrer Struktur besonders dazu neigen, Ablagerungen, insbesondere in der Niere, zu bilden, auch wenn deren Menge im Serum „undeterminiert" oder „insignifikant" erscheint. Der Begriff „MGUS" wäre für diese Krankheitsentitäten daher unglücklich und falsch gewählt, da er dazu führt, dass diesen Patienten eine potenzielle Therapie vorenthalten würde. Es war daher nötig, einen Begriff zu suchen, der der pathogenetischen Natur dieser Erkrankung gerecht wird, und es wurde daher der Begriff der „monoklonalen Gammopathie renaler Signifikanz" (MGRS) geprägt [3]. Die *International Kidney and Monoclonal Gammopathy Research Group* (IKMG) hat die MGRS folgendermaßen definiert:

Es handelt sich um jedwede B-Zell- oder Plasmazell-Lymphoproliferation (MGUS, SMM, smouldering M. Waldenström, monoklonale B-Zell-Lymphozytose [MBL, entsprechend einem MGUS der CLL-Linie], low grade CLL, low-grade B-NHL) mit beiden folgenden Charakteristika:
- eine oder mehrere Nierenläsionen, die durch die Produktion des monoklonalen Immunglobulins bedingt sind.
- Der zu Grunde liegende B-Zell- oder Plasmazell-Klon verursacht keine Tumorkomplikationen oder erfüllt irgendwelche hämatologische Kriterien für eine spezifische Therapie [4].

Sobald die hämatologische Grunderkrankung fortschreitet (manifestes MM, M. Waldenström, fortgeschrittene CLL, malignes Lymphom) sollte der Begriff MGRS keine Verwendung mehr finden.

Formen der Nierenbeteiligung bei Paraproteinämien

Die Nierenbeteiligung kann sich als akutes Nierenversagen, als chronische Niereninsuffizienz mit Proteinurie bis hin zum nephrotischen Syndrom oder auch als tubuläre Dysfunktion äußern (Tabelle 2).

Akutes Nierenversagen	Chronische Niereninsuffizienz, Proteinurie bis nephrot. Syndrom	Tubuläre Dysfunktion (Fanconi-S., RTA Typ II)
• Hyperkalzämie • Hyperurikämie • Kontrastmittel-Nephropathie • Cast-Nephropathie • Niereninfiltration mit Plasmazellen • Akute Leichtketten-vermittelte interstitielle Nephritis	• Immunglobulin-Amyloidose (AL, AH, AHL) • Cast-Nephropathie • Monoklonale Immunoglobulin Ablagerungserkrankung (MIDD: LCDD, HCDD, L/HCDD) • Proliferative GN mit monoklonalen Immunglobulin-Deposits (PGNMID) • Immunotaktoide GN • Cryoglobulinämie Typ 1 oder 2 mit Nephritis • Monoklonale fibrilläre GN • Cryoglobulinämische GN Typ 1 oder 2 • Kristalloglobulin-GN • C3-Glomerulopathie • Thrombotische Mikroangiopathie	• Immunoglobulin-Amyloidose • Leichtketten-assoziierte proximale Tubulopathie (LCPT) • Kristallspeichernde Histiozytose (CSH)

Tabelle 2
Manifestationsformen einer Niereninsuffizienz bei Paraproteinämien

Die häufigsten Formen einer Nierenbeteiligung bei Paraproteinämie sind die Cast-Nephropathie, die AL-Amyloidose und die Light chain deposit disease (LCDD). In einer Nierenhistologiestudie an 118 Patienten fanden sich diese Entitäten in 40,7 Prozent, 29,7 Prozent und 18,6 Prozent der Fälle. Gelegentlich treten verschiedene Formen auch parallel auf. So wurde bei einem Patienten die Koexistenz von Cast-Nephropathie, LCDD und Ablagerung von Fibrillen beschrieben [5]. Die Cast-Nephropathie ist dabei immer mit einem manifesten multiplen Myelom assoziiert (hohe Tumorlast), alle anderen Formen können auch im Rahmen einer MGRS auftreten.

Das Vorliegen einer Niereninsuffizienz bei einer Paraproteinämie hat erhebliche prognostische Bedeutung, und es zeigt sich, dass sich die Prognose deutlich verbessert, wenn eine Nierenfunktionsstörung reversibel ist. Das Überleben ist ebenfalls abhängig von der Histologie. Bei einem Vergleich von Patienten mit LCDD, AL-Amyloidose und Cast-Nephropathie fand sich das beste Überleben bei der LCDD, das ungünstigste erwartungsgemäß bei der mit einer hohen Tumorlast assoziierten Cast-Nephropathie [6].

Cast-Nephropathie

Leichtketten werden glomerulär filtriert (kappa 25 kD, lambda 50 kD) und im proximalen Tubulus normalerweise nahezu komplett rückresorbiert. Wenn die Rückresorptionskapazität von etwa 10–30 g Leichtketten/Tag überschritten wird, kommt es zur Anflutung freier Leichtketten im distalen Tubulus, wo diese zusammen mit Tamm-Horsfall Protein-Präzipitate bilden können. Diese führen über eine Tubulusobstruktion sowie eine direkte Tubulustoxizität zum Untergang von Nephronen. Die Präzipitate treten histologisch als eosinophile tubuläre Zylinder, typischerweise mit zellulärer Begleitreaktion, hervor. Die Leichtketten können immunhistologisch nachgewiesen werden. Es finden sich jedoch keine Fibrillen und die Kongorotfärbung ist negativ (Abbildung 1).

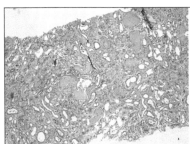 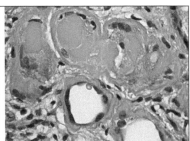

Abbildung 1
Cast-Nephropathie. Es zeigen sich intratubuläre Zylinder, zum Teil schollig und frakturiert und teilweise mit umgebender Riesenzellreaktion

Begünstigend für die Leichtkettenpräzipitation wirken sich eine hohe Leichtkettenkonzentration, ein Volumenmangel, eine hohe distale Natrium-, Kalium- oder Protonenkonzentration, die Gabe von NSAID oder auch die Gabe von Kontrastmittel aus. Der Urinstreifentest auf Eiweiß fällt bei der Cast-Nephropathie häufig negativ aus, da er vornehmlich Albumin erkennt und der wesentliche Bestandteil der Proteinurie bei der Cast-Nephropathie Leichtketten sind. Je höher die Leichtkettenausscheidung, desto höher ist auch das Risiko, ein Nierenversagen zu entwickeln. Die Cast-Nephropathie ist die klassische Komplikation eines manifesten multiplen Myeloms und das Auftreten wird umso wahrscheinlicher, je höher die Tumorlast durch das Myelom ist.

Monoklonale Gammopathien renaler Signifikanz

Im Gegensatz zur Cast-Nephropathie handelt es sich bei den anderen mit einer Paraproteinämie assoziierten Erkrankungen um Entitäten, bei denen weniger die Menge als die Beschaffenheit des Paraproteins Bedeutung hat. Serumelektrophorese und auch die Immunfixation im Serum können negativ sein und die Diagnose kann häufig erst durch den Nachweis eines pathologischen Quotienten von Kappa-/Lambda-Ketten im Test für freie Leichtketten im Serum (FLC-Assay) gestellt werden. Die Beschaffenheit der monoklonalen Immunglobuline bestimmt, ob diese in Form von Fibrillen, Mikrotubuli oder amorph ohne Organisation abgelagert werden. Die Ablagerungen können dabei systemisch erfolgen (Amyloidose, MIDD, Kristall-speichernde Histiozytose, Cryoglobulinämie) oder aber nur die Niere betreffen. Hierfür wurde der oben definierte Begriff der monoklonalen Gammopathie renaler Signifikanz (MGRS) geprägt. Ihnen allen ist gemeinsam, dass geringe Mengen an Paraprotein ausreichen können, um eine renale Erkrankung auszulösen und zu unterhalten.

Im Konsensus-Statement der IKMG wird eine sehr gut strukturierte Einteilung der Formen einer MGRS vorgenommen [4]. Bei den Formen mit monoklonalen Immunglobulin-Ablagerungen werden solche mit organisierten und solche mit nicht-organisierten Ablagerungen unterschieden. Bei den organisierten gibt es fibrilläre Formen (Immunglobulin-Amyloidose, monoklonale fibrilläre GN), mikrotubuläre Formen (immunotaktoide GN, cryoglobulinämische GN Typ I und II) und Formen mit kristallinen Ablagerungen (Leichtketten-assoziierte proximale Tubulopathie, Kristall-speichernde Histiozytose, Kristalloglobulin-GN). Zu den

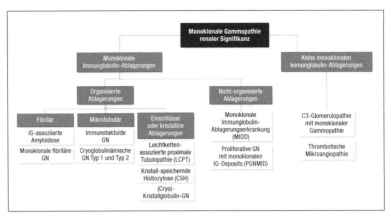

Abbildung 2
Einteilung renaler Erkrankungen bei monoklonaler Gammopathie renaler Signifikanz. Modifiziert nach [4]

MRGS-assoziierte Läsionen werden zunächst nach dem Vorhandensein oder Nicht-Vorhandensein monoklonaler Immunglobulin-Ablagerungen eingeteilt. Sie werden dann anhand der ultrastrukturellen Charakteristika weiter subkategorisiert in organisierte und nicht organisierte Ablagerungen. Die organisierten Deposits werden weiter unterteilt in fibrilläre und mikrotubuläre Einschlüsse sowie kristalline Ablagerungen.

nicht-organisierten Ablagerungsformen zählen die monoklonale Immunglobulin-Ablagerungserkrankung (MIDD) und die proliferative GN mit monoklonalen Immunglobulin-Deposits (PGNMID). Neben den durch Immunglobulin-Ablagerungen bedingten Mechanismen der Nierenschädigung gibt es Paraprotein-bedingte Schädigungen, die ohne die Ablagerung von Immunglobulinen auftreten. Hierzu zählen die C3-Glomerulopathie und die thrombotische Mikroangiopathie (Abbildung 2).

MGRS mit organisierten, fibrillären, monoklonalen Immunglobulin-Ablagerungen

Immunglobulin-assoziierte Amyloidose (AL/AH/AHL-Amyloidose)

Die renale Amyloidose tritt als Teil einer systemischen Amyloidose auf. Pathophysiologisch basiert sie auf dem Vorliegen eines zirkulierenden fibrillogenen Proteins. Durch unzureichend geklärte Mechanismen lagern sich diese Paraproteine in einer Beta-Faltblattstruktur glomerulär, tubulär oder auch vaskulär ab. In den Ablagerungen finden sich auch andere Proteine wie z.B. die Serum-Amyloid-P-Komponente (SAP), Glyko- und Lipoproteine. Amyloid ist in der Lage, Kongorot zu binden. Dies führt im doppelbrechenden Licht zu einer charakteristischen Gelb-/Grünfärbung. Ultrastrukturell beträgt der Durchmesser der Amyloidfibrillen etwa 7–12 nm. Dies stellt ein wichtiges Unterscheidungskriterium ge-

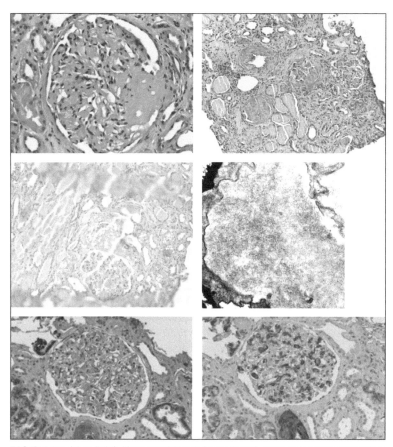

Abbildung 3
Immunglobulin-assoziierte Amyloidose – hier AL-Amyloidose mit Ablagerung von Lambda-Leichtketten

PAS-Färbung (oben links), Kongorot-Färbung (oben rechts), Kongorot unter polarisiertem Licht (Mitte links), Elektronenmikroskopie (Mitte rechts), Färbung für Kappa-Ketten (unten links), Färbung für Lambda-Ketten (unten rechts).

genüber anderen fibrillären Erkrankungen dar (Abbildung 3). Klinisch findet sich bei der renalen Amyloidose häufig eine glomeruläre Proteinurie bis hin zum nephrotischen Syndrom. Es können andere Organe betroffen sein, insbesondere das Herz und die Leber. Die Ablagerungen können entweder aus monoklonalen Leichtketten (AL-Amyloidose, 75% Lambda-Ketten), aus einer monoklonalen schweren Kette (AH-Amyloidose, kappa und lambda negativ) oder aus einer monoklonalen schweren und einer monoklonalen leichten Kette (AHL-Amyloidose, meist IgG/lambda) bestehen [7]. Nur in 10 bis 20 Prozent der Fälle liegt der Amyloidose ein manifestes multiples Myelom zu Grunde, meist handelt es sich demnach um eine monoklonale Gammopathie renaler Signifikanz. Tabelle 3 zeigt die Häufigkeiten der gefundenen monoklonalen Proteine an. Mittels Serum-Elektrophorese und Immunfixation gelingt in ca. 20 Prozent

Tabelle 3
Paraproteine bei Immunglobulin-assoziierter Amyloidose

Monoklonales Protein im Serum	71%
Leichtketten	23%
IgG	34%
IgA	9%
IgM	4%
IgD	1%
Monoklonales Protein im Urin	**70%**
Lambda-Leichtketten	54%
Kappa-Leichtketten	16%

der Fälle kein Nachweis eines Paraproteins. Erst die Bestimmung freier Leichtketten im Serum erbringt dann in den meisten Fällen den Nachweis des Paraproteins.

Monoklonale fibrilläre Glomerulonephritis

Die fibrillären Ablagerungen bei der monoklonalen fibrillären GN sind mit 10–30 nm in etwa doppelt so dick wie diejenigen bei der Amyloidose und sind in der Regel Kongorot-negativ. Nur 7–17 Prozent aller Patienten mit fibrillärer GN weisen jedoch eine zu Grunde liegende monoklonale Gammopathie auf [8]. Auch wenn die meisten Fälle von fibrillärer GN also als idiopathisch einzustufen sind, so sollte der histologische Nachweis dieser Erkrankung trotzdem immer Anlass für die Suche nach einer Paraproteinämie sein. Eine glomeruläre Färbung für „DnaJ homologe subfamily B member 9" (DnaJB9) ist ein verlässlicher Marker für eine fibrilläre GN und kann genutzt werden, um eine sichere Diskriminierung von der Amyloidose zu ermöglichen [9] (Abbildung 4).

Abbildung 4
Fibrilläre Glomerulonephritis

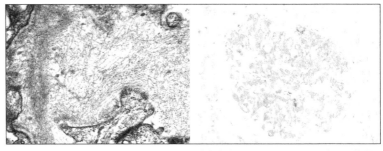

Subendotheliale und intramembranöse osmiophile Ablagerungen mit ungeordneter fibrillärer Periodik (links). Positivität für DNAJB9 (rechts).

MGRS mit organisierten, mikrotubulären, monoklonalen Immunglobulin-Ablagerungen

Die cryoglobulinämische GN und die immunotaktoide GN sind die zwei Entitäten, die mit mikrotubulären Ablagerungen einhergehen. Mikrotubuli unterscheiden sich von Fibrillen durch ihr hohles Faserinneres und den dickeren Durchmesser von 17–52 nm.

Cryoglobulinämische Glomerulonephritis

In seltenen Fällen manifestiert sich eine Paraproteinämie an der Niere in Form einer cryoglobulinämischen GN. Nur die Typen 1 und 2 einer Cryoglobulinämie enthalten monoklonale Immunglobuline, wobei Typ 1 komplett monoklonal (meist IgM) und Typ 2 gemischt mit monoklonalem IgM-Anteil und polyklonalem IgG-Anteil aufgebaut ist. Alle Typ-1- und einige der Typ-2-Cryoglobulinämien haben ihre Ursache in einer Plasmazelldyskrasie oder einer lymphoproliferativen Erkrankung. Extrarenale Manifestationen sind häufig und umfassen eine Purpura oder Ulzerationen der Haut, eine periphere Neuropathie, Arthralgien und eine Vaskulitis.

Lichtmikroskopisch findet sich in der Regel ein membranoproliferatives Muster. In den Kapillarlumina finden sich Cryoglobuline. Die Immunglobulin-Ablagerungen sind abhängig vom Cryoglobulin-Typ. Bei Typ 2 finden sich sowohl IgG als auch IgM-Ablagerungen und eine Leichtkettenrestriktion kann meist nicht nachgewiesen werden, da der IgG-Anteil ja polyklonal ist. Beim Typ 1 findet sich hingegen eine Leichtkettenrestriktion. In der EM finden sich Deposits mesangial, subendothelial und intraluminal in den glomerulären Kapillaren. Die Deposits stellen sich als relativ kurze gerade oder gebogene Mikrotubuli dar. Nicht immer sind die Ablagerungen bei der Cryoglobulinämie organisiert.

Immunotaktoide Glomerulonephritis

Auch die immunotaktoide GN resultiert aus Ablagerungen von Mikrotubuli. Eine Cryoglobulinämie sollte ausgeschlossen sein, um die Diagnose einer immunotaktoiden GN zu stellen. Im Gegensatz zur Cryoglobulinämie sind extrarenale Manifestation sehr selten. Häufig findet sich eine Hypokomplementämie. Die immunotaktoide GN imponiert lichtmikroskopisch meist als membranoproliferative, seltener als membranöse oder endokapillär proliferative GN. In der Immunhistologie finden sich IgG (selten IgA oder IgM) und C3 Ablagerungen, eine Leichtkettenrestriktion ist in 70–90 Prozent der Fälle nachweisbar. Charakteristisch ist die Elektronenmikroskopie, die Deposits mesangial, subendothelial und auch subepithelial zeigt.

Abbildung 5
Immunotaktoide GN

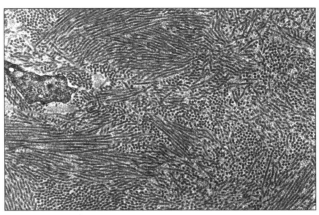

Elektronenmikroskopie mit dem Nachweis von mikrotubulären Ablagerungen mit einem Durchmesser von etwa 30-35 nm. Aus [51].

Die Deposits bestehen aus im Inneren hohlen Mikrotubuli, die parallel angeordnet sind und einen Durchmesser von im Mittel 31 nm aufweisen (Abbildung 5) [10].

MGRS mit organisierten, kristallinen, monoklonalen Immunglobulin-Ablagerungen

Zu dieser Kategorie zählen die Leichtketten-assoziierte proximale Tubulopathie, die Kristall-speichernde Histiozytose und die Kristalloglobulin-Glomerulonephritis.

Leichtketten-assoziierte proximale Tubulopathie (LCPT)

Hierbei finden sich Leichtketten-Kristalle unterschiedlicher Formen in den proximalen Tubuluszellen innerhalb von Lysosomen oder frei im Zytoplasma (Abbildung 6). Meist handelt es sich bei den

Abbildung 6
Leichtketten-assoziierte proximale Tubulopathie

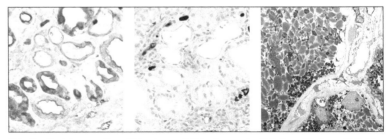

Tubuläre Proteinresorptions-Vakuolen und Zytoplasma der Tubulusepithelien mit Prädominanz in diesem Fall für lambda- gegenüber kappa-Leichtketten (links und Mitte). In der Elektronenmikroskopie (rechts) Nachweis von stabförmigen oder rhomboiden, moderat elektronendichten Leichtkettenkristallen, die sich vorwiegend im Zytoplasma finden (Elektronenmikroskopie). Aus [4].

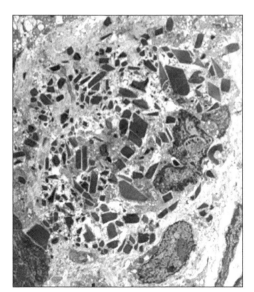

Abbildung 7
Kristall-speichernde Histiozytose (CSH)

Zahlreiche rechteckige oder rhomboide Leichtketten-Kristalle innerhalb des Zytoplasmas infiltrierender renaler interstitieller Histiozyten. Aus [4].

Ablagerungen um Kappa-Leichtketten und als Konsequenz der Ablagerungen entsteht ein komplettes oder inkomplettes Fanconi-Syndrom [11]. Seltener existieren auch nicht-kristalline Varianten einer LCPT mit Akkumulation von Leichtketten (meist Lambda) in den Lysosomen. Diese Form kann sich als akute Tubulusnekrose oder akut interstitielle Nephritis manifestieren [11].

Kristall-speichernde Histiozytose (crystal storing histiocytosis; CSH)

Bei Patienten mit CSH finden sich Leichtketten-Kristalle in renalen Histiozyten sowie in proximalen Tubulusepithelien (Abbildung 7) [12]. Oft bestehen ausgeprägte extrarenale Manifestationen, z.B. in Knochenmark, Lymphknoten, Lunge, Schilddrüse, Parotis, Kornea, Synovia, Haut, subkutanem Fett, Magen, Leber und Hirn [13].

Kristalloglobulin-Glomerulonephritis

Es handelt sich um eine sehr seltene Form, die durch kristalline Immunglobulin-Thromben in Arteriolen und glomerulären Kapillaren gekennzeichnet ist. Bei manchen Patienten kann dieser Kristallisationsprozess durch Kälte-Exposition ausgelöst werden, weshalb man dann von Cryo-Kristalloglobulin-GN spricht [14]. Wie bei der Cyroglobulinämie führen diese kristallinen Ablagerungen zur Okklusion kleiner Gefäße, Thrombenbildung und einer entzündlichen Vaskulitis [15].

MGRS mit nicht-organisierten, monoklonalen Immunglobulin-Ablagerungen

Monoklonale Immunglobulin-Ablagerungserkrankung (monoclonal IG deposition disease; MIDD)

Bei der MIDD werden in etwa 70 Prozent der Fälle Leichtketten abgelagert (light chain deposit disease, LCDD). In aller Regel handelt es sich dabei um eine Kappa-Kette, nur in zehn Prozent findet sich eine Lambda-Kette. Seltener finden sich auch Ablagerungen von verkürzten schweren Ketten (heavy chain deposit disease, HCDD) oder gemischte Formen (L/HCDD). Die Ablagerungen sind lichtmikroskopisch kaum von der Amyloidose zu unterscheiden, es fehlt jedoch die beta-Faltblattstruktur und die Fähigkeit, Kongorot zu binden. Vierzig Prozent der Patienten mit MIDD haben ein multiples Myelom. In 15–30 Prozent der Fälle mit MIDD gelingt kein Paraproteinnachweis in Serum oder Urin mittels Standardmethoden. Wie bei der Amyloidose sollte hier der wesentlich sensitivere Nachweis mittels Bestimmung freier Leichtketten im Serum erfolgen.

Klinisch dominiert die Niereninsuffizienz, in 40 Prozent besteht ein nephrotisches Syndrom. In der Nierenbiopsie findet sich klassischerweise das Bild einer nodulären Glomerulosklerose, das sehr einer diabetischen Nephropathie ähneln kann. In der Elektronenmikroskopie zeigen sich granuläre, amorphe Ablagerungen in den tubulären Basalmembranen, im Mesangium (in der Peripherie der Noduli), auf der endothelialen Seite der glomerulären Basalmembran und in der Gefäßwand [16] (Abbildung 8). In etwa einem Drittel der Fälle findet sich in der Nierenbiopsie neben der MIDD gleichzeitig eine Cast-Nephropathie, was die renale Prognose deutlich verschlechtert. Es handelt sich bei der MIDD um eine Systemerkrankung mit Befall multipler Organe, wobei der häufigste extrarenale Befall in Leber und Herz zu finden ist.

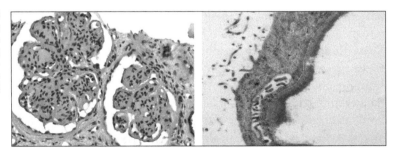

Abbildung 8
Monoklonale Immunglobulin-Ablagerungserkrankung (MIDD) – hier Leichtketten-Ablagerungserkrankung (LCDD)

Die charakteristische Veränderung der LCDD ist die einer nodulären Glomerulosklerose (links). In der Elektronenmikroskopie finden sich granuläre, amorphe Depositen im subendothelialen Bereich der glomerulären Basalmembran (rechts), aber auch in tubulären Basalmembranen und im Mesangium.

Proliferative GN mit monoklonalen Immunglobulin-Deposits (PGNMID)

Ein monoklonales Protein kann eine proliferative Glomerulonephritis, in der Regel eine membranoproliferative GN (MPGN), induzieren. Selten kann sie sich auch als mesangioproliferative, endokapillär proliferative oder nekrotisierende GN manifestieren. Diese Form der proliferativen GN (meist MPGN) wird u.a. nach dem immunhistochemischen Färbemuster eingeteilt. Man unterscheidet Formen, die positiv für Immunglobulin und Komplement C3 sind (Aktivierung des klassischen Komplementweges über Immunkomplexe), von Formen, die eine C3-dominante Färbung aufweisen (Aktivierung des alternativen Komplementweges über genetische Defekte oder Antikörper gegen Regulatoren des Komplementsystems). Letztere werden dann als C3-Glomerulopathien bezeichnet.

Monoklonale Gammopathien können beide Formen hervorrufen (siehe auch weiter unten unter C3-Glomerulopathie) [1, 17]. Im Fall der PGNMID kommt es zur glomerulären, nicht-organisierten Ablagerung eines monoklonalen Proteins, welches Komplement-aktivierend wirkt (klassischer Weg). Im Gegensatz zur MIDD sind die Deposits bei der PGNMID auf die Glomeruli beschränkt. Sie finden sich meist im Mesangium und im subendothelialen Raum. Bei den Ablagerungen handelt es sich in der Regel um intakte Immunglobuline. In der Immunfluoreszenz findet sich in 66 Prozent eine Positivität für IgG3 und in 73 Prozent für Kappa-Leichtketten. Die meisten Fälle weisen gleichzeitig eine kräftige C3- und C1q-Färbung auf [1]. Patienten präsentieren sich mit Hypertonie, Proteinurie und Nierenfunktionsverlust. Vierzig Prozent zeigen eine Erniedrigung von C3 und C4 im Serum. Häufig reichen geringe Mengen des Paraproteins aus, um die Erkrankung in der Niere zu unterhalten, so dass sie einer Detektion in der Serum-Elektrophorese oder der Immunfixation entgehen. Es muss daher zwingend ein Assay auf freie Leichtketten im Serum durchgeführt werden. Auch mit sensitiven Methoden wie dem FLC-Assay kann ein Paraprotein in Serum oder Urin nur in etwa 30 Prozent der Fälle nachgewiesen werden. Der Nachweis beruht dann lediglich auf einer Restriktion für eine der Leichtketten in der Nierenbiopsie.

MGRS ohne Ablagerungen von Immunglobulinen

Wohingegen die meisten MGRS-assoziierten Läsionen durch Ablagerungen von intakten Immunglobulinen oder Teilen von Immunglobulinen bedingt sind, sind die C3-Glomerulopathie und die thrombotische Mikroangiopathie Varianten ohne Immunglobulin-Ablagerungen. Grund hierfür ist, dass das Paraprotein z.B. als Antikörper gegen Komponenten des Komplement-Systems wirkt und dadurch seine Pathogenität erhält.

C3-Glomerulopathie

Bei der C3-Glomerulopathie finden sich dominante C3-Ablagerungen mit keinen oder nur geringen Immunglobulin-Ablagerungen. Hier bestimmt also nicht die Ablagerung des monoklonalen Paraproteins, sondern dessen biochemische Eigenschaften das Krankheitsgeschehen. Das monoklonale Protein kann hier inhibitorische Eigenschaften auf Regulatoren des Komplementsystems haben (z.B. anti-Faktor-H-Aktivität) [18, 19] oder direkt das Komplementsystem stimulieren (C3-Nephritis-Faktor-Aktivität). Dies führt zu einer ungezügelten Aktivierung des alternativen Komplementwegs und resultiert in einer Immunglobulin-negativen, C3-positiven Glomerulopathie. Dabei findet sich bei der durch monoklonale gammopathiebedingten C3-Glomerulopathie wesentlich häufiger eine C3-Glomerulonephritis als eine Dense Deposit Disease. Es konnte gezeigt werden, dass bei älteren Patienten (> 49 Jahre) mit einer C3-Glomerulopathie in über 80 Prozent die Ursache in einer monoklonalen Gammopathie zu finden ist [20]. In einer Aufarbeitung des französischen C3-Glomerulopathie-Registers konnte diese Häufung insbesondere bei älteren Patienten bestätigt werden [21].

Thrombotische Mikroangiopathie (TMA)

Bei monoklonalen Gammopathien kann es zur Ausbildung einer TMA mit mikroangiopathischer hämolytischer Anämie kommen. Auch hier finden sich keine Immunglobulin-Ablagerungen. Die Pathophysiologie ist nicht gänzlich geklärt, aber wahrscheinlich agiert das monoklonale Immunglobulin (ähnlich wie bei der C3-Glomerulopathie) als Autoantikörper gegen Komplement-Regulatoren. Eine TMA kann auch mit dem POEMS-Syndrom assoziiert sein (Polyneuropathie, Organomegalie, Endokrinopathie, monoklonale Gammopathie, Hautveränderungen) [22]. In einer Untersuchung von 146 Patienten mit TMA konnte bei 20 (13,7%) ein monoklonales Immunglobulin detektiert werden. Bei Patienten über 50 Jahre lag die Prävalenz sogar bei 21 Prozent. Dies ist in etwa fünffach höher als die zu erwartende Prävalenz für eine monoklonale Gammopathie von 4,2 Prozent in dieser Altersgruppe. Fünfzehn der Patienten in dieser Studie hatten ein MGUS, einer ein multiples Myelom, einer ein smouldering Myelom, zwei ein POEMS-Syndrom und einer eine T-Zell-lymphozytische Leukämie [23].

Evaluation bei Verdacht auf eine monoklonale Gammopathie renaler Signifikanz

Nierenbiopsie

Auf Grund der sehr unterschiedlichen klinischen Charakteristika und der sich ergebenden klinischen Konsequenzen ist es notwendig, MGRS-assoziierte Veränderungen von Nierenerkrankungen zu unterscheiden, die nicht durch ein monoklonales Paraprotein verursacht sind. Nicht jeder Patient mit dem Nachweis eines Paraproteins und einer Nierenerkrankung hat zwangsläufig eine Nierenerkrankung im Sinne einer MGRS, sondern kann natürlich auch jede andere renale Pathologie inklusive einer diabetischen oder hypertensiven/ischämischen Nephropathie aufweisen. Zur Diagnosestellung einer MGRS ist daher zwingend eine Nierenbiopsie erforderlich. In der Biopsie sollte, um die monotypische Natur der Immunglobulin-Ablagerungen nachzuweisen, eine Immunfluoreszenzfärbung für die verschiedenen Immunglobuline, die Immunglobulin-Subklassen (z.B. IgG3-Dominanz bei der PGNMID) als auch für kappa- und lambda-Ketten erfolgen. Weiterhin sollte für Komplementbestandteile (C1q, C3) getestet werden. Immer muss eine Elektronenmikroskopie erfolgen, da nur hierdurch fibrilläre oder mikrotubuläre Strukturen erkennbar sind. Auch die intratubulären zytoplasmatischen kristallinen Immunglobulin-Ablagerungen bei der LCPT sind nur in der Elektronenmikroskopie zu identifizieren. Der Goldstandard in der Typisierung von Amyloid-Ablagerungen, die Laser-Mikrodissektion gefolgt von der Flüssigchromatographie-Massenspektrometrie, ist weltweit nur in wenigen Labors verfügbar.

Detektion monoklonaler Immunglobuline

Wenn nicht bereits eine monoklonale Gammopathie bei dem Patienten vorbekannt ist, sondern die renale Abklärung in der Biopsie den Verdacht einer Paraprotein-assoziierten Nierenerkrankung ergibt, muss das verantwortliche monoklonale Immunglobulin nachgewiesen werden. Die Eiweißelektrophorese ist kostengünstig, hat aber eine relativ geringe Sensitivität für freie Leichtketten. Die Immunfixation ist sensitiver, kann aber die Menge des monoklonalen Immunglobulins nicht quantifizieren und ist somit nicht geeignet den Krankheitsverlauf zu monitoren. Der nephelometrische freie Leichtketten-(FLC)-Assay detektiert monomere und dimere Kappa- und Lambda-Leichtketten bis zu Konzentrationen von 2–4 mg/l. Die kurze Halbwertszeit der Leichtketten und die Quantifizierbarkeit im FLC-Assay machen ihn für das Monitoring der Krankheitsaktivität und des Therapieansprechens besonders geeignet. Der

FLC-Assay bestimmt nicht direkt die Monoklonalität, sondern erkennt diese durch einen Anstieg oder Abfall des Kappa/Lambda-Quotienten. Bei Patienten mit MIDD, AL-Amyloidose, monoklonaler Gammopathie-assoziierter proliferativer Glomerulonephritis, immunotaktoider Glomerulonephritis oder nicht-sekretorischem Myelom, bei denen mittels Elektrophorese oder Immunfixation kein monoklonales Immunglobulin detektiert werden kann, wird im FLC-Assay noch ein signifikanter Anteil mit pathologischem Kappa/Lambda-Quotienten gefunden. Normalwerte für den Kappa/Lambda-Quotienten bei Nierengesunden liegen bei 0,6 (0,26–1,65). Bei Niereninsuffizienz verschiebt sich der Normalwert nach oben, da hier insbesondere die kleineren Kappa-Ketten vermindert eliminiert werden. Der Normalwert bei Niereninsuffienz liegt bei 1,12 (0,37–3,1) [24]. Es sei aber darauf hingewiesen, dass bei Erkrankungen mit Ablagerung von intakten Immunglobulinen, wie der PGNMID, die Immunfixation aussagekräftiger sein kann als der FLC-Assay. Es sollten daher immer alle drei Testverfahren, Eiweißelektrophorese, Immunfixation und FLC-Assay, angefordert werden.

Hämatologische Aufarbeitung

Grundsätzlich sollte immer angestrebt werden, den für eine Paraprotein-Sekretion verantwortlichen Klon zu identifizieren. Dies ist von Bedeutung, da ja sowohl plasmazytische als auch lymphozytische Klone zu ähnlichen renalen Formen einer MGRS führen können, die Therapie aber je nach Klon differiert und nur eine Klon-gerichtete Therapie maximalen Erfolg verspricht. Die Identifizierung des Klons gelingt bei Patienten mit Amyloidose oder MIDD fast immer, kann bei anderen Erkrankungen aber schwer sein. Daher muss bei den meisten Patienten eine Knochenmarkaspiration und -biopsie durchgeführt werden, eventuell mit der Ausnahme von Patienten mit Verdacht auf einen CLL-Klon, bei denen die Diagnose anhand einer Durchflusszytometrie des peripheren Blutes gestellt werden kann. Sollte die Knochenmark-Untersuchung keinen Nachweis einer klonalen Veränderung ergeben, sollten in einem nächsten Schritt bildgebende Verfahren (Ganzkörper-CT oder MRT, PET-CT) zur Anwendung kommen, um z.B. ein lokalisiertes Plasmozytom oder eine Lymphknotenvergrößerung bei einem low-grade-Lymphom nachzuweisen.

Therapie bei Paraproteinämien mit renaler Beteiligung

Cast-Nephropathie

Die Cast-Nephropathie ist praktisch immer mit einer hohen Tumorlast eines Myeloms verbunden. Hier steht daher die hämatologische Therapie des multiplen Myeloms im Mittelpunkt. Da das MM nicht geheilt werden kann, liegt das Therapieziel in der Kontrolle der Krankheitsaktivität bei möglichst erhaltener Lebensqualität. Das Überleben hat sich in den letzten Jahren durch die Einführung neuer Therapieprinzipien deutlich verbessert. Es stehen die Hochdosis-Melphalan/autologe Stammzelltransplantation (HDM/ASCT), die immunmodulatorischen Substanzen Thalidomid und dessen Derivate Lenalidomid und Pomalidomid sowie neuere Substanzen wie Elotuzumab, ein immunstimulatorischer Antikörper gegen SLAMF7 (signaling lymphocytic activation molecule 7; Dimopoulos MA 2018) oder Daratumumab, ein CD38-Antikörper zur Verfügung. Da bei MM mit Cast-Nephropathie eine möglichst rasche Kontrolle der Leichtkettenproduktion erzielt werden muss, werden hier bereits initial aggressivere Schemata zum Einsatz kommen (VTD – Bortezomib, Thalidomid, Dexamethason; VCD – Bortezomib, Cyclophosphamid, Dexamethason; VRD – Bortezomib, Lenalidomid, Dexamethason). Auch initiale Kombinationen aus vier Therapeutika wie die Gabe von Bortezomib, Melphalan, Prednison plus Daratumumab zeigen vielversprechende Ergebnisse [25]. Der Einsatz der verschiedenen, auch neueren Therapeutika, muss jeweils in enger Absprache mit den Kollegen der Hämato-Onkologie erfolgen.

Im Folgenden soll diskutiert werden, inwieweit diese neueren Therapieprinzipien auch bei fortgeschrittener Niereninsuffizienz Anwendung finden können.

Der reversible Proteasom-Inhibitor Bortezomib interferiert mit dem Proteinhandling im Ubiquitin-Proteasom-Pathway. Da Myelomzellen große Mengen an Immunglobulin synthetisieren, reagieren sie besonders empfindlich auf den Proteasom-Inhibitor, der eine Apoptose dieser Zellen induziert. Bortezomib hat sich in Kombination mit Dexamethason als die effektivste Myelom-Therapie bei Patienten mit assoziierter Nierenbeteiligung herausgestellt und wird von der Myeloma Working Group hier mittlerweile als Erstlinientherapie empfohlen [26]. Der Vorteil Bortezomib-haltiger Schemata bei Patienten mit eingeschränkter Nierenfunktion ist gut belegt. So fanden sich komplette oder partielle renale Remissionen bei Patienten, die mit herkömmlichen Chemotherapeutika plus Dexamethason behandelt wurden, in 41 Prozent, bei Patienten, die mit immunmodulatorischen Substanzen (Thalidomid, Lenalidomid) behandelt wurden, in 45 Prozent und bei Patienten, die mit Bortezomib-haltigen Schemata therapiert wurden, in 71 Prozent der Fälle [27]. Im Gegensatz zu anderen traditionellen Therapeutika, deren Toxizität bei Niereninsuffizienz zunimmt, bleibt das Effektivitäts- und Nebenwirkungsprofil von Bortezomib auch bei eingeschränkter Nierenfunktion erhalten [28]. Bortezomib und auch Carfilzomib können bei Niereninsuffizienz ohne Dosisanpassung verwendet werden [29].

Thalidomid ist bei eingeschränkter Nierenfunktion und Dialyse ohne Dosisanpassung einsetzbar. In Einzelfällen sind bei niereninsuffizienten Patienten jedoch lebensbedrohliche Hyperkaliämien beschrieben worden. Thalidomid wird daher mehr und mehr durch sein Derivat, das Lenalidomid, ersetzt. In einer kombinierten Analyse zweier Phase-III-Studien wurde die Effizienz und Sicherheit von Lenalidomid plus Dexamethason im Vergleich zu Dexamethason alleine bei Patienten mit Myelom und Relapse mit normaler und eingeschränkter Nierenfunktion gezeigt [30]. Lenalidomid akkumuliert jedoch bei Niereninsuffizienz und muss daher in der Dosis angepasst werden, bei Dialysepflicht z.B. 15 mg 3×/Woche. Lenalidomid ist dialysabel und sollte daher nach der Dialyse appliziert werden [31]. Für Pomalidomid liegen bei eingeschränkter Nierenfunktion mit einer GFR < 45 bislang keine Daten vor.

Auch aggressivere Schemata mit Polychemotherapie sind in Erprobung. So zeigte sich ein Kombinationsschema mit Bortezomib, Melphalan, Prednison und Thalidomid, gefolgt von einer zweijährigen Erhaltungstherapie mit Bortezomib und Thalidomid (VMPT-VT) einem Schema mit Bortezomib, Melphalan und Prednison (VMP) bezüglich der Ansprechraten überlegen. Dies galt auch für Patienten mit einer GFR zwischen 30 und 50 ml/min. Bei Patienten mit einer GFR < 30 ml/min war der Unterschied statistisch nicht mehr signifikant [32].

Bei therapierefraktärem Myelom ist auch der Histon-Deacetylase-Inhibitor Panobinostat in Kombination mit Bortezomib und Dexamethason zugelassen und führt im Vergleich zur Therapie mit Bortezomib + Dex alleine zu einer Verlängerung des progressionsfreien Überlebens von acht auf zwölf Monate [33]. Panobinostat ist auch bei schwer eingeschränkter Nierenfunktion einsetzbar, bei Dialysepatienten gibt es jedoch keine Daten.

In der klinischen Testung befinden sich eine Reihe monoklonaler Antikörper. Elotuzumab, ein immunstimulatorischer Antikörper gegen SLAMF7 (signaling lymphocytic activation molecule F7) zeigte bei Refraktärität (gegen Lenalidomid und einen Proteasomenhemmer) oder Relapse eines multiplen Myeloms in der Kombination mit Pomalidomid und Dexamethason eine deutliche Verlängerung der Zeit bis zu Progression oder Tod als eine Therapie mit Pomalidomid und Dexamethson (progressionsfreies Überleben 10,3 vs. 4,7 Monate). Elotuzumab wurde aber nur bei Patienten mit einer GFR von über 45 ml/min eingesetzt [34]. Daratumumab wurde in einer Arbeit bei dialysepflichtigen Patienten mit refraktärem multiplem Myelom erfolgreich eingesetzt [35].

Die Hochdosis-Melphalan/autologe Stammzelltransplantation (HDM/ASCT) nach einer Induktionstherapie hat sich als wesentliches Standbein der Myelomtherapie erwiesen. In diesem Zusammenhang ist es für den Nephrologen wichtig zu wissen, dass eine HDM/ASCT auch bei fortgeschrittener Niereninsuffizienz und sogar bei Dialysepflicht möglich ist. Eine Studie an 81 Patienten mit Nierenversagen (davon 38 dialysepflichtig) konnte Folgendes zeigen [36]:

- Die Niereninsuffizienz hat keinen Einfluss auf die Qualität der Stammzellmobilisierung oder das Engraftment.
- Rate kompletter Remissionen ist vergleichbar mit Patienten mit normaler Nierenfunktion.
- Bei Niereninsuffizienz findet sich eine höhere behandlungsassoziierte Mortalität und Morbidität.
- In der Melphalan-200-mg/m^2-Gruppe fand sich eine höhere Toxizität als in der 140-mg/m^2-Gruppe.
- Dialysepflichtigkeit und die Melphalan-Dosis (200 vs. 140 mg/m^2) hatten keinen Einfluss auf das „event free survival" oder das Gesamtüberleben.
- Tandem-ASCT führte zu keinem besseren Überleben als die einfache ASCT.

Ähnlich konnte in einer Studie von Bernard bei 33 dialysepflichtigen Patienten, die einer ASCT unterzogen wurden, ein medianes progressionsfreies Überleben von 3,8 Jahren und ein medianes Gesamtüberleben von 5,6 Jahren (Gesamtüberleben nach ASCT im Gesamtkollektiv unabhängig von Nierenfunktion: 5,2 Jahre) gezeigt werden. Es fand sich jedoch eine erhöhte Toxizitätsrate sowie eine transplantationsassoziierte Mortalität von 15 Prozent, die im Wesentlichen durch septische Krankheitsbilder bedingt war [37]. Dialysepatienten sollten auf Grund der guten Ergebnisse nicht von einer ASCT ausgeschlossen werden, müssen aber bei erhöhter Komplikationsrate gut ausgewählt und überwacht werden.

Maschinelle Entfernung von Paraproteinen

Eine Erholung der Nierenfunktion sowie auch des Überlebens ist in hohem Maße von einer raschen Absenkung der Spiegel an freien Leichtketten abhängig [38]. Um eine raschere Absenkung zu erreichen, wurde versucht, die Leichtketten zusätzlich zur Chemotherapie maschinell zu entfernen. Initiale Studien zur Wirksamkeit eines Plasmaaustausches haben widersprüchliche Daten bezüglich des Überlebens und der Erholung der Nierenfunktion ergeben [39, 40]. Da die besten Eliminationsraten durch eine Dialyse über eine großporige Membran (high-cutoff-Dialyse, HCO) erzielt werden können [41], sind zwei Studien der Frage nachgegangen, inwieweit eine HCO-Dialyse im Vergleich zu einer normalen high-flux-Dialyse zusätzlich zu einer Chemotherapie bei Cast-Nephropathie mit Dialysepflicht tatsächlich eine Verbesserung von Überleben oder renalem Outcome mit sich bringt, die EuLITE- und die MYRE-Studie.

In EuLITE (European trial of free light chain removal by extended hemodialysis in cast nephropathy) wurden 90 Patienten mit dialysepflichtiger, histologisch gesicherter Cast-Nephopathie, die eine Chemotherapie mit Bortezomib, Doxirubicin, Dexamethason erhielten, untersucht. Folgende Kernaussagen wurden getroffen [42]:
- Kein Unterschied in der Reduktion freier Leichtketten nach drei Wochen im HCO-HD vs. HF-HD-Arm (jeweils 80-90% sowohl für Lambda- als auch Kappa-Ketten).
- Dialysefreiheit nach 12 Monaten: HCO 58%, HF 66% (n.s.).
- Gesamtüberleben nach zwei Jahren: HCO 63%, HF 81% (n.s.).
- Hämatologisches Ansprechen nach 12 Monaten: HCO 35%, HF 62%.
- Progrediente Erkrankung nach 12 Monaten: HCO 19%, HF 6%.

In MYRE wurden 98 Patienten mit dialysepflichtiger, histologisch gesicherter Cast-Nephropathie, die eine Chemotherapie mit Bortezomib, Dexamethason (plus Cyclophosphamid, wenn nach drei Zyklen keine Remission) erhielten, untersucht. Folgende Ergebnisse wurden erzielt [43]:
- Reduktion der freien Leichtketten nach erstem Chemo-Zyklus: HCO 89%, HF 71% (p = 0,022).
- Dialysefreiheit nach zwölf Monaten: HCO 61%, HF 37,5% (p = 0,02).
- Überleben ohne Dialysepflicht: HCO 52%, HF 35% (n.s.).
- Hämatologisches Ansprechen (CR/VGPR) nach sechs Monaten: HCO 70%, HF 48% (p = 0,033).

Die Studien zeigen demnach diskrepante Resultate. Es zeigt sich jedoch, dass das renale Ansprechen eher von einer guten hämato-

logischen Response als vom Einsatz der HCO-Dialyse abhängt. Belastbare Daten, die einen Einsatz der HCO-Dialyse erforderlich machen, haben wir derzeit nicht. Wenn eine HCO-Dialyse in Erwägung gezogen wird, sollten folgende Punkte Berücksichtigung finden:
- Histologisch gesicherte Cast-Nephropathie.
- Konzentration freier Leichtketten im Serum > 500 mg/l.
- Durchführbarkeit einer adäquaten Chemotherapie.
- Lange Dialyse für sechs bis acht Stunden.
- Nach jeder Dialyse Substitution von ca. 3–6 g Albumin pro Stunde Dialyse, da über den Filter Albumin entfernt wird.

Die Plasmapherese bleibt Therapiestandard bei Patienten mit Hyperviskositätssyndrom, wie es insbesondere bei IgA- oder IgM-Myelomen auftreten kann.

Monoklonale Gammopathien renaler Signifikanz

Zu den monoklonalen Gammopathien renaler Signifikanz zählen die Cryoglobulinämie Typ 1 und 2, die immunotaktoide GN, die monoklonalen Immunglobulin-Ablagerungserkrankungen (MIDD), die monoklonale Gammopathie-assoziierte proliferative GN sowie die C3-Glomerulopathie. Bislang existiert keine etablierte Strategie, die Ablagerung monoklonaler Immunglobuline zu unterbinden oder gar bereits gebildete Ablagerungen wieder aufzulösen. Momentan besteht daher lediglich die Möglichkeit, den zu Grunde liegenden B-Zell-Klon durch eine Chemotherapie zu bekämpfen, auch wenn der Klon per se nicht augenscheinlich maligner Natur ist [44].

Bei der Wahl des Chemotherapeutikums sollte dessen renaler Metabolismus sowie potenzielle renale und extrarenale Toxizitäten in Betracht gezogen werden. Bei den Alkylantien ist Cyclophosphamid dem Melphalan auf Grund seiner geringeren Toxizität bei eingeschränkter Nierenfunktion vorzuziehen. Bei den immunmodulatorischen Substanzen sollte Thalidomid gegenüber Lenalidomid der Vorzug gegeben werden, da Letzteres renal eliminiert wird und zu einer Verschlechterung der Nierenfunktion führen kann. Bortezomib kann ohne Dosisanpassung auch bei terminaler Niereninsuffizienz gegeben werden. Eine autologe Stammzelltransplantation kann, wie oben bereits beschrieben, auch bei dialysepflichtigen Patienten erwogen werden und stellt auch bei der MGRS in ausgewählten Fällen eine Therapieoption dar. Eine MRGS stellt keine Kontraindikation gegen eine Nierentransplantation dar, denn das Risiko für die Patienten, an ihrem Plasmazellklon zu versterben, ist extrem gering. Das Risiko einer Rekurrenz im Transplantat ist jedoch sehr hoch, solange der Klon nicht kontrolliert ist. Dies gilt insbesondere für die monoklonale Gammopathie-assoziierte proliferative GN [45].

Da die verschiedenen Formen der MGRS selten sind, gibt es kaum kontrollierte Studien und das therapeutische Vorgehen basiert im Wesentlichen auf Konsensus- oder Expertenmeinungen [44]. Im Folgenden soll auf die Therapie einiger Formen der MGRS näher eingegangen werden.

AL-Amyloidose

Die Prognose der AL-Amyloidose ist ungünstig und wird insbesondere durch die kardiale Beteiligung bestimmt. Unbehandelt beträgt die mittlere Überlebenszeit lediglich etwa 13 Monate. Durch eine Therapie kann das Überleben bei Patienten ohne kardiale Beteiligung auf etwa sechs bis sieben Jahre verlängert werden. Bei Patienten mit kardialer Beteiligung beträgt es jedoch nur 18 Monate. Die Therapie ist abhängig von der Ausprägung der Organmanifestation und dem Allgemeinzustand des Patienten und umfasst unterschiedliche Chemotherapieschemata und die HDM/ASCT.

MIDD

In den CKD-Stadien 1 bis 3 werden Bortezomib-haltige Regime, wie CBD (Cyclophosphamid-Bortezomib-Dexamethason), empfohlen. Ausgewählte Patienten ohne signifikante extrarenale Manifestationen sollten einer HDM/ASCT zugeführt werden. Es gibt hier Berichte eines guten Langzeitverlaufes bei LCDD mit deutlichem Rückgang der Proteinurie und Verbesserung der GFR [46] als auch Rückbildung der Leichtkettenablagerung in der Histologie [47]. In den CKD-Stadien 4 und 5 ist die Wahrscheinlichkeit einer Erholung der Nierenfunktion gering. Hier sollten Bortezomib-haltige Regime, wie CBD, zum Einsatz kommen. Eine autologe Stammzelltransplantation sollte nur erfolgen, wenn eine Nierentransplantation geplant ist, da hier ein optimales klonales Ansprechen gewünscht ist, um eine langfristige Transplantatfunktion zu gewährleisten. In einer großen Kohorte von 88 Patienten mit MIDD aus der Mayo Clinic zeigte sich, dass Patienten, bei denen eine komplette oder sehr gute Teilresponse (CR/VGPR) erzielt werden konnte, in 57 Prozent der Fälle ein renales Ansprechen hatten, wohingegen dies nur in 17 Prozent der übrigen Patienten erreicht werden konnte. Eine CR/VGPR konnte insbesondere nach Stammzelltransplantation oder Proteasom-Inhibitor-basierten Therapien beobachtet werden [48].

Cryoglobulinämie Typ 1

Typ-1-Cryoglobuline bestehen aus einem einzelnen monoklonalen Immunglobulin, meist IgG oder IgM. Patienten mit nur geringen Symptomen sollten beobachtet werden. Patienten mit symptomatischer oder progressiver systemischer Erkrankung sollten therapiert werden. Bei Nachweis eines IgGs kommen Bortezomib- und Cyclophosphamid-haltige Schemata zum Einsatz. Bei Nachweis eines IgMs sollte derzeit Rituximab der Vorzug gegeben werden [44]. Bei akuten schweren Symptomen kann ein Plasmaaustausch durchgeführt werden.

Cryoglobulinämie Typ 2

Typ-2-Cryoglobuline sind gemischt und bestehen aus einem monoklonalen Immunglobulin, meist IgM/kappa, und einem polyklonalen Immunglobulin und haben Rheumafaktor-Aktivität. Die Komplementspiegel sind konstant erniedrigt. Die meisten Fälle sind mit einer chronischen Hepatitis C oder einer Autoimmunerkrankung, typischerweise einem Sjögren-Syndrom, vergesellschaftet. Der zu Grunde liegende B-Zell-Klon ist in der Regel klein mit unter zehn Prozent Knochenmarksinfiltration. Bei einer Hepatitis-C-assoziierten Cryoglobulinämie steht die antivirale Therapie im Vordergrund. Findet sich keine Virusreplikation bei einem Patienten mit rekurrierenden Symptomen oder Nierenbeteiligung ist Rituximab die Therapie der Wahl.

Immunotaktoide GN

Die auslösende Störung der B-Zellen ist hier häufig eine CLL oder ein kleinzelliges lymphozytisches Lymphom. Ein Plasmazellklon ist selten. Daher wird hier eine CLL-adaptierte Therapie mit Cyclophosphamid- und/oder Bendamustin-haltigen Regimen empfohlen.

Monoklonale Gammopathie-assoziierte proliferative Glomerulonephritis

Hier finden sich nicht-organisierte Immunglobulin-Ablagerungen, meist intaktes IgG3/kappa. Extrarenale Manifestationen sind selten. Die Therapie sollte sich am Grad der Nierenbeteiligung orientieren. Patienten im CKD-Stadium 1 und 2 und einer Proteinurie unter 1 g/d ohne Progressionstendenz sollen lediglich symptomatisch behandelt werden. Patienten im CKD-Stadium 1 und 2, einer Proteinurie > 1 g/d oder progredienter Erkrankung sowie Patienten in den CKD-Stadien 3 und 4 sollten eine Chemotherapie erhalten. Cyclophosphamid und Bortezomib sind die Medikamente der Wahl

(CBD-Regime). Patienten im Stadium 5, die ein Nierentransplantat erhalten sollen, sollten möglichst eine komplette hämatologische Remission erzielen. Hier wird daher, wenn möglich, eine HDM/ASCT durchgeführt werden. Für Patienten, bei denen niemals in Serum oder Urin ein monoklonales Paraprotein nachgewiesen werden konnte, gibt es keine gesicherten Empfehlungen. Patienten, die keine Kandidaten für eine Nierentransplantation mehr sind, sollten konservativ geführt werden [44].

Monoklonale Gammopathie-assoziierte C3-Glomerulonephritis

In einer Arbeit aus dem französischen C3G-Register mit 201 Patienten fand sich bei 29,8 Prozent eine monoklonale Gammopathie, bei Patienten über 50 Jahren sogar bei 65 Prozent. Das renale Ansprechen bei Patienten mit monoklonaler Gammopathie-assoziierter C3G war signifikant höher, wenn die Patienten eine Klon-gerichtete Chemotherapie (vs. immunsuppressiv oder konservativ) erhalten hatten. Das renale Ansprechen war außerdem streng mit einem hämatologischen Ansprechen assoziiert [49]. Auch hier zeigt sich demnach, dass tatsächlich eine Klon-gerichtete Chemotherapie erfolgen sollte, um eine renale Progression zu verhindern.

Thrombotische Mikroangiopathie

Wie oben beschrieben hatten in einer Studie von Ravindran 20 von 146 Patienten mit TMA ein monoklonales Immunglobulin [23]. Auf Grund dieser Häufung wird ein pathogenetischer Zusammenhang vermutet, auch wenn die genauen Prozesse hier noch nicht bekannt sind. In der Arbeit hatten zwei Patienten eine TTP und neun ein aHUS, für die anderen war keine ausführliche Diagnostik erfolgt, die eine Zuordnung erlaubte. Es wird vermutet, dass bei den aHUS-Fällen, ähnlich wie im Falle der C3-Glomerulopathie, das monoklonale Protein als Autoantikörper gegen Komplementregulatoren wirkt [50]. Die Patienten erhielten verschiedene Therapieformen, von keiner spezifischen Therapie, über Steroidtherapie, Thalidomid + Dexamethason, Plasmaaustausch, Steroide + Plasmaaustausch + Immunsuppression, Steroide + Rituximab bis hin zu Steroiden + Rituximab + Immunsuppression. Fünfzig Prozent der Patienten hatten eine stabile Nierenfunktion, 50 Prozent hatten jedoch einen Progress zum terminalen Nierenversagen. Es können noch keine Aussagen getroffen werden, inwieweit eine Eculizumab-Therapie bei aHUS oder eine Klon-gerichtete Therapie oder Kombinationen von Vorteil sind.

Zusammenfassung

Eine Nierenbeteiligung bei monoklonalen Paraproteinämien ist häufig und kann ausgesprochen vielschichtig sein. Die Cast-Nephropathie ist eine Erkrankung, die nur bei manifestem Myelom mit hoher Tumorlast auftritt. Dem gegenüber steht der Begriff der MGRS. Die MGRS ist definiert als Nierenbeteiligung verursacht durch einen nephrotoxischen Klon, der per se aus hämatologischer Sicht nicht therapiebedürftig wäre. Die Diagnose einer MGRS kann nur mittels Nierenbiopsie gestellt werden. Hier kann der Nachweis von monotypischen Immunglobulin-Ablagerungen entweder in organisierter (Amyloidose, fibrilläre GN, immunotaktoide GN, cryoglobulinämische GN) oder nicht organisierter Form (monoklonale Immunglobulin-Ablagerungserkrankung, proliferative GN mit monoklonalen IG-Ablagerungen) erfolgen. Zwei Formen einer MGRS können ohne IG-Ablagerungen vorkommen, die C3-Glomerulopathie und die thrombotische Mikroangiopathie. Bei der Cast-Nephropathie besteht grundsätzlich eine Indikation zur Chemotherapie. Die Daten zur maschinellen Elimination von Leichtketten mittels Plasmapherese oder high-cutoff-Dialyse sind widersprüchlich. Bei den Formen der MGRS muss anhand der renalen Prognose in Zusammenarbeit zwischen Nephrologen und Hämatologen die Therapieindikation gestellt werden. Nur eine Klon-gerichtete Therapie kann hier zur Verbesserung der Nierenfunktion beitragen.

Literatur

1. Leung N. et al. (2018). Dysproteinemias and glomerular disease. *CJASN, 13 (1),* 128–139. doi.org/10.2215/CJN.00560117
2. Rajkumar S.V. et al. (2014). International Myeloma Working Group updated criteria for the diagnosis of multiple myeloma. *Lancet Oncol, 15,* 538–548.
3. Leung N. et al. (2012). Monoclonal gammopathy of renal significance: when MGUS is no longer undetermined or insignificant. *Blood, 120,* 4292–4295.
4. Leung N. et al. (2019). The evaluation of monoclonal gammopathy of renal significance: a consensus report of the international kidney and monoclonal gammopathy research group. *Nat Rev Nephrol, 15,* 45–59
5. Qian Q., Leung N., Theis J.D. et al. (2010). Coexistence of myeloma cast nephropathy, light chain deposition disease and nonamyloid fibrils in a patient with multiple myeloma. *ASJD, 5,* 971–976.

6. Montseny J.-J. et al. (1998). Long-term outcome according to renal histological lesions in 118 patients with monoclonal gammopathies. *Nephrol Dial Transplant, 13*, 1438–1445.
7. Said S.M. et al. (2013). Renal amyloidosis: origin and clinicopathologic correlations of 474 recent cases. *Clin J Am Soc nephrol, 8*, 1515–1523.
8. Nasr S.H. et al. (2011). Fibrillary glomerulonephritis: a report of 66 cases from a single institution. *Clin J Am Soc Nephrol, 6*, 775–784.
9. Nasr S.H. et al. (2018). DNAJB9 is a specific immunohistochemical marker for fibrillary glomerulonephritis. *Kidney Int Rep, 3*, 56–64.
10. Nasr S.H. et al. (2012). Immunotactoid glomerulopathy: clinicopathologic and proteomic study. *Nephrol Dial Transplant, 72*, 4137–4146.
11. Stokes M.B. et al. (2015). Light chain proximal tubulopathy: clinical and pathologic characteristics in the modern treatment era. *J Am Soc Nephrol, 27*, 1555–1565.
12. El Hamel C. et al. (2010). Crystal-storing histiocytosis with renal Fanconi syndrome: pathological and molecular characteristics compared with classical myeloma-associated Fanconi syndrome. *Nephrol Dial Transplant, 25*, 2982–2990.
13. Dogan S. et al. (2012). Crystal-storing histiocytosis: report of a case, review of the literature (80 cases) and a proposed classification. *Head Neck Pathol, 6*, 111–120.
14. Leung N. et al. (2010). A case of bilateral renal arterial thrombosis associated with cryocrystalglobulinaemia. *Nephrol Dial Transplant, 3*, 74–77.
15. Gupta V. et al. (2015). Crystalglobulin-induced nephropathy. *J Am Soc Nephrol, 26*, 525–529.
16. Pozzi C., Amico M.D., Fogazzi G.B. et al. (2003). Light chain deposition disease with renal involvement: clinical characteristics and prognostic factors. *Am J Kidney Dis, 42*, 1154–1163.
17. Sethi S. et al. (2013). Monoclonal gammopathy-associated proliferative glomerulonephritis. *Mayo Clin Proc, 88*, 1284–1293.
18. Meri S. et al. (1992). Activation of the alternative pathway of complement by monoclonal lambda light chains in membranoproliferative Glomerulonephritis. *J Exp Med, 75*, 939–950.
19. Jokiranta T.S. et al. (1999). Nephritogenic lambda-light chain dimer: a unique human miniautoantibody against complement factor H. *J Immunol, 163*, 4590–4596.
20. Lloyd I.E. et al. (2016). C3 glomerulopathy in adults: a distinct patient subset showing frequent association with monoclonal gammopathy and poor renal outcome. *Clin Kidney J, 9*, 794–799.
21. Chauvet S. et al. (2017). Treatment of B-cell disorder improves renal outcome of patients with monoclonal gammopathy-associated C3 glomerulopathy. *Blood, 129*, 1437–1447.

22. Nakamoto Y. et al. (1999). A spectrum of clinicopathological features of nephropathy associated with POEMS syndrome. *Nephrol Dial Transplant, 14,* 2370–2378
23. Ravindran A. et al. (2016). Thrombotic microangiopathy associated with monoclonal gammopathy. *Kidney Int, 91 (3),* 691–698. doi:10.1016/j.kint2016.09.045
24. Hutchison C.A., Basnayake K. & Cockwell R. (2009). Serum free light chain assessment in monoclonal gammopathy and kidney disease. *Nat Rev Nephrol, 5,* 621–627.
25. Mateos M.V. et al. (2020). Overall survival with daratumumab, bortezomib, melphalan, and prednisone in newly diagnosed multiple myeloma (ALCYONE): a randomized, open-label, phase 3 trial. *Lancet, 395 (10218),* 132–141. doi:10.1016/S0140-6736(19)32956-3
26. Dimopoulos M.A., Terpos E., Chanan-Khan A. et al. (2010). Renal impairment in patients with multiple myeloma: A consensus statement on behalf of the international myeloma working group. *J Clin Oncol, 28,* 4976–4984.
27. Roussou M., Kastritis E., Christoulas D. et al. (2010). Reversibility of renal failure in newly diagnosed patients with multiple myeloma and the role of novel agents. *Leuk Res, 34,* 1395–1397.
28. Dimopoulos M.A., Richardson P.G., Schlag R. et al. (2009). VMP is active and well tolerated in newly diagnosed patients with multiple myeloma with moderately impaired renal funtion, and results in reversal of renal impairment: Cohort analysis of the phase III VISTA study. *J Clin Oncol, 36,* 6086–6093.
29. Badros A.Z. et al. (2013). Carfilzomib in multiple myeloma patients with renal impairment: pharmacokinetics and safety. *Leukemia, 27,* 1707–1714.
30. Dimopoulos M.A., Alegre A., Stadtmauer E.A. et al. (2010). The efficacy and safety of lenalidomide plus dexamethasone in relapsed and/or refractory multiple myeloma patients with impaired renal function. *Cancer, 116,* 3807–3814.
31. Chen N. et al. (2007). Pharmacokinetics of lenalidomide in subjects with various degrees of renal impairment and in subjects on hemodialysis. *J Clin Pharmacol, 47,* 1466–1475.
32. Morabito F., Gentile M., Mazzone C. et al. (2011). Safety and efficacy of bortezomib-melphalan-prednisone-thalidomide followed by bortezomib-thalidomide maintenance (VMPT-VT) versus bortezomib-melphalan-prednisone (VMP) in untreated multiple myeloma patients with renal impairment. *Blood, 118,* 5759–5766.
33. Bailey H. et al. (2015). Panobinostat for the treatment of multiple myeloma: the evidence to date. *J Blood Med, 6,* 269–276.

34. Dimopoulos M.A., Dytfeld D., Grosicki S. et al. (2018). Elotuzumab plus Pomalidomide and Dexamethasone for multiple myeloma. *NEJM, 379*, 1811–1822.
35. Cejalvo M.J. et al. (2019). Single-agent Daratumumab in patients with relapsed and refractory multiple myeloma requiring dialysis: results of a Spanish retrospective, multicenter study. *Br J Haematol*. doi:10.1111/bjh.16286 [Epub ahead of print].
36. Badros A.Z. et al. (2001). Results of autologous stem cell transplant in multiple myeloma patients with renal failure. *Br J Haematol, 114*, 822–829.
37. Bernard R.S. et al. (2015). Efficacy, toxicity and mortality of autologous SCT in multiple myeloma patients with dialysis-dependent renal failure. *Bone Marrow Transplant, 50*, 95–99.
38. Leung N. et al. (2008). Improvement of cast nephropathy with plasma exchange depends on the diagnosis and on reduction of serum free light chains. *Kidney Int, 73*, 1282–1288.
39. Clark W.F. et al. (2005). Plasma exchange when myeloma presents as acute renal failure: a randomized controlled trial. *Ann Int Med, 143*, 777–784.
40. Zucchelli P. et al. (1988). Controlled plasma exchange trial in acute renal failure due to multiple myeloma. *Kidney Int, 33*, 1175–1180.
41. Hutchison C.A. et al. (2007). Efficient removal of immunoglobulin free light chains by hemodialysis for multiple myeloma: in vitro and in vivo studies. *JASN, 18*, 886–895.
42. Hutchison C.A. et al. (2019). High cutoff versus high-flux haemodialysis for myeloma cast nephropathy in patients receiving bortezomib-based chemotherapy (EuLITE): a phase 2 randomised controlled trial. *Lancet Haematol, 6 (4)*, PE217–E228. http://dx.doi.org/10.1016/S2352-3026(19)30014-6
43. Bridoux F. et al. (2017). Effect of high-cutoff hemodialysis vs conventional hemodialysis on hemodialysis independence among patients with myeloma cast nephropathy: a randomized clinical trial. *JAMA, 318*, 2099–2110.
44. Fermand J.-P. et al. (2013). How I treat monoclonal gammopathy of renal significance (MGRS). *Blood, 122*, 3583–3590.
45. Nasr S.H. et al. (2011). Proliferative glomerulonephritis with monoclonal IgG deposits recurs in the allograft. *CJASN, 6*, 122–132.
46. Lorenz E.C. et al. (2008). Long-term outcome of autologous stem cell transplantation in light chain deposition disease. *NDT, 23*, 2052–2057.
47. Petrakis I. et al. (2010). Biopsy-proven resolution of renal light-chain deposition disease after autologous stem cell transplantation. *NDT, 25*, 2020–2023.

48. Kourelis T.V. et al. (2016). Outcomes of patients with renal monoclonal immunoglobulin deposition disease. *Am J Hematol, 91,* 1123–1128.
49. Chauvet S. et al. (2017). Treatment of B-cell disorder improves renal outcome of patients with monoclonal gammopathy-associated C3 glomerulopathy. *Blood, 129,* 1437–1447.
50. Blanc C. et al. (2015). Anti-factor H autoantibodies in C3 glomerulopathies and in atypical hemolytic uremic syndrome: one target, two diseases. *J Immunol, 194,* 5129–5138.
51. Schwartz M.M. et al. (2001). Immunotactoid glomerulopathy. *J Am Soc Nephrol, 13,* 1390–1397.

Interstitielle Fibrose

Michael Zeisberg

Tubulointerstitielle Fibrose ist das morphologische Korrelat der chronischen Niereninsuffizienz. Fibrose im Allgemeinen ist progredienter Vernarbungsprozess, der selbst zur Destruktion des Nierengewebes und Funktionsverlust führt. Auch wenn es noch keine spezifischen anti-fibrotischen Therapien gibt, ist ein Verständnis der Fibrose wichtig, um die Prognose individueller Patienten einzuschätzen.

Definition und Bedeutung

Das morphologische Korrelat der terminal insuffizienten Niere ist die „Schrumpfniere". Die Verkleinerung der Niere, die typisch derbe und eingezogene Beschaffenheit wird durch einen progredienten Vernarbungsprozess verursacht, der sogenannten „Fibrose" [1]. Das Ausmaß der Fibrose, welche typischerweise als relativer Flächenanteil des interstitiellen Bindegewebes" vom Gesamtgewebe angegeben wird, korreliert mit der Einschränkung der exkretorischen Nierenfunktion (CKD-Stadium) und mit der Prognose hinsichtlich einer

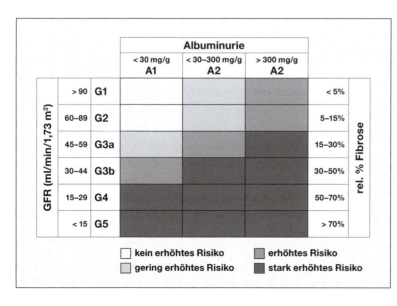

Abbildung 1
Fibrose, GFR und Progressionsrisiko. Die Abbildung stellt annäherungsweise die Korrelation von dem Ausmaß der Fibrose (rechts) mit GFR und dem Risiko der Progression zur terminalen Niereninsuffizienz dar

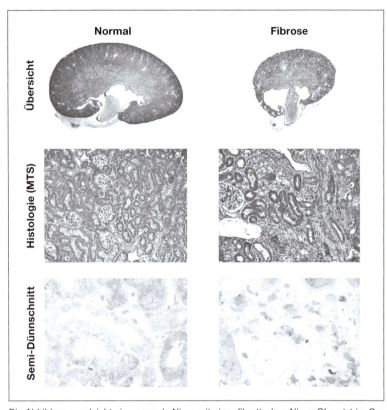

Abbildung 2
Morphologische Charakteristika der fibrotischen Schrumpfniere

Die Abbildung vergleicht eine normale Niere mit einer fibrotischen Niere. Oben ist im Gesamtquerschnitt die Volumenreduktion und Verplumpung der fibrotischen Niere sichtbar. In der Histologie (Mitte) ist Tubulointerstitielle Fibrose durch eine Verbreiterung des Interstitiiums sowie durch die Tubulusatrophie charakterisiert. Im Semi-Dünnschnitt zeigen sich in der normalen Niere wenige spindelförmige Zellen im Interstitium, in der fibrotischen Niere sind Fibroblasten in der ungeordneten fibrillären Matrix angereichert.

drohenden Dialysepflichtigkeit [2] (Abbildung 1). Da das Ausmaß der Fibrose auch mit der Prognose primär glomerulärer Erkrankungen korreliert, wird die Fibrose als gemeinsame Endstrecke aller chronischer Nierenerkrankungen angesehen [3].

Histopathologisch ist die Nierenfibrose durch eine exzessive Ablagerung extrazellulärer Matrix (insbesondere fibrilläre Kollagene), durch eine Verringerung der Kapillardichte, durch ein entzündliches Infiltrat und insbesondere durch eine Vermehrung der bindegewebsständigen Fibroblasten charakterisiert [4] (Abbildung 2). Da diese Fibroblasten einen pathologischen kontraktilen Phänotyp haben, werden sie als „Myofibroblasten" bezeichnet [5]. Da Fibrose in der Niere fast immer mit einem chronischen Tubulus-Schaden assoziiert ist, wird häufig der Begriff der tubulointerstitiellen Fibrose verwendet. Morphologisch ist die diffuse interstitielle Fibrose, von der Vernarbung nach Nephron-Untergang (Replacement-Fibrose) und der perivaskulären Fibrose zu unterscheiden.

Interstitielle Fibrose selbst verursacht Tubulus-Schaden und Nephron-Untergang durch Kontraktion des Nierenparenchyms, welche einen erhöhten intra-renalen Druck bedingt [6]. Weiterhin bedingt die erhöhte Distanz zwischen Kapillaren und Tubulus eine verminderte Sauerstoff- und Nährstoff-Versorgung der Tubuli, und die veränderte Zusammensetzung und steifere Konsistenz der extrazellulären Matrix verursacht weitere Tubulus-Schädigung und Fibroblastenaktivierung [6]. Sowohl die vermehrte Matrix-Ablagerung als auch die Kontraktion werden von Myofibroblasten verursacht, so dass diese eine hervorgehobene Bedeutung bei der Nierenfibrose haben.

Myofibroblasten

Fibroblasten im Allgemeinen sind die prototypische und dominante Zellart des Bindegewebes. Insbesondere regulieren Fibroblasten die Zusammensetzung der extrazellulären Matrix und agieren durch Zell-Zell-Interaktionen mit anderen Zelltypen für Gewebehomöostase. Auf einen pathologischen Reiz (Wunde) reagieren Fibroblasten durch Proliferation, vermehrte Produktion von extrazellulärer Matrix und Ausbildung eines prominenten Zytoskeletts zur Wundkontraktion (Myofibroblasten). In der Niere erfolgt solche Fibroblastenaktivierung auch nach akutem Nierenversagen [7]. Während im Falle eines reversiblen akuten Nierenversagens Myofibroblasten wieder in den Ruhezustand zurückkehren, ist Fibrose durch eine persistierende Fibroblastenaktivierung charakterisiert, die dann zur progredienten Fibrose und zum terminalen Nierenversagen führt [8].

Mechanismen der Nierenfibrose

Fibrogenese ist durch eine komplexe Interaktion der beteiligten Zelltypen – Tubulusepithel, Endothel, inflammatorische Zellen und Fibroblasten – charakterisiert, die dann zur permanenten Fibroblasten-Aktivierung führt [9]. Bei glomerulären Erkrankungen induziert die persistierende Proteinurie eine sogenannte epithelial-mesenchymale Transition (EMT). Diese bewirkt, dass die Epithelzellen neben einem Polaritätsverlust durch Checkpoint-Aktivierung senescent werden und ihre Fähigkeit zur Zellteilung und Regeneration verlieren, und Chemokine wie MCP1 und Wachstumsfaktoren wie TGFb1 sezernieren [9]. Diese Faktoren verursachen dann eine sterile Inflammation, sowie Fibroblasten-Aktivierung. Die aktivierten Fibroblasten vermehren sich durch Zellteilung und produzieren vermehrt extrazelluläre Matrix (ECM). Die fibrotische extrazelluläre Matrix führt durch veränderte Zell-ECM Interaktionen vermehrte Steifigkeit zur weiteren EMT und Fibroblasten-Aktivierung, und zur Kompression von Kapillaren [9]. Schlussendlich bestimmt eine Autonomisierung der Fibroblastenaktivierung das Fortschreiten der Fibrose bis hin zur terminal insuffizienten Schrumpfniere [9]. Als zentraler Mediator der Nierenfibrose wurde unter anderem der Wachstumsfaktor TGFb1 identifiziert, der sowohl Fibroblasten-Aktivierung als auch EMT von Tubulusepithelzellen induziert [9]. Persistierende Stimulation mit TGFb1 induziert dann epigenetische Modifikationen wie DNA-Methylierung in Fibroblasten, so dass Fibroblastenaktivierung auch ohne weitere exogene Stimulation persistiert [10]. Die zusätzliche Bedeutung intrinsischer Faktoren wie vorbestehender epigenetische Veränderungen und genetischen Polymorphismen wird zunehmend erkannt.

Diagnose der Nierenfibrose

Die Diagnose der Nierenfibrose erfolgt traditionell mittels histopathologischer Analyse einer Nierenbiopsie. Der relative Anteil der Fibrose am Biopsat wird mittels lichtmikroskopischer Begutachtung von Masson-Trichrom-gefärbten Schnitten ermittelt [11]. Es gibt keinen allgemeinen Standard zur Fibrose-Quantifizierung, sondern meist erfolgt die Quantifizierung durch Abschätzung des Pathologen, so dass es zentrumsspezifische Abweichungen gibt [11]. Weil Fibrose in der Niere meist nicht homogen verteilt ist, besteht eine substantielle Variabilität bei Mehrfachbiopsien [11]. Da Fibrose als relative Ausdehnung des Interstitiums quantifiziert wird, gibt es keine Aussage über den relativen zellulären Anteil gegenüber der extrazellulären Matrix, ein mögliches interstitielles Ödem oder eine Differenzierung zwischen Verhältnis von Entzündungszellen zu Fibroblasten im Interstitium [12]. Nicht-invasive Methoden zur Diagnose und Quantifizierung der Nierenfibrose wie Elastographie sind im klinischen Alltag nicht so etabliert wie in anderen Organen wie der Leber. MRT-basierte Diagnostik, insbesondere die diffusionsgewichtete Magnetresonanztomographie zeigen vielversprechende Ergebnisse, sind aber nicht als Routine-Diagnostik anzusehen [11].

Insbesondere im Hinblick auf den Verlauf der renalen Fibrogenese ist ein nicht-invasiver Biomarker durch Blut- oder Urin-Analytik attraktiv. Auch wenn es derzeit noch keinen etablierten Fibrosemarker in der klinischen Praxis gibt, zeigten in vergangene Jahren unterschiedliche Ansätze eine bessere Korrelation mit Fibrose als Serum-Kreatinin oder GFR-Bestimmungen. Eine Meta-Analyse von mehr als 3.681 Publikationen (von 1995 bis 2016) identifizierte eine signifikante Korrelation von TGFb1, von MCP1 und dem ECM-degradierenden Enzym MMP2 mit manifester Fibrose und renaler Prognose [13]. Eine Limitation der Biomarker ist möglichweise der schubweise Verlauf der Nierenfibrose, der hohe intraindividuelle Schwankungen bedingt. Ein aktueller Ansatz ist der Nachweis stabiler epigenetischer Veränderungen; eine Validierung in großen Patienten-Kohorten steht allerdings noch aus [14].

Regression der Fibrose

Traditionell gilt Fibrose – wie eine Narbe auch – als irreversibel. Damit im Einklang ist auch das Konzept des „Point of no return", der unvermeidbaren Progression der Niereninsuffizienz ab chronisch erhöhten Kreatininwerten von mehr als 2 mg/dl oder 50 Prozent Fibrose [15]. Tierexperimentelle Studien zeigen jedoch, dass auch die extrazelluläre Matrix einem ständigem Umbau unterliegt und dass Nierenfibrose prinzipiell reversibel ist [16]. Auch in der klinischen Praxis belegt die Verbesserung der Leberpathologie nach erfolgreicher Hepatitis-C-Therapie, dass Fibrose reversibel ist. Auf Grund des Fehlens von etablierten nicht-invasiven Tests zur Fibrose-Quantifizierung und der Tatsache, dass außerhalb der Nierentransplantation Verlaufsbiopsien selten durchgeführt werden, ist die Datenlage hinsichtlich einer Reversibilität der Nierenfibrose gering. In Patienten mit kombinierter Pankreas-Nieren-Transplantation zeigte sich in Protokollbiopsien aber ein moderater Rückgang fibrotischer Läsionen [17]. Da das Ausmaß der Fibrose jedoch meist lediglich als relativer Volumenanteil des Nierenparenchyms erfasst wird, ist zu beachten, dass die Komposition des Bindegewebes variiert [12]. Ein hoher Anteil inflammatorischer Zellen ist häufig reversibel und führt zu einer Reduktion des fibrotischen Volumenanteils, führt aber nicht zwangsläufig zu einem Abbau der eigentlich fibrotischen extrazellulären Matrix [17]. Nach derzeitigem Stand kann ein möglicher Rückgang der Fibrose nur im Rahmen von Verlaufsbiopsien beurteilt werden.

Anti-fibrotische Therapieansätze

Bisher gibt es keine zugelassenen kausalen Therapien zur Behandlung der Nierenfibrose. Für idiopathische pulmonale Fibrose wurden kürzlich Pirfenidone und Nintedanib zugelassen. Sowohl Pirfenidone als auch Nintedanib hemmen TGFb1-induzierte Matrixsynthese von Fibroblasten, die kausalen Mechanismen sind allerdings noch nicht vollständig verstanden. Pirfenidone hemmt autokrine Expression von TGF-β und TNF-α sowie von den Matrix-Molekülen Kollagen und Fibronektin. Klinische Phase-1- und Phase-2-Studien zeigten vielversprechende Ergebnisse bei Patienten mit FSGS und Diabetischer Nephropathie. Eine Phase-IIb-Studie (TOP-CKD) ist derzeit in Planung (NCT04258397). Nintedanib ist ein Kinase-Inhibitor des Platelet-derived Growth Factor Receptors (PDGFR), des Fibroblast Growth Factor Receptors (FGFR), des Vascular Endothelial Growth Factor Receptors (VEGFR) und der Src Kinase [18]. Nintedanib hemmte Fibrose in Mausmodellen der Nierenfibrose, klinische Studien zur Therapie der chronischen Niereninsuffizienz wurden noch nicht durchgeführt [18].

Bisher gab es wenige Studien zu anti-fibrotischen Therapien bei chronischer Niereninsuffizienz. Applikation eines TGF-β-neutralisierenden Antikörpers bei diabetischer Nephropathie zeigte keinen signifikanten Therapieerfolg [19]. Eine Phase-IIb-Studie testete das BMP7-Mimetikum THR184 bei akutem Nierenversagen nach offener Herz-OP (NCT01830920). BMP7 ist ein Wachstumsfaktor der TGF-β-Familie, der die fibrotische Signalkaskade von TGF-β1 hemmt und zusätzlich eine regenerative Aktivität auf Tubulusepithel- und Endothelzellen vermittelt [16]. Bei THR zeigte sich eine Verkürzung der Dialyse-Pflichtigkeit nach akutem Nierenversagen; eine Testung bei chronischen Nierenerkrankungen ist noch nicht erfolgt. Weitere Konzepte, die derzeit in klinischen Studien verfolgt werden, ist die Therapie mit senolytischen Substanzen (Dasatinib und Quercetin, NCT02848131), um die Tubulusregeneration zu ermöglichen, die Antagonisierung des pro-fibrotischen und pro-inflammatorischen Galectin-3 (NCT02312050) oder stammzellbasierte Ansätze (z.B. NCT04115345). Anti-fibrotische Effekte von Mineralokortikoid-Antagonisten oder von Hydralazin (welches die renale Perfusion verbessert und in prä-klinischen Studien durch epigentische de-methylierende Aktivität den fibrotischen Fibroblasten-Phänotyp normalisierte) werden ebenfalls derzeit untersucht.

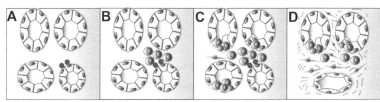

Abbildung 3
Übergang der akuten zur chronischen interstitiellen Nephritis

A. Häufigste Ursache der interstitiellen Nephritis sind Antigene (rote Hexagons) im Bereich der tubulären Basalmembran (z.B. Medikamentenmetabolite, Viruspartikel oder TBM-Antigen). B. Immunreaktion des zellulären Spättyps, zunächst auf das Interstitium beschränkt. C. Mononukleäre Zellen infiltrieren durch die tubuläre Basalmembran hindurch das Tubulusepithel (Tubulitis). Von mononukleären Zellen und Tubulusepithelzellen sezernierte Wachstumsfaktoren rekrutieren aktivierte Fibroblasten (grün), chronisch-fibrosierende Prozesse beginnen. D. Eine akute tubulointerstitielle Nephritis kann in einen chronischen Fibroseprozess übergehen, der zum terminalen Nierenversagen führen kann, und nicht mehr responsiv auf anti-inflammatorische Therapie ist.

Interstitielle Nephritis und Fibrose

Die interstitielle Nephritis ist eine primäre Erkrankung des Tubulointerstitiums, die allgemeingültige Einblicke in die Pathogenese der Nierenfibrose gewährt. Die interstitielle Nephritis wird meist durch Antigenpräsentation durch Tubulusepithel-Zellen initiiert. Die akute interstitielle Nephritis induziert lokale Fibroblastenaktivierung und Tubulusschaden („Tubulitis"). Bei frühzeitiger Diagnose (innerhalb der ersten 10 Tage), Absetzen des auslösenden Medikaments (ca. 75% aller interstitiellen Nephritiden sind medikamentös bedingt) und Steroid-Therapie hat die interstitelle Nephritis eine gute Prognose. Unbemerkt geht die akute Nephritis progredient in eine chronische interstitielle Fibrose über (siehe Abbildung 3). Der Anteil der interstitiellen Nephritis an manifester terminaler Niereninsuffizienz wird in Deutschland bei ca. acht Prozent geschätzt. Die interstitielle Nephritis demonstriert, dass interstitielle Fibrose auch ohne vorangegangenen Nephron-Untergang zur terminalen Niereninsuffizienz führt und dass anti-inflammatorische immunsuppressive Therapie ein vielversprechender Therapie-Ansatz in frühen Stadien ist, nicht aber zur Therapie manifester Fibrose geeignet ist.

Fazit

Auch wenn es noch keine spezifischen anti-fibrotischen Therapien gibt, ist eine genaue Analyse des Fibrose-Areals in Hinblick auf Lokalisation und zelluläre Zusammensetzung hilfreich, um die Prognose individueller Patienten und den möglichen Effekt einer anti-inflammatorischen Therapie einzuschätzen.

Literatur

1. Risdon R.A., Sloper J.C. & De Wardener H.E. (1968). Relationship between renal function and histological changes found in renal-biopsy specimens from patients with persistent glomerular nephritis. *Lancet, 2,* 363–366.
2. Bohle A., Glomb D., Grund K.E. & Mackensen S. (1977). Correlation between relative interstitial volume of the renal cortex and serum creatinine concentration in minimal changes with nephrotic syndrome and in focal sclerosing glomerulonephritis. *Virchows Arch A Pathol Anat Histol, 376,* 221–232.
3. Bohle A., Kressel G., Muller C.A. & Muller G.A. (1989). The pathogenesis of chronic renal failure. *Pathol Res Pract, 185,* 421–440.
4. Eddy A.A. (2005). Progression in chronic kidney disease. *Advances in Chronic Kidney Disease, 12,* 353–365.
5. Gabbiani G. (2000). The myofibroblast in wound healing and fibrocontractive diseases. *Journal of Pathology, 200,* 500–503.
6. Becker G.J. & Hewitson T.D. (2000). The role of tubulointerstitial injury in chronic renal failure. *Curr Opin Nephrol Hypertens, 9,* 133–138.
7. Tang W.W., Van G.Y. & Qi M. (1997). Myofibroblast and alpha 1 (III) collagen expression in experimental tubulointerstitial nephritis. *Kidney Int, 51,* 926–931.
8. Zeisberg M., Strutz F. & Muller G.A. (2000). Role of fibroblast activation in inducing interstitial fibrosis. *J Nephrol, 13, Suppl 3,* S111–120.
9. Zeisberg M. & Kalluri R. (2013). Cellular Mechanisms of Tissue Fibrosis. 1. Common and organ-specific mechanisms associated with tissue fibrosis. *Am J Physiol Cell Physiol, 304,* C216–225.
10. Bechtel W., McGoohan S., … & Zeisberg M. (2010). Methylation determines fibroblast activation and fibrogenesis in the kidney. *Nat Med, 16 (5),* 544–550. doi:10.1038/nm.2135
11. Berchtold L., Friedli I., Vallee J.P. et al. (2017). Diagnosis and assessment of renal fibrosis: the state of the art. *Swiss Medical Weekly, 147,* w14442.
12. Zeisberg M., Tampe B., LeBleu V. et al. (2014). Thrombospondin-1 deficiency causes a shift from fibroproliferative to inflammatory kidney disease and delays onset of renal failure. *American Journal of Pathology, 184,* 2687–2698.
13. Mansour S.G., Puthumana J., Coca S.G. et al. (2017). Biomarkers for the detection of renal fibrosis and prediction of renal outcomes: a systematic review. *BMC Nephrology, 18,* 72.
14. Tampe B., Tampe D., … & Zeisberg M. (2015). Induction of Tet3-dependent epigenetic remodeling by low-dose hydralazine attenuates progression of chronic kidney disease. *EBioMedicine, 2,* 19–36.

15. Maschio G., Oldrizzi L. & Rugiu C. (1991). Is there a "point of no return" in progressive renal disease? *J Am Soc Nephrol, 2,* 832–840.
16. Zeisberg M., Hanai J., Sugimoto H. et al. (2003). BMP-7 counteracts TGF-beta1-induced epithelial-to-mesenchymal transition and reverses chronic renal injury. *Nature Medicine, 9,* 964–968.
17. Fioretto P., Sutherland D.E., Najafian B. & Mauer M. (2006). Remodeling of renal interstitial and tubular lesions in pancreas transplant recipients. *Kidney Int, 69,* 907–912.
18. Liu F., Wang L., Qi H. et al. (2017). Nintedanib, a triple tyrosine kinase inhibitor, attenuates renal fibrosis in chronic kidney disease. *Clinical Science, 131,* 2125–2143.
19. Voelker J., Berg P.H., Sheetz M. et al. (2017). Anti-TGF-beta1 Antibody Therapy in Patients with Diabetic Nephropathy. *J Am Soc Nephrol, 28,* 953–962.

Chronische Niereninsuffizienz, Nierenersatzverfahren

Renale Anämie
Christian Rosenberger

Vorbemerkung

Vereinfacht steht die Behandlung der renalen Anämie auf den beiden Säulen Erythropoiese-stimulierende Angenzien (ESAs) und Eisen, und die beiden wichtigsten Fragen lauten „wie viel ist genug" und „wie viel ist zu viel". Aus diesem Stoff ergibt sich in den letzten 30 Jahren eine leinwandreife Sage aus Gut, Böse, Glauben, Hoffnung, Enttäuschung, Sieg, Niederlage… Kaum ein Bereich der Nephrologie ist so emotionsgeladen wie dieser. Unseren Patienten schulden wir aber eine nüchterne, auf Wissenschaft gegründete Entscheidung. Es gibt inzwischen eine Reihe von großen, prospektiven, randomisiert-kontrollierten Studien (RCTs). Auch wenn die Ergebnisse so mancher liebgewonnenen Ansicht widersprechen, diese Studien bleiben das höchste Evidenzniveau, das wir haben. Unlängst konnte man den Eindruck gewinnen, die Evidenzpyramide würde auf den Kopf gestellt werden: Die Ergebnisse einer großen RCT (PIVOTAL; Macdougall et al., 2019) wurden mithilfe einer Beobachtungsstudie (Karaboyas et al., 2020) mehr oder weniger offen in Frage gestellt. Wir sollten uns deshalb erinnern: Beobachtungsstudien können Hypothesen generieren, aber niemals Hypothesen verifizieren.

Die Empfehlungen für den Umgang mit renaler Anämie entstanden alle vor der Veröffentlichung der PIVOTAL-Studie (Macdougall et al., 2019): Empfehlungen der europäischen Expertengruppe Kidney Disease/Improving Global Outcomes, KDIGO (KDIGO, 2012) sowie darauf erschienene Experten-Kommentare: European Renal Best Practice (ERBP; Locatelli et al. 2013), Kidney Disease Outcomes Quality Initiative (KDOQI; Kliger et al., 2013; Drüeke & Parfrey, 2012). Wir dürfen gespannt sein, ob die neuen Daten zu einer Veränderung der Empfehlungen führen werden…

Das Thema Anämie bei chronischer Niereninsuffizienz (chronic kidney disease, CKD) ist relativ komplex. Wir können vermutlich nicht für jede klinische Situation eine Handlungsanweisung in den Guidelines erwarten. Die Guidelines sind in manchen Punkten sicherlich nicht endgültig, insbesondere da, wo sie auf geringer Evidenz gründen. Die internationalen Experten sprechen sich in vielen Situationen für ein individualisiertes Vorgehen aus. Die folgende Arbeit soll unterstützen, einen individuellen Weg zu finden.

Physiologie der Blutbildung

Die Blutbildung durchläuft im roten Knochenmark folgende Zellstadien: pluripotente Stammzelle, erythroide burst forming unit (BFUe), erythroide colony forming unit (CFUe), Proerythroblast, basophiler Erythroblast, polychromatischer Erythroblast, orthochromatischer Erythroblast, Retikulozyt (Elliott et al., 2008; Jelkmann, 2013; Koury, 2014). Letzterer wird ins periphere Blut ausgeschüttet, wo er zum Erythrozyten reift. Die Retikulozyten-Reifung dauert ein bis fünf Tage. Unter physiologischen Bedingungen verbringen die Retikulozyten etwa die Hälfte der Reifungsphase im Knochenmark.

Dem Glykopeptid-Hormon Erythropoietin (EPO) kommt bei der Blutbildung eine entscheidende Rolle zu (Elliott et al., 2008; Jelkmann, 2013; Koury, 2014). EPO besteht aus 165 Aminosäuren und vier Glykanresten. Das Molekulargewicht beträgt 30,4 kDa, wovon 40 Prozent auf den Glykananteil entfallen. EPO wird im adulten Organismus überwiegend in spezialisierten tubulo-interstitiellen Fibroblasten in der juxtamedullären Nierenrinde gebildet. Der dafür entscheidende Transkriptionsfaktor ist Hypoxie-induzierbarer Faktor-(HIF)-2-alpha. Als Besonderheit wird HIF-2-alpha sauerstoffabhängig auf Proteinebene reguliert (Haase, 2013). Unter Normoxie wird HIF-2-alpha-Protein ständig gebildet und abgebaut. Schlüsselenzyme des HIF-2-alpha-Abbaus sind sauerstoffabhängige HIF-Prolyl-Hydroxylasen. Diese Enzyme werden als Sauerstoffsensoren der Zelle angesehen und bieten Angriffspunkte für die Anämietherapie (siehe auch „Orale ESAs, HIF-Aktivatoren"). Physiologische Blut-EPO-Spiegel liegen zwischen 10 und 25 mU/ml, entsprechend 2 bis 5 pMol.

EPO wirkt über membranständige Rezeptoren, die auf CFUe, Proerythroblasten und basophilen Erythroblasten nachweisbar sind. Bindung an den EPO-Rezeptor verhindert die Apoptose der hämatopoetischen Zielzelle. Die hämatopoetischen Zellen reagieren sehr empfindlich auf EPO-Entzug. Fällt der EPO-Spiegel für länger als zwei bis acht Stunden unter einen kritischen Wert, so gehen diese Zellen in Apoptose (Elliott et al., 2008). Die Entwicklung von der CFUe über den Proerythroblasten bis hin zum basophilen Erythroblasten kann bis zu sieben Tage in Anspruch nehmen, eine Zeitspanne, in der die EPO-Spiegel den kritischen Bereich nicht unterschreiten dürfen. Die Wirkung von EPO ist höchstwahrscheinlich in erster Linie zeitabhängig und weniger konzentrationsabhängig (Keller et al., 2015). Dies hat entscheidende Bedeutung für die Auswahl, Applikationsform (subkutan gegen intravenös), Dosierung und das

Dosierungsintervall von ESAs. Unter Anämie steigen die Blut-EPO-Spiegel bis auf das 1.000-fache an, die Blutbildung hingegen kann nur etwa vierfach gesteigert werden. Die maximale Steilheit des Hb-Anstieges wird bei exogen zugeführten rhEPO-Dosen von 200 bis 500 IU/kg erreicht (Elliott et al., 2008). Die oben genannten erythropoietischen Zellen besitzen den klassischen, hochaffinen, homodimeren EPO-Rezeptor (Becker et al., 2010; Broxmeyer et al., 2013). Daneben findet sich auf Endothelien, Kardiomyozyten, Neuronen und anderen nichthämatopoietischen Zelltypen ein heterodimerer, niedrigaffiner EPO-Rezeptor (Broxmeyer et al., 2013). In vitro und im Tierversuch vermittelt dieser u.a. kardio- und neuroprotektive Effekte (Sirén et al., 2009; Kagaya et al., 2012), die jedoch in großen klinischen Studien nicht repliziert werden konnten (Prunier et al., 2012; Ehrenreich et al., 2009). Und, höchstwahrscheinlich, ist der niedrigaffine Rezeptor verantwortlich für unerwünschte Nebenwirkungen von ESAs, die insbesondere bei hohen Dosen auftreten.

Renale Anämie

Definition
Laut KDIGO (2012) ist eine renale Anämie definiert als ein Blut-Hämoglobin-Wert (Hb) von < 13 g/dl bei Männern und < 12 g/dl bei Frauen.

Epidemiologie
Patienten mit CKD entwickeln im Schnitt eine renale Anämie, sobald die eGFR in die Nähe von 30 ml/min fällt (Astor et al., 2002; McFarlane et al., 2008). Die Prävalenz der Anämie in den verschiedenen CKD-Stadien ist: 15 Prozent in den Stadien I und II, 20 Prozent im Stadium III, 65 Prozent im Stadium IV und 75 Prozent im Stadium V (McFarlane et al., 2008).

Prognose
In großen Beobachtungsstudien an CKD-Patienten korrelieren die nichtadjustierten Hb-Werte mit dem Überleben (Ofsthun et al., 2003). Wie wir inzwischen aus RCTs (Besarab et al., 1998; Parfrey et al., 2005; Drüeke et al., 2006; Singh et al., 2006; Pfeffer et al., 2009) wissen, führt jedoch die Behandlung der Anämie mit konventionellen ESAs nicht zu einem besseren Überleben. Im Gegenteil, zumindest in Hochrisikopatienten kann eine Normalisierung des Hb mittels ESAs sogar die Mortalität erhöhen.

Diagnose, Differentialdiagnosen

Die renale Anämie ist eine Ausschlussdiagnose. Eine sorgfältige Anamnese und körperliche Untersuchung auf Blutungshinweise sowie die Bestimmung von Eisenparametern, Vitamin B_{12} und Folsäure im Blut sind unverzichtbar. Erwähnenswert: die weite Verbreitung der Therapie mit Protonenpumpen-Hemmern bei alten und multimorbiden Patienten kann zu Achlorhydrie und zu verminderter Aufnahme von Vitamin B_{12} führen. Bei älteren Patienten mit Anämie und Niereninsuffizienz ist an die Möglichkeit eines Multiplen Myeloms zu denken.

Typischerweise tritt eine renale Anämie bei einer eGFR um 30 ml/min und darunter auf. Die Erythrozyten sind normochrom und normozytär.

Es besteht ein relativer Mangel an EPO. Die Blut-EPO-Spiegel sind meist erhöht (im Mittel 30 mU/ml, Streubereich 4 bis 300 mU/ml; Macdougall et al., 2014). Zum Vergleich sind die Blut-EPO-Spiegel 10 mU/ml bei gesunden Probanden in Zürich (480 Meter ü.d.M.) und tags darauf 25 mU/ml auf dem Jungfraujoch (3.454 Metern ü.d.M; Lundby et al., 2014); 741 U/ml (Streuung 330 bis 3.234 mU/ml) bei schwerer Malaria und Hämolyse (Shabani et al., 2015); 3,7 mU/ml bei Polycythämia vera (Duan et al., 2015). Die Bestimmung der Blut-EPO-Spiegel bringt bei Verdacht auf renale Anämie keine zusätzliche Information.

Passend zu einer hyporegeneratorischen Anämie ist die *absolute* Retikulozytenzahl im Blut vermindert. Der Normwert für die absoluten Retikulozyten im Blut (normal 30 bis 100/nl) korreliert invers mit dem Hämatokrit (Hkt): 150/nl bei Hkt 35%, 250/nl bei Hkt 25%, > 250/nl bei Hkt < 25% (Heimpel et al., 2010). Grund dafür ist, dass unter Anämie die Retikulozyten frühzeitig aus dem Knochenmark ins periphere Blut ausgeschüttet werden. Insgesamt ist die Retikulozyten-Reifungszeit unverändert (1 bis 5 Tage), die Zeit im peripheren Blut verlängert sich jedoch auf Kosten der Knochenmarksphase.

Behandlung

Die Grundpfeiler der Behandlung der renalen Anämie sind Eisen und ESAs. Vieles spricht für die Reihenfolge: erst Eisen, dann ESAs. Eisengabe führt zu Einsparung von ESAs, was angesichts möglicher Nebenwirkungen von hohen ESA-Dosen und nicht zuletzt ökonomisch sinnvoll erscheint. Demgegenüber sind die möglichen Nebenwirkungen von modernen (intravenösen) Eisenpräparaten zu berücksichtigen. Diese Risiken werden von KDOQI (Kliger et al.,

2013) geringer eingeschätzt als von KDIGO (2012) und noch geringer als von ERBP (Locatelli et al., 2013).

Indikation

Was kann eine Anämie-Behandlung erreichen und was nicht? Die PIVOTAL-Studie (Macdougall et al., 2019) ist die erste RCT, die einen Vorteil einer Intervention, in diesem Fall von intravenöser Eisengabe, auf harte Outcome-Parameter belegt. Zuvor konnte für ESAs in CKD in fünf großen RCTs keine Verbesserung des Überlebens zwischen einem Hb von 10 g/dl und 13,5 g/dl festgestellt werden (Besarab et al., 1998; Parfrey et al., 2005; Drüeke et al., 2006; Singh et al., 2006; Pfeffer et al., 2009). Eine Anhebung des Hb von 7,4 g/dl auf 10,2 g/dl durch ESAs verhinderte Bluttransfusionen und verbesserte die Lebensqualität. Eine weitere Steigerung auf 11,7 g/dl erbrachte diesbezüglich keinen Vorteil (Canadian Erythropoietin Study Group, 1990). Somit kann nach heutigem Studienstand die Anhebung des Hb auf > 10 g/dl mittels ESAs und Eisen Anämie-Symptome lindern, die Lebensqualität verbessern und Bluttransfusionen verhindern.

In Europa und den USA sind drei verschiedene ESAs zugelassen: Epoetin (und Biosimilars), Darbepoetin und CERA. Die Reihenfolge entspricht abfallender Affinität zum EPO-Rezeptor sowie steigender Wirkdauer. Dies erscheint zunächst unlogisch, wird aber verständlich, wenn man bedenkt, dass der feste Ligand-Rezeptor-Komplex in die Zelle aufgenommen wird. Mit anderen Worten, feste EPO-EPO-Rezeptor-Bindung hat zur Folge, dass Epoetin am schnellsten wirkt, aber auch am schnellsten aus der Blutbahn verschwindet. Dies mag erklären, warum sich die Äquivalenzdosen der drei ESAs je nach Behandlungsphase unterscheiden: in der Korrekturphase anders als in der Erhaltungsphase. Bekanntermaßen sind in der ersteren generell höhere ESA-Dosen erforderlich als in der zweiteren. Theoretisch könnte es sowohl bei Wirkung als auch bei Nebenwirkung einen Unterschied zwischen den drei ESAs geben, dazu gibt es aber erstaunlich wenig Daten. Registerstudien kommen zu widersprüchlichen Ergebnissen, während die einzige große RCT keinen Unterschied ergibt (Locatelli et al., 2020).

Eisen

Laborparameter des Eisen-Haushaltes

Die beste, aber in der täglichen Praxis nicht durchführbare Methode zur Bestimmung der Eisenspeicher ist die Knochenmarksbiopsie mit histologischer Eisenfärbung.

Die zurzeit am häufigsten verwendeten Laborparameter zur Abschätzung des Eisenhaushaltes sind: Ferritin, Transferrinsättigung (TSAT), Anteil hypochromer Erythrozyten (in Prozent der Gesamterythrozyten), Retikulozyten-Hb, löslicher Transferrin-Rezeptor. Bekannte Störquellen sind Leberschaden, Inflammation (Ferritin falsch hoch, Transferrin falsch niedrig; Werner & Odenthal, 1969), die zirkadiane Schwankung des Eisenspiegels, kürzlich zurückliegende intravenöse Eisengabe (Ferritin und TSAT falsch hoch). KDIGO (2012) empfiehlt, zwischen intravenöser Eisengabe und Laborbestimmung mindestens eine Woche verstreichen zu lassen. Vermutlich sollte diese Zeitspanne bei höheren Eisendosen (z.B. 1.000 mg) ausgeweitet werden. Zur Aussagekraft von Labor-Eisen-Parametern existiert eine Vielzahl von Studien mit zum Teil widersprüchlichen Ergebnissen (Hackeng et al., 2004; Ritchie et al., 2002; Tessitore et al., 2001; Thomas et al., 2013,). Generell lässt sich sagen: es ist einfacher, mithilfe des Labors einen Eisenmangel festzustellen (Ferritin < 100 ng/ml; TSAT < 20%, > 6% hypochrome Erythrozyten, Retikulozyten-Hb < 29 pg), als ihn auszuschließen. Letztlich ist kein einziger Laborparameter ausreichend valide, um einen Eisenmangel auszuschließen. Im Zweifel zeigt nur die Entwicklung des Hb nach probatorischer Eisengabe, ob ein Eisenmangel vorgelegen hat oder nicht.

Eisen-Verwertungsstörung
Speziell bei CKD-Patienten beobachtet man, dass die Eisenspeicher gefüllt sind, das Eisen aber nicht ausreichend für die Erythropoiese zur Verfügung gestellt wird. Ursache für dieses Phänomen ist häufig eine chronische Inflammation mit erhöhtem Hepcidin-Spiegel. Hepcidin wird in der Leber produziert und reguliert an Zielzellen (Hepatozyten, Duodenalepithelien, RES-Zellen) den Eisentransporter Ferroportin herab. Das Ergebnis ist eine verminderte Eisenaufnahme über das Duodenum und eine verminderte Eisenabgabe aus den Körperspeichern (Coyne, 2011; Zhang et al., 2009).

Absoluter und relativer Eisenmangel
Laut KDIGO (2012) liegt ein absoluter Eisenmangel bei einem Ferritin von < 100 ng/ml + TSAT < 20% vor, ein relativer Eisenmangel hingegen bei einem Ferritin > 100 ng/ml + TSAT < 20%.

Indikation zur Eisen-Therapie
Bei gesichertem oder vermutetem Eisenmangel bestehen zwei klassische Indikationen zur Eisensubstitution: entweder der Hb ist

zu niedrig oder der Hb ist zwar im Zielbereich, jedoch unter Einsatz von ESAs. Die regelmäßigen, wenn auch meist geringen Blutverluste bei der Dialysebehandlung summieren sich und führen über die Zeit zu Eisenmangel. Deshalb ist die Indikation zur Substitution bei dialyseabhängiger (D-CKD) großzügiger zu stellen als bei nichtdialysepflichtiger chronischer Niereninsuffizienz (ND-CKD).

Die PIVOTAL-Studie (Macdougall et al., 2019) zeigte bei Dialysepatienten, dass eine *pro*-aktive intravenöse Eisengabe bis zu einem Plasma-Ferritin von > 700 g/l oder einer TSAT > 40% überlegen ist gegenüber einer *re*-aktiven intravenösen Eisengabe, d.h. erst bei einem Plasma-Ferritin < 200 µg/l oder einer TSAT < 20%. Unter der *pro*-aktiven Eisengabe war der zusammengesetzte Endpunkt aus Tod, überlebtem Herzinfarkt, überlebtem Schlaganfall und Hospitalisierung wegen Herzinsuffizienz mit einem $p > 0{,}04$ signifikant niedriger.

KDIGO (2012) empfiehlt eine probatorische Eisengabe über ein bis drei Monate bei Anämie + Ferritin < 500 ng/ml + TSAT < 30%. Hingegen empfiehlt ERBP (Locatelli et al., 2013) ein differenzierteres Vorgehen bei Anämie: Substitution bei
1) Ferritin < 100 ng/ml + TSAT < 20%,
2) D-CKD + Wunsch nach Hb-Anstieg + Ferritin < 300 ng/ml + TSAT < 25%,
3) ND-CKD + Wunsch nach Hb-Anstieg + Ferritin < 200 ng/ml + TSAT < 25%.

All diese Grenzwerte beruhen auf Expertenmeinungen. Studien belegen, dass selbst Patienten mit TSAT > 30% oder Ferritin > 1.000 ng/ml nach Eisengabe mit einem Hb-Anstieg reagieren können (Coyne et al., 2007; Susantitaphong et al., 2014).

Eisen-Präparate zur intravenösen Gabe

Zur Verfügung stehen Fe^{3+}-Dextran (Cosmofer®, INFeD®), Fe^{3+}-Glukonat (Ferrlecit®), Fe^{3+}-Saccharose (Venofer®), Fe^{3+}-Isomaltose (Monofer®), Fe^{3+}-Carboxymaltose (Ferinject®) und Fe^{3+}-Polyglukose-Sorbitol-Carboxymethylether (Feraheme®). Intravenöse Eisen-Präparate werden zunehmend in CKD-Patienten verwendet (Bailie et al., 2013). Die Auswahl der Präparate unterliegt großen regionalen Schwankungen. In Deutschland wird überwiegend Fe^{3+}-Glukonat und Fe^{3+}-Saccharose eingesetzt (Bailie et al., 2013). Eine schriftliche Aufklärung ist erforderlich. Die im Beipackzettel empfohlene Lösungsmenge ist nicht zu überschreiten, denn dadurch kann freies Eisen entstehen. Es empfiehlt sich, Patienten und Personal ausführlich auf mögliche Begleiterscheinungen hinzuweisen (Richards et al., 2021): Bereits am Tag vor der geplanten Gabe ist

Angst festzustellen. Bei der Gabe selber können Paravasate Schmerzen verursachen. Innerhalb von fünf Minuten nach Start der Infusion kann es zum sog. Fishbane-Effekt kommen, einer Gesichtsrötung, die vermutlich durch Freisetzung von Stickoxid aus Endothelien entsteht; die Reaktion ist harmlos und selbstlimitierend; die Infusion sollte pausiert und danach mit reduzierter Geschwindigkeit fortgesetzt werden. Fünf bis 30 Minuten nach Start der Infusion kann es, sehr selten, zu Überempfindlichkeitsreaktionen kommen: Hautjucken, Quaddeln usw.; die Infusion ist zu stoppen, und das weitere Verfahren entspricht dem bei sonstigen Medikamenten-Allergien. Auch nach einer ereignislosen Infusion ist eine Nachbeobachtungszeit, in der Regel von ca. 30 Minuten, einzuhalten. Vierundzwanzig bis 72 Stunden nach der Infusion können grippeähnliche Symptome und Muskelschmerzen auftreten, eine unangenehme, aber selbstlimitierende Erscheinung. Schließlich können speziell 5 bis 20 Tage nach der Gabe von Eisencarboxymaltose Hypophosphatämien durch Stimulation von Fibroblast-Growth-Factor-23 auftreten (Wolf et al., 2018). Das Risiko ist höher bei erhaltener Nierenfunktion, im Falle der renalen Anämie also eher theoretisch; nichtsdestotrotz sollten die Patienten auf Muskelschwäche als mögliches Symptom von Hypophosphatämie hingewiesen werden.

Als Fazit sind moderne intravenöse Eisenpräparate hochwirksam und nebenwirkungsarm, aber relativ aufwendig in Bezug auf Aufklärung, Organisation und Überwachung.

Eisen-Präparate zur oralen Gabe

Zur Verfügung stehen Fe^{2+}-Fumarat (Rulofer®), Fe^{2+}-Glukonat (Lösferron®), Fe^{2+}-Succinat (Ferrlecit®), Fe^{2+}-Sulfat (Dreisafer®), Fe^{2+}-Glycin-Sulfat (Ferro sanol®), Fe^{3+}-Polymaltose (Ferrum Hausmann®; Santiago, 2012; Pergola et al., 2019) und Fe^{3+}-Citrat (Auryxia® in den USA; in Europa nicht zugelassen). Letzteres wirkt auch als Phosphatbinder (Block et al., 2014). Voraussetzung für die intestinale Resorption von Fe^{3+} ist dessen Umwandlung in Fe^{2+}. Die Bioverfügbarkeit ist besser bei Fe^{2+}-Präparaten als bei Fe^{3+}-Präparaten, und bei Nicht-CKD-Patienten besser als bei CKD-Patienten. Für Fe^{2+}-Sulfat beträgt sie bei Nicht-CKD-Patienten 10 bis 15 Prozent.

In der größten publizierten Studie zum Vergleich von intravenöser und oraler Eisengabe (Macdougall et al., 2014) betrug die orale Dosis 2× 100 mg Eisen pro Tag. Bei der Auswahl und Dosierung der Präparate ist der Gehalt an reinem Eisen pro Tablette/Kapsel zu beachten.

Nahrungsmittel wie z.B. Getreideprodukte, Getränke wie z.B. Tee und Kaffee, und Komedikation wie z.B. Säureblocker oder Chinolone können die Aufnahme von oralem Eisen behindern, sodass eine Einnahme auf nüchternem Magen und mit „ausreichend" klarem Wasser empfohlen wird.

Nebenwirkungen von Eisen-Präparaten
Die versehentliche paravasale Injektion von Eisen kann zu Gewebsveränderungen bis hin zu Nekrosen führen. Nach Eisengabe können Blutmarker für oxidativen Stress erhöht sein (Koskenkorva-Frank et al., 2013; Potthoff & Münch, 2013), was die Sorge vor ischämischen Organschäden schürte. In vitro führt Eisen zu verminderter Phagozytose-Aktivität von Abwehrzellen. Große Registerstudien suggerieren einen Zusammenhang zwischen Eisengabe und dem Auftreten von Infekten (Brookhart et al., 2013). Die Interpretation solcher Studien wird dadurch erschwert, dass Patienten mit Infekten häufig ESA-refraktär sind und höhere Eisendosen erhalten. In RCTs konnten die befürchteten Effekte auf Organschäden und Infekte nicht belegt werden (Macdougall et al., 2014, 2019; Onken et al., 2014], bei allerdings geringer Ereignisrate, was auf ein relativ gesundes Studienkollektiv schließen lässt. RCTs an Hochrisikogruppen liegen zu diesem Thema nicht vor.

Intravenöse Eisen-Präparate können schwerwiegende und sogar fatale Unverträglichkeitsreaktionen hervorrufen. Das Risiko ist am besten belegt für Fe^{3+}-Dextran-Präparate, für die als einzige i.v.-Eisen-Präparate eine Testdosis von 25 mg vorgeschrieben ist. Walters und Van Wyck publizierten 2005 eine große, jedoch retrospektive Studie, für die sie aus einer Periode von 16 Monaten zwischen 1999 und 2000 die elektronischen Akten von 1.066.099 Dialysebehandlungen an 48.509 Patienten in den USA durchforstet hatten. Die Suche nach den Stichworten Dextran und entweder Adrenalin, Glukokortikoide oder Antihistaminika, die jeweils am selben Behandlungstag vermerkt sein mussten, führte zu sieben Fällen, die sich alle durch Recherche vor Ort als schwere Unverträglichkeit entpuppten. Davon waren fünf bei der Testdosis und zwei bei der ersten vollen Dosis aufgetreten. Dies zeigt, dass eine erfolgreiche Testdosis keine Garantie gegen eine schwere Unverträglichkeitsreaktion bietet. Dies zeigt aber auch, dass Patienten, die bereits eine volle Fe^{3+}-Dextran-Dosis gut vertragen haben, ein deutlich geringeres Risiko für eine solche schwere Reaktion tragen. Von den 48.509 untersuchten Patienten erhielten 20.213 erstmalig Fe^{3+}-Dextran (als Testdosis oder als erste volle Dosis nach erfolgreicher Testdosis), sodass sich das Risiko einer schweren Unverträglichkeitsreaktion bei erstmaliger Gabe mit 7:20.213 = 0,037 Prozent ergibt. Die Autoren konnten aus den Unterlagen weitere 337 Unverträglichkeitsreaktionen auf Fe^{3+}-Dextran ausfindig machen, für die keine medikamentöse Therapie eingeleitet worden war, und die demnach als nicht bedrohlich eingestuft wurden. Dies ergibt eine Rate von 337:1.066.099 = 0,0316 Prozent an nicht bedrohlichen Reaktionen.

Für nicht-dextranhaltige Eisen-Präparate gibt es zwar RCTs, dafür aber mit weit geringeren Fallzahlen als in der Studie von Walters und Van Wyck. In der FIND-CKD-Studie (Macdougall et al., 2014) wurden 304 Patienten über zwölf Monate mit Fe^{3+}-Carboxymaltose behandelt, von denen zwei eine Unverträglichkeitreaktion entwickelten, jedoch weder medikamentös noch stationär behandelt werden mussten. Die Kardinalsymptome waren Hypotonie und abdominelle Schmerzen, möglicherweise Ausdruck einer Minderperfusion im Splanchnikus-Gebiet. Alle Unverträglichkeitsreaktionen äußerten sich während oder kurz nach der Injektion. In der REPAIR-IDA-Studie (Onken et al., 2014) erhielten 2.561 ND-CKD-Patienten für acht Wochen intravenöses Eisen (Fe^{3+}-Saccharose gegen Fe^{3+}-Carboxymaltose). Es traten neun Unverträglichkeitsreaktionen auf unter Fe^{3+}-Carboxymaltose und zwei unter Fe^{3+}-Saccharose. Eine schwerwiegende Reaktion trat 33 Tage nach der ersten Fe^{3+}-Carboxymaltose-Gabe auf, wurde aber als unabhängig von der Studienmedikation gewertet. Die restlichen Unverträglichkeitsreaktionen wurden als leicht- bis mittelgradig eingestuft.

Für alle intravenösen Eisen-Präparate wird eine Nachbeobachtung von mindestens 30 Minuten, bei Fe^{3+}-Dextran von mindestens 60 Minuten vorgeschrieben. Nach einem Rote-Hand-Brief von November 2013 müssen alle Patienten für eine intravenöse Eisengabe schriftlich aufgeklärt werden, insbesondere über die Möglichkeit einer tödlichen Unverträglichkeitsreaktion. Die intravenöse Eisengabe darf nur unter ständiger Überwachung durch Fachpersonal erfolgen. Die Möglichkeit der Notfallversorgung muss vorhanden sein.

Orale Eisen-Präparate haben eine geringe Bioverfügbarkeit (< 20%; Santiago, 2012), da die Eisenaufnahme aus dem Duodenum nicht besonders effektiv ist. Bei CKD-Patienten ist aufgrund von erhöhten Hepcidin-Spiegeln die intestinale Absorbtion von Eisen noch weiter vermindert. Orale Eisenpräparate führten relativ häufig zu gastrointestinalen Nebenwirkungen (in ca. 40%, und in ca. 20% zu vorzeitigem Therapie-Abbruch in der FIND-CKD-Studie; Macdougall et al., 2014).

Intravenöse gegen orale Eisen-Substitution

In CKD ist die intravenöse Eisengabe schneller und besser Hb-wirksam gegenüber der oralen. Dies belegen eine Reihe von RCTs:

a) D-CKD-Patienten *mit* ESA:
   Drei RCTs (Provenzano et al., 2009; Li et al., 2008a, 2008b); insgesamt 412 Patienten; ΔHb_{iv} 1,02 g/dl vs. ΔHb_{po} 0,46 g/dl; ΔHb_{iv} 3,77 g/dl vs. ΔHb_{po} 1,79 g/dl; ΔHb_{iv} 3,38 g/dl vs. ΔHb_{po} 0,68 g/dl;
b) ND-CKD-Patienten *mit* ESA:
   Drei RCTs (Qunibi et al., 2011; Spinowitz et al., 2008; Van Wyck et al., 2005); insgesamt 847 Patienten; ΔHb_{iv} 0,95 g/dl vs. ΔHb_{po} 0,5 g/dl; ΔHb_{iv} 0,82 g/dl vs. ΔHb_{po} 0,16 g/dl; ΔHb_{iv} 0,7 g/dl vs. ΔHb_{po} 0,4 g/dl;
c) ND-CKD-Patienten *ohne* ESA:
   Fünf RCTs (Agarwal et al., 2006; Qunibi et al., 2011, Spinowitz et al., 2008, Van Wyck et al., 2005); insgesamt 1.073 Patienten; ΔHb_{iv} 0,4 g/dl vs. ΔHb_{po} 0,2 g/dl; ΔHb_{iv} 1,16 g/dl vs. ΔHb_{po} 0,75 g/dl; ΔHb_{iv} 0,62 g/dl vs. ΔHb_{po} 0,13 g/dl; ΔHb_{iv} 0,7 g/dl vs. ΔHb_{po} 0,4 g/dl; ΔHb_{iv} 1,4 g/dl vs. ΔHb_{po} 1,0 g/dl.

Die einzelnen Studien sind untereinander nur eingeschränkt vergleichbar. Der Unterschied im ΔHb zwischen intravenöser und oraler Eisengabe scheint tendenziell unter ESAs größer zu sein als ohne ESAs, ebenso bei D-CKD größer als bei ND-CKD.

Das Nutzen-Risiko-Verhältnis intravenöser Eisenpräparate in CKD-Patienten wird von einigen Experten als günstig angesehen (Auerbach & Macdougall, 2014; Nissenson & Charytan, 2003), das Thema bleibt jedoch kontrovers.

Erythropoiese-stimulierende Agenzien (ESAs)

Erythropoietin ist aufgrund seiner ausgeprägten Glykosylierung nicht 1:1 durch pharmazeutische Verfahren herzustellen. Das künstlich hergestellte Hormon, streng genommen ein Biological, erhält deshalb ein sogenanntes international non-proprietary name (INN), welches sich von dem körpereigenen unterscheidet. Epoetin alfa war das erste künstlich hergestellte Erythropoietin, gefolgt von Epoetin beta, Darbepoetin alfa und Continuous Erythropoietin Receptor Activator (CERA; Tabelle 1). Epoetin alfa und beta unterscheiden sich chemisch nur marginal, nicht jedoch in ihrer Pharmakokinetik und -dynamik. Die Halbwertszeit des Moleküls korreliert mit der Anzahl der Sialin-Gruppen. Diese Erkenntnis führte zur Entwicklung von Darbepoetin alfa, welches im Vergleich zu Epoetin 2 zusätzliche Glykan-Gruppen trägt, was die maximale Anzahl der Sialin-Gruppen von 14 auf 22 erhöht, die Halbwertszeit (bei intravenöser Gabe) von 6 bis 9 Std. auf 25 Std. erhöht, die Affinität zum EPO-Rezeptor jedoch deutlich verringert. Eine weitere Entwicklung ist CERA, das durch Pegylierung von Epoetin beta entstand und

	1. Generation ESA			2. Generation ESA		Biosimilars		
INN	Epoetin alfa	Epoetin beta	Darbepoetin alfa	C.E.R.A	Peginesatide*	Epoetin alfa	Epoetin zeta	Epoetin theta
Werk-Kürzel						HX575	SB309	XM01
Handelsname	Epogen Eprex Erypo	NeoRecormon	Aranesp	Mircera	Hematide	Binocrit, Abseamed Epoetin alfa hexal	Retacrit Silapo	Eporatio Biopoin
Hersteller	Amgen, Johnson & Johnson	Roche	Amgen	Roche	Affymax, Takeda	Sandoz/ Novartis, Hexal	Hospira, Stada	Ratiopharm, Teva
Zulassung EU	1988	1990	2001	2007	–	2007	2007	2009
Chemie Aminosäuren Glykosylgruppen MG Sonstiges	165 4 ~ 30 kD	165 4 ~ 30 kD	165 6 ~ 37 kD	165 4 ~ 60 kD PEG-konj.	2× 21 0 ~ 50 kD synth. PEG-konj.	165 4 ~ 30 kD	165 4 ~ 30 kD	165 4 ~ 30 kD
Sialinreste	max. 14	max. 14	max. 22	max. 14	0	max. 14	max. 14	max. 14
HWZ i.v. (h)	6–9	6–9	25	134	33–77	6–9**	6–9**	6–9**
HWZ s.c. (h)	20–25	20–25	49	139	~ 50	20–25**	20–25**	20–25*
Bioverfügbarkeit s.c./i.v. (%)	20–40	20–40	37	52	~ 40	20–40**	20–40**	20–40**

HWZ: Halbwertszeit im Blut; CERA: continuous erythropoietin receptor activator; INN: international non-proprietary name; MG: Molekulargewicht; PEG-konj.: mit Polyethylen-Glykol konjugiert;
*: in den USA zugelassen und aufgrund von schweren Unverträglichkeitsreaktionen vom Markt genommen;
**: extrapoliert von Erstgeneration-ESAs.

Tabelle 1
Erythropoiesestimulierende Arzneimittel (ESAs)

eine weitere Verlängerung der Halbwertszeit auf 134 Std. (bei intravenöser Gabe) erzielte (Jelkmann, 2013; Elliott et al., 2008).

ESA-Biosimilars

Für Darbepoetin alfa und CERA besteht noch Patentschutz. Nach Ablauf des Patentschutzes für Epoetin alfa und beta wurden sogenannte Biosimilars produziert. Im Gegensatz zu Generika weichen Biosimilars chemisch mehr oder weniger deutlich von der Referenzsubstanz ab. Alle bisher zugelassenen ESAs, einschließlich der Biosimilars müssen in genetisch veränderten lebenden Zellen produziert werden, was von Hersteller zu Hersteller eine unterschiedliche Glykosylierung zur Folge hat. Biosimilars unterliegen bei der Food and Drug Administration (FDA) und der European Medicines Agency (EMA) einem sehr strengen Zulassungs- (mindestens zwei Phase-3-Studien) und einem auf die Zulassung folgenden Überwachungsprozess. Biosimilars müssen der Referenzsubstanz gegenüber gleichwertig sein in Bezug auf Qualität, Wirksamkeit und Sicherheit. Die an Mäusen getestete Wirksamkeit darf zwischen 80 und 120 Prozent der Referenzsubstanz betragen (Abraham & MacDonald, 2012; Jelkmann, 2012).

In Europa haben drei ESA-Biosimilars (Tabelle 1) die Zulassung zur Behandlung der renalen Anämie erhalten. Sie gelten als sicher. Gewarnt wird ausdrücklich vor Präparaten aus Erdteilen mit weniger strengen Zulassungsbehörden. Die Nomenklatur der Biosimilars ist etwas verwirrend: Obwohl alle drei in Europa zugelassenen in den Zuckerketten vom Epoetin alfa oder beta abweichen, erhielt eines das INN-Epoetin alfa, die anderen beiden jedoch das INN-Epoetin zeta bzw. Epoetin theta. Experten empfehlen die Verwendung der Substanzkürzel und Handelsnamen zur besseren Verfolgung der Literatur zu den einzelnen Substanzen.

Anti-ESA-Antikörper

Der Einsatz von ESAs kann zur Bildung von Anti-ESA-Antikörpern führen, von denen jedoch nur ein Teil gegen die Proteinkomponente gerichtet ist und neutralisierend wirkt. Neutralisierende ESA-Antikörper führen zum Wirkverlust von ESAs und zur Antagonisierung des endogen produzierten EPO, was in eine pure red cell aplasia (PRCA) mündet (Macdougall et al., 2012).

Eine PRCA kann frühzeitig am Abfall der absoluten Retikulozyten im peripheren Blut (Beispiele: innerhalb von drei Tagen von 45/nl auf 0/nl bei einem Patienten, und von 80/nl auf 40/nl bei einem anderen Patienten; Haag-Weber et al., 2012) erkannt werden.

In den Jahren 2002 bis 2003 kam es zu einer Häufung von PRCA-Fällen, mit einer Inzidenz von 4,5 auf 10.000 Patientenjahre. Aktuell rechnet man, wie in der Zeit vor 2002, mit einer Inzidenz der PRCA von 0,02 bis 0,03 auf 10.000 Patientenjahre. Die Gründe für den vorübergehenden Inzidenzanstieg sind letztlich nicht geklärt, es kursieren jedoch mehrere Hypothesen. Die Fälle traten fast ausschließlich in Europa und nach subkutaner Gabe von Epoetin alfa auf, welches kurz davor für den europäischen Markt verändert werden musste. Die EMA hatte aus Sorge um eine mögliche Übertragung der Creutzfeldt-Jakob-Krankheit Rinderalbumin als Epoetin-Lösungsstabilisator verboten, sodass stattdessen Polysorbat-80 zum Einsatz kam. Experten schließen weitgehend aus, dass Polysorbat-80 alleine für PRCA verantwortlich war. Vermutlich gab die Kombination mehrerer Faktoren den Ausschlag: weniger stabile Epoetin-Lösung unter Polysorbat-80, nicht fachgerechte Lagerung (gerade beim Einsatz außerhalb ärztlicher Einrichtungen und durch medizinische Laien erscheint dies möglich) und die per se erhöhte Immunogenität der subkutanen Applikationsform. Ferner wurde vermutet, dass Substanzen, die die Epoetin-Löslichkeit verringern können, vom Gummistopfen in den Inhalt der Fertigspritzen gelangt sind. Diese Hypothese konnte weder bewiesen noch widerlegt werden. Zum Schutz vor möglichen Substanzleckagen wurden die Gummistopfen daraufhin jedoch mit Teflon beschichtet. In einer Zulassungsstudie entwickelten zwei von 174 Patienten, die für 52 Wochen mit dem Biosimilar HX575 (Epoetin-alfa, Binocrit®, Abseamed®, Epoetin alfa Hexal®) behandelt wurden, eine PRCA. Als Ursache dafür wurden Wolfram-Verunreinigungen der Glas-Fertigspritzen verantwortlich gemacht. Nach entsprechender Umstellung des Herstellungsprozesses konnte das Problem der PRCA-Entwicklung offensichtlich behoben werden.

Die Erfahrung der letzten Jahre lehrt, dass jede Umstellung des ESA-Herstellungsprozesses die Gefahr einer erhöhten Immunogenität birgt. Ebenso ist auf fachgerechte Lagerung und Einhaltung der Kühlkette zu achten. Die subkutane Verabreichung von ESA ist mit einer höheren Rate an Immunisierungen verbunden als die intravenöse. Alte und gebrechliche Patienten sollten möglichst nicht mit ESA-Selbstinjektion betraut werden.

Eine PRCA kann prinzipiell bei allen bisher zugelassenen ESAs und ungeachtet der Applikationsform auftreten.

Nebenwirkungen von ESAs

ESAs werden u.a. mit arterieller Hypertonie, Schlaganfall, venösen Thrombosen (insbesondere bei Malignompatienten) und Dialyse-Shunt-Thrombosen in Verbindung gebracht. Die möglichen pathophysiologischen Mechanismen bleiben weitgehend unklar.

Ein gleichzeitig bestehender Eisenmangel könnte über eine Thrombozytose die Thromboseneigung unter ESAs erhöhen, weshalb auf ausreichende Eisengabe zu achten ist (Streja et al., 2008). Das Schlaganfall-Risiko ist am besten in der TREAT-Studie belegt und hängt vermutlich mit einem erhöhten arteriellen Blutdruck zusammen, auch wenn bei Einzelmessungen des TREAT-Protokolls keine Differenz zwischen den Studiengruppen festgestellt werden konnte. EPO kann glatte Muskelzellen zur Proliferation anregen, was zu Dialyse-Shunt-Stenosen führen könnte.

PRCA (siehe auch „Anti-ESA-Antikörper") ist eine sehr seltene, aber sehr ernsthafte Komplikation, die durch Anti-ESA-Antikörper vermittelt wird.

ESAs könnten das Wachstum maligner Tumore fördern, auch wenn die experimentelle und klinische Evidenz dafür nicht sehr gut ist. Die mRNA für EPO-Rezeptoren wurde in malignen Zellen entdeckt, nicht jedoch das Protein. Eine große Metaanalyse an über 15.000 Krebs-Patienten konnte keinen Einfluss von ESAs auf Überleben oder Krankheitsprogress belegen (Glaspy et al., 2010).

Die 2012-KDIGO-Gruppe äußert als Expertenmeinung eine Empfehlung für Transfusionen und gegen ESAs bei Malignomen mit kurativer Therapie. In Ermangelung robuster klinischer Daten bleibt das Thema kontrovers (Musio, 2020). Pragmatisch wird man entsprechende Patienten für eine ESA-Therapie, wie für Transfusionen, aufklären. Für neue, in der klinischen Erprobung befindliche ESAs, die die HIF-Prolyl-Hydroxylase hemmen (siehe auch „Orale ESAs, HIF-Aktivatoren"), gilt hingegen eine Malignom-Vorgeschichte als Ausschlusskriterium. Sie führen nämlich zur Akkumulation von HIF. HIF alleine führt zwar nicht zu maligner Entartung, eine bereits maligne Zelle gewinnt jedoch durch HIF einen wichtigen Überlebensvorteil und möglicherweise auch Metastasierungspotenzial. Als Paradebeispiel für die maligne Potenz von HIF gilt das klarzellige Nierenzellkarzinom.

Intravenöse gegen subkutane Gabe von ESAs

Subkutanes Epoetin scheint, je nach Studie, mehr oder weniger deutlich wirksamer zu sein als intravenöses (Leikis et al., 2004; Raymond et al., 2006). Reymond und Kollegen (2006) fanden, dass Epoetin bei subkutaner Gabe im Schnitt um etwa 30 Prozent wirksamer ist als bei intravenöser Gabe. Der Unterschied war umso größer, je niedriger die Epoetin-Wochendosis war: 90 Prozent bei < 5.000 IE/Wo, 40 Prozent bei 5.000–10.000 IE/Wo, 25 Prozent bei 10.000 bis 20.000 IE/Wo, und –3 Prozent bei > 20.000 IE/Wo. Demgegenüber fanden Pizzarelli und Kollegen (2006) eine vergleichbare Wirksamkeit von subkutanem und intravenösem Epoetin bei einer Dosis von etwa 7.500 IE/Wo.

Darbepoetin hingegen scheint in beiden Applikationsformen ungefähr gleich wirksam (Bolasco & Atzeni, 2011).

Die Ursachen für diese Phänomene sind nicht ganz klar. Vermutlich spielt die ESA-Spitzenkonzentration eine Rolle, wie auch die Halbwertszeit, Fläche unter der Kurve und Affinität zum EPO-Rezeptor.

Interessanterweise wird subkutanes Epoetin im Interstitium und vermutlich auch im lymphatischen System abgebaut, was die Bioverfügbarkeit auf 25 bis 40 Prozent und die Spitzenspiegel auf fünf bis zehn Prozent des intravenösen Epoetin reduziert (Tabelle 1). Die Blut-Halbwertszeit ist jedoch mit 25 Std. deutlich verlängert im Vergleich zu den sechs bis neun Stunden bei intravenöser Gabe. Die Blut-Halbwertszeit von Darbepoetin beträgt 25 Std. bei intravenöser und 49 Std. bei subkutaner Gabe. Die Blut-Halbwertszeit von CERA beträgt 134 Std. bei intravenöser und 139 Std. bei subkutaner Gabe (Elliott et al., 2008).

Dosierung von ESAs

Epoetin alfa/beta sollte höchstwahrscheinlich am besten dreimal wöchentlich, Darbepoetin alfa wöchentlich und CERA monatlich verabreicht werden (Keller et al., 2015). Ziel sollte es sein, mit möglichst geringen Einzeldosen eine ausreichend lange Stimulation der EPO-Rezeptoren zu bewerkstelligen. Wie bereits erwähnt, kann sich der streng EPO-abhängige Abschnitt der Erythropoiese, nämlich die Entwicklung von CFUe über Proerythroblast zum basophilen Erythroblasten, bis zu sieben Tage hinziehen, in denen der EPO-Spiegel einen kritischen Wert nicht unterschreiten darf. In der Praxis ist es allerdings schwierig, zumindest in Deutschland, die Einzeldosis zu verändern, da ESA-Fertigspritzen einzelnen Patienten zugeordnet werden müssen. So kommt es nicht selten vor, dass statt der Einzeldosis das Dosisintervall verändert wird.

Die subkutane und intravenöse Applikation ist für CERA und vermutlich auch für Darbepoetin gleich wirksam. Bei Epoetin ist vermutlich die subkutane Gabe effektiver (siehe auch „Intravenöse gegen subkutane Gabe von ESAs"). Aus praktischen Gründen wird Epoetin bei Dialysepatienten, zumindest in Deutschland, überwiegend intravenös verabreicht. ND-CKD-Patienten erhalten in Deutschland überwiegend Darbepoetin oder CERA.

In der Korrekturphase werden deutlich höhere Dosen gebraucht als in der Erhaltungsphase. Ein Effekt auf den Hb ist frühestens zwei Wochen nach Therapiebeginn zu erwarten. Der Hb-Anstieg sollte nicht mehr als 2 g/dl in vier Wochen betragen (KDIGO, 2012; 2006). Dosiskorrektur nach oben sollte frühestens nach zwei, besser nach vier Wochen erfolgen. Ist der Hb zu hoch, sollte die Dosis reduziert werden. Längere Therapiepausen sind zu vermeiden.

Für die Umrechnung der ESA-Dosis kann ungefähr folgendes Verhältnis zugrunde gelegt werden: Epoetin (IE) : CERA (µg) : Darbepoetin (µg) wie 200 : 5 : 1. Das Wirkverhältnis schwankt jedoch in Abhängigkeit von der Gesamtdosis.

Mangelndes Ansprechen auf ESAs

Die Grenze zur sogenannten ESA hyporesponsiveness ist nicht klar definiert. Badve und Kollegen (2013) legten für ihre ausführliche Literaturrecherche folgende Grenzwerte zugrunde: 200 mU/kg/Woche für Epoetin s.c., 300 mU/kg/Woche für Epoetin i.v. und 1 µg/kg/Woche für Darbepoetin.

Anerkannte Ursachen für ESA hyporesponsiveness sind: Mangel an Eisen, Vitamin B_{12} oder Folsäure, schlechte Dialysance, Aluminium-Toxizität, Hyperparathyreoidismus, Malignome, systemische Inflammation, Gebrauch von Dialysekathetern. Bei etwa zehn Prozent der Patienten kann keine Ursache für das mangelnde Ansprechen auf ESA gefunden werden (Badve et al., 2013).

Die molekularen Grundlagen des Phänomens sind wenig erforscht. Entsprechend unklar ist das therapeutische Vorgehen. Bisherige Interventionsstudien untersuchten u.a. den Einfluss von L-Carnithin, Ascorbinsäure, Statinen, Pentoxifyllin und Androgenen, die jedoch allesamt nicht überzeugend genug waren, sodass KDIGO von ihrem Einsatz abrät.

Richtlinien und Ziel-Hb-Werte bei ESA-Therapie
Für die Einleitung einer ESA-Therapie empfiehlt KDIGO (2012):
1) Hb > 10 g/dl: individuelle Entscheidung, Verbesserung der Lebensqualität in ausgewählten Patienten möglich,
2) Hb < 10 g/dl: individuelle Entscheidung,
3) Hb < 9 g/dl: starke Empfehlung.

Für die Einleitung einer ESA-Therapie empfiehlt ERBP-2013 (Locatelli et al., 2013):
1) ND-CKD-Patienten: Hb nicht routinemäßig unter 10 g/dl fallen lassen,
2) CKD-Patienten mit niedrigem Risiko: ESA bei Hb > 10 g/dl beginnen, nicht jedoch > 12 g/dl,
3) CKD-Patienten mit hohem Risiko, aber *ohne* Ischämiesymptome: ESA bei einem Hb zwischen 9 und 10 g/dl beginnen, Zielwert um 10 g/dl,
4) CKD-Patienten mit hohem Risiko und *mit* Ischämiesymptomen: ESA > 10 g/dl beginnen.

Orale ESAs, HIF-Aktivatoren
Kleine, oral verfügbare Moleküle sind als ESAs in der Erprobung (Übersicht in Maxwell & Eckardt, 2016). Sie hemmen die HIF-Prolyl-Hydroxylase und führen zur Akkumulation von HIF, welcher die EPO-Transkription fördert. Neben EPO steuert HIF einige hundert Gene, von denen etliche bei der Hypoxieanpassung beteiligt sind. Eine HIF-basierte ESA-Therapie kann somit vor Organischämie schützen und wäre theoretisch gerade bei Patienten mit KHK, zerebrovaskulärer Insuffizienz, pAVK und Wundheilungsstörung wertvoll (Muchnik & Kaplan, 2011). HIF-Aktivatoren senken die Plasma-Hepcidin-Spiegel deutlich, was zu einer verbesserten intestinalen Eisenaufnahme und verbesserten Verwertung des Speichereisens führen könnte. HIF schützt vor experimentellem akuten Nierenversagen, sodass unter dieser Therapie eine Chance besteht, dass Episoden von akut-auf-chronischem Nierenversagen abgemildert werden. Kontraindikationen sind Malignome in der Vorgeschichte, feuchte

Macula-Degeneration, proliferative Retinopathie. Der Einsatz bei Patienten mit polyzystischer Nierendegeneration ist aufgrund von experimentellen Daten nicht zu empfehlen, da ein verstärktes Zystenwachstum resultieren kann.

Die ersten beiden RCTs zum Einsatz von HIF-Aktivatoren bei renaler Anämie sind publiziert, jeweils aus China (Chen et al., 2019a, 2019b). Sie belegen, dass HIF-Aktivatoren wirksam und sicher sind. Weitere RCTs, diesmal mit weltweiter Rekrutierung, sind abgeschlossen oder stehen kurz vor dem Abschluss. Man darf auf die Publikationen gespannt sein!

Indikation zur Transfusion von Erythrozyten-Konzentraten

Erythrozyten-Transfusion birgt die Gefahr der Keimübertragung, Transfusionsreaktion und Alloimmunisierung, was gerade im Hinblick auf spätere Organtransplantationen problematisch ist. Im Vergleich zu den körpereigenen, durch ESAs stimulierten Erythrozyten sind transfundierte Erythrozten älter, durch Lagerung verändert, weniger verformbar und besitzen weniger 2,3-Bisphosphoglyzerat.

KDIGO (2012) empfiehlt, die Transfusion gegenüber ESAs zu bevorzugen, wenn ein Malignom in kurativer Absicht behandelt wurde. Bei nicht heilbaren Malignomen und bei Schlaganfall in der Vorgeschichte wird ein individuelles Vorgehen nach eingehender Beratung des Patienten empfohlen.

ERBP-2013 (Locatelli et al., 2013) empfiehlt eine Transfusionsgrenze von 7 g/dl bei hämodynamisch stabilen Patienten, und von 8 g/dl postoperativ, bei vorbestehenden kardiovaskulären Erkrankungen oder Anämiesymptomen.

Literatur

Abraham I. & MacDonald K. (2012). Clinical safety of biosimilar recombinant human erythropoietins. *Expert Opin Drug Saf, 11 (5)*, 819–840.

Agarwal R., Rizkala A.R., Bastani B. et al. (2006). A randomized controlled trial of oral versus intravenous iron in chronic kidney disease. *Am J Nephrol, 26 (5)*, 445–454.

Astor B.C., Mutner P., Levin A. et al. (2002). Association of kidney function with anemia: the third national health and nutrition examination survey (1988–1994). *Arch Intern Med, 162*, 1401–1408.

Auerbach M. & Macdougall I.C. (2014). Safety of intravenous iron formulations: facts and folklore. *Blood Transfus, 12 (3)*, 296–300.

Badve S.V., Beller E.M., Cass A. et al. (2013). Interventions for erythropoietin-resistant anaemia in dialysis patients. *Cochrane Database Syst, Rev 8,* CD006861.

Bailie G.R., Larkina M. Goodkin D.A. et al. (2013). Variation in intravenous iron use internationally and over time: the Dialysis Outcomes and Practice Patterns Study (DOPPS). *Nephrol Dial Transplant, 28 (10),* 2570–2579.

Becker V., Schilling M., Bachmann J. et al. (2010). Covering a broad dynamic range: information processing at the erythropoietin receptor. *Science, 328 (5984),* 1404–1408.

Besarab A., Bolton W.K., Browne J.K. et al. (1998). The effects of normal as compared with low hematocrit values in patients with cardiac disease who are receiving hemodialysis and Epoetin. *NEJM, 339,* 584–590.

Block G.A., Fishbane S., Rodriguez M. et al. (2014). A 12-week, double-blind, placebo-controlled trial of ferric citrate for the treatment of iron deficiency anemia and reduction of serum phosphate in patients with CKD stages 3–5. *Am J Kidney Dis, S0272-6386 (14),* 01357-2.

Bolasco P. & Atzeni A. (2011). Erythropoiesis-stimulating agents: switch from intravenous to subcutaneous administration in hemodialyzed patients. *Int J Clin Pharmacol Ther, 49 (12),* 744–749.

Brookhart M.A., Freburger J.K., Ellis A.R. et al. (2013). Infection risk with bolus versus maintenance iron supplementation in hemodialysis patients. *J Am Soc Nephrol, 24 (7),* 1151–1158.

Broxmeyer H.E. (2013). Erythropoietin: multiple targets, actions, and modifying influences for biological and clinical consideration. *J Exp Med, 210 (2),* 205–208.

Canadian Erythropoietin Study Group (1990). Association between recombinant human erythropoietin and quality of life and exercise capacity of patients receiving hemodialysis. *BMJ, 300 (6724),* 573–578.

Chen N., Hao C., Liu B.C. et al. (2019a). Roxadustat treatment for anemia in patients undergoing long-term dialysis. *NEJM, 381 (11),* 1011–1022.

Chen N., Hao C., Peng X. et al. (2019b). Roxadustat for anemia in patients with kidney disease not receiving dialysis. *NEJM, 381(11),* 1001–1010.

Coyne D.W., Kapoian T., Suki W. et al. (2007). Ferric gluconate is highly efficacious in anemic hemodialysis patients with high serum ferritin and low transferrin saturation: results of the dialysis patients' response to iv iron with elevated ferritin (DRIVE) study. *J Am Soc Nephrol, 18 (3),* 975–984.

Drüeke T.B., Locatelli F., Clyne N. et al. (2006). Normalization of hemoglobin level in patients with chronic kidney disease and anemia. *NEJM, 355,* 2071–2084.

Drüeke T.B. & Parfrey P.S. (2012). Summary of the KDIGO guideline on anemia and comment: reading between the (guide)line(s). *Kidney Int, 82 (9)*, 952–960.

Duan Y., Nie J., Zhang Z. & Ji C. (2015). Acquired von Willebrand syndrome in a case of polycythemia vera resulting in recurrent and massive bleeding events in the pleural and abdominal cavity. *Blood Coagul Fibrinolysis, 26 (1)*, 101–103.

Ehrenreich H., Weissenborn K., Prange H. et al.; EPO Stroke Trial Group (2009). Recombinant human erythropoietin in the treatment of acute ischemic stroke. *Stroke, 40 (12)*, e647–656.

Elliott S., Pham E. & Macdougall I.C. (2008). Erythropoietins: a common mechanism of action. *Exp Hematol, 36 (12)*, 1573–1584.

Glaspy J. (2014). Current status of use of erythropoietic agents in cancer patients. *Semin Thromb Hemost, 40 (3)*, 306–312.

Haag-Weber M., Eckardt K.U., Hörl W.H. et al. (2012). Safety, immunogenicity and efficacy of subcutaneous biosimilar Epoetin-α (HX575) in non-dialysis patients with renal anemia: a multi-center, randomized, double-blind study. *Clin Nephrol, 77 (1)*, 8–17.

Haase V.H. (2013). Regulation of erythropoiesis by hypoxia-inducible factors. *Blood Rev, 27 (1)*, 41–53.

Hackeng C.M., Beerenhout C.M., Hermans M. et al. (2004). The relationship between reticulocyte hemoglobin content with C-reactive protein and conventional iron parameters in dialysis patients. *J Nephrol, 17 (1)*, 107–111.

Heimpel H., Diem H. & Nebe T. (2010). Die Bestimmung der Retikulozytenzahl: Eine alte Methode gewinnt neue Bedeutung. *Med Klin, 105 (8)*, 538–543.

Jelkmann W. (2012). Biosimilar recombinant human erythropoietins ("epoetins") and future erythropoiesis-stimulating treatments. *Expert Opin Biol Ther, 12 (5)*, 581–592.

Jelkmann W. (2013). Physiology and pharmacology of erythropoietin. *Transfus Med Hemother, 40*, 302–309.

Kagaya Y., Asaumi Y., Wang W. et al. (2012). Current perspectives on protective roles of erythropoietin in cardiovascular system: erythropoietin receptor as a novel therapeutic target. *J Exp Med, 227 (2)*, 83–91.

Karaboyas A., Morgenstern H., Fleischer N.L. et al. (2020). Replicating randomized trial results with observational data using the parametric g-formula: an application to intravenous iron treatment in hemodialysis patients. *Clin Epidemiol, 12*, 1249–1260.

KDOQI (2006). Clinical practice guidelines and clinical practice recommendations for anemia in chronic kidney disease. *Am J Kidney Dis, 47 (5), Suppl 3*, S1–S132.

KDIGO (2012). Clinical practice guideline for anemia in chronic kidney disease. *Kidney Int, Suppl 2,* 288–316.

Keller F., Ludwig U. & Czock D. (2015). Pharmacokinetic and pharmacodynamic considerations on the erythropoietin effect and adverse events of darbepoetin. *Expert Opin Drug Metab Toxicol, 11 (1),* 139–147.

Kliger A.S., Foley R.N., Goldfarb D.S. et al. (2013). KDOQI US Commentary on the 2012 KDIGO clinical practice guideline for anemia in CKD. *Am J Kidney Dis, 62 (5),* 849–859.

Koskenkorva-Frank T.S., Weiss G., Koppenol W.H. & Burckhardt S. (2013). The complex interplay of iron metabolism, reactive oxygen species, and reactive nitrogen species: insights into the potential of various iron therapies to induce oxidative and nitrosative stress. *Free Radic Biol Med, 65,* 1174–1194

Leikis M.J., Kent A.B., Becker G.J. & McMahon L.P. (2004). Haemoglobin response to subcutaneous versus intravenous epoetin alfa administration in iron-replete haemodialysis patients. *Nephrology, 9 (3),* 153–160.

Li H. & Wang S.X. (2008a). Intravenous iron sucrose in peritoneal dialysis patients with renal anemia. *Perit Dial Int, 28,* 149–154.

Li H. & Wang S.X. (2008b). Intravenous iron sucrose in Chinese hemodialysis patients with renal anemia. *Blood Purif, 26,* 151–156.

Locatelli F., Bárány P., Covic A. et al. (2013). Kidney Disease: Improving global outcomes guidelines on anaemia management in chronic kidney disease: a European renal best practice position statement. *Nephrol Dial Transplant, 28 (6),* 1346–1359.

Locatelli F., Del Vecchio L., De Nicola L. & Minutolo R. (2020). Are all erythropoiesis-stimulating agents created equal? *Nephrol Dial Transplant, 24,* gfaa034.

Lundby A.K., Keiser S., Siebenmann C. et al. (2014). Kidney-synthesized erythropoietin is the main source for the hypoxia-induced increase in plasma erythropoietin in adult humans. *Eur J Appl Physiol, 114 (6),* 1107–1111.

Macdougall I.C., Bock A.H., Carrera F. et al. (2014). FIND-CKD: a randomized trial of intravenous ferric carboxymaltose versus oral iron in patients with chronic kidney disease and iron deficiency anaemia. *Nephrol Dial Transplant, 29 (11),* 2075–2084.

Macdougall I.C. & Geisser P. (2013). Use of intravenous iron supplementation in chronic kidney disease: an update. *Iran J Kidney Dis, 7 (1),* 9–22.

Macdougall I.C., Roger S.D., de Francisco A. et al. (2012). Antibody-mediated pure red cell aplasia in chronic kidney disease patients receiving erythropoiesis-stimulating agents: new insights. *Kidney Int, 81 (8),* 727–732.

Macdougall I.C., White C., Anker S.D. et al. (2019). Intravenous iron in patients undergoing maintenance hemodialysis. *NEJM, 380 (5)*, 447–458.

McFarlane S.I., Chen S.C., Whaley-Connell A.T. et al. (2008). Kidney Early Evaluation Program (KEEP) and National Health and Nutrition Examination Survey (NHANES) 1999–2004. *Am J Kidney Dis, 51 (4, Suppl 2)*, S46–55.

Muchnik E. & Kaplan J. (2011). HIF prolyl hydroxylase inhibitors for anemia. *Expert Opin Investig Drugs, 20 (5)*, 645–656.

Musio F. (2020). Revisiting the treatment of anemia in the setting of chronic kidney disease, hematologic malignancies, and cancer: perspectives with opinion and commentary. *Expert Rev Hematol, 13 (11)*, 1175–1188.

Nissenson A.R. & Charytan C. (2003). Controversies in iron management. *Kidney Int, 64, Suppl 87,* S64–S71.

Ofsthun N., Labrecque J., Lacson E. et al. (2003). The effects of higher hemoglobin levels on mortality and hospitalization in hemodialysis patients. *Kidney Int, 63,* 1908–1914.

Onken J.E., Bregman D.B., Harrington R.A. et al. (2014). Ferric carboxymaltose in patients with iron-deficiency anemia and impaired renal function: the REPAIR-IDA trial. *Nephrol Dial Transplant, 29 (4)*, 833–42.

Palmer S.C., Saglimbene V., Craig J.C. et al. (2014). Darbepoetin for the anaemia of chronic kidney disease. *Cochrane Database Syst Rev, 3,* CD009297.

Parfrey P.S., Foley R.N., Wittreich B.H. et al. (2005). Double-blind comparison of full and partial anemia correction in incident hemodialysis patients without symptomatic heart disease. *J Am Soc Nephrol, 16,* 2180–2189.

Pergola P.E., Fishbane S. & Ganz T. (2019). Novel oral iron therapies for iron deficiency anemia in chronic kidney disease. *Adv Chronic Kidney Dis, 26 (4)*, 272–291.

Pfeffer M.A., Burdmann E.A., Chen C.Y. et al. (2009). A trial of Darbepoetin alfa in type 2 diabetes and chronic kidney disease. *NEJM, 361 (21)*, 2019–2032.

Pizzarelli F., David S., Sala P. et al. (2006). Iron-replete hemodialysis patients do not require higher EPO dosages when converting from subcutaneous to intravenous administration: results of the Italian Study on Erythropoietin Converting (ISEC). *Am J Kidney Dis, 47 (6)*, 1027–1035.

Potthoff S.A. & Münch H.G. (2013). Sicherheitsaspekte parenteraler Eisentherapien bei Patienten mit chronischer Niereninsuffizienz. *Dtsch Med Wochenschr, 1380,* 1312–1317.

Provenzano R., Schiller B., Rao M. et al. (2009). Ferumoxytol as an intravenous iron replacement therapy in hemodialysis patients. *Clin J Am Soc Nephrol, 4,* 386–393.

Prunier F., Bière L., Gilard M. et al. (2012). Single high-dose erythropoietin administration immediately after reperfusion in patients with ST-segment elevation myocardial infarction: results of the erythropoietin in myocardial infarction trial. *Am Heart J, 163 (2),* 200–207.

Qunibi W.Y., Martinez C., Smith M. et al. (2011). A randomized controlled trial comparing intravenous ferric carboxymaltose with oral iron for treatment of iron deficiency anaemia of non-dialysis dependent chronic kidney disease patients. *Nephrol Dial Transplant, 26,* 1599–1607.

Raymond C.B., Collins D.M., Bernstein K.N. et al. (2006). Erythropoietin-alpha dosage requirements in a provincial hemodialysis population: effect of switching from subcutaneous to intravenous administration. *Nephron Clin Pract, 102 (3–4),* c88–92.

Richards T., Breymann C., Brookes M.J. et al. (2021). Questions and answers on iron deficiency treatment selection and the use of intravenous iron in routine clinical practice. *Ann Med, 53 (1),* 274–285.

Ritchie R.F., Palomaki G.E., Neveux L.M. (2002). Reference distributions for serum iron and transferrin saturation: a practical, simple, and clinically relevant approach in a large cohort. *J Clin Lab Anal, 16,* 237–245.

Santiago P. (2012). Ferrous versus ferric oral iron formulations for the treatment of iron deficiency: a clinical overview. *Scientific World Journal,* 846824.

Shabani E., Opoka R.O., Idro R. (2015). High plasma erythropoietin levels are associated with prolonged coma duration and increased mortality in children with cerebral malaria. *Clin Infect Dis, 60 (1),* 27–35.

Singh A., Cresci G.A. & Kirby D.F. (2018). Proton pump inhibitors: Risks and rewards and emerging consequences to the gut microbiome. *Nutr Clin Pract, 33 (5),* 614–624.

Singh A.K., Szczech L., Tang K.L. et al. (2006). Correction of anemia with Epoetin alfa in chronic kidney disease. *NEJM, 355,* 2085–2098.

Sirén A.L., Fasshauer T., Bartels C. & Ehrenreich H. (2009). Therapeutic potential of erythropoietin and its structural or functional variants in the nervous system. Neurotherapeutics, 6 (1), 108–127.

Spinowitz B.S., Kausz A.T., Baptista J. et al. (2008). Ferumoxytol for treating iron deficiency anemia in CKD. *J Am Soc Nephrol, 19,* 1599–1605.

Streja E., Kovesdy C.P., Greenland S. (2008). Erythropoietin, iron depletion, and relative thrombocytosis: a possible explanation for hemoglobin-survival paradox in hemodialysis. *Am J Kidney Dis, 52,* 727–736.

Susantitaphong P., Alqahtani F. & Jaber B.L. (2014). Efficacy and safety of intravenous iron therapy for functional iron deficiency anemia in hemodialysis patients: a meta-analysis. *Am J Nephrol, 39 (2),* 130–141.

Tessitore N., Solero G.P., Lippi G. et al. (2001). The role of iron status markers in predicting response to intravenous iron in haemodialysis patients on maintenance erythropoietin. *Nephrol Dial Transplant, 16 (7)*, 1416–1423.

Thomas D.W., Hinchliffe R.F., Briggs C. et al. (2013). Guideline for the laboratory diagnosis of functional iron deficiency. *Br J Haematol, 161 (5)*, 639–648.

Van Wyck D.B., Roppolo M., Martinez C.O,. et al. for the United States Iron Sucrose (Venofer) Clinical Trials Group (2005). A randomized, controlled trial comparing IV iron sucrose to oral iron in anemic patients with nondialysis-dependent CKD. *Kidney Int, 68*, 2846–2856.

Walters B.A. & Van Wyck D.B. (2005). Benchmarking iron dextran sensitivity: reactions requiring resuscitative medication in incident and prevalent patients. *Nephrol Dial Transplant, 20 (7)*, 1438–1442.

Werner M. & Odenthal D. (1967). Serum protein changes after gastrectomy as a model of acute phase reaction. *J Lab Clin Med, 70 (2)*, 302–310.

Wolf M., Chertow G.M., Macdougall I.C. et al. (20189. Randomized trial of intravenous iron-induced hypophosphatemia. *JCI Insight, 3 (23)*, e124486.

Zhang A.S. & Enns C.A. (2009). Molecular mechanisms of normal iron homeostasis. *Hematology Am Soc Hematol Educ Program, 1*, 207–214. https://doi.org/10.1182/asheducation-2009.1.207

CKD/HD/PD: CKD-MBD Management

Markus Ketteler

Einleitung

CKD-MBD steht für „Chronic Kidney Disease – Mineral and Bone Disorders", also für die Störungen des Mineral- und Knochenhaushalts bei chronischen Nierenerkrankungen. Dieser Terminus ersetzt seit 2006 den Begriff der „Renalen Osteodystrophie", unter dem zuvor die niereninsuffizienzassoziierten Probleme des Knochenmetabolismus wie sekundärer Hyperparathyreoidismus, Vitamin-D-Mangel und Hyperphosphatämie zusammengefasst waren. Beim Management dieser Störungen muss insbesondere im Auge behalten werden, dass es nicht in letzter Instanz darum geht, Laborwerte in einen vermeintlichen „Normalbereich" zu korrigieren, sondern um die unmittelbaren, pathobiologisch relevanten Organkonsequenzen zu verhindern oder zumindest unter Kontrolle zu behalten. Dabei handelt es sich in erster Linie um die Prävention von Frakturen, Knochenschmerzen, Gefäßwandverkalkungen und kardiovaskulären Ereignissen. Im Folgenden soll der Stand der gegenwärtigen Behandlungsempfehlungen hinsichtlich des Hyperparathyreoidismus, der Dysregulationen des Vitamin-D-Haushalts und des Phosphatmanagements kurz dargestellt werden.

KDIGO-CKD-MBD-Leitlinien-Update 2017

Die im Jahr 2009 publizierten CKD-MBD-Leitlinienempfehlungen der „Kidney Disease – Improving Global Outcomes"-(KDIGO)-Initiative waren von 2015 bis 2017 einer selektiven Revision unterzogen worden [1, 2]. In der Quintessenz wurde etwa ein Drittel der Leitlinienempfehlungen an eine qualitativ verbesserte Studienlage angepasst. Die wesentlichsten Änderungen beziehen sich auf die Einschätzung der Knochendichtediagnostik, das Phosphat- und Calcium-Management und die Rolle von aktivem Vitamin D in der Therapie von Prädialysepatienten.

CKD-MBD-Diagnostik: Knochendichtemessung und Knochenbiopsie

3.2.1: Bei Patienten in den Stadien G3a bis G5D einer chronischen Nierenerkrankung mit Störungen des Mineral- und Knochenhaushalts und/oder Risikofaktoren für Osteoporose schlagen wir vor, dass eine Knochendichtemessung zur Einschätzung des Frakturrisikos durchgeführt wird, falls das Ergebnis Einfluss auf Therapieentscheidungen hat (2B).

Als 2009 die erste KDIGO-CKD-MBD-Leitlinie publiziert wurde, war die Studienlage zur Bewertung der Knochendichtemessung bei Patienten mit chronischen Nierenerkrankungen mit und ohne Frakturen äußerst dünn. Aus diesem Grund war die Empfehlung ausgesprochen worden, diese Messungen nicht routinemäßig durchzuführen [2].

Der aktuelle Evidenzreview 2017 erbrachte jedoch vier prospektive Kohortenstudien bei nierenkranken Erwachsenen (inklusive Dialysepatienten), die allesamt zeigen konnten, dass die DXA-basierte Knochendichtebestimmung in allen Stadien der Niereninsuffizienz ein Frakturrisiko vorhersagen konnte [3–6]. Insbesondere die Knochendichte im Bereich der Hüften war in diesem Kontext konsistent prädiktiv und überwiegend vergleichbar mit den Risikoassoziationen in der Normalbevölkerung. Drei weitere neue Studien untersuchten die Effekte gängiger Osteoporosemedikamente bei Patienten in den CKD-Stadien G3a bis G5D, wobei die Ergebnislage weniger konsistent und nicht ausschließlich positiv war [7–9].

Zusammenfassend wurde die Durchführung von DXA-basierten Knochendichtemessungen als sinnvoll erachtet, wenn eine niedrige oder sinkende Knochendichte zu zusätzlichen Maßnahmen, beispielsweise im Sinne der Prävention einer Fallneigung oder dem Einsatz von Osteoporosemedikamenten, führen würde.

3.2.2: Bei Patienten in den Stadien G3a bis G5D einer chronischen Nierenerkrankung erscheint es sinnvoll eine Knochenbiopsie durchzuführen, falls die Art der renalen Osteodystrophie Einfluss auf Therapieentscheidungen hat (ohne Graduierung).

Die Knochenbiopsie ist nach wie vor Gold-Standard in der Diagnostik und Klassifikation der renalen Osteodystrophie [10]. In diesem Sinne hatte auch die KDIGO-Leitlinie 2009 bereits herausgestellt, dass die DXA-basierte Knochendichtemessung nicht zwischen den verschiedenen Typen der renalen Osteodystrophie differenzieren und diese auch nicht von einer klassischen Osteoporose abgrenzen kann [2].

Eine Knochenbiopsiestudie mit histologischen Proben von insgesamt 492 Dialysepatienten hatte mittlerweile gezeigt, dass keine der untersuchten Biomarkerkonstellationen (iPTH, biPTH, BAP, PINP) in der Lage gewesen wäre, zuverlässig zwischen niedrigem, normalem oder hohem Knochenumsatz zu unterscheiden, dazu kam das Problem unterschiedlicher Normalbereiche der verschiedenen PTH-Assays [11].

Aufgrund dieser Daten und Überlegungen sollten Behandlungsentscheidungen primär auf Trends hinsichtlich der PTH-Werte statt auf Einzelwerten beruhen, und falls solche Trends nicht konsistent sind, erscheint es vernünftig Knochenbiopsien durchzuführen, sofern das Ergebnis die Therapie beeinflusst. Dazu empfahl die 2009-Leitlinie die grundsätzliche Durchführung einer Knochenbiopsie vor dem Start einer antiresorptiven Therapie bei Patienten im CKD-Stadium G4 bis G5D und biochemischen Hinweisen auf einen gestörten Mineral- und Knochenhaushalt, mit niedriger Knochendichte und/oder Fragilitätsfrakturen [2]. Im 2017-Update wird nun berücksichtigt, dass einerseits an vielen Zentren nur limitierte Erfahrungen mit der Durchführung und der Interpretation der Ergebnisse einer Knochenbiopsie vorliegen, und dass andererseits die Wahrnehmung zunimmt, dass antiresorptive Therapien zumindest in den CKD-Stadien G3a bis G4 durchaus wirksam sind, so dass die Knochenbiopsie nicht mehr zwingend als *conditio sine qua non* vor dem Beginn einer solchen Behandlung betrachtet wird [12].

Management des Calcium- und Phosphathaushalts

4.1.1: Bei Patienten in den Stadien G3a bis G5D einer chronischen Nierenerkrankung sollten die Behandlungen der Störungen des Mineral- und Knochenhaushalts durch serielle und gemeinsame Bewertungen von Phosphat, Kalzium und Parathormon begründet werden (ohne Graduierung).

Bei Patienten mit chronischen Nierenerkrankungen werden Therapieentscheidungen routinemäßig aufgrund von Serumkonzentrationen von Calcium, Phosphat und PTH getroffen. Diese Werte werden allerdings durch zahlreiche Faktoren beeinflusst, wie z.B. durch zirkadiane Schwankungen, Nahrungsaufnahme, Abstand zur Dialysebehandlung etc. [13, 14].

Eine 2013 publizierte post-hoc-Analyse einer großen Dialysekohorte hatte zeigen können, dass die prognostische Relevanz dieser Laborwerte u.a. davon abhängig war, in welchem Kontext zueinander und zu weiteren knochenrelevanten Biomarkern sich diese befanden [15]. Basierend auf Calcium-, Phosphat- und PTH-Messungen wurden multiple „Phänotypen" gegenübergestellt, indem jeweils zwischen hohen, zielgerechten und niedrigen Werten unterschieden wurde gemäß der KDIGO-Empfehlungen von 2009 [2]. Diese Analyse ergab beispielsweise, dass ein hohes PTH nur dann ein Mortalitätsrisikofaktor war, wenn gleichzeitig Calcium und/oder Phosphat ebenfalls erhöht, nicht aber wenn diese beiden anderen Parameter unter Kontrolle waren [15].

Diese Ergebnisse unterstrichen somit die Bedeutung der potenziellen Interaktionen dieser Biomarker in der Risikoprädiktion hinsichtlich Tod und kardiovaskulärer Ereignisse, zudem haben Therapien des einen Biomarkers mitunter Auswirkungen auf die anderen – eine Phosphatsenkung wird zumeist von einer PTH-Senkung begleitet, eine Calciumsenkung führt häufig zu einer PTH-Stimulation (außer beim Einsatz von Calcimimetika) etc. Insofern sollte eine Therapieentscheidung auch nie auf Einzelwerten beruhen, sondern immer den Kontext und serielle Messungen von Calcium, Phosphat und PTH gemeinsam berücksichtigen.

4.1.2: Bei Patienten in den Stadien G3a bis G5D einer chronischen Nierenerkrankung schlagen wir vor, erhöhte Phosphatwerte in Richtung Normalbereich abzusenken (2C).

Die Assoziation von hohen Phosphatwerten und Mortalität in allen Stadien der Niereninsuffizienz inklusive der nierentransplantierten Patienten wurde mittlerweile durch eine qualitativ gute Evidenzlage bestätigt [16–26]. Allerdings existieren nach wie vor keine prospektiven klinischen Studien, die eindeutig belegen, dass eine aktive Phosphatsenkung zu einer Verbesserung patientenrelevanter Endpunkte führt. Ansätze zur Prävention einer Hyperphosphatämie sind die diätetische Phosphatrestriktion, die Phosphatbinderbehandlung und die intensivierte Dialyse für Dialysepatienten. Die KDIGO-Leitlinie 2009 hatte den Erhalt normaler Phosphatwerte in Prädialysestadien empfohlen.

Die Mehrzahl der Studien beobachtete Mortalitätsassoziationen bei Phosphatkonzentrationen sowohl oberhalb als auch unterhalb des Normalbereichs. Eine 2012 publizierte Untersuchung an Patienten im CKD-Stadium G3b-G4 mit Phosphatwerten im oberen Normalbereich zeigte jedoch, dass die Serumphosphatwerte durch Phosphatbindertherapie (Sevelamercarbonat, Lanthanumcarbonat oder Calciumacetat) im Vergleich zu Placebo nur minimal abgesenkt werden konnten [27]. Es gab außerdem keinen Effekt auf die FGF23-Serumkonzentrationen, und vollkommen überraschend wurde eine Progression koronararterieller Verkalkungen nur im Phosphatbinderarm der Studie beobachtet [27]. Somit entstanden nachhaltige Zweifel bezüglich des Nutzens und der Sicherheit von Phosphatbindern in einer solchen Patientenpopulation.

Insofern wird nun auch nicht mehr der Erhalt normaler Phosphatwerte favorisiert, sondern es soll in Zukunft nur noch auf die Behandlung von CKD-Patienten mit manifester Hyperphosphatämie fokussiert werden. Die Phosphatsenkung als präventiver Ansatz wird somit verlassen und prospektive Studien werden erst in der Zukunft klären können, ob die primäre und vorbeugende Vermeidung einer Hyperphosphatämieentwicklung in Hochrisikopopulationen (z.B. Patienten mit inadäquat stimulierten FGF23-Werten) nicht doch einen therapeutischen Nutzen ergibt.

4.1.3: Bei erwachsenen Patienten in den Stadien G3a bis G5D einer chronischen Nierenerkrankung schlagen wir die Vermeidung einer Hyperkalzämie vor (2C).

4.1.4: Bei Patienten im Stadium G5D einer chronischen Nierenerkrankung schlagen wir vor, Dialysat mit einer Kalziumkonzentration zwischen 1,25 und 1,5 mmol/l (zwischen 2,5 und 3,0 mval/l) zu verwenden (2C).

Vergleichbar mit der Situation bei Phosphatwerten weisen neue Daten darauf hin, dass auch hohe Serumkonzentrationen von Calcium mit einer erhöhten Mortalität bei nierenkranken Patienten assoziiert sind [20–22, 25, 28–32]. Auch sind hohe Calciumwerte mit vermehrten kardiovaskulären Ereignissen verbunden [33, 34].

Demgegenüber spielen Hypocalcämien in der Pathogenese des sekundären Hyperparathyreoidismus und der renalen Osteodystrophie eine relevante Rolle, so dass die 2009-KDIGO-Leitlinie die Einstellung der Serumcalciumwerte in den Normalbereich empfahl [2]. Es blieb bis zuletzt jedoch unklar, ob die Empfehlung, jede Hypocalcämie in den Normbereich zu korrigieren, generalisierbar ist. In diesem Kontext existiert die Befürchtung, dass es u.U. auch zu unerwünscht positiven Calciumbilanzen kommen könnte, mit potenziell negativen Auswirkungen (z.B. extraossäre Verkalkungen). Insbesondere ist die klinische Bedeutung einer Calcimimetika-induzierten Hypocalcämie bei Dialysepatienten unklar, welche üblicherweise mild und asymptomatisch ist und möglicherweise sogar eine wünschenswert verbesserte Knochenmineralisation repräsentiert. In der Intention-to-Treat-Analyse der EVOLVE-(EValuation Of Cinacalcet Hydrochloride [HCl] Therapy to Lower Cardio-Vascular Events)-Studie wurden keine negativen Signale hinsichtlich anhaltend niedriger Calciumwerte im Cinacalcet-Arm festgestellt [35].

Wäre man bei der KDIGO-Leitlinie 2009 stehen geblieben, dann hätte jede Hypocalcämie unter Calcimimetika eine aggressive Calciumsubstitution zur Folge gehabt. Da bei diesem Ansatz ein schädliches Potenzial (extraossäre Verkalkungen) nicht ausgeschlossen werden konnte, wird nun empfohlen, entsprechende Therapieentscheidungen individualisiert zu treffen, anstatt jede Hypocalcämie in der Niereninsuffizienz zu korrigieren. Bei Patienten mit schwerer und/oder symptomatischer Hypocalcämie stellt sich diese Frage jedoch nicht, hier muss nach wie vor behandelt werden (z.B. aktive Vitamin-D-Analoga, Calciumsupplemente, calciumhaltige Phosphatbinder, Dialysatcalcium).

Die Leitlinie zum Dialysatcalcium wurde im Übrigen im Wortlaut weitergeführt, es verbesserte sich aufgrund zweier neuerer Studien jedoch der Evidenzgrad von 2D auf 2C [36, 37].

4.1.5: Bei Patienten in den Stadien G3a bis G5D einer chronischen Nierenerkrankung sollten Entscheidungen über die Wahl phosphatsenkender Behandlungen auf fortschreitend oder anhaltend erhöhtem Serum-Phosphat beruhen (ohne Graduierung).

4.1.6: Bei erwachsenen Patienten in den Stadien G3a bis G5D einer chronischen Nierenerkrankung, die eine phosphatsenkende Behandlung erhalten, schlagen wir vor, die Dosis kalziumhaltiger Phosphatbinder einzuschränken (2B).

Neue pathophysiologische Erkenntnisse zur Phosphatregulation und zur Bedeutung von FGF23 und löslichem Klotho bereits in frühen CKD-Stadien haben klinische Studien auf den Weg gebracht, die den Wert phosphatsenkender Therapien bei nierenkranken Patienten untersuchen sollten, die noch nicht hyperphosphatämisch waren. Die bereits im Kontext der Leitlinie 4.1.2 diskutierte Studie an Patienten im CKD-Stadium G3b-G4 mit Phosphatwerten im oberen Normalbereich hatte kontraintuitiv den Befund erbracht, dass koronararterielle Verkalkungen trotz Reduktionen der Phosphatausscheidung und der Serumphosphatwerte nur im Phosphatbinderarm progressiv fortschritten [27]. Die separate Betrachtung der drei Phosphatbinderarme ergab dann, dass diese Progression nur im Calciumacetat-Arm beobachtet wurde, dass die calciumfreien Binder Sevelamercarbonat und Lanthanumcarbonat allerdings Placebo auch nicht überlegen waren.

Dieses Studienergebnis wird unterstützt durch eine kleine, aber gut gemachte metabolische Studie, die ebenfalls bei Patienten im CKD-Stadium G3b-G4 mit hochnormalen Phosphatwerten durch-

geführt wurde [28]. Die Patienten erhielten standardisierte Diäten mit einer täglichen Zufuhr von 1,5 g Phosphat und 1 g Calcium, mit oder ohne Calciumcarbonat als Phosphatbinder (entsprechend einer zusätzlichen Calciumzufuhr 3× 500 mg pro Tag bzw. von Placebo). Die Patienten waren mit und ohne Phosphatbinder in einer neutralen Phosphatbilanz, mit dem Phosphatbinder ergab sich eine deutlich positive Calciumbilanz. Diese Studie erfüllte zwar nicht alle Kriterien für eine Berücksichtigung im Evidenzreview, präsentierte allerdings ein relevantes Sicherheitssignal. Drei Schlussfolgerungen verblieben:
1) Bei Normophosphatämie scheint eine phosphatsenkende Therapie vorläufig nicht indiziert zu sein,
2) nicht alle Phosphatbinder sind gleichwertig und
3) insbesondere bei Patienten in Prädialysestadien scheinen calciumhaltige Phosphatbinder mit einem relevanten Kumulationsrisiko verbunden zu sein.

Somit wurde auch die 2009-KDIGO-Leitlinie zum restriktiven Einsatz calciumhaltiger Phosphatbinder insofern überarbeitet, dass die prinzipielle Empfehlung aufrechterhalten blieb, die ursprünglichen Einschränkungen auf CKD-Patienten mit Hypercalcämie, mit schweren Gefäßverkalkungen und Hinweis auf eine adyname Knochenerkrankung jedoch gestrichen wurden. Diese Einschätzung wurde durch zwei weitere randomisierte, kontrollierte Studien bei Patienten in Prädialysestadien mit Hyperphosphatämie bzw. bei hyperphosphatämischen Dialysepatienten unterstützt, welche in einem Follow-up über je drei Jahre signifikante Überlebensvorteile unter Sevelamerbehandlung im Vergleich zu calciumhaltigen Phosphatbindern demonstriert hatten [38, 39].

Insofern ergibt die aktuelle Evidenzlage die Einschätzung, dass zumindest eine exzessive Calciumexposition in allen CKD-Stadien ein Gefahrenpotenzial beinhaltet. Es wurde allerdings im 2017-Update bewusst unterlassen, eine „Calciumvermeidung" zu empfehlen, da die Datenlage sich nur auf hochdosierte Therapien, aber nicht auf moderate Dosen (z.B. in Kombinationstherapien) bezieht und da es immer noch vorteilhafter scheint, eine Hyperphosphatämie mit calciumhaltigen Bindern zu behandeln, als diese unbehandelt zu lassen [40]. Insofern wird auch hier ein eher individualisierter Therapieansatz empfohlen.

4.1.8: Bei Patienten in den Stadien G3a bis G5D einer chronischen Nierenerkrankung schlagen wir im Rahmen der Behandlung der Hyperphosphatämie eine diätetische Phosphatrestriktion als alleinige Maßnahme oder in Kombination mit anderen therapeutischen Ansätzen vor (2D). Es erscheint dabei sinnvoll, die Phosphatquelle (z.B. tierisch, pflanzlich, Zusätze) in Betracht zu ziehen (ohne Graduierung).

Keine Kontroverse ergab sich hinsichtlich der Aufrechterhaltung der Empfehlung, dass auch die reduzierte diätetische Phosphatzufuhr einen Wert in der Behandlung der Hyperphosphatämie besitzt. Allerdings wurde der von 2009 übernommenen Empfehlung nun hinzugefügt, dass die verschiedenen Phosphatquellen (vegetarische bzw. tierische Herkunft, anorganische Phosphatzusätze, Medikamente etc.) aufgrund ihrer unterschiedlichen Phosphatbioverfügbarkeit differenziert betrachtet werden sollten [13, 41–45].

Hier existiert natürlich das Problem, dass Nahrungsmittel diesbezüglich in der Regel unzureichend gekennzeichnet sind, insofern werden Initiativen, diesen Umstand zu ändern, ausdrücklich begrüßt.

Management des sekundären Hyperparathyreoidismus

4.2.1: Bei nicht dialysepflichtigen Patienten in den Stadien G3a bis G5 einer chronischen Nierenerkrankung ist der optimale PTH-Bereich nicht bekannt. Wir schlagen jedoch vor, dass Patienten mit fortschreitend steigenden oder anhaltend über dem Normbereich erhöhten iPTH-Werten des jeweiligen Assays hinsichtlich modifizierbarer Faktoren, einschließlich einer Hyperphosphatämie, einer Hypokalzämie, einer hohen Phosphatzufuhr und eines Vitamin-D-Mangels evaluiert werden sollten (2C).

Die Pathogenese des sekundären Hyperparathyreoidismus (sHPT) ist komplex und wird durch multiple Faktoren getriggert wie durch Vitamin-D-Mangel (nativ und aktiv), Hypocalcämie und Hyperphosphatämie. Je schlechter die Nierenfunktion, umso schwerer prägt sich zumeist der sHPT aus, was Probleme der Knochenmineralisation und des Knochenumsatzes nach sich zieht. Derzeit ergibt sich keine belastbare Datenlage, um den stadiengerecht optimalen PTH-Wert bei Patienten in Prädialysestadien zu definieren. Leicht bis moderat erhöhte PTH-Werte unterstützen vermutlich zunächst einmal einen normalen Knochenumsatz (Stichwort „PTH-Resistenz") und wirken phosphaturisch, verhindern also die frühzeitige Ausprägung von Hyperphosphatämien. Die Therapie sollte daher aufgrund von PTH-Trends festgelegt und modifiziert werden und nicht auf Einzelwerten beruhen. Da die Phosphatzufuhr auch einem potenziellen Progressionsfaktor des sHPT entspricht, wurde dieser Aspekt in das 2017-Update mit aufgenommen [1].

4.2.2: Bei nicht dialysepflichtigen erwachsenen Patienten in den Stadien G3a bis G5 einer chronischen Nierenerkrankung schlagen wir vor, dass Calcitriol und aktive Vitamin-D-Analoga nicht routinemäßig eingesetzt werden (2C). Es erscheint sinnvoll, den Einsatz von Calcitriol und aktiven Vitamin-D-Analoga auf Patienten in den Stadien G4 bis G5 einer chronischen Nierenerkrankung mit schwerem und fortschreitendem Hyperparathyreoidismus zu beschränken (ohne Graduierung).

Die Prävention und Behandlung des sHPT waren immer Eckpfeiler in der Betreuung nierenkranker Patienten, und hohe PTH-Werte zeigen regelhaft Assoziationen mit erhöhter Morbidität und Mortalität bei CKD-Patienten. Calcitriol und aktive Vitamin-D-Analoga senken das PTH effektiv ab, jedoch fehlten bis 2009 Studien, die prospektiv patientenrelevante Endpunkte untersucht hatten. Die randomisierte, kontrollierte PRIMO-(Paricalcitol Capsule Benefits in Renal Failure-Induced Cardiac Morbidity)-Studie bei Patienten in den CKD-Stadien G3 bis G4 mit leichter oder moderater linksventrikulärer Hypertrophie (LVH) und PTH-Werten zwischen 50 und 300 pg/ml verglich Paricalcitol mit Placebo hinsichtlich kardialer Surrogatendpunkte [46]. Die Hypothese war, dass Paricalcitol den linksventrikulären Masseindex (LVMI) über einen Zeitraum von 48 Wochen reduziert. In der Intention-to-Treat-Analyse wurde dieser Endpunkt allerdings nicht erreicht, stattdessen kam es zu Calcium- und Phosphat-Anstiegen, und die Hypercalcämie-Inzidenz lag bei 23 Prozent im Paricalcitol-Arm. Die OPERA-(Oral Paricalcitol in Stage 3–5 Chronic Kidney Disease)-Studie zeigte in einem ganz ähnlichen Studiendesign vollkommen vergleichbare Ergebnisse, hier betrug die Hypercalcämie-Inzidenz 43 Prozent [47].

Die Ergebnisse der PRIMO- und der OPERA-Studie wurden durch weitere Metaanalysen hinsichtlich des Hypercalcämie-Risikos unterstützt und veranlassten die Arbeitsgruppe dazu, im 2017-KDIGO-Update die routinemäßige Senkung moderat erhöhter PTH-Werte bei CKD-Patienten in Prädialysestadien nicht mehr zu empfehlen, und die Therapie in dieser Population auf Patienten mit schwerem und progressivem sHPT sowie auf die CKD-Stadien 4 bis 5 zu beschränken. In diesem Kontext steht demnächst das Extended-Release Calcefediol (ERC) zur Verfügung, welches durch eine besonders protrahierte, gleichmäßige Aufnahme die Feedback-Induktion der Vitamin-D-Abbauhydroxylasen verhindert und somit eine wirksame PTH-Senkung erreichen kann, ohne Hypercalcämien bzw. Hyperphosphatämien zu verursachen [48]. Allerdings wird die volle Wirkung erst bei 25-OH-Vitamin-D-Serumkonzentrationen von > 50 ng/ml erreicht.

4.2.4: Bei Patienten im Stadium G5D einer chronischen Nierenerkrankung, die eine PTH-senkende Therapie benötigen, schlagen wir Calcimimetika, Calcitriol oder aktive Vitamin-D-Analoga, oder die Kombination von Calcimimetika mit Calcitriol oder aktiven Vitamin-D-Analoga vor (2B).

Der Einsatz PTH-senkender Substanzen bei Dialysepatienten wurde im 2017-Update der KDIGO-Leitlinien ebenfalls reevaluiert, und zwar vor allem aufgrund der Veröffentlichung der EVOLVE-Studie [41]. Zur Rolle von Calcitriol oder aktiver Vitamin-D-Analoga im Dialysestadium wurden keine neuen Studien von relevanter Qualität identifiziert.

Die EVOLVE-Studie hatte den Effekt von Cinacalcet im Vergleich zur Standardtherapie (Phosphatbinder, aktives Vitamin D) auf Tod und kardiovaskuläre Endpunkte bei 3.883 Hämodialysepatienten mit sHPT untersucht [16]. In der Intention-to-Treat-Population war dieser primäre Endpunkt nicht signifikant (hazard ratio 0,93; *P* = 0,112), aber präspezifizierte adjustierte Analysen und sekundäre Endpunkte hatten in Folgepublikationen über signifikante Vorteile der Cinacalcet-Therapie berichtet. Insbesondere die Korrektur einer Altersimbalance hatte ein solches positives Ergebnis erbracht (hazard ratio 0,88; *P* = 0,008).

In den Diskussionen zwischen Arbeitsgruppe und dem Evidence-Review-Team konnte in der Folge kein Konsens erreicht werden hinsichtlich einer Empfehlung, dass Cinacalcet als First-Line-Therapie des sHPT bei Dialysepatienten eingesetzt werden soll. Alle verfügbaren Behandlungsoptionen (Calcimimetika [Cinacalcet, Etelcalcetide], Calcitriol und aktive Vitamin-D-Analoga) sind in der Lage, PTH zu senken, der primäre Endpunkt der EVOLVE-Studie war verfehlt worden und auch Kostengesichtspunkte wurden erörtert. Demgegenüber fehlen prospektive Endpunktdaten zur Beurteilung der aktiven Vitamin-D-Analoga allerdings komplett. Es wurde daher entschieden, dass die abschließende Empfehlung des 2017-Updates alle Optionen in alphabetischer Reihenfolge listet. Der Einsatz und die Steuerung der verfügbaren Substanzen sollten sich in erster Linie an der Komedikation und den Serumkonzentrationen von Calcium und Phosphat orientieren.

Ausblick

Das KDIGO-CKD-MBD-Leitlinien-Update 2017 stellt im Wesentlichen eine Feinjustierung der 2009-Leitlinie dar, strikt basierend auf der zwischen 2008 und 2017 publizierten Literatur. Nach wie vor ist die Evidenzlage nicht umwerfend, die Zahl der qualitativ hochwertigen Studien übersichtlich. Viele offene Fragen konnten noch nicht beantwortet werden, wie z.B. zum Stellenwert von FGF23 in der Diagnostik oder als Therapieziel, zur Rolle von nativem Vitamin D für die Knochen- und Gefäßgesundheit oder zur Risikoabschätzung von Phosphatzusätzen in der Ernährung. Das 2017-Update hat aber in der Originalpublikation entsprechende Forschungsprioritäten formuliert und stellt für mich zumindest aus ganz subjektiver Sicht schon einen relevanten Fortschritt für die effektive Behandlungswirklichkeit von Patienten mit chronischen Nierenerkrankungen und Störungen des Mineral- und Knochenhaushalts dar.

Literatur

1. Ketteler M., Block G.A., Evenepoel P. et al. (2017). KDIGO 2017 clinical practice guideline update for the diagnosis, evaluation, prevention, and treatment of CKD-MBD. *Kidney Int Suppl, 7 (1),* 1–59. doi:10.1016/j.kisu.2017.04.001
2. Kidney Disease: Improving Global Outcomes (KDIGO) CKD-MBD Work Group (2009). KDIGO clinical practice guideline for the diagnosis, evaluation, prevention, and treatment of chronic kidney disease – mineral and bone disorder (CKD-MBD). *Kidney Int Suppl, 113,* S1–130. [PMID: 19644521]. doi:10.1038/ki.2009.188
3. Iimori S., Mori Y., Akita W. et al. (2012). Diagnostic usefulness of bone mineral density and biochemical markers of bone turnover in predicting fracture in CKD stage 5D patients – a single-center cohort study. *Nephrol Dial Transplant, 27,* 345–351. [PMID: 21652550]. doi:10.1093/ndt/gfr317
4. Naylor K.L., Garg A.X., Zou G. et al. (2015). Comparison of fracture risk prediction among individuals with reduced and normal kidney function. *Clin J Am Soc Nephrol, 10,* 646–653. [PMID: 25655423]. doi:10.2215/CJN.06040614
5. West S.L., Lok C.E., Langsetmo L. et al. (2015). Bone mineral density predicts fractures in chronic kidney disease. *J Bone Miner Res, 30,* 913–919. [PMID: 25400209]. doi:10.1002/jbmr.2406
6. Yenchek R.H., Ix J.H., Shlipak M.G. et al. (2012). Health, aging, and body composition study. Bone mineral density and fracture risk in older individuals with CKD. *Clin J Am Soc Nephrol, 7,* 130–136. [PMID: 22516286]. doi:10.2215/CJN.12871211
7. Jamal S.A., Ljunggren O., Stehman-Breen C. et al. (2011). Effects of denosumab on fracture and bone mineral density by level of kid-

ney function. *J Bone Miner Res, 26,* 1829–1835. [PMID: 21491487]. doi:10.1002/jbmr.403

8. Toussaint N.D., Lau K.K., Strauss B.J. et al. (2010). Effect of alendronate on vascular calcification in CKD stages 3 and 4: a pilot randomized controlled trial. *Am J Kidney Dis, 56,* 57–68. [PMID: 20347511]. doi:10.1053/j.ajkd.2009.12.039

9. Haghverdi F., Farbodara T., Mortaji S. et al. (2014). Effect of raloxifene on parathyroid hormone in osteopenic and osteoporotic postmenopausal women with chronic kidney disease stage 5. *Iran J Kidney Dis, 8,* 461–466. [PMID: 25362221].

10. Moe S., Drüeke T., Cunningham J. et al.; Kidney Disease: Improving Global Outcomes (KDIGO) (2006). Definition, evaluation, and classification of renal osteodystrophy: a position statement from Kidney Disease: Improving Global Outcomes (KDIGO). *Kidney Int, 69,* 1945–1953. [PMID: 16641930].

11. Sprague S.M., Bellorin-Font E., Jorgetti V. et al. (2016). Diagnostic accuracy of bone turnover markers and bone histology in patients with CKD treated by dialysis. *Am J Kidney Dis, 67,* 559–566. [PMID: 26321176]. doi:10.1053/j.ajkd.2015.06.023

12. Evenepoel P., D'Haese P., Bacchetta J. et al. (ERA-EDTA working group on CKD-MBD) (2017). Bone biopsy practice patterns across Europe: the European Renal Osteodystrophy initiative – a position paper. *Nephrol Dial Transplant, 32,* 1608–1613. [PMID: 28339949]. doi:10.1093/ndt/gfw468

13. Moe S.M., Zidehsarai M.P., Chambers M.A. et al. (2011). Vegetarian compared with meat dietary protein source and phosphorus homeostasis in chronic kidney disease. *Clin J Am Soc Nephrol, 6,* 257–264. [PMID: 21183586]. doi:10.2215/CJN.05040610

14. Viaene L., Meijers B., Vanrenterghem Y. & Evenepoel P. (2012). Daytime rhythm and treatment-related fluctuations of serum phosphorus concentration in dialysis patients. *Am J Nephrol, 35,* 242–248. [PMID: 22353750]. doi:10.1159/000336308

15. Block G.A., Kilpatrick R.D., Lowe K.A. et al. (2013). CKD-mineral and bone disorder and risk of death and cardiovascular hospitalization in patients on hemodialysis. *Clin J Am Soc Nephrol, 8,* 2132–2140. [PMID: 24052218]. doi:10.2215/CJN.04260413

16. Chertow G.M., Block G.A., Correa-Rotter R. et al. (EVOLVE Trial Investigators) (2012). Effect of cinacalcet on cardiovascular disease in patients undergoing dialysis. *NEJM, 367,* 2482–2494. [PMID: 23121374]. doi:10.1056/NEJMoa1205624

17. Chartsrisak K., Vipattawat K., Assanatham M. et al. (2013). Mineral metabolism and outcomes in chronic kidney disease stage 2–4

patients. *BMC Nephrol, 14,* 14. [PMID: 23324569]. doi:10.1186/1471-2369-14-14

18. Connolly G.M., Cunningham R., McNamee P.T. et al. (2009). Elevated serum phosphate predicts mortality in renal transplant recipients. *Transplantation 87,* 1040–1044. [PMID: 19352125]. doi:10.1097/TP.0b013e31819cd122

19. Eddington H., Hoefield R., Sinha S. et al. (2010). Serum phosphate and mortality in patients with chronic kidney disease. *Clin J Am Soc Nephrol, 5,* 2251–2257. [PMID: 20688884]. doi:10.2215/CJN.00810110

20. Fouque D., Roth H., Pelletier S. et al. (2013). Control of mineral metabolism and bone disease in haemodialysis patients: which optimal targets? *Nephrol Dial Transplant, 28,* 360–367. [PMID: 23136211]. doi:10.1093/ndt/gfs404

21. Fukagawa M., Kido R., Komaba H. et al. (2014). Abnormal mineral metabolism and mortality in hemodialysis patients with secondary hyperparathyroidism: evidence from marginal structural models used to adjust for time-dependent confounding. *Am J Kidney Dis, 63,* 979–987. [PMID: 24119541]. doi:10.1053/j.ajkd.2013.08.011

22. Lacson E. jr., Wang W., Hakim R.M. et al. (2009). Associates of mortality and hospitalization in hemodialysis: potentially actionable laboratory variables and vascular access. *Am J Kidney Dis, 53,* 79–90. [PMID: 18930570]. doi:10.1053/j.ajkd.2008.07.031

23. McGovern A.P., de Lusignan S., van Vlymen J. et al. (2013). Serum phosphate as a risk factor for cardiovascular events in people with and without chronic kidney disease: a large community based cohort study. *PLoS One, 8,* e74996. [PMID: 24040373]. doi:10.1371/journal.pone.0074996

24. Moore J., Tomson C.R., Tessa Savage M. et al. (2011). Serum phosphate and calcium concentrations are associated with reduced patient survival following kidney transplantation. *Clin Transplant, 25,* 406–416. [PMID: 20608946]. doi:10.1111/j.1399-0012.2010.01292.x

25. Nakai S., Akiba T., Kazama J. et al. (Patient Registration Committee of the Japanese Society for Dialysis Therapy) (2008). Effects of serum calcium, phosphorous, and intact parathyroid hormone levels on survival in chronic hemodialysis patients in Japan. *Ther Apher Dial, 12,* 49–54. [PMID: 18257812]. doi:10.1111/j.1744-9987.2007.00540.x

26. Tentori F., Blayney M.J., Albert J.M. et al. (2008). Mortality risk for dialysis patients with different levels of serum calcium, phosphorus, and PTH: the Dialysis Outcomes and Practice Patterns Study (DOPPS). *Am J Kidney Dis, 52,* 519–530. [PMID: 18514987]. doi:10.1053/j.ajkd.2008.03.020

27. Block G.A., Wheeler D.C., Persky M.S. et al. (2012). Effects of phosphate binders in moderate CKD. *J Am Soc Nephrol, 23,* 1407–1415. [PMID: 22822075]. doi:10.1681/ASN.2012030223
28. Hill K.M., Martin B.R., Wastney M.E. et al. (2013). Oral calcium carbonate affects calcium but not phosphorus balance in stage 3–4 chronic kidney disease. *Kidney Int, 83,* 959–966. [PMID: 23254903]. doi:10.1038/ki.2012.403
29. Coen G., Pierantozzi A., Spizzichino D. et al. (2010). Risk factors of one year increment of coronary calcifications and survival in hemodialysis patients. *BMC Nephrol, 11,* 10. [PMID: 20565936]. doi:10.1186/1471-2369-11-10
30. Fein P.A., Asadi S., Singh P. et al. (2013). Relationship between alkaline phosphatase and all-cause mortality in peritoneal dialysis patients. *Adv Perit Dial, 29,* 61–63. [PMID: 24344494].
31. Floege J., Kim J., Ireland E. et al. (ARO Investigators) (2011). Serum iPTH, calcium and phosphate, and the risk of mortality in a European haemodialysis population. *Nephrol Dial Transplant, 26,* 1948–1955. [PMID: 20466670]. doi:10.1093/ndt/gfq219
32. Markaki A., Kyriazis J., Stylianou K. et al. (2012). The role of serum magnesium and calcium on the association between adiponectin levels and all-cause mortality in end-stage renal disease patients. *PLoS One, 7,* e52350. [PMID: 23285003]. doi:10.1371/journal.pone.0052350
33. Gallieni M., Caputo F., Filippini A. et al. (ROCK-PD Study Investigators) (2012). Prevalence and progression of cardiovascular calcifications in peritoneal dialysis patients: a prospective study. *Bone, 51,* 332–337. [PMID: 22699014].
34. Nakano C., Hamano T., Fujii N. et al. (2012). Combined use of vitamin D status and FGF23 for risk stratification of renal outcome. *Clin J Am Soc Nephrol, 7,* 810–819. [PMID: 22362065]. doi:10.2215/CJN.08680811
35. Moe S.M., Chertow G.M., Parfrey P.S. et al. (Evaluation of Cinacalcet HCl Therapy to Lower Cardiovascular Events [EVOLVE] Trial Investigators) (2015). Cinacalcet, fibroblast growth factor-23, and cardiovascular disease in hemodialysis: the Evaluation of Cinacalcet HCl Therapy to Lower Cardiovascular Events (EVOLVE) trial. *Circulation, 132,* 27–39. [PMID: 26059012]. doi:10.1161/CIRCULATIONAHA.114.013876
36. Ok E., Asci G., Bayraktaroglu S., et al. (2016). Reduction of dialysate calcium level reduces progression of coronary artery calcification and improves low bone turnover in patients on hemodialysis. *J Am Soc Nephrol, 27,* 2475–2486. [PMID: 26701977]. doi:10.1681/ASN.2015030268

37. Spasovski G., Gelev S., Masin-Spasovska J. et al. (2007). Improvement of bone and mineral parameters related to adynamic bone disease by diminishing dialysate calcium. *Bone 41*, 698–703. [PMID: 17643363].
38. Di Iorio B., Bellasi A. & Russo D. (INDEPENDENT Study Investigators) (2012). Mortality in kidney disease patients treated with phosphate binders: a randomized study. *Clin J Am Soc Nephrol, 7*, 487–493. [PMID: 22241819]. doi:10.2215/CJN.03820411
39. Di Iorio B., Molony D., Bell C. et al. (INDEPENDENT Study Investigators) (2013). Sevelamer versus calcium carbonate in incident hemodialysis patients: results of an open-label 24-month randomized clinical trial. *Am J Kidney Dis, 62*, 771–778. [PMID: 23684755]. doi:10.1053/j.ajkd.2013.03.023
40. Cannata-Andía J.B., Fernández-Martín J.L., Locatelli F. et al. (2013). Use of phosphate-binding agents is associated with a lower risk of mortality. *Kidney Int, 84 (5)*, 998–1008. doi:10.1038/ki.2013.185
41. Benini O., D'Alessandro C., Gianfaldoni D. & Cupisti A. (2011). Extra-phosphate load from food additives in commonly eaten foods: a real and insidious danger for renal patients. *J Ren Nutr, 21*, 303–308. [PMID: 21055967]. doi:10.1053/j.jrn.2010.06.021
42. Sherman R.A. & Mehta O. (2009). Phosphorus and potassium content of enhanced meat and poultry products: implications for patients who receive dialysis. *Clin J Am Soc Nephrol, 4*, 1370–1373. [PMID: 19628683]. doi:10.2215/CJN.02830409
43. Calvo M.S. (2000). Dietary considerations to prevent loss of bone and renal function. *Nutrition, 16*, 564–566. [PMID: 10906557].
44. Anderson J.J.B., Sell M.L., Garner S. & Calvo M.S. (2001). Phosphorus. In B.A. Bowman & R.M. Russell (Eds.), *Present knowledge in nutrition* (8th ed., pp. 281–291). Washington, DC: ILSI.
45. Sherman R.A., Ravella S. & Kapoian T. (2015). The phosphate content of prescription medication: a new consideration. *Ther Innov Regul Sci, 49*, 886–889.
46. Thadhani R., Appelbaum E., Pritchett Y. et al. (2012). Vitamin D therapy and cardiac structure and function in patients with chronic kidney disease: the PRIMO randomized controlled trial. *JAMA, 307*, 674–684. [PMID: 22337679]. doi:10.1001/jama.2012.120
47. Wang A.Y., Fang F., Chan J. et al. (2014). Effect of paricalcitol on left ventricular mass and function in CKD – the OPERA trial. *J Am Soc Nephrol, 25*, 175–186. [PMID: 24052631]. doi:10.1681/ASN.2013010103
48. Strugnell S.A., Sprague S.M., Ashfaq A. et al. (2019). Rationale for raising current clinical practice guideline target for serum 25-Hydroxyvitamin D in chronic kidney disease. *Am J Nephrol, 49 (4)*, 284–293. doi:10.1159/000499187

CKD/HD/PD: Antikoagulation

Gunnar H. Heine

1 Hämorrhagische Diathese bei chronischer Nierenerkrankung

Patienten mit chronischer Nierenerkrankung („chronic kidney disease", CKD) haben ein hohes Blutungsrisiko. Diese Blutungsneigung zeigt sich oft sowohl in kutanen Blutungen („blaue Flecken"; Ekchymosen und verlängerte Blutungen nach Nadelpunktionen oder postoperativ) als auch in Schleimhautblutungen (Epistaxis, gastrointestinale oder Zahnfleischblutungen). Gefährlicher – wenngleich seltener – sind hämorrhagische Pericarditis/Hämopericardium, hämorrhagische Pleuraergüsse/Hämatothorax und intrakranielle und retroperitoneale Blutungen (Kaw & Malhotra, 2006).

Trotz dieses erhöhten Blutungsrisikos sind typische Gerinnungstests wie Prothrombinzeit oder partielle Thromboplastinzeit meist unauffällig. Weiterhin sind schwere Thrombozytopenien bei CKD-Patienten selten; allenfalls geringgradig verminderte Thrombozytenzahlen lassen sich erwarten, wenn der Thrombozytenverbrauch die Neubildung von Thrombozyten übersteigt; bei schwerer Thrombozytopenie müssen daher eigenständige Krankheitsbilder angenommen werden (Galbusera, Remuzzi & Boccardo, 2009).

Mehr als eine Verminderung der Thrombozytenzahlen erscheint jedoch eine Thrombozytendysfunktion als die zentrale Ursache der

Tabelle 1
Mögliche Ursachen der Thrombozytendysfunktion (modifiziert nach Berns & Coutre, 2018; Kaw & Malhotra, 2006)

Potenzielle Ursachen der Thrombozytendysfunktion	
Intrinsische (primär thrombozytäre) Faktoren	**Extrinsische Faktoren**
Dysfunktion von Glykoprotein IIb/IIIa	Urämietoxine
Veränderte Expression von Glykoproteinen	Anämie
Veränderte Freisetzung von ADP und Serotonin aus alpha-Granula	Erhöhte NO- und cGMP-Bildung
Veränderter Arachidonsäure und Prostaglandin-Metabolismus, verminderte Thromboxan-A2-Bildung	Funktionelle Veränderungen des von-Willebrand-Faktors
Verändertes Zytoskelett	Verminderte Thrombozytenbildung
	Veränderte Interaktion zwischen Thrombozyten und Endothelzellen

erhöhten Blutungsneigungen, für welche eine größere Zahl von pathophysiologischen Einflussfaktoren postuliert werden. Diese umfassen neben primären Veränderungen der Thrombozytenfunktion auch Veränderungen der Thrombozytenstruktur sowie externe Faktoren (Tabelle 1). Leider wurden die meisten Studien zur Thrombozytendysfunktion bei CKD-Patienten vor mehreren Jahrzehnten durchgeführt, als die Dialysetechnik weniger ausgereift als heute war und weniger komplexe Labormethoden zur Diagnostik der Thrombozytendysfunktion zur Verfügung standen. So erstaunt es nicht, dass für viele der in Tabelle 1 zusammengefassten Veränderungen kontroverse Daten vorliegen.

Eine direkte Rolle von Harnstoff als Auslöser einer Thrombozytendysfunktion kann weitgehend ausgeschlossen werden, da Harnstoffkonzentrationen und Blutungszeit nicht korrelieren (Steiner, Coggins & Carvalho, 1979) und Patienten mit hohem Plasmaharnstoff, aber normaler Nierenfunktion, keine Blutungsneigung aufweisen (Linthorst, Avis & Levi, 2010).

Innerhalb der verschiedenen extrinsischen Faktoren, die zur Plättchendysfunktion beitragen, wird insbesondere auch die Bedeutung der Anämie diskutiert. So befinden sich die Erythrozyten in der Blutzirkulation physiologischerseits insbesondere in der Lumenmitte, von wo sie Thrombozyten in Richtung Gefäßwand verdrängen. Dies bringt Thrombozyten in Kontakt mit verletzten Endothelzellen, an welche sie adhärieren, worauf die Bildung eines Thrombus initiiert wird.

Bei anämischen Patienten werden Thrombozyten weniger in die Nähe der Gefäßwände gedrängt, was die Adhärenz an Endothelzellen erschwert. Zudem kann eine Anämie bei CKD-Patienten die Gerinnung inhibieren, da Erythrozyten ADP freisetzen, PGI_2 inaktivieren und als Scavenger für NO fungieren; sowohl ADP, PGI_2 als auch NO sind alle zentrale Regulatoren der Thrombozytenfunktion (Galbusera et al., 2009).

2 Behandlung der urämischen Thrombozytendysfunktion

Trotz zahlreicher pathophysiologischer Untersuchungen zur Bedeutung der Urämie in der Thrombozytendysfunktion wurde bislang selten nachgewiesen, inwieweit die Einleitung einer Nierenersatztherapie das Blutungsrisiko von CKD-Patienten beeinflusst.

In den ersten Jahren der Hämodialysetherapie führte eine Interaktion des zirkulierenden Blutes mit den damals üblichen zellulosebasierten Dialysatoren gar während einer jeden Dialysebehandlung über eine Komplementaktivierung zu einer transienten Thrombozytopenie. Mit Einsatz von biokompatibleren Dialysemembranen erscheint eine Komplement-induzierte Thrombozytopenie nicht länger als klinisch bedeutsam. Dennoch kann die Hämodialysetherapie weiterhin die Koagulation beeinflussen: Einerseits werden Urämietoxine, die potenziell zur Thrombozytendysfunktion beitragen, entfernt, andererseits ist während der Dialysebehandlung eine systemische Antikoagulation erforderlich, welche über die bloße Gerinnungshemmung hinaus den Patienten gegenüber dem Risiko einer Heparin-induzierten Thrombozytopenie (HIT) exponiert. Weitere theoretische Gefahren der Hämodialysetherapie sind eine Beeinflussung des thrombozytären Zytoskleletons, eine Verminderung der Anzahl von RNA-reichen Thrombozyten und eine Verminderung der retikulierten Thrombozyten (Hedges, Dehoney, Hooper et al., 2007). Weil sowohl RNA-reiche als auch retikulierte Thrombozyten leichter aktivierbar sind, kann die Akkumulation von weniger RNA-reichen und weniger retikulierten Thrombozyten die Hämostase beeinträchtigen. Auch die Bedeutung einer Anämietherapie auf die Hämostase erscheint unklar: Obgleich die Therapie der Anämie einzelne Messparameter der Thrombozytendysfunktion günstig zu beeinflussen vermag (ebd.), bleibt die klinische Bedeutung dieser Effekte auf das Blutungsrisiko leider noch weitgehend unklar.

3 Bedeutung für die Thrombozytenaggregationshemmung

Die urämische Thrombozytendysfunktion und das erhöhte Blutungsrisiko bewirken, dass bei Einsatz von Thrombozytenaggregationshemmern – insbesondere Aspirin, Clopidogrel, Prasugrel und Ticagrelor – die Blutungsgefahr bei CKD-Patienten größer als in der Allgemeinbevölkerung ist. Gleichzeitig haben CKD-Patienten ein erhöhtes kardiovaskuläres Risiko, und Thrombozytenaggregationshemmer vermögen das Risiko von Myokardinfarkten und Schlaganfällen zu vermeiden.

KDIGO-Leitlinien (2013) empfehlen, dass bei erwachsenen CKD-Patienten mit Risiko für atherosklerotische Ereignisse Thrombozytenaggregationshemmer eingesetzt werden sollten, sofern das Blutungsrisiko gegenüber dem möglichen kardiovaskulären Benefit für den individuellen Patienten nicht überproportional erscheint.

Wie jedoch diejenigen Patienten identifiziert werden können, die von einer Thrombozytenaggregationshemmung profitieren, bleibt unklar, zumal Risikoscores aus der Allgemeinbevölkerung das kardiovaskuläre Risiko oder das Blutungsrisiko bei CKD-Patienten nicht hinreichend genau vorherzusagen vermögen.

Aufgrund der hohen Blutungsgefahr bei Dialysepatienten (Palmer, Di Micco, Razavian et al., 2013) sollten Thrombozytenaggregationshemmer nicht routinemäßig allen CKD-Patienten verordnet werden. Liegen jedoch prävalente atherosklerotische Erkrankungen vor, erscheint ihre Einnahme bei den meisten Dialysepatienten indiziert. Zeitlich sehr eng begrenzt werden sollte auch bei diesen Patienten die Einnahme einer dualen Thrombozytenaggregationshemmung, welche in aller Regel auf die ersten Monate nach Koronarstentung oder akutem Myokardinfarkt begrenzt werden sollte, da das Blutungsrisiko unter dualer Thrombozytenaggregationshemmung besonders groß ist.

4 Prothrombotische Diathese

Trotz ihres erhöhten Blutungsrisikos zeigen Patienten mit fortgeschrittener CKD parallel Komponenten der Hyperkoagulation. Während unspezifische Messparameter des Gerinnungssystems – Prothrombinzeit und partielle Thromboplastinzeit – unauffällig erscheinen, treten venöse thromboembolische Erkrankungen (VTE) häufiger bei Patienten mit niedriger GFR und/oder hoher Albuminurie als bei Menschen mit normaler Nierenfunktion auf. Dies lässt sich vermutlich einerseits auf eine Erhöhung etwa von Faktor VIII und von Willebrand-Faktor zurückführen, andererseits aber auch auf die höhere Prävalenz von Begleiterkrankungen wie Immobilisation, Herzinsuffizienz und Übergewicht. Iatrogene Faktoren könnten zusätzlich hinzutreten, etwa Medikamente wie Erythropoietin oder Corticosteroide, Gefäßeingriffe und intraluminale Devices.

5 Antikoagulation

Unter den zahlreichen Medikamenten, die durch Eingriff in das Gerinnungssystem thrombotische Erkrankungen verhindern oder therapieren sollen, haben unfraktioniertes und niedermolekulares Heparin (low molecular weight heparin, LMWH), Vitamin-K-Antagonisten (VKA) und nicht-Vitamin-K-abhängige orale Antikoagulantien (NOAK) die größte Bedeutung.

Zunächst werden unfraktioniertes und LMWH während nahezu jeder intermittierenden Dialysebehandlung routinemäßig zur

Prävention von Gerinnungen in der extrakorporalen Zirkulation eingesetzt. Daher werden nahezu alle Hämodialysepatienten den potenziellen Gefahren von Heparin exponiert, die eine erhöhte Blutungsneigung, aber auch seltenere Nebenwirkungen umfassen – unter denen die Entstehung einer Heparin-induzierten Thrombozytopenie (HIT) besonders gefürchtet ist. HIT ist ein klinisches Syndrom, das durch Antikörper gegen einen Komplex aus Heparin und Plättchenfaktor IV auf der Oberfläche von Thrombozyten induziert wird und dadurch eine Thrombozytenaggregation auslöst. Klinisch manifestiert sich die HIT oft mit arteriellen oder venösen Thrombosen; seltenere Komplikationen sind venöse Extremitätengangrän, hämorrhagische Nekrosen der Nebennieren, nekrotisierende Hautläsionen am Ort der Herapininjektionen und akute systemische Reaktionen innerhalb weniger Minuten nach Exposition gegen unfraktioniertes Heparin oder LMWH.

Um eine Überdiagnostik zu verhindern, sollte eine HIT-Diagnostik nur bei Patienten mit ausreichend hohem klinischem Verdacht auf eine HIT erfolgen. Andernfalls würden viele Patienten (über-)diagnostiziert und insbesondere zahlreiche Hämodialysepatienten mit einer inkorrekten HIT-Diagnose gegenüber anderen (meist teureren und häufig nebenwirkungsreichen) Antikoagulanzien exponiert.

Da ein spezifischer diagnostischer Pfad zur HIT-Diagnostik für Dialysepatienten bislang nicht etabliert ist, sollte wie in der nierengesunden Allgemeinbevölkerung der klinische Verdacht anhand des 4-T-Scores (Tabelle 2) abgeschätzt werden.

Nur wenn der 4-T-Score eine intermediäre oder hohe Wahrscheinlichkeit eines HIT ergibt, sollte eine weitere Diagnostik nach-

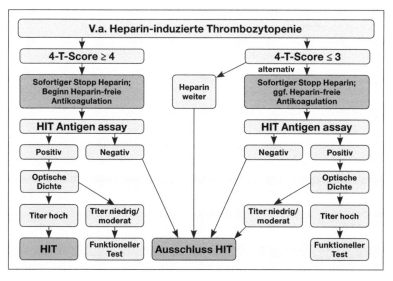

Abbildung 1
Diagnostische Abklärung bei Verdacht auf HIT (Linkens, 2015)

	Score = 2	Score = 1	Score = 0
Thrombocytopenia Compare the highest platelet count within the sequence of declining platelet counts with the lowest count to determine the percent of platelet fall. (Select only one option)	• > 50% platelet fall AND nadir of ≥ 20 AND no surgery within preceding three days	• > 50% platelet fall BUT surgery within preceding three days OR • any combination of platelet fall and nadir that does not fit criteria for Score 2 or Score 0 (eg 30–50% platelet fall or nadir 10–19)	• < 30% platelet fall • Any platelet fall with nadir < 10
Timing (of platelet count fall or thrombosis*) Day 0 = first day of most recent heparin exposure (Select only one option)	• Platelet fall day 5–10 after start of heparin • Platelet fall within one day of start of heparin AND exposure to heparin within past 5–30 days	• Consistent with platelet fall days 5–10 but not clear (eg, missing counts) • Platelet fall within one day of start of heparin AND exposure to heparin in past 31–100 days • Platelet fall after day 10	• Platelet fall ≤ day 4 without exposure to heparin in past 100 days
Thrombosis (or other clinical sequelae) (select only one option)	• Confirmed new thrombosis (venous or arterial) • Skin necrosis at injection site • Anaphylactoid reaction to IV heparin bolus • Adrenal hemorrhage	• Recurrent venous thrombosis in a patient receiving therapeutic anticoagulants • Suspected thrombosis (awaiting confirmation with imaging) • Erythematous skin lesions at heparin injection sites	• Thrombosis suspected
o**T**her cause for Thromboycytopenia** (select only one option)	• No alternative explanation for platelet fall is evident	Possible other cause is evident: • Sepsis without proven microbial source • Thrombocytopenia associated with initiation of ventilator • Other	Probable other cause present: • Within 72 h of surgery • Confirmed bacteremia/fungemia • Chemotherapy or radiation within past 20 days • DIC due to non-HIT cause • Posttransfusion purpura (PTP) • Platelet count < 20 AND given a drug implicated in causing D-ITP (see list) • Non-necrotizing skin lesions at LMWH injection site (presumes DTH) • Other

* Timing of clinical sequelae, such as thrombocytopenia, thrombosis, or skin lesions.
** Two points if necrotizing heparin-induced skin lesions even if thrombocytopenia not present.
Drugs implicated in drug-induced immune thrombocytopenia (D-ITP). Relatively common: glycoprotein IIb/IIIa antagonists (abciximab, eptifibatide, tirofiban); quinine, quinidine, sulfa antibiotics, carbamazepine, vancomycin. Less common: actinomycin, amitriptyline, amoxicillin/piperacillin/nafcillin, cephalosporins (cefazolin, ceftazidime, ceftriaxone), celecoxib, ciprofloxacin, esomeprazole, fexofenadine, fentanyl, fucidic acid, furosemide, gold salts, levofloxacin, metronidazole, naproxen, oxaliplatin, phenytoin, propranolol, propoxyphene, ranitidine, rifampin, suramin, trimethoprim. Note: This is a partial list.
This table follows American College of Chest Physicians (2012).

Tabelle 2
4-Ts-Score

folgen – zunächst mittels Nachweises von HIT-Antikörpern. Die heute üblichen Antigenassays haben eine hohe Sensitivität, aber geringe Spezifität. Daher sollte – sofern verfügbar – bei den meisten Patienten an einen positiven Antigenassay ein Funktionstest (Serotonin-Freisetzungs-Assay oder Heparin-induzierte Plättchenaktivierung [HIPA]) zur Bestätigung der HIT-Verdachtsdiagnose nachfolgen. Abbildung 1 fasst den diagnostischen Algorithmus zusammen.

Characteristic	Argatroban	Danaparoid	Bivalirudin	Fondaparinux
Target	Thrombin	Factor Xa (predominantly)	Thrombin	Factor Xa
Elimination	Hepatobiliary	Renal	Enzymatic (80%)/ Renal (20%)	Renal
Approved for patients with HIT[a]	Treatment/PCI	Treatment	PCI/cardiac surgery	No
Method of administration	IV	IV, SC	IV	SC
Monitoring	aPTT	Anti-Xa level	aPTT	Anti-Xa level
	ACT		ACT or ECT (high doses)	
Effect on INR	+++	0	++	0
Immunologic features	None	5% cross-reactivity with HIT Ab[b]	Potentially cross-reactive with anti-lepirudin Ab	May cause HIT[c]
Antidote available	No	No	No	No
Dialyzable	20%	Yes	25%	20%

Ab = antibodies; ACT = activated clotting time; aPTT = activated partial thromboplastin time; ECT = ecarin clotting time; FDA = US Food and Drug Administration; INR = international normalized ratio; PCI = percutaneous coronary intervention.
[a] In some countries (check with local health regulatory authorities).
[b] Clinical significance is uncertain and routine testing for cross-reactivity is not recommended.
[c] Case reports only.
This table follows American College of Chest Physicians (2012).

Tabelle 3
Characteristics of anticoagulants used to treat patients with HIT

Sobald bei einem Patienten in der klinischen Einschätzung eine hohe oder mittlere Wahrscheinlichkeit für ein HIT besteht, muss eine etwaige Heparinbehandlung pausiert und eine alternative Antikoagulation initiiert werden. Die häufigsten Therapieoptionen fasst Tabelle 3 zusammen. Vitamin-K-Antagonisten sind zu Beginn einer HIT keine Therapieoptionen, da VKA die Aktivität des gerinnungsinhibierenden Proteins C vermindert und dadurch den prothrombotischen Zustand aggraviert.

Weiterhin sind Antikoagulanzien indiziert für die Prävention von thromboembolischen Schlaganfällen bei ausgewählten Patienten mit Vorhofflimmern, zur Prävention und Therapie von venösen Thromboembolien (insbesondere tiefen Beinvenenthrombosen und Lungenembolien) und in der Prävention von Klappenthrombosen bei Patienten nach mechanischem Klappenersatz. Letzte Patienten benötigen zeitlich unlimitiert VKA, da DOAK nach mechanischem Klappenersatz gegenüber VKA unterlegen sind. Patienten nach tiefer Venenthrombose in den proximalen Extremitäten- oder Beckenvenen benötigen mindestens drei Monate eine Antikoagulation; Empfehlungen zu einer verlängerten Antikoagulation über diese drei Monate hinaus orientieren sich hauptsächlich an Empfehlungen aus der Allgemeinbevölkerung, da CKD-spezifische Daten nicht in ausreichender Qualität und Menge vorliegen. Somit reicht

Estimated risk for long-term recurrence[a]	Risk factor category for index PE[b]	Examples[b]
Low (< 3% per year)	Major transient or reversible factors associated with > 10-fold increased risk for the index VTE event (compared to patients without the risk factor)	• Surgery with general anaesthesia for > 30 min • **Confined** to bed in hospital (only "bathroom privileges") for ≥ 3 days due to an acute illness, or acute excerbation of a chronic illness • Trauma with fractures
Intermediate (3–8% per year)	Transient or reversible factors associated with ≤ 10-fold increased risk for **first** (index) VTE	• Minor surgery (general anaesthesia for < 30 min) • Admission to hospital for < 3 days with an acute illness • Oestrogen therapy/contraception • Pregnancy or puerperium • **Confined** to bed out of hospital for ≥ 3 days with an acute illness • Leg injury (without fracture) associated with reduced mobility for ≥ 3 days • Long-haul **flight**
	Non-malignant persistent risk factors	• **Inflammatory** bowel disease • Active autoimmune disease
	No **identifiable** risk factor	
High (> 8% per year)		• Active cancer • One or more previous episodes of VTE in the absence of a major transient or reversible factor • Antiphospholipid antibody syndrome

[a] If anticoagulation is discontinued after the first three months.
[b] The categorization of risk factors for the index VTE event is in line with that proposed by the International Society on Thrombosis and Haemostasis. The present guidelines avoid terms such as "provoked", "unprovoked", or "idiopathic" VTE.

Abbildung 2
ESC-Leitlinien Lungenembolie 2019 (ESC, 2020)

bei VTE aufgrund starken transienten oder reversiblen Risikofaktors(en) („Major transient or reversible factors", Abbildung 2) eine dreimonatige Antikoagulation aus, sofern dieser Risikofaktor ausgeschaltet wird. Eine zeitlich unbegrenzte Antikoagulation sollte bei Patienten mit spontaner VTE oder bei VTE mit einem schwachen transienten oder reversiblen Risikofaktor (definiert als ≤ zehnfach erhöhtes Risiko für eine erste VTE; Abbildung 2) erwogen werden. Hierbei gelten inzwischen DOAK gegenüber VKA aufgrund ihres Nutzen-Risikos-Benefits eindeutig als überlegen. Wenn eine zeitlich unbegrenzte Antikoagulation mit Apixaban oder Rivaroxaban angestrebt wird, kann nach 6 bis 12 Monaten Therapie eine Halbierung der DOAK-Dosierung erwogen werden (Agnelli et al., 2013; Weitz et al., 2017).

Bei Patienten mit aktiver Malignomerkrankung und VTE oder bei Patienten mit wiederholten VTE ohne starken transienten oder reversiblen Risikofaktor („Major transient or reversible factors"; Abbildung 2) suggerieren Daten aus der Allgemeinbevölkerungen einen Benefit einer zeitlich unbegrenzten Antikoagulation mit LMWH oder DOAK. Bei all diesen Indikationen zu einer zeitlich unbegrenzten Antikoagulation muss das erhöhte Blutungsrisiko von CKD-Patienten stets (mit)berücksichtigt werden.

Bei Patienten mit fortgeschrittener CKD und Vorhofflimmern wird der Einsatz einer Antikoagulation kontrovers diskutiert. In der Allgemeinbevölkerung besteht zwar Konsens, dass die meisten Patienten mit einem oder mehreren Risikofaktoren für zerebrale Schlaganfälle oder systemische Embolisationen (definiert als CHA_2DS_2-VASc-Score ≥ 1 bei Männern und ≥ 2 bei Frauen) einer oralen Antikoagulation bedürfen. Auch für Patienten mit CKD G3a/G3b liegt ausreichend Evidenz für den Benefit und die Sicherheit der oralen Antikoagulation bei einer solchen Indikation vor (Hart et al., 2011), nicht aber für Patienten mit einer Kreatininclerance < 30 ml/min/1,73 m², da größere randomisierte Studien zumeist

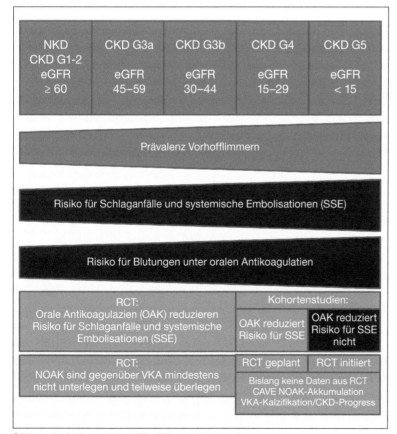

Abbildung 3
Vorhofflimmern bei nierengesunden (NKD; no kidney disease) und chronisch nierenkranken (CKD, chronic kidney disease) Menschen: Prävalenz, Risiko für Schlaganfälle und systemische Embolisationen, Risiko für Blutungen unter oraler Antikoagulation und Therapieevidenz
(Heine, Brandenburg & Schirmer, 2018)

OAK = orale Antikoagulatien; VKA = Vitamin-K-Antagonist;
NOAK = nicht-Vitamin-K-abhängige Oral-Antikoagulatien

Patienten mit fortgeschrittener CKD ausgeschlossen haben (Abbildung 3). Allein Edoxaban wurde in einer niedrigen Dosierung (15 mg) gegenüber Placebo in der ELDER-CARE-Studie bei selektierten Patienten (mindestens 80 Jahre alt und Kontraindikation gegenüber standard-dosierter Antikoagulation) untersucht, von denen die Mehrheit eine Kreatininclearance 15–50 ml/min aufwies. Sowohl in der Gesamtkohorte als auch in der Subgruppe der Patienten mit Kreatinin 15–30 ml/min konnten durch niedrigdosiertes Edoxaban zwei von drei Schlaganfällen/systemischen Embolisationen verhindert werden. Zwar verdoppelte sich (nicht unerwartet) die Anzahl von Blutungen, allerdings überwiegt numerisch die Anzahl verhinderter ischämischer Ereignisse gegenüber der Anzahl medikamentös-induzierter Blutungsereignisse.

Bei Dialysepatienten mit Vorhofflimmern lassen mehrere, teilweise partiell inhaltlich widersprüchliche retrospektive Kohortenstudien insbesondere bei Dialysepatienten mit Vorhofflimmern unklar erscheinen, ob eine orale Antikoagulation ischämische Schlaganfälle und systemische Embolisationen verhindert (Tan et al., 2016); diese retrospektiven Kohortenstudien fokussierten bis vor wenigen Jahren nahezu ausschließlich auf VKA, welche bei fortgeschrittener CKD mit einem massiv erhöhten Blutungsrisiko assoziiert sind. 2020 wurde eine retrospektive Analyse der *US Renal Data System Data* publiziert, welche auch für Apixaban keinen eindeutigen Beweis für eine Reduktion von Schlaganfällen, TIA und systemischen Thromboembolisationen gegenüber einem Verzicht auf Antikoagulation bei Dialysepatienten mit neu aufgetretenem Vorhofflimmern fanden (Mavrakanas et al., 2020). Leider war auch bei Apixaban die Gefahr fataler und intrakranieller Blutungen massiv erhöht (4,9 Ereignisse pro 100 Patientenjahre vs. 1,6 Ereignissen pro 100 Patientenjahren bei Verzicht auf Antikoagulation), wobei allerdings viele Patienten keine Dosisreduktion von Apixaban erhielten (Mavrakanas et al., 2020). Die Aussagekraft dieser Studie ist durch das retrospektive Design sicherlich eingeschränkt. Momentan laufen mehrere relativ kleine randomisierte Studien, die bei Patienten mit Vorhofflimmern orale Antikoagulation mit Verzicht auf Antikoagulation vergleichen (Tabelle 4).

Wenn eine Indikation zur oralen Antikoagulation besteht, so sind sowohl in der nierengesunden Allgemeinbevölkerung als auch bei Patienten mit CKD-G3a/G3b NOAK im Vergleich zu VKA mindestens so effektiv in der Prävention von thrombembolischen Ereignissen und bezüglich der Blutungsgefahr mindestens so sicher. Insbesondere treten intrazerebrale Blutungen unter NOAK seltener auf als unter VKA. Es gibt zudem Hinweise, dass VKA die vasku-

Study	Design	Number and selection of patients	Intervention	Duration	Primary Outcome
AVKIDAL NCT02886962	Open label	855 prevalent HD AF with CHA_2DS_2-VASc $\geq$ 2	VKA (INR 2–3) vs. no OAC	2 years	Severe bleeding and thrombosis
DANWARD NCT03862859	Open label	718 prevalent dialysis AF (incident only) with CHA_2DS_2-VASc $\geq$ 2	VKA (INR 2–3) vs. no OAC	$\leq$ 4 years	TIA, ischaemic or unspecific stroke. Major bleeding (ISTH definition).
SAFE-D NCT03987711	Open label	150 prevalent HD/PD AF with CHADS-65 criteria: age $\geq$ 65 or age < 65 with one of: hypertension, diabetes, congestive heart failure, stroke/TIA or peripheral embolism	VKA (INR 2–3) vs. Apixaban 5 mg bid[a] vs. no OAC	26 weeks	Pilot to test feasibility of larger trial: Recruitment of target population within 2 years. $\geq$ 80% participants remain in study and on allocated treatment after week 26.
AXADIA NCT02933697	Open label	79 prevalent HD[b] AF with CHA_2DS_2-VASc $\geq$ 2	VKA (INR 2–3) vs. Apixaban 2.5 mg bid	6–60 months	Major and clinically relevant, non-major bleeding as well as specific bleedings in dialysis patients.
RENAL-AF NCT02942407	Open label	154 prevalent HD[c] AF with CHA_2DS_2-VASc $\geq$ 2	VKA vs. Apixaban 5 mg bid[a]	15 months	Major bleeding/clinically relevant non-major bleeding event (ISTH definition).

HD: hemodialysis; AF: atrial fibrillation; VKA: vitamin K antagonist; INR: international normalized ratio; OAC: oral anticoagulation; TIA: transient ischemic attack; ISTH: International Society on Thrombosis and Hemostasis; [a] = 12.5 mg bid in patients meeting the criteria for reduced dose; [b] = Initial recruitment target 222 patients; [c] = Initial recruitment target 760 patients

Tabelle 4
Laufende und abgeschlossene, unpublizierte Studien zum Antikoagulation bei Dialysepatienten mit Vorhofflimmern (de Vries & Heine, 2021)

läre Kalzifikation (van Gorp et al., 2015) und möglicherweise auch die CKD-Progredienz (Böhm et al., 2015) beschleunigen – letzteres insbesondere bei Überdosierungen. Randomisierte Studien für CKD-Patienten mit einer Kreatininclearance < 25 ml/min, jedoch ohne Dialysepflichtigkeit, zum Vergleich von VKA und NOAK fehlen. In der Renal-AF-Studie, deren Vollpublikation aktuell (Stand: Februar 2021) noch aussteht, war bei US-amerikanischen Hämodialysepatienten Apixaban genauso sicher und effektiv wie Warfarin. Da bei der Mehrzahl der Patienten initial 2× 5 mg Apixaban appliziert wurde, könnte für die Reduktion auf die in Europa übliche Dosis von 2× 2,5 mg Apixaban sogar ein Sicherheitsvorteil postuliert werden – ob dieser potenzielle Sicherheitsvorteil auf Kosten der Effektivität auftritt, bleibt bis zum Abschluss der deutschen AXADIA-Studie spekulativ.

Auch die belgische VALKYRIE-Studie, die bei Dialysepatienten mit Vorhofflimmern 10 mg Rivaroxaban mit VKA verglich, ist bislang nur teilweise publiziert; die finale Publikation wird im Frühjahr 2021 erwartet. Erste Ergebnisse suggerieren eine höhere Sicherheit von 10 mg Rivaroxaban gegenüber VKA. Weitere, relativ kleine Studien laufen aktuell (Tabelle 4).

Momentan kann als Kompromiss vorgeschlagen werden, dass Patienten mit Vorhofflimmern und zumindest moderatem Risiko für Thromboembolien (definiert als CHA_2DS_2-VASc-Score $\geq$ 2 bei

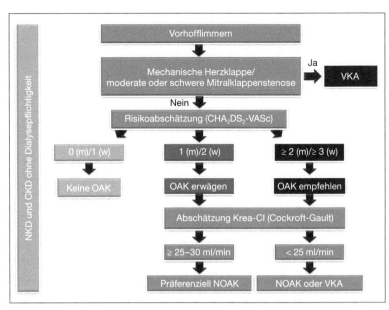

Abbildung 4
Indikationen zur Antikoagulation bei nierengesunden und chronisch nierenkranken, nicht dialysepflichtigen Patienten mit Vorhofflimmern (Heine et al., 2018)

Frauen und ≥ 1 bei Männern) NOAK erhalten, wenn sie eine CKD G1 bis G3b ausweisen, allerdings kein exorbitant hohes Blutungsrisiko besteht (Abbildung 4).

Bei CKD G4 und G5 fehlt momentan ausreichende Evidenz, um im Falle von Vorhofflimmern den Einsatz von NOAK (bei hohem Blutungsrisiko ggf. nur 15 mg Edoxaban, entsprechend ELDER

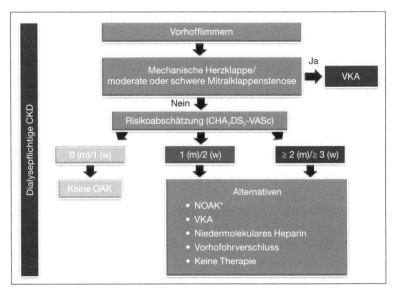

Abbildung 5
Indikation zur Antikoagulation bei chronisch nierenkranken, dialysepflichtigen Patienten mit Vorhofflimmern (Heine et al., 2018)

	Dabigatran	Apixaban	Edoxaban	Rivaroxaban
Bioavailability	3–7%	50%	62%	66% without food. Almost 100% with food
Prodrug	Yes	No	No	No
Clearance non-renal/renal, percent of absorbed dose [a]	20%/80%	73%/27%	50%/50%	65%/35%
Liver metabolism: CYP3A4 involved	No	Yes (elimination, moderate contribution)	Minimal (< 4% of elimination)	Yes (elimination, moderate contribution)
Absorption with food	No effect	No effect	6–22% more; minimal effect on exposure	+ 39% more
Intake with food recommended?	No	No	No	Mandatory
Absorption with H2B/PPI	– 12–30% (not clinically relevant)	No effect	No effect	No effect
Asian ethnicity	+ 25%	No effect	No effect	No effect
GI tolerability	Dyspepsia 5–10%	No problem	No problem	No problem
Elimination half-life	12–17 h	12 h	10–14 h	5–9 h (young) 11–13 h (elderly)

H2B = H2-blocker; PPI = proton pump inhibitor; GI = Gastrointestinal.
[a] For clarity, data are presented as single values, which are the mid-point of ranges as determined in different studies.
This table follows the updated European Heart Rhythm Association (2015).

Tabelle 5
Absorption and metabolism of the different NOACs

CARE) oder VKA oder aber einen Verzicht auf eine Antikoagulation zu präferieren (Abbildung 5). Wenn bei Dialysepatienten die Entscheidung zur Antikoagulation getroffen wird, erscheint Apixaban gegenüber VKA mindestens gleichwertig bezüglich Sicherheit und zumindest in der Dosis von 2× 5 mg gleichwertig bezüglich der Effektivität. Die Bedeutung des LAAO (left atrial appendage occlusion; Vorhofohrverschlusssystem) als Alternative zur Antikoagulation ist bei schwerer CKD leider ebenfalls nicht ausreichend evidenzgesichert.

Sowohl LMWH als auch NOAK benötigen bei Patienten mit schwerer CKD eine Dosisreduktion, da sie renal eliminiert werden. Im Jahr 2019 war zumindest ein NOAK (Apixaban) für Dialysepatienten in den USA zugelassen, nicht jedoch in Europa. Im Vergleich zu anderen NOAK akkumuliert Apixaban am geringsten, erfordert aber trotzdem (wie alle NOAK) eine Dosisanpassung bei fortgeschrittener CKD (Tabelle 5). Zu beachten ist, dass pharmakokinetische Studien (und nachfolgend Empfehlungen zur Dosisreduktion von NOAK) die mittels Cockcroft-Gault-Gleichung abgeschätzte Kreatininclearence verwendeten. Im klinischen Alltag benutzen wir hingegen zumeist die mittels MDRD- oder CKD-EPI-Formeln geschätzte GFR („estimated [e]GFR"). Kreatininclearance und eGFR differieren teilweise beträchtlich; wird statt der Kreatininclearance zur Dosisanpassung von NOAK die eGFR benutzt, so drohen deutliche Dosierungsfehler – insbesondere bei Nicht-Beachtung von Körpergewicht oder Körperoberfläche („body surface area", BFA), da die MDRD- und CKD-EPI-Formeln – anders als die Cockroft-Gault-Formel – die auf eine BSA von 1,73 m² standardisierte eGFR berechnen. Diese standardisierte eGFR muss für Dosisanpassungen von Medikamenten mit der tatsächlichen BSA multipliziert werden.

Literatur

Agnelli G., Buller H.R., Cohen A. et al. (2013). Apixaban for extended treatment of venous thromboembolism. *NEJM*, 368 (8), 699–708.

American College of Chest Physicians (2012). Antithrombotic therapy and prevention of thrombosis (9th ed.). American college of chest physicians evidence-based clinical practice guidelines. *Chest, 141 (2 Suppl)*, e495S–e530S.

Berns J.S. & Coutre S. (2018). Platelet dysfunction in uremia. *UpToDate*.

Böhm M., Ezekowitz M.D., Connolly S.J. et al. (2015). Changes in renal function in patients with atrial fibrillation: an analysis from the RE-LY trial. *J Am Coll Cardiol, 65 (23)*, 2481–2493. doi:10.1016/j.jacc.2015.03.577

De Vriese A.S., Caluwé R., Pyfferoen L. et al. (2020). Multicenter randomized controlled trial of vitamin K antagonist replacement by rivaroxaban with or without vitamin K2 in hemodialysis patients with atrial fibrillation: the Valkyrie study. *J Am Soc Nephrol, 31*, 186–196.

De Vries S. & Heine G. (2021). Anticoagulation management in hemodialysis patients with atrial fibrillation: evidence and opinion. *Nephrol Dial Transplant, 33647941*. doi:10.1093/ndt/gfab060

Dinits-Pensy M., Forrest G.N., Cross A.S. & Hise M.K. (2005). The use of vaccines in adult patients with renal disease. *Am J Kidney Dis, 46*, 997–1011.

ESC (2020). 2019 ESC guidelines for the diagnosis and management of acute pulmonary embolism developed in collaboration with the European Respiratory Society (ERS). *European Heart Journal, 41*, 543–603.

European Heart Rhythm Association (2015). Practical guide on the use of non-vitamin K antagonist anticoagulants in patients with non-valvular atrial fibrillation. *Europace, 17*, 1467–1507.

Galbusera M., Remuzzi G. & Boccardo P. (2009). Treatment of bleeding in dialysis patients. *Semin Dial, 22*, 279–286.

Hart R.G., Pearce L.A., Asinger R.W. & Herzog C.A. (2011). Warfarin in atrial fibrillation patients with moderate chronic kidney disease. *Clin J Am Soc Nephrol, 6*, 2599–2604.

Hedges S.J., Dehoney S.B., Hooper J.S. et al. (2007). Evidence-based treatment recommendations for uremic bleeding. *Nat Clin Pract Nephrol, 3,* 138–153.

Heine G.H., Brandenburg V.M. & Schirmer S.H. (2018). Oral anticoagulation in chronic kidney disease and atrial fibrillation. *Dtsch Aerztebl Int, 115 (17),* 287–294. doi:10.3238/arztebl.2018.0287

Kaw D. & Malhotra D. (2006). Platelet dysfunction and end-stage renal disease. *Semin Dial, 19,* 317–322.

KDIGO (2013). Clinical practice guideline for the evaluation and management of chronic kidney disease. *Kidney Int Suppl, 3,* 1.

Linkens L.A. (2015). Heparin induced thrombocytopenia. *BMJ, 350,* g7566. doi:0.1136/bmj.g7566

Linthorst G.E., Avis H.J. & Levi M. (2010). Uremic thrombocytopathy is not about urea. *J Am Soc Nephrol, 21,* 753–755.

Ma T.K., Chow K.M., Kwan B.C. et al. (2016). Manifestation of tranexamic acid toxicity in chronic kidney disease and kidney transplant patients: a report of four cases and review of literature. *Nephrology (Carlton), 2017,* 316–321.

Mavrakanas T.A., Garlo K. & Charytan D.M. (2020). Apixaban versus no anticoagulation in patients undergoing long-term dialysis with incident atrial fibrillation. *Clin J Am Soc Nephrol, 15 (8),* 1146–1154.

Okumura K., Akao M., Yoshida T. et al. (2020). Low-dose edoxaban in very elderly patients with atrial fibrillation. *N Engl J Med, 383,* 1735–1745.

Palmer S.C., Di Micco L., Razavian M. et al. (2013). Antiplatelet therapy to prevent hemodialysis vascular access failure: systematic review and meta-analysis. *Am J Kidney Dis, 61,* 112–122.

Steiner R.W., Coggins C. & Carvalho A.C. (1979). Bleeding time in uremia: a useful test to assess clinical bleeding. *Am J Hematol, 7,* 107–117.

Tan J., Liu S., Segal J.B. et al. (2016). Warfarin use and stroke, bleeding and mortality risk in patients with end stage renal disease and atrial fibrillation: a systematic review and meta-analysis. *BMC Nephrol, 17,* 157.

van Gorp R.H. & Schurgers L.J. (2015). New insights into the pros and cons of the clinical use of vitamin K antagonists (VKAs) versus direct oral anticoagulants (DOACs). *Nutrients, 7,* 9538–9557.

Weitz J.I., Lensing A.W.A., Prins M.H. et al. (2017). Rivaroxaban or Aspirin for extended treatment of venous thromboembolism. *NEJM, 376,* 1211–1222.

Management der präterminalen CKD

Sylvia Stracke

Epidemiologie der präterminalen CKD

Etwa zehn Prozent der Bevölkerung sind derzeit weltweit von chronischen Nierenerkrankungen betroffen [30], in Europa schwanken die Angaben zwischen 3 und 17 Prozent [4, 18].

Die chronische Nierenerkrankung („Chronic Kidney Disease", CKD) ist ein klinisches Syndrom, welches lange unbemerkt verläuft. Es tritt im Rahmen verschiedener, in ihrer Prävalenz zunehmender Grunderkrankungen auf.

Zu diesen einer CKD zugrundeliegenden Erkrankungen gehören Diabetes mellitus und Bluthochdruck oder Autoimmunerkrankungen (z.B. Glomerulonephritiden, Kleingefäßvaskulitiden, systemischer Lupus erythematodes) und vererbte Grundleiden (z.B. autosomal-dominant vererbte Zystennieren). CKD ist gekennzeichnet durch eine langsam (über Monate bis Jahre) progredient verlaufende Einschränkung der Nierenfunktion und typische Zweiterkrankungen wie renale Anämie, sekundärer Hyperparathyreoidismus, „Chronic Kidney Disease – Mineral and Bone Disorder" (CKD-MBD) und metabolische Azidose.

Anhand der glomerulären Filtrationsrate, die üblicherweise aus der Kreatininkonzentration im Serum berechnet bzw. geschätzt wird (eGFR, „estimated GFR"), kann die Nierenfunktion in fünf Stadien eingeteilt werden [30]: Stadium G1: GFR > 90 ml/min/1,73 m² und (nierenbioptisch) bekannte Nierenerkrankung; Stadium G2: GFR = 60–89 ml/min/1,73 m² und (nierenbioptisch) bekannte Nierenerkrankung; Stadium G3a: GFR = 45–59 ml/min/1,73 m²; Stadium G3b: GFR = 30–44 ml/min/1,73 m²; Stadium G4: 15–29 ml/min/1,73 m²; Stadium G5, GFR < 15 ml/min/1,73 m². Die Albuminurie, sofern vorhanden, wird als Albumin/Kreatinin-Ratio im Urin (UACR) in drei Stadien eingeteilt und in der Klassifikation ergänzt: Stadium A1: 10–29 mg/d; Stadium A2: 30–200 mg/d; Stadium A3: > 300 mg/d.

Anzugeben sind neben der (vermuteten oder bewiesenen) Ursache der CKD

1. folgende klinische Diagnosen:
   - Diabetes,
   - Bluthochdruck,
   - glomeruläre Erkrankung,
   - komorbide Erkrankungen,
   - Transplantat vorhanden?
   - Unbekannte Ursache der CKD?
2. GFR-Stadium G1/G2/G3a/G3b/G4 oder G5.
3. Albuminurie Stadium A1/A2 oder A3.

Mit schlechter werdender eGFR und Proteinurie besteht ein erhöhtes Risiko für Dialysepflichtigkeit, akutes Nierenversagen, Progression der chronischen Nierenerkrankung sowie eine erhöhte Gesamt- und kardiovaskuläre Mortalität [30].

Die typischen Zweiterkrankungen bei chronischer Nierenerkrankung ergeben sich aus den vielfältigen Aufgaben der Nieren: Anämie, metabolische Azidose, CKD-MBD mit sekundärem Hyperparathyreoidismus, Hypovitaminose D und Störungen des Calcium-/Phosphatstoffwechsels, Mangelernährung „protein-energy-wasting". Aus Sicht der Patient*innen treten vermehrt Krämpfe, gastrointestinale Störungen, Ödeme, Luftnot, Juckreiz, Übelkeit, Appetitlosigkeit und eine generelle Schwäche und Müdigkeit auf. Auch Neuropathie und das Restless-legs-Syndrom gehören zu den urämischen Symptomen.

Häufige Komorbiditäten sind Herzinsuffizienz, Vorhofflimmern, Linksherzhypertrophie, Bluthochdruck, Diabetes.

Die präterminale CKD ist definiert als CKD-Stadium G4–5. Viele der genannten Zweiterkrankungen werden erst in diesem Stadium behandlungspflichtig (Abbildung 1). Gleichzeitig muss regelmäßig überprüft werden, ob bereits eine Indikation zum Beginn einer Nierenersatztherapie vorliegt oder bald vorliegt. Diesen zeitlichen Rahmen abzuschätzen, ist nicht leicht und erfordert klinische Expertise. Denn etwa ein Jahr vor erwartetem Beginn einer Nierenersatztherapie sollen Maßnahmen getroffen werden, die Patient*innen und Angehörige darauf vorzubereiten [35, Empfehlung 1.2.1].

Kürzlich wurde eine deutsche Kohorte von nephrologisch betreuten CKD-G4-Erkrankten veröffentlicht [39]. 1.834 Nierenkranke der CKD-Stadien G3 ($n = 486$) und G4 ($n = 1.348$) wurden längsschnittlich beobachtet. Das mediane Alter betrug 75 Jahre, 42 Prozent waren weiblich, 42 Prozent litten an Diabetes und die mediane eGFR bei Studienbeginn betrug 25 ml/min. Die Proteinurie der Patient*innen war eher mild: nur 19 Prozent wiesen eine ACR > 300 mg/g auf. 79 Prozent erhielten eine RAAS-Blockade und 52 Prozent eine Statintherapie. Bei CKD G4 A1–2 war die Inzidenz

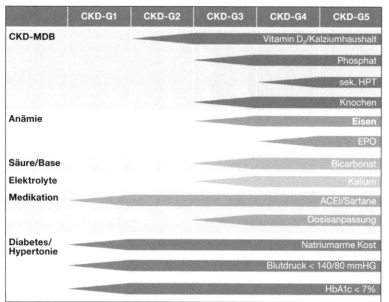

Abbildung 1
Typischer Beginn der benannten Zweiterkrankungen bei CKD und somit auch Beginn der therapeutischen Interventionen. Ab dem Stadium CKD-G4 müssen fast immer alle Zweiterkrankungen auch behandelt werden (modifiziert nach [15])

der Dialysepflichtigkeit nach 4,5 Jahren < 22 Prozent, bei CKD G4 A3 allerdings bei 56 Prozent – *das Ausmaß der Proteinurie ist hier also entscheidend für die renale Prognose.* Die Outcomevariablen in der genannten Studie waren Dialysepflichtigkeit und Tod. Mehr als 50 Prozent der CKD-G4-Erkrankten zeigten eine langsame oder keine Verschlechterung der eGFR. Nur 17 Prozent wiesen eine rasche Verschlechterung der eGFR um > 5 ml/min/Jahr auf. Nach 4,5 Jahren betrug bei CKD-G3 die Inzidenz der Dialysepflichtigkeit acht Prozent und die Mortalität 16 Prozent, bei CKD-G4 37 Prozent bzw. 19 Prozent. Diese Zahlen sind angesichts des hohen Alters der eingeschlossenen Patient*innen erstaunlich niedrig. *Die CKD scheint auch im Stadium G4 nur langsam fortzuschreiten, zumindest in Deutschland und wenn die Erkrankten nephrologisch mitbetreut werden.*

US-amerikanische Arbeiten zeigen z.T. andere Ergebnisse. So zeigte eine Studie, dass die Sterblichkeit im Stadium CKD-G3 am höchsten war [30], eine andere Studie, dass die Mortalität im Stadium CKD-G4 über zweifach höher war als die Wahrscheinlichkeit, dialysepflichtig zu werden [20, 27]. In der zitierten Arbeit von Reichel und Kollegen [39] waren die vorherrschenden Grunderkrankungen, die zur CKD führten, Diabetes (30%) und Bluthochdruck (33%). Die Anzahl der Menschen mit primär hypertensiver Nephropathie stieg mit dem Alter an, während die Anzahl derer mit Glomerulonephritis fiel (Abbildung 2). Insgesamt war die Komorbidität

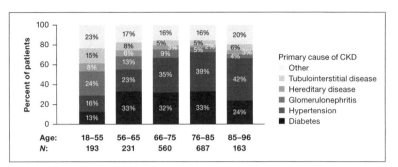

Abbildung 2
Nierengrunderkrankung bei 1.834 CKD-G3/G4-Erkrankten in Deutschland. Der Anteil derer mit hypertensiver und/oder diabetischer Nephropathie steigt mit dem Alter an und beträgt bis zu 72% bei den 76- bis 85-Jährigen (aus [39])

hoch und 42 Prozent litten an Diabetes, 85 Prozent an Bluthochdruck und 47 Prozent an weiteren kardiovaskulären Erkrankungen.

Prädiktoren für eine rasche Verschlechterung der Nierenfunktion waren schlechtere Ausgangs-eGFR, männliches Geschlecht, Diabetes mellitus, hoher systolischer Blutdruck und hohe Albuminurie. Diese Ergebnisse werden auch in anderen Studien gesehen [3, 14, 31], so dass damit auch die therapeutischen Ansatzpunkte benannt sind: *möglichst gute Einstellung eines Bluthochdrucks, eines Diabetes und einer Proteinurie.*

Pathophysiologie der präterminalen CKD

Die präterminale CKD ist eine irreversible, fortschreitende Nierenerkrankung, die trotz verschiedener Grunderkrankungen gemeinsame Pathologien aufweist. So finden sich Umbauvorgänge wie Glomerulosklerose, Tubulusatrophie, interstitielle Fibrose und Hyperfiltration der Restnephrone. Sonografisch sieht man verkleinerte Nieren, Parenchym und Cortex sind oft echoreich und verschmälert, der Parenchym-Pyelon-Index wird kleiner. Im präterminalen Stadium der CKD sind von ursprünglich etwa ein bis zwei Millionen funktionierender Nephrone weniger als 400.000 Nephrone übrig [24]. Die Restnephrone adaptieren und hypertrophieren, wie dies auch von der kompensatorischen Hypertrophie von Einzelnieren nach unilateraler Nephrektomie und bei der diabetischen Nephropathie bekannt ist. Diese Adaptionsvorgänge führen ursächlich zu Sklerose und Fibrose der noch vorhandenen Restnephrone und damit zum Fortschreiten der präterminalen CKD bis hin zum endgültigen Verlust der Nierenfunktion.

Therapieansätze bei präterminaler CKD

Nicht-medikamentöse Maßnahmen

Generell sollten, wenn nötig und möglich, folgende nicht-medikamentöse Maßnahmen unterstützt werden:
- Gewichtreduktion – Übergewicht BMI > 30 ist mit Glomerulosklerose, Glomerulomegalie und Proteinurie assoziiert [34].
- Verzicht auf Nikotinkonsum – eine CKD schreitet bei Rauchern schneller voran [21].
- Meiden nephrotoxischer Medikamente wie z.B. Bisphosphonate und NSAIDs.

Der Alkoholgebrauch soll limitiert werden: Alkohol wirkt sich ungünstig auf das Körpergewicht aus und macht schwer kalkulierbare Medikamenten-Interaktionen. Orale Östrogenpräparate in der Menopause sollen wegen Auswirkungen auf den Blutdruck nur eingesetzt werden, wenn dies zweifelsfrei indiziert ist.

Vermeiden nephrotoxischer Substanzen

Eine schlechtere Nierenfunktion ist bei jeder Medikamentengabe zu beachten. Bei vielen Antibiotika und Schmerzmitteln müssen Dosisanpassungen erfolgen. Die Therapie soll indikationsgerecht erfolgen und Polypharmazie möglichst vermieden werden. Mehr als die Hälfte aller etwa 3.000 gebräuchlichen Medikamente wird nierenabhängig eliminiert oder besitzt Metabolite, die renal ausgeschieden werden. Die Nierenfunktion ist deshalb wichtig für die Arzneimitteltherapie.

Eine Tabelle zur Dosisanpassung von Antibiotika und anderen Medikamenten finden Sie z.B. unter http://www.dosing.de oder unter http://www.uni-ulm.de/nephrologie/dosantibio.pdf [8].

Manche Kräuterzubereitungen wie z.B. die aristolochische Säure sind nephrotoxisch (Chinese Herb Nephropathy). Ginkgo, Johanniskraut, Ginseng und Allium sativum führen zu Medikamenten-Interaktionen.

Therapie der Zweiterkrankungen

Therapie einer renalen Azidose

Bei CKD kommt es zur metabolischen Azidose. Azidose verstärkt Hyperkaliämie, hemmt den Eiweißanabolismus und löst Calcium aus dem Knochen. Die metabolische Azidose wird häufig mittels oraler Natriumbicarbonatgabe behandelt. Einerseits führt dies jedoch zu einer Natriumbelastung, andererseits erhöht es die Tablettenlast (bis zu 3× 2 relativ große Tabletten am Tag) und die Nebenwirkungen – in diesem Fall vor allem die Neigung zu häufigem und weichem Stuhlgang bis hin zu Durchfällen [9]. Die Säurelast ist sinnvoller zu senken, wenn dies bereits bei der Diät berücksichtigt wird. Eine vegetarische Diät mit viel Früchten und Gemüse konnte bereits nach 30 Tagen die Säurelast ebenso effektiv senken und die Nierenfunktion ebenso gut erhalten wie eine Therapie mit Natriumbicarbonat-Tabletten [16]. Bei der „Früchte-Gemüse"-Diät konnte zusätzlich im Vergleich zur Therapie mit Natriumbicarbonat der systolische Blutdruck um 5,4 mmHg gesenkt werden. In der Praxis erhalten viele Patienten Natriumbicarbonat-Tabletten, weil eine Ernährungsumstellung oft schwierig ist und auch weitere Aspekte bei der Ernährung berücksichtigt werden müssen. Der Ausgleich einer Azidose ist bei Patient*innen mit präterminaler CKD sehr wichtig.

Therapie einer renalen Anämie
Siehe Beitrag von Prof. Ch. Rosenberger

Therapie einer CKD-MBD
Siehe Beitrag von Prof. M. Ketteler

Therapie der Komorbiditäten

Diabetes-Therapie
Siehe Beiträge von Prof. H. Rupprecht

Therapie einer Hyperurikämie
Eine Therapie mit Allopurinol kann erwogen werden. Harnsäuresenkung kann ebenfalls zur Progressionshemmung bei CKD beitragen [19]. Es gibt allerdings hierzu keine eindeutigen Empfehlungen.

Hypertonie-Behandlung – Zielwerte und RAS-Hemmung
Ein normalisierter Blutdruck ist eine effektive Therapie der präterminalen Nierenerkrankung und kann einerseits sowohl die GFR noch länger stabil halten als auch die Proteinurie vermindern: Ein normalisierter Blutdruck führt unter anderem auch zu einer Senkung eines erhöhten intraglomerulären Drucks. Letzterer geht sowohl mit einer vermehrten Proteinurie einher als auch mit einer erhöhten GFR und somit Hyperfiltration.
Die Zielblutdruckwerte werden je nach Komorbidität und verwendeter Leitlinie etwas unterschiedlich angegeben und sollen min-

Tabelle 1
Übersicht Blutdruckzielwerte

Leitlinie	Zielwerte (mmHg) systolisch	Zielwerte (mmHg) diastolisch	Patient*innen-Gruppe mit CKD und …
DEGAM	< 140	< 90	
NICE	individualisiert	individualisiert	
	120–139	< 90	
	120–129	< 80	Diabetes
	120–129	< 80	ACR > 70 mg/mmol
KDIGO	individualisiert	individualisiert	
	< 140	< 90	
	< 130	< 80	ACR > 30 mg/d
HAS	< 140	< 90	
	< 130	< 80	Diabetes
	< 130	< 80	Albuminurie
NVL-Diabetes	< 140	< 80	Diabetes

DEGAM: Deutsche Gesellschaft für Allgemeinmedizin; NICE: National Institute for Health Care and Clinical Excellence; HAS: Haute Autorité de Santé; KDIGO: Kidney Disease Improving Global Outcomes; NICE: National Institute of Health and Clinical Excellence; NVL-Diabetes: Nationale Versorgungsleitlinie Diabetes

destens bei < 140/90 mmHg liegen (Tabelle 1 mit referenzierten Leitlinien).

Leitlinien zur Blutdrucktherapie legen sich auf keine bestimmte Substanzklasse zu Erstlinienbehandlung fest [2, 32]. Abweichend davon wird bei Diabetiker*innen und Patient*innen mit Proteinurie (> 30 mg/24 Std. oder Äquivalent) eine Empfehlung für eine ACE-Hemmer oder Angiotensinrezeptorblocker gemacht (KDIGO; NICE; NVL-Diabetes).

Unter der Therapie mit einem ACE-Hemmer oder Angiotensinrezeptorblocker kommt es häufig zu einer Abnahme der GFR, bzw. zu einem Anstieg des Serumkreatinins. Eine Abnahme der GFR um bis zu 25 Prozent vom Ausgangswert bzw. eine Zunahme des Serumkreatinins um bis zu 30 Prozent vom Ausgangswert gilt dabei als akzeptabel [36, Empfehlungen 1.6.12–1.6.14]. Vor Ansetzen eines ACE-Hemmers oder Angiotensinrezeptorblockers und nach ein bis zwei Wochen Therapiedauer sowie nach jeder Dosiserhöhung sollen eGFR und Kalium kontrolliert werden.

ACE-Hemmer und Angiotensinrezeptorblocker sollen aus folgenden Gründen nicht miteinander kombiniert werden: erhöhtes Risiko für Hyperkaliämie, dauerhafte Nierenfunktionsverschlechterung und arterielle Hypotension [47].

Generell ist der Einsatz einer RAS-Blockade bei präterminaler Nierenerkrankung aus den genannten Gründen (Hyperkaliämie und Anstieg des Serumkreatinins) schwierig und bedarf einer engmaschigen, nephrologischen Kontrolle. Häufig muss der ACE-Hemmer bzw. das Sartan spätestens bei einer eGFR von < 15 ml/min beendet werden. Die klinische Erfahrung zeigt, dass nach Absetzen einer RAS-Blockade die eGFR noch über einen längeren Zeitraum stabil gehalten werden kann, sofern eine adäquate Blutdruckeinstellung mit anderen Substanzklassen gelingt.

Diuretika bei präterminaler CKD

Entgegen der bisher in Lehrbüchern vertretenen Meinung ist der Gesamt-Natriumbestand des Körpers weder konstant noch steht er immer im Gleichgewicht mit dem Wasserhaushalt [43]. Der Natrium-Gehalt der Haut z.B. korreliert mit der linksventrikulären Hypertrophie [42]. In Langzeit-Studien zeigte sich, dass zunächst sichtbar vermehrte extrazelluläre Flüssigkeit/Ödeme sich mit der Zeit auflösen und der Gesamt-Natriumbestand dennoch erhöht bleiben kann [38]. Bei Nierenkranken ist die NaCl-Ausscheidung bereits in frühen Erkrankungsstadien gestört. Dies führt zur Erhöhung des Gesamt-Natriumbestands des Körpers. Mit fortschreitender Nierenerkrankung entgleist der Salz-Wasser-Haushalt wegen der verminderten Nephronenzahl zunehmend, da die wenigen verbliebenen funktionstüchtigen Nephrone bei konstanter diätetischer Kochsalzzufuhr täglich eine gleichbleibende Menge an Natrium ausscheiden müssen. Die Nieren kompensieren ihren Funktionsverlust durch eine intrinsisch gesteigerte Natriurese – die fraktionelle Natriumausscheidung, d.h. die Menge an filtriertem Natrium bezogen auf die eGFR, steigt deutlich an. Mit zunehmender Nierenerkrankung verlieren distal-tubulär wirkende Diuretika deshalb ihre Wirksamkeit und sollten spätestens ab einer GFR < 30 ml/min durch potentere Schleifendiuretika ersetzt oder ergänzt werden [26]. Aufgrund der veränderten Pharmakokinetik und Pharmakodynamik muss erfahrungsgemäß die Dosis von Schleifendiuretika bei CKD-Patient*innen erheblich erhöht werden [46]. Bei einer GFR < 30 ml/min werden bis zu 250 mg Furosemid bzw. 100 mg Torasemid verabreicht. Eine Therapie mit Schleifendiuretika bewirkt einerseits eine Verringerung des Gesamt-Natriumgehalts des Körpers und wirkt andererseits der Entstehung einer Flüssigkeitsüberladung entgegen. Zur Flüssigkeitsüberladung zählen sowohl zentrale Volumenbelastung sowie periphere Ödeme. Es ist schwierig, den Volumenstatus in der klinischen Routine richtig zu erfassen. Bevor periphere Ödeme an den Beinen sichtbar werden, können bereits mehrere Liter Wasser retiniert worden sein [45]. Nierenkranke Patienten mit Volumenüberladung, aber ohne Bluthochdruck, werden häufig fehleingeschätzt [28].

Tabelle 2
Diuretika-Auswahl mit Dosisangaben (nach [26])

Substanzen	Handelsname	Tagesdosis (mg) p.o.	Tagesdosis (mg) i.v.
Proximal wirkende Diuretika			
Acetazolamid	Diamox®	1× 250–500	1× 500
Schleifendiuretika			
Furosemid	Lasix®		2–3× 20–250
Torasemid	Unat®		1–2× 10–100
Piretanid	Arelix®		1–3× 3–12
Etacrynsäure	Hydromedin®		1–2× 100
Bumetanid	Burinex®		1–3× 0,5–5
Distal-tubuläre Diuretika			
Hydrochlorothiazid	Esidrix®	1–2× 12,5–50	
Butizid	Saltucin®	2,5–5	
Chlortalidon	Hygroton®	12,5–25	
Indapamid	Natrilix®	2,5	
Xipamid	Aquaphor®	1–2× 10–40	
Kaliumsparende Diuretika			
Spironolacton	Aldactone®	1–2× 25–100	
Eplerenon	Inspra®	1–2× 50	
Kombinationspräparate			
HCT + Amilorid	Moduretik®	50 + 5	
HCT + Triamteren	Dytide® H	25 + 50	
HCT + Spironolacton	Spironothiazid®	50 + 50/100	
Xipamid + Triamteren	Neotri®	10 + 30	
Furosemid + Spironolacton	Furo-Aldopur®	20 + 50/100	

Flüssigkeitsüberladung ist ein Risikofaktor für eine linksventrikuläre Hypertrophie, welche wiederum bei Nierenkranken einen unabhängigen kardiovaskulären Risikofaktor darstellt. Es ist daher essentiell, dass es zu keiner Flüssigkeitsüberladung bei präterminaler CKD kommt [41], d.h. die Therapie soll nicht erst dann beginnen, wenn periphere Ödeme sichtbar sind und sie soll (in niedrigerer Dosis) fortgeführt werden, auch wenn periphere Ödeme ausgeschwemmt worden sind.

In der Arbeit von Kielstein und Kolleg*innen [26] findet sich die Tabelle 2, in der Diuretika mit Dosisangaben für Nierenkranke aufgelistet werden. Es findet sich allerdings auch der Hinweis, dass dies nicht immer den Fachinformationen entspricht – als Hinweis darauf, dass es sich dennoch um „good nephrological practice" handelt. Bei Torasemid wird mit Einzel-Dosen von 10–100 mg bei Nierenkranken gearbeitet, bei Furosemid mit 20–250 mg.

Ernährungsempfehlungen bei präterminaler CKD

Energie und Kalorienaufnahme

Es wird eine Energieaufnahme von 30–40 kcal/kg wie für die Allgemeinbevölkerung empfohlen [5]. Bei Übergewicht oder Mangelernährung sind Abweichungen nötig. Im präterminalen CKD-Stadium besteht oft eine hypokalorische Mangelernährung [17].

Phosphat

Bei (präterminaler) CKD kommt es zu einer Phosphatretention aufgrund einer verminderten renalen Phosphatexkretion. Phosphaturische Hormone wie Parathormon und FGF-23 werden vermehrt gebildet und führen zu den typischen CKD-assoziierten Zweiterkrankungen wie CKD-MBD. Die von ESPEN (European Society for Clinical Nutrition and Metabolism) und EBPG (European Best Practice) empfohlene tägliche Phosphatmenge beträgt 600–1.000 mg/d [5, 10, 17].

Protein

Eine Proteinrestriktion wurde für CKD-Patienten in der Vergangenheit häufig empfohlen. Die Evidenz bezüglich einer Proteinrestriktion ist widersprüchlich. NICE weist im Update 2014 darauf hin, dass es für eine Einschränkung auf < 0,6–0,8 g Protein/kg/d keine Evidenz für eine Progressionshemmung gibt, stattdessen aber das Risiko für Malnutrition steigt. KDIGO empfiehlt eine Proteinzufuhr von 0,8 g/kg/d bei Patienten mit stabiler CKD im Stadium G1–G3 [25]. Das entspricht der Empfehlung für Erwachsene der Deutschen Gesellschaft für Ernährung.

Ab einem CKD-Stadium G4 empfiehlt die DGEM eine Restriktion auf 0,6–0,8 g Protein/kg/d [12] und KDIGO empfiehlt bei CKD G4, die Eiweißzufuhr zu reduzieren [25]. Die ESPEN-Richtlinie empfiehlt eine Reduktion auf 0,55–0,6 g/kg/d bei einer eGFR von 25–70 ml/min [5]. Eine neuere NICE-Leitlinie [35] fand wiederum keine Evidenz für einen Benefit oder ein Risiko durch ein eiweißarme Diät bei Patient*innen mit präterminaler CKD.

Einigkeit herrscht in den Leitlinien, dass eine zu hohe Proteinzufuhr von > 1,3 g/kg/d bei Erwachsenen mit CKD und einem erhöhten Progressionsrisiko vermieden werden soll.

Eine Abschätzung der täglichen Proteinzufuhr und eine Beratung der Patient*innen zur Ernährung muss im Regelfall von ausgebildeten Ernährungsberater*innen durchgeführt werden (Tabelle 3).

Energie[1]	30–35	kcal/kgKG/d	
Protein/Aminosäuren[2]	0,6–0,8 (–1,0)	g/kgKG/d	
Kohlenhydrate	3,0–4,0	g/kgKG/d	
Fett	0,8–1,2	g/kgKG/d	
L-Carnitin[3]	0,5	g/d	
Wasserlösliche Vitamine[4]	(Kombinationspräparate)	1× Tagesbedarf (RDA)	
Fettlösliche Vitamine[4]	(Kombinationspräparate)	1× Tagesbedarf (RDA)	
Spurenelemente[4]	(Kombinationspräparate)	1× Tagesbedarf (RDA)	
Elektrolyte[4]	Eine Phosphat-/Kaliumrestriktion ist bei stabilen CNI meist notwendig		
Flüssigkeit[2]			

Tabelle 3
Nährstoffbedarf von stabilen Patient*innen mit CKD (DGEM-S1-Leitlinie; nach [12])

[1] In Abhängigkeit der körperlichen Aktivität.
[2] Der Bedarf kann sich durch Akuterkrankungen grundsätzlich ändern.
[3] In einigen Ernährungspräparaten erhalten; optional.
[4] Enterale Ernährungspräparate, die den empfohlenen Tagesbedarf enthalten, Vitamin D s.u.

Kalium

Aufgrund verminderter renaler Clearance kann es zu einer Hyperkaliämieneigung kommen. Eine Restriktion auf 1.500–2.000 mg/d Kalium in der Nahrung wird in der ESPEN-Leitlinie empfohlen [5]. Vorsicht ist geboten bei Einnahme von Medikamenten, die das Serumkalium beeinflussen, wie z.B. RAS-Hemmer, NSAID oder kaliumsparende Diuretika.

Natrium/Kochsalz

Die DEGAM-S3-Leitlinie zum Management der chronischen Nierenerkrankung in der Hausarztpraxis empfiehlt, dass CKD-Patient*innen ab Stadium G3 maximal 6 g Kochsalz (entsprechend ca. 2–3 g Natrium) pro Tag mit der Nahrung aufnehmen sollten [10].

Die Fähigkeit zur Urinnatriumexkretion nimmt bereits in frühen Stadien der Nierenerkrankung ab. Dies führt zu einer Salzretention und Blutdruckerhöhung. Eine hohe Kochsalzaufnahme in der Nahrung ist assoziiert mit Proteinurie und glomerulärer Hyperfiltration. Kochsalz kann zudem die Wirksamkeit einer medikamentösen Blockade des Renin-Angiotensin-Systems (z.B. ACE-Hemmer, Sartane) beeinträchtigen.

Es gibt keine Evidenz bezüglich der Langzeiteffekte einer Salzrestriktion bei CKD auf primäre Endpunkte wie Mortalität und Progression zur terminalen Niereninsuffizienz. Salzrestriktion bei CKD reduziert den Blutdruck deutlich und ebenso die Proteinurie. Es ist daher zumindest plausibel, eine Salzrestriktion zu empfehlen [33].

Die Empfehlungen zur optimalen Kochsalz- bzw. Natriumzufuhr variieren. Die tägliche Kochsalzmenge in der Nahrung wird unterschiedlich empfohlen: 5–6 g/d Kochsalz bzw. Natriummenge mit 2,0–2,3 g/d [17] bzw. Natriummenge 1,8–2,5 g/d [5] bzw. Natriummenge < 2 g/d [5, 25].

Die durchschnittliche tägliche Kochsalzaufnahme bei Erwachsenen in Deutschland liegt bei Frauen bei ca. 8,4 g Kochsalz und bei Männern bei 10 g [22]. Die Umsetzung einer an den Empfehlungen orientierten täglichen Kochsalzzufuhr ist in der Praxis schwierig, weil sich ein großer Teil des Kochsalzes in industriell gefertigten Lebensmitteln befindet, in Deutschland z.B. besonders im Brot. Kochsalz und Phosphat werden Lebensmitteln zur Verbesserung der Haltbarkeit zugesetzt. Weniger als 6 g Kochsalz pro Tag sind schwer umsetzbar. Es wird geschätzt, dass etwa 20–30 Prozent der Bevölkerung kochsalzempfindlich sind. Bei Personen mit Hypertonie wird von 50 Prozent ausgegangen, der Anteil nimmt mit zunehmendem Alter, bei Übergewicht und Nierenfunktionstörung zu.

Daher sollten CKD-Patienten die empfohlene tägliche Kochsalzmenge von 6 g (dies entspricht einer Natriummenge von 3 g) nach Möglichkeit einhalten und ggf. bei Bluthochdruck oder Ödemen mit Diuretika behandelt werden.

Trinkmenge

Auch die Fähigkeit zur Urinkonzentration nimmt bereits früh ab. Die Patient*innen müssen in den früheren Stadien der Nierenerkrankung also ausreichend trinken, etwa 2 l/d [23]. Bei präterminaler CKD kommt es irgendwann zu einer allmählich abnehmenden Diurese. Dann soll neben einer Flüssigkeitsrestriktion (auf die Diuresemenge plus 500 ml/d) auch mit der Vorbereitung zur Nierenersatztherapie begonnen werden.

Eine Restriktion der Trinkmenge ist bei CKD und Herzinsuffizienz zumeist bereits bei niedrigeren CKD-Stadien notwendig.

**Beginn der Nierenersatztherapie –
Auszüge aus der NICE-Leitlinie Nr. 107 zum Management bei präterminaler Nierenerkrankung [35]**

Wann soll also mit einem Nierenersatzverfahren begonnen werden? Am ehesten scheint ein Dialysebeginn nach klinischen Kriterien sinnvoll zu sein [40] (Tabelle 4 und 5).

Im Oktober 2018 wurde eine NICE-Leitlinie [35] zu Zeitpunkt und Wahl des Nierenersatzverfahrens sowie des konservativen Managements veröffentlicht und ist unter https://www.nice.org.uk/guidance/ng107 abrufbar.

Dialyse-Entscheidungs-Szenarios
1. Allmählicher Verlust der Nierenfunktion
2. Akut auf chronisches Nierenversagen
3. Akutes Nierenversagen, das terminal bleibt
4. Terminales Leberversagen oder terminale Herzinsuffizienz

Tabelle 4
Typische Situationen, in denen ein dauerhaftes Nierenersatzverfahren in Frage kommt

Klinische Kriterien für den Dialysebeginn
eGFR 5-9 ml/min und urämische Symptome wie Perikarditis
Koagulopathie, z.B. hämorrhagische Gastritis
Gastroenteropathie mit Übelkeit (z.T. auch Erbrechen)
Appetitlosigkeit, Anorexie, Gewichtsverlust
Enzephalopathie mit zunehmender Verwirrtheit
Überwässerung und Bluthochdruck ohne Ansprechen auf Diuretika
Therapieresistente Hyperkaliämie und/oder Azidose

Tabelle 5
Klinische Kriterien für den Dialysebeginn [7, 40]

Beginn und Indikationsstellung der Nierenersatztherapie sind komplexe Entscheidungen und umfassen viele Faktoren: klinische Symptome, Patient*innen-Präferenzen, Laborwerte, Flüssigkeitsüberladung, eGFR. Die meisten beginnen die Dialyse, wenn klinische Symptome auftreten. Wenn keine Symptome auftreten, kann auch bei einer eGFR von 5 bis 7 ml/min noch zugewartet werden. Wenn die Symptome hingegen früher auftreten, so kann auch bereits bei einer höheren eGFR eine Dialyse nötig werden. Es muss herausgearbeitet werden, ob die Symptome (z.B. Fatigue oder Depression) der Urämie zuzuordnen sind oder nicht, und ob dies einen Einfluss auf das tägliche Leben hat.

Die Evidenz für eine präemptive Nierentransplantation ist derzeit limitiert und z.T. widersprechend. Nur eine Studie zeigte einen möglichen klinischen Benefit einer präemptiven Nierentransplantation bei einer eGFR < 10 ml/min [1].

Die Empfehlung 1.2.1 der NICE-Leitlinie 107 [35] untersucht den Zeitpunkt, die Art und Weise der Vorbereitung der Nierenersatztherapie oder auch die Entscheidung für ein konservatives Management der CKD. Es wird empfohlen, mindestens ein Jahr vor erwartetem Beginn der Nierenersatztherapie mit Vorbereitungen zu beginnen, d.h. spätestens auch zu diesem Zeitpunkt in die Nephrologie zu überweisen.

In der Vorbereitung soll eine Aufklärung über die verschiedenen Arten der Nierenersatztherapie (Peritonealdialyse, Hämodialyse, Heimdialyse, präemptive Nierentransplantation, (Lebend-)Nierentransplantation, Lebend- versus Verstorbenenspende) und des konservativen Managements erfolgen unter Einbezug der Angehörigen. Eine psychosoziale Einbindung ist wünschenswert, derzeit leider noch kein Standard.

Über die Art der Transplantationsvorbereitung inclusive notwendiger Voruntersuchungen konnte keine Übereinstimmung erzielt werden und wurde als Forschungsfrage definiert.

Wenn eine Entscheidung zur Nierenersatztherapie (statt konservativen Managements) getroffen wurde, ist zu berücksichtigen, dass die Nierentransplantation einen Überlebensvorteil, geringere Hospitalisationsraten und bessere Lebensqualität gegenüber der Dialyse bietet. Komorbiditäten – jeweils spezifisch für Dialyse und Nierentransplantation – sollen erklärt und diskutiert werden.

Es gab keine Evidenz für eine überlegene Kosteneffektivität eines der Nierenersatzverfahren, allerdings die Expertenmeinung, dass die Transplantation mit geringeren Kosten verbunden sei.

Die Empfehlung lautet, dass eine präemptive Lebendnierenspende bevorzugtes Nierenersatzverfahren sein soll, gefolgt von der Nierentransplantation mit Verstorbenenspende.

Ein BMI > 30 stellt keine Kontraindikation für eine Nierentransplantation dar.

Wenn eine Nierentransplantation nicht in absehbarer Zeit realisierbar ist, sollen Peritoneal- und Hämodialyse als medizinisch gleichwertige Verfahren angeboten werden und die unterschiedlichen Komplikationsmöglichkeiten und Einflüsse auf das persönliche Leben erläutert werden.

Ob eine Heimdialyse in Frage kommt, soll ebenso mit Patient*innen und Angehörigen diskutiert werden. NICE empfiehlt bei Zentrumsdialysen der Hämodiafiltration (HDF) den Vorzug zu geben über die Hämodialyse (HD). Der Benefit von HDF bei täglicher Heimhämodialyse ist nicht klar, so dass hier sowohl HD als auch HDF möglich sind. Einige Patient*innen bevorzugen transportable Dialysegeräte, die derzeit noch keine HDF-Option besitzen.

Patient*innen, die ungeplant dialysepflichtig werden, können sowohl Hämo- als auch Peritonealdialyse angeboten werden. Es gibt hierzu wenig Evidenzen in der Literatur und dies wurde als Forschungsfrage definiert. Sowohl APD als auch CAPD sind möglich und sollen mit ihren jeweiligen Vor- und Nachteilen mit den Patient*innen-Präferenzen abgeglichen werden. Den Patient*innen soll regelmäßig die Gelegenheit gegeben werden, ihre Entscheidungen zu überdenken und ggf. zu ändern.

Die Planung des Dialysezugangs ist Gegenstand der Empfehlungen 1.4.1 bis 1.4.4 der NICE-Leitlinie 107 [35]. Mit den Betroffenen, ihren Angehörigen und Hausärzt*innen sollen die Risiken und Benefits der verschiedenen Dialysezugänge besprochen werden: arteriovenöse Fistel, Kunststoffprothese, Vorhofkatheter, Tenckhoff-Katheter. Bei geplanter Peritonealdialyse soll der Tenckhoff-Katheter etwa zwei Wochen vor Dialysebeginn platziert werden. Wenn Hämodialyse/Hämodiafiltration geplant ist, so soll eine Fistel etwa sechs Monate vor geplantem Dialysebeginn operiert werden, um eine ausreichende Reifung zu erzielen und um der Möglichkeit zu begegnen, dass es Komplikationen wie Frühverschluss oder Stenosenbildung geben kann. Vor Anlage einer Fistel soll eine Ultraschalluntersuchung der Armgefäße durchgeführt werden.

Symptomerkennung ist Gegenstand der Empfehlungen 1.6 der NICE-Leitlinie 107 [35]. Patient*innen mit präterminaler CKD weisen oft Symptome auf, nach denen regelmäßig und aktiv gefragt werden soll (Tabelle 6) und deren Behandlung erläutert werden soll. Manche der Symptome stehen für die Patient*innen oft nicht im direkten Zusammenhang mit der CKD wie z.B. sexuelle Dysfunktionen.

Ernährung und Flüssigkeitshaushalt bei präterminaler CKD werden in den Empfehlungen 1.7.1 bis 1.7.5 der NICE-Leitlinie 107 [35] behandelt. Hier wird auf die limitierte Evidenz für einen Benefit von Ernährungsempfehlungen bei diesen Patient*innen hingewiesen.

Tabelle 6
Häufige Symptome bei präterminaler Nierenerkrankung

Generelle Symptome	Änderungen des Geschmackssinns Antriebslosigkeit/Lethargie Durst Luftnot Gewichtsverlust/-zunahme Juckreiz Müdigkeit/Fatigue Ödeme Schlafstörungen Schlechter Appetit Schmerzen Schwäche
Gastrointestinale/ urologische Symptome	Änderungen der Urinmenge/Nykturie Änderungen des Stuhlgangs Bauchkrämpfe Übelkeit
Muskuloskelettale Symptome	Muskelkrämpfe Restless legs Syndrome
Neurologische Symptome	Kognitive Dysfunktion Schwindel Kopfschmerzen
Psychosoziale Aspekte	Ängstlichkeit Körperbild Depression Stimmungsschwankungen Sexuelle Dysfunktion

Die aktuelle Praxis ist allerdings, dass die Patient*innen von spezialisierten Ernährungsberater*innen unterstützt werden und die weiter oben genannten Ernährungsempfehlungen individuell besprochen werden. Insbesondere die Vermeidung einer Hyperphosphatämie, Hyperkaliämie und Azidose sowie eine ausreichende Kalorienzufuhr werden als wichtig angesehen. Eine erneute oder auch begleitende Ernährungsberatung ist vor allem bei Änderungen wichtig, z.B. in der unmittelbar postoperativen Phase nach einer Nierentransplantation, bei Wechsel des Dialyseverfahrens oder wenn biochemische Parameter eine Mangelernährung aufzeigen. Um die Adhärenz an die Diät- und Flüssigkeitsempfehlungen zu erhöhen, sollen Angehörige und Hausärzt*innen eingebunden werden.

Maximal konservative Therapie

Bei sehr betagten Patient*innen oder bei begrenzter Lebenserwartung aufgrund anderer Erkrankungen kann auch ein konservatives Vorgehen und der Verzicht auf eine Nierenersatztherapie sinnvoll sein. Dialyse bei älteren, multimorbiden Patient*innen sollte kein Automatismus sein, sondern erfordert eine differenzierte Therapie und gemeinsame Entscheidung. In den ersten 12 Monaten war die Mortalität in einer Studie an 202 terminal nierenkranken Hochbetagten gleich – unabhängig davon, ob sie Dialyse oder eine maximal konservative Therapie wählten [6]. Diejenigen, die die konservative Therapie wählten, waren im Mittel 81 Jahre alt und überlebten noch 14 Monate. Diejenigen, die die Dialyse wählten, waren im Mittel 76 Jahre alt, überlebten im Mittel 34 Monate und verbrachten die Hälfte der „gewonnenen" Lebenszeit an der Dialyse oder im Krankenhaus. Auch in einer weiteren Studie wird darauf hingewiesen, dass ab dem Alter von etwa 80 Jahren oder bei vielen Komorbiditäten die maximal konservative Therapie eine Option darstellt.

Zusammenfassung

Bei Patient*innen mit präterminaler Nierenerkrankung kommt nur eine multimodale Therapie in Frage, die sowohl die Progression hemmen, Komobiditäten (Bluthochdruck, Diabetes, Proteinurie) und Zweiterkrankungen (CKD-MBD, Azidose, Anämie) behandeln soll als auch Ernährungsempfehlungen und den Übergang zu Nierenersatzverfahren beinhaltet.

Bei sehr betagten Patient*innen oder bei begrenzter Lebenserwartung aufgrund anderer Erkrankungen kann auch ein konservatives Vorgehen vereinbart werden.

Literatur

1. Akkina S.K., Connaire J.J., Snyder J.J. et al. (2008). Earlier is not necessarily better in preemptive kidney transplantation. *Am J Transplant, 8*, 2071–2076. doi:0.1111/j.1600-6143.2008.02381.x
2. Black, C., Sharma, P., Scotland, G. et al. (2010). Early referral strategies for management of people with markers of renal disease: a systematic review of the evidence of clinical effectiveness, cost-effectiveness and economic analysis. *Health Technology Assessment, 14 (21)*, 1–184. doi:10.3310/hta14210
3. Borrelli S., Leonardis D., Minutolo R. et al. (2015). Epidemiology of CKD regression in patients under nephrology care. *PLOS ONE, 10*, e0140138.
4. Brück K., Stel V.S., Gambaro G. et al. (2016). CKD prevalence varies across the European general population. *J Am Soc Nephrol, 27*, 2135–2147.
5. Cano, N. J. M., Aparicio, M., Brunori, G. et al. (2009). ESPEN guidelines on parenteral nutrition. Adult renal failure. *Clinical Nutrition, 28 (4)*, 401–414. doi:10.1016/j.clnu.2009.05.016.
6. Carson R.C. (2009). Is maximum conservative management an equivalent treatment option to dialysis for elderly patients with significant comorbid disease? *Clin J Am Soc Nephrol, 4*, 1611–1619.
7. Cooper B.A., Branley P., Bulfone L. et al. (2010). IDEAL study. A randomized controlled trial of early versus late initiation of dialysis. *NEJM, 363*, 609–619.
8. Czock D., Häussler U., Aymanns C. et al. (2005). Nephrotoxische Arzneimittel. *Dtsch Med Wochenschr, 130*, 2579–2584.
9. Dabers T., Weckmann G., Chenot J.F. & Stracke S. (2017). Chronische Nierenerkrankungen – was der Praktiker wissen sollte. *Dtsch Med Wochenschr, 142 (17)*, 1290–1298. doi:10.1055/s-0043-108466
10. Weckmann G., Stracke S. & Chenot J.F. (2019). *DEGAM S3-Leitlinie Nr. 22: Versorgung von Patienten mit chronischer nichtdialysepflichtiger Nierenerkrankung in der Hausarztpraxis* (AWMF-Register Nr. 053-048). Berlin: Deutsche Gesellschaft für Allgemeinmedizin und Familienmedizin.
11. Denker M., Boyle S., Anderson A.H. et al. (2015). Chronic Renal Insufficiency Cohort Study (CRIC): overview and summary of selected findings. *Clin J Am Soc Nephrol, 10*, 2073–2083.
12. Druml W., Contzen B., Joannidis H. et al. (2015). *S1-Leitlinie der Deutschen Gesellschaft für Ernährungsmedizin (DGEM) in Zusammenarbeit mit der AKE, der GESKES und der DGfN. Enterale und parenterale Ernährung von Patienten mit Niereninsuffizienz* (AWMF-Register

No. 073/009). *Aktuel Ernahrungsmed, 40,* 21–37. http://dx.doi.org/10.1055/s-0034-1387537

13. Ellison D.H. (2017). Treatment of disorders of sodium balance in chronic kidney disease. *Adv Chronic Kidney Dis, 24,* 332–341. doi:10.1053/j.ackd.2017.07.003
14. Eriksen B.O., Tomtum J. & Ingebretsen O.C. (2010). Predictors of declining glomerular filtration rate in a population-based chronic kidney disease cohort. *Nephron Clin Pract, 115,* c41–c50.
15. Fleig S., Patecki M. & Schmitt R. (2016). Chronische Niereninsuffizienz: Was ist gesichert in der Therapie? (Review). *Internist, 57 (12),* 1164–1171. doi:10.1007/s00108-016-0150-7.
16. Goraya N., Simoni J., Jo C. et al. (2012). Dietary acid reduction with fruits and vegetables or bicarbonate attenuates kidney injury in patients with a moderately reduced glomerular filtration rate due to hypertensive nephropathy. *Kidney Int, 81,* 86–93.
17. Fouque, D., Vennegoor, M., ter Wee, P. et al. (2007). EBPG guideline on nutrition. *Nephrology, Dialysis, Transplantation, 22, Suppl 2,* ii45–87. doi:10.1093/ndt/gfm020
18. Girndt M., Trocchi P., Scheidt-Nave C. et al. (2016). The prevalence of renal failure. Results from the German health interview and examination survey for adults, 2008–2011 (DEGS1). *Dtsch Arztebl Int, 113,* 85–91.
19. Goicoechea M., de Vinuesa S.G., Verdalles U. et al. (2010). Effect of allopurinol in CKD progression and cardiovascular risk. *Clin J Am Soc Nephrol, 5,* 1388–1393.
20. Grams M.E., Sang Y., Ballew S.H. et al. (2018). Predicting timing of clinical outcomes in patients with chronic kidney disease and severely decreased glomerular filtration rate. *Kidney Int, 93,* 1442–1451.
21. Hallan S.I. & Orth S.R. (2011). Smoking is a risk factor in the progression to kidney failure. *Kidney Int, 80,* 516–523.
22. Johner S.A., Thamm M., Schmitz R. & Remer T. (2015). Current daily salt intake in Germany: biomarker-based analysis of the representative DEGS study. *European Journal of Nutrition, 54,* 1109–1115. doi:10.1007/s00394-014-0787-8.
23. Johnson D.W., Ata E., Chan M. et al. (2013). KHA-CARI guideline: Early chronic kidney disease: detection, prevention and management. *Nephrology (Carlton, Vic.), 18,* 340–350. doi10.1111/nep.12052
24. Kanzaki G., Tsuboi N., Shimizu A. & Yokoo T. (2019). Human nephron number, hypertension, and renal pathology. *Anat Rec (Hoboken).* doi:10.1002/ar.24302 [Epub ahead of print].
25. KDIGO (2013). *2012 clinical practice guideline for the evaluation and management of chronic kidney disease.* https://kdigo.org/guidelines/ckd-evaluation-and-management/

26. Kielstein J.T. & Fliser D. (2008). Diuretika – tubuläre Wirkmechanismen und nephrologische Indikationen. *Nephrologe, 3,* 384–393.
27. Keith D.S., Nichols G.A., Gullion C.M. et al. (2004). Longitudinal follow-up and outcomes among a population with chronic kidney disease in a large managed care organization. *Arch Intern Med, 164,* 659–663.
28. Khan Y.H., Sarriff A., Adnan A.S. et al. (2017). Diuretics prescribing in chronic kidney disease patients: physician assessment versus bioimpedence spectroscopy. *Clin Exp Nephrol, 21,* 488–496.
29. Levin A., Djurdjev O., Beaulieu M. & Er L. (2008). Variability and risk factors for kidney disease progression and death following attainment of stage 4 CKD in a referred cohort. *Am J Kidney Dis, 52,* 661–671
30. Levey A.S., de Jong P., Coresh J. et al. (2011). The definition, classification, and prognosis of chronic kidney disease: a KDIGO controversies conference report. *Kidney Int, 89,* 17–28.
31. Lundström U.H., Gasparini A., Bellocco R. et al. (2017). Low renal replacement therapy incidence among slowly progressing elderly chronic kidney disease patients referred to nephrology care: an observational study. *BMC Nephrol, 18,* 59–68.
32. Mancia G., Fagard R., Narkiewicz K. et al. (2013). 2013 ESH/ESC guidelines for the management of arterial hypertension: the Task Force for the Management of Arterial Hypertension of the European Society of Hypertension (ESH) and of the European Society of Cardiology (ESC). *European Heart Journal 34,* 2159–2219. doi:10.1093/eurheartj/eht151
33. McMahon E.J., Campbell K.L., Bauer J.D. & Mudge D.W. (2015). Altered dietary salt intake for people with chronic kidney disease. *The Cochrane Database of Systematic Reviews, (2),* CD010070. doi:10.1002/14651858.CD010070.pub2
34. Navarro Díaz M. (2016). Consequences of morbid obesity on the kidney. Where are we going? *Clin Kidney J, 9,* 782–787.
35. NICE (2018). *Renal replacement therapy and conservative management* (NICE clinical guideline, no. 107). London: National Institute for Health and Clinical Excellence. https://www.nice.org.uk/guidance/ng107
36. NICE (2015). *Chronic kidney disease. Early identification and management of chronic kidney disease in adults in primary and secondary care* (NICE clinical guideline, no. 182). London: National Institute for Health and Clinical Excellence. https://www.nice.org.uk/guidance/cg182
37. O'Hare A.M., Choi A.L., Bertental B. et al. (2007). Age affects outcome in chronic kidney disease. *J Am Soc Nephrol, 18,* 2758–2765.

38. Rakova N., Juttner K., Dahlmann A. et al. (2013). Long-term space flight simulation reveals infradian rhythmicity in human Na⁺ balance. *Cell Metab, 17,* 125–131.
39. Reichel H., Zee J., Tu C. et al. (2020). Chronic kidney disease progression and mortality risk profiles in Germany: results from the Chronic Kidney Disease Outcomes and Practice Patterns Study. *Nephrol Dial Transplant,* pii: gfz260. doi:10.1093/ndt/gfz260
40. Rosansky S., Glassock R.J. & Clark W.F. (2011). Early start of dialysis: a critical review. *Clin J Am Soc Nephrol, 6,* 1222–1228.
41. Sarnak M.J., Levey A.S., Schoolwerth A.C. et al. (2003). Kidney disease as a risk factor for development of cardiovascular disease – a statement from the American Heart Association Councils on kidney in cardiovascular disease, high blood pressure research, clinical cardiology, and epidemiology and prevention. *Circulation, 108,* 2154–2169.
42. Schneider M.P., Raff U., Kopp C. et al. (2017). Skin sodium concentration correlates with left ventricular hypertrophy in CKD. *JASN, 28,* 1867–1876.
43. Titze J. (2015). A different view on sodium balance. *Current Opinion in Nephrology and Hypertension, 24,* 14–20.
44. Verberne W.R., Dijkers J., Kelder J.C. et al. (2018). Value-based evaluation of dialysis versus conservative care in older patients with advanced chronic kidney disease: a cohort study. *BMC Nephrol, 19 (1),* 205. doi:10.1186/s12882-018-1004-4
45. Wabel P., Moissl U., Chamney P. et al. (2008). Towards improved cardiovascular management: the necessity of combining blood pressure and fluid overload. *Nephrol Dial Transpl, 23,* 2965–2971.
46. Wilcox C.S. (2002). New insights into diuretic use in patients with chronic renal disease. *J Am Soc Nephrol, 13,* 798–805.
47. EMEA (2014). European Medicines Agency. https://www.ema.europa.eu/en/medicines/human/referrals/renin-angiotensin-system-ras-acting-agents

CKD/HD/PD: Impfungen

Matthias Girndt

Infektionshäufigkeit bei Nierenkranken

Bei Patienten mit chronischer Niereninsuffizienz und bei Dialysepatienten gehören Infektionen zu den häufigsten Komplikationen. Sie beeinträchtigen die Lebensqualität, bedingen Hospitalisationen und erhöhen die Mortalität. Daten des CORETH-Projektes [1] zeigen, dass in Deutschland Infektionen für zehn bis zwölf Prozent der stationären Aufnahmen von Dialysepatienten verantwortlich sind, sofern man die rein dialysetechnischen stationären Aufenthalte außer Acht lässt. Unter allen infektiös bedingten Erkrankungen sind es vor allem die Infektionen der Atemwege und der Harnwege, die bei Patienten mit chronischer Niereninsuffizienz gehäuft vorkommen [2]. Im Vergleich zu Patienten mit normaler GFR steigt die Pneumonierate mit jedem Stadium der Niereninsuffizienz deutlich an. Gleiches gilt für Infektionen der Harnwege, während es für gastrointestinale oder Weichgewebsinfektionen so nicht festzustellen ist.

Eine Auswertung von US-Medicare bei Dialysepatienten zeigt, dass mit 21 Pneumonien pro 100 Patientenjahre zu rechnen ist [3]. Es besteht ein deutlicher Altersbezug, die Pneumonierate verdoppelt sich bei Über-65-Jährigen im Vergleich mit Unter-50-Jährigen. Bemerkenswert ist hierbei eine Sterblichkeit von etwa zehn Prozent.

Belege für die hohe Komplikationsdichte durch Infektionen in allen Stadien der Niereninsuffizienz gibt es reichlich. Die *Atherosclerosis in Communities Study* (ARIC) ist eine große populationsbasierte Erhebung aus den USA. Bei mehr als 9.600 Probanden im Alter von 53 bis 75 Jahren lagen Daten zu GFR und Urineiweißausscheidung vor [4]. So ließ sich der Zusammenhang zwischen Nierenfunktion und Hospitalisationen aufgrund von Infektionen analysieren. Während der Zusammenhang zwischen der reduzierten GFR und dem Anstieg des Infektionsrisikos erwartbar war, überrascht vor allem die große Bedeutung der Proteinurie (Abbildung 1).

Die ARIC-Studie erlaubt eine Differenzierung der einzelnen Infektionsentitäten. Dabei stehen wiederum neben den Lungeninfektionen auch die Harnwegsinfektionen ganz im Vordergrund, ihre Häufigkeit steigt mit jedem Stadium der Nierenfunktionseinschränkung. Blutstrominfektionen werden insbesondere bei Patien-

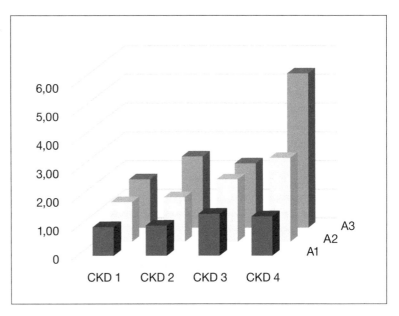

Abbildung 1
Relatives Risiko für Infektionshospitalisation in der ARIC-Studie, unterschieden nach CKD-Stadium (CKD 1–4) sowie Proteinurie (A1–A3) (nach Daten aus [4])

ten mit einer GFR unter 60 ml/min häufiger. Bei Weichteilinfektionen sind diese Trends nicht so klar zu identifizieren.

Der Einfluss der Proteinurie auf die Infektionskomplikationen scheint sogar noch deutlicher zu sein als der der reduzierten GFR. Das mit einer Proteinurie im Ausmaß ACR > 300 mg/g im Vergleich mit einer normalen ACR (< 10 mg/g) assoziierte Risiko lässt sich als Hazard Ratio beschreiben. Diese liegt sowohl für die Pneumonie (2,7) als auch für Harnwegsinfektionen (2,65) im deutlich erhöhten Bereich, bei Blutstrominfektionen (3,71) sowie Weichgewebsinfektionen (3,23) sogar höher, als bei den gleichen Infektionsentitäten für eine GFR ≤ 15 ml/min erreicht wird.

Die chronische Niereninsuffizienz hat auch im Rahmen der SARS-CoV-2-Pandemie Auswirkungen auf die Patienten. Die Wahrscheinlichkeit, mit dem Virus infiziert zu werden, hängt überwiegend von epidemiologischen Faktoren ab. Hingegen haben chronisch Nierenkranke im Falle einer Infektion ein höheres Risiko, in ihrem Verlauf hospitalisiert zu werden (odds ratio 2,6 [1,9–3,6]) [5]. Bei Dialysepatienten, die eine COVID-19 Infektion erleiden, besteht eine sehr hohe Sterblichkeit (27% in New York [6], 24% im Elsass [7]).

Ursachen der hohen Infektionsanfälligkeit

Immunologische Veränderungen

Eine zentrale Rolle für die hohe Infektionsanfälligkeit bei Patienten mit chronischer Niereninsuffizienz spielt ein charakteristischer Immundefekt, der vor allem die spezifische zelluläre Abwehr betrifft. Ältere Daten weisen zumindest bei Dialysepatienten auf eine eingeschränkte Phagozytoseleistung von Makrophagen hin, die für die Abwehr gegen Bakterien sehr bedeutsam ist [8]. Ob diese Störung angesichts moderner, leistungsfähiger Dialyse noch in relevantem Ausmaß vorliegt, ist unsicher. Hingegen ist die Signalgebung an T-Lymphozyten [9] und damit die antigenspezifische Infektionsabwehr bei CKD-Patienten und Patienten an der Dialyse eingeschränkt.

Flüssigkeitsüberladung

Immer wieder in der Diskussion ist, welche Rolle der Volumenstatus für das Entstehen von Lungeninfektionen spielt. Der Begriff der „Stauungspneumonie" ist sehr gebräuchlich und suggeriert, dass Flüssigkeitsüberladung im Lungenparenchym die Entstehung einer Pneumonie begünstige. Dieser Mechanismus ist wissenschaftlich nicht belegt. Wahrscheinlich liegt der Beobachtung eine Häufung von Pneumonien bei Patienten mit dekompensierter Herz- oder Niereninsuffizienz zugrunde, da derartig schwer kranke Patienten grundsätzlich zu Infektionen neigen. Eine Untersuchung zu den Risikofaktoren für das Auftreten einer pneumonischen Influenzamanifestation bei Dialysepatienten [10] zeigte, dass ein sehr großer Anteil der von der Pneumonie betroffenen Patienten auch eine Volumenüberladung aufwies. Dies ist jedoch kein sehr spezifischer Befund bei polymorbiden Dialysepatienten.

Bedeutung der Komedikation?

Als weitere Komponenten der gestörten Infektionsabwehr bei Patienten mit CKD wurde der sehr breite Einsatz von Protonenpumpeninhibitoren diskutiert. Eine große Datenbankanalyse aus Taiwan [11] zeigt, dass zwischen der Verordnung von Protonenpumpeninhibitoren und der Hospitalisation wegen Pneumonie ein Zusammenhang besteht. Weitere Risikofaktoren für pulmonale Infektionen sind nach diesen Analysen auch die Einnahme von Benzodiazepinen und Schlafmitteln, die die Häufigkeit von Pneumonien messbar erhöhen [12].

Expositionsrisiko

Nicht zu vergessen ist die Bedeutung des häufigen und intensiven Kontakts von chronisch Nierenkranken mit Einrichtungen der Gesundheitsversorgung. In besonderer Ausprägung betrifft dies Hämodialysepatienten, die dreimal wöchentlich kohortiert mit anderen Patienten behandelt werden und bei dieser Gelegenheit Kontakt zu Krankheitserregern haben können. Noch verstärkt wird dieser Effekt durch die hohe Hospitalisierungsrate chronisch Nierenkranker.

Vermeidung von Atemwegsinfektionen

Influenza-Impfung

Zu den wichtigsten Schutzmaßnahmen gegen Infektionen gehören die Impfungen. Für die Routine sind vor allem die Impfungen gegen Influenza und Pneumokokken bedeutsam. Die Wirksamkeit der Influenzaimpfung bei Patienten mit chronischen Nierenkrankheiten ist in den vergangenen Jahren immer wieder untersucht worden. Ältere Studien [13] Anfang der 2000er Jahre zeigten bei Dialysepatienten im Vergleich mit Gesunden nur leicht eingeschränkte Responseraten sowie eine normale Immunresponse bei Patienten, die mit Peritonealdialyse behandelt wurden. Allerdings darf man auch beim Gesunden nicht erwarten, dass alle Geimpften auf die Influenzaimpfung ansprechen. Je nach Impfstamm liegt die Seroresponse zwischen 60 und 80 Prozent. Gerade der in der Saison 2016/17 verwendete Impfstoff stand in der Kritik, weil die Impfprotektion bei Gesunden hinter den Erwartungen zurückblieb [14].

Im Jahr 2009 wurde die Impfung gegen den Influenza-Stamm H1N1 systematisch nachbeobachtet, 48 Hämodialysepatienten wurden 15 gesunden Kontrollpersonen gegenübergestellt [15]. Dabei zeigten sich bei den Dialysepatienten Serokonversionsraten von nur 33 Prozent, während 81 Prozent der Personen in der Kontrollgruppe auf die Impfung ansprachen. Dies belegt, dass Dialysepatienten auch gegen Influenza eine eingeschränkte Impfungsreaktion aufweisen.

Trotz der geringen Serokonversionsraten sollte die Impfung generell empfohlen werden. Immerhin spricht ein Drittel der geimpften Patienten serologisch an, als nutzlos kann eine solche Impfung nicht bezeichnet werden. Man darf zwar nicht von einer protektiven Herdenimmunität ausgehen, wenn man Patienten eines Dialysezentrums impft. Eine individuelle Schutzwirkung kann zumindest für einen Teil der Patienten dennoch erreicht werden. Insofern erscheint die Empfehlung der Ständigen Impfkommission beim Robert-Koch-

Institut (STIKO) [16] gerechtfertigt, nach der Personen jeden Alters mit erhöhter gesundheitlicher Gefährdung infolge eines Grundleidens wie z.B. Nierenkrankheiten grundsätzlich jährlich gegen Influenza geimpft werden sollen.

Verschiedentlich wurde diskutiert, ob chronisch Nierenkranke höhere Impfstoffdosen erhalten sollten, um eine bessere Schutzwirkung zu erreichen. Die Frage ist nicht in prospektiven Studien untersucht. Ein großer nationaler Dialyseanbieter in den USA hat Hospitalisationsraten und Sterblichkeit seiner Patienten in Bezug zu den angewandten Impfstoffen gesetzt [17]. In der Saison 2016/17 wurden 3.614 (39%) Patienten mit einer Standarddosis eines quadrivalenten Impfstoffs geimpft, 5.700 (61%) Patienten erhielten hochdosierte trivalente Vakzine. Der höher dosierte Impfstoff war mit einer sieben Prozent geringeren Hospitalisationsrate während der Influenza-Saison vergesellschaftet. Leider unterschied sich in beiden Gruppen nicht nur die Dosierung, sondern auch die Zusammensetzung des Impfstoffs, so dass die Aussagekraft der Studie gering ist. Eine Empfehlung kann aus dieser Serie nicht abgeleitet werden.

Bei zahlreichen Impfungen ist es gebräuchlich, den Effekt durch eine zusätzliche Boosterdosis zu steigern. Dies ist auch bei Influenza untersucht worden. Bei Hämodialysepatienten konnte durch eine zweite Impfung im Abstand von vier Wochen jedoch keine Steigerung der Seroresponse erreicht werden [18], so dass eine Boosterdosis nicht empfohlen wird.

Ursachen des Impfversagens

Unter den Risikofaktoren für das Nichtansprechen auf eine Influenzaimpfung fand eine Studie [19] an 114 Hämodialysepatienten vor allem das Alter als relevanten Faktor. Die Ausprägung der Anämie scheint einen gewissen Beitrag zu leisten. Das Vorhandensein eines Diabetes mellitus oder Zeichen einer chronischen Inflammation waren im Verhältnis von untergeordneter Bedeutung. Auch diese Studie belegte, dass nur etwa 30 Prozent der geimpften Dialysepatienten mit einem vierfachen Titeranstieg gegen das Virus reagieren konnten.

Ist die Seroresponse das richtige und einzige Maß für die Immunität gegen Influenza? Oder kann der Kontakt mit dem Impfstoff einen zellulären Schutz hervorrufen, der auch bei Fehlen einer Seroresponse dem Patienten bei einer echten Infektion dennoch zugutekommt? Diese Frage wurde von Sester und Mitarbeitern untersucht [20], die parallel zur Serologie auch eine Änderung der T-Lymphozyten-Immunität auf Influenza untersuchten. Auch in dieser Studie zeigte sich, dass die spezifischen Immunglobuline gegen Influenza

A beim Dialysepatienten seltener und in niedrigerer Konzentration gebildet wurden. Die T-Zell-Immunität bei Dialysepatienten war ebenfalls drastisch eingeschränkt. Es bestand ein enger Zusammenhang zwischen Seroresponse und Aktivierung von T-Lymphozyten gegen Influenzaantigen. Insofern ist die Serologie ein sehr gutes Maß für die Effektivität der Impfung, andere, nicht durch die Serologie abgebildete Effekte sind nicht zu erwarten.

Einen positiven Aspekt beschrieb die Studie aber doch: während die Bildung der Immunglobuline IgM und IgG im Blut schwach ausgeprägt war, bildeten die Patienten normale Mengen an IgA. Dieses Immunglobulin wird in großem Maße in das Lumen des Gastrointestinaltrakts ausgeschieden und kann dort gegen oral eindringende Erreger wirksam werden. Der Mechanismus könnte für die Abwehr gegen Influenza bedeutsam sein.

Prognostischer Nutzen der Influenza-Impfung

Wichtiger als die Messung von Antikörpertitern ist der Nachweis, dass durch eine Impfung auch tatsächlich das Erkrankungsrisiko an Influenzainfektionen reduziert werden kann. Epidemiologische Erhebungen zeigen eine äußerst enge Korrelation zwischen der quartalsweisen Sterblichkeit von US-Dialysepatienten und der auf diesen Zeitraum bezogenen Häufigkeit von „influenza-like illness" [21]. Dies macht eine Sterblichkeitssenkung durch Impfung zumindest sehr plausibel. Belege, dass dies auch tatsächlich so ist, finden sich für Dialysepatienten in Krankenversicherungsstatistiken aus Taiwan [22]. Diese zeigen, dass Patienten nach Influenzaimpfung wesentlich seltener mit einer Pneumonie hospitalisiert werden und die Mortalität bei geimpften Patienten um 50 Prozent niedriger lag als bei solchen, die nicht geimpft worden waren.

Eine Metaanalyse der vorhandenen Studien zur Influenzaimpfung bei Patienten mit chronischer Niereninsuffizienz fand vier Studien, in denen auch die Mortalität während der Influenzasaison berichtet wurde. Die Metaanalyse zeigt eine Risikoreduktion des Versterbens um 32 Prozent (Odds Ratio 0,68; 95%-Konfidenzintervall 0,61–0,76) [23]. Dieser Mortalitätseffekt kommt nicht nur durch die Verhinderung von Viruspneumonien zustande. Vielmehr können auch kardiovaskuläre Ereignisse vermieden werden. So triggert die Infektion und damit zusammenhängende Inflammation kardiovaskuläre Ereignisse aller Art. Retrospektiv konnte deutlich gezeigt werden, dass zum Zeitpunkt einer frischen Infektion die Hospitalisierungsrate wegen kardiovaskulärer Erkrankungen deutlich gegenüber den Werten vor und nach der Infektion ansteigt [3]. Dass sich durch Influenza-Impfung nicht nur die infektionsbedingte, sondern auch die kardiovaskuläre Sterblichkeit günstig beeinflussen lässt, wurde auch für Dialysepatienten nachgewiesen (Daten des USRDS-Registers) [24].

Somit sprechen alle bisherigen Daten für einen protektiven Effekt der Impfung unabhängig von der geringen Ansprechrate. Dies erlaubt eine generelle Empfehlung für alle Patienten mit chronischer Niereninsuffizienz, jährlich gegen Influenza zu impfen.

Pneumokokken-Impfung

Die Oberflächenantigene von Pneumokokken sind immunogener als Virusantigene. Daher führt die Impfung gegen diese Bakterien allgemein und auch bei chronisch Nierenkranken zu einem besseren Ansprechen, als dies gegen Influenza erreicht wird. Ältere Daten [25] zeigten ein etwa 75-prozentiges Ansprechen auf die Impfung sowie eine Persistenz der Antikörpertiter über mindestens zwölf Monate. Pneumokokken kommen in zahlreichen Stämmen mit unterschiedlichen Oberflächenantigenen (Serotypen) vor. Die Ansprechbarkeit des Immunsystems auf die einzelnen Serotypen ist deutlich unterschiedlich. Sie sind daher grundsätzlich separat zu bewerten. Eine kleine Serie an 17 Hämodialysepatienten untersuchte Bildung und Persistenz von Antikörpern gegen 13 Pneumokokkenstämme [26]. Bei der Mehrzahl der Stämme wurde eine etwa 70–80 Prozent Response erreicht, die nach zwölf Monaten jedoch bereits wieder deutlich rückläufig war.

Unterschiedliche Pneumokokken-Impfstoffe

In Deutschland sind unterschiedliche Pneumokokken-Impfstoffe auf dem Markt. Diese unterscheiden sich sowohl in der Zusam-

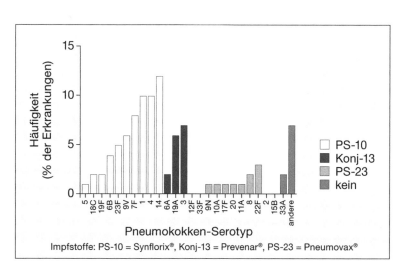

Abbildung 2
Abdeckung der im Jahr 2003–2006 in Deutschland bei Erkrankungen diagnostizierten Pneumokokkenstämme durch die verfügbaren Impfstoffe. Epidemiologische Daten nach [27], Impfstoffserotypen nach Fachinformation

mensetzung der Serotypen als auch in immunologischer Hinsicht. Polysaccharidantigen-Impfstoffe sind polyvalent, induzieren jedoch ausschließlich eine B-Lymphozytenantwort. Durch Koppelung der Polysaccharidantigene an hoch immunogene Proteine gelang es, die Wirksamkeit der Impfstoffe deutlich zu erhöhen. Diese so genannten Konjugatimpfstoffe induzieren neben einer B-Zell-Antwort auch eine T-Zell-Aktivierung und sollen daher eine längerfristige Immunität induzieren. Die in Deutschland auf dem Markt befindlichen Konjugatimpfstoffe enthalten jedoch weniger Impfserotypen als der breite, 23 Stämme abdeckende Polysaccharidimpfstoff.

Die Auswahl des Impfstoffes sollte nicht nur nach immunologischen Gesichtspunkten, sondern auch nach epidemiologischen Aspekten erfolgen. Vergleicht man die Abdeckung der in Deutschland bei Erkrankungen aufgefundenen Serotypen mit der Impfstoffzusammensetzung (Abbildung 2), so fällt auf, dass der zehn-valente Konjugatimpfstoff nur 62 Prozent der Serotypen abgedeckt hätte. Der 13-valente Konjugatimpfstoff hätte bereits 78 Prozent und der polyvalente Polysaccharidimpfstoff insgesamt 88 Prozent der Serotypen abgedeckt.

Grundsätzlich ist auch bei Nierenkranken die Verwendung von Konjugat- oder Polysaccharidimpfstoffen möglich. Ein neues Impfkonzept sieht das immunologisch hoch effiziente Priming mit einer Konjugatvakzine sowie eine spätere Booster-Immunisierung mit dem breiten Polysaccharidimpfstoff vor. Eine Umkehrung der Reihenfolge hat sich nicht als sinnvoll erwiesen. Eine Studie an 80 nierentransplantierten Patienten [28] testete dieses Konzept und zeigte, dass im Gegensatz zum Nierengesunden beim immunsupprimierten Patienten durch die Booster-Immunisierung nur ein marginaler Anstieg der Immunität erreicht werden konnte. Wenngleich fraglich ist, ob diese Daten direkt auf Dialysepatienten übertragen werden können, ist doch einen Nutzen dieser sequenziellen Impfung infrage zu stellen.

Im Gegensatz zur Influenzaimpfung gibt es für die Pneumokokkenimpfung nur indirekte Hinweise auf eine Verminderung der Mortalität. So untersuchte eine Studie an 36.000 Dialysepatienten den Zusammenhang zwischen Impfstatus gegen Influenza und Pneumokokken sowie der Sterblichkeit [29]. Dabei zeigte sich eine Reduktion des Sterblichkeitsrisikos um 23 Prozent bei denen, die lediglich gegen Pneumokokken geimpft waren. Eine Impfung gegen Influenza führte zu einer Reduktion um 27 Prozent und die Immunisierung gegen beide Erkrankungen reduzierte das Sterblichkeitsrisiko um 39 Prozent.

Hygienemaßnahmen zur Vermeidung von Atemwegsinfektionen

Durch die Corona-Pandemie sind die Fragen der Transmissionsprävention für hoch infektiöse Atemwegsviren sehr ins Zentrum des Interesses gerückt. Die wissenschaftliche Beschäftigung mit dem Thema ist jedoch wesentlich älter. So konnte schon in den 1980er Jahren wissenschaftlich dokumentiert werden, welche große Rolle die räumliche Nähe zwischen Menschen bei der Übertragung viraler Infektionen spielt [30]. Atemwegsinfektionen können durch Tröpfcheninfektion oder Schmierinfektion übertragen werden. Letztere sind durch Händehygiene sehr weitgehend zu vermeiden. Hinsichtlich der aerogenen Übertragung wurden akribische Untersuchungen zum Gehalt der Atemluft sowie des Hustenexpectorats an Viruspartikeln [31] und zur Partikeldynamik in der Luft [32] durchgeführt. So konnte gezeigt werden, dass eine aerosolbedingte Übertragung durch einen Sicherheitsabstand von mehr als einem Meter zu vermeiden ist.

Die Übertragung von Aerosolen zwischen Menschen kann durch die Verwendung eines geeigneten Mund-Nase-Schutzes (MNS) vermieden werden. Hierbei ist auf die Verwendung geeigneter Schutzmaterialien zu achten. Das Schutzziel bei der Verwendung des klassischen zweilagigen MNS ist der Schutz der Umwelt vor den Aerosolen des Trägers. Soll hingegen der Träger vor Aerosolen aus der Umgebung geschützt werden, ist die Anwendung von FFP-Masken erforderlich. Am Beispiel der Tuberkulose-Prävention [33] wird dies sehr deutlich. So hat ein Tuberkulose-Patient, von dem ein Infektionsrisiko ausgeht, bei Verlassen des Isolierzimmers stets einen MNS zu tragen. Hierdurch wird die Umgebung vor Aerosolen, die er ausscheidet, geschützt. Betreten hingegen medizinisches Personal oder Besucher das Isolierzimmer, so haben sie FFP-2-Masken zu tragen. Nur diese können den Träger effektiv vor den Aerosolen schützen.

Zur Vermeidung von Schmierinfektionen sind die Händehygiene sowie die Oberflächenhygiene in der Nähe von Patienten von großer Bedeutung. Insbesondere bakterielle Erreger können auf unbelebten Oberflächen sehr lange infektiös bleiben [34]. Für Staphylokokken, Enterokokken und Akinetobacter sind Zeitintervalle von 150–200 Tagen beschrieben. Ähnliches gilt für die Sporenbildner wie z.B. Clostridien. Für Klebsiella und Pseudomonas sind sogar noch deutlich längere Intervalle dokumentiert. Hingegen bleiben Viren auf unbelebten Oberflächen weniger lang infektiös, in der Regel nur ein bis zwei Wochen. Ausnahmen sind hier Rota- und Adenoviren, die noch nach zwei Monaten zu Infektionen führen können.

Im Rahmen der SARS-CoV-2-Pandemie werden zahlreiche Maßnahmen umgesetzt, um die Virusverbreitung zu vermindern. Die Wirksamkeit unterschiedlicher Präventionsmaßnahmen wurde durch den internationalen Vergleich verschiedener Ansätze belegt [35]. Dabei ergab sich eine Präventionswirkung für folgende Interventionen: Beschränkungen für Versammlungen, Anforderungen an das Tragen von Masken, Anforderungen an die Schließung von Arbeitsplätzen, Anforderungen an die Schließung von Schulen und die Gesamtzahl der landesweit durchgeführten Nachweistests.

Impfung gegen Virushepatitis

Ein klassisches Infektionsproblem in der Dialyse war stets die Virushepatitis. Die sehr hohen Prävalenzen infizierter Patienten in deutschen Dialysezentren gehören der Vergangenheit an, in den 1980er Jahren war jeder achte Hämodialysepatient mit einer Virushepatitis infiziert. Heute gehen wir von Prävalenzen um ein Prozent (Hepatitis B) und 2,4 Prozent (Hepatitis C) aus. Dennoch gibt es auch aktuell noch Länder, in denen die Hepatitisprävalenz in Dialyseeinrichtungen deutlich höher ist. Neben der Aufrechterhaltung adäquater Hygienemaßnahmen sowie der Hepatitis-B-Impfung zur Prävention der Virustransmission ist daher vor allem der Umgang mit Patienten zu thematisieren, die im Ausland dialysiert wurden und dort potenziell Kontakt mit virusinfizierten Patienten hatten.

Die Übertragung von Virushepatitis im Zusammenhang mit der Hämodialyse ist durch optimale Hygienemaßnahmen sicher zu vermeiden. Kommt es dennoch zu nosokomialen Übertragungen, so liegen in der Regel vermeidbare Hygienefehler zugrunde.

Übertragungsrisiken in Dialyseeinrichtungen

Ein systematischer Literaturreview [36] analysierte die Weltliteratur zu Ausbruchsberichten der Hepatitis C in Dialyseeinrichtungen. Derartige Daten wurden für die Hepatitis B zwar nicht gesammelt, aufgrund der sehr ähnlichen Infektionswege lassen sich die Informationen jedoch übertragen. Die Hepatitis C kann nicht durch aktive Immunisierung vermieden werden. Zwischen 1992 und 2015 wurden auswertbare Berichte über insgesamt 45 Ausbrüche identifiziert. Dabei zeigte sich, welche Mechanismen der Virusübertragung zwischen Dialysepatienten bedeutsam waren:
- Unzureichende Basishygiene, v.a. Händehygiene und Handschuhwechsel durch das Personal, besonders auch in Notfallsituationen (18 Berichte).

- Inadäquater Umgang mit Multidose-Medikamenten (17 Berichte).
- Unzureichende Durchführung der Oberflächendesinfektion von Dialysemaschinen und unmittelbar patientennahen Oberflächen (16 Berichte).
- Blutkontamination der Druckaufnehmeranschlüsse an Dialysemaschinen (drei Berichte).
- Gemeinsame Nutzung von Medizinprodukten durch Patienten ohne zwischenzeitliche Desinfektion (ein Bericht).

Hygieneregeln

Eine Transmission infektiöser Viruspartikel durch das hydraulische Innere einer Dialysemaschine ist nahezu ausgeschlossen. Der Fokus muss daher auf einer adäquaten und korrekt durchgeführten Oberflächendesinfektion der Geräte liegen. Sofern dies gewährleistet ist, scheint die Forderung nach einer separaten Dialysemaschine für jede Virusinfektion heute nicht mehr zeitgemäß. Zumindest aber ist die Rückführung einer für Hepatitis-Patienten vorgesehenen Maschine in den Routinebetrieb durch adäquate Oberflächendesinfektion problemlos möglich.

Voraussetzung einer adäquaten und sicheren Betreuung von Dialysepatienten mit Virushepatitis sind die allgemeinen Hygienemaßnahmen sowie der Verzicht auf eine gemeinsame Nutzung von Medizinprodukten bei Patienten mit und ohne Virushepatitis, außerdem der fachgerechte Umgang mit Multidose-Medikamenten.

Auch an dieser Stelle muss die große Bedeutung der Händehygiene beim medizinischen Personal wieder betont werden. Leider zeigen alle Erhebungen, dass die Umsetzung der Händedesinfektionsregeln (Five Moments nach WHO [37]) unverändert relativ niedrig ist (ca. 60% [38]). Dies trifft besonders für Notfallsituationen zu, wo eine erforderliche Händedesinfektion leicht vergessen wird. Um das Defizit in diesem Bereich der Hygienemaßnahmen aufzufangen und zusätzliche Sicherheit zu gewährleisten, kann es auch heute noch

Tabelle 1 Empfehlungen zur Routinediagnostik auf Virushepatitis bei Hämodialysepatienten

Situation	HBsAg	Anti-HBs	Anti-HBc	HBV-DNA	Anti-HCV	HCV-RNA
Eingangsuntersuchung	+	+	+		+	
Jährliche Kontrolle	+[1]	+[2]			+[3]	
Rückkehr nach Dialyse in Hochprävalenz-Region				+		+[4]

[1] = nur bei Impf-Nonrespondern; [2] = nur bei Impfrespondern/Patienten nach Hepatitis-B-Infektion; [3] = nur bei Patienten, die eingangs anti-HCV negativ waren; [4] = sicherer Ausschluss nach 3× PCR)

sinnvoll sein, für Patienten mit Virushepatitis an der Dialyse separate Räume vorzusehen. Hierbei sind folgende Regelungen sinnvoll:
- Patienten mit Hepatitis B sollen nicht gleichzeitig im selben Raum wie Patienten dialysiert werden, die für eine Hepatitis-B-Infektion empfindlich sind (ungeimpfte Patienten oder Patienten mit anti-HBs-Titer < 10 IE/ml).
- Für Patienten mit Hepatitis C kann eine räumliche Separierung zur Hämodialysebehandlung erwogen werden.

Selbstverständlich können diese Räume unmittelbar in der nächsten Schicht für nicht-infizierte Patienten verwendet werden.

Für ein Routine-Screening auf Hepatitis wird das in Tabelle 1 dargestellte Vorgehen vorgeschlagen.

Bei Patienten, die zuvor in Hochprävalenzregionen für HCV dialysiert wurden, oder bei Patienten mit akutem Erkrankungsverdacht ist das diagnostische Fenster zwischen Infektion und anti-HCV-Konversion von sieben bis acht Wochen zu beachten. In dieser Zeit kann eine HCV-Infektion möglicherweise nur durch eine HCV-PCR erkannt werden. In der sehr frühen Phase einer akuten Infektion kann auch die PCR unzureichend sensitiv sein. Ein sicherer Ausschluss einer Infektion erfordert die Durchführung von drei PCR-Untersuchungen im Abstand von jeweils drei bis vier Wochen [39].

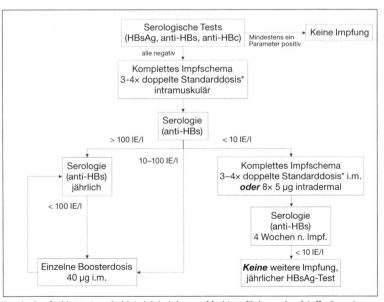

Abbildung 3
Empfehlung zur Hepatitis-B-Impfung bei Dialysepatienten

* = der Impfzyklus unterscheidet sich bei den am Markt verfügbaren Impfstoffpräparaten. Die Impfung sollte gemäß Zulassung des jeweiligen Impfstoffs durchgeführt werden (Engerix B® oder Fendrix®: Monate 0, 1, 2, 6; HBVax Pro®: Monate 0, 1, 6).

Hepatitis-B-Impfung

Seit Anfang der 1980er Jahre eine aktive Hepatitis-B-Impfung verfügbar wurde, hegte man die Hoffnung, hierdurch die bis dato unter Dialysepatienten kaum beherrschbare Infektion in den Griff zu bekommen. Zuvor hatten urämischer Immundefekt, häufige Gefäßpunktionen bei der Dialyse, unzureichende Hygiene und regelmäßige Bluttransfusionen dazu geführt, dass die Prävalenz der Hepatitis B unter Dialysepatienten je nach Region 12–25 Prozent erreichte. In etlichen Dialysezentren war es zu endemischen Ausbrüchen der Infektion unter Patienten und Personal gekommen.

Während die aktive Impfung bei 95 Prozent der gesunden Impflinge zu langanhaltender Immunität führt, ist dies bei Dialysepatienten nur in ca. 60 Prozent der Fälle zu erreichen [40]. Niedrige Antikörpertiter führen bei Impfrespondern zu einer relativ kurzen Dauer der Immunität. Auch die allgemein für Dialysepatienten empfohlenen doppelten Impfstoffdosen und erweiterten Impfschemata (Abbildung 3) können hier keine völlige Abhilfe schaffen. Dennoch ist nachgewiesen, dass eine möglichst umfassende aktive Immunisierung aller Dialysepatienten neben strikter Hygiene zu den wichtigsten Maßnahmen gehört, um die Infektion in diesem Risikokollektiv zu vermeiden [41]. Heute liegt, unter anderem aufgrund einer hohen Immunisierungsrate, die Durchseuchung unter Dialysepatienten in Deutschland bei 1,2 Prozent.

Derzeit sind in Deutschland drei Impfstoffpräparationen am Markt, die sich in der laut Fachinformation empfohlenen Anwendung unterscheiden. So soll das Präparat Engerix B® viermal (Monate 0, 1, 2, 6), das Präparat HBVAX Pro® lediglich dreimal (Monate 0, 1, 6), jeweils in der Dosierung 40 µg, appliziert werden. Im direkten Vergleich bei terminaler Niereninsuffizienz zeigte sich jedoch, dass die dreimalige Injektion nicht ausreicht und zu niedrigeren Responseraten (40% vs. 58%) führt [42].

Speziell für Patienten mit chronischer Niereninsuffizienz mit und ohne Dialysebehandlung gibt es ferner den besonders adjuvantierten Impfstoff Fendrix®. Trotz niedrigerem Antigengehalt (20 µg statt der für Engerix empfohlenen 40 µg) weist dieser eine höhere Immunogenität auf, was sich in höheren Antikörpertitern und möglicherweise längerer Dauer bis zum Verlust der Immunität ausdrückt [43].

Konzepte zur intrakutanen Impfung von Hepatitis-B-Nonrespondern haben sich nur begrenzt in der Praxis etabliert, obwohl nachgewiesen ist, dass auf diese Weise ein protektiver Titer bei der Mehrzahl der Patienten erreicht werden kann [44]. Die Impfschemata sind etwas kompliziert und fehleranfällig (bis zu acht streng intrakutane Injektionen à 10 μg Impfstoff im Abstand von ein bis zwei Wochen). Auf die strikt intrakutane Injektion ist besonders zu achten, da eine subkutane Injektion weniger wirksam ist.

Eine Hepatitis-B-Impfung ist erforderlich, wenn der Patient innerhalb sechs Monaten dialysepflichtig zu werden droht. Ob eine frühzeitigere Impfung zu einer besseren Impfantwort führt, ist unsicher. Bereits bei einem Serumkreatinin um 2,5 mg/dl liegt eine Einschränkung der Impfergebnisse vor [45]. Eine weitere Arbeit konnte belegen, dass die GFR bei Impfung einen unabhängigen Vorhersagewert für die Wahrscheinlichkeit des Ansprechens hat, welches der optimale Zeitpunkt ist, ließ sich jedoch auch aus dieser Analyse nicht entnehmen [46]. Eine Impfung kann nur dann als wirklich frühzeitig gelten, wenn sie schon im Stadium CKD 2–3 durchgeführt wird. Während eine solche Empfehlung in der Vergangenheit aufgrund der Kosten und der Notwendigkeit von Nachimpfungen bis zum Erreichen der Dialysepflichtigkeit zurückhaltend ausgesprochen wurde, wird sich die Haltung vor dem Hintergrund der geänderten STIKO-Empfehlungen (allgemeine Empfehlung zur Hepatitis-B-Impfung für alle Kinder) wohl lockern [16].

Lange wurde die Frage diskutiert, ob bei serologischen Nonrespondern nach Hepatitis-B-Impfung eine zelluläre Immunreaktion und ein zelluläres Immunmemory gegen Hepatitis-B-Virus aufgebaut wird. Vorstellbar wäre ja, dass ein mehrfach geimpfter Patient zwar keine Hepatitis-B-Antikörper bilden kann, durch seine T-Lymphozyten jedoch trotzdem gegen die Infektion geschützt wird. Dies scheint jedoch nicht der Fall zu sein. Die antigenspezifische T-Zell-Antwort läuft der Seroresponse parallel, bei Patienten, die keine ausreichende Antikörperantwort entwickeln, kommt es auch nicht zu einer kräftigen T-Zell-Reaktion [47].

Prävention des Herpes Zoster

Eine relativ neue Thematik ist die Impfung gegen Herpes zoster. Die Infektion rührt von einer Reaktivierung des Varizella Zoster Virus (VZV) her, welches nach initialer Windpocken-Infektion in sensorischen Ganglien persistiert. Die häufig sehr typische Effloreszenz, die erhebliche Schmerzen bereiten kann, ist meist eindeutig zu diagnostizieren. Charakteristisch ist die auf ein oder mehrere Dermatome begrenzte Ausbreitung. Voraussetzung für eine spätere Zoster-Erkrankung ist eine erste Infektion oder ein Kontakt mit VZV, meist im Kindesalter. Die Virusinfektion wird vor allem durch eine

Immunreaktion der T-Lymphozyten unter Kontrolle gebracht, das Virus persistiert in sensorischen Nervenganglien jedoch lebenslang.

Bei im Alter nachlassender Immunität, Immunschwäche durch Grunderkrankungen oder therapeutische Immunsuppression kann es zur Reaktivierung in Form des Herpes zoster kommen. Die Zoster-Erkrankung ist für den Betroffenen äußerst unangenehm, sie kann mitunter gefährlich werden, z.B. bei Beteiligung des Auges. Vor allem kann sie jedoch zur gefürchteten post-Zoster-Neuralgie bei nachhaltiger Schädigung der sensorischen Neurone führen. Während der Akutphase des Herpes zoster können Betroffene das Virus auf Menschen übertragen, die bisher keinen Kontakt mit VZV hatten. Diese Ansteckung führt dann zur Windpocken-Erkrankung.

Auch Menschen, die in der Kindheit gegen Varizellen geimpft worden sind, können später im Leben Zoster entwickeln. Die Varizellen-Impfung erfolgt mit einem attenuierten Lebendimpfstoff, der ebenfalls in den Ganglien persistieren kann. Das Zoster-Risiko liegt jedoch bei Menschen, die als Kind gegen Windpocken geimpft wurden, um 72 Prozent niedriger als bei Personen, die die Varizellen-Erkrankung durchgemacht haben [48].

Das Risiko einer Zoster-Erkrankung steht in engem Zusammenhang mit dem Ausmaß einer Schwächung der Immunabwehr [49]. Das Lebensalter stellt einen bekannten Risikofaktor dar, in der achten Lebensdekade liegt das Risiko ca. fünfmal höher als beim Menschen vor dem 50. Lebensjahr. Eine weitere Risikosteigerung ergibt sich beispielsweise durch eine HIV-Infektion oder einen malignen Organtumor. Nochmals eine Kategorie höher liegt das Risiko bei therapeutischer Immunsuppression aufgrund einer Organtransplantation oder Autoimmunerkrankung. Das höchste Risiko schließlich haben Patienten nach Knochenmarks- oder Stammzelltransplantation.

Impfung gegen Herpes Zoster

Schon vor etwa zehn Jahren wurde gezeigt, dass es möglich ist, durch eine Impfung die Immunitätslage gegen VZV zu stärken und damit die Wahrscheinlichkeit der Reaktivierung zu vermindern. Zunächst stand hierfür ein attenuierter Lebendimpfstoff zur Verfügung, der eine recht gute Immunogenität aufweist. Eine große placebokontrollierte Studie an mehr als 38.000 Probanden im Alter von 60 Jahren oder darüber, die alle keine besondere immunkompromitierende Situation aufweisen, belegte eine deutliche Reduktion der Häufigkeit von Zoster-Erkrankungen [50]. Die *number needed to treat* (NNT) lag für die 60- bis 69-Jährigen bei 48, das heißt für 48 geimpfte Personen wurde eine Zoster-Erkrankung verhindert. Bei Über-70-Jährigen lag dieser Wert bei 77. Sehr wichtig ist, dass die Anzahl der postherpetischen Neuralgien durch die Impfung mehr als halbiert werden konnte [50].

Ein recht interessantes Detail ergibt sich aus der Nachuntersuchung derjenigen Patienten in dieser großen Studie, bei denen es zu einer Zosterepisode im Verlauf gekommen ist. Dies war bei 660 Probanden der Placebogruppe und 321 Probanden, die die attenuierte Lebendimpfung erhalten hatten, der Fall. Bei der molekularbiologischen Untersuchung der Viren, die aus den Effloreszenzen gewonnen wurden, zeigte sich eindeutig, dass es immer individuell die gleichen Virusstämme waren, die hier wieder reaktivierten [51].

Gerade für Patienten unter Immunsuppression, nach Organtransplantation oder bei Malignomen und Chemotherapie ist die Anwendung einer attenuierten Lebendvakzine in der Regel keine Option. Folgerichtig waren diese Patienten von den Studien auch ausgeschlossen. Dennoch stellen gerade Immunsupprimierte das Kollektiv mit dem höchsten Risiko für Zoster-Erkrankungen dar, für diese ist eine Impfung besonders wünschenswert. So stellt es einen deutlichen Fortschritt dar, dass seit einigen Jahren auch ein Totimpfstoff mit guter Immunogenität zur Verfügung steht. Große Zulassungsstudien konnten eindrucksvoll belegen, dass der Impfstoff sehr wirksam ist. Das Studienprogramm gliedert sich in die ZOE-50-Studie [52], die mehr als 15.000 Probanden im Alter von 50 Jahren oder mehr einschloss. Auch in dieser Studie waren immunsupprimierte Patienten ausgeschlossen. Die Probanden erhielten zwei Dosen rekombinante Vakzine im Abstand von zwei Monaten. Die Rate an Herpes-Zoster-Erkrankungen konnte durch die Impfung um beeindruckende 97 Prozent reduziert werden. Die zweite Studie schloss nach einem sehr ähnlichen Studienprotokoll Probanden im Alter von 70 oder mehr Jahren ein [53]. Auch in dieser Studie wurden fast 14.000 Probanden untersucht, das Ergebnis bestätigte die vorherigen Daten.

Tabelle 2
NNT-Werte (Anzahl der Probanden, die geimpft werden müssen, um eine Zoster-Erkrankung zu vermeiden) aus den großen Studien zur Zoster-Impfung

Studie	Oxman [46]	ZOE-50 [48]	ZOE-70 [49]
Impfstoff	attenuiert	rekombinant	rekombinant
50–59 Jahre		42	
60–69 Jahre	48	27	
70–79 Jahre	77	36	34
≥ 80 Jahre			29

Eine Cochrane-Analyse [54] führte alle bisherigen Studien zu Zoster-Impfungen zusammen. Bei Auswertung von 24 einzelnen Studien mit mehr als 88.000 Probanden kamen die Autoren zu dem klaren Ergebnis, dass beide verfügbaren Impfstoffe effektiv das Risiko der Herpes-Zoster-Erkrankung für bis zu drei Jahre reduzieren können. Über diesen Zeitraum hinaus liegen keine aussagekräftigen Daten vor. Insbesondere ist nicht bekannt, ob und wann eine erneute Vakzinierung sinnvoll sein könnte.

Vergleicht man die NNT-Werte der großen Zoster-Impfstudien (Tabelle 2), so wird die große Effektivität der Impfstoffe deutlich. Ebenso erkennt man, dass die rekombinanten Impfstoffe mit dem dafür verwendeten Impfschema effektiver sind als die Lebendimpfstoffe. Hinzu kommen geringere Sorgen bezüglich der Nebenwirkungen. Auf dieser Basis hat die STIKO auch eine klare Empfehlung abgegeben [16], wonach heute stets der rekombinante Impfstoff verwendet werden sollte. Die Indikation besteht als Standardimpfung für alle Personen über 60 Jahre. Bei Personen mit erhöhtem Risiko, also insbesondere Immunsupprimierten incl. chronisch nierenkranken Patienten, sollte die Impfung bereits ab dem 50. Lebensjahr angeboten werden.

Zur Impfung bei chronischer Niereninsuffizienz liegen bislang jedoch nur wenig Daten vor. So gibt es eine Studie, die Patienten auf der Transplantationswarteliste gegen Zoster geimpft hat [55]. Es wurde ausschließlich der rekombinante Impfstoff verwendet, der sich als ähnlich immunogen erwies wie bei gleichalten Patienten mit normaler Nierenfunktion. Nach Transplantation blieben die Antikörpertiter gegen VZV weitgehend erhalten, eine deutliche Reduktion durch die therapeutische Immunsuppression wurde nicht gesehen. Einschränkend ist festzuhalten, dass bisher keine Daten zur Impfung nach Transplantation vorliegen.

Auch außerhalb von Studien wurde der Impfstoff bereits eingesetzt. Eine retrospektive Analyse aus einem Krankenversicherungssystem in den USA identifizierte 582 Dialysepatienten, die die Impfung erhalten haben [56]. Diese Patienten wurde mit einem *propensity score matching*-Verfahren mit mehr als 2.900 ungeimpften Dialysepatienten verglichen. Es zeigte sich eine erkennbare Reduktion des Herpes-Zoster-Risikos durch die Impfung. Allerdings war diese Reduktion nicht so ausgeprägt wie in den großen zuvor genannten Studien an Nierengesunden.

Es gibt übrigens auch eine Studie zur Impfung gegen Varizellen bei niereninsuffizienten Kindern. Für den Erwachsenen wird sich in der Regel die Indikation nicht stellen. Eine Impfresponse konnte in 87 Prozent der Kinder verzeichnet werden, wobei allerdings die

Antikörperspiegel rasch wieder absanken [57]. Eine Immunisierung niereninsuffizienter Kinder ist unbedingt anzustreben, da die Lebendvakzine nach Transplantation sehr kritisch zu sehen ist.

Mangelnde Verfügbarkeit von Impfstoffen

Die sehr breite Impfindikation für den rekombinanten Zoster-Impfstoff hat international zu erheblichen Lieferengpässen geführt. Mitunter ist monatelang kein Impfstoff erhältlich. Das stellt die Impfung gemäß STIKO-Empfehlungen in Frage, woraus sich auch haftungsrechtliche Fragen ergeben. Die STIKO hat hierzu folgende Empfehlungen [58] gegeben (wörtliches Zitat):

- *Noch vorhandene Impfstoffdosen sollten präferentiell für die Komplettierung begonnener Impfserien eingesetzt werden, bevor neue Impfserien begonnen werden.*
- *Neue Impfserien sollten nur begonnen werden, wenn die Gabe der zweiten Impfdosis sichergestellt ist.*
- *Kann für die zweite Impfung wegen mangelnder Impfstoffverfügbarkeit der maximale Abstand von sechs Monaten zur ersten Impfung nicht eingehalten werden, sollte die zweite Impfung umgehend bei Wiederverfügbarkeit des Impfstoffes nachgeholt werden.*
- *Die Verwendung von Lebendimpfstoff wird nicht empfohlen.*

Tetanus, Diphtherie

Tetanus wird heute dank der Impfmaßnahmen kaum noch beobachtet, Diphtherie tritt zumindest in Osteuropa durchaus noch auf. Beide Erkrankungen sind beim Gesunden sicher durch Impfung vermeidbar; diese Impfungen werden generell empfohlen. Bei Nierenkranken liegen mehrere Studien zur Effektivität der Impfmaßnahme vor. In einer eigenen Studie an initial seronegativen Patienten beobachteten wir eine protektive Impfantwort in 55 Prozent der Patienten mit chronischer Niereninsuffizienz und in 69 Prozent der Patienten an der Dialyse [59]. Diese Daten wurden von anderen Arbeitsgruppen bestätigt [60] und um ähnliche Erfolgsraten bei Diphtherie ergänzt [61].

Trotz der Einschränkung der Impfantwort gibt es keinen Grund, auf eine Impfung bei vorliegender klassischer Indikation zu verzichten. Leider ist ein serologisches Monitoring der Impfantwort nicht standardmäßig verfügbar, sondern lediglich in spezialisierten Labors zu erhalten. Für diese Patientengruppe wäre es sehr wünschenswert, um den optimalen Zeitpunkt der Nachimpfung zu bestimmen. Die üblicherweise empfohlenen Intervalle (Auffrischimpfung, wenn die letzte Impfung mehr als zehn Jahre zurückliegt) werden hier in vielen Fällen zu lang sein, wir empfehlen eine Auffrischung bereits nach fünf Jahren.

Hepatitis A

Die Impfung gegen Hepatitis A wird als Indikationsimpfung, z.B. bei beruflich gefährdeten Personen, Reisen in Endemiegebiete oder Regionen mit problematischer Hygiene bezeichnet. Eine generelle Impfindikation in der Allgemeinbevölkerung besteht nicht. Dennoch wurde der Impfstoff in einer klinischen Studie an dialysepflichtigen Patienten getestet [62]. Die Impfung war gut verträglich und erreichte eine fast vollständige Immunisierung.

Weitere Impfungen

Im Gegensatz zu Patienten unter therapeutischer Immunsuppression, z.B. nach Nierentransplantation, gelten für chronisch Nierenkranke keine Impfkontraindikationen. Transplantierte sollten nicht mit Lebendimpfstoffen immunisiert werden, da hier das potenzielle Risiko von Impfschäden besteht. Trotz Immundefekt sind solche Risiken bei Dialysepatienten hingegen nicht anzunehmen. Alle Impfstoffe können daher prinzipiell bei entsprechender Indikation verabreicht werden. Allerdings gibt es zu anderen Impfungen sehr wenig Informationen über die Effektivität und zu erwartenden Schutzraten.

Die Impfung gegen Masern, Mumps und Röteln sollte bei jedem Kleinkind erfolgen. Bei niereninsuffizienten Kindern kann es vorkommen, dass noch Impflücken zu schließen sind. Dies sollte in jedem Falle vor einer Nierentransplantation erfolgen. Bei sechs Kindern unter Peritonealdialysebehandlung konnten nahezu normale Impfantworten gegen die drei Viren induziert werden [63].

Gegen Poliomyelitis wird heute nur noch mit hoch immunogenen Totimpfstoffen geimpft. Somit sind eventuelle Bedenken gegen die Anwendung der alten oralen Vakzine bei Immunkompromittierten heute nicht mehr relevant. Bei Niereninsuffizienz kann durch intramuskuläre Vakzinierung (IPV) eine nahezu normale Impfresponse generiert werden [64].

Impfung gegen SARS-CoV-2

Zum Zeitpunkt der Erstellung dieses Manuskripts (Januar 2021) standen in Deutschland zwei neuentwickelte Impfstoffe [65, 66] gegen SARS-CoV-2 zur Verfügung, die darauf beruhen, mRNA für das Corona-Spike-Protein in lipidverkapselter Form zu applizieren. Ein dritter Impfstoff, der Virus-mRNA mittels eines Adenovektors transportiert, stand kurz vor der Zulassung.

Allen genannten Impfstoffen ist gemeinsam, dass sie durch Injektion von mRNA in Makrophagen des Geimpften eine Produktion eines sehr immunogenen Oberflächenproteins des SARS-CoV-2 auslösen. Die dadurch induzierte Immunantwort in T-Lymphozyten sowie die Bildung von Antikörpern führt zu einer ausgeprägten Reduktion des Risikos, die COVID-19-Erkrankung zu erleiden (Reduktion um ca. 70–94%). Viele Fragen rund um diese Impfmaßnahme sind noch offen. So ist die Persistenz der Immunantwort noch gänzlich unbekannt. Auch wurde bisher nicht geklärt, ob die Impfung lediglich die Erkrankung verhindert, oder ob Geimpfte auch dagegen gefeit sind, das Virus auf andere zu übertragen.

Impfprogramme bei Nierenkranken und Dialysepatienten sind im Januar 2021 in Vorbereitung. Die Wirksamkeit der Impfung bei diesen Patienten ist vorerst noch unbekannt.

Literatur

1. Robinski M., Mau W., Wienke A. & Girndt M. (2017). The Choice of Renal Replacement Therapy (CORETH) project: dialysis patients' psychosocial characteristics and treatment satisfaction. *Nephrol Dial Transplant, 32,* 315–324.
2. Dalrymple L.S., Katz R., Kestenbaum B. et al. (2012). The risk of infection-related hospitalization with decreased kidney function. *Am J Kidney Dis, 59,* 356–363.
3. Sibbel S., Sato R., Hunt A. et al. (2016). The clinical and economic burden of pneumonia in patients enrolled in Medicare receiving dialysis: A retrospective, observational cohort study. *BMC Nephrol, 17,* 199. doi:10.1186/s12882-016-0412-6
4. Ishigami J., Grams M.E., Chang A.R. et al. (2017). CKD and Risk for Hospitalization With Infection: The Atherosclerosis Risk in Communities (ARIC) Study. *Am J Kidney Dis, 69,* 752–761. doi:10.1053/j.ajkd.2016.09.018
5. Petrilli C.M., Jones S.A., Yang J. et al. (2020). Factors associated with hospital admission and critical illness among 5279 people with coro-

navirus disease 2019 in New York City: prospective cohort study. *BMJ (online), 369,* m1966. doi:10.1136/bmj.m1966

6. Weiss S., Bhat P., Del Pilar Fernandez M. et al. (2020). COVID-19 infection in eskd: findings from a prospective disease surveillance program at dialysis facilities in New York City and Long Island. *J Am Soc Nephrol, 31,* 2517–2521. doi:10.1681/ASN.2020070932

7. Keller N., Chantrel F., Krummel T. et al. (2020). Impact of first-wave COronaVIrus disease 2019 infection in patients on haemoDIALysis in Alsace: the observational COVIDIAL study. *Nephrol Dial Transplant, 35,* 1338–1411. doi:10.1093/ndt/gfaa170

8. Ruiz P., Gomez F. & Schreiber A.D. (1990). Impaired function of macrophage Fc G receptors in end-stage renal disease. *NEJM, 322,* 717–722.

9. Girndt M., Köhler H., Schiedhelm-Weick E. et al. (1993). T-cell activation defect in hemodialysis patients: Evidence for a role of the B7/CD28 pathway. *Kidney Int, 44,* 359–365.

10. Li H. & Wang S.-X. (2010). Clinical features of 2009 pandemic influenza A (H1N1) virus infection in chronic hemodialysis patients. *Blood Purif, 30,* 172–177. doi:10.1159/000320143

11. Chen C.-H., Lin H.-C., Lin H.-L. et al. (2015). Proton pump inhibitor usage and the associated risk of pneumonia in patients with chronic kidney disease. *J Microbiol Immunol Infect, 48,* 390–396. doi:10.1016/j.jmii.2013.10.004

12. Wang M.-T., Wang Y.-H., Chang H.-A. et al. (2017). Benzodiazepine and Z-drug use and risk of pneumonia in patients with chronic kidney disease: A population-based nested case-control study. *PLOS ONE, 12,* e0179472. doi:10.1371/journal.pone.0179472

13. Antonen J.A., Pyhala R., Hannula P.M. et al. (2003). Influenza vaccination of dialysis patients: cross-reactivity of induced haemagglutination-inhibiting antibodies to H3N2 subtype antigenic variants is comparable with the response of naturally infected young healthy adults. *Nephrol Dial Transplant, 18,* 777–781.

14. Reuß A., Preuß U., Buda S. et al. (2017). Vorläufige Ergebnisse zur Wirksamkeit der saisonalen Influenza-Impfung bei ambulant behandelten Patienten in der Saison 2016/2017 in Deutschland. *Epidemiol Bull,* 61–62.

15. Crespo M., Collado S., Mir M. et al. (2011). Efficacy of influenza A H1N1/2009 vaccine in hemodialysis and kidney transplant patients. *Clin J Am Soc Nephrol, 6,* 2208-2214.

16. Ständige Impfkommission (2019). *Empfehlungen der Ständigen Impfkommission beim Robert Koch-Institut – 2019/2020.* doi:10.25646/6233.6

17. Miskulin D.C., Weiner D.E., Tighiouart H. et al. (2018). High-dose seasonal influenza vaccine in patients undergoing dialysis. *Clin J Am Soc Nephrol, 13,* 1703–1711. doi:10.2215/CJN.03390318
18. Tanzi E., Amendola A., Pariani E. et al. (2007). Lack of effect of a booster dose of influenza vaccine in hemodialysis patients. *J Med Virol, 79,* 1176–1179.
19. Moon S.J., Lee S.H., Byun Y.-H. et al. (2012). Risk factors affecting seroconversion after influenza A/H1N1 vaccination in hemodialysis patients. *BMC Nephrol, 13,* 165. doi:10.1186/1471-2369-13-165
20. Sester U., Schmidt T., Kuhlmann M.K. et al. (2013). Serial influenza-vaccination reveals impaired maintenance of specific T-cell memory in patients with end-stage renal failure. *Vaccine, 31,* 4111–4120. doi:10.1016/j.vaccine.2013.06.076
21. Gilbertson D.T., Rothman K.J., Chertow G.M. et al. (2019). Excess deaths attributable to influenza-like illness in the ESRD population. *J Am Soc Nephrol, 30,* 346–353. doi:10.1681/ASN.2018060581
22. Wang I.-K., Lin C.-L., Lin P.-C. et al. (2013). Effectiveness of influenza vaccination in patients with end-stage renal disease receiving hemodialysis: A population-based study. *PLoS One, 8,* e58317. doi:10.1371/journal.pone.0058317
23. Remschmidt C., Wichmann O. & Harder T. (2014). Influenza vaccination in patients with end-stage renal disease: systematic review and assessment of quality of evidence related to vaccine efficacy, effectiveness, and safety. *BMC Med, 12,* 244.
24. Gilbertson D.T., Unruh M., McBean A.M. et al. (2003). Influenza vaccine delivery and effectiveness in end-stage renal disease. *Kidney Int, 63,* 738–743.
25. Fuchshuber A., Kuhnemund O., Keuth B. et al. (1996). Pneumococcal vaccine in children and young adults with chronic renal disease. *Nephrol Dial Transplant, 11,* 468–473.
26. Mitra S., Stein G.E., Bhupalam S. & Havlichek D.H. (2016). Immunogenicity of 13-valent conjugate pneumococcal vaccine in patients 50 years and older with end-stage renal disease and on dialysis. *Clin Vaccine Immunol, 23,* 884–887.
27. Imöhl M., Reinert R.R. et al. (2009). Adult invasive pneumococcal disease between 2003 and 2006 in North-Rhine Westphalia, Germany: serotype distribution before recommendation for general pneumococcal conjugate vaccination for children < 2 years of age. *Clin Microbiol Infect, 15,* 1008–1012.
28. Tobudic S., Plunger V., Sunder-Plassmann G. et al. (2012). Randomized, single blind, controlled trial to evaluate the prime-boost strategy for pneumococcal vaccination in renal transplant recipients. *PLoS One, 7,* e46133. doi:10.1371/journal.pone.0046133

29. Bond T.C., Spaulding A.C., Krisher J. & McClellan W. (2012). Mortality of dialysis patients according to influenza and pneumococcal vaccination status. *Am J Kidney Dis, 60,* 959–965.
30. Dick E.C., Jennings L.C., Mink K.A. et al. (1987). Aerosol transmission of rhinovirus colds. *J Infect Dis, 156,* 442–448.
31. Lindsley W.G., Blachere F.M,. Thewlis R.E. et al. (2010). Measurements of airborne influenza virus in aerosol particles from human coughs. *PLoS One, 5,* e15100. doi:10.1371/journal.pone.0015100
32. Savory E., Lin W.E., Blackman K. et al. (2014). Western Cold and Flu (WeCoF) aerosol study – preliminary results. *BMC Res Notes, 7,* 563. doi:10.1186/1756-0500-7-563
33. Ziegler R., Just H.-M., Castell S. et al. (2012). Infektionsprävention bei Tuberkulose. Empfehlungen des DZK. *Gesundheitswesen, 74,* 337–350. doi:10.1055/s-0032-1306680
34. Kramer A., Schwebke I. & Kampf G. (2006). How long do nosocomial pathogens persist on inanimate surfaces? A systematic review. *BMC Infect Dis, 6,* 130.
35. Pozo-Martin F., Weishaar H., Cristea F. et al. (2020). Auswirkungen der Maßnahmen zum Infektionsschutz auf das Wachstum der COVID-19-Epidemie: Mitgliedsstaaten der Organisation für wirtschaftliche Zusammenarbeit und Entwicklung (OECD), Januar–Juli 2020. https://www.rki.de/DE/Content/InfAZ/N/Neuartiges_Coronavirus/Projekte_RKI/impact-control-measures-oecd-summary.pdf?__blob=publicationFile. Abgerufen am 22.01.2021.
36. Fabrizi F. & Messa P. (2015). Transmission of hepatitis C virus in dialysis units: a systematic review of reports on outbreaks. *Int J Artif Organ, 38,* 471–480. doi:10.5301/ijao.5000437
37. Pittet D., Allegranzi B. & Boyce J. (2009). The World Health Organization guidelines on hand hygiene in health care and their consensus recommendations. *Infect Control Hosp Epidemiol, 30,* 611–622. doi:10.1086/600379
38. Arenas M.D., Sanchez-Paya J., Barril G. et al. (2005). A multicentric survey of the practice of hand hygiene in haemodialysis units: factors affecting compliance. *Nephrol Dial Transplant, 20,* 1164–1171.
39. Sarrazin C., Berg T., Ross R.S. et al. (2010). Update der S3-Leitlinie Prophylaxe, Diagnostik und Therapie der Hepatitis-C-Virus-(HCV)-Infektion (AWMF-Register-Nr.: 021/012). *Z Gastroenterol, 48,* 289–351. doi:10.1055/s-0028-1110008
40. Köhler H., Arnold W.C., Renschin G. et al. (1984). Active hepatitis B vaccination of dialysis patients and medical staff. *Kidney Int, 25,* 124–128.

41. Tokars J.I., Alter M.J., Favero M.S. et al. (1996). National surveillance of dialysis associated diseases in the United States, 1993. *ASAIO J, 42*, 219–229.
42. Lacson E., Teng M., Ong J. et al. (2005). Antibody response to Engerix-B and Recombivax-HB hepatitis B vaccination in end-stage renal disease. *Hemodial Int, 9*, 367–375.
43. Tong N.K., Beran J., Kee S.A. et al. (2005). Immunogenicity and safety of an adjuvanted hepatitis B vaccine in pre-hemodialysis and hemodialysis patients. *Kidney Int, 68*, 2298–2303.
44. Barraclough K.A., Wiggins K.J., Hawley C.M. et al. (2009). Intradermal versus intramuscular hepatitis B vaccination in hemodialysis patients: a prospective open-label randomized controlled trial in non-responders to primary vaccination. *Am J Kidney Dis, 54*, 95.
45. Dumann H., Meuer S.C., Zum Meyer-Büschenfelde K.H. & Köhler H. (2009). Hepatitis B vaccination und interleukin 2 receptor expression in chronic renal failure. *Kidney Int, 38*, 1164–1168.
46. DaRoza G., Loewen A., Djurdjev O. et al. (2003). Stage of chronic kidney disease predicts seroconversion after hepatitis B immunization: earlier is better. *Am J Kidney Dis, 42*, 1184–1192.
47. Litjens N.H., Huisman M., van den Dorpel M. & Betjes M.G. (2008). Impaired immune responses and antigen-specific memory CD4 + T cells in hemodialysis patients. *J Am Soc Nephrol, 19*, 1483–1490.
48. Weinmann S., Naleway A.L., Koppolu P. et al. (2019). Incidence of Herpes Zoster among children: 2003–2014. *Pediatrics, 44 (1)* e20182917. doi:10.1542/peds.2018-2917
49. McKay S.L., Guo A., Pergam S.A. & Dooling K. (2019). Herpes zoster risk in immunocompromised adults in the United States: A systematic review. *Clin Infect Dis,* ciz1090. doi:10.1093/cid/ciz1090
50. Oxman M.N., Levin M.J., Johnson G.R. et al. (2005). A vaccine to prevent herpes zoster and postherpetic neuralgia in older adults. *NEJM, 352*, 2271–2284. doi:10.1056/NEJMoa051016
51. Harbecke R., Jensen N.J., Depledge D.P. et al. (2020). Recurrent herpes zoster in the Shingles Prevention Study: Are second episodes caused by the same varicella-zoster virus strain? *Vaccine, 38*, 150–157. doi:10.1016/j.vaccine.2019.10.038
52. Lal H., Cunningham A.L., Godeaux O. et al. (2015). Efficacy of an adjuvanted herpes zoster subunit vaccine in older adults. *NEJM, 372*, 2087–2096. doi:10.1056/NEJMoa1501184
53. Cunningham A.L., Lal H., Kovac M. et al. (2016). Efficacy of the Herpes Zoster Subunit vaccine in adults 70 years of age or older. *NEJM, 375*, 1019–1032. doi:10.1056/NEJMoa1603800

54. Gagliardi A.M., Andriolo B.N., Torloni M.R. et al. (2019). Vaccines for preventing herpes zoster in older adults. *Cochrane Database Syst Rev.* doi:10.1002/14651858.CD008858.pub4
55. Miller G., Schaefer H., Yoder S. et al. (2018). A randomized, placebo-controlled phase I trial of live, attenuated herpes zoster vaccine in subjects with end-stage renal disease immunized prior to renal transplantation. *Transpl Infect Dis, 20,* e12874. doi:10.1111/tid.12874
56. Tseng H.F., Luo Y., Shi J. et al. (2016). Effectiveness of Herpes Zoster vaccine in patients 60 years and older with end-stage renal disease. *Clin Infect Dis, 62,* 462–467. doi:10.1093/cid/civ930
57. Broyer M. & Boudailliez B. (1985). Varicella vaccine in children with chronic renal insufficiency. *Postgrad Med J 61, Suppl 4,* 103–106.
58. Robert-Koch-Institut. (2019). *Mitteilungen der STIKO zum Impfen bei eingeschränkter Verfügbarkeit von Impfstoffen.* https://www.rki.de/DE/Content/Kommissionen/STIKO/Lieferengpaesse/Lieferengpaesse_node.html – Zugriff am 29.01.2020.
59. Girndt M., Pietsch M. & Köhler H. (1995). Tetanus immunization and its association to Hepatitis B vaccination in patients with chronic renal failure. *Am J Kidney Dis, 26,* 454–460.
60. Kreft B., Klouche M., Kreft R. et al. (1997). Low efficiency of active immunization against diphtheria in chronic hemodialysis patients. *Kidney Int, 52,* 212–216.
61. Kruger S., Muller-Steinhardt M., Kirchner H. & Kreft B. (2001). A 5-year follow-up on antibody response after diphtheria and tetanus vaccination in hemodialysis patients. *Am J Kidney Dis, 38,* 1264–1270.
62. Fleischmann E.H., Kruppenbacher J., Bock H.L. & Weber M. (2002). Active immunization against hepatitis A in dialysis patients. *Nephrol Dial Transplant, 17,* 1825–1828.
63. Flynn J.T., Frisch K., Kershaw D.B. et al. (1999). Response to early measles-mumps-rubella vaccination in infants with chronic renal failure and/or receiving peritoneal dialysis. *Adv Perit Dial, 15,* 269–272.
64. Sipila R., Hortling L. & Hovi T. (1990). Good seroresponse to enhanced-potency inactivated poliovirus vaccine in patients on chronic dialysis. *Nephrol Dial Transplant, 5,* 352–355.
65. Baden L.R., El Sahly H.M., Essink B. et al. (2020). Efficacy and safety of the mRNA-1273 SARS-CoV-2 vaccine. *N Engl J Med, 384, 5,* 403–416. doi:10.1056/NEJMoa2035389
66. Polack F.P., Thomas S.J., Kitchin N. et al. (2020). Safety and efficacy of the BNT162b2 mRNA Covid-19 vaccine. *N Engl J Med, 383,* 2603–2615. doi:10.1056/NEJMoa2034577

HD: Dialysezugänge und Komplikationen

Fabienne Aregger

1 Dialysezugänge

A Einführung

Dialyse ist eine lebensverlängernde Therapie. Sowohl bei der Peritonealdialyse als auch bei der Hämodialyse ist der Zugang entscheidend für die Qualität der Therapie und die Prognose des Patienten.

Der optimale Gefäßzugang für die Hämodialyse erlaubt es, mit ausreichendem Blutfluss zu dialysieren, ist zuverlässig, leicht verfügbar, sofort einsetzbar, lange benutzbar und führt kaum zu Komplikationen. Leider gibt es aktuell keinen Zugang, der all diese Anforderungen erfüllt. Viele mögliche Komplikationen können durch Dialysezugänge auftreten. Besonders Thrombosen und Infektionen sind Komplikationen, welche die Prognose unserer Patienten verschlechtern und gehäuft zu Krankenhausaufenthalten führen.

Die drei wesentlichen Gefäßzugänge für die chronische Hämodialyse sind die native AV-Fistel (AVF), der AV-Graft (AVG) sowie der Dialysekatheter. Viele Studien belegen, dass Patienten mit einer AVF die beste Langzeitprognose haben [1, 2]. Insbesondere Mortalität, Infektionen, kardiovaskuläre Ereignisse sowie stationäre Behandlungen sind seltener bei Patienten mit einer AVF. Diese Assoziation ist seit vielen Jahren beschrieben, sodass die AV-Fistel als Erstzugang seit vielen Jahren empfohlen wird („fistula first") [3–5].

In den letzten Jahren wird zunehmend empfohlen, den Lebensplan der Patienten bei der Wahl des Gefäßzuganges zu beachten. Dabei wird zunehmend klar formuliert, dass der optimale Dialysezugang eine Individualentscheidung ist, bei welcher Patientenfaktoren eine relevante Rolle spielen [3]. So ist trotz der guten Performance der AVF-Fistel und dem zu unterstützenden „fistula first"-Konzept, eine Fistelanlage nicht bei allen Patienten unbedingt die beste Wahl. So ist zum Beispiel der sehr alte Patient mit nur kurzer Lebenserwartung möglicherweise besser mit einem schnell anstechbaren Graft versorgt als mit einer Basilicafistel, welche meist vorverlagert werden muss und damit erst nach einigen Wochen anstechbar ist.

Die Assoziation zwischen Dialysezugang und Prognose ist schon lange bekannt. Es scheinen dabei auch Patientenfaktoren eine entscheidende Rolle zu spielen. Patienten mit guter Gefäßsituation, deren AV-Fistel in kurzer Zeit reift und die mit funktionierender Fistel eingeleitet werden, unterscheiden sich grundsätzlich von Patienten, die keine Gefäßoptionen für eine Fistel haben und deswegen langfristig mit einem Katheter dialysiert werden [1].

B AV-Fistel

Die AV-Fistel ist dem Dialysekatheter und auch dem AVG in vielen Bereichen überlegen. Die Mortalität von Patienten mit AVF ist geringer verglichen zu Patienten mit Katheter, in einigen Patientengruppen ist auch die Mortalität bei AVF geringer als beim AVG. Aber auch die Offenheitsrate (patency), die geringen Thromboseraten sowie die relativ hohe Langlebigkeit des Zuganges machen die AVF zum besten Hämodialysezugang [6, 7].

Die erste Option ist die radiocephale AVF. Die klassische Ciminofistel ist jedoch nur bei guten Gefäßvoraussetzungen ein erfolgsversprechender Zugang. Bei guter Reifung ist sie jedoch der optimale Zugang, da alle proximalen Gefäße für weitere Zugänge zur Verfügung bleiben. Nachteil der Ciminofistel ist die hohe Rate an Frühverschlüssen. Diese Rate kann reduziert werden, wenn präoperativ der Gefäßstatus mit Ultraschall objektiviert wird und minimale Gefäßdiameter definiert werden. Ein Durchmesser der A. radialis von zwei Millimeter und ein Durchmesser der Vena cephalica von 2,5 Millimeter führen zu einer guten Prognose der AVF mit Frühverschlüssen um 15 Prozent [8]. Bei nicht ausreichendem Gefäßstatus an der Tabatière kann die Anastomose der Radialis zur Cephalica auch am mittleren Unterarm durchgeführt werden.

Die brachiocephale Fistel ist die nächste native Alternative zur radiocephalen Fistel. Die Vena cephalica verläuft am Oberarm relativ gerade und oberflächlich, sodass sie einfach zu punktieren ist.

Die Vena basilica wird aufgrund ihrer tiefen Lage kaum benutzt für Blutentnahmen, sodass sie besonders bei betagten oder sehr kranken Patienten nicht selten die letzte native Vene des Armes zur Bildung einer AVF ist. Aufgrund der tiefen Lage muss die Vene jedoch bei den meisten Patienten hochverlagert werden, um die Vene sicher anstechen zu können. Typischerweise wird die Hochverlagerung der Vene nach vier bis acht Wochen Reifung durchgeführt.

Der Blutfluss am Oberarm ist aufgrund der größeren Gefäßdiameter höher als am Unterarm [9]. Hohe Flussraten können nachteilige Effekte haben wie Stealsyndrom und Herzinsuffizienz. Hingegen sind die Raten an Frühverschlüssen am Oberarm aufgrund der grösseren Gefäßdiameter geringer als am Unterarm.

Die Wahl des Zeitpunktes zur Fistelanlage ist entscheidend. Eine Fistel benötigt mehrere Wochen Zeit, bis sie zur Dialyse benutzt werden kann. In einer Arbeit von Oliver und Kollegen konnte gezeigt werden, dass die Anlage einer AVF vier Monate vor Dialysebeginn mit dem tiefsten Sepsis- und Mortalitätsrisiko assoziiert ist [10].

C   AV-Graft

Verglichen zur AVF hat der AVG bei den meisten Patientenpopulationen eine schlechtere Prognose. Offenheitsraten sind geringer, Interventionsraten sind höher und das Überleben von Patienten mit AVG ist schlechter als bei Patienten mit nativen Gefäßen [11, 12]. Bei betagten Patienten scheint der Graft der AV-Fistel nicht signifikant unterlegen zu sein [13, 14].

Der Graft wird zwischen einer Arterie und einer Vene anastomosiert. Typischerweise wird dazu Polytetrafluoroethylen (PTFE) verwendet. Der Durchmesser liegt zwischen vier und acht Millimeter und wird durch die gewählte Prothese definiert. Der Graft kann gerade (straight) oder gebogen (loop) sein. Der AVG kann ab zwei bis sechs Wochen nach der Operation angestochen werden. Bei besonderen Textstrukturen des Grafts kann dieser auch früher angestochen werden [15].

D   Katheter

Der Katheter als Dialysezugang ist im chronisch ambulanten Bereich die schlechteste Option. Es gibt jedoch Situationen, in denen keine Alternativen bestehen, sodass Patienten über einen getunnelten Dialysekatheter behandelt werden müssen. Zum Beispiel sind dies kleine Kinder, schwer herzinsuffiziente Patienten mit einer Ejektionsfraktion von unter 20 Prozent, Patienten mit schwerer peripherer arterieller Verschlusskrankheit und stenosierten Armgefäßen und Patienten, bei denen eine funktionstüchtige Fistel keine mögliche Option ist. Leider werden aber weltweit auch viele Patienten über getunnelte Dialysekatheter behandelt, welche gute Gefäßoptionen haben, bei denen jedoch aus unterschiedlichen Gründen eine Fistel nicht angelegt wurde. Der Anteil der über getunnelte Katheter dialysierten Patienten hat in den letzten Jahren aus verschiedenen Gründen zugenommen [16].

Die Indikationsstellung für die Anlage von getunnelten Kathetern hat sich in den letzten Jahren erweitert. Neuere Daten weisen darauf hin, dass das höhere Infektionsrisiko von nicht-getunnelten Kathetern bereits zehn bis 14 Tage nach Anlage relevant wird [17]. Deswegen raten Experten nun, bei nicht-intensivpflichtigen Patienten mit akuter Dialysepflichtigkeit einen getunnelten Dialysekatheter ab einer zu erwartenden Dialysepflichtigkeit von zwei bis drei Wochen anzulegen.

2 Komplikationen von Dialysezugängen

A Infektionen

Infektionen sind häufige und bedrohliche Komplikationen von Dialysezugängen. Etwa 15 Prozent der Dialysepatienten versterben aufgrund von Infektionen [18]. Nicht getunnelte Dialysekatheter haben die höchste Infektionsrate, gefolgt von getunnelten Kathetern und dem AVG. Die Fistel hat mit Abstand die geringste Infektionsrate [1]. Staphylokokken sind die häufigsten Erreger, welche Bakteriämien bei Dialysepatienten verursachen. Jedoch werden gerade bei Katheter-assoziierten Bakteriämien auch andere Keime wie Enterokokken (ca. 15%) und gram-negative Keime (30%) in Blutkulturen kultiviert [19]. Deswegen sollte bei Hämodialysepatienten mit Schüttelfrost und hohem Fieber und liegenden Kathetern immer eine gram-positive als auch gram-negative antibiotische Abdeckung erfolgen. Die Abnahme von Blutkulturen ist wichtig wie auch die Kultur der Katheterspitze, um den verantwortlichen Keim zu identifizieren und nach der empirischen Therapieeinleitung auf eine erregerspezifische Therapie umzustellen. Empfohlen wird die Gabe von Antibiotika, welche für Dialysepatienten ein günstiges pharmakokinetisches Profil haben und nach jeder Dialyse intravenös verabreicht werden können. Die US-amerikanischen Guidelines empfehlen Vancomycin für die gram-positive Abdeckung und Gentamycin oder Ceftazidim für die gram-negative Abdeckung. Die europäischen Guidelines empfehlen die Applikation folgender Antibiotika: Vancomycin, Teicoplanin, Cefazolin, Daptomycin und Ceftazidim [20]. Dabei ist die lokale Prävalenz von Methicillin-resistenten Staphylokokken (MRSA) zu beachten. AVF-Infektionen können häufig ausschließlich mit Antibiotika behandelt werden. Hingegen sollte beim AVG stets zwischen optimaler Infektsanierung und Erhaltung des Dialysezuganges abgewogen werden [21]. Das Gleiche gilt auch für die getunnelten Katheter. Hier richtet sich die Indikation zum Katheterwechsel nach den mikrobiologischen Resultaten, dem klinischen Zustandsbild und den Zugangsalternativen. Der getunnelte Katheter muss zwingend sofort explantiert werden bei Sepsis oder hämodynamischer Instabilität und purulentem Tunnelinfekt mit Fieber. Ein Katheterwechsel ist empfohlen bei katheterassoziierten

Infektionen mit Staphylokokkus aureus, Pseudomonas und Pilzen [22]. Bei allen anderen Keimen ist ein kathetererhaltendes Therapiekonzept mit intravenöser Antibiotikatherapie sowie antibiotischer Lock-Lösung zu erwägen; die Datenlage zeigt zumindest zufriedenstellende Resultate [23].

Im Vordergrund steht die Infektprophylaxe. Eine Vielzahl von Präventionsmaßnahmen wird empfohlen, um die Infektionsrate zu reduzieren – zum Beispiel gute Händehygiene, Mundschutz bei Anschlüssen, aseptisches Vorgehen beim An- und Abschließen, engmaschige Exitkontrollen und viele mehr [24]. Die beste Prophylaxe ist es, die Katheteranzahl per se möglichst tiefzuhalten.

B Stenosen

Stenosen bei AV-Zugängen sind relativ häufig und führen zu schlechter Reifung, vermindertem Fluss, verminderter Dialyseeffektivität sowie Armschwellungen. Die typische Lokalisation von Stenosen variiert in Abhängigkeit des Zuganges [25]. Bei distalen AVF befinden sich Stenosen zu einem großen Teil an der Anastomose oder anastomosennah. Dies führt gehäuft zu Hergabeproblemen. Bei Oberarm-AVF sind die Stenosen häufiger im Verlauf der Vene, was zu erhöhtem Venendruck und/oder Schwellung des Fistelarmes führen kann. Bei AVG tritt gehäuft eine Intimahyperplasie auf; die häufigste Lokalisation einer Stenose ist prothetovenös. Die Therapie einer Stenose ist indiziert bei Stenosen > 50 Prozent im Gefäßdurchmesser, Punktionsproblemen, Armschwellung, verlängertem Nachbluten, verminderter Dialyseeffektivität.

Relevante Stenosen können aniographisch oder offen chirurgisch behandelt werden. Dabei spielen zentrumsspezifische Erfahrungen und Verfügbarkeiten in den interdisziplinären Dialysezugangsteams eine relevante Rolle. In den letzten Jahren hat die interventionelle Behandlung von Stenosen an Bedeutung zugenommen. Die aktuellen europäischen Guidelines empfehlen zwar noch die offen chirurgische Behandlung von anastomosennahen Stenosen [26]. Ansonsten wird eher ein interventioneller Ansatz mit Angioplastie empfohlen. In den aktuellen amerikanischen Guidelines wird das chirurgische Vorgehen nur in Einzelfällen empfohlen (Rezidivstenosen, nicht angiographisch zugängliche Stenosen oder Stenosen mit einem zu erwartenden schlechten Resultat nach Angioplastie) [27].

Stenosen von zentralen Gefäßen sind hingegen eine häufige Komplikation von zentralvenösen Kathetern. Bei Subclavia-Dialysekathetern wird eine zentralvenöse Stenoserate von bis zu 50 Prozent beschrieben [28]. Dies ist besonders schwerwiegend, da dies auch negative Konsequenzen für künftige AV-Zugänge mit sich bringt.

C Thrombosen

Thrombosen (Fistelverschluss) der Dialysezugänge sind eine gefürchtete Komplikation. Typische Risikofaktoren sind AVG, Stenosen, Endothelschaden, Hypotonie, Hypovolämie, Hyperkoagulabilität und viele mehr [29]. Behandlungen von Thrombosen oder „Shuntverschlüssen" können sowohl chirurgisch als auch interventionell erfolgen [26, 27].

D Hämodynamische Folgen

Die Anlage eines AV-Zuganges führt zu multiplen hämodynamischen Veränderungen. Blut strömt nun vom arteriellen Gefäßsystem mit hohem Wiederstand in das venöse Gefäßsystem mit tiefem Widerstand. Dies führt zum Abfall des Gefäßwiderstandes, einem Anstieg des Herzminutenvolumens und im Verlauf auch des Schlagvolumens [30]. Das Auftreten einer Herzinsuffizienz ist mit der Bildung eines AV-Zuganges assoziiert [31]. Typische Risikofaktoren dafür sind ein hoher Zugangsfluss (Qa) von > 2 l/min, ein AV-Zugang am Oberarm sowie eine hohe Ratio des Fistelflusses im Vergleich zum Herzminutenvolumen (Qa/Co > 20%) [32].

Eine pulmonalarterielle Hypertonie wird bei etwa zehn bis 50 Prozent aller Dialysepatienten beschrieben [30, 33]. Der AV-Zugang spielt dabei eine Rolle. Die exakten Mechanismen sind noch nicht klar. Die Zunahme des Herzminutenvolumens, aber auch eine endotheliale Dysfunktion mit verminderter NO-Produktion scheint dabei eine relevante Rolle zu spielen [33].

Ein Stealsyndrom ist sehr häufig bei Patienten mit AV-Zugang aufgrund des hohen Blutvolumens, welches vom arteriellen System in das Niederdrucksystem der Vene fließt. Jedoch ist dies meist asymptomatisch. Treten hingegen Zeichen einer peripheren Ischämie auf, so ist das Stealsyndrom relevant und wird korrekterweise als digitales Ischämiesyndrom (DHIS) bezeichnet. Die Inzidenz von DHIS ist relativ gering. Die Pathophysiologie von DHIS ist komplex und nicht vollständig geklärt. Relevant ist das Shuntvolumen in das Tiefdrucksystem, aber auch vorgeschaltete oder distale arterielle Stenosen spielen eine relevante Rolle. Typische Risikofaktoren sind AV-Zugänge am Oberarm, Diabetes mellitus sowie Nikotinabusus [34]. Therapeutisch steht die Gewährleistung der Versorgung der Finger optimalerweise mit Beibehalten des AV-Zuganges im Vordergrund. Je nach Ursache der DHIS ist ein interventionelles und/oder chirurgisches Vorgehen erforderlich.

2019 sind nach langer Zeit neue europäische und auch US-amerikanische Guidelines zum Dialysezugang formuliert und in der Folge publiziert worden [26, 27]. Sie behandeln die wichtigsten Aspekte von Dialysezugängen und sind eine empfehlenswerte Literatur.

Literatur

1. Ravani P., Palmer S.C., Oliver M.J. et al. (2013). Associations between hemodialysis access type and clinical outcomes. A systematic review. *J Am Soc Nephrol,* 465–473.
2. Jindal K., Chan C.T., Deziel C. et al. (2006). Canadian Society of Nephrology Committee for Clinical Practice Guidelines: hemodialysis clinical practice guidelines for the Canadian Society of Nephrology. *J Am Soc Nephrol,* S1–S27.
3. *NFK-KDOQI-Clinical practice guideline for vascular access 2019: update.*
4. Lok C.E. (2007). Fistula first initiative: advantages and pitfalls. *Clin J Am Soc Nephrol,* 1043–1053.
5. Hollenbeck M., Mickley V., Brunkwall J. et al. (2009). Gefäßzugang zur Hämodialyse. *Nephrologe,* 158–176.
6. Dixon B.S., Novak L. & Fangman J. (2002). Hemodialysis vascular access survival: upper-arm native arteriovenous fistula. *Am J Kidney Dis, 39 (1),* 92–101.
7. Keuter X.H., De Smet A.A., Kessels A.G. et al. (2008). A randomized multicenter study of the outcome of brachial-basilic arteriovenous fistula and prosthetic brachial-antecubital forearm loop as vascular access for hemodialysis. *J Vasc Surg,* 395–401.
8. Silva M.B. jr., Hobson R.W., Pappas P.J. et al. (1998). A strategy for increasing use of autogenous hemodialysis access procedures: impact of preoperative noninvasive evaluation. *J Vasc Surg,* 302–307.
9. Basile C., Vernaglione L., Casucci F. et al. (2016). The impact of hemodialysis arteriovenous fistula on hemodynamic parameters of the cardiovascular system. *Clinical Kidney Journal,* 729–734.
10. Oliver M.J., Rothwell D.M., Fung K. et al. (2004). Late creation of vascular access for hemodialysis and increased risk of sepsis. *J Am Soc Nephrol,* 1936–1942.
11. Allon M. & Robbin M.L. (2002). Increasing arteriovenous fistulas in hemodialysis patients: problems and solutions. *Kidney Int,* 1109–1124.
12. Maya I.D., O'Neal J.C., Young C.J. et al. Outcomes of brachiocephalic fistulas, transposed brachiobasilic fistulas, and upper arm grafts. *Clin J Am Soc Nephrol,* 86–92.
13. Chan M.R., Sanchez R.J., Young H.N. et al. (2007). Vascular access outcomes in the elderly hemodialysis population: A USRDS study. *Semin Dial,* 606–610.

14. DeSilva R.N., Patibandla B.K., Vin Y. et al. (2013). Fistula first is not always the best strategy for the elderly. *J Am Soc Nephrol,* 1297–1304.
15. Schild A.F., Schumann E.S., Noicely K. et al. (2011). Early cannulation prosthetic graft (Flixene™) for arteriovenous access. *J Vasc Access,* 248–252.
16. Noordzij M., Jager K.J., van der Veer S.N. et al. (2014). Use of vascular access for haemodialysis in Europe: a report from the ERA-EDTA Registry. *Nephrol Dial Transplant,* 1956–1964.
17. Weijmer M.C., Vervloet M.G. & ter Wee P.M. (2004). Compared to tunneled cuffed haemodialysis catheters, temporary untunneled catheters are associated with more complications already within 2 weeks of use. *Nephrol Dial Transplant,* 670–677.
18. USRDS: United States Renal Data System (1997). Causes of death. *Am J Kidney Dis,* S107–117.
19. Beathard G.A. (1998). Management of bacteremia associated with tunneled-cuffed hemodialysis catheters. *J Am Soc Nephrol,* 1045–1049.
20. Vanholder R. (2010). Catheter-related blood stream infections (CRBSI): a European view. *Nephrol Dial Transplant,* 1753–1756.
21. Nassar G.M. & Ayus J.C. (2001). Infectious complications of the hemodialysis access. *Kidney Int,* 1–13.
22. Mermel L.A., Allon M., Bouza E. et al. (2009). Clinical practice guidelines for the diagnosis and management of intravascular catheter-related infection. *Clin Infect Dis,* 1–45.
23. Poole C.V., Carlton D., Bimbo L. et al. (2004). Treatment of catheter-related bacteraemia with an antibiotic lock protocol: effect of bacterial pathogen. *Nephrol Dial Transplant,* 1237–1244.
24. Centers for Disease Control (2011). *Guidelines of the prevention of intravascular catheter-related infection*s.
25. Turmel-Rodrigues L., Pengloan J., Baudin S. et al. (2000). Treatment of stenosis and thrombosis in hemodialysis fistulas and grafts by interventional radiography. *Nephrol Dial Transplant,* 2029–2036.
26. Gallieni M., Hollenbeck M., Inston N., et al. (2019). Clinical practice guideline on peri- and postoperative care artriovenous fistulas and grafts for hemodialysis in adults. *Nephrol Dial Transplant,* ii1–ii42.
27. Lok C.E., Huber T.S., Lee T. et al. (2020). KDOQI Clinical practice guideline for vascular access: 2019 update. *Am J Kidney Dis,* S1–S164.
28. Barrett N., Spencer S., McIvor J. et al. (1988). Subclavian Stenosis: a major complication of subclavian dialysis catheters. *Nephrol Dial Transplant,* 423–425.
29. Chang T.I., Paik J., Greene T. et al. (2011). Intradialytic hypotension and vascular access thrombosis. *J Am Soc Nephrol,* 1526–1533.

30. Ori Y., Korzets A., Katz M. et al. (1996). Hemodialysis arteriovenous access: a prospective hemodynamic evaluation. *Nephrol Dial Transplant*, 94–97.
31. Alkouli M., Sandhu P., Boobes K. et al. (2015). Cardiac complications of arteriovenous fistulas in patients with end-stage renal disease. *Nefrologia*, 234–245.
32. Basile C., Lomonte C., Vernaglione L. et al. (2008). The relationship between the flow of the arteriovenous fistula and cardiac output in hemodialysis patients. *Nephrol Dial Transplant*, 282–287.
33. Nakhoul F., Yigla M., Rilman R. et al. (2005). The pathogenesis of pulmonary hypertension in hemodialysis patients via arteriovenous access. *Nephrol Dial Transplant*, 1686–1692.
34. Leon C. & Asif A. (2007). Arteriovenous access and hand pain: the distal hypoperfusion ischemic syndrome. *Clin J Am Soc Nephrol, 7*, 175–183.

Die Dialyseverordnung
Martin K. Kuhlmann

Das Management von Dialysepatienten umfasst neben der Verabreichung einer adäquaten Dialysedosis auch das Vermeiden intradialytischer Komplikationen, das Aufrechterhalten einer möglichst guten Lebensqualität und eine Optimierung des Langzeit-Überlebens. Bei der Verordnung einer Dialysebehandlung müssen diese Ziele entsprechend berücksichtigt werden. Folgende Aspekte der Dialyseverordnung sollen in diesem Kapitel diskutiert werden:
1. Verabreichung einer adäquaten Dialysedosis,
2. Verordnung der Dialysatkomposition und Dialysattemperatur,
3. Festlegung des Ultrafiltrationsvolumens.

1 Dialysedosis

1.1 Grundlagen der Dialysedosis

Zur Beurteilung der Dialysedosis wird die Elimination harnpflichtiger Substanzen herangezogen. Es wird dabei zwischen kleinmolekularen und mittelmolekularen Urämietoxinen unterschieden. Als Modellsubstanzen für kleinmolekulare Urämietoxine haben Harnstoff und Kreatinin die größte Bedeutung, für Mittelmoleküle hingegen Beta-2-Mikroglobulin und Vitamin B_{12}. Neben der Molekulargröße und der Plasmakonzentration ist für die Beurteilung der Eliminationsrate auch die Kenntnis des Gesamtpools der jeweils untersuchten Markersubstanz wichtig. In dieser Hinsicht ist Harnstoff den anderen Substanzen überlegen, da Harnstoff kaum an Eiweiß gebunden ist und sich im gesamten Körperwasser gleichmäßig verteilt. Ist der Körperwassergehalt bekannt, kann sowohl die Gesamtmenge als auch die mittels Dialyse eliminierte Harnstoffmenge quantitativ ermittelt werden. Die Berechnung der Harnstoff-Elimination anhand der Harnstoff-Kt/V hat sich als gut reproduzierbare und verlässliche Methode zur Beurteilung der tatsächlich verabreichten Dialysedosis etabliert.

1.1.1 Harnstoffkinetik

Während der Dialysebehandlung kommt es zu einem kontinuierlichen Abfall der Serum-Harnstoffkonzentration. Würde sich die Harnstoffkonzentration zwischen Blut und Gewebe stets unverzüglich ausgleichen, wäre eine lineare Abfallrate zu erwarten (Abbildung 1, gestrichelte Linie), die sich mathematisch durch ein Ein-Kompartment- oder Single-pool-Modell darstellen lässt. Der In-vivo-Verlauf der Harnstoffkonzentration während der Dialyse entspricht jedoch einer exponentiellen Funktion (Abbildung 1, durchgezogene Linie), die auf der Trägheit des Konzentrationsausgleichs zwischen Intra- und Extravasalraum beruht. Nahezu 70 Prozent des gesamten Körperwassers und des darin gelösten Harnstoffs befinden sich in relativ gering durchbluteten Geweben, wie Haut und inaktiver Muskulatur, wo sich das Gleichgewicht zwischen Gewebe- und Blutkonzentration nur verzögert einstellt, abhängig unter anderem von der Durchblutung des Gewebes. Mathematisch lässt sich die In-vivo-Harnstoffkinetik durch ein Zwei-Kompartment- oder Double-Pool-Modell erklären [1].

Die Phase der Angleichung der Harnstoffkonzentration zwischen Intra- und Extravasalraum nach der Dialyse wird als Harnstoff-Rebound bezeichnet und nimmt einen Zeitraum von 30 bis 60 Minuten ein. Erst danach hat sich das Harnstoff-Äquilibrium im Organismus eingestellt. Der weitere Harnstoffanstieg beruht danach allein auf der Harnstoffgenerationsrate, die durch die diätetische Eiweißzufuhr sowie anabole und katabole Stoffwechselaktivitäten beeinflusst

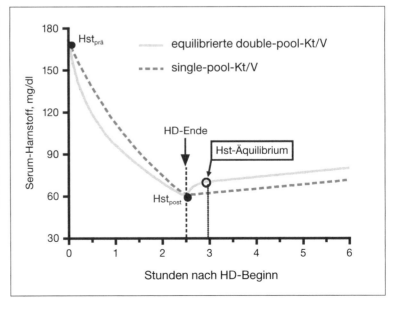

Abbildung 1
Harnstoffkinetik während einer exemplarischen HD-Behandlung. Die Dialyse wird nach 2,5 Std. beendet. Danach kommt es zu einem Harnstoff-Rebound, bis sich die Harnstoff-Konzentration zwischen Blut und allen anderen Geweben angeglichen hat und das Harnstoff-Äquilibrium erreicht ist. Das Äquilibrium ist in der Regel 30–60 Minuten nach Dialyseende erreicht

wird [2]. Das Ausmaß des Harnstoff-Rebounds ist direkt abhängig von der Steilheit des Abfalls der Harnstoffkonzentration während der letzten 60 Minuten der Dialyse. Diese beruht einerseits auf der Intensität der Dialysebehandlung (Dialysatoroberfläche, Blutfluss, Dialysatfluss), andererseits auf dem Harnstoffverteilungsraum „V" des Patienten. Der Harnstoff-Rebound ist somit am stärksten nach einer kurzen, intensiven (*high efficiency dialysis*) und am geringsten nach einer langen, weniger intensiven Dialysebehandlung, z.B. nach einer nächtlichen Dialyse über acht Stunden. Die tatsächlich verabreichte Dialysedosis kann nur dann genau angegeben werden, wenn der Harnstoff-Rebound adäquat berücksichtigt wird, was durch Berechnung der äquilibrierten double-pool-Kt/V (eKt/V) möglich ist.

1.1.2 Behandlungsindex Kt/V

Der Behandlungsindex Kt/V wurde 1985 von Gotch und Sargent eingeführt [3]. Der Index basiert auf dem Konzept, dass für jede zur Quantifizierung herangezogene Substanz eine enge Beziehung besteht zwischen der spezifischen Clearance „K" des Dialysators, der effektiven Dialysezeit „t" und dem spezifischen Verteilungsraum „V" der Substanz. Der Index-Kt/V kann prinzipiell für jede beliebige Substanz verwendet werden, hat sich inzwischen jedoch fast ausschließlich in Bezug auf Harnstoff etabliert. Der Behandlungsindex Kt/V bezieht die von Harnstoff gereinigte Blutmenge (Clearance „K" [ml/min] × Behandlungszeit „t" [min]) auf das Harnstoffverteilungsvolumen (V [ml]), welches dem Wassergehalt des Körpers entspricht. Da sich die Einheiten gegenseitig aufheben, ist der Behandlungsindex Kt/V dimensionslos und bezieht sich auf die jeweils gemessene Dialysebehandlung.

Die Berechnung der Kt/V erfolgt anhand des Abfalls der Serum-Harnstoff-Konzentration zwischen Beginn (C_0) und Ende (C_t) der Dialyse. Somit handelt es sich bei der Clearance „K" also nicht um die Clearance-Leistung des Dialysators, sondern um die Clearance aus dem Körper des Patienten. Am genauesten lässt sich die Kt/V anhand des „formalen Harnstoff-Kinetik-Modells" ermitteln, diese Methode ist jedoch kompliziert und zeitaufwändig. In der Praxis wird für die Berechnung der Kt/V die von J. Daugirdas entwickelte Formel angewendet:

$$Kt/V_{sp} = -\ln[R - 0{,}008 \times t] + [4 - 3{,}5 \times R] \times UF \div W$$

wobei: ln = natürlicher Logarithmus; R = Harnstoff-Reduktionsrate; t = Dialysedauer in Stunden; UF = Ultrafiltrationsvolumen in kg; W = Gewicht nach HD in kg.

Dieser Formel liegt ein Ein-Kompartment-Modell der Harnstoffkinetik zugrunde, bei dem zwar die intradialytische Harnstoffgeneration sowie die mittels Konvektion eliminierte Harnstoffmenge, nicht jedoch der Harnstoff-Rebound berücksichtigt werden. Entsprechend wird die mit dieser Formel errechnete Kt/V als single-pool-Kt/V (spKt/V oder Kt/V_{sp}) bezeichnet [4]. Da die direkt postdialytisch abgenommene Harnstoffkonzentration verwendet wird, überschätzt die spKt/V die Harnstoffreduktion während der Dialyse.

Wesentlich genauer kann die tatsächlich verabreichte Dialysedosis mit der „äquilibrierten double-pool-Kt/V" (eKt/V oder Kt/V_{dp}) angegeben werden, die sich direkt aus dem Ergebnis der Kt/V_{sp} ableiten lässt. Hierbei wird die äquilibrierte Harnstoff-Konzentration nach Beendigung des Harnstoff-Rebounds zugrunde gelegt, die anhand der Steilheit des Harnstoffabfalls während der Dialyse *(K/V_{sp})* berechnet wird [5]:

$$Kt/V_{dp} = Kt/V_{sp} - (0{,}6 \times Kt/V_{sp}) + 0{,}03.$$

Das Ergebnis der eKt/V ist prinzipiell immer niedriger ist als das der Kt/V_{sp}, wobei der Unterschied mit steigender Dialysezeit geringer wird. Verdeutlichen lässt sich dies am Beispiel einer spKt/V von 1,4, welche bei einer Dialysedauer von 2,0 Std. einer eKt/V von 1,0, und bei einer Dialysezeit von 4,0 Std. einer eKt/V von 1,2 entspricht. Die Ergebnisse der Kt/V-Messungen sind gut reproduzierbar, um bei über 90 Prozent der Patienten eine verlässliche Aussage zur Dialysedosis zu erhalten, sind bereits drei Messungen der eKt/V unter unveränderten Dialysebedingungen ausreichend [6].

Um intern und extern vergleichbare Werte zu erhalten, müssen die Blutabnahmen zur Bestimmung der prä- und postdialytischen Harnstoffkonzentration unter standardisierten Bedingungen erfolgen. Die prä-dialytische Blutprobe wird vor Beginn der Dialyse aus dem „arteriellen Schenkel" abgenommen, die post-dialytische innerhalb von 30 bis 60 Sekunden nach Beendigung der Dialyse, ganz zu Beginn des Harnstoff-Rebounds und noch vor dem eigentlichen „Abhängen" des Patienten [7].

1.2 Empfehlungen zur adäquaten Dialysedosis

Der Begriff adäquate Dialysedosis ist fehlleitend, da er suggeriert, dass eine spezifische Dialysedosis definiert werden kann, die für jeden Patienten gleich angemessen ist. Dies ist sicherlich nicht der

Fall. Die Empfehlungen zur Dialysedosis basieren auf mehreren retrospektiven und prospektiven Outcome-Studien. Als adäquat wird eine Dialysedosis definiert, wenn nachgewiesen werden kann, dass eine weitere Steigerung der Dosis keinen Einfluss auf das Mortalitätsrisiko von Dialysepatienten zeigt. In der HEMO-Study, der bislang größten prospektiven Studie zu Dialysedosis und Mortalitätsrisiko von Dialysepatienten, wurde untersucht, ob die Mortalitätsrate reduziert werden kann durch Steigerung der Dialysedosis von eKt/V 1,05 auf 1,45 pro Behandlung [8]. Die tatsächlich verabreichte eKt/V lag in beiden Gruppen bei 1,16 ± 0,08 und 1,53 ± 0,09 pro Behandlung. Da beide Behandlungsgruppen sogar unabhängig vom verwendeten Membrantyp (High-flux- oder Low-flux-Dialysatoren) die gleiche Mortalitätsrate aufwiesen, wurde gefolgert, dass bei einem dreimal wöchentlichen Behandlungsrhythmus eine Steigerung der Dialysedosis über einen eKt/V-Wert von 1,16 hinaus keinen Einfluss auf das Mortalitätsrisiko hat.

Sowohl in der HEMO-Studie als auch in anderen Untersuchungen fanden sich in der Folge jedoch Hinweise, dass Frauen und Männer mit niedriger Muskelmasse von einer höheren Dialysedosis profitieren würden [9, 10]. Dies ist begründet in der Körperkomposition von Frauen, deren Muskelmasse bezogen auf die Körperoberfläche geringer ausgeprägt ist als bei Männern. Würde man die Dialysedosis so wie auch die native Nierenfunktion auf die Körperoberfläche beziehen, wäre bei Frauen eine höhere K × t notwendig als bei Männern, um eine vergleichbare Dosis zu erzielen. Obwohl es derzeit noch keine offizielle Empfehlung gibt, die Dialysedosis bei weiblichen Dialysepatienten über das derzeitige Maß hinaus zu steigern, sollte dies, wann immer möglich, erwogen werden [11].

In Deutschland wird eine minimale Dialysedosis von Kt/V_{sp} 1,2 pro Behandlung empfohlen.

1.3 Einflussfaktoren auf die verabreichte Dialysedosis (Kt/V)

Zur adäquaten Bewertung der Kt/V-Ergebnisse, sowie zur Entscheidung über Maßnahmen zur Steigerung der Dialysedosis ist eine Kenntnis der Einflussfaktoren auf die Behandlungsdosis notwendig. Die drei wichtigsten Einflussfaktoren auf die erzielte Dialysedosis sind
1. die effektive Harnstoff-Clearance des Dialysators,
2. die effektive Dialysezeit,
3. der tatsächliche Harnstoff-Verteilungsraum.

1.3.1 Dialysator-Clearance (K)

Häufigste Ursache für eine verminderte Dialysedosis ist eine unzureichende Perfusion des Dialysators aufgrund unzureichender Antikoagulation oder Luftblasen in den Kapillaren. Eine unzureichende Clearanceleistung des Dialysators kann während der Behandlung mit Hilfe des Online-Clearance-Monitoring-Moduls detektiert werden. Eine Verdoppelung der Dialysator-Oberfläche führt zu einer signifikanten Steigerung der Kt/V. Das Ausmaß der Steigerung der Clearance hängt dabei von Blut- und Dialysatflussrate ab [12]. High-flux-Dialysatoren weisen eine höhere Clearance für mittelmolekulare Substanzen und Phosphat auf als Low-flux-Dialysatoren.

1.3.2 Blutflussrate (Qb)

Die Blutflussrate hat einen bedeutenden Einfluss sowohl auf Dialysator-Clearance als auch auf Kt/V. Die tatsächliche Blutflussrate kann deutlich von der eingestellten Rate abweichen, wenn der Anpressdruck der Pumpensegmente nicht korrekt kalibriert ist, oder bei negativem arteriellen Druck im Rahmen von Fistelproblemen. Generell sollte ein Qb > 250 ml/min angestrebt werden. Der Effekt einer Steigerung von Qb auf die Harnstoff-Clearance ist bei High-Flux-Dialysatoren größer als bei Low-Flux-Dialysatoren. Eine Steigerung des Blutflusses auf > 350 ml/min erhöht bei Vorliegen einer subklinischen Shuntstenose das Risiko einer Rezirkulation. Ein kontinuierlicher oder plötzlicher Abfall der eKt/V unter unveränderten Behandlungsbedingungen ist ein wichtiger Hinweis auf das Vorliegen eines Shunt-Problems oder eines drohenden Shuntverschlusses. Die regelmäßige Bestimmung der Kt/V ermöglicht die frühzeitige Diagnostik problematischer Shunts.

1.3.3 Dialysatflussrate (Qd)

In der Regel wird eine Dialysatflussrate von 500 ml/min verwendet. Eine Steigerung des Qd von 500 auf 800 ml/min steigert bei gleichbleibendem Qb von 300 ml/min die eKt/V um zehn Prozent, eine Qd-Reduktion von 500 auf 300 ml/min führt dagegen zu einem Zehn-Prozent-Verlust an eKt/V [13]. Dies gilt vor allem für Dialysatoren mit hoher KoA, also z.B. High-Flux-Dialysatoren. Die Dialysatflussrate sollte nie unterhalb der Blutflussrate liegen, da die Dialysator-Clearance dann durch Qd limitiert wird. Nachweislich keinen oder einen nur sehr geringen Einfluss hat die Steigerung von Qd auf die Elimination von Mittelmolekülen und Phosphat.

1.3.4 Effektive Dialysezeit (t)

Ein wichtiger Faktor bei Verordnung und Messung der Dialysedosis ist die effektive Dialysezeit, also der Zeitraum, während dessen eine Dialyse tatsächlich durchgeführt wurde. Die effektive Dialysezeit ergibt sich aus der gesamten Dialysedauer abzüglich der Phasen von Pumpenstillstand oder Dialyse-Unterbrechungen. Die effektive Dialysezeit kann deutlich unter der verordneten Dialysezeit liegen. Bei Betrachtung des Kt/V-Konzepts erscheint es zunächst plausibel, dass Clearance und Dialysezeit den gleichen Einfluss auf das Dialyseergebnis haben. Die Massenelimination von Harnstoff, Kreatinin, Phosphat und Beta-2-Mikroglobulin ist bei identischer Kt/V jedoch umso größer, je länger die Dauer einer Dialysebehandlung ist. Bei längerer Dialysebehandlung werden also quantitativ mehr Urämietoxine eliminiert als bei kürzerer Dialysezeit, auch wenn sich in der Harnstoff Kt/V keine Unterschiede nachweisen lassen [14]. Dies ist ein gewichtiges Argument für längere Dialysezeiten. Vom G-BA wird in Deutschland gefordert, dass die Dialysezeit bei 85 Prozent aller Hämodialysepatienten eines Zentrums nicht unter vier Stunden liegen sollte.

1.3.5 Harnstoffverteilungsraum (V)

Im Äquilibrium ist Harnstoff gleichmäßig im gesamten Körperwasser verteilt, welches somit dem Harnstoff-Verteilungsraum „V" entspricht. Während der Körperwassergehalt für wissenschaftliche Zwecke am genauesten mittels Deuterium bestimmt wird, kann er in der Praxis nur mit Formeln abgeschätzt werden. Bei der Berechnung der Kt/V mit der Daugirdas-Formel muss „V" nicht explizit angegeben werden, die Kt/V ergibt sich dabei direkt aus der Harnstoffreduktionsrate. Der Harnstoff-Verteilungsraum spielt bei der Beurteilung des Kt/V-Ergebnisses eine bedeutende Rolle, da er im Nenner steht. Eine Veränderung des tatsächlichen „V" hat einen direkten Einfluss auf die verabreichte Dialysedosis. Unter unveränderten Dialysebedingungen kommt es bei Gewichtsabnahme und damit verbundenem Rückgang von „V" konsekutiv zu einem Anstieg der Kt/V, wohingegen eine Gewichtszunahme mit einem Abfall der Kt/V einhergeht. Dies ist klinisch von Bedeutung, da ein hervorragendes Kt/V-Ergebnis selbst bei sehr geringer Gesamt-Clearance ($K \times t$) erzielt werden kann, wenn „V" sehr klein ist. Umgekehrt ist es schwer, bei Patienten mit Körpergewicht über 70 kg und entsprechend hohem „V" trotz einer intensiven Dialysebehandlung eine akzeptable Kt/V zu erreichen [15]. Bei untergewichtigen Patienten sollte die Dialysedosis nicht am tatsächlichen, sondern am „idealen" Gewicht orientiert werden. Würde dies nicht geschehen, würde die

Dialysedosis bei einem Patienten, der langsam an Gewicht verliert, trotz unveränderter Dialyseverordnung langsam ansteigen, da der Gewichtsverlust mit einer Reduktion von „V" einhergeht [16].

1.3.6 Online Clearance Monitoring

Bei der blutseitigen Bestimmung der Kt/V nach Daugirdas liegt das Ergebnis stets erst nach Beendigung der Dialyse vor, so dass eine Anpassung der Dialysedosis erst bei der nächsten Behandlung erfolgen kann. Mittels Online-Bestimmung der Kt/V_{sp} kann die erzielte Dialysedosis bereits während der Behandlung dargestellt werden. Die Online-Clearance-Methoden basieren auf der Bestimmung der Natrium-Clearance des Dialysators, die äquivalent ist zur Harnstoffclearance. Gemessen wird die Natrium-Clearance in mehreren Perioden während einer Dialysebehandlung, während derer die Natrium-Konzentration des Dialysats kurzfristig verändert wird anhand den sich daraus resultierenden Änderungen der Dialysat-Leitfähigkeit am Eingang und Ausgang des Dialysators [17]. Die Kt/V_{sp} ergibt sich dann durch Einsetzen der ermittelten ionischen Clearance in den Kt/V-Term. Im Gegensatz zur Bestimmung der Kt/V_{sp} nach Daugirdas muss in diesem Modell allerdings ein Wert für den Harnstoff-Verteilungsraum angegeben werden, was eine gewisse Fehlerquelle darstellt. Der Effekt einer Veränderung der Dialyseverordnung, ebenso wie ein etwaiger intradialytischer Abfall der Clearance-Leistung des Dialysators, können noch während der Behandlung erkannt werden.

1.4 Dialysedosis bei verschiedenen Dialysefrequenzen

Seit der HEMO-Studie ist das Interesse an alternativen Dialyse-Regimen deutlich gewachsen. Neue Formen der intensivierten Dialyse umfassen dabei die dreimal wöchentliche nächtliche HD, die Heim-HD, die tägliche oder zweitägliche HD sowie die täglich nächtliche Heim-HD. Zum Vergleich der verabreichten Dialysedosis dieser Verfahren kann nicht mehr die Kt/V einer Einzelbehandlung herangezogen werden, die verschiedenen Regime können nur noch anhand einer verabreichten Wochen-Dosis miteinander verglichen werden. Dies wird möglich mit der Standard-Wochen-Kt/V, die ebenso von Frank Gotch entwickelt wurde [18].

1.4.1 Standard-Wochen-Kt/V

Die Wochendosis einer Dialysetherapie kann nicht einfach durch Multiplikation der Kt/V mit der Dialysefrequenz errechnet werden, da mit zunehmender Dialysedauer die Harnstoff-Konzentration auf der Blutseite des Dialysators und somit auch der Konzentrationsgradient zwischen Blut und Dialysat abnimmt. Während bei einer eKt/V = 1,0 etwa 63 Prozent des Gesamt-Harnstoffs aus dem Organismus entfernt werden, resultiert eine Verdopplung der Dosis auf eKt/V = 2,0 lediglich in einer Steigerung der eliminierten Harnstoff-Fraktion auf 87 Prozent. Im Gegensatz dazu werden bei einer Verdopplung der Dialysefrequenz auf 6× eKt/V = 1,0 mit jeder Einzelbehandlung weiterhin 63 Prozent des Harnstoffs eliminiert. Eine simple Multiplikation einer Einzel-Kt/V mit der Dialysefrequenz würde diesen Unterschied nicht sichtbar machen, während dies mit der Berechnung der Standard-Wochen-Kt/V auch quantitativ möglich ist.

Das Konzept der Standard-Kt/V (stdKt/V) beruht auf der Betrachtung der Dialysedosis als Äquivalent einer kontinuierlichen Clearance, die einen Gleichgewichtszustand zwischen Harnstoff-Generation (G) und Harnstoff-Elimination (Kd) und somit eine stabile Serum Harnstoff-Konzentration (C_{ss}) herstellt. Im Standard-Wochen-Kt/V-Modell wird die mittlere prädialytische Harnstoffkonzentration als steady-state-Harnstoff-Konzentration definiert ($C_{ss} = C_{prä-HD}$). Die steady-state-Dialysedosis ist somit eine theoretische kontinuierliche Clearance, ähnlich wie eine GFR, die notwendig ist, um die Serum-Harnstoff-Konzentration bei gegebener Harnstoff-Generationsrate auf stabilem Niveau zu halten. Die komplexe mathematische Lösung für stdKt/V kann anschaulich als Funktion von eKt/V graphisch dargestellt werden [19]. Auf der x-Achse ist die eKt/V einer Einzeldialyse aufgetragen, die y-Achse entspricht der wöchentlichen stdKt/V. Anhand der einzelnen Kurven lässt sich der Effekt der Steigerung von eKt/V einer Einzelbehandlung auf die wöchentliche stdKt/V ablesen. Jede Dialysefrequenz zwischen zwei und sieben Dialysen/Woche (rechte y-Achse) wird durch eine separate Kurve repräsentiert, auf der sich die std-Kt/V bei steigender Dialysedosis bewegt. Die Kurven steigen nicht linear an, sondern nähern sich asymptotisch einem Maximalwert. Die Linie der kontinuierlichen Clearance entspricht der stdKt/V einer kontinuierlich über 24 Stunden verabreichten Dialysebehandlung (CAPD oder CVVH) oder der endogenen Nierenfunktion (residuale Nierenfunktion, renale Wochen-Kt/V).

Der praktische Umgang mit der stdKt/V wird in Abbildung 2 verdeutlicht: Punkt 1 entspricht einer adäquaten wöchentlichen CAPD-Dosis von Kt/V = 2,0, Punkt 2 hingegen einer als adäquat betrachteten Dialysedosis von eKt/V = 1,05 bei einer Dialysefrequenz von drei Behandlungen/Woche. Punkt 2 liegt dabei auf der

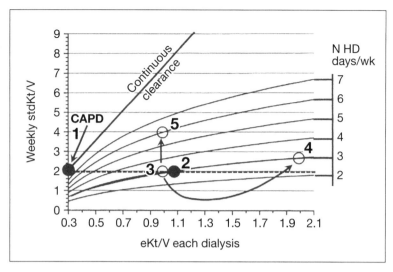

Abbildung 2
Graphische Berechnung der Standard-Wochen-Kt/V nach Gotch (siehe Text)

Kurve, die der Dialysefrequenz drei/Woche zugeordnet ist. Im stdKt/V-Modell resultieren beide Punkte in einem Wert von 2,0/Woche und sind somit dosisäquivalent. Punkt 3 entspricht einer Dialysedosis von 3× 1,0 eKt/V pro Woche, also dem Fall, der bereits vorher diskutiert wurde. Bei Steigerung der Dialysedosis auf eKt/V = 2,0 bei drei Behandlungen pro Woche wandert Punkt 3 auf der entsprechenden Kurve in Richtung x-Achse zu Punkt 4. Die Wochendosis, die mit diesem Regime erreicht wird, lässt sich an der y-Achse ablesen und liegt bei einer std-Kt/V von 2,6/Woche. Die Verdoppelung der Dialysedosis resultiert also in einer Steigerung der Wochendosis (stdKt/V) um lediglich 30 Prozent. Wird anstelle der Dialysedosis die Dialysefrequenz verdoppelt, wandert Punkt 3 in Richtung y-Achse zu Punkt 5 auf der Kurve für eine Dialysefrequenz von sechs/Woche, entsprechend einer stdKt/V von 4,0/Woche.

Die residuale Nierenfunktion wird als renale Wochen-Kt/V zur stdKt/V hinzuaddiert, wodurch eine einfache Anpassung der Dialyseverordnung an die Nierenrestfunktion möglich wird. Als Zielwert für die stdKt/V sollte analog zur Peritonealdialyse ein Wert von ≥ 1,7 bis 2,1/Woche angestrebt werden. Die Berechnung der stdKt/V stellt derzeit die beste Methode zum quantitativen Vergleich verschiedener Dialysefrequenzen dar.

1.4.2 Dialysefrequenz und Phosphatelimination

Eine Steigerung der Dialysefrequenz wurde bereits in Bezug auf die Phosphatelimination untersucht. Mehrere kleinere, nicht-randomisierte Studien belegen, dass eine Verbesserung der Phosphatkontrolle möglich ist, zum Teil sogar unter Absetzen der Phosphatbinder-Medikation. Allerdings ist auch bei sechsmal wöchentlicher HD eine Mindest-Dialysezeit von drei Stunden notwendig, um die Phosphatelimination im Vergleich zu einem Standard-Regime von dreimal vier Stunden deutlich zu steigern [20]. Eine täglich nächtliche HD ist im Vergleich dazu mit einer noch wesentlich höheren Phosphatelimination verbunden, wobei in verschiedenen Studien dem Dialysat sogar Phosphat zugesetzt werden musste, um eine Phosphatdepletion zu verhindern.

2 Zusammensetzung und Temperatur des Dialysats

2.1 Dialysatzusammensetzung

Bei der HD ist das Blut des Patienten extrakorporal lediglich durch eine semipermeable Membran vom nicht-physiologischen Dialysat getrennt. Bei einer Dialysatflussrate von 500 ml/min hat das Blut im Laufe einer fünfstündigen Behandlung somit Kontakt zu 150 Liter Dialysat. Der Zusammensetzung und besonders der Reinheit des Dialysats kommen somit eine große Bedeutung zu. Bei der Festlegung der Dialysatkomposition müssen die Konzentrationen von Bikarbonat, Natrium, Kalium und Calcium bewusst verordnet werden.

- Die Bikarbonatkonzentration im Dialysat sollte sich an der prädialytischen Plasma oder Blut-HCO_3^--Konzentration orientieren, deren Zielwert zwischen 20 und 23 mmol/l liegt. In der Regel wird das Dialysat-[HCO_3^-] zwischen 28 und 30 mmol/l eingestellt. Eine überschießende Alkalisierung sollte allerdings vermieden werden, da die langfristigen Konsequenzen daraus bislang nicht genau bekannt sind. Experimentelle Daten deuten darauf hin, dass die Präzipitation von Calcium-Phosphat-Komplexen im alkalischen Milieu gesteigert ist [21]. Verschiedene epidemiologische Untersuchungen haben Hinweise ergeben, dass die Mortalität von Dialysepatienten auch in einem positiven Verhältnis zur prädialytischen Bikarbonatkonzentration stehen könnte [22].
- Ziel der Dialyse sollte eine neutrale Natriumbilanz sein, bei der das zwischen zwei Dialysen zugeführte Na^+ komplett entzogen und kein überschüssiges Salz dem Patienten zugeführt wird. Die übliche Dialysat-Na^+-Konzentration zwischen 135 und 140 mmol/l ist in dieser Hinsicht sicherlich zu hoch und sollte

idealerweise besser an die prädialytische Plasma-Na^+-Konzentration angepasst werden. In Abhängigkeit vom Na^+-Gradienten zwischen Blut und Dialysat kommt es intradialytisch zu einem Na^+-Flux mit positiver oder negativer Natriumbilanz. Eine positive Na^+-Bilanz ist verbunden mit gesteigerter interdialytischer Gewichtszunahme, dem Auftreten von arterieller Hypertonie und linksventrikulärer Hypertrophie sowie einem erhöhten Mortalitätsrisiko. Die Wasseraufnahme im dialysefreien Intervall erfolgt zum großen Teil zum Zwecke des Erhalts einer isotonen Plasma-Na^+-Konzentration und ist somit eng mit der intra- und interdialytischen Na^+-Zufuhr assoziiert [23]. Während der Dialyse werden überschüssiges Wasser und Na^+ mittels Ultrafiltration entzogen, allerdings ist der Na^+-Gehalt im Ultrafiltrat aufgrund elektromagnetischer Wechselwirkungen an der Membran (Gibbs-Donnan-Effekt) niedriger als im Plasma. Um eine neutrale Natriumbilanz zu erzielen, ist es daher theoretisch notwendig, das Dialysat-[Na^+] sogar etwas niedriger als das Plasma-[Na^+] anzusetzen. Bei längeren Dialysezeiten und damit einhergehenden geringeren Ultrafiltrationsraten spielt die intradialytische positive Natriumbilanz zum Zweck der Blutdruckstabilität heute keine bedeutende Rolle mehr.

- Auch das Dialysat-[K^+] ist individuell zu adaptieren. In der Regel liegt dieses zwischen 2,0 und 4,0 mmol/l, allerdings geht ein größerer K^+-Gradient zwischen Blut und Dialysat mit einem gesteigerten Risiko für supraventrikuläre und ventrikuläre Herzrhythmusstörungen einher. Bei schwerer Hyperkaliämie sollte das Dialysat-[K^+] während der Dialysebehandlung von niedrigen Werten ausgehend langsam angehoben werden. Ein adäquater Azidoseausgleich schützt in einem gewissen Maße vor Hyperkaliämie. Somit ist das Dialysat-[K^+] stets in Zusammenhang mit der Dialysat-Bikarbonatkonzentration zu betrachten.
- Die Festlegung der Dialysat-[Ca^{++}] hat im Rahmen der Diskussion über die kardiovaskulären Verkalkungen von Dialysepatienten eine größere Bedeutung erlangt. Ziel sein sollte die Vermeidung einer positiven Calcium-Bilanz während der Dialyse, um eine Kalzifizierung von Gefäßen und Gewebe zu verhindern. Um dies zu erreichen, darf die Dialysat-[Ca^{++}] nicht über dem Plasma-Wert für das ionisierte Calcium liegen. Da in der Praxis Serum-[Ca^{++}] nicht vor jeder Dialyse gemessen wird, sollte das Dialysat-[Ca^{++}] zumindest monatlich angepasst werden. Nachteil einer negativen Calciumbilanz ist die sowohl kurz- als auch langfristige Stimulation der PTH-Freisetzung.

2.2 Dialysattemperatur

Während einer HD wird regelmäßig ein Anstieg der Körperkerntemperatur beobachtet, der seinerseits verbunden ist mit einem erhöhten Risiko für das Auftreten intradialytischer Blutdruckabfälle. Dies erklärt sich durch die mit dem Anstieg der Körperkerntemperatur einhergehende Dilatation thermoregulatorischer Hautgefäße. Dieser Reiz zur Vasodilatation der Hautgefäße ist stärker als der durch Hypovolämie ausgelöste Reiz zur Vasokonstriktion, so dass bei einem Abfall des Intravasalvolumens die physiologische Vasokonstriktion nicht adäquat erfolgen kann. Eine Senkung der Dialysattemperatur um 0,5 °C unter die Körpertemperatur ist einerseits mit einer erhöhten Blutdruckstabilität verbunden, andererseits jedoch mit einem unangenehmen Frösteln der Patienten. Mit Hilfe des Bluttemperatur-Monitors kann die Körperkerntemperatur während der Behandlung stabilisiert werden. Dies wird ermöglicht durch eine isotherme Dialyse, bei der die Temperatur des dem Patienten zugeführten, dialysierten Blutes durch Anpassung der Dialysattemperatur so verändert wird, dass die Temperatur des aus der arteriellen Nadel aspirierten Blutes und somit die Körperkerntemperatur während der Behandlung stabil bleibt. Mit diesem leichten Wärme- und Energieentzug ist nach Studienlage eine deutliche Reduktion intradialytischer Blutdruckabfälle ohne Einschränkung des subjektiven Wohlbefindens der Patienten zu erreichen [24]. In zwei randomisierten kontrollierten Studien konnten protektive Effekte einer reduzierten Dialysattemperatur auf die Entwicklung bzw. Progression von Dialyse-assoziierter Kardiomyopathie und auf die Entwicklung von Mikrozirkulationsstörungen in der weißen Hirnsubstanz nachgewiesen werden [25, 26].

3 Festlegung des Ultrafiltrationsvolumens

Da das zu verordnende Ultrafiltrationsvolumen vom Trockengewicht abhängt, steht die Festlegung eines adäquaten Trockengewichts im Vordergrund. Allerdings ist die Bestimmung des Trockengewichtes mit erheblichen Unsicherheitsfaktoren verbunden. Als klinische Parameter zur Beurteilung des Trockengewichts können verschiedene Parameter herangezogen werden (Tabelle 2).

Die Wertigkeit des vor der Dialyse gemessenen systolischen Blutdrucks zur Beurteilung des Hydratationszustandes wird beeinträchtigt durch die medikamentöse antihypertensive Therapie und die Patientencompliance hinsichtlich der Tabletteneinnahme. Darüber

Tabelle 1
Empfehlungen zur Dialyseverordnung

• Dialysefrequenz:	mindestens 3×/Woche
• Effektive Dialysezeit:	mindestens 240 Minuten
• Dialysedosis:	Minimum Kt/V_{sp} 1,2, bei Frauen 1,4 pro HD
• Blutfluss Qb:	mindestens 250 ml/min
• Dialysatfluss Qd:	500–800 ml/min, nicht geringer als Qb,
• Ultrafiltrationsrate:	nicht > 1.000 ml/Std., bei Diabetikern nicht > 800 ml/Std.
• Dialysator:	High-flux-Dialysatoren bevorzugen
• Dialysat-Natrium:	nicht höher als prä-Dialyse-Plasma-$[Na^+]$
• Dialysat-Kalium:	abhängig von Plasma-$[K^+]$
• Dialysat-Bicarbonat:	30-40 mmol/l, Ziel: ven. HCO_3^- > 22 mmol/l prä-HD
• Dialysat-Calcium:	1,25–1,50 mmol/l
• Dialysat-Temperatur:	isotherme Dialyse

hinaus ist der systolische Blutdruck stark durch die Herzleistung beeinflusst, so dass Patienten mit Herzinsuffizienz und LV-Dilatation trotz Überwässerung oft keine Hypertonie, sondern im Gegenteil eine Hypotonie entwickeln. In diesen Fällen steigt der systolische Blutdruck unter Entwässerung. Der systolische Blutdruck am Ende der Dialyse ist ein wichtiger Marker des Hydratationsstatus, hat jedoch den Nachteil, dass er im Dysäquilibrium gemessen wird. Die Umverteilung des Körperwassers zwischen Interstitium und Intravasalraum ist parallel zur Harnstoffäquilibrierung meist innerhalb einer Stunde nach Beendigung der Dialyse abgeschlossen. Die klassische Methode zur Bestimmung des Trockengewichtes beruht primär auf der Beobachtung des systolischen Blutdrucks gegen Ende der Dialyse. Das Zielgewicht wird stufenweise um 300 bis 500 g pro Woche reduziert, bis am Ende der Dialyse eine leichte Hypotonie oder Krämpfe in den Beinen auftreten (symptomatisches Gewicht). Wenn dann blutdruckwirksame Medikamente reduziert oder komplett abgesetzt werden, kann das Zielgewicht oft noch weiter gesenkt werden. Als Trockengewicht wird letztendlich ein Gewicht 500 g oberhalb des symptomatischen Gewichtes festgelegt.

Die Festlegung des Trockengewichtes allein anhand des Blutvolumen-Monitorings hat sich nicht als zielführend erwiesen, da intradialytische Veränderungen des Blutvolumens stark vom Verhältnis zwischen Ultrafiltrationsrate und vaskulärer Refilling-Rate abhängen und sogar intraindividuell von Dialyse zu Dialyse stark schwanken. Die Refilling-Rate wird vor allem von Osmolalitätsgradienten zwischen Intravasalraum und Interstitium beeinflusst.

Tabelle 2
Klinische und technische Methoden zur Beurteilung des Trockengewichts

Klinische Zeichen
Hoher systolischer Blutdruck prä-HD
Niedriger systolischer Blutdruck post-HD
Intradialytisches Blutdruckverhalten
Muskelkrämpfe gegen Ende der Dialyse
Hautturgor (vermindert bei Exsikkose)
Vorliegen von Ödemen, Anasarka
Ruhe- oder Belastungsdyspnoe, Husten
Halsvenenstauung
Feuchte Rasselgeräusche bei Auskultation
Pleuraergüsse

Technische Untersuchungen
Röntgen Thorax: Linksherzverbreiterung, pulmonalvenöse Stauung, Pleuraerguss
Echokardiographie: LV-Durchmesser, verminderte EF, Perikarderguss
Sonographie: Vena cava inferior Durchmesser, Pleuraerguss
Bioimpedanz-Analyse (BIA): Exzessives Gesamtkörperwasser

Als klinische Parameter zur Beurteilung des Hydratationsstatus nehmen Hautturgor, Halsvenenstauung, ZVD und das Vorliegen von Ödemen eine führende Rolle ein. Allerdings sind auch diese Parameter nur mit Einschränkungen verwertbar. Der Hautturgor ist bei älteren Patienten auch bei gutem Hydratationsstatus bisweilen vermindert (Altershaut), die Halsvenenstauung kann nur nach Ausschluss einer Trikuspidalinsuffizienz oder einer chronischen Rechtsherzbelastung sinnvoll verwendet werden. Ödeme treten bevorzugt an abhängigen Körperpartien auf und finden sich bei immobilen Patienten daher eher am Rücken (Anasarka), während sie an den typischen Regionen (Unterschenkel) fehlen.

Das Vorliegen klinischer Zeichen einer Myokardinsuffizienz, wie Husten, Belastungsdyspnoe oder Linksherzverbreiterung lässt relativ sicher auf eine Hyperhydratation schließen, diese Patienten profitieren in der Regel von der Senkung des Zielgewichtes. Allerdings bieten diese Symptome nicht die Möglichkeit, das Trockengewicht mit größerer Genauigkeit festzulegen. Das Abklingen der subjektiven Beschwerden reicht zur Festsetzung des idealen Zielgewichtes nicht aus.

Die sonographische Bestimmung des Durchmessers der Vena cava inferior und dessen respiratorische Schwankungsbreite erlaubt lediglich semiquantitative Angaben zum Hydratationszustand. Der VCI-Durchmesser sollte immer in Relation zur Körpergröße oder Körperoberfläche angegeben werden. Auch dieser Parameter wird duch Komorbiditäten, wie Trikuspidalinsuffizienz und Rechtsherzbelastung beeinflusst. Nach Ausschluss einer Trikuspidalinsuffizienz ist eine fehlende atemabhängige Fluktuation des VCI-Durchmessers ein relativ valider Hinweis auf das Vorliegen einer Überwässerung, allerdings kann auch mit dieser Methode keine Feineinstellung des Trockengewichts erfolgen.

Unter den verschiedenen Methoden zur quantitativen Bestimmung des Körperwassergehalts hat bislang einzig die Bioimpedanz-Analyse (BIA) Praxisreife erlangt. Die Genauigkeit der Bioimpedanz hinsichtlich der Quantifizierung von Muskelmasse, Fettmasse und Körperwasser unterscheidet sich statistisch nicht von diversen Goldstandardmethoden [27]. In modernen Bioimpedanzgeräten wird das exzessive Körperwasservolumen quantitativ ermittelt, indem der ermittelte Gesamt-Körperwassergehalt verglichen wird mit einem idealen Körperwassergehalt, welcher anhand eines „normalen" Wassergehalts der ermittelten Gewebefraktionen errechnet wird [28]. Die gleichzeitige Berücksichtigung von prädialytischem systolischen Blutdruck und exzessivem Körperwasservolumen soll ein besseres kardiovaskuläres Management von Dialysepatienten ermöglichen [29].

Hämodiafiltration

In dem Bestreben, das Überleben chronisch dialysepflichtiger Patienten zu verbessern, hat sich der wissenschaftliche Fokus in der letzten Dekade auf eine Steigerung der Elimination urämischer Mittelmoleküle verlagert. Obwohl die Elimination des klassischen Mittelmoleküls Beta-2-Mikroglobulin sowohl in der HEMO-Studie [8] als auch in der Europäischen MPO-Studie [30] durch den Einsatz von High-flux-Membranen im Vergleich zu Low-flux-Membranen deutlich gesteigert werden konnte, hatte dies nur in bestimmten Subgruppen, nämlich Diabetikern oder Patienten, die bereits seit mehr als 3,5 Jahre an der Dialyse waren, oder einen Serum-Albumin-Spiegel < 40 g/dl aufwiesen, einen signifikanten Einfluss auf das Überleben. Als möglicher Grund dafür, dass nicht alle Patienten von dieser Behandlung profitierten, wurde argumentiert, dass dazu wohl die Elimination urämischer Mittelmoleküle immer noch nicht effektiv genug war. Eine weitere Verbesserung der Entfernung urämischer Mittelmoleküle kann durch Steigerung des konvektiven Transports mittels Hämodiafiltration erreicht werden. Drei größere randomisierte Outcome-Studien zur Online-HDF wurden im letzten Jahr publiziert und haben die Datenlage zu dieser Behandlungsmethode deutlich verbessert.

Definition der Online-HDF

Online-Hämodiafiltration (ol-HDF) ist charakterisiert durch die Kombination von diffusivem und konvektivem Stofftransport über eine high-flux Dialysemembran unter Verwendung online hergestellten, sterilen, nicht-pyrogenen Dialysats zur intravenösen Flüssigkeitssubstitution.

Die HDF zeichnet sich durch eine Ultrafiltrationsrate (UFR) aus, die immer höher ist als zur Korrektur des Hydratationszustandes notwendig. Definitionsgemäß spricht man heute nur dann von einer HDF, wenn die UFR mindestens 20 Prozent der Blutflussrate beträgt [31]. Das über den basalen Bedarf hinaus entfernte UFR-Volumen wird dem Patienten zur Aufrechterhaltung der Flüssigkeitsbilanz direkt wieder zugeführt. Die Flüssigkeitssubstitution erfolgt extrakorporal im Dialysekreislauf entweder vor (Prädilution) oder nach dem Dialysator (Postdilution) oder als Kombination beider Verfahren (mixed dilution). Das bis heute gängigste Verfahren ist die Postdilutions-HDF.

Postdilutions-HDF

Bei der Postdilutions-HDF wird die online hergestellte Substitutionslösung meist im Bereich der venösen Tropfkammer zugeführt. Die Rate der Flüssigkeitssubstitution entspricht der eingestellten UFR abzüglich der zur Erreichung des Zielgewichtes erforderlichen basalen UFR. Das Postdilutionsverfahren ist die effektivste Methode zur Steigerung der Elimination mittelmolekularer Substanzen. Im Ultrafiltrat ist die Konzentration der mittels konvektiven Transports eliminierten Substanzen identisch mit der Plasmakonzentration in der Zirkulation des Patienten. Durch die stark gesteigerte UFR kommt es im Dialysator allerdings zur Hämokonzentration mit der Folge von Ablagerung von Plasmaproteinen an der Membranoberfläche und unter bestimmten Umständen auch der Koagelbildung im Dialysator. Das Ausmaß der Hämokonzentration ist abhängig von der Filtrationsfraktion, dem Hämatokrit und der Plasma-Eiweißkonzentration. Die Filtrationsfraktion beschreibt die Relation zwischen UFR und Blutflussrate und sollte bei der Prädilutions-HDF idealerweise zwischen 20 und 33 Prozent liegen.

Prädilutions-HDF

Bei der Prädilutions-HDF erfolgt die Flüssigkeitssubstitution in das Patientenblut zwischen dem Ansatz des „arteriellen" Schlauchsystems und dem Dialysator. Die UFR entspricht auch bei diesem Verfahren der Substitutionsrate abzüglich der basalen UFR. Durch die Flüssigkeitszufuhr kommt es zu einer deutlichen Verdünnung des Blutes, die im Dialysator dann sofort wieder ausgeglichen wird, eine zusätzliche Hämokonzentration findet nicht statt. Die Verdünnung des Blutes vor dem Dialysefilter führt allerdings auch dazu, dass die Konzentration eliminierter Substanzen im Ultrafiltrat immer niedriger ist als die Plasmakonzentration beim Patienten. Bei gleicher UFR ist die Massenelimination, z.B. von Phosphat oder Beta-2-Mikroglobulin, somit unter einer Prädilutions-HDF immer niedriger als bei einer Postdilutions-HDF. Um eine im Verhältnis zur Postdilution äquivalente Massenelimination zu erreichen, muss bei der Prädilutions-HDF die Ultrafiltrationsrate mindestens zwei- bis dreimal größer sein als bei der Postdilutions-HDF.

Mixed-Dilution-HDF

Ein noch wenig klinisch evaluiertes Verfahren ist die Mixed-Dilution-HDF, bei der die Substitutionslösung sowohl vor als auch nach dem Dialysator dem Patienten zugeführt wird [32]. Die UFR ist bei diesem Verfahren höher als die Prädilutions-Substitutionsrate und niedriger als die Postdilutions-Substitutionsrate. Es kommt also einerseits zu einer Blutverdünnung, andererseits jedoch auch zu einer Hämokonzentration im Dialysefilter. Das Verhältnis der Infusionsraten vor und nach dem Dialysator sollte bei diesem Verfahren so modifiziert werden, dass ein optimaler Kompromiss zwischen maximaler Clearance und dem Verhindern einer zu starken Hämokonzentration erreicht wird. Verschiedene Hersteller von Dialysegeräten arbeiten daran, die automatische Einstellung von Prä- und Postdilution in diesem Verfahren so zu optimieren, dass eine maximale Clearance erzielt werden kann.

Klinische Wertigkeit der Online-HDF

Im Vergleich zur konventionellen HD liegen die nachgewiesenen Vorteile der ol-HDF in einer gesteigerten Eliminationsrate von höhermolekularen Substanzen, wie Kreatinin, Phosphat, Beta-2-Mikroglobulin und einigen eiweißgebundenen Substanzen. In kleineren Studien konnten niedrigere Serum-Konzentrationen von Beta-2-Mikroglobulin und Phosphat dokumentiert werden [33]. In vielen nicht-randomisierten Studien war die ol-HDF darüber hinaus mit einer verminderten Inzidenz intradialytischer Hypotension, einer Verbesserung von Epo-Response und Ernährungszustand sowie einer Reduktion des inflammatorischen Status und einer besseren Aufrechterhaltung der renalen Restfunktion assoziiert. Diese positiven Effekte wurden zum Teil allerdings auch durch das im Vergleich zur konventionellen HD verwendete sterile Dialysat erklärt.

Inzwischen wurden drei randomisierte, kontrollierte Studien zum Vergleich von HD vs. HDF veröffentlicht, die CONTRAST-Studie aus den Niederlanden [34], die türkische HDF-Studie [35] und die ESHOL-Studie aus Spanien [36]. Zusammen lassen diese Studien, die sich in den primären Ergebnissen doch deutlich voneinander unterscheiden, doch den Schluss zu, dass eine High-volume-ol-HDF mit einem Überlebensvorteil für chronische HD-Patienten verbunden sein könnte.

In der CONTRAST-Studie wurden 714 chronische Hämodialyse-Patienten randomisiert entweder dreimal wöchentlich mit einer vierstündigen ol-HDF im Postdilutions-Modus oder einer vierstündigen Low-flux-HD behandelt, wobei in beiden Verfahren online produziertes steriles Dialysat verwendet wurde [34]. Die Ergebnisse der CONTRAST-Studie, die die Gesamtmortalität als primären und die Anzahl tödlicher und nicht tödlicher schwerer kardiovaskulärer Komplikationen als sekundären Endpunkt hatte, waren zunächst überraschend: Nach einer durchschnittlichen Beobachtungszeit von knapp drei Jahren fand sich hinsichtlich primärer und sekundärer Endpunkte kein statistischer Unterschied zwischen den beiden Behandlungsgruppen. Auch die Untersuchung von bereits im Vorfeld definierten Subgruppen hinsichtlich Alter, Geschlecht, Serum-Albumin-Konzentration, Diabetes, Nierenrestfunktion, Gefäßzugang und Dialysealter zeigten keinen Unterschied. Allerdings fand sich in einer on-treatment Analyse ein signifikant besseres Überleben in der Subpopulation, die mit einem konvektiven Volumen von > 22 Litern pro Behandlung behandelt wurde. Dieser Befund blieb auch statistisch signifikant nach Korrektur für alle möglichen relevanten Einflussfaktoren.

Im Trend ganz ähnliche Ergebnisse ergab die türkische HDF-Studie, in der ebenso kein Gesamtvorteil für ol-HDF behandelte Patienten gegenüber High-flux-HD gefunden wurde, sich in der post-hoc-Analyse jedoch ein signifikanter Überlebensvorteil zeigte für die Subgruppe, die mit dem höchsten Konvektionsvolumen behandelt wurde [35]. In dieser Studie wurden 782 Patienten randomisiert entweder mit High-flux-HD oder ol-HDF im Postdilutionsmodus behandelt, die mittlere UFR lag bei $17{,}2 \pm 1{,}3$ Liter. Nach einer mittleren Beobachtungzeit von zwei Jahren fand sich hinsichtlich Gesamtmortalität, kardiovaskuläre Mortalität, Hospitalisationsrate und der Anzahl intradialytischer hypotensiver Episoden kein Unterschied zwischen den Studiengruppen. In einer Post-hoc-Analyse fand sich ein signifikanter Überlebensvorteil für Patienten, bei denen eine High-efficiency-HDF mit einem effektiven konvektiven Volumen > 17,4 Liter pro Sitzung durchgeführt worden war. Das Gesamt-Mortalitätsrisiko war bei diesen Patienten um 46 Prozent, das kardiovaskuläre Mortalitätsrisiko sogar um 71 Prozent niedriger. Zusammenfassend ist festzuhalten, dass weder in der CONTRAST- noch in der türkischen Studie ein signifikanter Vorteil für die Gesamtpopulation beobachtet werden konnte, ein Befund, der von den Autoren auf die große Schwankungsbreite bei dem verabreichten effektiven konvektiven Volumen zurückgeführt wurde.

In der dritten Studie, dem ESHOL-Trial, waren 906 chronische HD-Patienten randomisiert entweder mit High-flux-HD oder High-efficiency-ol-HDF im Postdilutionsverfahren behandelt worden [36]. Die mit HDF behandelten Patienten zeigten eine 30 Prozent niedrigere Gesamtmortalität, ein 23 Prozent niedrigeres Risiko für kardiovaskuläre Mortalität und ein 55 Prozent geringeres Risiko für infektionsassoziierte Mortalität. Die spanische Studie unterscheidet sich von den anderen beiden Studien insbesondere hinsichtlich des tatsächlich verabreichten effektiven Konvektionsvolumens, welches zwischen 21 und 24 Liter pro Sitzung lag. Innerhalb der HDF-Gruppe war darüber hinaus das Outcome bei den Patienten am besten, die mit dem auf die KOF bezogenen höchsten konvektiven Volumen behandelt worden waren. Wie in den anderen beiden Studien ließ sich also auch in der ESHOL-Studie ein Dosis-Wirkungs-Effekt nachweisen.

Nimmt man diese drei Studien zusammen, verdichten sich also die Hinweise für einen klinischen Vorteil einer ol-HDF, wenn das effektive Konvektionsvolumen mindestens 20 bis 22 Liter pro Sitzung beträgt. In einer kürzlich publizierten gemeinsamen Auswertung der individuellen Einzeldaten aller Teilnehmer der drei randomisierten Studien („pooled individual participant data analysis"), ergänzt um Daten einer erst kürzlich veröffentlichten französischen Studie [37], wird das verordnete und verabreichte Konvektionsvolumen auf die Körperoberfläche bezogen. Dabei zeigt sich ein deutlicher Überlebensvorteil für eine High-volume-ol-HDF mit einem Ziel-Konvektionsvolumen von 23 l/1,73 m² Körperoberfläche, das entspricht 13 l/m² [38].

Eine an ein Maß der Körpermasse angepasste Behandlungsdosis scheint also nicht nur bei der HD, sondern auch bei der HDF-Behandlung von Bedeutung zu sein. Die Körpermasse hat einen bedeutenden Einfluss auf die Entstehungsrate von Urämietoxinen. So hängt die Generationsrate von Urämietoxinen unter anderem von der Stoffwechselaktivität und der viszeralen Organmasse ab, während die Verteilung der Toxine durch das Körperwasser, die Eiweißbindung und die intrazelluläre Verteilung determiniert ist [16]. Da sich Patienten hinsichtlich dieser Faktoren deutlich unterscheiden, ist eine Ausrichtung der Dosis an einem Körpermasse-bezogenen Parameter, wie Körpergewicht oder Körperoberfläche, nicht nur bei der HD, sondern auch bei der HDF als sinnvoll zu betrachten.

Literatur

1. Depner T.A. (1996). Quantifying hemodialysis. *Am J Nephrol, 16,* 17–28.
2. Leblanc M., Charbonneau R., Lalumiere G. et al. (1996). Postdialysis urea rebound: Determinants and influence on dialysis delivery in chronic hemodialysis patients. *Am J Kidney Dis, 27,* 253–261.
3. Gotch F.A. & Sargent J. (1985). A mechanistic analysis of the National Cooperative Dialysis Study (NCDS). *Kidney Int, 28,* 526–534.
4. Daugirdas J.T. (1993). Second generation logarithmic estimates of single pool variable volume Kt/V: An analysis of error. *J Am Soc Nephrol, 4,* 1205–1213.
5. Daugirdas J.T. (1995). Estimation of equilibrated Kt/V using the unequilibrated post dialysis BUN. *Sem Dial, 8,* 283–284.
6. Kloppenburg W.D., Stegeman C.A., Hooyschuur M. et al. (1999). Assessing dialysis adequacy and dietary intake in the individual hemodialysis patient. *Kidney Int, 55,* 1961–1969.
7. NKF-K/DOQI (2001). Clinical practice guidelines for hemodialysis adequacy: update 2000. *Am J Kidney Dis, 37 (Suppl 1),* S7–S64.
8. Eknoyan G., Beck G.J., Cheung A.K. et al. (2002). Effect of dialysis dose and membrane flux in maintenance hemodialysis. *NEJM, 347,* 2010–2019.
9. Depner T., Daugirdas J., Greene T. et al. (2004). Dialysis dose and the effect of gender and body size on outcome in the HEMO study. *Kidney Int, 65,* 1386–1394.
10. Port F.K., Wolfe R.A., Hulbert-Shearon T.E. et al. (2004). High dialysis dose is associated with lower mortality among women but not among men. *Am J Kidney Dis, 43,* 1014–1023.
11. Daugirdas J.T. (2016). We underdialyze women and smaller patients. *Semin Dial, 29,* 303–305.

12. Powers K.M., Wilkowski M.J., Helmandollar A.W. et al. (2000). Improved urea reduction ratio and Kt/V in large hemodialysis patients using two dialyzers in parallel. *Am J Kidney Dis, 35,* 266–274.
13. Hauk M., Kuhlmann M.K., Riegel W. & Köhler H. (2000). In vivo effects of dialysate flow rate on Kt/V in maintenance hemodialysis patients. *Am J Kidney Dis, 35,* 105–111.
14. Eloot S., van Biesen W., Dhondt A. et al. (2007). Impact of hemodialysis duration on the removal of uremic retention solutes. *Kidney Int, 73,* 765–770.
15. Kuhlmann M.K., König J., Riegel W. & Köhler H. (1999). Gender-specific differences in dialysis quality (Kt/V): 'big men' are at risk of inadequate hemodialysis treatment. *Nephrol Dial Transplant, 14,* 147–153.
16. Sarkar S.R., Kuhlmann M.K., Kotanko P. et al. (2006). Metabolic consequences of body size and body composition in hemodialysis patients. *Kidney Int, 70,* 1832–1839.
17. Di Filippo S., Manzoni C., Andrulli S. et al. (2001). How to determine ionic dialysance for the online assessment of delivered dialysis dose. *Kidney Int, 59,* 774–782.
18. Gotch F.A. (1998). The current place of urea kinetic modeling with respect to different dialysis modalities. *Nephrol Dial Transplant, 13 (Suppl 6),* 10–14.
19. Gotch F.A (2001). Is Kt/V urea a satisfactory measure for dosing the newer dialysis regimens? *Semin Dial, 14,* 15–17.
20. Ayus J.C., Achinger S.G., Mizani M.R. et al. (2007). Phosphorus balance and mineral metabolism with 3 h daily hemodialysis. *Kidney Int, 71,* 336–342.
21. Mendoza F.J., Lopez I., Montes de Oca A. et al. (2008). Metabolic acidosis inhibits tissue calcification in uremic rats. *Kidney Int, 73,* 407–414.
22. Wu D.Y., Shinaberger C.S., Regidor D.L. et al. (2006). Association between serum bicarbonate and death in hemodialysis patients: Is it better to be acidotic or alkalotic? *Clin J Am Soc Nephrol, 1,* 70–78.
23. Mendoza J.M., Sun S., Chertow G.W. et al. (2011). Dialysate sodium and sodium gradient in maintenance hemodialysis: a neglected sodium restriction approach? *Nephrol Dialysis Transplant, 26,* 1281–1287.
24. van der Sande F.M., Rosales L.M., Kuhlmann M.K. et al. (2005). Effect of ultrafiltration on thermal variables, skin temperature, skin blood flow, and energy expenditure during ultrapure hemodialysis. *J Am Soc Nephrol, 16,* 1824–1831.
25. Odudu A., Eldehni M.T., McCann G.P. & McIntyre C.W. (2015). Randomized controlled trial of individualized dialysate cooling for

cardiac protection in hemodialysis patients. *Clin J Am Soc Nephrol, 10,* 1408–1417.
26. Eldehni M.T., Odudu A., McIntyre C.W. (2015). Randomized clinical trial of dialysate cooling and effects on brain white matter. *J Am Soc Nephrol, 26,* 957–965.
27. Moissl U.M., Wabel P., Chamney P.W., Kuhlmann M.K. et al. (2006). Body fluid volume determination via body composition spectroscopy in health and disease. *Physiol Meas, 27,* 921–933.
28. Chamney P.W., Wabel P., Moissl U.M. et al. (2007). A whole-body model to distinguish excess fluid from the hydration of major body tissues. *Am J Clin Nutr, 85,* 80–89.
29. Wabel P., Moissl U., Chamney P. et al. (2008). Towards improved cardiovascular management: the necessity of combining blood pressure and fluid overload. *Nephrol Dial Transplant, 23,* 2965–2971.
30. Locatelli F., Martin-Malo A., Hannedouche T. et al. (2009). Effect of membrane permeability on survival of hemodialysis patients. *J Am Soc Nephrol, 20,* 645–654.
31. Tattersall J.E., Ward R.A. & EUDIAL group (2013). Online haemodiafiltration: definition, dose quantification and safety revisited. *Nephrol Dial Transplant, 28,* 542–550.
32. Pedrini L.A., De Cristofaro V., Pargliari B. & Samà F. (2000). Mixed predilution and postdilution online hemodiafiltration compared with the traditional infusion modes. *Kidney Int, 58,* 2155–2165.
33. Ledebo I. & Blankestijn P.J. (2010). Hemodiafiltration: Optimal efficiency and safety. *NDT Plus, 3,* 8–16.
34. Grooteman M.P.C., van den Dorpel M.A., Bots M.L. et al. (2012). Effect of online hemodiafiltration on all-cause mortality and cardiovascular outcomes. *J Am Soc Nephrol, 23,* 1087–1096.
35. Ok E., Asci G., Toz H. et al. (2013). Mortality and cardiovascular events in online hemodiafiltration (OL-HDF) compared with high-flux dialysis: results from the Turkish OL-HDF study. *Nephrol Dial Transplant, 28,* 192–202.
36. Maduell F., Moreso F., Pons et al. (2013). High-efficiency postdilution online hemodiafiltration reduces all-cause mortality in hemodialysis patients. *J Am Soc Nephrol, 24,* 487–497.
37. Morena M., Jaussent A., Chalabi L. et al. (2017). Treatment tolerance and patient-reported outcomes favor online hemodiafiltration compared to high-flux hemodialysis in the elderly. *Kidney Int, 91,* 1495–1509.
38. Peters S.A.E., Bots M.L., Canaud B. et al. (2016). Haemodiafiltration and mortality in end-stage kidney disease patients: a pooled individual participant data analysis from four randomized controlled trials. *Nephrol Dial Transplant, 31,* 978–984.

Dialysekomplikationen und intradialytische Mikrozirkulationsstörungen

Christiane Erley

Einleitung

Die Mortalität von Dialysepatienten ist gegenüber der gesunden Bevölkerung deutlich gesteigert. Zu den Haupttodesursachen unserer Dialysepatienten gehören Herz-Kreislauf-Erkrankungen und Infektionen.

Die Mortalitätsraten bei Dialysepatienten sind für kardiovaskuläre Erkrankungen um das 10- bis 20-fache gegenüber der gesunden Bevölkerung erhöht und im nicht-kardiovaskulären Bereich um ca. das 14-fache [1]. Erwähnenswert ist, dass der erste chronische Hämodialysepatient (der US-Amerikaner Clyde Shields, 39 Jahre alt bei Beginn der Dialyse) 1960 mittels eines Scribner-Shuntes (damals wurde ein künstliches Blutgefäß aus Teflon in den Unterarm implantiert, was gegenüber den Glaskanülen deutliche Vorteile brachte) die chronische Dialysebehandlung elf Jahre lang überlebte. Nach den neusten Daten des USRDS-Registers überlebt heutzutage ein Dialysepatient im Alter von 40 bis 44 Jahren seine chronische Dialysepflichtigkeit durchschnittlich um ca. acht Jahre. Daraus ergibt sich, dass die Dialyse per se zu Veränderungen führt, die die Lebenserwartung der Patienten verringern. Diese Vermutung wird auch durch die Beobachtung, dass die Sterblichkeit für nierentransplantierte Patienten niedriger ist als bei den apparativen Verfahren, belegt [2]. Zu den Dialysekomplikationen gehören:
- Intradialytischer Blutdruckabfall,
- Shuntkomplikationen,
- Blutungen,
- Malnutrition,
- Infektion,
- Herzinsuffizienz,
- Akzelerierte Artheriosklerose,
- Depression.

Intradialytische Hypotension

Die intradialytische Hypotension ist ein besonders problematisches Ereignis, da Patienten, die darunter leiden, in ihrer Lebenserwartung deutlich eingeschränkt sind. Symptomatische Reduktionen des Blutdruckes werden bei 20 bis 30 Prozent aller Dialysesitzungen beobachtet. Diese hypotonen Episoden treten dabei meist in der zweiten Hälfte der Behandlung, gegen Ende der Dialyse, auf. Ihr Auftreten ist mit einer erhöhten kardiovaskulären Morbidität und Mortalität verbunden [3].

Dialyse-vermittelte Organschäden

In den letzten Jahren konnten aufwendige Untersuchungen zeigen, dass unabhängig von der intradialytischen Hypotension Mikrozirkulationsstörungen der einzelnen Organe unter der Dialysebehandlung zu beobachten sind. Diese Veränderungen konnten insbesondere im Bereich des Herzens, des Gehirns, der Leber und des Darms nachgewiesen werden [4]. Auch Mikrozirkulationsstörungen an verschiedenen Hautarealen konnten unter Dialyse nachgewiesen werden [5].

Kardiale Veränderungen unter der Dialyse

Hier konnte die Arbeitsgruppe um Herrn McIntyre sehr eindrucksvoll anhand einer segmentalen myokardialen Blutflussmessung sowohl echokardiographisch als auch mittels PET-CT und MRT zeigen, dass es während der Dialysebehandlung zu einem sogenann-

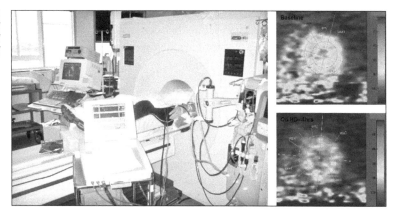

Abbildung 1
Effect of HD on global and segmental myocardial blood flow (MBF) [6, 7]

ten Stunning mit segmentaler Dysfunktion und Reduktion des koronaren Blutflusses kommt (siehe Abbildung 1).

Dies kann langfristig zu einer Myokardfibrose führen. Diese Veränderungen konnten auch bei dialysepflichtigen Kindern, ohne vorbekannte strukturelle Herzerkrankung [8], und bei Patienten, die lediglich intermittierend Dialyse bei akutem Nierenversagen erhielten nachgewiesen werden [9] und scheinen somit Dialyse-assoziiert. Passend zu diesen Beobachtungen zeigen Dialyse-Patienten eine chronische Erhöhung der Troponine [10].

Zerebrale Veränderungen unter der Dialyse

Obwohl die cerebrale Autoregulation für lange Zeit Veränderungen des zerebralen Blutflusses gegenreguliert, kommt es bei Dialysepatienten zur signifikanten zerebralen Blutflussreduktion während der Dialyse. Dies konnte mit Hilfe von PET und MRT und auch mittels transkraniellem Doppler unter der Dialyse nachgewiesen werden [11–13]). Hypertonie, manifeste Artherosklerose und ein fortgeschrittenes Alter führen darüber hinaus zu einer verschlechterten zerebralen Autoregulation. Die zerebrale Minderperfusion durch plötzliche intradialytische Blutdruckabfälle scheint nicht nur zu kurzfristigen neurologischen Symptomen, sondern auch zu chronischen Hirnschäden zu führen [14]. Dies würde auch die deutlichen Schwankungen der kognitiven Funktion unter Hämodialyse erklären [15]. Die von vielen Dialyse-Patienten beklagte kognitive Dialyse-Unverträglichkeit (Angst, Depression, Frustration) wird ebenfalls auf diese Effekte zurückgeführt.

Neuere Untersuchungen haben (in Folge dieser Mikrozirkulationsveränderungen?) gezeigt, dass Dialysepatienten zudem ein deut-

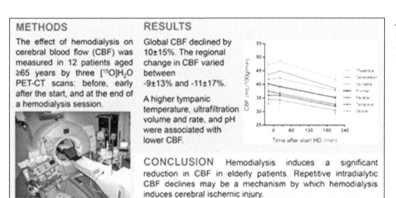

Abbildung 2
Hemodialysis includes a decline in cerebral blood flow in elderly patients [12]

lich erhöhtes Risiko einer dementiellen Entwicklung und einer alzheimerschen Erkrankung aufweisen [16].

Mesenteriale Veränderungen unter der Dialyse

Unter der Dialyse konnte für Dialysepatienten ein Anstieg der zirkulierenden Endotoxine nachgewiesen werden [17]. Dies wird als Marker einer mikrozirkulatorischen Veränderung des Darms interpretiert (veränderte Darmpermeabilität) und scheint assoziiert mit dem Anstieg von Biomarkern für Inflammation und der generellen Infektionslage bei Dialysepatienten [18, 19]. Auch eine veränderte Zusammensetzung des Mikrobioms der Dialysepatienten wird mit dieser mikrozirkulatorischen Veränderung des Darmes und einer entsprechenden Dislokation von Bakterien in Zusammenhang gebracht. Die gesteigerte Mortalität von Dialysepatienten mit mesenterialer Ischämie konnte wiederum mit der vormals zitierten intradialytischen Hypotension in Assoziation gebracht werden [20].

Hepatische Veränderungen unter der Dialyse

Die Leber als Bindeglied zwischen der kardialen Dysfunktion der Patienten und der portalen Zirkulation mit Entfernung der Endotoxine ist ein weiteres Organ, dessen Perfusionsproblematik die Gruppe um McIntyre anhand ihrer Perfusionsabklärung an der Dialyse untersucht hat. Auch hier ließ sich ein Perfusionsabfall im Rahmen einer Dialysesitzung nachweisen [21].

Sympathikusaktivierung an der Hämodialyse

Neben dem akuten Effekt einer regionalen Minderperfusion gibt es HD-spezifisch noch den Aspekt einer langfristig zu hohen Sympathikusaktivität durch sympathotone Stimulation zum Beispiel im Rahmen einer hohen Ultrafiltrationsrate. Die Dynamik der intradialytischen sympatho-vagalen Balance wurde schon vor vielen Jahren mit indirekten, aber dafür intradialytisch anwendbaren Surrogaten wie der Herzratenvariabilität (HRV) in Echtzeit untersucht [22]. Aus diesen Untersuchungen resultieren Versuche die HD-Verträglichkeit durch Verringerung des osmotischen Stresses (z.B. Anwendung von prä-Filter-Infusion von hochvolumigen/kristallinen Lösungen und post-Filter-augmentierter UF) sowie der Vermeidung negativen Refillings durch Blutvolumen-Management zu verbessern. Dies konnte leider die hohe Gesamtmortalität der Patienten nicht wesentlich beeinflussen.

Lösungsvorschläge

Lösungsvorschläge bzw. Ansätze, um diese Mikrozirkulationsveränderungen und auch die intradialytischen Hypotensionen zu verbessern und damit langfristig das Überleben der Patienten an der Hämodialyse zu bessern, sind:

- Veränderung (Intensivierung?) der Dialysefrequenz. Hier gibt es Untersuchungen, die insbesondere das längere Intervall an den dialysefreien Wochenenden für die schlechte Verträglichkeit der Dialyse und die hohen Mortalitätsraten an Montagen und Dienstagen verantwortlich machen [23].
- Ein weiterer Ansatz ist die Herabsetzung der Dialysattemperatur. Dies hat sich in vielen Studien als günstig auf die Mikrozirkulation und das Auftreten von intradialytischen Blutdruckabfällen erwiesen [11].
- Auch der Einsatz der sogenannten Online-Hämodiafiltration konnte in einigen kleineren Studien als effektiv zur Prävention zumindest der intradialytischen Hypotension gezeigt werden [24]. Bei gekühltem Dialysat war der Effekt aber nicht mehr nachweisbar [25].
- Eine weitere Maßnahme ist die bereits seit vielen Jahren angewandte Möglichkeit, während der Dialyse eine sportliche Betätigung bzw. eine Trainingstherapie durchzuführen [26].
- Ein bis jetzt vor allem experimenteller Ansatz ist es die Dialyse-Membranen mit einer Zellschicht zu ergänzen (präsentiert auf dem Berliner Dialyseseminar 2018, siehe auch https://www.esao.org/working-groups/bioartificial-organs/).
- Umstellung auf PD? Bessere kognitive Funktionen bei PD als bei HD [27].

Literatur

1. De Jager D.J. et al. (2009). Cardiovascular and noncardiovascular mortality among patients starting dialysis. *JAMA, 302 (16)*, 1782–1789.
2. Foley R.N. et al. (1998). Mode of dialysis therapy and mortality in end-stage renal disease. *J Am Soc Nephrol, 9*, 16–23.

3. Stefánsson B. et al. (2014). Intradialytic hypotension and risk of cardiovascular disease. *Clin J Am Soc Nephrol, 9 (12),* 2124–2132.
4. McIntyre C. (2016). Dying to feel better: the central role of dialysis-induced tissue hypoxia. *Clin J Am Soc Nephrol, 11,* 549–551.
5. Mistrík, E. et al. (2010). Evaluation of skin microcirculation during hemodialysis. *Renal Failure, 32, 1,* 21–26.
6. McIntyre C.W. et al. (2008). Hemodialysis-induced cardiac dysfunction is associated with an acute reduction in global and segmental myocardial blood flow. *J Am Soc Nephrol, 3 (1),* 19–26.
7. McIntyre C.W. (2009). Acute cardiac effects of haemodialysis. *Kidney Int, 76 (4),* 371–375.
8. Hothi D., Rees L. & McIntyre C.W. (2009). Pediatric myocardial stunning underscores the cardiac toxicity of conventional hemodialysis treatments. *Clin J Am Soc Nephrol, 4 (4),* 790–797.
9. Mahmoud et al. (2017). Myocardial stunning occurs during intermittent haemodialysis for acute kidney injury. *Intensive Care Med, 43,* 942–944.
10. Apple F.S. et al. (2002). Predictive value of cardiac troponin I and T for subsequent death in end-stage renal disease. *Circulation, 106 (23),* 2941–2945.
11. Eldehni M.T., Odudu A. & McIntyre C.W. (2014). Randomized clinical trial of dialysate cooling and effects on brain white matter. *J Am Soc Nephrol, 26 (4),* 957–965.
12. Polinder-Bos, H.A., Vállez García D., Kuipers J. et al. (2018). Hemodialysis induces an acute decline in cerebral blood flow in elderly patients. *J Am Soc Nephrol, 29,* 1317–1325. doi:10.1681/ASN.2017101088
13. Findlay M.D. et al. (2019). Investigating the relationship between cerebral blood flow and cognitive function in hemodialysis patients. *J Am Soc Nephrol, 30,* 147–158.
14. Drew D.A. et al. (2017). White matter damage in maintenance hemodialysis patients: a diffusion tensor imaging study. *BMC Nephrol, 18,* 213.
15. Murray A.M. et al. (2007). Hemodialysis induces an acute decline in cerebral blood flow in elderly patients. *Am J Kidney Dis, 50,* 270–278.
16. McAdams-DeMarco M.A., Daubresse M., Bae S. et al. (2018). Dementia, Alzheimer's disease, and mortality after hemodialysis initiation. *Clin J Am Soc Nephrol, 13 (9),* 1339–1347. doi:10.2215/CJN.10150917
17. McIntyre C.W., Harrison L.E., Eldehni M.T. et al. (2011). Circulating endotoxemia: a novel factor in systemic inflammation and cardiovascular disease in chronic kidney disease. *Clin J Am Soc Nephrol, 6,* 133–141. doi:10.2215/CJN.04610510

18. Stadlbauer et al. (2017). Structural and functional differences in gut microbiome composition in patients undergoing haemodialysis or peritoneal dialysis. *Scientific Reports*, 5607.
19. Ramezani A. & Raj D.S. (2014). The gut microbiome, kidney disease, and targeted interventions. *J Am Soc Nephrol 25 (4)*, 657–670. doi:10.1681/ASN.2013080905
20. Seong E.Y., Zheng Y., Winkelmayer W.C. et al. (2018). The relationship between intradialytic hypotension and hospitalized mesenteric ischemia. *Clin J Am Soc Nephrol*, CJN.13891217. doi:10.2215/CJN.13891217
21. Grant C.A. et al. (2018). Effect of ultrafiltration during hemodialysis on hepatic and total-body water: an observational study. *BMC Nephrology, 19*, 356.
22. Pelosi G. (1999). Impaired sympathetic response before intradialytic hypotension: a study based on spectral analysis of heart rate and pressure variability. *Clin Sci, 96*, 23–31.
23. Foley R.N, M.B., Gilbertson D.T., Thomas Murray T. & Collins A.J. (2011). Long interdialytic interval and mortality among patients receiving hemodialysis. *NEJM, 365*, 1099–1107.
24. Maduell F., Moreso, F. Pons M. et al. (2013). High-efficiency postdilution online hemodiafiltration reduces all-cause mortality in hemodialysis patients. *J Am Soc Nephrol, 24 (3)*, 487–497.
25. Buchanan C., Mohammed A., Cox E. et al. (2017). Intradialytic cardiac magnetic resonance imaging to assess cardiovascular responses in a short-term trial of hemodiafiltration and hemodialysis. *J Am Soc Nephrol, 28*, 1269–1277.
26. Gersdorff G. v. & Anding-Rost K. (2017). Trainingstherapie während der Dialyse – Eine wirksame Behandlungsoption für die Patienten. *Dialyse aktuell, 21 (02)*, 80–83.
27. Neumann D. et.al. (2018). Peritoneal dialysis is associated with better cognitive function than hemodialysis over a one-year course. *Kidney Int, 93*, 430–438.

CKD/HD/PD:
Sicherheit im Umgang mit Dialyseentscheidungen: Juristischer Rahmen, ethische Aspekte

Susanne Kuhlmann

Die Dialysepopulation wird ständig älter, und Dialyse im Alter bedeutet oft schwere Komorbiditäten, ausgeprägte Symptomlast, hohe Mortalitätsraten. Schaden und Nutzen einer Dialysebehandlung in dieser Situation sorgfältig gegeneinander abzuwägen, ist zwingend. Alternativ treten in dieser Konstellation zunehmend sowohl flexible Dialysekonzepte als auch palliative Ansätze in den Vordergrund, jeweils nicht mehr alleine auf eine reine Lebensverlängerung abzielend, sondern auf eine individuelle Minimierung der Belastung und Optimierung der Lebensqualität. Das erklärte Ziel der Palliativmedizin ist es, ein Sterben in Würde zu ermöglichen. Untersuchungen zeigen, dass dies auch mehrheitlich dem Wunsch von Dialysepatienten entspricht, die nämlich lieber zuhause oder im Hospiz sterben würden als in einer Klinik – und für die eine Schmerz- und Leidenslinderung wichtiger ist als nur Lebensverlängerung. Zunehmend wird deutlich, dass Therapieentscheidungen in diesem Kontext Herausforderungen sind, die ein strukturiertes und transparentes Vorgehen erfordern. Um das leisten zu können, muss rechtzeitig ein Advance Care Planning erfolgen, Kommunikation und Kommunikationstechniken sind gefragt. Die hier involvierten Nephrologen benötigen neben palliativmedizinischen Kenntnissen vor allem Sicherheit im Umgang mit den ethischen und juristischen Aspekten, sie sollten kommunikative Fähigkeiten haben und sie sollten bereit sein, sich der Situation zu stellen, die erforderlichen Prozesse zu gestalten. Die juristischen und ethischen Grundlagen hierzu werden im Folgenden dargestellt und diskutiert.

Das Gesetz zur Verbesserung der Rechte von Patientinnen und Patienten

Das sogenannte Patientenrechtegesetz trat am 26.02.2013 in Kraft, es umfasst als Artikelgesetz u.a. Regelungen im BGB, SGB V, in der Bundesärzteordnung und legt so zusammenfassend die Rechte und Pflichten der Patienten im Behandlungsverhältnis fest. Zuvor hatten Patientenrechte selbstverständlich auch schon bestanden, sie waren aber in unterschiedlichen Gesetzbüchern festgeschrieben und zudem unübersichtlich, da gerade im Bereich des Medizinrechts das Richterrecht, mit seiner Interpretation und Konkretisierung durch die Gerichte, die Materie ständig weiterentwickelt und ausdifferenziert hat. Somit wird dem Patientenrechtegesetz zugeschrieben, die bestehende Rechtssituation gebündelt, für Transparenz und Rechtssicherheit gesorgt und die Stellung des Patienten zusätzlich gestärkt zu haben. Die Rechte und Pflichten im Arzt-Patienten-Verhältnis sind nun im Behandlungsvertrag im BGB ausformuliert – mit erhöhten Anforderungen an die Aufklärungspflicht, einer darüber hinausgehenden neu geschaffenen Informationspflicht, einer intensivierten Dokumentationspflicht und dem verbrieften Recht auf eine unverzügliche Einsichtnahme in die eigene Krankenakte. Für den Fall eines Behandlungsfehlers wurden Aspekte der Beweislast, Beweiserleichterungsregelungen und die Beweislastumkehr präzisiert. Änderungen im SGB V sind vorgenommen worden, die den Patienten gegenüber der Krankenkasse stärken und die Krankenkassen zur Qualitätssicherung, einem Beschwerdemanagement und zu Fehlermeldesystemen verpflichten. Über die Bundesärzteordnung ist zudem eingeführt, dass eine fehlende Berufshaftpflichtversicherung zum Ruhen der Approbation führen kann.

Das Patientenrechtegesetz in Gänze hier darzustellen und kritisch zu diskutieren, würde den Rahmen sprengen. Im Folgenden werden daher die Aspekte, die für die Betreuung terminal nierenkranker Patienten relevant sind, hervorgehoben:

Gestiegen sind die Anforderungen an die Dokumentation. Diese muss in unmittelbarem Zusammenhang mit der Behandlung in Papierform oder elektronisch vorgenommen werden. Ein genaues Zeitfenster ist nicht vorgegeben. Da aber auf eine Dokumentation ohne Erinnerungslücken abgehoben wird, sollte die Dokumentation idealerweise direkt nach dem Patientenkontakt, zumindest am Tag des Kontaktes erfolgen, auf jeden Fall aber innerhalb weniger Tage nach dem Kontakt abgeschlossen sein. Spätere Berichtigungen oder Änderungen von Eintragungen müssen den ursprünglichen Inhalt erkennbar lassen und den Zeitpunkt der Änderung anzeigen. Da das auch für elektronische Akten gilt, ist es ratsam, die genutzte Software entsprechend überprüfen zu lassen, es drohen bei Verstößen gegen diese Dokumentationsauflagen nachteilige Rechtsfolgen. Die Anforderungen an den Umfang der Dokumentation sind ebenfalls größer geworden: „Die Anamnese, Diagnosen, Untersuchungen, Untersuchungsergebnisse, Befunde, Therapien und ihre Wirkungen, Eingriffe und ihre Wirkungen, Einwilligungen und Aufklärungen, Arztbriefe sind in die Patientenakte aufzunehmen" (§ 630f BGB).

Das Patientenrechtegesetz gesteht dem Patienten ausdrücklich zu, auf Verlangen unverzüglich Einsicht in die eigene Original-Patientenakte zu bekommen, soweit der Einsichtnahme nicht erhebliche therapeutische oder sonstige erhebliche Rechte Dritter entgegenstehen. Gibt es Gründe, die Einsicht abzulehnen, dann muss der Arzt dies laut Gesetzestext begründen. Es empfiehlt sich, diese Begründung immer schriftlich zu verfassen, um Folgeprobleme zu vermeiden. Ort der Einsichtnahme ist der Behandlungsort, also Krankenhaus, Praxis oder MVZ. Verlangen kann der Patient allerdings Kopien oder elektronische Abschriften der Patientenakte. Die Kosten hierfür muss er selbst tragen.

Was sich der Gesetzgeber unter Informationspflicht vorstellt, ist im § 630c BGB konkretisiert: Der Behandelnde muss den Patienten zu Beginn und im Verlauf einer Behandlung über die wesentlichen Umstände der Behandlung in Kenntnis setzen. Dadurch soll der Patient in die Lage versetzt werden, sämtliche Prozesse im Krankheitsverlauf zu verstehen, dies soll letztendlich die Compliance befördern. Die Informationspflichten umfassen auch die Mitteilung gemachter Behandlungsfehler. Des Weiteren ist in Textform vor einer Behandlung auf eventuelle zusätzliche Kosten hinzuweisen, die durch Dritte nicht vollständig übernommen werden. Honoraransprüche des Arztes können entfallen, wenn diese Information in Textform unterblieben ist.

Von dieser allgemeinen Informationspflicht zu Diagnose und Therapiemöglichkeiten, die zuvor unter Sicherungsaufklärung oder therapeutischer Aufklärung firmierte, ist die auf eine konkrete Behandlung abzielende Eingriffs- und Risikoaufklärung, die sogenannte Selbstbestimmungsaufklärung, streng zu unterscheiden (§ 630e BGB): „Der Behandelnde ist verpflichtet, den Patienten über sämtliche für die Einwilligung wesentlichen Umstände aufzuklären. Dazu gehören insbesondere Art, Umfang, Durchführung, zu erwartende Folgen und Risiken der Maßnahme sowie ihre Notwendigkeit, Dringlichkeit, Eignung und Erfolgsaussichten im Hinblick auf die Diagnose oder die Therapie. Bei der Aufklärung ist auch auf Alternativen zur Maßnahme hinzuweisen, wenn mehrere medizinisch gleichermaßen indizierte und übliche Methoden zu wesentlich unterschiedlichen Belastungen, Risiken oder Heilungschancen führen können". Die Aufklärung muss mündlich erfolgen und verständlich sein, ergänzend können Unterlagen in Textform ausgehändigt werden. Dass Aufklärungsformulare ausgehändigt wurden, sollte wiederum zur eigenen Absicherung in der Patientenakte dokumentiert werden. Die Aufklärung muss rechtzeitig durchgeführt werden, hier gibt der Gesetzgeber kein konkretes Zeitmaß vor, sondern formuliert: „… so rechtzeitig, dass der Patient seine Entscheidung über die Einwilligung wohlüberlegt treffen kann". Eine gängige Praxis ist es, 24 Stunden zwischen Aufklärung und Maßnahme zu gewähren. In Anlehnung an die Berufsordnung sollte der Zeitraum umso länger sein, je weniger eine Maßnahme medizinisch geboten oder je größer die Tragweite, das Risiko ist. Verständliche Aufklärung bedeutet ferner, dass bei ungenügenden Deutschkenntnissen eine sprachkundige Person, gegebenenfalls ein Dolmetscher, auf Kosten des Patienten übersetzen muss. Aus fachlicher Sicht ist zu betonen, dass ein Aufklärungsgespräch nicht nur die favorisierte oder geplante Behandlung zu thematisieren hat, sondern auch Alternativen – d.h., dass alle möglichen Behandlungsmethoden abgehandelt werden müssen, die zum medizinischen Standard gehören. Dies soll dem Selbstbestimmungsrecht des Patienten dienen, so dass dieser aus mehreren geeigneten Behandlungsoptionen die persönlich favorisierte auswählen kann. Aufklären darf, wer in der Materie ausreichend ausgebildet ist. Damit kann der die Maßnahme durchführende Arzt die Aufklärung an einen anderen Arzt delegieren – auch an einen Kollegen, der die Maßnahme selbst nicht praktisch durchführt, solange er diese theoretisch beherrscht und aufgrund seiner Ausbildung umfassend über Durchführung und Risiken aufklären kann. Nicht gestattet ist es, an nichtärztliches Personal zu delegieren.

Erwähnenswert ist auch der 5. Absatz des § 630e BGB, gerade im Zusammenhang mit der Betreuung geriatrischer CKD-Patienten. Hier wird gefordert, einwilligungsunfähige Patienten entsprechend der Verständnismöglichkeiten zu informieren und in Entscheidungsfindungen mit einzubeziehen, sofern dies deren Wohl nicht zuwiderläuft. Dies ist nicht nur im Kontext der Behandlung psychisch Kranker zu sehen, sondern insbesondere auch in der Betreuung dementer Patienten. Diese angepasste Integration des Einwilligungsunfähigen lässt selbstverständlich die Vorgaben des Patientenverfügungsgesetzes und das erforderliche Einsetzen eines gesetzlichen Vertreters unangetastet.

Problematik: Der ältere Dialysepatient

Kognitive Defizite und dementielle Syndrome lassen sich bei Patienten mit chronischer Niereninsuffizienz häufiger nachweisen als in der Gesamtbevölkerung. Bereits ab einer Reduktion der GFR unter 60 ml/min werden Einbußen im Vergleich mit einer Kontrollgruppe deutlich, diese schreiten im Verlauf dann viel schneller voran als bei Nierengesunden. Zu Beginn der Dialysetherapie weisen bereits 30 Prozent der Patienten ausgeprägte kognitive Einschränkungen auf. Es wird davon ausgegangen, dass 60–80 Prozent der Hämodialysepatienten leichte bis schwere kognitive Defizite haben.

Trotzdem wird den kognitiven Defiziten bei Patienten mit chronischem Nierenversagen zu wenig Beachtung geschenkt, dementielle Syndrome werden nicht nur unterdiagnostiziert, sie werden auch ungenügend dokumentiert. Das ist durchaus problematisch: Zum einen haben demente Dialysepatienten eine wesentlich schlechtere Prognose – die Mortalität ist 1,5- bis 2-fach höher als bei nicht-dementen Dialysepatienten –, zum anderen aber, und das ist erheblich für den praktischen Alltag, hat das Vorliegen kognitiver Einbußen direkte Konsequenzen auf den therapeutischen Prozess. Oft leidet die wechselseitige Kommunikation. Wenn therapeutische Maßnahmen nicht mehr verstanden oder erinnert werden, nimmt die Compliance ab. Ist der Betroffene nicht mehr in der Lage, Beschwerden und Symptome mitzuteilen, droht eine suboptimale Versorgung. Schreitet der kognitive Verfall voran, dann kommt der Punkt, ab dem der Patient nicht mehr kompetent für sich selbst entscheiden kann – womit die Grundvoraussetzung einer therapeutischen Interaktion wegbricht. Der nun einzusetzende gesetzliche Vertreter kämpft in der Ermittlung des Patientenwillens mit Unsicherheiten, ein Schwanken zwischen Über- und Untertherapie ist nicht selten. Der demente Patient selbst ist im Dialyse-Setting mitunter schwer zu führen, agitiertes und aggressives Verhalten lässt sich beobachten. Mitpatienten und Personal können sich beeinträchtigt, wenn nicht sogar gefährdet fühlen. In dieser Situation muss das Wirken der Dialyse kritisch analysiert werden. Dialyse soll Leben verlängern, aber nicht Sterben unsinnig und qualvoll herauszögern. Für den Nephrologen, der alte oder auch demente Patienten in ihrer letzten Lebensphase betreut, sind das schwierige Konstellationen. In jedem einzelnen Fall muss abgewogen und festgelegt werden, ob konservativ betreut, eine Dialyse eingeleitet, weitergeführt oder aber vielleicht sogar abgebrochen werden sollte. In der recht unbestimmten und vielgestaltigen Übergangszone vom Kurativen zum Palliativen, in einem ethisch dichten Spannungsfeld, spielen sich diese Entscheidungsprozesse bei Patienten mit terminalem Nierenversagen ab. Es handelt sich um Entscheidungen am Lebensende, um Entscheidungen also, die nicht nur an einem biographischen Kulminationspunkt fallen, sondern diesen gleichzeitig auch noch mitgestalten.

Im Folgenden sind ethische und juristische Aspekte des Dialyseabbruchs zunächst im Allgemeinen dargestellt, die dann mit Focus auf die spezielle Situation bei dementen Patienten weiter konkretisiert werden.

Epidemiologie des Dialyseabbruchs

Wird die einmal begonnene Dialysebehandlung bei terminaler Niereninsuffizienz eingestellt, tritt der Tod, je nach Nierenrestfunktion und Begleiterkrankungen, innerhalb von durchschnittlich acht bis zehn Tagen ein. Vereinzelt beschriebene Verläufe über Wochen bis Monate sind wahrscheinlich einer noch sehr guten Nierenrestfunktion zuzuschreiben. Für Deutschland wurde bislang statistisch nicht aufgearbeitet, wie oft ein solcher Dialyseabbruch für den Tod an der Dialyse ursächlich ist. Vergleichbare Zahlen aus den USA, Kanada, England, Spanien und Frankreich zeigen, dass aber wohl zwischen 5 und 20 Prozent der Todesfälle an der Dialyse letztendlich auf einem bewusst herbeigeführten Abbruch beruhen. Vieles spricht dafür, dass die Situation in Deutschland ähnlich sein wird, auch wenn historische und kulturelle Faktoren Unterschiede zwischen den einzelnen Nationen bedingen, in den europäischen Ländern insgesamt der Dialyseabbruch weniger offensiv thematisiert und gehandhabt wird als in den USA. Allerdings hat sich in den vergangenen Jahren die Einstellung gegenüber lebenserhaltenden Maßnahmen an sich deutlich verändert: Daten aus den USA zeigen, dass mittlerweile wohl bis zu 90 Prozent der Patienten auf einer Intensivstation im Anschluss an eine, in irgendeiner Form therapielimitierende oder lebensverkürzende Entscheidung versterben. In den 1980er-Jahren traf das so auf nur ca. 50 Prozent der Intensivpatienten zu.

Die Lebenserwartung an der Dialyse beträgt lediglich 20 bis 25 Prozent der Lebenserwartung der gleichaltrigen Gesamtbevölkerung. Studien aus anderen Ländern zeigen, dass die Patienten, bei denen eine Dialysebehandlung abgebrochen wird, häufiger multimorbid und dement sind, häufiger starke Schmerzen haben, häufiger in Pflegeeinrichtungen leben und häufiger von fremder Hilfe abhängig sind als entsprechend alte Patienten, die an der Dialyse bleiben. Gerade in der Gruppe der über 75-Jährigen hat die Zahl der

Dialyseabbrüche in den letzten Jahren deutlich zugenommen. Beschrieben in der Literatur sind aber auch relativ stabile Patienten, die ohne akute medizinische Probleme oder drohende Komplikationen einen Abbruch der chronischen Dialysetherapie wünschen, für die der Nutzen der Lebensverlängerung die Belastungen dieser Behandlung nicht mehr aufwiegt.

Der vom Patienten initiierte Dialyseabbruch ist weder juristisch, noch medizinethisch, noch aus Sicht der christlichen Religionen ein Suizid. Suizid kommt in der Gruppe der Dialysepatienten zwar sehr selten, aber doch häufiger vor als in der Gesamtbevölkerung. Betroffen ist allerdings ein anderes Patientenkollektiv: Während beim Dialyseabbruch in der Regel der körperliche Verfall im Vordergrund steht, sind beim Suizid Probleme mit der Dialysetherapie als solcher, Drogen- und Alkoholabusus sowie psychiatrische Erkrankungen auslösend.

Die American Society of Nephrology und die Renal Physicians Association haben bereits 2001 Leitlinien zum Dialyseabbruch erarbeitet. Diese Leitlinien zum „Shared Decision Making", die nun in der zweiten, überarbeiteten Version vorliegen, betonen einen dialogischen und prozessualen Entscheidungsfindungsprozess, der neben dem Patienten bzw. seinem gesetzlichen Vertreter und den behandelnden Nephrologen auch Angehörige, Freunde, Pflegepersonal, eventuell Psychologen und Ethiker involvieren soll. Transparenz und Information stehen im Vordergrund, alle Beteiligten sollen umfassend informiert sein bezüglich Diagnose, Prognose, Behandlungsalternativen, Lebensqualität, Dialyseabbruch und Palliation. In ihrer Stellungnahme empfehlen ASN/RPA bei schweren neurologischen Defiziten, wenn kein Bezug mehr zur eigenen Person oder zur Umwelt hergestellt werden kann, eine Dialyse gar nicht erst anzubieten bzw. abzubrechen.

Juristische Aspekte

Wenn im terminalen Nierenversagen in einer palliativen Situation eine Dialysetherapie nicht mehr eingeleitet oder aber eine bereits begonnene Behandlung abgebrochen wird, dann tritt der Tod durch den natürlichen und unaufhaltsamen Verlauf der zugrundeliegenden Erkrankung ein und ist damit im Bereich der passiven Sterbehilfe zu verorten. Passive Sterbehilfe bedeutet den Verzicht auf lebensverlängernde Maßnahmen bei Sterbenden, ein Sterben-Lassen, und ist aus juristischer Sicht wie seitens der ärztlichen Standesorganisationen als straffrei bewertet und anerkannt. Dialyseverzicht wie -abbruch grenzen sich damit deutlich ab von der strafbaren aktiven Sterbehilfe, die sich durch lebensverkürzende Maßnahmen, durch eine Tötung auf Verlangen auszeichnet. Es handelt sich hier auch nicht um einen ärztlich assistierten Suizid, denn dies wäre eine Beihilfe zur Selbsttötung mit Verbleib der Tatherrschaft beim Patienten. Strafbar und nicht legitim wird der Dialyseverzicht oder -abbruch nur dann, wenn das Sterben-Lassen ohne Einverständnis des Patienten erfolgt, dies ist als einseitiger Behandlungsabbruch und als Tötung durch Unterlassen zu betrachten. Die passive Sterbehilfe wird daher gerne zur feineren Unterscheidung nochmals ausdifferenziert, in eine Hilfe *im* Sterben, die Sterbehilfe im engeren Sinne, und eine Hilfe *zum* Sterben, eine Sterbehilfe im weiteren Sinne. Bei der Sterbehilfe im engeren Sinne hat der Sterbeprozess bereits begonnen, die Indikation zur Behandlung, zur Dialyse, ist bereits entfallen, der Behandlungsabbruch straffrei. Bei der Sterbehilfe im weiteren Sinne hat der Sterbeprozess dagegen noch nicht eingesetzt, die Indikation zur Dialyse besteht noch, der Behandlungsabbruch ist in diesem Kontext nur mit Einwilligung des Patienten oder seines gesetzlichen Vertreters straffrei.

Im Juni 2010 erging ein richtungsweisendes Urteil des BGH zur passiven Sterbehilfe. Darin stellt der 2. Strafsenat fest: „Sterbehilfe durch Unterlassen, Begrenzen oder Beenden einer begonnenen medizinischen Behandlung (Behandlungsabbruch) ist gerechtfertigt, wenn dies dem tatsächlichen oder mutmaßlichen Patientenwillen entspricht (§ 1901a BGB) und dazu dient, einem ohne Behandlung zum Tode führenden Krankheitsprozess seinen Lauf zu lassen." Der Behandlungsabbruch wird dabei für den BGH alleine durch den „Willen des Betroffenen" legitimiert, „unabhängig von Art und Stadium der Erkrankung", allerdings setzt „der Begriff der Sterbehilfe durch Behandlungsunterlassung, -begrenzung oder -abbruch voraus, dass die betroffene Person lebensbedrohlich erkrankt ist und die betreffende Maßnahme medizinisch zur Erhaltung oder Verlängerung des Lebens geeignet ist". Der Behandlungsabbruch kann „sowohl durch Unterlassen als auch durch aktives Tun vorgenommen werden".

Der weitaus größere Teil der Entscheidungsprozesse zum Thema Dialyseverzicht/-abbruch spielt sich im Bereich der Sterbehilfe im weiteren Sinne, im Bereich der Hilfe zum Sterben ab. Damit kommt der Einwilligung des Betroffenen, seiner Einwilligungsfähigkeit eine zentrale Rolle zu.

Die Einwilligungsfähigkeit wird individuell, entsprechend der geistigen und sittlichen Reife bemessen. Es wird von einer Einwilligungsfähigkeit ausgegangen, wenn die geistige Fähigkeit da ist, Folgen und Tragweite einer Entscheidung zu erkennen, wenn der Willen danach ausgerichtet und dies auch entsprechend kommuniziert werden kann. Einwilligungsfähigkeit ist nicht vorhanden, wenn ein Sachverhalt nicht verstanden wird, wenn Folgen und Risiken nicht bewertet, ein Wille nicht abgeleitet und dieser nicht kommuniziert werden kann.

Die aktuelle Rechtslage in Deutschland sieht vor, dass ein einwilligungsfähiger und umfassend aufgeklärter Patient eine Therapie ablehnen und abbrechen kann, auch wenn das nicht dem medizinischen Standard entspricht. Dem zugrunde liegt das Konzept der Autonomie, der Selbstbestimmung, verankert im allgemeinen Persönlichkeitsrecht (Art. 2 Abs.1 i.V.m. Art. 1 Abs. 1 GG) zusammen mit der allgemeinen Handlungsfreiheit (Art. 2 Abs. 1 GG). Der Arzt hat somit bei einem aufgeklärten einwilligungsfähigen Patienten vor keinem medizinischen Hintergrund ein Recht zur Zwangsbehandlung. Die Einwilligung des Patienten in eine ärztliche Maßnahme wie die Dialyse ist die notwendige Voraussetzung für deren Durchführung. Indem ein Patient die Dialyse ablehnt oder abbricht, entzieht er dem behandelnden Arzt genau diese Einwilligung und damit die Legitimationsgrundlage für die Therapie. Allerdings muss ärztlicherseits ausreichend aufgeklärt worden sein, der Patient muss in puncto Erkrankung, Behandlungsoptionen und Prognose so umfassend informiert und beraten worden sein, dass er eine Entscheidung dieser Tragweite auch fällen, die Konsequenzen seines Handelns verstehen kann. Dies ist insbesondere bei Therapieentscheidungen im terminalen Nierenversagen bedeutsam, da es sich hier in der Regel um einen Therapieverzicht oder -abbruch mit Todesfolge handelt. Wer vor einem Dialyseverzicht oder -abbruch nicht ausreichend aufklärt, macht sich eines Aufklärungsfehlers schuldig. Darüber hinaus ist sicherzustellen, dass die Entscheidung nicht von Symptomen beeinflusst wird, die medizinisch beherrschbar wären, wie beispielsweise Schmerzen. Eine medizinische Evaluation und Optimierung sollte daher weitreichenden Entscheidungen stets vorausgehen. Schließlich gehört es zu den Aufgaben des behandelnden Arztes, sich ein Bild von der Kompetenz, von der Einwilligungsfähigkeit des Patienten zu machen.

Bestehen Zweifel, ob noch Einwilligungsfähigkeit vorliegt, dann sollte zu deren Beurteilung ein psychiatrisch-neurologisches Konsil eingeholt werden. Liegt keine Einwilligungsfähigkeit mehr vor, dann entscheidet nicht mehr der Patient, sondern an seiner Stelle der gesetzliche Vertreter, dessen Aufgabe es ist, den Willen des Patienten zu verwirklichen. Gesetzlicher Vertreter kann entweder ein Betreuer oder ein Bevollmächtigter sein, den der Patient selbst im einwilligungsfähigen Zustand zuvor benannt hat, oder aber ein Betreuer, der vom Gericht bestellt wurde.

Das „Dritte Gesetz zur Änderung des Betreuungsrechts" von 2009 hat eine gewisse Rechtssicherheit geschaffen: Adressat einer Patientenverfügung ist der gesetzliche Vertreter, er hat den Willen des einwilligungsunfähigen Betreuten zu ermitteln, ihm Ausdruck und Geltung zu verschaffen. Er kann aber nur über Behandlungen befinden, für die es auch eine Indikation gibt. Diese zu stellen ist Aufgabe des Arztes, der prüft, „welche Maßnahme im Hinblick auf den Gesamtzustand und die Prognose des Patienten indiziert ist". Der Arzt hat keine eigene Entscheidungskompetenz, er berät und informiert den gesetzlichen Vertreter lediglich. Liegt eine rechtskräftige schriftliche Verfügung vor, die die aktuelle Situation abdeckt, und es herrscht Einigkeit zwischen Arzt und Betreuer, dass der Betreute unter genau diesen Umständen einen Dialyseabbruch gewünscht hätte, dann kann die Dialysetherapie eingestellt werden. Gibt es keine schriftliche Vorausverfügung, dann ist der mutmaßliche Wille Grundlage des weiteren Vorgehens. An die Bestimmung des mutmaßlichen Willens bei der Hilfe zum Sterben sind hohe Anforderungen zu stellen, im Gespräch mit Angehörigen und dem Umfeld hat der gesetzliche Vertreter gewissenhaft nach „konkreten Anhaltspunkten" für den mutmaßlichen Willen zu suchen, „zu berücksichtigen" sind dabei „Äußerungen, religiöse Überzeugungen, persönliche Wertvorstellungen".

Die Legitimationskraft des mutmaßlichen Willens ist schwächer als die des aktuellen Willens, die Anhaltspunkte für den mutmaßlichen Behandlungsabbruch müssen überwiegen, ansonsten hat im Zweifel das Recht auf Leben den Vorrang.

Das Betreuungsgericht muss eingeschaltet werden, wenn zwischen Arzt und gesetzlichem Vertreter kein Einvernehmen herzustellen ist. Diese Instanz schützt das Selbstbestimmungsrecht des Patienten und entlastet Arzt wie gesetzlichen Vertreter.

Grundsätzlich ist der Dialyseabbruch beim einwilligungsunfähigen Patienten juristisch auch gerechtfertigt, wenn keine Indikation mehr zur Fortführung der Dialyse besteht. Da es sich hier jedoch um eine hochkomplexe Einzelfallentscheidung handelt, sollte sie ärztlicherseits immer transparent und nachvollziehbar, unter Einbeziehung einer Ethik-Kommission, ganz im Sinne des „shared decision making", getroffen werden.

Bei Patienten mit kognitiven Defiziten ist es wichtig, den Wendepunkt zu registrieren, ab dem keine Einwilligungsfähigkeit mehr gegeben ist, damit rechtzeitig ein gesetzlicher Vertreter im Sinne des Betreuten agieren kann. Das bedeutet aber nicht, dass der demente

Patient selbst nicht mehr anzusprechen ist, ganz im Gegenteil, das neue Patientenrechtegesetz legt im § 630e BGB fest, dass Einwilligungsunfähige in das Behandlungsgeschehen stärker einzubeziehen sind. Der Behandelnde ist angehalten, dem dementen Patienten die wesentlichen Umstände einer Behandlung zu erläutern, „soweit dieser aufgrund seines Entwicklungsstandes und seiner Verständnismöglichkeiten in der Lage ist, die Erläuterung aufzunehmen, und soweit dies seinem Wohl nicht zuwiderläuft".

Aktuelle Rechtsprechung: Der Inhalt der Patientenverfügung? Das Urteil des BGH vom 06.07.2016

Zu beachten ist, dass der bisherige Umgang mit Patientenverfügungen im Sommer 2016 durch ein Urteil des Bundesgerichtshofs (BGH 06.07.2016-XIIZB61/16) eine wesentliche Ausdifferenzierung und Problematisierung erfahren hat. In seinem Beschluss führt das Gericht aus, dass eine Patientenverfügung nur bindet, wenn sie präzise genug formuliert ist. Anstelle allgemeiner Angaben werden konkrete Behandlungsanweisungen gefordert. So sollen bestimmte ärztliche Maßnahmen oder die Bezugnahme auf spezifische Krankheiten, auf spezifische Behandlungssituationen ausformuliert sein. Alleine das Festschreiben des Wunsches nach „einem würdevollen Sterben" oder das Ablehnen „lebenserhaltender Maßnahmen ohne Aussicht auf Erfolg" genüge dieser Vorgabe nicht, vielmehr müssen konkrete Maßnahmen in konkreten Situationen und Krankheitsbezügen abgehandelt sein. Die Patientenverfügung soll zudem den Passus enthalten, dass die erteilte Vollmacht auch dann gilt, wenn die Entscheidung über die Behandlung oder deren Abbruch zum Tod oder zu schweren und länger andauernden Schäden führt.

Welche Konsequenzen diese Rechtsprechung für die zukünftige Praxis mit bereits vorhandenen Verfügungen haben wird, ist noch gar nicht abzusehen. In jedem Falle sollten CKD-Patienten aber schon jetzt beraten werden, eine entsprechend aussagefähige Verfügung mit Bindungswirkung zu verfassen. Seit geraumer Zeit bereits wird angeregt, mit Eintritt einer terminalen Niereninsuffizienz nicht nur therapeutische Möglichkeiten, sondern auch Therapiebegrenzungen zu thematisieren. Zum Advance Care Planning gehört auch das, was einmal nicht mehr gewünscht wird, – und das sollte sehr konkret, in Bezug auf CKD und Dialyseverfahren seinen Niederschlag in einer suffizienten Patientenverfügung finden. Als gangbare Alternative, gerade im Hinblick auf die bestehenden Unsicherheiten, wird nun vielfach empfohlen, dass der Patient zur Verwirklichung seines Willens gar keine schriftliche Patientenverfügung mehr ausformuliert, sondern stattdessen eine Person seines Vertrauens bevollmächtigt und diese umfänglich zu den eigenen Vorstellungen und Wünschen informiert, so dass dieser gesetzliche Vertreter im Ernstfall in der Lage ist, den mutmaßlichen Willen in der individuellen Konstellation ermitteln und entsprechend durchsetzen zu können, – ohne dass eine formal ungenügende schriftliche Verfügung zwischen dem Einwilligungsunfähigen und der Umsetzung seines bekannten Wunsches steht.

Aktuelle Rechtsprechung: Schadensersatz für Lebenserhaltung? Das Urteil des OLG München vom 21.12.2017 und das Urteil des BGH vom 02.04.2019

Zunächst hatte hier das OLG München in einem Berufungsverfahren in zweiter Instanz einen in einer Pflegeeinrichtung behandelnden Allgemeinarzt haftbar gemacht, weil er bei einem dementen Patienten eine einmal begonnene Behandlung (in diesem Fall eine Sondenernährung über PEG) fortgeführt hatte und damit krankheitsbedingtes Leiden sinnlos verlängert worden sei (OLG München 21.12.2017-1U454/17). Die Lebenserhaltung in dieser Situation war von den Richtern aufgrund des Leidens und der Aussichtslosigkeit als Schaden im Rechtssinne angesehen worden. Angeführt wurden in der Urteilsbegründung unter anderem die Aufklärungspflichten: Diese habe der Arzt verletzt, indem er den Betreuer des Patienten eben nicht darüber informierte, dass ein über die bloße Lebenserhaltung hinausgehendes Therapieziel nicht mehr zu erreichen sei. Vielmehr hätte der Arzt mit dem Betreuer erörtern müssen, ob in der konkreten Situation eine Behandlung (Sondenernährung) überhaupt fortgesetzt oder nicht besser abgebrochen gehört habe. Neben diesen Aufklärungspflichten zu Therapiebegrenzung und Therapieabbruch diskutierte das Urteil des OLG in einem weiteren Schritt kritisch das Bestehen, wie das Fortbestehen einer Indikation. Nicht nur sei die Indikation an sich die Voraussetzung für eine therapeutische Maßnahme, es müsse darüber hinaus auch das Fortbestehen einer einmal gestellten Indikation in regelmäßigen Abständen überprüft werden. Im konkreten Fall des dementen Patienten hatte zudem weder eine Patientenverfügung vorgelegen, noch war der mutmaßliche Wille bekannt, hier hätte daher alleine nach Indikation gehandelt werden müssen. Bei unklarer oder zweifelhafter Indikation sei eine besonders umfassende Aufklärung geboten. In der Urteilsbegründung wurde gefordert, dass ein Arzt, wenn die Indikation im Verlauf durch Fortschreiten der zugrundliegenden Erkrankung, durch Komplikationen oder Eintreten eines Sterbeprozesses nicht mehr gegeben sei, dann auch Konsequenzen ziehen und einen Therapiewechsel vornehmen müsse. Die möglichen Behandlungsalternativen bis hin zum Behandlungsabbruch habe er hierfür mit den Entscheidungsberechtigten verständlich und nachvollziehbar zu besprechen.

Dieser Beschluss des OLG München wurde von den obersten Zivilrichtern am BGH mit dem Urteil vom 02.04.2019 jedoch aufgehoben. Klar lehnt das Gericht etwaige Schmerzensgeldansprüche ab und weist zurück, dass menschliches Leben, ungeachtet einer möglichen Pflichtverletzung der behandelnden Ärzte, ein Schaden sein könne, beruft sich dabei auf das Grundgesetz: „Menschliches Leben ist höchstrangiges Rechtsgut und absolut erhaltungswürdig. Auch leidensbehaftetes Weiterleben ist kein Schaden. Staat, wie Rechtsprechung dürfen Leben nicht als Schaden verstehen." In der Urteilsbegründung führt der zuständige Zivilsenat unter anderem aber auch aus: „Die zunehmende Abhängigkeit des Sterbeprozesses von den medizinischen Möglichkeiten lässt den Tod längst nicht mehr nur als schicksalhaftes Ereignis erscheinen, sondern als Ergebnis einer von Menschen getroffenen Entscheidung. Aus dem verfassungsrechtlich abgesicherten Gebot, den Menschen nicht als Objekt, sondern als Subjekt ärztlicher Behandlung zu begreifen, ergibt sich, dass der Patient in jeder Lebensphase, auch am Lebensende, das Recht hat, selbstbestimmt zu entscheiden, ob er ärztliche Hilfe in Anspruch nehmen will." § 1901a Abs. 3 BGB garantiert, dass auch nach Eintritt der Einwilligungsunfähigkeit das grundrechtlich geschützte Selbstbestimmungsrecht des Patienten in Form des tatsächlich geäußerten oder mutmaßlichen Willens des Patienten für die Entscheidung über die Vornahme oder das Unterlassen ärztlicher Maßnahmen maßgeblich ist. „Geht der Wille dahin, lebenserhaltende Maßnahmen zu unterlassen und so das Sterben zu ermöglichen, so folgt daraus ein Abwehranspruch gegen lebensverlängernde Maßnahmen. Hinter dem Selbstbestimmungsrecht des Patienten tritt dann die Schutzpflicht des Staates für das Leben aus Art. 2 Abs. 2 Satz 1 GG zurück, selbst wenn ohne den Behandlungsabbruch noch eine Heilungs- oder Lebensperspektive bestanden hätte." Hier wird deutlich, dass auch wenn Dritte, Staat und Justiz, leidensbehaftetes Weiterleben keinesfalls als Schaden beurteilen dürfen, genau das aber dem betroffenen einzelnen Patienten zusteht, der sehr wohl das eigene (Weiter)-Leben für sich persönlich als Schaden begreifen und somit lebensverlängernde Maßnahmen selbstbestimmt ablehnen kann.

Der BGH hat sich in seinem Grundsatzurteil vor allem der Frage des „wrongful life" gewidmet und nicht vordergründig mit Fragen der Aufklärungspflichten und der Indikationsstellung beschäftigt. Dennoch lässt sich aus beiden o.g. Urteilen für die Praxis sämtlicher Nierenersatzverfahren klar folgern, dass eine einmal gestellte Indikation im Verlauf immer wieder kritisch hinterfragt und die Rationale dazu auch dokumentiert werden muss. Alternative Therapieoptionen bis hin zum Dialyseabbruch sollten von Anfang an und in Abständen mit dem Patienten oder dem gesetzlichen Vertreter offen und umfassend thematisiert werden.

Ethische Aspekte

Seit den 1960er Jahren bestimmen die vier Prinzipien nach Beauchamp und Childress den medizinethischen Diskurs. Entsprechend sollten der Respekt vor der Selbstbestimmung (autonomy), das Nicht-Schaden (nonmaleficience), das Nutzen (beneficience) und die Gerechtigkeit (justice) auch das Procedere des Dialyseverzichts und -abbruchs bestimmen.

In der therapeutischen Interaktion von Patient und Arzt begegnen die Autonomie des Patienten, sein Wille, seine Personalität und Würde, aber auch seine Hilfsbedürftigkeit der Fürsorge des Arztes, dessen Wohltunsverpflichtung sowie dessen Wissen und Erfahrung. Ein Paradigmenwechsel ist da zu beobachten: Aus dem ursprünglichen „salus aegroti suprema lex" ist unter der zunehmenden Betonung des Autonomiegedankens in der westlichen Welt in den vergangenen Jahrzehnten ein „voluntas aegroti suprema lex" geworden – und nun wird aktuell der fürsorgliche Ansatz wiederentdeckt, ein „salus ex voluntate aegroti suprema lex" angestoßen. Dies trägt dem Umstand Rechnung, dass der Patient, gerade im terminalen Nierenversagen, durch seine chronische Erkrankung physisch, wie psychisch, wie organisatorisch überlastet ist. Er sieht sich einem tatsächlichen, wie mitunter auch nur vermeintlichen Druck der Umwelt ausgesetzt. Er muss Krankheit und Sterben akzeptieren und bewältigen. Autonomie wird in diesem Kontext oft als eine Überforderung empfunden. Und das gilt auch, vielleicht sogar in besonderem Maße, für den gesetzlichen Vertreter.

Befragungen unter Nephrologen haben ergeben, dass ebenso seitens der Ärzte beträchtliche Unsicherheiten bestehen, wenn sich bei hochbetagten, multimorbiden oder dementen Menschen ein terminales Nierenversagen entwickelt und Entscheidungen anstehen. Oft kommt es zu Schuldgefühlen und der Befürchtung, hinter den eigenen Idealen zurückzubleiben. Nicht selten herrscht Uneinigkeit bezüglich des weiteren Vorgehens. Dabei beeinflussen wohl Ausbildungsstand und Erfahrung, wie eine Situation gesehen und bewertet wird. Untersuchungen haben gezeigt, dass Ärzte mit langjähriger Berufserfahrung eher einen Dialyseverzicht oder -abbruch begleiten und leiten können als Anfänger. Vielfach empfinden Ärzte im Kontext des Dialyseverzichtes oder -abbruchs Angst. Angst vor Konsequenzen, Angst vor dem Urteil der Kollegen, Angst vor den Vorwürfen oder Forderungen der Angehörigen. Sie sind unsicher und glauben, nicht über die nötigen Kenntnisse, sowohl in juristischer als auch palliativer Hinsicht, zu verfügen. Sie leiden unter dem Verantwortungsdruck und fühlen sich alleine gelassen mit dieser Verantwortung. Den „richtigen" Ton, die „richtigen" Worte zu finden, scheint ein großes Problem – Nephrologen beurteilen ihre kommunikativen Fähigkeiten in entsprechenden Studien gerne als schlecht und bemängeln, dass ein entsprechendes Training weder Inhalt des Studiums noch der späteren Facharztausbildung ist. Dies alles führt oft zu einem regelrechten Konfliktvermeidungsverhalten: Der Arzt bleibt passiv. Statt seiner Rolle gerecht zu werden und sie auszufüllen, lässt er sich treiben. Dies entspricht aber gerade nicht dem Arztprofil, das als erfolgreich in ethisch schwierigen Entscheidungsprozessen herausgearbeitet werden konnte. Hier hat es sich als wohltuend und hilfreich erwiesen, wenn ein Arzt wahrhaftig ist, kommunikative Zuwendung zeigt, die Individualität und Würde des Patienten anerkennt, Empathie hat, Zeit mitbringt und gibt, Vertrauen aufbaut und eben auch Verantwortung übernimmt.

Stehen so schwierige Entscheidungen wie die des Dialyseverzichts oder -abbruchs an, dann empfiehlt es sich, transparent, strukturiert und schrittweise vorzugehen. Es kann hilfreich sein, hierfür einen Fragenkatalog mit dem Patienten durchzugehen und stufenweise abzuarbeiten, dies möglicherweise in regelmäßigen Abständen zu wiederholen: Was ist das Therapieziel für den Patienten? Welche therapeutischen Maßnahmen sind zur Erreichung dieses Therapiezieles geeignet? Ist das Therapieziel mit diesen Maßnahmen erreichbar? Im nächsten Schritt sollte der Arzt dann Nutzen und mögliche Risiken/Schaden für diese therapeutischen Maßnahmen gegeneinander abwägen, den Patienten genau darüber aufklären, ihm die medizinische Situation verdeutlichen und genau dieses Nutzen/Schaden-Verhältnis darlegen. Anschließend kann der Patient entscheiden, ob er exakt diese Therapie zu exakt diesem Nutzen/Schaden-Verhältnis wünscht.

Gerade bei Patienten mit kognitiven Defiziten bedeutet das, individualisierte Therapieentscheidungen zu treffen. Diese sollten den Menschen mit seinem persönlichen Umfeld in den Mittelpunkt stellen, sie sollten bezogen auf die Person, und nicht bezogen auf die Diagnose gefällt werden. Risiken und möglicher Schaden der Dialyse müssen sorgsam und umfassend für diesen einzelnen Patienten ermittelt werden, eine Dialyse ist aus ethischer Perspektive nur gerechtfertigt, wenn der Nutzen überwiegt. Andererseits ist der Gerechtigkeit Rechnung zu tragen, alleine aus ökonomischen oder organisatorischen Gründen darf eine Dialyse nicht unterbleiben. Eine mögliche Ungerechtigkeit sieht eine aktuelle medizinethische Diskussion in der Tatsache, dass sozial höhergestellte Patienten eine dementielle Entwicklung besser und länger verbergen und kompensieren können und daher in diesen Fällen eher seltener und später an einen Dialyseabbruch oder -vorenthalt gedacht wird als bei Angehörigen niedriger sozialer Schichten. Schließlich ist die Freiwilligkeit einer Entscheidung sicherzustellen, es dürfen kein Druck oder andersgelagerte Interessen von außen eine Rolle spielen, weder seitens des familiären und sozialen Umfelds noch seitens gesellschaftlicher Strukturen. Auch ein vom Patienten selbst verspürter, subjektiv aufgebauter Druck ist hier zu berücksichtigen.

Zusammenfassung

Therapieentscheidungen bei Patienten mit terminalem Nierenversagen sind hochkomplexe Einzelfallentscheidungen. Sie spielen sich ab in einer Übergangszone vom Kurativen zum Palliativen. Bei der Entwicklung der nephrologischen Therapiekonzepte ist zu berücksichtigen, dass es um die Ausgestaltung der letzten Lebensphase mit ihren jeweiligen individuellen Bedürfnissen geht. Die Therapieplanung sollte daher vorausschauend sein, die palliative Versorgung ist zu stärken, ein Sterben zuhause zu ermöglichen. Um in dieser Situation dem Willen, den Wünschen und Vorlieben des Patienten gerecht werden zu können, sollten schon im Vorfeld regelmäßig Gespräche stattfinden, die Fragen zur Patientenverfügung und zu möglichen Therapieentscheidungen am Lebensende thematisieren. Früh und regelmäßig sollten Therapieoptionen und Prognose besprochen werden, früh und regelmäßig sollten Angehörige, Vertraute oder der gesetzliche Vertreter involviert werden. Ein solches Advance Care Planning erleichtert es auch im Falle einer Einwilligungsunfähigkeit bei fortgeschrittenen kognitiven Defiziten dem gesetzlichen Vertreter, den Willen des Betreuten zu verwirklichen. Es wäre sinnvoll, eine Art Muster-Patientenverfügung für CKD-Patienten zu erarbeiten, die auf die spezifischen Erfordernisse dieser Patientengruppe abhebt.

Es dürfte zudem die Indikation als Voraussetzung für ein Nierenersatzverfahren künftig kritischer in den Fokus geraten. Sie sollte sorgfältig gestellt, im weiteren Verlauf in regelmäßigen Abständen und insbesondere bei Zustandsänderungen überprüft werden.

Dialyseverzicht und -abbruch mit den dazugehörigen medizinischen, ethischen und juristischen Aspekten werden angesichts der Überalterung in der Gruppe der CKD-Patienten zukünftig eine immer größere Rolle spielen. Dabei ist die Persönlichkeit des Betroffenen mit den jeweils ganz eigenen und individuellen Gegebenheiten im Zentrum zu sehen und zu respektieren – und nicht die Diagnose, das Krankheitsbild.

Literatur

1. Kuhlmann S.D. (2011). *Der Dialyseabbruch, Medizinische, ethische und rechtliche Aspekte* (Schriftenreihe Medizin–Ethik–Recht, Bd. 25). Universiät Halle-Wittenberg.
2. Kuhlmann S.D. (2016). Ethische Aspekte zu Therapieentscheidungen bei Patienten mit terminalem Nierenversagen. *Nephrologe, 11,* 334–340.
3. Kuhlmann S. (2017). Ethische und juristische Aspekte des Dialyseabbruchs. In: F. Keller et al. (Hrsg.), *Manuale nephrologicum* (S. 847–855). München: Dustri.
4. Kuhlmann S.D. (2020). Sicherheit im Umgang mit Dialyseentscheidungen: Juristischer Rahmen, ethische Aspekte. In: Akademie Niere (Hrsg.), *Lehrbuch für Nieren- und Hochdruckkrankheiten* (S. 433–452). Lengerich: Pabst Science Publishers.
5. Kuhlmann S. (2020). Rechtliche und ethische Voraussetzungen einer Behandlungsbegrenzung. *Nieren- und Hochdruckkrankheiten, 49 (11),* 490–498.
6. Laufs A. & Kern B.-R. (2010). *Handbuch des Arztrechts.* München: Beck.
7. Seghal A.R., Galbraith A., Chesney M. et al. (1992). How strictly do dialysis patients want their advance directives followed? *JAMA, 267,* 59–63
8. Wright S. (2009). *Hemodialysis in elderly patients. Online geriatric nephrology curriculum.* American Society of Nephrology. http://www.asn-online.org/education_and_meetings/geriatrics

9. Neu S. & Kjellstrand C.M. (1986). Stopping long-term dialysis. An empirical study of withdrawal of life-supporting treatment. *New Engl J Med, 314,* 14–20.
10. del Vecchio L. & Locatelli F. (2009). Ethical issues in the elderly with renal disease. *Clin Geriatr Med, 25,* 543–553.
11. Kliger A.S. & Finkelstein F.O. (2003). Which patients choose to stop dialysis? *Nephrol Dial Transplant, 18,* 869–871.
12. Frei U. & Schober-Halstenberg H.J. (2008). Nierenersatztherapie in Deutschland, Bericht 2006/2007. *QuaSi-Niere.*
13. Schöne-Seifert B. (2005). Medizinethik. In: Nida-Rümelin (Hrsg.), *Angewandte Ethik – die Bereichsethiken und ihre theoretische Fundierung* (2. Aufl., S. 804–833). Stuttgart: Kröner.
14. Kreß H. (2009). *Medizinische Ethik* (2. Aufl., S. 242–288). Stuttgart: Kohlhammer.
15. Patel S.S. & Holley J.L. (2008). Withholding and withdrawing dialysis in the intensive care unit: Benefits derived from consulting the Renal Physicians Association/American Society of Nephrology Clinical Practice Guideline, shared decision-making in the appropriate initiation of and withdrawal from dialysis. *Clin J Am Soc Nephrol, 3,* 587–593.
16. Murtagh F., Cohen L.M. & Germain M.J. (2007). Dialysis discontinuation: Quo vadis? *Advances in Chronic Kidney Disease, 14,* 379–401.
17. Davidson S.N. & Holley J.L. (2008). Ethical issues in the care of vulnerable chronic kidney disease patients: The elderly, cognitively impaired, and those from different cultural backgrounds. *Advances in Chronic Kidney Disease, 15,* 177–185.
18. Eibach U. & Schäfer K. (1998). Support after discontinuation of dialysis – medical and ethical considerations. *Nephrol Dial Transplant, 13,* 1154–1157.
19. Nationaler Ethikrat (2011). Selbstbestimmung und Fürsorge am Lebensende. Stellungnahme 2006 A.H. Moss: Ethical principles and process guiding dialysis decision-making. *Clin J Am Soc Nephrol, 6,* 2313–2317.
20. Tamura M.K., Goldstein M.K. & Perez-Stable E.J. (2010). Preferences for dialysis withdrawal and engagement in advance care planning within a diverse sample of dialysis patients. *Nephrol Dial Transplant, 25,* 237–242.
21. Schmidt R.J. (2012). Informing our elders about dialysis: Is an age-attuned approach warranted? *Clin J Am Soc Nephrol, 7,* 185–191.
22. Sanchez-Tomero J.A., Rodriguez-Jornet A., Balda S. et al. (2011). Exploring the opinion of CKD patients on dialysis regarding end-of-life & advance care planning. *Nefrologia, 31 (4),* 449–456.

23. Renal Physicians Association (2010). *Shared decision-making in the appropriate initiation of and withdrawal from dialysis* (2nd ed.). Rockville, MD: Renal Physicians Association.
24. Moss A.H. (2011). Ethical principles and process guiding dialysis decision-making. *Clin J Am Soc Nephrol, 6,* 2313–2317.
25. Davison S.N. (2012). The ethics of end-of-life care for patients with ESRD. *Clin J Am Soc Nephrol, 7,* 2049–2057.
26. Ellwood A.D., Jassal V., Suri R.S. et al. (2013). Early dialysis initiation and rates and timing of withdrawal from dialysis in Canada. *Clin J Am Soc Nephrol, 8,* 265–270.
27. Fischer-Grönlund C.E.C., Dahlquist V. & Söderberg A.I.S. (2011). Feeling trapped and being torn: Physicians' narratives about ethical dilemmas in hemodialysis care that evoke a troubled conscience. *BMC Medical Ethics, 12,* 8.
28. Winkler E.C., Hiddermann W. & Marckmann G. (2012). Evaluating a patient's request for life-prolonging treatment: an ethical framework. *J Med Ethics, 38,* 647–651.
29. Schmidt R.I. & Moss A.H. (2014). Dying on dialysis: The case for a dignified withdrawal. *Clin J Am Soc Nephrol, 9,* 174–180.
30. Ying I., Levitt Z. & Jassal S.V. (2014). Should an elderly patient with stage V CKD and dementia be started on dialysis? *Clin J Am Soc Nephrol, 9 (5),* 971–977. https://doi.org/10.2215/CJN.05870513
31. Allon M., Harbert G., Bova-Collis R. et al. (2013). The demented patient who declines to be dialyzed and the unhappy armed police officer son: What should be done? *Clin J Am Soc Nephrol,* CJN.08400813. doi:10.2215/CJN.08400813
32. Post J.B., Morin K.G., Sano M. et al. (2012). Increased presence of cognitive impairment in hemodialysis patients in the absence of neurological events. *Am J Nephrol, 35,* 120–126.
33. Tamura M.K., Meyer J.B., Saxena A.B. et al. (2012). Prevalence and significance of stroke symptoms among patients receiving maintenance dialysis. *Neurology, 79,* 981–987.
34. El Tayeb Nasser M., Shawki S., El Shahawy Y. & Sany D. (2012). Assessment of cognitive dysfunction in kidney disease. *Saudi J Kidney Dis Transpl, 23 (6),* 1208–1214.
35. Sorensen E.P., Sarnak M.J., Tighicouart H. et al. (2012). The kidney disease quality of life cognitive function subscale and cognitive performance in maintenance hemodialysis patients. *Am J Kidney Dis, 60 (3),* 417–426.
36. Tamura M.K., Unruh M.L., Nissenson A.R. et al. (2013). Effect of more frequent hemodialysis on cognitive function in the frequent hemodialysis network trials. *A J Kidney Dis 61 (2),* 228–237.

37. Editorial (2013). Cognitive impairment in dialysis patients: focus on the blood vessels. *Am J Kidney Dis 61 (2)*, 187–190.
38. Drew D.A., Bhadelia R. & Tighiouart H. (2013). Anatomic brain disease in hemodialysis patients: A cross-sectional study. *Am J Kidney Dis, 61 (2)*, 271–278.
39. Butler C.R., Mehrota R., Tonelli M.R. & Lam D.Y. (2016). The evolving ethics of dialysis in the United States. *Clin J Am Soc Nephrol, 11*, 704–709.
40. Feely M.A., Albright R.C., Thorsteinsdottir B. et al. (2014). Ethical challenges with hemodialysis patients who lack decision-making capacity. *Kidney Int, 86*, 475–480.
41. Meeus F. & Brown E.A. (2015). Caring for older patients on peritoneal dialysis at end of life. *Perit Dial Int, 35 (6)*, 667–670.
42. Piccoli G.B., Sofronie A.C. & Coindre J.P. (2017). The strange case of Mr. H. Starting dialysis at 90 years of age: clinical choices impact on ethical decisions. *BMC Medical Ethics, 18, 61*, 1–9.
43. BGH 06.07.2016-XIIZB61/16
44. OLG München 21.12.2017-1U454/17
45. BGH 02.04.2019-VIZR13/18
46. Grubbs V. et al., on behalf of the Dialysis Advisory Group of the American Society of Nephrology (2014). A palliative approach to dialysis care: a patient-centered transition to the end of life. *Clin J Am Soc Nephrol, 9*, 2203–2209.
47. Mandel E.I., Bernacki, R.E. & Block, S.D. (2017). Serious Illness Conversations in ESRD. *Clin J Am Soc Nephrol, 12*, 854–863.
48. Goff S.L., Unruh M.L., Klingensmith J. et al. (2019). Advance care planning with patients on hemodialysis: an implementation study. *BMC Palliative Care, 18*. https://doi.org/10.1186/s12904-019-0437-2
49. Radbruch L., Münch U. & Maier B.-O. (2019). Palliativmedizin: Umgang mit Sterbewünschen. Positionspapier der Deutschen Gesellschaft für Palliativmedizin. *Dtsch Arztebl, 116 (41)*, A-1828/B-1508/C-1481.

PD-Katheter: Implantation und Management

Ivica Grgić

Der gewünschte Erfolg einer adäquaten Peritonealdialyse (PD) als Nierenersatzverfahren hängt wesentlich von der Schaffung eines sicheren, funktionalen und langlebigen Zugangs zur Peritonealhöhle ab. Hierzu ist die rechtzeitige Implantation eines PD-Katheters, der als Conduit einen zuverlässigen Ein- und Auslauf von Dialysierlösung gewährleisten kann, erforderlich. Komplikationen am PD-Katheter führen nicht selten zu technischem Versagen oder Verlust des Katheters. Eine der Leitlinien der International Society of Peritoneal Dialysis (ISPD) beinhaltet unter anderem Empfehlungen zur optimalen Vorgehensweise (best practices) hinsichtlich Implantation und Management eines PD-Katheters [1]. Die Qualitäten der den Empfehlungen zugrundeliegenden Daten sind kategorisiert in A (hohe Qualität), B (moderate Qualität), C (niedrige Qualität) und D (sehr niedrige Qualität). Allgemein ist anzumerken, dass die Empfehlungen nicht starr und gänzlich unreflektiert zu befolgen sind, sondern die jeweils vor Ort zur Verfügung stehenden Ressourcen und vorliegenden Umstände berücksichtigend angepasst werden können.

Katheter für chronische Peritonealdialyse

- Katheter sollten aus Silikon sein (B).
- Standardkatheter sollten mit zwei Muffen aus Dacron (Polyester) ausgestattet sein (C; siehe Abbildung 1).
- Katheter sollten entweder ein gerades oder gekringeltes (*coiled*) Ende mit einem geraden oder gebogenen Segment zwischen den Dacron-Muffen haben (C).
- Sollten höher gelegene Katheter-Austrittsstellen (*Exit-Site* z.B. am oberen Abdomen, prästernal oder im Rückenbereich) erforderlich sein, sollte evtl. ein Verlängerungsstück verwendet werden (C).

Die meisten chronischen PD-Katheter bestehen heutzutage aus Silikon und nur noch wenige aus Polyurethan, da letzteres Material sich als anfälliger für oxidative Ermüdungsbrüche, Erweichung und

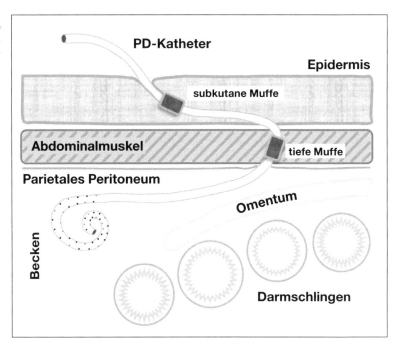

Abbildung 1
Schaubild PD-Katheterplatzierung und räumlicher Bezug zu benachbarten anatomischen Strukturen (Abb.: I. Grgić)

Risse erwiesen hat [2]. Hinsichtlich der Konfiguration des Katheterendes *(straight vs. coiled)* hat sich bislang keine klare Überlegenheit demonstrieren lassen [3]. PD-Katheter mit zwei Dacron-Muffen scheinen gegenüber Kathetern mit nur einer Muffe in Zeiten weit verbreiteter, prophylaktischer Anwendung von Antibiotika und Antiseptika für die *Exit-Site*-Pflege zwar keinen klaren Vorteil hinsichtlich einer reduzierten Inzidenz von Peritonitiden mehr zu haben, sollten aber in Fällen einer ausbleibenden antibiotischen Prophylaxe, mutmaßlich suboptimaler Compliance hinsichtlich Exit-Site-Pflege und inbesondere bei diabetischen und immunsupprimierten Patienten bevorzugt eingesetzt werden, da sie durch die zweite Muffe eine zusätzliche mechanische Barriere gegen das Eindringen von Keimen wie z.B. Staphylococcus aureus stellen [4–6].

Die Mehrzahl der heute hergestellten PD-Katheter enthält einen longitudinal verlaufenden, röntgendichten weißen Streifen, der die röntgenologische Darstellung des Katheters deutlich erleichtert. Der Streifen kann auch als Leitstruktur während der Katheterimplantation dienen, um unbeabsichtigte Verdrehungen oder ein Abknicken leichter zu erkennen und diesem gezielter entgegenzuwirken. Die meisten Katheter für Erwachsene haben einen inneren Durchmesser von 2,6 mm. Nur ein Hersteller bietet einen Katheter mit 3,5 mm Durchmesser an, der sich von den anderen durch seinen blauen strahlendichten Streifen gut unterscheiden lässt. Eine visuelle Unterscheidungsmöglichkeit ist insofern wichtig, als dass hierdurch einer Verwechslung von Reparatur-Kits und Adaptern mit folglich erhöhtem Diskonnektionsrisiko vorgebeugt werden kann. Ein therapeutischer Vorteil ließ sich im Übrigen für den größerkalibrigen Katheter „in vivo" noch nicht herausarbeiten.

Es existieren mittlerweile zahlreiche Abwandlungen des Standard-„*Tenckhoff*"-PD-Katheter-Designs, die vor allem dem Zweck dienen sollen, den klassischen mechanischen Problemen wie Gewebsadhärenzen, Wandern der Katheterspitze und Leckagen entlang des Kathetertunnels zu begegnen. Allerdings bleibt zu konstatieren, dass keine dieser Modifikationen bislang durch einen nennenswerten Vorteil im Vergleich zur Standard-Konfiguration überzeugen konnte, hingegen in der Regel aber teurer und oftmals mit zusätzlichen Schwierigkeiten bei der Im- und Explantation des Katheters assoziiert sind.

PD-Katheterwahl

- Der Katheter sollte grundsätzlich so gewählt werden, dass eine zufriedenstellende Balance zwischen folgenden Zielen erreicht wird:
  a) adäquate Positionierung der Katheterspitze in der Beckenhöhle,
  b) für den Patienten gut sicht- und erreichbare Katheteraustrittsstelle in einem Körperbereich mit möglichst niedrigem Infektionsrisiko und
  c) geringe Torquierung des Katheters in seiner Führung durch die Bauchwand.
- Das Implantationsteam sollte mit verschiedenen Kathetertypen vertraut sein, um die Auswahl des geeignetsten Katheters für den Patienten unter Berücksichtigung der individuellen Körperform (z.B. Adipositas per magna) und klinischer Besonderheiten (z.B. PEG, Narben) abstimmen zu können (B).
- Das PD Team sollte ein Protokoll für ein präoperatives Mapping am Patienten entwickeln, um den geeignetsten Kathetertyp aus dem vorhandenen Inventar auswählen zu können (C).

Da Patienten die unterschiedlichsten Körpergrößen und -formen und eine Vielfalt zu berücksichtigender Vorerkrankungen haben können, gibt es bei PD-Kathetern in der Regel kein *„one size fits all"* [7, 8]. Relevante Charakteristika müssen beachtet werden, wie beispielsweise die Gürtelhöhe, Körperfülle, größere Hautfalten, etwaige Narben, chronische Hautleiden, intestinale Stomata, suprapubische Katheter, PEG-Sonden, Inkontinenz, Bewegungsradien der Arme, Badegewohnheiten und Berufsart. Bei Seitenschläfern könnte eine Platzierung des Katheters kontralateral der bevorzugten Schlafseite besser toleriert werden. Die Wahl des Katheters, vor allem hinsichtlich Form und Länge, sollte sich nach diesen Kriterien richten. Eine schlechte Katheterwahl kann nämlich Dysfunktionen im Dialysatfluss, Einlaufschmerzen und eine für den Patienten nicht gut erreichbare und/oder infektionsgefährdetere Katheteraustrittsstelle zur Folge haben [7–9]. CT-peritoneografisch konnte demonstriert werden, dass sich in Rückenlage etwa 30 bis 55 Prozent des Dialysats im Beckenbereich der Bauchhöhle von Patienten befinden [10]. Hieraus konnte abgeleitet werden, dass für eine optimale hydraulische Funktion das Katheterende bevorzugt im kleinen Becken lokalisiert sein sollte.

Eine extrem tiefe Platzierung der Katheterspitze sollte dennoch vermieden werden, da es hierbei zu einer Einklemmung des Katheterendes zwischen Rektum und Blase bzw. Uterus mit Kompression der Seitenlöcher und hieraus resultierenden Störungen im Dialysatfluss sowie Schmerzen zum Ende des Auslaufs *(end-of-drain pain)* kommen kann. Insbesondere die Kombination mit hydraulischen Saugsystemen, wie sie bei der automatisierten PD (APD) zum Einsatz kommen, kann das Auftreten dieser Phänomene begünstigen oder verstärken [9].

Die Inzisionsstelle für das Einführen des Katheters durch die Bauchwand ist in zweierlei Hinsicht von entscheidender Bedeutung und sollte daher gut durchdacht sein: Zum einen hängt hiervon (bei vordefinierter intraabdomineller Katheterlänge) ganz wesentlich die endgültige Position der Katheterspitze im Beckenbereich ab. Zum anderen richtet sich hiernach aber auch der Radius der potenziell erreichbaren *Exit-Sites*. Die Austrittsstelle sollte grundsätzlich ca. 2–4 cm hinter der oberflächlichen subkutanen Muffe gewählt werden und nach lateral bzw. nach unten gerichtet sein. Unterschiede zwischen einer lateralen und kaudalen Austrittsführung hinsichtlich der Rate an *Exit-Site-* und Tunnelinfektionen, Peritonitiden oder Katheterverlusten konnten bislang nicht festgestellt werden [11]. Bei der subkutanen Tunnelierung sollte bei geraden Kathetervarianten der Katheter nicht übermäßig gebogen werden, um größere Rückfederungen, die aus Kräften des Formgedächtnisses des Kathetermaterials resultieren können, zu vermeiden. Eine Entfaltung dieser Kräfte kann nämlich Ursache für ein „Wandern" der Katheterspitze und eine Externalisation der subkutanen Muffe sein. Bei der Planung der

Katheterimplantation sollten die vorgesehenen Stellen für die Inzision und Exit-Site provisorisch auf der Haut markiert werden und der Patient anschließend nochmal in sitzender Position untersucht werden. Es muss sichergestellt werden, dass die vorgemerkte Austrittsstelle nicht in Gürtelhöhe, innerhalb einer tiefen Hautfurche, am oberen Rand einer größeren Hautfalte oder schlecht sichtbar im „toten Winkel" lokalisiert ist; ggf. ist eine Anpassung erforderlich. Manche PD-Katheterhersteller stellen spezifische Markierungsschablonen zur Verfügung, die bei der Vorbereitung helfen können [12].

Vorgehen bei der Platzierung des PD-Katheters

- Zur erfolgreichen Schaffung eines langlebigen peritonealen Zugangs sollten stets bewährte Praktiken der Katheterimplantation, einschließlich einer sorgfältigen Patientenvorbereitung, eingehalten werden (unabhängig von der Implantationstechnik; siehe Tabelle 1).
- Die konkrete Herangehensweise bei der Implantation sollte sich nach den Besonderheiten des Patienten, vorhandenen Möglichkeiten am Zentrum und der Expertise des Implanteurs richten.

Tabelle 1
Bewährte Praktiken bei der Patientenvorbereitung und Katheterimplantation

- Präoperative Evaluation durch ein multidisziplinäres PD-Katheter-Implantationsteam zur Auswahl des am besten geeigneten Kathetertyps, Implantationstechnik, Katheterinsertions- und -austrittsstelle.
- Abführende Maßnahmen zur Vermeidung von periinterventionellen Obstipationen.
- Duschen/Reinigen des geplanten Operationsgebiets mit Seifenspülung am Tag des Eingriffs.
- Falls erforderlich Haarentfernung (vorzugsweise mit elektrischem Haarschneider).
- Harnblasenentleerung ummittelbar vor dem Eingriff, alternativ Platzierung eines Blasenkatheters.
- Präoperative, prophylaktische Antibiotikumgabe *(one shot)*.
- Grundsätzlich sterile Kautelen bei Implantation.
- Desinfektion der Operationsstelle mit geeigneten antiseptischen Mitteln (z.B. Chlorhexidin-Gluconat, Povidon-Jod), sterile Tücher um das OP-Feld.
- Spülung des PD-Katheters mit Kochsalzlösung, Luft aus eingetauchten Dacron-Muffen auspressen.
- Paramediane Einführung des Katheters durch Rektusmuskel und Platzierung der tiefen Kathetermuffe innerhalb oder unterhalb des Rektusmuskels.
- Platzierung der Katheterspitze im Bereich der Beckenhöhle.
- Tabaksbeutelnaht um den Katheter auf Höhe des Peritoneums und hinterer oder vorderer Rektusscheide.
- Subkutanes Tunnelierungsinstrument sollte Katheterdurchmesser *nicht* überschreiten.
- Unmittelbare Testung von Ein-/Auslauf zur Sicherstellung einer akzeptablen Katheterfunktion, ggf. Positionsanpassung.
- Exit-Site sollte ≥ 2 cm hinter der subkutanen Muffe liegen.
- Hautaustrittsstelle des Katheters zur Seite oder nach unten gerichtet, kleinstmögliches Hautloch für Katheteraustritt anstreben.
- Keine Nähte zur Katheterverankerung an der Austrittsstelle, lediglich sterile Klebestreifen zur Befestigung.
- Konnektion des Katheteradapters/Transfersets direkt während des Eingriffs.
- *Nicht*-okklusiver Verband zum Schutz der Austrittsstelle und Fixierung des Katheters.

- Bei laparoskopischer PD-Katheterimplantation sollten gezielt und proaktiv unterstützende Manöver angewendet werden, um das Risiko mechanischer Komplikationen zu minimieren (B).
- Bei perkutaner Einführung des PD-Katheters mittels modifizierter Seldinger-Technik sollten unterstützende Visualisierungsmöglichkeiten (Ultraschall, Fluoroskopie) genutzt werden (C).

Implantationstechniken

Offen chirurgische Implantation

Die Platzierung des PD-Katheters durch eine offen chirurgische Methode (Mini-Laparotomie) kann prinzipiell sowohl in lokaler als auch in regionaler Anästhesie oder Vollnarkose durchgeführt werden [22, 46]. Hierzu erfolgt ein paramedianer Schnitt durch die Haut, das subkutane Gewebe und das vordere Scheidenblatt des M. rectus abdominis. Nach Präparation der darunter liegenden Muskelfasern wird das hintere Rektusscheidenblatt freigelegt und durch Schaffung eines kleinen Lochs durch Scheide und Peritoneum schließlich die Bauchhöhle eröffnet. Um die Öffnung wird eine Tabaksbeutelnaht gelegt und der Katheter durch den Peritonealschnitt – zwar erleichtert durch Tastkontrolle, aber letztlich dennoch blind – kraniokaudal in Richtung Becken vorgeschoben. Nach Platzierung der tiefen Muffe wird die angelegte Tabaksbeutelnaht zugebunden und die vordere Faszie adaptiert, wobei ein sorgfältiger Verschluss überaus wichtig ist, um spätere Komplikationen wie Leckagen oder Hernienbildungen zu vermeiden. Nach Prüfung der Flussfunktion per Ein- und Auslauf wird der Katheter subkutan bis an die ausgewählte Austrittsstelle getunnelt.

Peritoneoskopisches Verfahren

Beim peritoneoskopischen Ansatz (sog. Y-TEC-Verfahren) handelt es sich um eine laparoskopisch-assistierte Technik der Peritonealkatheterplatzierung (Peritoneoskopie und Laparoskopie sind synonyme Begriffe, ersterer wurde von manchen interventionellen Nephrologen beibehalten), wobei der Eingriff in der Regel unter Lokalanästhesie durchgeführt werden kann. Ein Trokar mit einer darüber liegenden Kunststoffscheide wird perkutan durch einen paramedianen Schnitt in die Bauchhöhle eingeführt. Über den Trokar kann nun ein Laparoskop zur visuellen Kontrolle der korrekten Lage innerhalb der Peritonealhöhle eingeführt und anschließend Luft zur Platzschaffung in die Bauchhöhle gepumpt werden. Die Kunstoffscheide wird nun unter optischer Kontrolle vorsichtg Richtung Becken weiter vorgeschoben, bis die gewünschte Position in der tiefen Beckenhöhle erreicht ist. Das Laparoskop wird zurückgezogen und der PD-Katheter durch die weiterhin als Platzhalter dienende Scheide blind eingeführt, wobei die Spitze im zuvor gesichteten Bereich positioniert wird.

Die dehnbare Kunststoffscheide wird nun unter Rückzug entfernt, die tiefe Muffe in die Rektusscheide gedrückt, die Flussfunktion geprüft und das äußere Katheterende subkutan bis zur ausgewählten Austrittsstelle tunneliert.

Chirurgisch laparoskopisches Verfahren

Die Laparoskopie bietet die Möglichkeit eines minimal-invasiven Zugangs und umfänglicher optischer Darstellung der Bauchhöhle während der Katheterimplantation. Laparoskopische Eingriffe werden in der Regel unter Vollnarkose und Inanspruchnahme von OP-Saalkapazitäten durchgeführt. Hierbei kann die Laparoskopie entweder für eine einfache Überwachung der korrekten Platzierung der Katheterspitze verwendet werden *(basic laparoscopy)* oder aber – als weiterentwickelte Variante – durch Applikation zusätzlicher Manöver für eine aktive Optimierung der Verhältnisse innerhalb der Bauchhöhle und intrabdominellen Katheterführung sowie endgültigen Position der Spitze genutzt werden *(advanced laparoscopy)*, um hierdurch späteren mechanischen PD-Katheterkomplikationen vorzubeugen. Bei beiden Ansätzen wird ein Pneumoperitoneum durch Luftinsufflation über einen meist an der seitlichen Bauchwand geschaffenen Zugang induziert, über den dann das Laparoskop eingeführt wird, um eine gute Sicht auf die Eintrittsstelle des PD-Katheters durch das Peritoneum in die Bauchhöhle zu erhalten. Mit Hilfe der erweiterten Laparoskopie kann beispielsweise erreicht werden, dass der PD-Katheter über einen möglichst langen Tunnel innerhalb der Rektusscheide kraniokaudal geführt wird. Solch ein verlängerter, zum Becken hin gerichteter muskulofaszialer Tunnel kann einem unerwünschten „Wandern" der Katheterspitze nachhaltig entgegenwirken, das Risiko von Leckagen minimieren und die Gefahr einer Hernienbildung ausräumen. Auch störendes Omentum in Nähe der Katheterspitze, das den Dialysatabfluss potenziell beeinträchtigen könnte, kann vom Becken in den Oberbauchbereich verlagert und gefaltet bzw. an der Bauchdecke fixiert werden (Omentopexie). Des Weiteren können potenzielle Verwachsungen und Briden gelöst und epiploische Anhängsel, z.B. des Sigmas, reseziert werden. Theoretisch kann mit dieser Technik in erfahrenen Händen sogar eine Kolopexie vorgenommen werden, sollten ein besonders „sperriges" Sigma und/oder Rektum den Zugang zur Beckengegend blockieren.

Auch ist es möglich, zuvor unerkannte Hernien zum Zeitpunkt der Katheterimplantation zu identifizieren und zu reparieren. Bei der laparoskopischen Implantationstechnik wird die tiefe Kathetermuffe meist im Rektusmuskel knapp unterhalb des vorderen Anteils der Faszienscheide positioniert und eine Tabaksbeutelnaht angelegt, um das Risiko einer Leckage weiter zu reduzieren. Die laparoskopischen Zugänge werden erst nach Bestätigung einer zufriedenstellenden PD-Katheterfunktion entfernt bzw. verschlossen und der Katheter subkutan bis zur endgültigen *Exit-Site* getunnelt.

Perkutane Implantationstechnik (modifizierte Seldinger-Technik mit oder ohne sonografische und fluoroskopische Unterstützung)

Das Einführen von PD-Kathetern ist auch durch „blinde" perkutane Punktion mittels modifizierter Seldinger-Technik möglich und durchaus etabliert. Ein Vorteil dieses Verfahrens ist, dass es in seiner einfachsten Form prinzipiell sogar am Krankenbett unter Lokalanästhesie angewendet werden kann (vorgefertigte Kits, inkl. Dialysekatheter, sind verfügbar). Über einen paramedianen Schnitt wird, nach Möglichkeit unter sonografischer Kontrolle, eine Kanüle schräg in kraniokaudaler Ausrichtung durch die Bauchwand in die Peritonealhöhle vorgeschoben. Ein Führungsdraht wird durch die Kanüle in die Bauchhöhle Richtung Becken eingeführt, die Kanüle zurückgezogen und über den Draht sukzessive bougiert, bis der finale Dilatator mit darüberliegender *peel-away*-Hülle durch die Muskelfaszie eingebracht werden kann. Nach Zurückziehen des Dilatators wird der PD-Katheter über den langen Führungsdraht gefädelt und durch die als Platzhalter fungierende *peel-away*-Hülse Richtung Becken Stück für Stück vorgeschoben. Die Hülse wird schließlich auseinandergezogen und parallel die tiefe Kathetermuffe unter die Muskelfaszie gedrückt (kann u.U. auch außerhalb der Faszie belassen werden). Um potenziellen Verletzungen der unteren epigastrischen Gefäße und Darmschlingen vorzubeugen, ist es bei diesem Verfahren ratsam, zusätzlich zu einer visuellen Kontrolle per Ultraschall auch eine Durchleuchtung (Fluoroskopie) ergänzend hinzunehmen. Letztere erlaubt eine Kontrolle des Verteilungsmusters des injizierten Kontrastmittels, um die korrekte intraperitoneale (und gleichzeitig sicher extraintestinale) Position der eingeführten Kanüle, welcher dann der Führungsdraht und PD-Katheter freilich folgen, zu bestätigen. Durch die Schwerkraft kommt es darüber hinaus zu einem Kontrastmittel-Pooling im retrovesikalen Raum, so dass hierdurch auch der Zielbereich für Führungsdraht und Katheterspitze gut identifiziert werden kann. Zwar erlaubt der integrierte, röntgendichte Streifen im PD-Katheter eine fluoroskopische Einschätzung der endgültigen Katheterposition, nicht aber ob Adhäsionen oder Anteile des Omentum in der Nähe liegen. Nach Überprüfung der Flussfunktion wird der Katheter subkutan bis zur ausgewählten Austrittsstelle tunneliert.

Outcome verschiedener Implantationstechniken im Vergleich

Die in der Literatur bisher berichteten Ergebnisse hinsichtlich „Katheterüberleben" lassen nicht den Schluss zu, dass eine Implantationstechnik den anderen klar überlegen wäre [13–18]. Allerdings ist die Datenlage schwierig und die Vergleichsgruppen in den Studien zum Teil uneinheitlich [19, 20]. Von größerer Bedeutung für den Erfolg scheint, nicht überraschend, die Geschicklichkeit und Erfahrung des Implanteurs zu sein. In einer etwas neueren Metaanalyse, die die offen chirurgische Dissektion, den *basic-laparoscopy*-Ansatz und die advanced-laparoscopy-Technik miteinander verglich und sowohl prospektive als auch retrospektive Kohortenstudien einschloss, konnte für die *advanced laparoscopy* ein insgesamt signifikant besseres Ergebnis hinsichtlich Dislokationsrate der Katheterspitze, Dysfunktion im Auslauf und Katheterüberleben festgestellt werden [21].

Eine perkutane Katheterimplantation mit oder ohne assistierende Bildgebung und die Peritoneoskopie sind bei Patienten mit ausgeprägter Fettleibigkeit, mehrfach voroperierten Bäuchen, vorausgegangener Bauchfellentzündung, Schwierigkeiten bei flacher Lagerung und Problemen mit Eingriffen in reiner Lokalanästhesie womöglich ungeeignet, da mit höheren Risiken behaftet. Bei der Wahl des Verfahrens sollte die Sicherheit des Patienten stets an erster Stelle stehen, daher sind die Komorbiditäten des Patienten sowie die Expertise des Anästhesisten zwingend zu berücksichtigen. Auf der

		Bauchsituation des Patienten	
		Keine größere Bauch-OP oder Peritonitis in der Vorgeschichte	Größere Bauch-OP oder Peritonitis in der Vorgeschichte
Allgemeine OP-Fähigkeit des Patienten	Pat. geeignet für Vollnarkose (Check Herz, Lunge etc.)	• „Advanced" laparoskopisch • Perkutan (*mit* sonographischer/ fluoroskopischer Hilfe) • Offen chirurgisch *oder* peritoneoskopisch • Perkutan (*ohne* sonographische/fluoroskopische Hilfe)	• „Advanced" laparoskopisch • Offen chirurgisch
	Pat. eher nur geeignet für Lokalanästhesie/Sedierung	• Perkutan (*mit* sonographischer/fluoroskopischer Hilfe) • Offen chirurgisch *oder* peritoneoskopisch • Perkutan (*ohne* sonographische/fluoroskopische Hilfe)	• Offen chirurgisch

Abbildung 2
Richtlinie für die Auswahl der geeignetsten Implantationstechnik; Empfehlungen in absteigender Reihenfolge (modifiziert nach [1])

Basis von individuell variablen Patientenfaktoren, der Verfügbarkeit verschiedener Modalitäten vor Ort und der Erfahrung des Implantationsteams wurde eine in Abbildung 2 zusammengefasste Richtlinie für die Auswahl der geeignetsten Implantationstechnik erstellt.

Kathetereinbettung

Eine Besonderheit stellt die Option einer PD-Kathetereinbettung – auch bekannt als Moncrief-Popovich-Technik – dar [22]. Hierbei wird der Katheter präemptiv bereits einige Zeit vor der eigentlichen Nutzung eingepflanzt. Der externe Schenkel verbleibt zunächst unter der Haut im subkutanen Gewebe und wird erst bei absehbarer Notwendigkeit einer Nierenersatztherapie durch einen kleinen Hautschnitt externalisiert. Aufgrund der längeren Einheilungsperiode des Katheters in der Bauchwand kann bei dieser Technik die Peritonealdialyse direkt mit höheren Füllvolumina gefahren werden ohne die sonst meist obligate „*break-in*"-Phase mit langsamer Volumensteigerung zur Verhinderung von Leckagen.

Perioperatives Management

- Vor Finalisierung der endgültigen PD-Katheterlage sollte zur Sicherstellung eines ungehinderten Ein- und Auslaufs stets eine Testspülung mit ausreichender Menge an Lösung durchgeführt werden.
- Katheteradapter und Transferset sollten direkt zum Zeitpunkt der Katheterimplantation konnektiert werden.
- Zum Schutz der Austrittsstelle und Immobilisation des externen Teils des Katheters empfiehlt sich ein ausreichend großer, nicht-okklusiver Mullverband.
- Postoperative Verbandwechsel sollten möglichst durch erfahrenes PD-Pflegepersonal durchgeführt werden.

Prüfung der hydraulischen Funktion des Katheters

Es ist überaus wichtig, die Durchgängigkeit und Flussfunktion des PD-Katheters zu testen, bevor die endgültige intraabdominelle Position festgelegt und der Eingriff abgeschlossen wird. Denn sollte der Katheter bereits initial eine schlechte Flussfunktion zeigen, kann nicht davon ausgegangen werden, dass sich diese in der postoperativen Phase spontan bessern wird. Stattdessen sollte die Katheterposition, insbesondere die der Katheterspitze, so lange modifiziert werden, bis eine zufriedenstellende Funktion festgestellt werden kann.

Ein gründlicher Test der Flussfunktion besteht darin, 500 bis 1.000 ml physiologische Kochsalz- oder Dialysatlösung einlaufen zu lassen und anschließend auf einen ungehinderten Auslauf zu achten. Gleichzeitig können hierdurch eventuelle Blutbeimengungen im Auslauf eingeschätzt bzw. kleinere Koagel durch die Spülung ausgewaschen werden. Bei zögerlichem und/oder inkomplettem Abfluss kann allein schon eine Repositionierung des Katheters die Dysfunktion (bedingt durch potenziell obstruierende Strukturen) beheben. Eine eindeutige Identifizierung des mechanischen Problems (z.B. Omentum, Appendix epiploica, Blinddarm, Adnexe) und ggf. gezielte Behebung wird durch Anwendung o.g. laparoskopischer Techniken (v.a. *advanced laparoscopy*) ermöglicht.

Postoperative Katheterspülung

Bislang existieren keine einheitlichen Protokolle hinsichtlich postoperativer Katheterspülungen bei nicht unmittelbar, sondern eher mittelfristig vorgesehener Nierenersatztherapie durch PD [23, 24]. Vertreter der „*no-flushing*"-Fraktion sind sogar der Meinung, dass gar keine Spülungen notwendig sind. Als Argument wird gerne angeführt, dass z.B. eingebettete Katheter selbst nach Monaten oder gar Jahren der Nichtnutzung oftmals unmittelbar nach Externalisation funktionieren. Übersehen wird dabei, dass immerhin 10–15 Prozent der PD-Katheter nach einer längeren Einbettungsperiode durch Fibrinklumpen und Adhäsionen obstruiert sind [25, 26]. Der Hauptzweck von regelmäßigen Spülungen ist die Verhinderung einer Verstopfung des Katheters durch Fibrin- oder Blutgerinnsel. Die Katheterimplantation *per se* kann mit einer Blutansammlung in der Peritonealhöhle einhergehen, insbesondere wenn hierbei Adhäsiolysen und andere adjuvante Manöver (z.B. Omentopexie, Hernienreparatur) durchgeführt werden, die mit einem erhöhten Risiko für Sickerblutungen vergesellschaftet sein können. Intraperitoneales Blut kann zu einer Katheterblockade durch intraluminale Blutkoagel sowie der Bildung von Verwachsungen führen. Frühe Spülprotokolle scheinen die Inzidenz dieser Komplikationen signifikant zu reduzieren [27]. Bei längerer Nichtnutzung des Katheters ist es gängige Praxis, den PD-Katheter einmal wöchentlich mit 500 bis 1.000 ml Dialysat- oder Kochsalzlösung zu spülen. Sollte der Auslauf durchweg unauffällig bleiben und der Patient durch keine klinischen Besonderheiten imponieren, kann im Verlauf eine Streckung der Spülintervalle auf zwei bis vier Wochen erwogen werden.

Periode der Katheter-Eingewöhnung („Break-In"-Periode)

- Es sollte eine Eingewöhnungsphase von mindestens zwei Wochen vor elektivem Start einer Peritonealdialyse vorgesehen werden (B).
- Sollte ein dringlicher PD-Start erforderlich sein und folglich eine Eingewöhnungsperiode von ≥ 2 Wochen nicht eingehalten werden können, wird empfohlen, die PD zunächst in modifizierter Form mit geringeren Austauschvolumina und ausschließlich in Rückenlage durchzuführen (C).

Die *break-in*-Phase ist definiert als das Zeitintervall zwischen der Implantation des PD-Katheters und dem Beginn der Bauchfelldialyse als Nierenersatzverfahren und dient vor allem der stabilen Einheilung des Katheters in der Abdominalwand. In einer Reihe von Studien konnte gezeigt werden, dass eine verkürzte Eingewöhnungsperiode von weniger als zwei Wochen – aufgrund z.B. der Notwendigkeit eines dringlichen PD-Behandlungsstarts – mit einem diskret erhöhten Risiko für mechanische Katheter-Komplikationen (z.B. Leckagen) im Vergleich zu Patienten mit elektivem PD-Beginn assoziiert ist, aber scheinbar ohne nennenswerte Auswirkung auf das Katheter-, Patienten- oder Peritonitis-freie Überleben [28–32]. In den meisten Fällen konnten die mechanischen Komplikationen durch konservative Maßnahmen behandelt werden, ohne dass der Katheter entfernt werden musste.

Insgesamt korreliert der intraperitoneale Druck linear mit dem PD-Füllvolumen, wobei eine aufrechte Körperposition zu einer weiteren Steigerung des Drucks führt [33]. Aus diesem Zusammenhang ergibt sich, dass zur Minimierung des Risikos von Leckagen ein modifiziertes PD-Regime mit niedrigeren Verweilvolumina bei liegendem Patienten empfohlen wird, sollte ein vorzeitiger PD-Beginn medizinisch dringend indiziert sein. Darüber hinaus existieren derzeit keine überzeugenden Daten, nach denen weitere Maßnahmen oder Anpassungen (spezieller Kathetertyp, APD vs. CAPD etc.) einen zusätzlichen Vorteil bringen würden. Auch ist die Datenlage hinsichtlich des Vergleichs Akut-PD versus Akut-HD bei dringlicher Nierenersatztherapie-Indikation nur unzureichend. Bei der Wahl des Verfahrens müssen stets die typischen potenziellen Risiken der jeweiligen Modalität (mechanische Komplikationen bei akuter PD; Blutbahninfektionen, Stenosen/Thrombosen durch zentralvenöse Dialysekatheter bei akuter HD) gegeneinander abgewogen werden.

Komplikationen bei PD-Kathetern

Infektiöse und mechanische Komplikationen an PD-Kathetern zählen zu den häufigsten Ursachen für das Versagen einer PD-Therapie. Durch frühzeitiges Erkennen und Ergreifen adäquater Maßnahmen können viele Katheter (auch ohne Therapieunterbrechung) gerettet werden. Allerdings kann es bei manchen infektiösen Komplikationen erforderlich sein, konsequent zu agieren und einen Katheter rasch zu entfernen. Die Entfernung eines infizierten Katheters ist manchmal unerlässlich, um die Integrität und Funktion der Peritonealmembran zu erhalten und so dem Patienten eine Rückkehr zur PD zu ermöglichen [34, 35].

Infektiöse Komplikationen und Management

- Bei Dislokation bzw. Externalisation der subkutanen Muffe sollte diese vorsichtig vom Silikon-Katheter gelöst werden (sog. *cuff-shaving*) (C).
- Bei chronischen *Exit-Site*-Infektionen oder bei zögerlichem Ansprechen von *Exit-Site*-Infekten auf konservative Behandlungsmaßnahmen (v.a. bei Nachweis von *Staph. aureus* oder *Pseudomonas aeruginosa*) wird eine sonografische Evaluation des transmuralen Kathetersegments empfohlen (B).
- Ergibt die sonografische Untersuchung keinen Hinweis auf Flüssigkeit um die subkutane Muffe/den Tunnel, so kann das Einfügen eines neuen Kathetersegments in den zwischen beiden Muffen befindlichen Abschnitt des liegenden Katheters (sog. *splicing*) erwogen werden; das neue Katheterende sollte dann zu einer alternativen Austrittsstelle tunneliert werden (C).
- Bei klinischen oder sonografischen Hinweisen auf Tunnelinfektion mit Flüssigkeitsnachweis um die subkutane Muffe bzw. den getunnelten Katheterabschnitt empfiehlt sich eine Entdeckelung/ *cuff-shaving* oder gleich ein kompletter Katheterwechsel (C).
- Bei klinischem oder sonografischem Nachweis einer Tunnelinfektion mit Flüssigkeit um die tiefe Muffe oder gleichzeitiger Peritonitis wird empfohlen, den PD-Katheter zu entfernen, vorübergehend auf Hämodialyse zu wechseln und im Verlauf eine PD-Katheter-Neuimplantation zu erwägen (B).
- Bei rekurrierender Peritonitis durch Staphylococcus spec., aber grundsätzlich gutem Ansprechen auf Antibiotika (Sistieren von abdominellen Beschwerden, Rückgang der Zellzahl in der Peri-

tonealflüssigkeit auf < 100/µl), kann erwogen werden, einen einzeitigen Katheterwechsel durchzuführen (A).

Detaillierte Empfehlungen zu Prävention und antimikrobieller Behandlung von katheterbedingten Infektionen und Peritonitiden können in gesonderten Leitlinien der ISPD gefunden werden [34, 35].

Peritoneale Leckage und Management

- Es wird empfohlen, die Peritonealdialyse erst zwei Wochen nach Katheterimplantation zu starten, um das Risiko von Leckagen zu minimieren (B).
- Wenn ein akuter PD-Beginn erforderlich ist und somit eine Karenzzeit von zwei Wochen nach Katheterimplantation nicht eingehalten werden kann, sollte ein intermittierendes Dialyseschema mit niedrigen Volumina und vorzugsweise liegendem Patienten angewendet werden. In dieser ersten Phase *post implantationem* sollte innerhalb der dialysefreien Zeitabschnitte die Bauchhöhle weitestgehend trocken bleiben, um das Auftreten von Leckagen nicht unnötig zu begünstigen (C).
- Bei Verdacht auf Dialysatleckagen durch potenzielle Undichtigkeiten im Peritoneum sollte zur genaueren Lokalisation des Problems eine CT-unterstützte Peritoneografie oder Szintigrafie der Bauchhöhle durchgeführt werden (A). Als peritoneale Leckage wird jeglicher Verlust von Dialyseflüssigkeit aus der Bauchhöhle bezeichnet, der nicht über das Lumen des Katheters selbst erfolgt. Abhängig vom Zeitpunkt des Auftretens nach Katheterimplantation und PD-Beginn werden peritoneale Leckagen unterteilt in frühe (< 30 Tage) oder späte (> 30 Tage) Leckagen; der Zeitpunkt kann hinweisend auf die Ätiologie des Lecks sein [36].

Management von Dysfunktionen des Ein- und Auslaufs

- Diagnostische und therapeutische Schritte bei Auftreten von Dysfunktionen des Katheterflusses sollten grundsätzlich zunächst konservative (nicht-invasive) Maßnahmen beinhalten und danach erst u.U. aggressivere Ansätze und Interventionen verfolgen.

- Bei der Wahl des Eingriffs zur Behebung von Störungen des Katheterflusses (z.B. radiologische Manipulation, laparoskopische Intervention, PD-Katheterwechsel) sollten stets sowohl individuelle Patientenfaktoren als auch Ressourcen des PD-Zentrums und die Expertise des Behandlungsteams berücksichtigt werden.

Ein dysfunktionaler Katheterfluss äußert sich zumeist in einem Versagen des Auslaufs, was dazu führt, dass das Volumen des abgelassenen Dialysats im Vergleich zur eingelaufenen Flüssigkeitsmenge deutlich geringer ausfällt. Die Summation dieser Restvolumina kann zum Problem werden. Die häufigste Ursache einer Störung des Auslaufs ist und bleibt ein verstopfter Darm (Obstipation) [37]. Dilatierte Dickdarmabschnitte können die seitlichen Löcher des PD-Katheters blockieren oder die Katheterspitze in ihrer Position so verändern, dass die Drainagefunktion kompromittiert wird. Ein weiterer Grund kann eine volle Harnblase (z.B. bei Harnverhalt) sein, wobei es in diesem Fall zu einer extrinsischen Kompression des Katheters durch die distendierte Blasenwand kommt [38]. Ein mechanisches Abknicken des Katheters oder eine intraluminale Verlegung durch z.B. Fibrinfäden und -klumpen geht in der Regel mit einem bi-direktionalen Flussversagen (Ein- *und* Auslauf) einher. Eine einfache Röntgen-Übersichtsaufnahme des Abdomens hat sich als sehr hilfreich bei der Suche nach der Problemursache erwiesen. So können beispielsweise eine Koprostase mit imponierenden, stuhlgefüllten Dickdarmsegmenten, eine Katheterdislokation oder ein Knick im Katheterschlauch leicht identifiziert werden.

Entfernung des PD-Katheters

- Der PD-Katheter kann grundsätzlich entweder durch offen chirurgische Dissektion [39] oder durch einfachen Zug (sog. *pull technique*) [40, 41] entfernt werden. *Nota bene:* Bei letzterem Manöver werden die eingewachsenen Dacron-Muffen während des Zugs in der Regel im Gewebe zurückgehalten, scheren vom Silikonkatheter ab und verbleiben somit im Körper.
- Eine offen chirurgische Dissektion mit Entfernung des Katheters *in toto* (samt möglichst unversehrter Kathetermuffen) sollte bevorzugt durchgeführt werden bei:
  1) Tunnelinfektionen;
  2) katheterassoziierter Peritonitis;
  3) verlängerten Kathetern mit Titan-Konnektor;

4) Kathetermodellen mit integrierten Silikonringen oder Silikonscheiben (z.B. Oreopoulos-Zellermann) (C).
- Die *pull technique* sollte vorzugsweise nur dann angewendet werden, wenn die Indikation für die Katheterentfernung nicht ein „Infekt" ist und ein Zurückbleiben der Dacron-Muffen im Gewebe nur ein geringes späteres Risiko darstellen würde (C).

Eine PD-Katheterentfernung kann aus unterschiedlichsten Gründen indiziert sein. Zu den häufigsten Indikationen zählen katheterassoziierte Infektionen, Peritonitiden, refraktäre Störungen des Katheterflusses, Leckagen und Hernien in unmittelbarer Umgebung des Katheters, Nierentransplantation und steigende (zurückkehrende) Nierenfunktion, abnehmende Effektivität und evtl. Unzulänglichkeit der Peritonealdialyse, sowie in manchen Fällen die elektive Konversion zu einem Hämodialyseverfahren.

Literatur

1. Crabtree J.H., Shrestha B.M., Chow K.M. et al. (2019). Creating and maintaining optimal peritoneal dialysis access in the adult patient: 2019 update. *Perit Dial Int, 39,* 414–436.
2. Crabtree J.H. (2003). Clinical biodurability of aliphatic polyether based polyurethanes as peritoneal dialysis catheters. *Asaio J, 49,* 290–294.
3. Hagen S.M., Lafranca J.A., JN I.J. & Dor F.J. (2014). A systematic review and meta-analysis of the influence of peritoneal dialysis catheter type on complication rate and catheter survival. *Kidney Int, 85,* 920–932.
4. Eklund B., Honkanen E., Kyllonen L. et al. (1997). Peritoneal dialysis access: prospective randomized comparison of single-cuff and double-cuff straight Tenckhoff catheters. *Nephrol Dial Transplant, 12,* 2664–2666.
5. Nessim S.J., Bargman J.M. & Jassal S.V. (2010). Relationship between double-cuff versus single-cuff peritoneal dialysis catheters and risk of peritonitis. *Nephrol Dial Transplant, 25,* 2310–2314.
6. Vychytil A., Lorenz M., Schneider B. et al. (1998). New strategies to prevent Staphylococcus aureus infections in peritoneal dialysis patients. *J Am Soc Nephrol, 9,* 669–676.
7. Crabtree J.H., Burchette R.J. & Siddiqi N.A. (2005). Optimal peritoneal dialysis catheter type and exit site location: an anthropometric analysis. *Asaio J, 51,* 743–747.

8. Figueiredo A., Goh B.L., Jenkins S. et al. (2010). Clinical practice guidelines for peritoneal access. *Perit Dial Int, 30,* 424–429.
9. Blake P. (2014). Drain pain, overfill, and how they are connected. *Perit Dial Int, 34,* 342–344.
10. Twardowski Z.J., Tully R.J., Ersoy F.F. & Dedhia N.M. (1990). Computerized tomography with and without intraperitoneal contrast for determination of intraabdominal fluid distribution and diagnosis of complications in peritoneal dialysis patients. *Asaio Trans, 36,* 95–103.
11. Crabtree J.H. & Burchette R.J. (2006). Prospective comparison of downward and lateral peritoneal dialysis catheter tunnel-tract and exit-site directions. *Perit Dial Int, 26,* 677–683.
12. Crabtree J.H. (2003). Construction and use of stencils in planning for peritoneal dialysis catheter implantation. *Perit Dial Int, 23,* 395–398.
13. Wright M.J., Bel'eed K., Johnson B.F. et al. (1999). Randomized prospective comparison of laparoscopic and open peritoneal dialysis catheter insertion. *Perit Dial Int, 19,* 372–375.
14. Medani S., Hussein W., Shantier M. et al. (2015). Comparison of percutaneous and open surgical techniques for first-time peritoneal dialysis catheter placement in the unbreached peritoneum. *Perit Dial Int, 35,* 576–585.
15. Jwo S.C., Chen K.S., Lee C.C. & Chen H.Y. (2010). Prospective randomized study for comparison of open surgery with laparoscopic-assisted placement of Tenckhoff peritoneal dialysis catheter – a single center experience and literature review. *J Surg Res, 159,* 489–496.
16. Voss D., Hawkins S., Poole G. & Marshall M. (2012). Radiological versus surgical implantation of first catheter for peritoneal dialysis: a randomized non-inferiority trial. *Nephrol Dial Transplant, 27,* 4196–4204.
17. Ozener C., Bihorac A. & Akoglu E. (2001). Technical survival of CAPD catheters: comparison between percutaneous and conventional surgical placement techniques. *Nephrol Dial Transplant, 16,* 1893–1899.
18. van Laanen J.H.H., Cornelis T., Mees B.M. et al. (2018). Randomized controlled trial comparing open versus laparoscopic placement of a peritoneal dialysis catheter and outcomes: the CAPD I trial. *Perit Dial Int, 38,* 104–112.
19. Hagen S.M., Lafranca J.A., Steyerberg E.W. et al. (2013). Laparoscopic versus open peritoneal dialysis catheter insertion: a meta-analysis. *PLoS One, 8,* e56351.
20. Xie H., Zhang W., Cheng J. & He Q. (2012). Laparoscopic versus open catheter placement in peritoneal dialysis patients: a systematic review and meta-analysis. *BMC Nephrol, 13,* 69.

21. Shrestha B.M., Shrestha D., Kumar A. et al. (2018). Advanced laparoscopic peritoneal dialysis catheter insertion: systematic review and meta-analysis. *Perit Dial Int, 38,* 163–171.
22. Moncrief J.W., Popovich R.P., Broadrick L.J. et al. (1993). The Moncrief-Popovich catheter. A new peritoneal access technique for patients on peritoneal dialysis. *Asaio J, 39,* 62–65.
23. Cho Y., Boudville N., Palmer S.C. et al. (2018). Practice of peritoneal dialysis catheter flushing in Australia and New Zealand: multi-center cross-sectional survey. *Perit Dial Int, 38,* 98–103.
24. Wallace E.L., Fissell R.B., Golper T.A. et al. (2016). Catheter insertion and perioperative practices within the ISPD North American Research Consortium. *Perit Dial Int, 36,* 382–386.
25. Brown P.A., McCormick B.B., Knoll G. et al. (2008). Complications and catheter survival with prolonged embedding of peritoneal dialysis catheters. *Nephrol Dial Transplant, 23,* 2299–2303.
26. Crabtree J.H. & Burchette R.J. (2013). Peritoneal dialysis catheter embedment: surgical considerations, expectations, and complications. *Am J Surg, 206,* 464–471.
27. Gadallah M.F., Torres-Rivera C., Ramdeen G. et al. (2001). Relationship between intraperitoneal bleeding, adhesions, and peritoneal dialysis catheter failure: a method of prevention. *Adv Perit Dial, 17,* 127–129.
28. Povlsen J.V. & Ivarsen P. (2006). How to start the late referred ESRD patient urgently on chronic APD. *Nephrol Dial Transplant, 21, Suppl 2,* ii56–59.
29. Ranganathan D., John G.T., Yeoh E. et al. (2017). A randomized controlled trial to determine the appropriate time to initiate peritoneal dialysis after insertion of catheter (Timely PD study). *Perit Dial Int, 37,* 420–428.
30. Povlsen J.V., Sorensen A.B. & Ivarsen P. (2015). Unplanned start on peritoneal dialysis right after PD catheter implantation for older people with end-stage renal disease. *Perit Dial Int, 35,* 622–624.
31. Pai M.F., Yang J.Y., Chen H.Y. et al. (2016). Comparing long-term outcomes between early and delayed initiation of peritoneal dialysis following catheter implantation. *Ren Fail 38,* 875–881.
32. See E.J., Cho Y., Hawley C.M. et al. (2016). Early and late patient outcomes in urgent-start peritoneal dialysis. *Perit Dial Int, 37,* 414–419.
33. Dejardin A., Robert A. & Goffin E. (2007). Intraperitoneal pressure in PD patients: relationship to intraperitoneal volume, body size and PD-related complications. *Nephrol Dial Transplant, 22,* 1437–1444.
34. Li P.K., Szeto C.C., Piraino B. et al. (2016). ISPD Peritonitis recommendations: 2016 update on prevention and treatment. *Perit Dial Int, 36,* 481–508.

35. Szeto C.C., Li P.K., Johnson D.W. et al. (2017). ISPD catheter-related infection recommendations: 2017 update. *Perit Dial Int, 37,* 141–154.
36. Tzamaloukas A.H., Gibel L.J., Eisenberg B. et al. (1990). Early and late peritoneal dialysate leaks in patients on CAPD. *Adv Perit Dial, 6,* 64–71.
37. Vijt D., Castro M.J., Endall G. et al. (2004). Post insertion catheter care in peritoneal dialysis (PD) centres across Europe – part 2: complication rates and individual patient outcomes. *Edtna Erca J, 30,* 91–96.
38. Uchiyama K., Kamijo Y., Yoshida R. et al. (2016). Importance of neurogenic bladder as a cause of drainage failure. *Perit Dial Int, 36,* 232–233.
39. Kahveci A., Ari E., Asicioglu E. et al. (2010). Peritoneal dialysis catheter removal by nephrologists: technical aspect from a single center. *Perit Dial Int, 30,* 570–572.
40. Quiroga I.M., Baboo R., Lord R.H. & Darby C.R. (2001). Tenckhoff catheters post-renal transplantation: the 'pull' technique? *Nephrol Dial Transplant, 16,* 2079–2081.
41. Grieff M., Mamo E., Scroggins G. & Kurchin A. (2017). The 'Pull' technique for removal of peritoneal dialysis catheters: a call for re-evaluation of practice standards. *Perit Dial Int, 37,* 225–229.

Peritonealdialyse-Verordnung

Gabriele Schott

Die Verordnung der Peritonealdialyse orientiert sich an *Behandlungszielen*. Neben den durch ISPD, KDOQI und EBPG vorgegebenen Parametern sollten die Phosphat- und Natriumelimination, der Volumenhaushalt, die Kontrolle des Säure-Basen-Haushaltes, die Blutdruckeinstellung und nicht zuletzt der Ernährungszustand und die Lebensqualität des Patienten und die Akzeptanz des Verfahrens berücksichtigt werden.

EBPG/ISPD-Ziele
- Ultrafiltration ≥ 1,0 l/d.
- wKt/V ≥ 1,7, wCrCl > 45 l bei APD.
- Werden diese Ziele nicht erreicht, ist ein sorgfältiges Monitoring in Bezug auf Hydratationszustand, Urämiesymptome und Malnutrition erforderlich.

Kenntnisse über die renale Restfunktion, die peritonealen Transporteigenschaften, Gewicht und Körperoberfläche des Patienten, den Ernährungsstatus, über Komorbiditäten und auch soziale Faktoren (Berufstätigkeit, evtl. erforderliche Assistenz) sind erforderlich.

Die neuen Handlungsempfehlungen der ISPD favorisieren eine *high-quality goal-directed* Peritonealdialyse. Die Clearancewerte stellen nur einen Aspekt dar. Die Ziele sind patientenzentriert formuliert und beinhalten die oben genannten Kofaktoren, Komorbiditäten sowie soziale Aspekte. Eine gemeinsame Entscheidungsfindung zwischen Patient, Arzt und Pflegeteam (shared-decision-making) wird empfohlen.

Bei erhaltener Nierenrestfunktion, Frailty, geriatrischen Patienten oder in palliativen Situationen, besteht die Möglichkeit die Behandlung mit einer geringeren Intensität zu beginnen *(Incremental peritoneal dialysis)*. Die Peritonealdialyse (PD) stellt nur einen Anteil des Behandlungskonzeptes dar, unter Umständen steht die Symptomkontrolle im Vordergrund.

Die verschiedenen *PD-Verfahren* unterscheiden sich durch die Anzahl der Wechsel, Verweilzeiten, die Behandlungsdauer und das

Abbildung 1
Peritonealdialyse-
verfahren (aus Vichytil &
Haag-Weber, 2004)

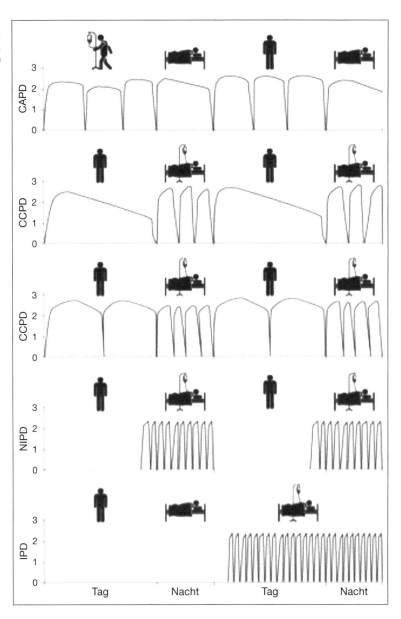

Füllvolumen (Abbildung 1). Es stehen verschiedene Dialysierlösungen für die Behandlung zur Verfügung.

CAPD und APD unterscheiden sich unter anderem durch die Verweildauern, die Füllvolumina bzw. den intraabdominellen Druck, die Glukoseabsorption und die Natriumelimination sowie durch die Mittelmolekülclearance und durch den technischen Aufwand. Die CAPD ist durch längere Verweildauern und die größte mögliche Kontinuität gekennzeichnet. Der intraabdominelle Druck ist in liegender Position geringer, so dass die APD höhere Füllvolumina ermöglicht.

Die Kenntnis der individuellen peritonealen Transporteigenschaften ist für die adäquate Verordnung des PD-Regimes erforderlich.

Durch den *peritonealen Äquilibrationstest (PET)* wird die Kinetik des Substanztransports über die Peritonealmembran, d.h. die Zeit bis zum Erreichen eines Gleichgewichtes zwischen Blut und Dialysat für verschiedene Substanzen (Kreatinin, Harnstoff, Glukose) ermittelt. Die Bezeichnung des Transportertyps richtet sich nach der kleinmolekularen Transportgeschwindigkeit (Harnstoff).

Langsame Transporter *(Low- und Low-average-Transporter)* haben eine geringere Clearance kleinmolekularer Substanzen, sie profitieren von der CAPD oder CCPD mit längeren Verweildauern und höheren Füllvolumina. Sie haben eine gute Ultrafiltration aufgrund des langsamen Abfalls der Dialysatglukose.

Schnelle Transporter *(High-average- und High-Transporter)* profitieren von den kürzeren Verweilzeiten bei der APD. Es ist ein höherer Umsatz an Dialysierflüssigkeit möglich mit einer höheren Ultrafiltration je Gramm absorbierter Glukose. Die Clearance kleiner Solute ist gut; um eine gute Clearance größerer Moleküle (u.a. Phosphat) zu gewährleisten, sollte eine Füllung im langen Intervall erfolgen. Das Risiko einer geringen Natriumelimination sollte beachtet werden.

Die peritoneale Phosphatclearance korreliert gut mit der peritonealen Kreatininclearance und nicht mit der Harnstoffclearance (Kt/V).

Das Drei-Poren-Modell (Abbildung 2) beschreibt die Transportmechanismen durch die peritoneale Membran. Kleine interzelluläre

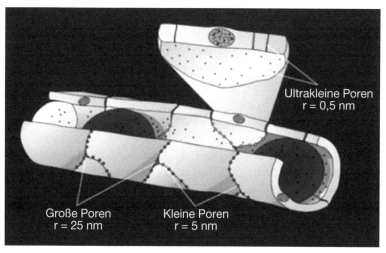

Abbildung 2
Das Drei-Poren-Modell

KOF (m²)	Low-Transporter	Low average-Transporter	High average-Transporter	High-Transporter
< 1,7	CAPD/APD 10–12,5 l	CAPD/APD+ 10–12,5 l	CAPD/APD+* 10–12,5 l	APD* 10–12,5 l
1,7–2,0	CAPD+/APD 12,5–15 l	APD+ 12,5–15 l	APD+* 12,5–15 l	APD+* 12,5–15 l
> 2,0	CAPD+	APD+ 15–20 l	APD+* 15–20 l	APD+* 15–20 l

+ zusätzlicher Wechsel; * Icodextrin

Tabelle 1
Verordnungsbeispiele für typische PD-Regime zum Erreichen einer adäquaten Clearance (mod. nach Freehally, Floege & Johnson, 2007)

Poren und große Poren (endotheliale Lücken) sind verantwortlich für den diffusiven und konvektiven Stofftransport. Die ultrakleinen, transzellulären Poren (Aquaporine) sind verantwortlich für die reine Wasserelimination. Diese macht ca. 40 bis 50 Prozent der gesamten Ultrafiltration aus. In den ersten ein bis zwei Stunden der Verweilzeit findet ein großer Anteil der Ultrafiltration über die Aquaporinkanäle statt. Da diese nicht für Natrium durchlässig sind, kommt es bei kurzen Verweilzeiten zu einer geringeren Natriumelimination.

Eine *Anpassung der Verordnung* erfolgt bei Nicht-Erreichen der erforderlichen Clearance bzw. Ultrafiltration unter Berücksichtigung der klinischen Parameter (Volumenstatus, Blutdruck, Urämiesymptome, Ernährungsstatus und Lebensqualität) nach vier bis sechs Wochen und im Verlauf der Behandlung (s. Tabelle 1).

Eine *Steigerung der Effektivität* wird bei der CAPD durch Steigerung des Füllvolumens oder zusätzliche Wechsel erreicht. Bei der APD wird die Effektivität durch eine lange Verweilzeit am Tage oder einen zusätzlichen Tageswechsel gesteigert. Eine längere nächtliche Behandlungsdauer oder Steigerung der Füllvolumina erhöht ebenfalls die Effektivität. Die Einführung eines Tidalregimes steigert die Effektivität in der Regel nicht. Mit der adaptierten APD besteht die Möglichkeit, kurze und lange Verweildauern in der Nacht zu kombinieren, um Vorteile für die Ultrafiltration und die Clearance größerer Moleküle zu nutzen. Nicht zu vernachlässigen ist, dass die Einlauf- und Auslaufzeiten bei hoher Zykluszahl und kurzer Verweildauer die effektive Behandlungsdauer erheblich reduzieren (Abbildung 3).

Die Anpassung des Regimes kann durch Modeling-Software der Peritonealdialyseanbieter erleichtert werden. Sie ist als Unterstützung zu sehen und ersetzt nicht die Erfahrung des behandelnden Arztes und seine Beurteilung. Voraussetzung sind auch hier Informationen über Patientengröße und -gewicht, die Nierenrestfunktion und die peritoneale Funktion. Je mehr Informationen vorliegen, umso genauer ist das Ergebnis des Modelings. Neben dem PET-Test ist in der Regel eine 24-Std.-Dialysat- und Urinanalyse erforderlich.

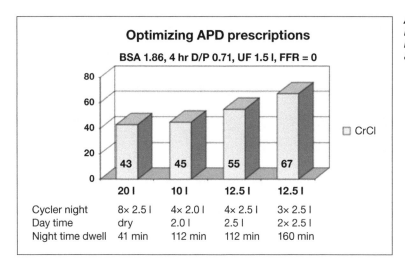

Abbildung 3
Effektivitätssteigerung bei APD (nach Nolph & Gokal, 2009)

Der Prozess der diffusiven Elimination ist mathematisch sehr gut simulierbar. Es können Behandlungsziele formuliert werden (Kt/V oder Ultrafiltration) oder eine bestimmte Verordnung modifiziert werden. Die Software berechnet Clearance-Daten, Ultrafiltrationsmengen und z.B. die Glukoseabsorption eines Regimes. Beim Modeling nach Therapiezielen werden Vorschläge für Dialyseregimes berechnet.

Zur Verordnung eines PD-Regimes gehört die Auswahl der adäquaten *Dialysierlösungen*. Sie unterscheiden sich durch das osmotische Agens, durch den Puffer und die Pufferkapazität (Laktat, Bikarbonat, Laktat-Bikarbonat-Gemische), durch den Elektrolytgehalt (Calcium) und durch den Gehalt von Glukoseabbauprodukten (Einkammer-/Mehrkammerbeutel).

Als osmotisch wirksame Substanzen stehen Glukose in verschiedenen Konzentrationen, Polyglukose und Aminosäuren zur Verfügung.

Lösungen mit hoher Glukosekonzentration können zur Hyperglykämie und Hyperinsulinämie führen. Sie haben eine höhere lokale Glukosetoxizität, fördern die Bildung von AGEs und die peritoneale Neoangiogenese. Dennoch kann ihr Einsatz bei Hypervolämie und unzureichender Ultrafiltration erforderlich sein (vgl. Abbildung 4).

Icodextrin ist ein Glukosepolymer, welches in einer 7,5-prozentigen Lösung vorliegt. Insbesondere bei High-Transportern führt es zu einer verbesserten und schonenden Ultrafiltration. Da die Ultrafiltration nicht über die Aquaporinkanäle erfolgt, wird die Natriumelimination verbessert. Icodextrin wird in der langen Verweilzeit eingesetzt und ist für die einmal tägliche Anwendung geeignet.

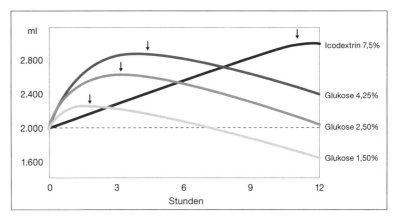

Abbildung 4
Ultrafiltrationsprofile
(Rippe et al., 2000)

Aminosäurehaltige Lösungen können bei Malnutrition oder hohen peritonealen Proteinverlusten eingesetzt werden. Sie ermöglichen ebenfalls eine Ultrafiltration ohne Glukoseabsorption und ein Eiweißsupplement ohne Phosphatbelastung. Sie sind für den einmal täglichen Einsatz in der kurzen Verweilzeit geeignet, bei höherem Einsatz besteht das Risiko einer Azidose. Es sollte eine gleichzeitige Nahrungsaufnahme stattfinden, um die Metabolisierung der Aminosäuren zu ermöglichen.

Zusammenfassend bietet die PD individuelle Behandlungsmöglichkeiten. Die Kenntnis der peritonealen Transporteigenschaften, der Nierenrestfunktion und der Komorbiditäten ist erforderlich, um ein adäquates Regime zu verordnen. Ein steady state mit der Möglichkeit, die Transporteigenschaften zu beurteilen, ist erst acht bis zwölf Wochen nach Behandlungsbeginn erreicht. Bei nachlassender Nierenrestfunktion ist eine Anpassung des Regimes erforderlich. Die CAPD ist vor allem für langsame Transporter mit Restfunktion geeignet. Schnelle Transporter profitieren von der APD. Eine Füllung in der langen Verweilzeit verbessert die Clearance größerer Moleküle und sollte in der Regel erfolgen. Eine Ausnahme stellen die intermittierenden Verfahren bei kardiorenalem Syndrom und gut erhaltener Restfunktion dar. Die Anpassung des Regimes kann durch Modeling Software unterstützt werden, die Beurteilung durch den erfahrenen Nephrologen ist aber immer erforderlich.

Literatur

Blake et al.; Canadian Society of Nephrology Work Group on Adequacy of Peritoneal Dialysis (2011). Clinical practice guidelines and recommendations on peritoneal dialysis adequacy 2011. *Perit Dial Int, 31,* 218–239. doi:10.3747/pdi.2011.00026

Brown E.A. et al. (2020). International Society for Peritoneal Dialysis practice recommendations: Prescribing high-quality goal-directed peritoneal dialysis. *Peritoneal Dialysis International, 40 (3),* 244–253.

Feehally J., Floege J. & Johnson R.J. (2007). *Comprehensive clinical nephrology* (3rd ed.). Maryland Heights, MO: Mosby.

Fresenius Medical Care (2012). *PatientOnLine.* Bad Homburg.

Khanna R. & Krediet R. T. (2009). *Nolph and Gokal's textbook of peritoneal dialysis* (3rd ed.). New York: Springer.

Krediet R.T.; European Best Practice Guideline Working Group on Peritoneal Dialysis (2005). European best practice guidelines. *Nephrology Dialysis Transplantation, 20 (Suppl 9).* doi:10.1093/ndt/gfi1114

Rippe et al. (2000). Computer simulations of ultrafiltration profiles for an icodextrin-based peritoneal fluid in CAPD. *Kidney Int, 57,* 2546–2556.

Vichytil & Haag-Weber (2004). *Dialyseverfahren in Klinik und Praxis* (6. Aufl.). Stuttgart: Thieme.

Wai-Kei L. et al. (2006). ISPD guidelines and recommendations. *PDI, 26,* 520–522.

Woodrow et al. (2017). Renal Association Clinical Practice Guideline on peritoneal dialysis in adults and children. *BMC Nephrology, 18,* 333.

PD-Komplikationen
Horst-Walter Birk

Einleitung

Um Peritonealdialyse-(PD)-Patienten die Vorteile ihres kontinuierlichen Heimdialyseverfahrens möglichst lange erhalten zu können, sind Kenntnisse der möglichen PD-typischen Komplikationen sowie von deren Ursachen, Diagnostik, Therapie und Prävention unerlässlich. Bei der Vielzahl möglicher und vorbeschriebener PD-Komplikationen muss und soll diese Übersicht den Fokus auf die im PD-Alltag typischen und häufig auftretenden Probleme legen. Nachfolgend werden mechanische, dialyselösungsbedingte und infektiöse PD-Komplikationen beschrieben. Detailliertere Informationen bieten die entsprechenden Leitlinien (Crabtree et al., 2019; Szeto et al., 2017; Brown et al., 2017; Li et al., 2016), Übersichtsarbeiten (Stuart et al., 2009; Mehrotra et al., 2016; Ratajczak et al., 2017; Cho et al., 2018) und Artikel in *UpToDate*® (https://www.uptodate.com).

Katheter-Dislokation und -Funktionsstörungen

Zu Beginn der PD-Behandlung kommt es häufig zu inkompletten Dialysat-Ausläufen mit der Gefahr der Volumenretention und Überwässerung. Häufigste Ursachen sind Obstipation/Konstipation

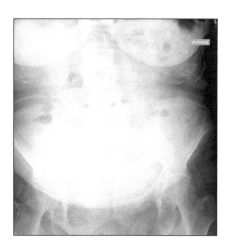

Abbildung 1
Abdomenleeraufnahme im Stehen: Katheterfehllage bei Obstipation

(Crabtree et al., 2019) mit Anheben oder Kompression der PD-Katheterspitze, diagnostisch wegweisend sind hier Abdomenleeraufnahmen im Stehen (Abbildung 1).

Die Therapie besteht initial in konsequenten Abführmaßnahmen, gefolgt von der täglichen Gabe stuhlregulierender Agentien (z.B. Lactulose, Macrogol). Auch bei stärkeren PD-Katheterdislokationen nach kranial oder dorsal kann mittelfristig zunächst der Effekt von Abführmaßnahmen abgewartet werden. Sollte es zu Störungen der Ein- und/oder Auslaufgeschwindigkeit oder zu zunehmender Überwässerung kommen oder eine spontane Repositionierung des PD-Katheters im Verlauf ausbleiben, bietet die laparoskopische Revision die höchsten Erfolgsaussichten (Yilmazlar et al., 2006). Der interventionelle Einsatz von „stiff wire"-Manipulationen führt nur selten zur dauerhaften Lagekorrektur (Miller et al., 2012). In seltenen Fällen findet sich – insbesondere bei APD-Patienten mit geringer Körpergröße – bei der laparoskopischen Revision eine Umwickelung des Katheters mit Omentum („omental wrapping") als Ursache von persistierender Katheterfehllage und -dysfunktion (Abbildung 2). Nach Desobliteration des Katheters und ggf. partieller oder totaler Omentektomie können hier meistens Lage und Funktionalität des Katheters wiederhergestellt und die PD fortgesetzt werden (Kimmelstiel et al., 1993; Sainaresh et al., 2012).

Beim Auftreten von Auslaufstörungen (zu langsam, inkomplett) trotz radiologisch normaler Position der Katheterspitze im kleinen Becken und fehlenden Hinweisen auf eine Obstipationsursache müssen – insbesondere, wenn gleichzeitig auch Einlaufstörungen bestehen – eine Katheterobliteration durch intraluminale Thromben oder eine Kathetereinscheidung durch Fibrinsheets sowie eine mögliche Knickbildung des Katheters im Tunnelverlauf ausgeschlossen werden. Zur Diagnostik dient hier die radiologische Darstellung des PD-Katheters nach Einspritzung von 20 ml nichtionischem Röntgenkontrastmittel (Rö-KM). Bei Nachweis intraluminaler Throm-

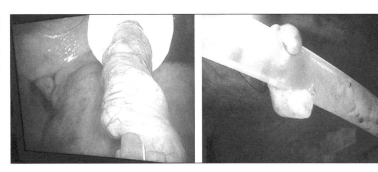

Abbildung 2
Laparoskopie bei Katheterdysfunktion: Omental wrapping mit Obliteration des Katheterlumens

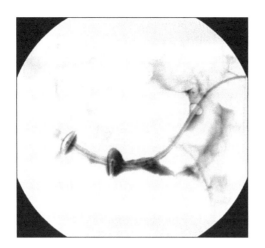

Abbildung 3
Katheterdarstellung mit Rö-KM: Fibrineinscheidung des Katheterendes

ben kann eine Lyse mit Fibrinolytika (z.B. 100.000 i.E. Urokinase über 10 Stunden mit Perfusor) erfolgreich sein (Farooq & Freischlag, 1997), bei Fibrineinscheidungen (Abbildung 3) wird eine laparoskopische Revision notwendig. Knickbildungen des PD-Katheters treten meist am Übergang von Faszie zur Subkutis auf und bedürfen einer operativen Korrektur.

Zur Prävention von Katheterfehllagen gehören Abführmaßnahmen vor der PD-Katheter-Implantation, die korrekte Planung der Katheter-Implantationshöhe in Abhängigkeit von der Körpergröße des Patienten, intraoperativ die korrekte Platzierung des Katheters im kleinen Becken sowie die initial kranial gerichtete Ausleitung des Katheters in der Bauchwand (Crabtree, 2006). Bei gecurlten Kathetern treten Fehllagen häufiger auf als bei geraden (Xie et al., 2011; Hagen et al., 2014), bei geraden Tenckhoff-Kathetern und offen-chirurgischer Implantationtechnik ist in 7,6 Prozent der Fälle mit einer Katheterfehllage zu rechnen (Liu & Hooi, 2010).

Dialysat-Leckagen

Bei der offen-operativen Anlage wird der PD-Katheter nach perimedianer Eröffnung der Bauchhöhle eingeführt, nachfolgend durch Tabaksbeutelnaht des Peritoneums abgedichtet (bei Tenckhoff-/Oreopoulos-Zellermann-Kathetern zwischen Perle und Dacronscheibe) und durch Naht von Faszie und Muskulatur in der Lage fixiert. Bei Techniken zur Einbringung von PD-Kathetern ohne Eröffnung der Bauchhöhle an der Implantationsstelle kann eine Abdichtung durch Tabaksbeutelnaht nicht durchgeführt werden. Um eine postoperative Einheilung und Abdichtung des PD-Katheters zu gewährleisten, empfehlen die ISPD-Leitlinien eine Latenz zwischen PD-Katheterimplantation und PD-Beginn von mindestens zwei Wochen (Crabtree et al., 2019). Gelingt die primäre Abdichtung des PD-Katheters nicht, kommt es bei den ersten Füllungen zum Austritt von Dialysat aus dem Bauchraum entlang des Katheters zum Exit und hier zum sichtbaren Flüssigkeitsaustritt (Früh-Leckage). Oft findet sich zusätzlich ein diffuses Einlaufen von Dialysat in die Bauchdecke mit einer tastbaren Schwellung, das Bauchdeckenödem lässt sich sonografisch gut darstellen. Mit einem Teststreifen lässt sich durch Nachweis von hohen Glukosekonzentrationen in der Flüssigkeit eine Dialysatleckage (Differentialdiagnose zu seröser Wundflüssigkeit) sichern. Therapeutisch wird die PD-Behandlung für zwei bis vier Wochen pausiert. Die Häufigkeit von Frühleckagen nach offen-operativer Implantation von geraden Tenckhoff-Kathetern liegt bei 3,1 Prozent (Liu & Hooi, 2010). Kommt es nach dem 30. Tag nach PD-Beginn zum Auftreten von Leckagesymptomen (Spät-Leckage), ist dies in der Regel auf eine sekundäre Leckbildung nach körperlichen Anstrengungen mit starker Erhöhung des intraabdominellen Drucks zurückzuführen. Therapeutisch erfolgt ebenfalls eine mehrwöchige PD-Pause.

Zu Dialysat-Leckagen mit Bauchdeckenödem kann es auch durch Hernien (Nabel-, Leisten-, Narbenhernien) nach kleinen Einrissen des Peritoneums bei Einklemmungen kommen. Bei offenem Processus vaginalis treten Hydrozelen und/oder Genitalödeme auf. Die Therapie besteht meist in der operativen Hernienversorgung nach Lichtenstein. Ist bei Bauchdecken- oder Genitalödemen die Lokalisation der Leckage unklar, kann zur Diagnostik eine Dialysatfüllung unter Zusatz von drei Prozent nichtionischem Rö-KM weiterhelfen: Im Computertomogramm (CT) kann die Stelle des Rö-KM-Austritts nach zwei bis vier Stunden Verweilzeit lokalisiert werden (Stuart et al., 2009).

Nicht so selten (ca. 1,6%–1,9%) kommt es zur peritoneo-pleuralen Leckage mit Entwicklung eines Pleuraergusses, häufig direkt nach Beginn der PD-Therapie, meist rechtsseitig und gehäuft bei Frauen. Als Ursache werden hier angeborene kleine Lücken im Zwerchfell postuliert (Nomoto et al., 1989; Tang et al., 2003). Zur Diagnose dienen der Nachweis von gegenüber dem Serum erhöhten Glukosekonzentrationen im Pleurapunktat oder eine Dialysatfüllung mit drei Prozent Rö-KM und Nachweis von Rö-KM im Pleuraerguss durch CT. Der Pleuraerguss klingt nach Sistieren der PD ab. Therapeutisch kann bei dringendem PD-Wunsch oder medizinischen Gründen zur PD-Fortsetzung eine kontrollierte Pleurodese im Zwerchfellbereich per videoassistierter Thorakoskopie (VATS) versucht werden (Tang et al., 2003; Lew, 2010). Ansonsten sollte die PD-Behandlung beendet werden.

Zur Prävention von Leckagen ist das Einhalten einer genügenden Latenzzeit zwischen PD-Katheterimplantation und PD-Beginn wichtig, diese sollte nach ISPD-Leitlinie mindestens zwei Wochen betragen, der Dialysestart sollte zudem mit reduzierten Füllvolumina (1.000 ml) erfolgen (Crabtree et al., 2019). Bei kürzeren Latenzzeiten spricht man von akuter PD-Einleitung („*urgent start PD*"). Bei offener Operationstechnik unter Verwendung von Tenckhoff-Kathetern mit Perle und Scheibe am peritonealen Übergang traten bei PD-Beginn nach dem siebten postoperativen Tag gegenüber der > 14-tägigen Wartezeit keine gehäuften Komplikationen auf (Liu et al., 2014). Bei klinischer Notwendigkeit eines früheren PD-Starts sollte zur Reduktion des intraabdominellen Drucks eine APD im Liegen eingesetzt werden (Povlsen et al., 2015). Patienten sollten Erhöhungen des intraabdominalen Drucks durch Heben von Lasten > 10 kg sowie isometrische Sportarten vermeiden.

Hernien

Präexistente Hernien finden sich bei ca. 17 Prozent der zur PD-Katheterimplantation anstehenden Patienten (Garcia-Urena et al., 2006) und sollten im Rahmen der PD-Katheterimplantation mitversorgt werden (Tom et al., 2018). Zu einem Neuauftreten abdomineller Hernien unter PD-Therapie kommt es bei entsprechend disponierten Patienten in einer Häufigkeit von 0,04 bis 0,08 pro Patient und Jahr (Leblanc et al., 2001). Ursache sind anatomisch präformierte Schwachstellen sowie der bei gefülltem Bauch und insbesondere beim Husten oder Pressen stark erhöhte intraabdominelle Druck. Unter PD neu aufgetretene Hernien haben die Tendenz zur Vergrößerung und sollten zeitnah chirurgisch saniert werden. Durch das Einbringen von Kunststoffnetzen können die Hernien rezidivsicher verschlossen werden (Martinez-Mier et al., 2008), bei der Netzanlage in Sublay-Technik liegt das Netz extraperitoneal in der Bauchwand, die Abdominalhöhle wird nicht eröffnet. Nach der Operation werden 14 Tage PD-Pause unter antibiotischer Abdeckung empfohlen. Zur Prävention sollten PD-Patienten intraabdominelle Druckspitzen vermeiden: Pressen bei Obstipation/Konstipation, Heben schwerer Lasten über 10 kg und isometrische sportliche Belastungen. Patienten mit erhöhtem Hernienrisiko sollte eine nächtliche APD-Therapie angeraten werden, da der intraabdominelle Druck im Liegen niedriger ist.

Schädigung der Peritonealmembran im PD-Verlauf

Durch schädigende Einflüsse der PD-Lösungen kommt es mit zunehmender PD-Dauer zur einfachen peritonealen Sklerose, strukturellen Umbauvorgängen mit Verdickung der Peritonealmembran und Hypervaskularisierung (Williams et. al. 2002; Honda et al., 2008), Folgen sind ein Rückgang der Ultrafiltration (Membranversagen Typ I) oder eine Verminderung der diffusiven Durchlässigkeit (Membranversagen Typ II) (Ronco et al., 1990). Die mögliche Dauer einer PD-Behandlung wird hierdurch – in Abhängigkeit von der renalen Restfunktion – auf ca. fünf bis acht Jahre limitiert. Gehäufte Peritonitiden können zu zusätzlichen Schädigungen führen und die mögliche PD-Dauer weiter verkürzen (Williams et al., 2003). Nach sehr langer PD-Dauer (> 5 Jahre) kann sich aus der einfachen peritonealen Sklerose, ausgelöst durch unterschiedliche „second hit"-Faktoren (langjährige Verwendung hochprozentiger Glukoselösungen, gehäufte Peritonitiden) sehr selten eine enkapsulierende peritoneale Sklerose (EPS) mit ausgeprägten fibrosierenden Veränderungen des Peritoneums, Verklebungen adhärenter Darmschlingen und hoher Mortalität entwickeln (Brown et al., 2017).

Zur Prävention von Membranschädigungen wird auf den Einsatz biokompatibler PD-Lösungen mit möglichst niedrigen Glukosekonzentrationen oder alternativen Osmotika gesetzt, für die Wirksamkeit dieses Ansatzes gibt es aber bislang keine klaren Evidenzen (Cho et al., 2013), eine aktuelle pädiatrische Studie konnte auf Basis von Peritonealbiopsien keine Vorteile der biokompatiblen Lösungen nachweisen (Schaefer et al., 2018). Zur EPS-Prävention sollte bei Patienten mit geringer/fehlender renaler Restfunktion und nach mehrjährigem Einsatz höherprozentiger Glukoselösungen eine Fortsetzung der PD-Therapie über das fünfte Jahr hinaus eher vermieden werden (Brown et al., 2017).

Hypokaliämie

Alle verfügbaren PD-Lösungen sind kaliumfrei. Unter kontinuierlicher PD-Therapie entwickeln bei guter renaler Restfunktion ca. ein Drittel der Patienten eine chronische Hypokaliämie (Torlén et al.,

2012), ca. 30 Prozent benötigen eine medikamentöse Kaliumsubstitution (Khan et al., 1996). Hypokaliämien unter 3,5 mval/l führen zu erhöhter Mortalität (Xu et al., 2014; Ribeiro et al., 2015). Sollten kaliumreiche Kost und medikamentöse Kaliumsubstitution in Einzelfällen nicht zur Korrektur der Hypokaliämie führen, ist der Einsatz von Aldosteronantagonisten unter engmaschigen Laborkontrollen zu erwägen (Ito et al., 2014).

Exit-/Tunnelinfektionen

Nach den aktuellen ISPD-Leitlinien liegt eine Exitinfektion nur beim Auftreten einer purulenten Sekretion aus dem Exit vor, eine Tunnelinfektion ist als Rötung und Druckschmerzhaftigkeit im Tunnelverlauf oder als sonografischer Nachweis eines Flüssigkeitssaums um den PD-Katheter im Tunnel definiert (Szeto et al., 2017). Minderschwere infektiös-entzündliche Veränderungen des Exits wie Umgebungsrötungen, Granulom- oder Krustenbildungen fallen nicht unter diese Definition. Die zuvor übliche, in der Praxis nützliche, differenzierte Erfassung und Stadieneinteilung von Exitveränderungen wurde aufgegeben. In der Praxis finden sich chronisch-entzündliche Exit-Veränderungen (Abbildung 4b und 4d) sehr häufig, akute Exitinfektionen mit eitrigem Sekret (Abbildung 4c) dagegen selten.

Tunnel- und Exitinfektion liegen, insbesondere bei chronischen Verläufen, sehr häufig gemeinsam vor und bilden eine kausale Infek-

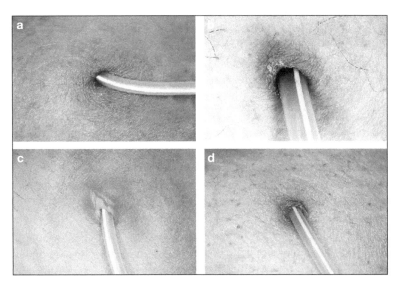

Abbildung 4a-d
Exitveränderungen:
a) normaler Exit,
b) geringgradige
  Exitinfektion mit Umgebungsrötung,
c) akute Exitinfektion
  mit Eitersekretion,
d) chronische Exitinfektion

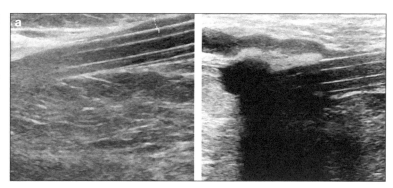

Abbildung 5
Tunnelsonografie:
a) Infektion äußerer Tunnel,
b) Infektion innerer Tunnel

tionsentität. Sonografisch lassen sich Tiefe und Ausmaß von Tunnelinfektionen sowie die Beteiligung der Kathetercuffs sehr differenziert erfassen (Kwan et al., 2004; Swartz et al., 2018). Bei den empfohlenen 2-Cuff-Kathetern (Crabtree et al., 2019) können Infektionen des äußeren und des inneren Tunnels unterschieden werden (Abbildung 5). Die Angaben zur Häufigkeit von Exitinfektionen schwanken mit deren Definition (Sangeetha et al., 2018).

Die Therapie von Exit-/Tunnelinfektionen richtet sich nach Lokalbefund, Tunnelsonografie, mikrobiologischem Abstrich und systemischen Entzündungszeichen (Crabtree et al., 2019). Bei leichten Exitinfektionen ohne eitriges Sekret (Abbildung 4b und 4d) und ohne Tunnelbeteiligung können zunächst lokal applizierte Antibiotika in Tropfen- oder Salbenform eingesetzt werden, um ein Fortschreiten und eine Beteiligung des Tunnels zu verhindern. Akute Exitinfektionen mit Eitersekretion zeigen sehr häufig Tunnel- und/oder Cuff-Beteiligungen und bedürfen einer systemischen Antibiotikatherapie für mindestens zwei bis vier Wochen, ursächlich sind bei 60 Prozent grampositive Erreger (Bernadini et al., 2005). Zur kalkulierten Therapie sollten bis zum Vorliegen des Abstrichbefundes Staphylokokken-gerichtete Antibiotika (Flucloxacillin, Clindamycin, Oralcephalosporine) eingesetzt werden. In schweren Fällen mit systemischen Entzündungszeichen oder Beteiligung des inneren Tunnels ist eine stationäre Antibiotika-Kombinationstherapie unter Mitabdeckung gramnegativer Erreger einschließlich der Pseudomonasgruppe erforderlich, hier droht eine fortgeleitete Peritonitis. Bei Nichtansprechen einer mehrwöchigen Antibiotikatherapie, Infektionen des inneren Tunnels oder Auftreten einer begleitenden Peritonitis ist eine Explantation des PD-Katheters indiziert (Crabtree et al., 2019).

Die Prävention von Exit-/Tunnelinfektionen beginnt schon im OP mit intravenöser Antibiotikaprophylaxe (Szeto et al., 2017) und der Anlage eines für mehrere Tage verbleibenden Exit-Verbandes. Danach sind regelmäßige Reinigung und Desinfektion des Exits und die Begleitung der Exiteinheilung durch erfahrene PD-Pflegekräfte wichtig (Santos et al., 2016). Die ISPD-Leitlinien empfehlen auf Basis von Studien an US-amerikanischen Patienten die tägliche prophylaktische Applikation von Antibiotikasalben (Mupirocin oder Gentamycin) auf den Exit (Szeto et al., 2017), in deutschen PD-Zentren wird hierauf mehrheitlich verzichtet. Ein Cochrane-Review (Campbell et al., 2017) fand keine Vorteile der lokalen Antibiotikaapplikation gegenüber den konventionellen Desinfizientien. Wichtig sind die Händedesinfektion vor, das Tragen eines Mundschutzes während der Exitversorgung und der Verzicht auf Baden. Nasale Staphylokokken-Träger haben gehäufte Exitinfektionen, regelmäßige Nasenabstriche und ggf. nasale Applikation von Antibiotikasalben (Mupirocin oder Gentamycin) reduzieren die Häufigkeit von Exitinfektionen effektiv (The Mupirocin Study Group, 1996; Strippoli et al., 2004).

PD-assoziierte Peritonitis

Das erste Symptom der PD-assoziierten Peritonitis ist der trübe Dialysatauslauf, initiale Bauchschmerzen sind nicht obligat und treten eher bei schon länger bestehender Peritonitis auf. APD-Patienten bemerken die initiale Dialysattrübung selten und stellen sich meist mit schon länger bestehender Peritonitis vor. Diagnostisch wegweisend ist der Nachweis von segmentkernigen Granulozyten im Dialysat mit Zellzahlen > 100 Zellen/µl (Tranaeus et al., 1989). Dialysattrübungen ohne Granulozytennachweis haben nichtinfektiöse Ursachen und können nach fettreichen Mahlzeiten oder unter antihypertensiver Therapie mit Lecarnidipin auftreten (Yoshimoto et al., 1998). Direkt nach Einleitung der PD finden sich häufiger geringgradige Dialysattrübungen mit erhöhten eosinophilen Granulozyten, diese eosinophile Peritonitis gilt als allergische Reaktion auf den Kunststoff der PD-Katheter und klingt in der Regel ohne Therapie ab.

PD-Patienten sollten sich beim Auffallen einer Auslauftrübung umgehend mit dem trüben Beutel im PD-Zentrum vorstellen. Nach Abnahme von Dialysatproben für mikrobiologische Untersuchung und Zellzählung erfolgt die sofortige kalkulierte Antibiotika-Kombinationstherapie zur Abdeckung grampositiver und gramnegativer Erreger. Die ISPD-Leitlinien schlagen Vancomycin *oder* Erstgenerations-Cephalosporin + Gentamycin *oder* Drittgenerations-Cephalosporin vor (Li et al., 2016). Die Applikation erfolgt in der Regel intraperitoneal durch Einspritzen in die Dialysatbeutel. Jedes PD-Zentrum sollte basierend auf der lokalen Erreger-Häufigkeit/-Resistenz hierfür ein Initial-Antibiose-Schema einschließlich der Dosierungen festlegen. Die Häufigkeit der PD-assoziierten Peritonitis soll laut ISPD niedriger als 0,5 Episoden/Jahr liegen, größere deutsche PD-Zentren haben bessere Inzidenzen (0,16–0,33).

Die Peritonitistherapie kann meist ambulant erfolgen, nach Identifikation des Erregers wird die initiale Antibiotikatherapie entsprechend angepasst, bei fehlendem Erregernachweis fortgesetzt. Klinische Besserung und Abfall der Dialysatleukozyten sollten bereits am dritten Therapietag eintreten. Nach Normalisierung der Dialysatleukozytenzahlen wird die Antibiotikatherapie je nach Erreger noch für weitere zwei bis drei Wochen fortgeführt, um Rezidive zu vermeiden (Li et al., 2016).

Häufigste Ursache der PD-assoziierten Peritonitis sind Hygienefehler der Patienten beim Beutelwechsel, häufigste Erreger deshalb Hautkeime. Bei nasalen Staphylokokken-Trägern treten Peritonitiden mit dem gleichen Erreger gehäuft auf. Bei Tunnelinfektionen kann es zur fortgeleiteten Peritonitis kommen, eine Tunnelsonografie sollte deshalb bei jeder Peritonitis erfolgen. Eine frühdiagnostizierte und sofort behandelte PD-assoziierte Peritonitis mit Hautkeimen heilt in der Regel innerhalb weniger Tage folgenlos ab. Angaben zur Peritonitis-Mortalität bei PD-Patienten reichen von zwei bis sechs Prozent, die aktuellste Publikation (Ghali et al., 2011) fand bei australischen Patienten eine Mortalität von 2,6 Prozent und eine Peritonitisrate von 0,6 pro Patient und Jahr.

Bei negativem Erregernachweis und fehlendem Ansprechen der Antibiotikatherapie oder bei Nachweis von Darmkeimen, insbesondere bei Mischinfektionen mit mehreren Erregern, muss das Vorliegen einer gastrointestinal verursachten Peritonitis (Divertikulitis, Appendizitis, Darmperforation oder -ischämie) vermutet und eine stationäre Weiterbehandlung veranlasst werden. Diese sekundären Peritonitiden haben ein deutlich erhöhtes Mortalitätsrisiko (Kern et al., 2002). Bei notwendigen abdominellen Eingriffen muss der PD-Katheter meist entfernt werden.

Beim Auftreten von Rezidiven (gleicher Erreger, erneute Peritonitis innerhalb von vier Wochen nach Beendigung der Antibiose) kann bei Staphylokokken eine Biofilmbildung im PD-Katheter ursächlich sein, hier kann in vielen Fällen durch eine Lysetherapie des PD-Katheters mit nachfolgender Rifampicinbehandlung eine Ausheilung erzielt werden (Demoulin & Goffin, 2009). Ansonsten besteht die Indikation zum Katheterwechsel oder zur -Explantation mit Wechsel zur Hämodialyse. Bei Peritonitiden durch Pilze ist immer eine

Katheterexplantation indiziert, bei Pseudomonasinfektionen häufig (Li et al., 2016).

Zur Prävention der PD-assoziierten Peritonitis sind konsequente hygienische und prophylaktische Maßnahmen entscheidend: Mundschutz, Hände- und Flächendesinfektion, Sanierung von Nasenerregern, Behandlung von Exitproblemen sowie das Befolgen der im PD-Training erlernten Konnektions- und Exitpflege-Vorgaben.

Literatur

Bernardini J., Bender F., Florio T. et al. (2005). Randomized, double-blind trial of antibiotic exit site cream for prevention of exit site infection in peritoneal dialysis patients. *J Am Soc Nephrol, 16,* 539.

Brown E.A., Bargman J., van Biesen W. et al. (2017). Length of time on peritoneal dialysis and encapsulating peritoneal sclerosis – position paper for ISPD: 2017 update. *Perit Dial Int, 37,* 362.

Campbell D., Mudge D.W., Craig J.C. et al. (2017). Antimicrobial agents for preventing peritonitis in peritoneal dialysis patients (Review). *Cochrane Database of Systematic Reviews, 4,* CD004679.

Cho Y., Johnson D.W., Badve S.V. et al. (2013). The impact of neutral-pH peritoneal dialysates with reduced glucose degradation products on clinical outcomes in peritoneal dialysis patients. *Kidney Int, 84,* 969.

Cho Y., See E.J., Htay H. et al. (2018). Early peritoneal dialysis technique failure: review. *Perit Dial Int, 38,* 319.

Crabtree J.H. (2006). Selected best demonstrated practices in peritoneal dialysis access. *Kidney Int, 70,* S27–S37.

Crabtree J.H., Shrestha B.M., Chow K.M. et al. (2019). Creating and maintaining optimal peritoneal dialysis access in the adult patient: 2019 update. *Perit Dial Int, 39,* 414.

Demoulin N. & Goffin E. (2009). Intraperitoneal urokinase and oral rifampicin for persisting asymptomatic dialysate infection following acute coagulase-negative staphylococcus peritonitis. *Perit Dial Int, 29,* 548.

Farooq M.M. & Freischlag J.A. (1997). Peritoneal dialysis: an increasingly popular option. *Semin Vasc Surg, 10,* 144.

Garcia-Urena M.A., Rodriguez C.R., Vega Ruiz V. et al. (2006). Prevalence and management of hernias in peritoneal dialysis patients. *Perit Dial Int, 26,* 198.

Ghali J.R., Bannister K.M., Brown F.G. et al. (2011). Microbiology and outcomes of peritonitis in Australian peritoneal dialysis patients. *Perit Dial Int, 31,* 651.

Hagen S.M., Lafranca J.A., Ijzermans J.N. & Dor F.J. (2014). A systematic review and meta-analysis of the influence of peritoneal dialysis catheter type on complication rate and catheter survival. *Kidney Int, 85,* 920.

Honda K., Hamada C., Nakayama M. et al. (2008). Impact of uremia, diabetes, and peritoneal dialysis itself on the pathogenesis of peritoneal sclerosis: a quantitative study of peritoneal membrane morphology. *Clin J Am Soc Nephrol, 3,* 720.

Ito Y., Mizuno M., Suzuki Y. et al. (2014). Long-term effects of spironolactone in peritoneal dialysis patients. *J Am Soc Nephrol, 25,* 1094.

Kern E.O., Newman L.N., Cacho C.P. et al. (2002). Abdominal catastrophe revisited: the risk and outcome of enteric peritoneal contamination. *Perit Dial Int, 22,* 323.

Khan A.N., Bernardini J., Johnston J.R. et al. (1996). Hypokalemia in peritoneal dialysis patients. *Perit Dial Int, 16,* 652.

Kimmelstiel F.M., Miller R.E., Molinelli B.M. et al. (1993). Laparoscopic management of peritoneal dialysis catheters. *Surg Gynecol Obstet, 176,* 565.

Kwan T.H., Tong M.K., Siu Y.P. et al. (2004). Ultrasonography in the management of exit site infections in peritoneal dialysis patients. *Nephrology, 9,* 348.

Leblanc M., Ouimet D. & Pichette V. (2001). Dialysate leaks in peritoneal dialysis. *Semin Dial, 14,* 50.

Lew S.Q. (2010). Hydrothorax: pleural effusion associated with peritoneal dialysis. *Perit Dial Int, 30,* 13.

Li P.K., Szeto C.C., Piraino B. et al. (2016). ISPD peritonitis recommendations: 2016 update on prevention and treatment. *Perit Dial Int, 36,* 481.

Liu W.J. & Hooi L.S. (2010). Complications after tenckhoff catheter insertion: a single-centre experience using multiple operators over four years. *Perit Dial Int, 30,* 509.

Liu Y., Zhang L., Lin A. et al. (2014). Impact of break-in period on the short-term outcomes of patients started on peritoneal dialysis. *Perit Dial Int, 34,* 49–56.

Martinez-Mier G., Garcia-Almazan E., Reyes-Devesa H.E. et al. (2008). Abdominal wall hernias in end-stage renal disease patients on peritoneal dialysis. *Perit Dial Int, 28,* 391.

Mehrotra R., Devuyst O., Davies S.J. et al. (2016). The current state of peritoneal dialysis. *J Am Soc Nephrol, 27,* 3238.

Miller M., McCormick B., Lavoie S. et al. (2012). Fluoroscopic manipulation of peritoneal dialysis catheters: outcomes and factors associated with successful manipulation. *Clin J Am Soc Nephrol, 7,* 795.

Nomoto Y., Suga T., Nakajima K. et al. (1989). Acute hydrothorax in continuous ambulatory peritoneal dialysis – a collaborative study of 161 centers. *Am J Nephrol, 9,* 363.

Povlsen J.V., Sørensen A.B. & Ivarsen P. (2015). Unplanned start on peritoneal dialysis right after PD catheter implantation for older people with end-stage renal disease. *Perit Dial Int, 35,* 622.

Ratajczak A., Lange-Ratajczak M., Bobkiewicz A. et al. (2017). Surgical management of complications with peritoneal dialysis. *Semin Dial, 30,* 63.

Ribeiro S.C., Figueiredo A.E., Barretti P. et al. (2015). Low serum potassium levels increase the infectious-caused mortality in peritoneal dialysis patients: a propensity-matched score study. *PLOS ONE, 10,* 30127453.

Ronco C., Feriani M., Chiaramonte S. et al. (1990). Pathophysiology of Ultrafiltration in Peritoneal Dialysis. *Perit Dial Int, 10,* 119.

Sainaresh V.V., Jain S.H., Engineer D.P. et al. (2012). Laparoscopic salvage of omental wrapping of the continuous ambulatory peritoneal dialysis catheter. *Indian J Nephrol, 22,* 68.

Sangeetha B., Deepa N., Hemalatha M. et al. (2018). Exit-site infection: a comparison of classification systems. *Perit Dial Int, 38,* 462.

Santos C., Pérez-Fontán M., Rodriguez-Carmona A. et al. (2016). Identification of targets for prevention of peritoneal catheter tunnel and exit-site infections in low incidence settings. *Perit Dial Int, 36,* 43.

Schaefer B., Bartosova M., Macher-Goeppinger S. et al. (2018). Neutral pH and low-glucose degradation product dialysis fluids induce major early alterations of the peritoneal membrane in children on peritoneal dialysis. *Kidney Int, 94,* 419.

Strippoli G.F., Tong A., Johnson D. et al. (2004). Antimicrobial agents to prevent peritonitis in peritoneal dialysis: a systematic review of randomized controlled trials. *Am J Kidney Dis, 44,* 591.

Stuart S., Booth T.C., Cash C.J. et al. (2009). Complications of continuous ambulatory peritoneal dialysis. *Radiographics, 29,* 441.

Swartz S.J., Neu A., Skversky Mason A. et al. (2018). Exit site and tunnel infections in children on chronic peritoneal dialysis: findings from the Standardizing Care to Improve Outcomes in Pediatric End Stage Renal Disease (SCOPE) Collaborative. *Pediatr Nephrol, 33,* 1029.

Szeto C.C., Li P.K., Johnson D.W. et al. (2017). ISPD catheter-related infection recommendations: 2017 update. *Perit Dial Int, 37,* 141.

Tang S., Chui W.H., Tang A.W. et al. (2003). Video-assisted thoracoscopic talc pleurodesis is effective for maintenance of peritoneal dialysis in acute hydrothorax complicating peritoneal dialysis. *Nephrol Dial Transplant, 18,* 804.

The Mupirocin Study Group (1996). Nasal mupirocin prevents staphylococcus aureus exit-site infection during peritoneal dialysis. *J Am Soc Nephrol, 7,* 2403.

Tom C.M., Dubina E.D., Simms E.R. et al. (2018). Outcomes of combined hernia repair and peritoneal dialysis catheter placement: a NSQIP analysis. *Am Surg, 84,* 1604.

Torlén K., Kalantar-Zadeh K., Molnar M.Z. et al. (2012). Serum potassium and cause-specific mortality in a large peritoneal dialysis cohort. *Clin J Am Soc Nephrol, 7,* 1272.

Tranaeus A., Heimbürger O., Lindholm B. (1989). Peritonitis in continuous ambulatory peritoneal dialysis (CAPD): diagnostic findings, therapeutic outcome and complications. *Perit Dial Int, 9,* 179.

Williams J.D., Craig K.J., Topley N. et al. (2002). Morphologic changes in the peritoneal membrane of patients with renal disease. *J Am Soc Nephrol, 13,* 470.

Williams J.D., Craig K.J., Topley N. et al. (2003). Peritoneal dialysis: Changes to the structure of the peritoneal membrane and potential for biocompatible solutions. *Kidney Int Suppl, 84,* S158.

Xie J., Kiryluk K., Ren H. et al. (2011). Coiled versus straight peritoneal dialysis catheters: a randomized controlled trial and meta-analysis. *Am J Kidney Dis, 58,* 946.

Xu Q., Xu F., Fan L. et al. (2014). Serum potassium levels and its variability in incident peritoneal dialysis patients: associations with mortality. *PLoS One, 9,* e86750.

Yilmazlar T., Kirdak T., Bilgin S. et al. (2006). Laparoscopic findings of peritoneal dialysis catheter malfunction and management outcomes. *Perit Dial Int, 26,* 374.

Yoshimoto K., Saima S., Nakamura Y. et al. (1998). Dihydropyridine type calcium channel blocker-induced turbid dialysate in patients undergoing peritoneal dialysis. *Clin Nephrol, 50,* 90.

Säure-Basen-Haushalt, Elektrolytstörungen, Akutes Nierenversagen

Kaliumstoffwechsel

Ralph Kettritz

Der extrazelluläre Kaliumspiegel wird aufgrund seines erheblichen Einflusses auf die transmembranen Spannungspotenziale eng reguliert. Störungen im Kaliumhaushalt führen zu Fehlfunktionen an Skelettmuskelzellen, glatten Muskelzellen, Myokardzellen und neuronalen Zellen. Mehr als 98 Prozent des Kaliums im Körper befinden sich innerhalb der Zellen. Es wird empfohlen, mehr als 100 mmol Kalium täglich mit der Nahrung aufzunehmen. Die tatsächlichen Mengen liegen bei Frauen um 60 und bei Männern um 80 mmol/d. Das nicht proteingebundene Kalium wird vom Glomerulus filtriert und im proximalen Tubulus vollständig rückresorbiert. Die Ausscheidung über die Niere findet im distalen Tubulus und im Sammelrohr statt. Die renale Kaliumausscheidung wird durch Aldosteron, Urinflussgeschwindigkeit, distale Natriumzufuhr, Säure-Basenhaushalt und den intrazellulären Kaliumspiegel reguliert. Das Verständnis der Funktion von Hauptzellen ist in diesem Zusammenhang wichtig (Abbildung 1).

Das intrazelluläre Kaliumgleichgewicht wird durch die Wirkung von Insulin, Katecholamin, Säure-Basen-Haushalt, extrazelluläre Osmolarität und Zellintegrität bestimmt. Verschiedene Mechanismen sind für die Kaliumaufnahme in die Zelle verantwortlich. Die Kenntnis dieser Faktoren erlaubt es, die Maßnahmen abzuleiten, die eingesetzt wer-

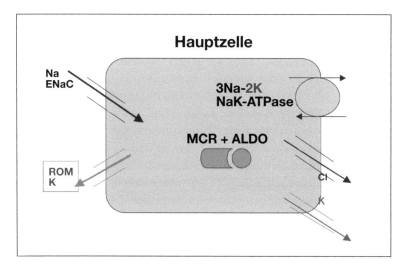

Abbildung 1
Die Expression und Funktion des epithelialen Na-Kanals (ENaC), des ROMK und der Na/K ATPase werden durch den intrazellulären Mineralokortikoidrezeptor kontrolliert. Somit ist Aldosteron zentral für die renale Kaliumausscheidung

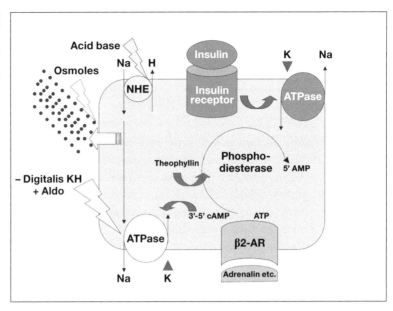

Abbildung 2
Determinanten der Kaliumverteilung zwischen intra- und extrazellulärem Kompartment

den können, um eine Hyperkaliämie zu behandeln. Die Mechanismen sind in Abbildung 2 zusammengefasst.

Hypokaliämie

Hypokaliämie (K < 3,5 mmol/l) kann durch Kaliumverluste oder Kaliumverschiebungen stattfinden, jedoch selten aufgrund einer diätetisch reduzierten Zufuhr. Die häufigsten Ursachen sind gastrointestinale Verluste durch Durchfall oder Erbrechen und renale Verluste aufgrund von Diuretika. Beim Erbrechen erfolgen die Kaliumverluste überwiegend über die Niere und sind nicht direkt auf den Verlust von Kalium über die Magenflüssigkeit zurückzuführen. Seltene Ursachen einer Hypokaliämie sind der primäre Aldosteronismus, Morbus Bartter, Morbus Gitelman und die periodische Paralyse. Eine Hypokaliämie kann einen Ileus, Muskelkrämpfe, Rhabdomyolyse und kardiale Arrhythmien auslösen. Im EKG sind U-Wellen, flache oder invertierte T-Wellen und eine verlängerte QT-Zeit zu erkennen. Hypokaliämie reduziert die Insulinfreisetzung. Chronische Hypokaliämie, wie bei chronischem Diuretika- oder Laxantienabusus, kann zu einer interstitiellen Nephritis und Nierenzystenbildung führen.

Die Hypokaliämie wird zumeist mit oraler Zufuhr von Kaliumsalzen behandelt. Ist sie von einer metabolischen Azidose begleitet, ist das Kaliumzitrat am besten geeignet. Liegt eine metabolische Alkalose (z.B. Diuretika) vor, ist Kaliumchlorid eher angebracht, da andere Substanzen, wie Kaliumzitrat, in Bikarbonat umgewandelt werden und somit die Alkalose verstärken würden. Bei einer schweren Hypokaliämie sollte Kaliumchlorid intravenös infundiert werden. Kaliumchlorid wird in der Regel nicht in Konzentrationen höher als 40 mmol/l infundiert und die Geschwindigkeit sollte 20–40 mmol/h nicht überschreiten. Gesamtkörper-Kaliumdefizite sind schwer einzuschätzen. Bei Kaliumkonzentrationen von < 3,0 mmol/l ist ein Defizit von 200-400 mmol zu erwarten. Liegen die Spiegel bei 2,0 mmol/l, beträgt der Bedarf 400–800 mmol.

Hyperkaliämie

Erhöhte diätetische Kaliumzufuhr ist eine sehr seltene Ursache der Hyperkaliämie, es sei denn, dass die Kaliumausscheidung über die Niere gestört ist. Kalium kann nach Rhabdomyolyse, Hämolyse, Hyperosmolarität, Insulindefizienz, β-Blockade oder nach metabolischer Azidose aus den Zellen entweichen. Letzteres ist komplizierter als nur eine Frage der H-Ionenkonzentration. Organische Azidosen verursachen selten eine Hyperkaliämie; respiratorische Azidosen nie. Hyperchlorämische Azidosen gehen häufig mit Hyperkaliämie einher, was durch die Infusion von Argininchlorid bestätigt werden kann.

Verminderte Kaliumausscheidung kommt bei der akuten und chronischen Niereninsuffizienz vor. Medikamente, wie ACE-Hemmer, AT1-Rezeptorenblocker, Heparin und Cyclosporin-A, hemmen die Aldosteronfreisetzung oder -bildung. Kaliumsparende Diuretika, Epithel-Natriumkanal-(ENaC)-Hemmer, wie Amilorid oder Triamteren (wie auch Trimethoprim und Pentamidin), interferieren mit der Natriumrückresorption im Sammelrohr und dadurch mit der Kaliumausscheidung. Blocker des Mineralokortikoidrezeptors, wie das Spironolakton oder Eplerenon, vermindern ebenfalls die Kaliumausscheidung. Patienten mit chronischen Nierenerkrankungen, die häufig eine erhebliche interstitielle Komponente haben, wie Diabetes, Analgetikaabusus, chronische Bleivergiftung, HIV-Nephropathie, chronischer Aufstau usw. neigen zu einer reduzierten Fähigkeit, Kalium im Sammelrohr ausscheiden zu können. Diese Patienten weisen in der Regel niedrige Reninspiegel und niedrige Aldosteronspiegel auf. Ein solcher Zustand wird als der „hyporeninämische Hypoaldosteronismus" bezeichnet. Er verursacht eine metabolische Azidose mit Hyperchloridämie und Hyperkaliämie, die sog. Typ IV renale tubuläre Azidose. Dieser komplexe klinische Zustand kann medikamentös ausgelöst werden.

Die schwere (lebensbedrohliche) Hyperkaliämie ist insbesondere wegen ihrer kardiotoxischen Effekte gefürchtet. Im EKG sind flache oder fehlende P-Wellen, zeltförmige T-Wellen, breite QRS-Komplexe bis zu Sinuswellen und lebensgefährliche ventrikuläre Arrhythmien zu erwarten. Hyperkaliämie führt von der Muskelschwäche bis hin zur kompletten Paralyse. Bei der lebensbedrohlichen akuten Hyperkaliämie ist schnell zu handeln. Die Kardiotoxizität kann mit der Infusion von Kalziumglukonat antagonisiert werden. Kalium kann mit einer Infusion von Glukose und Insulin oder mit Natriumbikarbonat (nur wenn eine schwere Azidose vorliegt) zurück in die Zellen geführt werden. Man kann beta-adrenerge Agonisten als Aerosol verabreichen. Die einfachen konservativen Maßnahmen sind am wichtigsten. Das Absetzen von Kaliumsubstitutionen, von Kalium enthaltenden Diäten oder Medikamenten und das Absetzen von sämtlichen die Kaliumausscheidung vermindernden Medikamenten ist entscheidend. Dialyse ist am aufwendigsten, ist zeitintensiv und selten notwendig. Es ist auch zu bedenken, dass nach der Kaliumentfernung aus dem extrazellulären Raum Kalium aus den Zellen nachströmt und zu einem sogenannten Rebound-Effekt führt. Entsprechende Kontrollen sind also auch nach der Dialyse notwendig.

Die chronische Hyperkaliämie ist am besten diätetisch zu behandeln, nachdem Medikamente, die dazu beigetragen haben, reduziert worden sind. Zusätzlich kann Kalium durch die Gabe von Austauschharzen (Resonium®) in Kombination mit abführenden Medikamenten oder mittels Dialyse aus dem Körper entfernt werden. Um diese Therapie ist allerdings eine zunehmende Diskussion entstanden. Es wird sowohl die Wirksamkeit kritisch hinterfragt, als auch das Auftreten schwerer enteraler Nebenwirkungen diskutiert. Das Medikament wurde vor 1962 von der *US Food and Drug Administration* (FDA) zugelassen. In der damaligen Zeit wurde die Hyperkaliämie als eine lebensbedrohliche Komplikation von Nierenversagen erkannt. Bei der Suche nach lebensrettenden Maßnahmen wurde auch SPS evaluiert, ohne dazu eine Plazebo-kontrollierte Studie durchzuführen. Stattdessen berichtete man kleinere Serien ohne jegliche Kontrollgruppen. Eventuelle SPS-Wirkungen konnten natürlich weder von Spontanverläufen noch von den Effekten der anderen eingeleiteten Maßnahmen abgegrenzt werden. Inzwischen liegt zumindest eine randomisierte Studie bei Dialysepatienten vor, die bei milder Hyperkaliämie eine Senkung des Kaliumspiegels um 1 mmol/l nach sieben Tagen belegt hat. SPS stellt ein synthetisches Polymer mit einer reaktiven Schwefelgruppe dar. Das Polymer ist mit Natrium beladen. Ein Gramm SPS trägt dabei immerhin 4 mmol Na^+. Dieses Natrium kann nun gegen andere Kationen ausgetauscht werden. Dabei besteht keine Selektion für Kalium, sondern Kalzium, Magnesium und NH_4^+ können ebenfalls gebunden werden. Der Effekt der Kaliumaufnahme ist selbstlimitierend, da das vom SPS abgegebene Na^+ zu einem Anstieg der Na^+-Konzentration führt, welches nun mit K^+ (und anderen Kationen) um die SPS-Bindung konkurriert. Die SPS-Anflutung und Verweilzeit im Kolon beinflusst ebenfalls die Menge an Kalium, die entfernt werden kann.

Die nächste Frage wäre, wie viel Kalium kann überhaupt über den Darm eliminiert werden? Die tägliche enterale Kaliumausscheidung liegt bei etwa 10 mmol. Durch eine höhere Stuhlmenge ist eine Steigerung der enteralen Kaliumausscheidung zu erreichen. Sorgfältige Messungen ergaben eine sehr stringente positive Korrelation zwischen Stuhlmenge und Stuhlkaliumgehalt. Patienten, die bis zu 500 g Stuhlmenge aufwiesen, kamen auf eine fäkale Kaliumausscheidung von 50 mmol pro Tag. Laxantien erhöhen die Stuhlmenge und steigern die Kaliumausscheidung. Wurde zusätzlich SPS verabreicht, stieg zwar die Kaliummenge in der unlöslichen Fraktion (SPS-gebundenes Kalium), fiel aber in der löslichen Fraktion ab, so dass nur ein geringer, nicht-signifikanter Anstieg der enteral eliminierten Gesamtmenge zu verzeichnen war.

2009 hat die FDA eine Warnung veröffentlicht, die auf die Gefahren von Sorbitol in Kombination mit SPS hinwies. Dabei ging es um gastrointestinale Nebenwirkungen und vor allem um intestinale Nekrosen. Die vorhandenen Literaturdaten ergaben keinen überzeugenden Stellenwert für SPS in der Behandlung von Hyperkaliämien. Dies betrifft mit Sicherheit die Ineffektivität als Akutmaßnahme zur Kaliumsenkung. Darüber hinaus sind die berichteten mortalitätsbehafteten Komplikationen besorgniserregend.

Weitere orale Kaliumsenker wurden inzwischen entwickelt und ihre Effektivität wurde in mehreren randomisierten Studien belegt. Die Effektivität und Sicherheit von Patiromer (Weir, 2015) und Zirkonium (Packham, 2015) wurden in den initialen klinischen Studien untersucht. Patiromer ist nicht absorbierbar und bindet Kalium im Kolon. In dem randomisierten Teil der Studie war die Inzidenz einer Hyperkaliämie in der Plazebogruppe mit 60 Prozent signifikant häufiger als in der Verumgruppe mit 15 Prozent. Hyperkaliämie wurde hier als ≥ 5,5 mmol/l definiert. Darmkonstipation war die häufigste Nebenwirkung bei elf Prozent der Patienten. Zirkonium gehört zu den seltenen Erden und wurde in verschiedenen Dosen getestet. Patienten mit 5 g und 10 g pro Tag erreichten signifikant niedrigere Serum-Kaliumkonzentrationen als Patienten an Plazebo. Was diese beiden Medikamente bei Langzeitanwendung leisten können oder wenn eine schnelle Kaliumsenkung, z.B. bei Ausgangswerten > 6,5 mmol/l, erzielt werden soll, bleibt abzuwarten. Inzwischen sind eine Reihe weiterer Studien bei Patienten mit chronischer Niereninsuffizienz bis hin zur Dialyse publiziert worden. Die Effektivität der Kaliumsenkung wurde dabei gut belegt. Die Kaliumbinder erlauben es auch, RAAS-blockierende Medikamente bei CKD-Patienten mit Hyperkaliämieneigung in einer Dosis einzusetzen, die evidenzbasiert ist. Ob die Kaliumsenker allerdings auch zu einer Senkung der Mortalität oder anderer relevanter klinischer Endpunkte führen, bleibt abzuwarten.

Literatur

Packham et al. (2015). Sodium zirconium cyclosilicate in hyperkalemia. *NEJM, 372 (3)*, 222–231.

Weir et al. (2015). Patiromer in patients with kidney disease and hyperkalemia receiving RAAS inhibitors. *NEJM, 372 (3)*, 211–221.

Klinisch relevante Säure-Basen-Störungen

Martin J. Bek & Joachim Hoyer

1. Säure/Basenproduktion

- Normaler arterieller pH: 7,38–7,42
- Normaler intrazellulärer pH: 7,0–7,3

Der körpereigene pH ist ein gepuffertes Gleichgewicht (Isohydrie) aus:
- Säureproduktion,
- Säureelimination,
- Alkaliproduktion,
- Alkalielimination.

2. Herkunft pH-wirksamer Substanzen

A) Endogen
1. Aminosäuren: Bsp.
   Threonin: ⇒ Aminoaceton ⇒ Laktat
   Methionin: ⇒ Methylmerkaptan ⇒ α-Aminobutyrat
   Cystein: ⇒ β-Merkaptopyruvat ⇒ H_2SO_4
2. Organophosphate: ⇒ H_3PO_4
3. Organische Anionen: Bsp. Citrat
   Citratzyklus 2× CO_2 ⇒ Carboanhydrase ⇒ ↑ HCO_3

B) Exogen
Unter normalen (mitteleuropäische Ernährung) Bedingungen: Netto-Säureproduktion von **1 mEq H^+/kg/Tag**

3. Puffersysteme für die pH-Regulation

A) Extrazellulärer Raum:
1. HCO_3^-/CO_2-System
2. Plasmaproteine

3. Skelett (während metabolischer Azidose).
   Durch Lyse des Knochenapatit Freisetzung von alkalischen Ca^{2+}-Salzen + HCO_3^-

B) Intrazellulärer Raum:
1. Hämoglobin/Myoglobin
2. Organophosphatkomplexe $H_2PO_4^-/HPO_4^{2-}$
3. HCO_3^- und H^+/HCO_3^--Transportmechanismen

4. Einfache und gemischte Säure-Basen-Störungen

A) Einfache Störungen
Respiratorisch:
   Azidose (akut oder chronisch)
   Alkalose (akut oder chronisch)
Metabolisch:
   Azidose (akut oder chronisch)
   Alkalose (akut oder chronisch)

B) Gemischte Störungen
   1. gemischt respiratorisch-metabolisch
   respiratorische Azidose + metabolische Azidose
   respiratorische Azidose + metabolische Alkalose
   respiratorische Alkalose + metabolische Azidose
   respiratorische Alkalose + metabolische Alkalose
   2. gemischt metabolisch
   metabolische Azidose + metabolische Alkalose
   AL pos. und AL neg. metabolische Azidose
   gemischte AL neg. metabolische Azidose
   gemischte AL pos. metabolische Azidose

C) Tripelstörungen
   metabolische Azidose + metabolische Alkalose + a) resp. Azidose oder b) resp. Alkalose

5. Die Anionenlücke

a) **hilfreich** zur weiteren Differenzierung von metabolischen Azidosen,
b) **essentiell** zur Erkennung von kombinierten Säure-Basen-Störungen.

Die Anionenlücke (AL) = **nicht messbare Anionen** im Plasma.
Wichtig: Eine erhöhte AL ist auch dann sichtbar, wenn andere Säure-Basen-Störungen die HCO_3-Konzentration verändern.

Anionenlücke = $(Na^+ - (Cl^- + HCO_3^-))$ (normal 10 ± 2 mEq/l)

Anionische Proteine	(1,7–2,4 mEq/l)
hauptsächlich Albumin	
α-Globuline	
β-Globuline	
Organische Anionen	
PO_4^{3-}	(2,0 mEq/l)
SO_4^{2-}	(1,0 mEq/l)
Laktat und Rest	(5,0 mEq/l)

6. Gründe für eine veränderte Anionenlücke [1]

Verringerte Anionenlücke
1. ↑↑ **Kationen** (außer Na^+)
   ↑ K^+, Ca^{2+}, Mg^{2+}
   ↑ Li^+
   ↑ Immunglobuline
2. ↓↓ **Anionen**
   (außer Cl^-/HCO_3^-)
   ↓ Albumin
3. **Laborfehler**
   Hyperviskosität
   Bromismus

Vergrößerte Anionenlücke
1. ↓↓ **Kationen** (außer Na^+)
   ↑ K^+, Ca^{2+}, Mg^{2+}
2. ↑↑ **Anionen** (außer Cl^-/HCO_3^-)
   ↑ Albumin
   ↑ Inorganische Anionen
      (Phosphat, Sulfat)
   ↑ Organische Anionen
      (Laktat, Ketone, Urämie)
   ↑ Exogene Anionen
      (Salicylat, Paraldehyd,
      Ethylenglykol, Methanol)

7. Die Plasmaosmolalitätslücke

a) hilfreich zur weiteren Differenzierung von AL-positiven metabolischen Azidosen,
b) weist auf osmotisch aktive Substanzen hin, die nicht ohne weiteres erfasst werden (z.B. Methylalkohol, Ethylenglykol),

$$Osm_{Lücke} = Osm_{gemessen} - Osm_{berechnet}$$

$Osm_{berechnet}$ = 2 × Na^+ × Glukose/18 (mg/dl) + Harnstoff-N/2,8 (mg/dl)

8. Die Urinionen-Nettobilanz (= Urin-Anionenlücke) [2]

dient zur weiteren Differenzierung von metabolischen Azidosen mit normaler Anionenlücke:

Haupt-Urinkationen   **Haupt-Urinanionen**
Na^+, K^+, NH_4^+ Cl^-

d.h. Urin-NH_4^+ = Urin (Cl^- – (Na^+ + K^+) + 80).

Dies gilt nur, wenn sich keine weiteren fremden Anionen im Urin befinden (Ketonkörper, Penicillin, Acetylsalicylsäure). Wenn dies der Fall ist, dann gilt

Urin – HGH_4^+ = (gemessene Uosm – errechnete Uosm) : 2

Die errechnete Uosm = 2 (Na^+ + K^+) + Glukose/18 (mg/dl) + Harnstoff-N/2,8 (mg/dl)

Grundsätzliches:
- Die Nieren scheiden NH_4^+ aus, um neues HCO_3^- zu bilden, normal > 40 mEq NH_4^+/Tag, für jedes ausgeschiedene NH_4^+ generiert die Niere ein HCO_3^-.
- Die Menge an ausgeschiedenem NH_4^+ entspricht der Menge an produzierten Säuren.
- NH_4^+ kann im Urin nicht ohne weiteres gemessen werden, kann aber indirekt als nicht-messbares Kation bestimmt werden.
- Die Urinionen-Nettobilanz (UNB) dient zur Bestimmung der NH_4^+-Konzentration im Urin.

Physiologie Glutamin

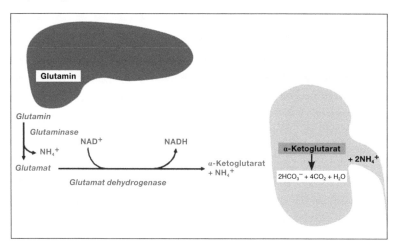

Urinionen-Nettobilanz (+)
= wenig Urin-NH_4^+
= $(UNa^+ + UK^+) > (UCl^-)$

Ursache:
1. Niere kann H^+ nicht sezernieren
2. Verminderte Bildung von HCO_3^- in der Niere

Urinionen-Nettobilanz (−)
= viel Urin-NH_4^+
= $(UNa^+ + UK^+) < (UCl^-)$

1. Extrarenaler HCO_3^--Verlust
2. Acetazolamid

9. DD-metabolische Azidose [3]

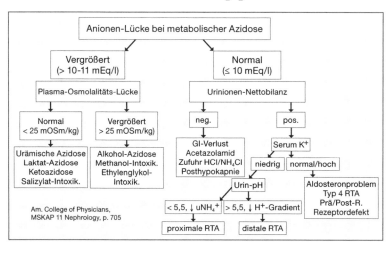

10. Probenentnahme zur Analyse von Säure-Basen-Störungen

1. Venöse (arterielle) Blutgase: pH, pCO_2, HCO_3^-
2. Studie Weil et al.: Venöse Blutgase sind zur Analyse von Säure-Basen-Störungen genauso geeignet wie arterielle Blutgase. Ausnahme: kreislaufinstabile Patienten
3. Serumelektrolyte: Na^+, Cl^-, K^+ (Glukose/Harnstoff)
4. Urin-pH (Glukose/Harnstoff)
5. Urin-Elektrolyte (Na^+, Cl^-, K^+), ggf. pCO_2

11. Überprüfung der Qualität der Blutgasprobe

$$[H^+] = 24 \times pCO_2 : [HCO_3]$$

Die rechte Seite der Gleichung sollte nicht mehr als zehn Prozent von der linken Seite der Gleichung abweichen.

Faustregel zur Abschätzung von (H^+):
(H^+) in mEq/l = (7,8 – pH) × 100.
Dies gilt für pH 7,25–7,48.

Andere Möglichkeit:
pH 7,4 = 40 mEq H^+/l
pro 0,3 ΔpH verdopple oder halbiere (H^+)
Bsp.: pH 7,1 ≈ 80 mEq H^+/l

Beispielrechnung
Probenwerte: pH 7,25, pCO_2 48 mmHg, HCO_3 29 mmol/l
(H^+) = (7,8 – 7,25) × 100 ≈ 55 mEq/l
(24 × 48) : 29 ≈ 40
55 ≠ 40

Probe kann nicht verwendet werden!!!

12. Fünf Schritte zur vollständigen Diagnose einer Säure-Basen-Störung [4, 5]

A) Unterscheidung von Azidose/Alkalose
Azidose (pH < 7,38)
Alkalose (pH > 7,42)

B) Unterscheidung respiratorische vs. metabolische Störung

	pH	pCO_2	HCO_3^-	weiter bei
Resp. Azidose	⇊	⇈	⇈	C)
Resp. Alkalose	⇈	⇊	⇊	C)
Meta. Azidose	⇊	⇊	⇊	D)
Meta. Alkalose	⇈	⇈	⇈	D)

C) Determination der metabolischen Kompensation

Respiratorische Azidose   *Respiratorische Alkalose*
($PaCO_2$ ⇈ 10 mmHg)   ($PaCO_2$ ⇊ 10 mmHg)

	Akut	Chronisch	Akut	Chronisch
HCO_3:	↑ 1 mEq	↑ 3 mEq	↓ 2 mEq	↓ 5 mEq
pH:	↓ 0,08	↓ 0,03	↑ 0,07	↑ 0,02

Berechnetes ΔpH bei respiratorischer Azidose:
ΔpH (akut) 0,08 × Δ$PaCO_2$: 10
ΔpH (chronisch) 0,03 × Δ$PaCO_2$: 10

Unterschiede zwischen gemessenen und berechneten Werten repräsentieren Grad der Chronizität (% akut,% chronisch).

Beispielrechnung
Probenwerte: pH 7,25, pCO_2 58 mmHg, HCO_3^- 24 mmol/l
(akut)   = ΔpH 0,08 × (58 − 40) : 10 = 0,15
(chronisch) = ΔpH 0,03 × (58 − 40) : 10 = 0,05
akute respiratorische Azidose

D) Determination der respiratorischen Kompensation

Metabolische Azidose   *Metabolische Alkalose*
(HCO_3^- ↓, 1 mEq/l)   (HCO_3^- ↑ mEq/l)
$PaCO_2$ ↓, 1,25 mmHg $PaCO_2$ ↑ 0,75 mmHg

Berechnetes $PaCO_2$ bei primär metabolischen Störungen:
(akut)   (1,5 × HCO_3^-) + 8 (± 2)
(chronisch)   (0,7 × HCO_3^-) + 20 (± 1,5)

Unterschiede zwischen gemessenen und berechneten Werten legen eine sekundäre Störung nahe:
Gemessener $PaCO_2$ > berechneter $PaCO_2$: respir. Azidose
Gemessener $PaCO_2$ < berechneter $PaCO_2$: respir. Alkalose

Beispielrechnung
Probenwerte: pH 7,25, pCO_2 38 mmHg, HCO_3^- 17 mmol/l
(akut) $PaCO_2 = (1,5 \times 17) + 8 (\pm 2) = 33$
(chronisch) $PaCO_2 = (0,7 \times 17) + 20 (\pm 1,5) = 32$
akute metabolische Azidose + respiratorische Azidose

E) **Determination von tertiären Störungen**
   1. Bestimmung der Plasma-**Anionenlücke** (AL):
      $(Na^+ - (Cl^- + HCO_3^-))$ (normal: = 10 ± 2)
      AL > 20: zugrundeliegende metabolische Azidose
   2. Bestimmung des **Delta-delta**:
      $(AL - 12) + HCO_3^-$ (normal: = 24 ± 1)

Delta-delta > 30 ⇒ metabolische Alkalose
Delta-delta < 23 ⇒ AL-negative metabolische Azidose

13. Beispielrechnung einer vollständigen Diagnose einer Säure-Basen-Störung

Chronischer Alkoholiker mit akuter Pneumonie und mehrfachem Erbrechen:

Blutgase:
pH 7,31, HCO_3^- 29 mEq/l, $PaCO_2$ 55 mmHg,
Na^+ 135 mEq/l, C^- 80 mEq/l, K^+ 2,8 mEq/l

Checken der Probe:
(H^+) in mEq/l = $(7,8 - pH) \times 100$
(H^+) in mEq/l = $(7,8 - 7,31) \times 100 = 49$ mEq/l
$24 \times 55 : 29 = 46$

Probe im Rahmen der Fehlerungenauigkeit korrekt.

Analyse:
pH 7,31   ⇒ **Azidose**
$PaCO_2$ 55 mmHg   ⇒ **respiratorische Azidose**
HCO_3^- 29 mEq/l

Metabolische Kompensation?
ΔpH akut: 0,08 × (55 − 40) : 10 = 0,12
ΔpH chronisch: 0,03 × (55 − 40) : 10 = 0,045
⇒ **akute respiratorische Azidose**

Anionenlücke?
Anionenlücke = (135 − (29 + 80)) = 26
⇒ **AL-positive metabolische Azidose**

Delta-delta?
Delta-delta = ((26 − 12) + 29) = 43
⇒ **metabolische Alkalose**

Diagnose: Kombinierte akute respiratorische Azidose + metabolische Azidose + metabolische Alkalose.

14. DD-metabolische Azidose

Mit Anionenlücke:	**Ohne Anionenlücke:**
(normochloridämische MA)	(hyperchloridämische MA)
Merkwort: KUSMAUL	Merkwort: HARD UP
Ketoazidose	Hyperalimentation
Urämie	Acetazolamid
Salicylsäure	Renal tubuläre Azidose
Methanol	Diarrhoe/GI-Verlust
Äthylenglykol	Uretersigmoidostomie
Laktat-Azidose	Pankreas-Fisteln
Paraldehyd	Seltene Ursachen:
Ischämie	Hypoaldosteronismus
	Myelom, Lithium

15. Folgen einer metabolischen Azidose

1. **Muskelschwund**
   a) Verzweigtkettige AS (Leucin, Isoleucin, Valin)
      = 18% des Muskelproteins
      Aktivierung der VK-Ketoacetdehydrogenase
   b) verminderte Albumin-(? Protein)-Synthese
   c) Aktivierung des ATP-Ubiquitin-Proteasome-Wegs

2. Knochenschwund
   a) Physikochemische Auflösung des Knochen Freisetzung von HCO_3^-, Na^+, K^+, Ca^{2+}, $\Rightarrow$ ↓ renalen Ca^{2+} Reabsorption $\Rightarrow$ Calciurie $\Rightarrow$ negative Calcium-Bilanz
   b) Stimulation von Osteoklasten/Hemmung von Osteoblasten

3. Inhibition der hämodynamischen Regulation
   a) Verminderte myokardiale Funktion mit: ↓ HZV, ↓ Kontraktilität, ↓ Inotropie
   b) Systemische und pulmonale Venokonstriktion
   c) ↑ ventrikuläre Arrhythmien
   d) ↑ Sensibilität gegenüber Hypoxie

Literatur

1. Brenner B. (1995). *The kidney.* 5th ed.
2. Kuhlmann, Walb & Luft (2003). *Nephrologie.* 4th ed.
3. Johnson & Fehally (2000). *Clinical Nephrology.* 1st ed.
4. West J. (1991). *Med, 155,* 146.
5. Semin (1998). *Nephrol, 18,* 83.

Wasserhaushalt – Hyponatriämie

Ralph Kettritz

Die Nieren regulieren das Volumen und die Osmolarität im Körper. Obwohl Osmolaritätsprobleme und Volumenprobleme kombiniert auftreten können, empfiehlt es sich, beide Themen aus didaktischen Gründen zu trennen. Die *Volumenregulation* dient dem vornehmlichen Ziel der Aufrechterhaltung des zirkulierenden Blutvolumens und damit des Kreislaufsystems. Damit werden die Versorgung von Organen und Geweben mit Sauerstoff und Nährstoffen sowie der Abtransport von anfallendem Kohlendioxid und weiterer Stoffwechselendprodukte sichergestellt. Eine balancierte Volumenregulation verhindert, dass wir uns in einem Extrem – dem Schock – oder im anderen Extrem – dem Lungenödem – befinden. Die Stellgröße zur Aufrechterhaltung des Volumenhaushaltes ist der Salzgehalt des Körpers. Bei normaler Nierenfunktion und intakter Volumenregulation kann die Na^+-Zufuhr (als NaCl) zwischen 10 und 500 mmol/d variieren, ohne dass sich das EZV – und dazu gehört das zirkulierende Blutvolumen – wesentlich ändert. Wegen der enormen Bedeutung der Aufrechterhaltung des Kreislaufs haben Probleme der Volumenregulation sowohl unter pathophysiologischen als auch unter therapeutischen Aspekten Priorität. Die *Osmoregulation* dient der Einstellung der Plasmaosmolarität in sehr engen Grenzen. Der Ausdruck *Osmolarität* bezieht sich auf die Anzahl der gelösten Osmole (Teilchen) pro Liter, der Ausdruck *Osmolalität* auf die Anzahl der gelösten Osmole pro Kilogramm Wasser. Das Osmometer bestimmt die Osmolalität, d.h. die Bestandteile im vorhandenen Wasser (mosm/kgH_2O). Die Osmoregulation dient der Vermeidung von osmotischen Gradienten über Zellmembranen, die zur Schwellung oder Schrumpfung von Zellen führen würden. Die Aufrechterhaltung der Plasmaosmolarität wird über die Regulation des Wassergehaltes des Körpers erreicht. Osmolaritätsstörungen erkennt man an einer Veränderung der Konzentration des mengenmäßig dominierenden Osmolytes Natrium. Diese Tatsache ist einleuchtend, wenn man berücksichtigt, dass – bei gleichbleibendem Salzgehalt des Körpers – ein Überschuss an (osmolyt)freiem Wasser zu Hyponatriämie und ein Defizit zu Hypernatriämie führen muss. Wir müssen also in

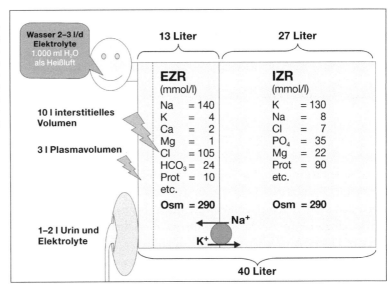

Abbildung 1
Die Verteilung des Gesamtkörperwassers und die Zusammensetzung der Osmole (Teilchen) in den Kompartimenten. Beachte: Die Konzentration der Osmole ist im intra- und extrazellulären Raum gleich

der Lage sein Probleme der Natriummenge als Volumenprobleme zu erkennen und davon Veränderungen der Natriumkonzentration als Osmolaritätsprobleme (Wasserprobleme) zu unterscheiden.

Ein durchschnittlicher Mensch von 68 Kilogramm besteht aus annähernd 60 Prozent (40 l) Wasser. Davon befinden sich 27 Liter im sogenannten Intrazellulärvolumen (IZV) und etwa 13 Liter im sogenannten Extrazellulärvolumen (EZV). Das EZV ist wiederum unterteilt in das Plasmavolumen (3,5 l) und das Interstitium, das die Zellen umgibt und direkt versorgt. Die Solutkonzentration (Osmolarität) ist natürlich in allen Kompartimenten gleich, obwohl die Zusammensetzung der Solute sehr unterschiedlich ist. Im intrazellulären Bereich sind Kalium, Magnesium und Phosphat die wichtigsten Osmole. Im extrazellulären Bereich sind es Natrium und Chlorid (siehe Abbildung 1).

Die Wirkung von Nicht-Natriumsoluten, wie Harnstoff (HS) und Glukose, wird durch ihre Konzentration in mmol/l bestimmt, so dass sich die Plasmaosmolarität folgendermaßen errechnen lässt: $P_{osm} = 2 \times Na + HS + Glukose$ (alle in mmol/l).

Die Osmolarität wird durch die koordinierte Aktion von Vasopressin, dem antidiuretischen Hormon (ADH), der Konzentrierungs- und Verdünnungsfunktion der Nieren und der Wasserzufuhr geregelt. Osmorezeptoren im Hypothalamus können die aktuelle Osmolarität messen. Die Freisetzung von ADH aus der Neurohypophyse und ein gesteigertes Durstempfinden stellen die Effektoren der Osmoregulation dar. Dieses Effektorsystem beginnt bei minimalen

Regulation der Plasmaosmolarität	

• **Osmorezeptoren**
  – Durstdrang
  – Osmorezeptoren
    im Hypothalamus
	• **Effektormechanismen**
	  – Trinkverhalten
	  – AVP-Freisetzung
	  – renales Sammelrohr
	
	Der Konzentrationsgradient muss etabliert sein und das Verdünnungssegment muss funktionieren.

Abbildung 2
Der Regelkreis der Osmolarität

Steigerungen der effektiven Osmolarität wirksam zu werden (Abbildung 2).

ADH führt zu Wasserretention über das distale Sammelrohr und kann dadurch den Urin beim Menschen auf 1.000 mosm/l konzentrieren. Bei einem Plasma-Osmolaritätsspiegel von unter 280 mosm/l wird das ADH abgeschaltet und die Wasserrückresorption verhindert. Der Urin kann dadurch bis auf eine Osmolarität von 50 mosm/l verdünnt werden. Nichtosmolaritätsbedingte Freisetzung von ADH gibt es, und sie ist von erheblicher klinischer Bedeutung. Als Stimuli für diese Art der ADH-Freisetzung sind Übelkeit und Erbrechen, Lungenerkrankungen, Malignome sowie viele Medikamente zu nennen. Schwere Volumenkontraktion (> 20% des Plasmavolumens) kann ebenfalls zu einer nicht-osmotischen ADH-Ausschüttung führen.

Hyponatriämie

Hyponatriämie (< 136 mmol/l) besteht bei etwa vier Prozent der Patienten, die sich in einem allgemeinen Krankenhaus aufhalten. Es gibt wohl seltene Fälle, die auf psychogene Polydypsie oder verminderte Solutzufuhr zurückzuführen sind. Dennoch stellt die Mehrzahl Patienten dar, die nicht fähig sind, einen verdünnten Urin auszuscheiden. Häufig haben ihre Ärzte zu diesem Zustand beigetragen.

Die Aufgabe des Klinikers bei Patienten mit einer Hyponatriämie besteht immer zuerst darin, den Volumenstatus zu bestimmen. Liegen ein Volumenmangel und eine Hyponatriämie mit Hypoosmolarität gleichzeitig vor, überwiegt der Volumenstimulus für die ADH-Freisetzung die inhibitorische Wirkung der Hyponatriämie. Die Überprüfung des Volumenstatus, obwohl relativ ungenau, erfolgt durch einfache klinische Tests, einschließlich Bestimmung der Herzfrequenz, Blutdruckmessung im Liegen und im Stehen, Halsveneneinflussstauung, kardialer Untersuchung und Untersuchung auf periphere Ödeme. Hyponatriämie stellt einen Maßstab für die Plasmaosmolarität, *nicht* für den Volumenstatus dar. Ergebnisse aus dem klinischen Labor können hilfreich sein. Liegen Harnstoff und Kreatinin im unteren Normalbereich, ist die Wahrscheinlichkeit, dass ein Syndrom des inadäquaten (im Sinne von „unangebracht") ADH-Syndroms (SIADH) vorliegt, hoch. Ist der Harnstoffwert erhöht und die Natriumkonzentration im Urin niedrig, könnte eine Volumendepletion, oder zumindest eine Depletion des zirkulierenden Volumens vorliegen. Beispiele für Hyponatriämie bei expandiertem extrazellulären Volumen wären schwere Herzinsuffizienz, Leberzirrhose oder nephrotisches Syndrom. Die Anamnese und die körperliche Untersuchung sind hier wegweisend. Die Therapie sollte entsprechend der klinischen Befunde erfolgen. Patienten mit Volumenmangel sollten 0,9 Prozent Kochsalzlösung infundiert bekommen, bis der Volumenmangel behoben ist. Dadurch wird auch die Freisetzung von ADH unterdrückt. Bei Patienten mit einem expandierten extrazellulären Volumen, wie es z.B. bei der Herzinsuffizienz der Fall ist, ist eine Behandlung der zugrunde liegenden Störung erforderlich. Zusätzlich sollten Salz- und Wasserzufuhr reduziert werden. Solche Patienten können auch von Schleifendiuretika profitieren, weil diese zu einer höheren Ausscheidung von Wasser als Salz (Urin-Natrium + Kalium weniger als Serum-Natrium) und dadurch zu einer Steigerung der Serumnatriumspiegel führen.

Euvoläme Patienten mit Hyponatriämie zeigen beinahe immer unangebrachte ADH-Spiegel. Daher sind sie nicht in der Lage, einen verdünnten Urin auszuscheiden. Bei Cortisol- und Schilddrüsenmangel sind die ADH-Spiegel ebenfalls erhöht. Das Syndrom des inadäquaten (unangebracht erhöhten) ADH-Spiegels (SIADH) wurde zuerst von William Schwartz und Fred Bartter erkannt und beschrieben. Häufige Ursachen sind ZNS-Störungen (ADH stammt schließlich aus dem Gehirn), Medikamente (Fluoxetin, Thiaziddiuretika) und Tumoren, insbesondere das kleinzellige Bronchialkarzinom.

Liegt die Serumnatriumkonzentration bei < 110 mmol/l, besteht Lebensgefahr. Schwere symptomatische Hyponatriämie tritt insbesondere bei jüngeren Frauen auf. Die Behandlung besteht immer aus einer Restriktion der Aufnahme von freiem Wasser. Da diese Maßnahme in diesem Fall nicht ausreicht, sollte zusätzlich die Infusion mit einer hypertonen Kochsalzinfusion mit oder ohne Furosemid erfolgen.

Es wird empfohlen einen Bolus einer hyperosmolaren NaCl-Lösung zu verabreichen (150 ml Bolus einer 3% Kochsalz-Lösung über 20 Minuten). Meist reicht eine geringe Osmolaritätserhöhung im

EZR bereits aus, um den Wassereinstrom in die Zellen zu stoppen und das Hirnödem zu verbessern.

Man kann auch den Einfluss von einem Liter Infusat auf den Natriumspiegel mit der folgenden Formel abschätzen:

Δ Na = (Infusat-Na – Serum-Na)/Gesamtkörperwasser + 1

Wenn das Infusat auch Kalium enthält, verändert sich die Formel:

Δ Na = {(Infusat Na + Infusat-K) – Serum-Na}/Gesamtkörperwasser + 1

Das Kalium ist zwar intrazellulär, ist aber dennoch als effektives Osmolyt zu betrachten. Gesamtkörper-Kaliumverluste, überwiegend aus dem intrazellulären Raum, führen zu Hyponatriämie, da sich das Wasser vom intrazellulären zum extrazellulären Raum bewegen muss. Diese Tatsache erlaubt es uns, die effektive freie Wasser-Clearance (Cl Wasser[e]) vom Urin zu errechnen:

Cl Wasser(e) = V{1-Urin-Na + Urin-K)/Serum-Na}

Da eine Urinsammlung häufig nicht möglich ist, kann auf eine Spontanurinprobe zurückgegriffen werden, um zu folgern:
- (Urin-Na + Urin-K) > Serum-Na bedeutet:
  die Serum-Na-Konzentration muss abfallen.
- (Urin-Na + Urin-K) < Serum-Na bedeutet:
  die Serum-Na-Konzentration muss ansteigen.

Letztere Erkenntnis stellt ein sehr praktisches klinisches Werkzeug dar. Mit einer beliebigen Urinprobe kann man sofort feststellen, ob sich der Zustand eines Patienten mit Hyponatriämie spontan verbessern oder verschlechtern wird. Ist die Urinmenge bekannt, kann man die effektive Freiwasser-Clearance errechnen, um festzustellen, wie schnell dies geschehen wird. Die Infusat-Formel bietet dem Arzt Information über die Wirkung seiner Therapie. Nur ein Caveat muss er zur Kenntnis nehmen. Die Infusatformel kann Einflüsse durch die aktuelle Nierenfunktion nicht berücksichtigen. Sie geht davon aus, dass sich der Körper wie ein geschlossener Kasten verhält. So empfiehlt es sich bei diesen schwerstkranken Patienten die Serumwerte stündlich zu überprüfen. Angestrebt ist eine Anhebung der Serumnatriumkonzentration, die länger als 48 Std. besteht, um etwa 8 mmol/24 Std. und nicht schneller, um die gefürchtete *zentrale pontine Myelinose* zu vermeiden.

Akute Nierenschädigung/ *Acute Kidney Injury* (AKI): Definition, Prognose und Stellenwert von Biomarkern

Kai M. Schmidt-Ott

Zusammenfassung

- *Eine akute Nierenschädigung (engl. Acute Kidney Injury, AKI) liegt vor, wenn der Serum-Kreatinin-Verlauf oder die Urinausscheidung eine kurzfristige Nierenfunktionsverschlechterung anzeigen.*
- *Bereits geringgradige Anstiege des Serum-Kreatinins sind mit erhöhten Mortalitätsraten assoziiert.*
- *Die Definition und Stadieneinteilung von AKI erfolgt mithilfe der Kriterien der KDIGO (Kidney Diseases – Improving Global Outcomes).*
- *Neue Biomarker (z.B. TIMP2/IGFBP7, NGAL, KIM-1) sind bei struktureller Gewebeschädigung der Niere und Entzündungsreaktion erhöht, haben sich aber im klinischen Alltag bisher nicht durchgesetzt.*
- *Digitale Alarmsysteme helfen bei der Früherkennung von AKI-definierenden Kreatininveränderungen.*
- *Die Behandlung von AKI erfordert eine enge interdisziplinäre Zusammenarbeit.*
- *Ziele der Behandlung sind adäquate Akuttriage, interdisziplinäre intensivmedizinische Betreuung, Identifikation und Behandlung von Ursachen der Nierenschädigung, Verhinderung einer anhaltenden oder progressiven Nierenschädigung, ggf. Einleitung von Nierenersatzverfahren und langfristige Nachbetreuung.*

Terminologie

Der Terminus „Akutes Nierenversagen" ist im deutschsprachigen Raum noch sehr verbreitet. Zu bevorzugen ist jedoch die neuere und umfassendere Bezeichnung „Akute Nierenschädigung". In Analogie wurde in der englischsprachigen Fachliteratur der Begriff „*Acute renal failure*" weitestgehend durch „*Acute kidney injury*" (AKI) ersetzt. Im Unterschied zum „akuten Nierenversagen", welches immer eine schwere Organfunktionsstörung impliziert, beinhaltet die „akute Nierenschädigung" das gesamte Spektrum von milden Anstiegen des Serum-Kreatinins bis hin zum manifesten Organversagen.

Definition und Stadieneinteilung von AKI

In der Vergangenheit war die akute Nierenschädigung lediglich als rasch eintretende Nierenfunktionsverschlechterung definiert. Dies führte zu mehr als 30 unterschiedlichen Definitionen in der Literatur und erschwerte die Erstellung einheitlicher klinischer Richtlinien und die Interpretation und Vergleichbarkeit klinischer Studien. Daher wurden seit 2005 standardisierte Kriterien, basierend auf der Veränderung von Kreatininwerten und der Urinausfuhr, eingeführt, die seit 2012 in Form der aktuell geltenden KDIGO-Kriterien angewendet werden [1] (Abbildung 1). Danach ist eine AKI bereits durch relativ geringgradige Anstiege des Serum-Kreatinins (Anstieg auf das 1,5-fache des Ausgangswertes bzw. um mehr als 0,3 mg/dl) bzw. einen Rückgang der Urinausscheidung auf weniger als 0,5 ml/kgKG/Std. für mindestens sechs Stunden definiert. Diese Definition begründet sich aus der Beobachtung, dass selbst geringgradige Anstiege des Serum-Kreatinins mit einem deutlichen Anstieg der Mortalität assoziiert sind [2]. Zusätzlich definiert die Klassifikation drei Schweregrade der AKI, welche in epidemiologischen Untersuchungen bereits ausführlich hinsichtlich ihrer diagnostischen und prognostischen Wertigkeit untersucht wurden. Es zeigt sich, dass der Schweregrad der AKI in direktem Verhältnis zum Risiko eines ungünstigen klinischen Verlaufs steht.

Epidemiologie

Das Vorhandensein von AKI bestimmt wesentlich die klinische Prognose kritisch Kranker. AKI-Episoden werden in ca. 20 Prozent aller Krankenhausaufenthalte beobachtet [3]. Schwere oder dialysepflichtige AKI-Episoden betreffen ca. 35 Prozent aller Intensivpatienten und vier bis sieben Prozent aller Krankenhauspatienten [4]. Die Mortalität von AKI liegt – je nach Schweregrad – bei bis zu 60 Prozent. Vorhandensein und Schweregrad von AKI stehen in direktem Verhältnis zu den Kosten des Krankenhausaufenthalts. Chronische

AKI ist definiert durch: • Kreatinin-Anstieg ≥ 0,3 mg/dl in 48 Stunden • Kreatinin ≥ 1,5× Basis-Kreatinin innerhalb von 7 Tagen • Urinausfuhr < 0,5 ml/kg/h für 6 Stunden		
Stadium	Kreatininanstieg	Urin-Ausfuhr
1	≥ 0,3 mg/dl oder ≥ 1,5-fach	< 0,5 ml/kg/h für 6-12 Std.
2	2,0- bis 2,9-fach	< 0,5 ml/kg/h für ≥ 12 Std.
3	≥ 3-fach oder auf ≥ 4 mg/dl oder Nierenersatztherapie	< 0,3 ml/kg/h für ≥ 24 Std. oder Anurie für ≥ 12 Std.

Abbildung 1
KDIGO-Kriterien der akuten Nierenschädigung

Dialysepflichtigkeit nach AKI stellt einen weiteren substanziellen Kostenfaktor im Gesundheitssystem dar.

Ätiologie

Die wesentlichen Ursachen von AKI bei Krankenhauspatienten sind hämodynamisch-inflammatorische Syndrome, toxische Schädigung und postrenale Obstruktion [2]. Im Detail beinhalten die hämodynamisch und inflammatorisch bedingten Syndrome den septischen Schock, große Operationen, den kardiogenen Schock und Hypovolämie (Abbildung 2). Die wesentlichen toxischen Ursachen beinhalten nephrotoxische Antibiotika (insbesondere Aminoglykoside) und Röntgenkontrastmittel.

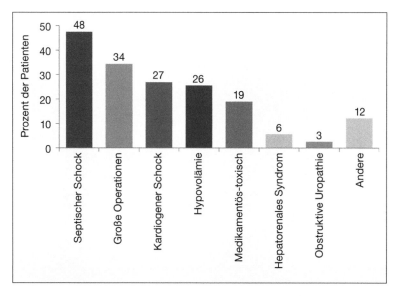

Abbildung 2
Ursachen des akuten Nierenversagens auf Intensivstationen basierend auf einer internationalen multizentrischen Studie an über 29.000 Patienten [4]

Pathophysiologie von AKI

Pathophysiologisch werden drei Formen von AKI unterschieden: intrinsisch, prärenal und postrenal. Ein intrinsisches AKI liegt vor, wenn Hinweise (klinisch oder histopathologisch) auf eine strukturelle Schädigung der Niere vorliegen. Von „prärenaler" Schädigung spricht man, wenn ein schnell reversibles Nierenversagen durch Reduktion der effektiven Nierenperfusion vorliegt, welches nicht mit einer strukturellen Schädigung des Nierengewebes einhergeht. Andererseits wird eine Nierenschädigung, deren Hauptursache eine Obstruktion der ableitenden Harnwege darstellt, als postrenale Nierenschädigung bezeichnet.

Die Einteilung in prärenal, postrenal und intrinsisch ist zwar didaktisch hilfreich, jedoch in der klinischen Realität problematisch (Abbildung 3): Fast jede Obstruktion der ableitenden Harnwege geht mit strukturellen Gewebedefekten in der Niere einher und ist somit auch als intrinsische Nierenschädigung zu werten. Auch der Übergang einer „prärenalen" in eine strukturelle Schädigung ist fließend. Zwar führt eine reduzierte Nierenperfusion zunächst zur funktionellen GFR-Reduktion im Sinne eines „prärenalen Nierenversagens". Je länger diese Situation jedoch anhält und je ausgeprägter sie ist, desto größer wird die Wahrscheinlichkeit struktureller Schäden am Nierengewebe. Klinisch ist die Unterscheidung von prärenaler und intrinsischer Schädigung durch klassische Kriterien in bis zu 25 Prozent der Fälle nicht möglich [5].

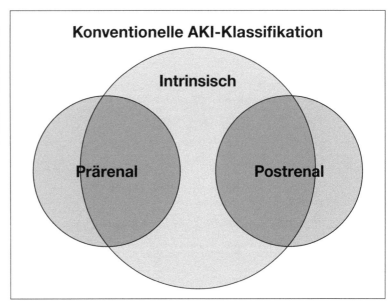

Abbildung 3
Problematik der konventionellen Klassifikation von AKI durch Überlappung der Kategorien: Viele traditionell als „prärenal" oder „postrenal" klassifizierte Formen gehen mit struktureller (intrinsischer) Nierenschädigung einher.

Hämodynamische Mechanismen der Nierenschädigung

Die Nierenperfusion wird von Herzzeitvolumen, vom renalen Perfusionsdruck und von der glomerulären Hämodynamik bestimmt. Das Herzzeitvolumen wird durch Volumenstatus, Inotropie und Salz-/Wasser-Retention beeinflusst. Der renale Perfusionsdruck ist einerseits von den Druckverhältnissen in der Nierenarterie und der Nierenvene abhängig. Andererseits bestimmt der Tonus der afferenten und der efferenten Arteriole des Glomerulus den glomerulären Filtrationsdruck und die GFR. Diese Prozesse unterliegen einer engmaschigen neurohumoralen Regulation. Die glomeruläre Autoregulation ist nur bei einem systolischen arteriellen Druck zwischen 80 und 170 mmHg hinreichend. Kompensatorische Mechanismen, die eine Aufrechterhaltung der GFR gewährleisten, umfassen eine Aktivierung des Renin-Angiotensin-Aldosteron-Systems, des sympathischen Nervensystems sowie eine intrarenale Aktivierung der Prostaglandinsynthese. Bei Ausschöpfung bzw. bei medikamentöser Antagonisierung dieser neurohumoralen Kompensationsmechanismen (z.B. durch ACE-Hemmer, AT1-Rezeptorantagonisten, Aldosteronantagonisten, Sympathikolytika oder durch Cyclooxygenase-Inhibitoren) kann es zu einem progressiven Abfall der GFR kommen. Es resultieren Oligurie und ansteigende Retentionsparameter. Diese auch als „prärenales Nierenversagen" bezeichnete funktionelle Störung kann durch Hypovolämie (induziert durch z.B. Diuretika, Erbrechen, Diarrhoen oder Blutungen) oder Hypotension anderer Genese hervorgerufen werden, aber auch bei globaler Volumenexpansion mit Reduktion der Nierenperfusion, etwa im Rahmen des hepatorenalen und des kardiorenalen Syndroms, auftreten. Durch das funktionelle Defizit kann es zu einer deutlichen Reduktion der GFR und der Urinausfuhr kommen. Klinisch ist die rein funktionelle „prärenale" Nierenfunktionseinschränkung rasch reversibel (innerhalb von 24 bis 72 Stunden), sofern eine adäquate Nierenperfusion hergestellt werden kann. Die Diagnose wird also in der Regel retrospektiv gestellt.

Bei länger anhaltender Minderperfusion kommt es im Verlauf zu einer renal-tubulären Schädigung, so dass eine funktionelle AKI in eine strukturelle AKI übergehen kann. Die anhaltende Hypoperfusion der Niere führt zu Hypoxie bzw. Ischämie von Tubulusepithelzellen, die zur Nekrose bzw. Apoptose führt. Abgeschilferte Tubulusepithelien führen zu einer mechanischen Obstruktion des Nephrons, was tubulären Fluss und GFR weiter vermindert. Kommt es zu einem solchen Nephronschaden, ist die schnelle Reversibilität der Nierenfunktionseinschränkung nicht mehr gegeben und die Wiederherstellung der Nierenfunktion dauert in Abhängigkeit vom Schweregrad der Schädigung mehrere Tage bis Wochen. Ist eine kritische Grenze der Tubulusschädigung überschritten, so erfolgt eine Defektheilung mit anhaltender Einschränkung der GFR. Die verzögerte oder fehlende Reversibilität der Nierenfunktionseinschränkung kann als Kriterium für eine strukturelle intrinsische Schädigung hinzugezogen werden [6]. Dies ist diagnostisch bedeutsam, da Nierenbiopsieergebnisse zur Dokumentation des ischämisch bedingten Nierenepithelschadens in der Regel nicht zur Verfügung stehen.

Einteilung intrinsischer Schädigungsmechanismen

Die strukturelle/intrinsische Nierenschädigung wird entsprechend des primär betroffenen Kompartiments eingeteilt:

1. **Tubulointerstitielle Schädigung:**
   a. Akute Tubulusnekrose (toxisch oder ischämisch)
   b. Akute interstitielle Nephritis
   c. Cast-Nephropathie (Multiples Myelom)
   d. Hämolyse/Rhabdomyolyse

2. **Vaskulärer Prozess:**
   a. Vaskulitis
   b. Thrombotische Mikroangiopathie
   c. akuter Gefäßverschluss/Thromboembolie
   d. maligne Hypertonie
   e. systemische Sklerose (renale Krise)

3. **Glomerulärer Prozess:**
   a. akute Glomerulonephritis

Postrenale Schädigung

Postrenale Nierenschädigung wird durch Obstruktion der ableitenden Harnwege verursacht, die zum einseitigen oder beidseitigen Harnstau führt. Die Diagnose erfolgt sonographisch durch Darstellung der Nierenbecken. Die Therapie liegt in der Beseitigung der Obstruktion und fällt in den Bereich der Urologie. Biomarker-Daten sowie tierexperimentelle Modellversuche zeigen, dass die postrenale

AKI frühzeitig mit tubulärer Schädigung in der Niere einhergeht [16].

Diagnostisches Vorgehen bei AKI

Anamnese und Klinik

Relevant ist insbesondere die Evaluation bzgl. potenzieller schädigender Ereignisse (z.B. SIRS/Sepsis, Kontrastmittel, Medikamente) und Komorbiditäten (z.B. chronische Nierenerkrankung, Autoimmunerkrankungen). Die klinischen Zeichen haben bei AKI eine äußerst geringe Sensitivität. Hinweisend sind Urämiesymptome sowie klinische Hinweise auf Störungen des Elektrolyt- und Volumenhaushalts (z.B. Ödeme, orthostatische Hypotonie) sowie Begleitsymptome (z.B. sonstige Organmanifestationen, Fieber).

Serum-Kreatinin, Urinausfuhr, Biomarker

Serum-Kreatinin und Urinausfuhr stellen als Hauptparameter der KDIGO-Klassifikation die wichtigsten klinischen Parameter zur Diagnosestellung, Stadieneinteilung und Verlaufsbeobachtung der AKI dar (s.o.).

Urinsedimentanalyse

Diagnostische Wertigkeit haben die Anwesenheit von granulierten Zylindern und renale Tubulusepithelzellen (Hinweise auf akute Tubulusnekrose) und die Anwesenheit von Akanthozyten sowie Erythrozytenzylindern (glomeruläre Schädigung i.S. eines nephritischen Syndroms). Während die Spezifität der Urinsedimentanalyse in den Händen eines erfahrenen Untersuchers hoch ist, schließt ein negatives Urinsediment eine strukturelle Nierenschädigung nicht aus [10].

Serum- und Urin-Indizes

Die Urin-Natrium-Konzentration, die fraktionelle Na-Exkretion (FENa = Urin-Na × Serum-Kreatinin × Serum-Na^{-1} × Urin-Kreatinin^{-1}), die fraktionelle Harnstoffexkretion (FEUrea = Urin-Harnstoff × Serum-Kreatinin × Serum-Harnstoff^{-1} × Urin-Kreatinin^{-1}) und das Serum-Harnstoff- zu Serum-Kreatinin-Verhältnis sind häufig bestimmte Parameter zur Differenzierung von prärenaler vs. intrinsischer AKI bzw. zur Vorhersage der Volumen-Responsivität. Ein Urin-Na < 10 mmol/l, eine FENa < 1%, eine FEUrea < 35% und ein Serum-Harnstoff-zu-Serum-Kreatinin-Verhältnis (jeweils in mmol/l) > 84 zeigen an, dass tubuläre Rückresorptionsmechanismen quantitativ intakt sind, und sprechen für eine Volumen-Responsivität der GFR-Erniedrigung. Sie detektieren jedoch nicht sicher den Übergang einer prärenalen Funktionsstörung in eine akute Tubulusnekrose und verlieren unter Diuretikatherapie teilweise ihre Aussagekraft. Ihre diagnostische Wertigkeit ist somit beschränkt [10, 11].

Weitere Labordiagnostik

Relevant ist die Bestimmung von Blutbild, Elektrolyten, Fragmentozyten, Serum- und Urin-Elektrophorese, Immunfixation, Hämolyseparametern, ANA, ANCA, GBM-Antikörpern, Hepatitis-Serologie sowie Komplement-Spiegeln. Nicht alle dieser Tests sind obligat und sollten im klinischen Kontext angefordert und interpretiert werden. In Abgrenzung zur chronischen Nierenerkrankung bei unbekanntem Basis-Kreatinin kann die Abwesenheit einer renalen Anämie oder eines sekundären Hyperparathyreoidismus hinweisend auf ein akutes Geschehen sein.

Neue Biomarker zur Diagnose struktureller Nierenschädigung

Die neuen Biomarker zur Detektion struktureller Nierenschäden sind Proteine, die vom geschädigten Nierentubulus als Antwort auf eine Schädigung gebildet werden oder aus den geschädigten Nierentubuli freigesetzt werden [7]. Diese Biomarker sind derzeit nur in wenigen Zentren routinemäßig in der klinischen Diagnostik verfügbar. Klinisch verfügbar sind in Europa derzeit *Tissue inhibitor of metallo-proteinase 2 (TIMP-2)/Insulin-like growth factor binding protein 7* (IGFBP7) (NephroCheck®-Test, im Urin gemessen) und Neutrophilen-Gelatinase-assoziiertes Lipokalin (NGAL, im Urin oder Plasma gemessen). Weitere Kandidaten-Marker sind *Kidney Injury Molecule-1* (KIM-1), *Interleukin-18* (IL-18) sowie *L-type fatty acid binding protein* (L-FABP), die jeweils im Urin bestimmt werden. Die potenzielle Wertigkeit dieser Marker liegt in der Möglichkeit einer Frühdiagnose (Vorhersage einer Kreatinin-basierten AKI-Diagnose innerhalb der nächsten 72 Std.), in der Differenzierung von prärenaler und intrinsischer AKI, in der Abgrenzung zur chronischen Nierenerkrankung (bei unbekanntem Basis-Kreatinin) und in der Prognosebeurteilung. So sind beispielsweise erhöhte NGAL-Spiegel prädiktiv bzgl. späterer Dialysepflichtigkeit und Mortalität. Weiterhin ermöglicht die Kombination von Serum-Kreatinin mit Urin-NGAL eine genauere Abschätzung des individuellen Risikos als Serum-Kreatinin alleine [8, 9]. Allerdings sind für diese Marker derzeit keine allgemeingültigen Grenzwerte und Regeln zur klinischen Anwendung definiert. So wird voraussichtlich erst eine Implementierung geeigneter Urin-Biomarker in die internationalen Klassifi-

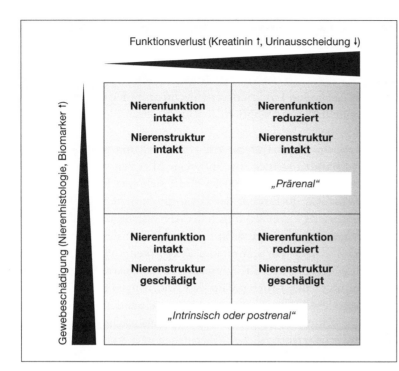

Abbildung 4
Strukturelle vs. funktionelle Nierenschädigung

kationen der AKI zu einer breiten Anwendung im klinischen Alltag führen.

Durch Biomarker in Kombination mit konventionellen Messgrößen der Nierenfunktion (Serum-Kreatinin, Urinausscheidung) wird klinisch eine Unterscheidung von struktureller und funktioneller Nierenschädigung angestrebt (Abbildung 4). Pathophysiologisch reflektiert eine solche Einteilung die Tatsache, dass deutliche Einschränkungen der Nierenfunktion ohne wesentlichen strukturellen Defekt am Nierengewebe auftreten können. Umgekehrt zeigen Biomarker-Untersuchungen, dass auch ohne erhöhte Kreatininwerte bereits deutliche Hinweise auf tubuläre Schädigung vorliegen.

Sonographie

Der sonographische Ausschluss einer postrenalen Obstruktion ist bei jeder AKI obligat. Weiterhin können verkleinerte Nieren, die Struktur des Parenchyms und die Anwesenheit von Zysten auf eine chronische Nierenerkrankung hinweisen und so ggf. eine chronische von einer akuten Schädigung abgrenzen.

Nierenbiopsie

Bei diagnostischer Unklarheit nach Ausschöpfung nicht-invasiver Tests und bei potenziellen therapeutischen Konsequenzen besteht die Indikation zur Nierenbiopsie, um histopathologisch die Art der Nierenschädigung zu differenzieren. Insbesondere sollte eine Nierenbiopsie bei V.a. akute Glomerulonephritis zur Abgrenzung der Entität sowie ggf. auch bei V.a. akute interstitielle Nephritis gewonnen werden. Auch eine Funktionsverschlechterung der transplantierten Niere sollte frühzeitig bioptisch abgeklärt werden.

Elektronische Alarmsysteme zur Frühdetektion von AKI

AKI-Episoden werden im klinischen Alltag zu häufig gar nicht oder nicht rechtzeitig erkannt. So findet sich eine Kodierung eines AKI nur bei ca. 30 Prozent der Kreatinin-basierten AKI-Fälle [3]. Expertenbasierte Untersuchungen der AKI-Versorgungsqualität fanden suboptimale Versorgung in über der Hälfte der Krankenhausfälle von AKI [10]. Zur verbesserten AKI-Erkennung wurden daher (zunächst im Vereinigten Königreich) automatisierte Alarmsysteme implementiert, die, basierend auf den Änderungen des Serum-Kreatininwerts, AKI identifizieren und behandelnde Krankenhausärzte darüber informieren [11]. Die Verknüpfung solcher Alarmsignale mit standardisierten ärztlichen Checklisten ist mit einer verbesserten Versorgungsqualität assoziiert [12]. In Deutschland werden in den letzten Jahren AKI-Alarmsysteme zunehmend eingesetzt.

Konservative nephrologische Therapiekonzepte bei AKI

Die Behandlung der akuten Nierenschädigung erfordert eine enge interdisziplinäre Zusammenarbeit von Nephrologen, Intensivmedizinern und anderen Fachdisziplinen. Ziele der Behandlung sind adäquate Akuttriage, interdisziplinäre intensivmedizinische Betreuung, Verhinderung der Progression einer chronischen Nierenerkrankung, Identifikation therapierbarer Ursachen, Einleitung von Nierenersatzverfahren und langfristige Nachbetreuung. Eine rechtzeitige nephrologische Mitbetreuung ist für die Prognose von Patienten mit stattgehabter AKI relevant [13].

Akuttriage

Triageentscheidungen sind besonders in der Notaufnahme relevant, wo die Inzidenz einer intrinsischen Nierenschädigung bei ca. acht Prozent liegt [8]. Hier muss frühzeitig entschieden werden, ob eine intensivmedizinische Betreuung mit invasivem hämodynamischem Monitoring erforderlich ist bzw. ob eine Betreuung in einer nephrologischen oder urologischen Fachabteilung erfolgen soll. Eine frühzeitige, prospektive Entscheidungsfindung erfolgt unter Zuhilfenahme verfügbarer Parameter mit prognostischer Wertigkeit (Kreatinin-Verlauf, Urinausscheidung, Urinsediment, Urinindizes, ggf. Biomarker, Sonographie).

Therapie bei Patienten mit akuter Nierenschädigung

Zentrales Ziel ist die Klärung der Ursachen des AKI und deren Behandlung. Zusätzlich sollen Medikamente an die reduzierte GFR angepasst werden. Nephrotoxische Medikamente und Röntgenkontrastmittel sollten vermieden bzw. zurückhaltend eingesetzt werden.

Bei kritisch Kranken mit schwerer Sepsis ist eine frühe, durch Zielparameter gesteuerte Therapie („*Early goal-directed therapy*", EGDT) von erwiesener prognostischer Bedeutung [14, 15]. Diese beinhaltet eine frühzeitige (innerhalb von 6 Stunden) Einstellung physiologischer Zielwerte durch geeignete Volumensubstitution, Vasopressorgabe und Transfusionstherapie. Die Zielwerte beinhalten einen mittleren arteriellen Druck (MAP) ≥ 65 mmHg, einen zentralvenösen Druck (CVP) zwischen 8 und 12 mmHg, eine zügige Verbesserung erhöhter Laktatspiegel, einen Hämatokrit ≥ 30%, eine zentralvenöse O_2-Sättigung ($S_{cv}O_2$) > 70% und eine Urinausfuhr ≥ 0,5 ml/kg/Std. Die erste große randomisierte Studie zur EGDT [14] zeigte, dass durch diese Maßnahmen *Critial Illness*-Scores verbessert wurden und die Mortalität gesenkt wurde, allerdings wurden die Effekte auf eine AKI nicht separat analysiert. Dies wurde in einer Folgestudie getan, die eine Senkung von Gesamtmortalität, Multiorganversagen und AKI im EGDT-Arm zeigte [15]. Eine frühzeitige Initiation einer Antibiotikatherapie (innerhalb der ersten Stunde) bei kritisch Kranken mit Sepsis ist ebenfalls von weitläufig akzeptierter prognostischer Bedeutung [16].

Die optimale intravenöse Volumentherapie kritisch Kranker wurde in mehreren Studien getestet. Die kürzlich veröffentlichten SMART- und SALT-ED-Studien zeigten, dass eine Therapie mit balancierten kristalloiden Lösungen im Vergleich mit isotonischer Kochsalzlösung Vorteile in Bezug auf renale Langzeit-Outcomes hat [17, 18]. Die *Saline versus Albumin Fluid Evaluation*-(SAFE)-Studie war eine randomisierte doppelblinde Studie an ca. 7.000 Patienten auf Intensivstationen, die 0,9%-NaCl-Lösung mit einer serumisoosmotischen/-isoonkotischen 4%-Humanalbumin-Lösung verglich [19]. Die Studie zeigte keine Unterschiede hinsichtlich 28-Tage-Mortalität und Multiorganversagen. Insgesamt ist auf der Basis der aktuellen Studienlage eine bevorzugte Anwendung balancierter kristalloider Lösungen zum Volumenmanagement bei AKI zu empfehlen. Eine Besonderheit stellt die dekompensierte Leberzirrhose mit spontaner bakterieller Peritonitis dar, wo eine Albumingabe mit Antibiotikatherapie (Cefotaxim) im Vergleich mit alleiniger Antibiotikatherapie das Überleben verbesserte und das Auftreten von AKI verminderte [28]. Somit ist die Albumingabe zumindest in dieser Patientengruppe gerechtfertigt. Die Gabe von Hydroxethylstärke-haltigen Lösungen ist wegen einer erhöhten AKI-Inzidenz unter dieser Therapie bei kritisch Kranken kontraindiziert [20].

Während die Wertigkeit früher, aggressiver Volumentherapie bei Intensivpatienten gut belegt ist, gibt es deutliche Hinweise, dass Volumenüberladung in der postakuten Phase kritischer Erkrankungen mit schlechten klinischen Verläufen assoziiert ist [21]. Eine Studie des *Adult Respiratory Distress Syndrome (ARDS) Network* verglich eine restriktive Volumentherapie (positive Netto-Flüssigkeitsbilanz von 136 ml über 7 Tage) mit einer großzügigen Volumentherapie (positive Netto-Flüssigkeitsbilanz von 6.992 ml über 7 Tage) an ca. 1.000 Intensivpatienten [20]. Der volumenrestriktive Ansatz ermöglichte eine frühere Entwöhnung von der mechanischen Beatmung sowie eine Verkürzung der Intensivstationsaufenthalte. Somit ist es zu empfehlen, in der postakuten Phase eine restriktive Volumentherapie anzustreben und kumulative Positivbilanzen zu minimieren.

Nierenersatzverfahren

Die Indikation und Durchführung von Nierenersatzverfahren bei AKI werden an anderer Stelle besprochen.

Nachbetreuung

Die Inzidenzrate von nierensatztherapiepflichtiger chronischer Nierenerkrankung nach einer überlebten Episode von AKI liegt bei 4,9/100 Patientenjahren [22]. Auch milde Episoden von AKI sind mit ungünstigen Langzeitverläufen hinsichtlich Mortalität und kardiovaskulären Erkrankungen assoziiert. Risikofaktoren für eine progressive Verschlechterung der Nierenfunktion bei AKI-Überlebenden sind Alter, Diabetes mellitus, vorbestehende chronische Nierenerkrankung, hoher AKI-Schweregrad sowie niedrige Serum-Albumin-Spiegel [23, 24]. Drei Monate nach einer AKI-Episode sind die GFR und die Proteinurie wichtige Prädiktoren des weiteren Nierenfunktionsverlaufs [25]. Die ambulante Weiterbetreuung von Patienten nach stattgehabter AKI ist von erheblicher Relevanz für die langfristige renale Prognose. Diese Patienten sollten insbesondere bei Risikokonstellationen engmaschig ambulant weiterbetreut werden. Leider ist dies in der Realität häufig nicht gewährleistet. So werden nur etwa ein Drittel aller AKI-Überlebenden innerhalb von 30 Tagen einem Nephrologen vorgestellt. Dieser Anteil erhöht sich im ersten Jahr nach Entlassung auf ca. 50 Prozent, möglicherweise auch wegen steigender Kreatinin-Werte bei einem Teil der Patienten [26]. Somit ist festzuhalten, dass die Raten nephrologischer Fachbetreuung von AKI-Überlebenden verbesserungswürdig sind. Die Therapieziele unterscheiden sich nicht von denen bei Patienten mit chronischer Nierenerkrankung anderer Genese. Sie beinhalten eine engmaschige Blutdruckeinstellung, die Vermeidung von Nephrotoxinen, konsequente Diabetesbehandlung, Ernährungsoptimierung sowie die indikationsgerechte Therapie mit ACE-Hemmern, AT1-Rezeptor-Antagonisten und/oder SGLT2-Hemmern [27].

Literatur

1. AKI-Definition (2012). Section 2. *Kidney Int, Suppl 2,* 19–36.
2. Waikar S.S., Liu K.D. & Chertow G.M. (2008). Diagnosis, epidemiology and outcomes of acute kidney injury. *Clin J Am Soc Nephrol, 3,* 844–861.
3. Khadzhynov D., Schmidt D., Hardt J. et al. (2019). The incidence of acute kidney injury and associated hospital mortality. *Dtsch Aerzteblatt Int, 116 (22),* 397–404. doi:10.3238/arztebl.2019.0397
4. Uchino S., Kellum J.A. et al. (2005). Acute renal failure in critically ill patients: a multinational, multicenter study. *JAMA, 294,* 813–818.
5. Singer E., Elger A. et al. (2011). Urinary neutrophil gelatinase-associated lipocalin distinguishes pre-renal from intrinsic renal failure and predicts outcomes. *Kidney Int, 80,* 405–414.
6. Nickolas T.L., O'Rourke M.J. et al. (2008). Sensitivity and specificity of a single emergency department measurement of urinary neutrophil gelatinase-associated lipocalin for diagnosing acute kidney injury. *Ann Intern Med, 148,* 810–819.
7. Schrezenmeier E.V., Barasch J., ... & Schmidt-Ott K.M. (2017). Biomarkers in acute kidney injury – pathophysiological basis and clinical performance. *Acta Physiol Oxf Engl, 219 (3),* 554–572. doi:10.1111/apha.12764
8. Nickolas T.L., Schmidt-Ott K.M. et al. (2012). Diagnostic and prognostic stratification in the emergency department using urinary biomarkers of nephron damage – a multicenter prospective cohort study. *J Am Coll Cardiol, 59,* 246–255.
9. Haase M., Devarajan P. et al. (2011). The outcome of neutrophil gelatinase-associated lipocalin-positive subclinical acute kidney injury a multicenter pooled analysis of prospective studies. *J Am Coll Cardiol, 57,* 1752–1761.

10. Meran S., Wonnacott A., Amphlett B. & Phillips A. (2014). How good are we at managing acute kidney injury in hospital? *Clin Kidney J, 7 (2)*, 144–150. doi:10.1093/ckj/sfu010
11. Haase M., Kribben A., Zidek W. et al. (2017). Electronic alerts for acute kidney injury. *Dtsch Aerzteblatt Int, 114 (1-2)*, 1–8. doi:10.3238/arztebl.2017.0001
12. Selby N.M., Casula A., Lamming L. et al. (2019). An organizational-level program of intervention for AKI: a pragmatic stepped wedge cluster randomized trial. *J Am Soc Nephrol, 30 (3)*, 505–515. doi:10.1681/ASN.2018090886
13. Harel Z., Wald R., Bargman J.M. et al. (2013). Nephrologist follow-up improves all-cause mortality of severe acute kidney injury survivors. *Kidney Int, 83 (5)*, 901–908. doi:10.1038/ki.2012.451
14. Rivers E., Nguyen B. et al. (2001). Early goal-directed therapy in the treatment of severe sepsis and septic shock. *NEJM, 345*, 1368–1377.
15. Lin S.M., Huang C.D., Lin H.C. et al. (2006). A modified goal-directed protocol improves clinical outcomes in intensive care unit patients with septic shock: a randomized controlled trial. *Shock, 26*, 551–557.
16. Kumar A., Roberts D. et al. (2006). Duration of hypotension before initiation of effective antimicrobial therapy is the critical determinant of survival in human septic shock. *Crit Care Med, 34*, 1589–1596.
17. Semler M.W., Self W.H. et al. (2018). Balanced crystalloids versus saline in critically ill adults. *NEJM, 378*, 829–839.
18. Self W.H., Semler M.W. et al. (2018). Balanced crystalloids versus saline in noncritically ill adults. *NEJM, 378*, 819–828.
19. Finfer S., Bellomo R., Boyce N. et al. (2004). A comparison of albumin and saline for fluid resuscitation in the intensive care unit. *NEJM, 350*, 2247–2256.
20. Wiedemann H.P., Wheeler A.P. et al. (2006). Comparison of two fluid-management strategies in acute lung injury. *NEJM, 354*, 2564–2575.
21. Schrier R.W. (2010). Fluid administration in critically ill patients with acute kidney injury. Clin J Am Soc Nephrol, 5, 733–739.
22. Coca S.G., Yusuf B., Shlipak M.G. et al. (2009). Long-term risk of mortality and other adverse outcomes after acute kidney injury: a systematic review and meta-analysis. *Am J Kidney Dis, 53*, 961–973.
23. Ishani A., Nelson D. et al. (2011). The magnitude of acute serum creatinine increase after cardiac surgery and the risk of chronic kidney disease, progression of kidney disease, and death. *Arch Intern Med, 171*, 226–233.
24. Chawla L.S., Amdur R.L., Amodeo S. et al. (2011). The severity of acute kidney injury predicts progression to chronic kidney disease. *Kidney Int, 79*, 1361–1369.

25. Hsu C.-Y., Chinchilli V.M., Coca S. et al. (2020). Post-acute kidney injury proteinuria and subsequent kidney disease progression: the assessment, serial evaluation, and subsequent sequelae in acute kidney injury (ASSESS-AKI) study. *JAMA Intern Med, 180 (3),* 402–410. doi:10.1001/jamainternmed.2019.6390
26. Chawla L.S. (2011). Acute kidney injury leading to chronic kidney disease and long-term outcomes of acute kidney injury: the best opportunity to mitigate acute kidney injury? *Contrib Nephrol, 174,* 182–190.
27. Brar S., Ye F., James M.T. et al. (2018). Association of angiotensin-converting enzyme inhibitor or angiotensin receptor blocker use with outcomes after acute kidney injury. *JAMA Intern Med, 178 (12),* 1681–1690. doi:10.1001/jamainternmed.2018.4749
28. Sort P., Navasa M., Arroyo V. et al. (1999). Effect of intravenous albumin on renal impairment and mortality in patients with cirrhosis and spontaneous bacterial peritonitis. *NEJM, 341,* 403–409.

AKI in Zeiten von COVID-19 – Nierenersatzverfahren bei akuter Nierenschädigung

Jan T. Kielstein

AKI – Acute Kidney Injury

Der Begriff *akutes Nierenversagen* ist unzeitgemäß. Die vielen unterschiedlichen Definitionen des *akuten Nierenversagens* sind bereits vor 14 Jahren der klinisch einfach anwendbaren Definition der *akuten Nierenschädigung* gewichen. Ziel war und ist es, eine renale *Schädigung* durch die einfache Definition schnell zu detektieren und ein (dialysepflichtiges) *Versagen* der Niere zu verhindern [6]. Die Definition des Acute Kindey Injury Network lautet: abrupter (< 48 Std.) Einbruch der Nierenfunktion, *gegenwärtig definiert* als Anstieg des Serumkreatinins von > 0,3 mg/dl (oder > 26,4 µmol/l), oder um > 50% vom Ausgangswert, *oder* eine Reduktion des Urinvolumens (Oligurie von < 0,5 ml/kg/h für > 6 Std.) [1]. Dies signalisiert nunmehr auch nephrologiefernen (Intensiv-)Mediziner*innen die klare Botschaft, dass selbst „geringe" Anstiege des Kreatinins auf eine Funktionsbeeinträchtigung der Niere hinweisen und damit leider auch eine Zunahme der Mortalität zu erwarten ist [2, 3]. Aufgrund der Wichtigkeit der frühzeitigen Entdeckung der AKI gibt es in einigen Häusern bereits automatisierte elektronische Warnsysteme [4].

In Populationsstudien kommt AKI mit einer Häufigkeit von 250/10.000 pro Jahr vor, wobei eine Altersabhängigkeit zu beobachten ist, die von ~ 20 pro 10.000/Jahr (bei < 40-Jährigen) bis ~ 550 pro 10.000/Jahr bei ≥ 70-Jährigen reicht [5]. Eine US-Multicenterstudie, die eine halbe Million Krankenhausaufenthalte der Jahre 2012–2015 analysierte, berichtete eine AKI-Rate (alle Stadien) von 10–12 Prozent [6]. Daten der Charité aus den Jahren 2014–2017 zeigen bei 185.760 Krankenhausaufenthalten eine Häufigkeit von AKI 1 von 13,7 Prozent, AKI 2 von 4,6 Prozent und AKI 3 von 3,1 Prozent [3]. Wie bereits in anderen Studien gezeigt, korrelierte auch unter G-DRG-Bedingungen der Schweregrad der AKI mit der Länge des Krankenhausaufenthaltes, der renalen Morbidität und der Gesamtmortalität (Mortalität für AKI 1 = 5,1%, AKI 2 = 13,7%, AKI 3 = 24,8%). Nur in 28,8 Prozent der Fälle schaffte es die AKI-Diagnose in die offizielle Liste der Diagnosen im Arztbrief [3]. Auf der Intensivstation haben bis zu 50 Prozent der Patient*innen eine AKI. Daher werden insbesondere im Kontext der Intensivstation zusätzlich zum Kreatinin (und Cystatin) zahlreiche andere Biomarker untersucht, um eine frühere Diagnose und Prognoseermittlung bei AKI zu ermöglichen. Die aktualisierte AKI-Definition beinhaltet daher bereits eine (noch nicht konkretisierte) Verwendung von Biomarkern [7]. Vor sieben Jahren hat die amerikanische FDA die Kombination aus *tissue-inhibitor of metalloproteinase 2 (TIMP-2)* und *urine insulin like growth factor binding protein 7* (IGFBP-7) als Marker der AKI zugelassen. Ein Anstieg dieser Markerkombination korreliert zeitnah mit einer AKI (innerhalb von 12 Std.) [8]. In einer monozentrischen Studie konnte bei herzchirurgischen Patient*innen gezeigt werden, dass durch die durch den Nephrocheck® getriggerte Nierenprotektive Verhaltensweise (Pausieren der RAAS-Blockade, Absetzen nephrotoxischer Medikamente, Kontrolle von Kreatinin und Urinausscheidung, intensives Kreislaufmonitoring mittels Thermodilutionsmethoden, Vermeidung von Röntgenkontrastmitteln) ein Progress in ein höheres AKI-Stadium verhindert werden konnte. Harte Endpunkte wie Sterblichkeit und Rate der Dialysepflichtigkeit wurden jedoch nicht beeinflusst [9]. Ein Expertengremium, zusammengesetzt aus Autoren, die ausnahmslos finanzielle Beziehungen zur Herstellerfirma des Nephrocheck® haben, hat sich für die Verwendung dieses Tests ausgesprochen, um im Falle eines positiven Testergebnisses nierenschützende Maßnahmen einzuleiten [10]. Da die Risikofaktoren für die AKI bekannt sind, wäre dies generell bei jedem Risikopatienten zu erwägen. Die Bewertung der Studienlage zum Nephrocheck® fällt bei anderen Autoren eher nüchtern aus [11] und rezente Studien legen nahe, dass [TIMP-2] × [IGFBP7] zumindest nicht für das Setting der Lebertransplantation geeignet zu sein scheint [12].

Abseits von (häufig noch nicht verfügbaren) kostenintensiven Markern interessiert das klinisch tätige Personal jedoch vor allem, ob die Tubuli funktionell noch intakt sind, weil strukturelle Läsionen die Notwendigkeit einer Nierenersatztherapie wahrscheinlicher machen. Da Furosemid nur über intakte Tubuli seine Wirkung in Form einer verstärkten Diurese entfalten kann, ist die *einmalige* Gabe von Furosemid bei euvolämen Patient*innen ein hervorragendes diagnostisches Mittel, um deren strukturelle Integrität vorherzusagen. Der Test kann bei einer bereits vorliegenden leichten Nierenschädigung (AKIN 1) eine Dialysepflichtigkeit mit einer Sensitivität von

Furosemid-Stress-Test	Patienten ohne Schleifendiuretikum in Vormedikation	Patienten mit Schleifendiuretikum in Vormedikation
Furosemid-Dosis	1 mg/kgKG	1,5 mg/kgKG
Keine drohende Dialysepflichtigkeit, wenn …	… Diurese 100 ml/Std. oder 200 ml in den ersten 2 Std. nach Furosemid-Gabe	

Tabelle 1
Furosemid-Stress-Test: Durchführung und Interpretation

87,1 Prozent und einer Spezifität von 84,1 Prozent vorhersagen [13] (Tabelle 1).

Eine rezente Meta-Analyse der Studien zum Furosemid-Stresstest, die insgesamt 1.366 Patient*innen umfasste, konnte die Ergebnisse der primären Untersuchung des Furosemid-Stresstests [13] bestätigen. Sensitivität und Spezifität des Furosemid-Stresstests für die Vorhersage einer Progression der akuten Nierenschädigung betrugen 0,81 (95%-CI: 0,74–0,87), 0,88 (95%-CI: 0,82–0,92). Die Notwendigkeit einer Nierenersatztherapie ließ sich mit einer Sensitivität von 0,84 (95%-CI: 0,72–0,91) und einer Spezifität von 0,77 (95%-CI: 0,64–0,87) vorhersagen [14].

Hervorzuheben bleibt, dass Furosemid abseits dieses Tests weder in der Prophylaxe noch in der Therapie der akuten Nierenschädigung etwas verloren hat [15]. Dies wurde just nochmals in einer Meta-Analyse von Studien an postoperativen chirurgischen Patienten gezeigt, bei denen Furosemid keinen positiven Effekt auf die Häufigkeit der AKI, der Notwendigkeit zur Nierenersatztherapie oder die Mortalität hatte [16]. Der therapeutische Einsatz beschränkt sich auf Patient*innen mit erhaltener Diurese zur Negativbilanzierung und zur Verstärkung einer Kaliurese bei Hyperkaliämie!

Leider hat das automatische Reporting der eGFR bei den Laborwerten die Illusion geschürt, diese eGFR entspräche der realen existierenden Nierenfunktion. Dem ist nicht so! Sehr gut lässt sich dies bei einem bilateral nephrektomierten 50-jährigen, 70 kg wiegenden Patienten erläutern, der am ersten postoperativen Tag trotz einer realen glomerulären Filtrationsrate von 0 ml/min/1,73 m^2 (Z.n. bilateraler Nephrektomie!) basierend auf einem Serumkreatinin von 2,1 mg/dl durchaus noch eine eGFR von 41 ml/min/1,73 m^2 bescheinigt bekommt. Die eGFR setzt eine stabile Nierenfunktion über mehrere Tage voraus. Daher wäre die Einführung einer bettseitigen Bestimmung der GFR durch Injektion fluoreszierender Biomarker (150-kD Rhodamin-Derivat und 5-kD Fluorescein Carboxymethyliertes Dextran) ein erheblicher Gewinn. Diese Methode erlaubt es, den Volumenstatus innerhalb von 15 Minuten und die GFR innerhalb von 120 Minuten zu ermitteln [17]. Daher verwundert es nicht, dass dieses Verfahren derzeit in klinischen Studien an herzinsuffizienten Patient*innen untersucht wird *(Estimating versus*

Measuring Plasma Volume and Kidney Function in Acute Decompensated Congestive Heart Failure – EMAPKT CHF), da dort die Kombination von aktueller Nierenfunktion und aktuellem Volumenstatus von enormer Wichtigkeit ist. Eine Zulassung dieses Tests durch die EMA oder die FDA gibt es bisher nicht.

AKI-Prävention – Alkalische Phosphatase und RIPC

Während die Entwicklung und Vermarktung neuer Marker exponentiell ansteigt, hat die Entwicklung pharmakologischer Ansätze zur Prävention oder Therapie der AKI bisher keine wegweisenden klinischen Erfolge gezeigt. Der letzte pharmakologische Hoffnungsträger – die rekombinante alkalische Phosphatase – scheiterte erst kürzlich [18]. Tot ist die Substanz jedoch noch nicht, zumindest wird sie gegenwärtig in der *REVIVAL*-Studie *(Study to Investigate the Efficacy and Safety of Alkaline Phosphatase in Patients With Sepsis-Associated AKI)* erneut bei 1.600 Patient*innen mit Sepsis untersucht (ClinicalTrials.gov – Identifier: NCT04411472). Eine interessante nicht-pharmakologische Intervention war das *remote ischemic preconditioning* (RIPC), also die geplante, iatrogen verursachte Ischämie *vor* einer möglichen akuten Nierenschädigung. Eine monozentrische Studie bei 240 Patient*innen, die sich einer Bypassoperation unterzogen, zeigte, dass allein mit RIPC eine Reduktion der akuten Nierenschädigung um 15 Prozent und eine Senkung der Notwendigkeit zur Nierenersatztherapie um zehn Prozent erreicht werden konnte [19]. Kurze Zeit später konnte bei 1.612 CABG-Op-Patient*innen [20] sowie 1.403 elektiven Bypass-Patient*innen [21] kein Benefit des RIPC mehr gesichert werden. Dies ist auch das Ergebnis einer rezenten Metaanalyse [22]. Bezüglich der Prävention der akuten Nierenschädigung mittel RIPC kann man derzeit also sagen: RIPC R.I.P.

Die wesentlichste Prävention bei Patient*innen mit AKI ist die Reduktion weiterer Injurien durch liebevolle Optimierung trivial anmutender Faktoren wie Vermeidung nephrotoxischer Substanzen und *adäquate* Hydratation.

L'eau de vie

Märchen gehören immer weniger zur Allgemeinbildung. Dies ist schade und hat unter Umständen auch Auswirkungen auf das Überleben von Intensivpatient*innen (CAVE persönliche Meinung – nicht durch prospektive Studien bestätigt). *„Ich weiß ein Mittel, das ist das Wasser des Lebens, wenn er davon trinkt, so wird er wieder gesund: es ist aber schwer zu finden."* Gerade der letzte Teilsatz aus *„Das Wasser des Lebens"* hätte uns lange schon vorsichtig sein lassen sollen, wenn es um adäquate Hydrierung geht, die mehr und Meer ;-) einer Intensivflutung weicht. Nach Jahrzehnten der stehenden Hautfalten, der trockenen Gaumen und der Nescafé-oiden Aggregatzustände in den Pflegeheimen und Intensivstationen führt eine überbordende Volumenbelastung über eine venöse Kongestion zu einer Nierenfunktionsverschlechterung – also dem Gegenteil von dem, was beabsichtigt wurde [23]. Entsprechend geht auch die exzessive „Wässerung" (> 25 ml/kgKG) vor Kontrastmittelgaben mit Nierenfunktionsverschlechterung einher [24]. Eine anhaltend positive Flüssigkeitsbilanz auf der Intensivstation, idealer Weise gemessen als prozentualer Anstieg des Körpergewichts, ist mit einer erhöhten Sterblichkeit assoziiert [25]. Eine aktuelle prospektive Studie *(POINCARE-2)* überprüft, ob Maßnahmen zu Vermeidung einer Positivbilanzierung bei kritisch kranken Patient*innen zu einer Reduktion der Mortalität führen [26]. Eine retrospektive Analyse von 820 Patient*innen auf der Intensivstation eines Maximalversorgers in Großbritannien legt dies nahe. Allein die Baseline-Daten der Studie illustrieren eindrucksvoll das Problem mit der Flüssigkeitsbilanz im klinischen Alltag. Zum Zeitpunkt des Beginns der Nierenersatztherapie lag die mediane Flüssigkeitsbilanz der Intensivpatient*innen bei +1.772 ml. Eine positive Flüssigkeitsbilanz von > 10 Prozent des Körpergewichts war sogar bei 10,9 Prozent aller Patient*innen zu finden [27].

Under Pressure – Folgen renaler Tiefdruckgebiete

Akute Blutdruckabfälle, z.B. unter einer Nierenersatztherapie, führen zu einer renalen Minderperfusion und weiterer renaler Schädigung, während ein höherer arterieller Mitteldruck (75 mmHg) und bessere Sauerstoffversorgung sich positiv auf die Progression einer akuten Nierenschädigung auswirken [28]. Auch in der *SEPSISPAM*-Studie konnte in der Gruppe mit erhöhtem Mitteldruck (80–85 mmHg) eine verbesserte Diurese beobachtet werden, wenngleich dies zu keiner nennenswerten Reduktion von dialysepflichtigen Nierenschädigungen oder gar der Mortalität führte [29].

Nephrex forte vermeiden

Wie eingangs geschildert, bedarf es offensichtlich neuer Biomarker, um zu signalisieren, dass die Gabe nephrotoxischer Substanzen bei Patient*innen mit AKI unterbleiben sollte („Der Patient ist ja eh an der Dialyse"). Simple Maßnahmen wie die kontinuierliche 4,5-stündige Infusion von Vancomycin können die Nephrotoxizität gegenüber der raschen Infusion (über 30 Min.) deutlich vermindern [30]. Noch besser scheinen zumindest bei kardiochirugischen Patient*innen der Verzicht auf Vancomycin und die Verwendung von Daptomycin als Alternative zu sein [31]. Da sich selbst beim Gesunden die einmalige Gabe eines NSAR negativ auf die renale Perfusion auswirken kann, sollten diese Substanzen im Intensivsetting bei Patient*innen mit hohem Risiko für AKI komplett vermieden werden [32]. Fast komplett exkulpiert sind mittlerweile Röntgenkontrastmittel. Die kausale Beziehung zur AKI ist in vielen Studien so schwach bzw. nicht existent, dass das Krankheitsbild auch nur noch „post contrast AKI" heißt [33]. Auf jeden Fall gibt es keine Notwendigkeit, Intensivpatient*innen mit bestehendem AKI oder hohem Risiko für AKI eine indizierte Kontrastmitteluntersuchung vorzuenthalten.

Nicht immer, wenn das Serumkreatinin ansteigt, ist die Niere geschädigt. Eine aktuelle KDIGO-Publikation hat nochmals die unterschiedlichen Mechanismen, die entweder zur Dysfunktion (z.B. RAAS-Blockade) oder zur Schädigung (z.B. Aminoglykoside) der Niere führen, zusammengefasst [34]. Risikofaktoren für die Vulnerabilität der Niere sind Dehydratation oder Volumendepletion, höheres Lebensalter, weibliches Geschlecht, vorbestehende chronische Niereninsuffizienz, Diabetes mellitus, Krebserkrankungen, Anämie und Herz-Kreislauf-Erkrankungen.

Dialysatfluss vs. Geldfluss – Kriterien für den Beginn der Nierenersatztherapie

Die Menschen wunderten sich über den jungen Mann, der mit einem Mund-Nasen-Schutz Fahrrad fuhr. Er tat dies nicht wegen SARS-CoV-2, sondern weil er in Gedanken war. Erneut war er mit seiner selbstgebauten Dialysemaschine gescheitert, ein Patientenleben zu retten.

Es war der 11. September 1945, der Tag, an dem es Willem J. Kolff nach 16 frustranen Versuchen erstmals gelang, das Leben einer Patientin mittels einer 690 Minuten dauernden Dialyse (Blutfluss

116 ml/min) zu retten. 80 Liter Blut wurden von ca. 60 g Harnstoff befreit [35]. Der Harnstoff blieb zusammen mit dem Kreatinin bis heute das am häufigsten genutzte Laborduett, wenn es um die Indikationsstellung einer Nierenersatztherapie bei der AKI geht. Wir messen es stellvertretend für 45 niedermolekulare wasserlösliche Urämietoxine und hoffen, zu Unrecht, dass es auch 22 Mittelmoleküle und 25 proteingebundene Urämietoxine repräsentiert. Auch 76 Jahre nach Kolffs erster erfolgreicher Dialyse herrscht Unsicherheit darüber, wann eine Nierenersatztherapie auf der Intensivstation gestartet werden sollte. Wird zu „früh" gestartet, werden Patient*innen möglicher Weise durch eine unnötige Therapie geschädigt, die darüber hinaus noch viel Geld kostet (1.878,18 Euro für Hämofiltration, kontinuierlich > 72 h bis < 144 h). Wird die Therapie zu „spät" gestartet, werden unter Umständen Menschenleben gefährdet, und dies bei einer Mortalität, die bei Intensivpatient*innen mit Nierenersatztherapie immer noch 45 Prozent beträgt.

In den letzten 14 Jahren wurden vier prospektive randomisierte Studien publiziert, die Veränderungen des Serum-Kreatinins (AKI-Kriterien) allein oder in Kombination mit anderen klinischen oder laborchemischen Parametern als Indikationskriterien für eine Nierenersatztherapie miteinander verglichen [36–39]. Die neueste und größte Studie, die *Standard versus Accelerated Initiation of Renal-Replacement Therapy in Acute Kidney Injury (STARRT-AKI)*-Studie untersuchte mehr Patient*innen als alle vorherigen Studien zusammen, und dies weltweit [39]. Sie bestätigte die Ergebnisse einer rezenten Meta-Analyse aller bisherigen Studien [40], dass kritisch kranke Patient*innen nicht *per se* vom frühen Beginn der Nierenersatztherapie innerhalb weniger Stunden nach Erfüllung der AKI-2- und AKI-3-Kriterien profitieren.

Anders sieht es bei den Krankenhäusern aus. Diese profitieren, wenn alle Patient*innen beim Erreichen von AKI 2 und 3 apparativ mit einer Nierenersatztherapie behandelt werden. Wer zusätzlich klinische Parameter wie Azidose, Volumenstatus und Kaliumwert oder gar den Willen von Patient*innen mit in die Entscheidung einbezieht, damit die Patientenautonomie stärkt, Ressourcen schont und Nebenwirkungen der Therapie (z.B. Hypophosphatämie) vermeidet, wird pekuniär bestraft, denn bis zu 50 Prozent der Patient*innen benötigen bei dieser abwartenden Strategie überhaupt kein Nierenersatzverfahren [36] (Tabelle 2).

Umgekehrt erfordert diese zurückhaltende Strategie eine sehr intensive und engmaschige Verlaufsbeurteilung, da insbesondere eine prognostisch ungünstige Flüssigkeitsakkumulation bzw. -überladung frühzeitig erkannt und ggf. doch mittels Nierenersatztherapie

	ELAIN	AKIKI	IDEAL-ICU	STARRT-AKI
Studiendesign	n = 231 monozentrisch	n = 620 multizentrisch	n = 466 multizentrisch	n = 2.927 multizentrisch
Startkriterien „früh"	KDIGO AKI 2 + NGAL > 150 ng/ml + Sepsis o. Fluid > 10%	KDIGO AKI 2 + 3	RIFLE-Failure	KDIGO AKI 2 + 3
Startkriterien „spät"	KDIGO AKI 3	KDIGO AKI 2 + 3 + Kalium > 6,0 mmol/l o. Lungenödem o. Azidose o. Oligo-/Anurie > 72 h	RIFLE-Failure + Kalium > 6,0 mmol/l o. Lungenödem o. Azidose	KDIGO AKI 2 + 3 + Kalium > 6,0 mmol/l o. Lungenödem o. Azidose
Septischer Schock	32%	67%	100%	44%
Start der Therapie „früh" vs. „spät"	6 Std. vs. 26 Std.	2 Std. vs. 57 Std.	8 Std. vs. 52 Std.	6 Std. vs. 31 Std.
„Späte" Gruppe ohne Therapienotwendigkeit	9%	49%	38%	38%
Intermittierende vs. kontinuierliche Nierenersatztherapie	–/100%	56%/44%	34%/46%	30%/70%
Adverse events „früh" vs. „spät"	27% vs. 40%	„früh" mit mehr Hypophosphatämie	„spät" mit mehr Hyperkaliämie und Azidose	23% vs. 17%

Tabelle 2
Übersicht über rezente randomisierte, prospektive Studien zur Frage des optimalen Zeitpunkts des Beginns einer Nierenersatztherapie bei Patient*innen mit AKI

therapiert werden sollte. Hierbei ist die Beurteilung der Dynamik ein ganz essentieller Baustein. Bei unzureichender Aussicht auf Besserung kritisch kranker Patient*innen erscheint ein früher Beginn einer Nierenersatztherapie zur hämodynamischen Stabilisierung unabdingbar, während bei sich stabilisierenden Zuständen durch ein abwartendes Procedere ggf. eine Nierenersatztherapie verhindert werden kann *(wait and see)*, eine „Werte-basierte" Therapieeinleitung erscheint jedoch obsolet.

Zusammenfassend ist der frühe Blut- und Dialysatfluss also gut für den Geldfluss – verbessert jedoch nicht klinisch relevante Endpunkte.

Verzicht – nicht nur eine gute Idee, wenn es um den Konsum geht

In der nun bereits ein Jahr anhaltenden Corona-Pandemie verzichten viele Menschen auf liebgewonnene Dinge – Flugreisen, Essen gehen, Feiern in großen Gruppen etc. Einige verzichten sogar auf das Denken – was sehr bedauerlich ist. Der Verzicht auf den Beginn einer Nierenersatztherapie auch – etwas, was frau/man erwägen sollte. In einer kanadischen Studie an 499 Intensivpatient*innen im Alter > 65 Jahren mit fortgeschrittenem AKI wurde diese Problematik eingehender untersucht. Die Patient*innen waren im Mittel 75 Jahre alt und hatten einen Charlson-Comorbidity-Score von 3,0 und einen medianen Clinical-Frailty-Scale-Score von 4. Zwei Drittel der Patient*innen waren beatmet und benötigten Katecholamine. Während die Kliniker*innen bei 72 Prozent der Patient*innen eine Nierenersatztherapie für indiziert hielten (häufig wegen Oligoanurie, Flüssigkeitsüberladung und Azidose), erhielten diese „nur" 46 Prozent Patient*innen [41]. Häufige Gründe, die Nierenersatztherapie nicht zu beginnen, waren eine vermutete (oder erhoffte) renale Erholung (67%) und anderslautende Patient*innenwünsche (24%). Interessant war, dass die 90-Tages-Mortalität bei Patient*innen, die eine Nierenersatztherapie bekamen, genauso hoch war wie bei Patient*innen, die diese nicht bekamen. Wir sollten daher auch über den bewussten Nicht-Beginn einer Nierenersatztherapie diskutieren.

Intensität der Nierenersatztherapie: Viel hilft viel vs. so wenig wie nötig

Der Effekt der Dosis der Nierenersatztherapie auf die Mortalität von Patient*innen mit dialysepflichtiger AKI schien über Jahre klar – wurde revidiert und erscheint heute wieder klar – vorerst. Zunächst zeigten Schiffl und Kollegen ($n = 160$) für die intermittierende Dialyse bei Patienten mit dialysepflichtigem akutem Nierenversagen, dass eine Behandlung dreimal wöchentlich mit einem Kt/V von 3,0/Woche (*Nota bene:* das geforderte Kt/V für chronisch stabile Hämodialyse-Patient*innen liegt bei 4,2/Woche) gegenüber einer täglichen Dialyse (6× pro Woche; Kt/V 5,8/Woche) mit einer erhöhten Mortalität assoziiert ist [42]. Ronco und Kollegen hatten bereits zwei Jahre früher gezeigt, dass das Überleben von Patienten mit kontinuierlichen Behandlungen (CVVH; $n = 425$) besser war, wenn die Austauschrate 35 oder 45 ml/kgKG/h statt 20 ml/kgKG/h betrug [43]. Bei septischen Patient*innen propagierte Ronco, die Dosis der Nierenersatztherapie bis auf 85 ml/kgKG/h zu erhöhen.

Im Jahr 2008 erschien die erste von drei Studien, die eine unerwartete Antwort auf die Frage nach der Dosis der Nierenersatztherapie brachten. Das VA/ATN-Trial konnte bei 1.124 Patient*innen mit AKI keinen Unterschied im Überleben in Abhängigkeit von der Dosis feststellen. Dies galt für intermittierende Hämodialyse ebenso wie für CVVH und die verlängerte tägliche Dialyse *(prolonged intermittent renal replacement therapy – PIRRT)* [44]. Tolwani und Kollegen verglichen bei 200 Patient*innen „high dose" mit normaler CVVHDF und fanden ebenfalls keinen Unterschied im Überleben [45]. Auch die dritten Studie, *Hannover-Dialysis-Out-*

come-(HAND-OUT)-Studie, konnte bei 156 Patient*innen keinen Überlebensvorteil einer intensiven *extended dialysis* mit einem Harnstoffziel von < 90 mg/dl (< 15 mmol/l) gegenüber einer *intensified extended dialysis* mit einem Harnstoffziel von 120–150 mg/dl (20–25 mmol/l) zeigen [46]. Abschließend bestätigte sich der unzureichende Benefit einer Hochdosis-Nierenersatztherapie durch die RENAL-Studie [47]. Eine Meta-Analye konnte zudem zeigen, dass neben einem fehlenden Vorteil einer hohen Intensität der Nierenersatztherapie auf die Mortalität sogar die Wiederaufnahme der Nierenfunktion verzögert wird [48]. Aktuelle Empfehlungen der Sektionen „Niere" der DGIIN, ÖGIAIN und DIVI zur extrakorporalen Nierenersatztherapie bei akuter Nierenschädigung finden sich hier [49].

Stop Waterboarding!

Bei der Betrachtung der Dosis der Nierenersatztherapie sollte zukünftig mehr Wert auf die kumulative Flüssigkeitsbilanz gelegt werden, da bereits ein Anstieg des Körpergewichtes um mehr als zehn Prozent mit einer erhöhten Rate an Mortalität und (dauerhafter) renaler Schädigung einhergeht – und dies sogar beim Intensivpatienten, der einer Nierenersatztherapie unterzogen wird [50]. Eine rezente post-hoc-Analyse der RENAL-Studie legt jedoch die Vermutung nahe, dass der Flüssigkeitsentzug pro Stunde und kgKG nicht *ad libidum* gesteigert werden sollte [26].

Antibiotikadosierungen aus der Zeit der Schallplatte für Nierenersatzverfahren der iWatch-Ära

Unter der hohen Dosis der heutzutage eingesetzten Nierenersatzverfahren kommt es auch zur vermehrten Elimination von Elektrolyten, Nährstoffen und Antibiotika, denn die Anpassung von Antibiotika an die Intensität der Nierenersatztherapie ist schwierig. Aufgrund eines höheren Verteilungsvolumens *(fluid rescucitation, capillary leak)* oder einer Hypalbuminämie kann die wirksame Konzentration eines Antibiotikums deutlich vermindert sein. Bei Nierenfunktionsverlust wird das Problem noch komplexer und die Dosierung der Antibiotika noch schwieriger, da nur bei wenigen Antibiotika die Möglichkeit des therapeutischen drug monitorings (TDM) besteht. Alte Dosierungsrichtlinien beruhen jedoch (auch in aktuellen Auflagen) auf Nierenersatzverfahren mit nicht mehr eingesetzten Filtern und reduzierten Dialyseintensitäten aus den 1960er- und 1970er Jahren und sind somit meist nicht mehr zutreffend. Damit besteht die Gefahr der Unterdosierung der Antibiotika durch die Elimination während der Nierenersatztherapie. Im Rahmen mehrerer rezenter Studien konnte bestätigt werden, dass teilweise das Doppelte [51] bis zum Zehnfachen [52] der empfohlenen Dosis eingesetzt werden muss. Kein Mensch würde auf die Idee kommen, eine Schallplatte mit einer iWatch abspielen zu wollen, und dennoch benutzen wir Dosierungsrichtlinien aus der Zeit der Schallplatte für Nierenersatzverfahren der iWatch-Ära [53]. Aktuelle Empfehlungen der Sektionen Niere der DGIIN, ÖGIAIN und DIVI zur Dosierung von Antiinfektiva bei Nierenversagen und Nierenersatztherapie in der Intensivmedizin finden sich hier [54].

Hypophosphatämie – Marker des Renal Replacement-Traumas

Hypophosphatämie ist definiert als ein Serumphosphat < 0,81 mmol/l. Je nach Serumspiegel wird der Schweregrad als mild (0,62–0,81 mmol/l), moderat (0,32–0,61 mmol/l) oder schwerwiegend (< 0,32 mmol/l) eingeteilt. Septische Patient*innen haben in bis zu 80 Prozent eine Hypophosphatämie [55]. Eine extrem hohe Rate an Hypophosphatämien findet man auch bei Traumapatient*innen und Brandverletzten [56]. Auch in der Frühphase nach Operationen wird häufig eine Hypophosphatämie beobachtet [57].

Während sich die Nephrolog*innen in der chronischen Dialysetherapie mit Calcium, seltenen Erden und Kunststoffen um die Senkung des Phosphates bemühen, kann bei der Nierenersatztherapie auf der Intensivstation bereits zwölf Stunden nach dem Beginn eine Hypophosphatämie beobachtet werden [58]. Die Rate der Hypophosphatämie betrug in der ATN-Studie 17,6 Prozent [44], in der RENAL-Studie sogar 65 Prozent [47]. In einigen Zentren gehört daher die Substitution von Phosphat (0,1–0,2 mmol/kgKG/d) zum Routineprotokoll während der Nierenersatztherapie, da bekannt ist, dass Hypophosphatämie die Entwöhnung von der maschinellen Beatmung verlängert [59] und die Sterblichkeit erhöht [60]. Bei Nachweis einer Hypophosphatämie sollte daher neben der Ernährung auch die Antibiotikadosierung überprüft werden.

Pipi to pause RRT

Gegenwärtig gibt es keinen Konsens bezüglich der Kriterien für die Beendigung der Nierenersatztherapie [61]. Pipi, und hiermit ist nicht Pippilotta Viktualia Rollgardina Pfefferminz Efraimstochter Langstrumpf gemeint, sondern das exkretorische Produkt einer guten Nierenfunktion, scheint hierbei aber ein wichtiger Parameter zu sein. Bei Urinmengen von > 400 ml/d (ohne Diuretika) oder ca. 2.000 ml/d mit Diuretika kann über eine Pause der Nierenersatztherapie nachgedacht werden [62]. Auch die Höhe des Kreatininanstieges in der RRT-Pause oder die Sechs-Stunden-Kreatininclearance eignen sich als Prädiktor [63] für den erfolgreichen Auslass der Nierenersatztherapie.

Die Niere vergisst nicht –
AKI als Ausgangspunkt für CKD

In einer anderen Untersuchung war die Notwendigkeit zur Dialyse im Rahmen einer akuten Nierenschädigung mit einem 28-fach erhöhten Risiko einer hochgradigen Nierenschädigung (CKD 4/5) assoziiert [64], was vermutlich mit der Destruktion von tubulointerstitiellen Strukturen zusammenhängt. Die Notwendigkeit, nephrologische Expertise in die Betreuung von Patient*innen mit AKI einfließen zu lassen, erhöht sich mit der Zeitdauer und dem Schweregrad der AKI. So sollten z.B. Patient*innen mit einer AKI und vorbestehender Nierenfunktionseinschränkung von eGFR < 30 ml/min binnen einer Woche nephrologisch gesehen werden. Die ambulante nephrologische Nachbetreuung nach Entlassung aus dem Krankenhaus mindert die Mortalität immerhin um 24 Prozent [62].

AKI und Blutreinigungsverfahren bei COVID-19

Die dramatische Entwicklung der Pandemie wird uns täglich anhand der aktuellen Statistik mit der Zahl der Infizierten und Verstorbenen vor Augen geführt. Die AKI ist eine häufig zu beobachtende Komplikation im Rahmen einer COVID-Erkrankung. In 24 Studien mit 4.963 COVID-19-Erkrankten lag die Prävalenz von Patient*innen mit erhöhtem Serumkreatinin bei 13,7 Prozent (95%-CI: 5,5–21,9%) [66]. Prognostisch war die akute Nierenschädigung mit dem Krankheitsverlauf assoziiert. Die AKI-Rate bei den Patient*innen, die nicht überlebten, betrug 52,9 Prozent (95%-CI: 34,5–71,4%), bei den Überlebenden lag sie lediglich bei 0,7 Prozent (95%-CI: –0,3–1,8%) [66]. Von den Patient*innen, die nicht überlebten, erhielten 15,6 Prozent (95%-CI: 10,8–20,5%) eine Nierenersatztherapie, bei den Überlebenden waren es nur 0,4 Prozent (95%-CI: –0,2–1,0%) [66]. In einer deutschen Kohorte aus Aachen benötigen 62 Prozent der Intensivpatient*innen eine Nierenersatztherapie [67]. Pathophysiologisch spielen für die Nierenschädigung Cytokinfreisetzung/Inflammation, Gerinnungsstörungen [68], aber auch ein renaler Tropismus von SARS-CoV-2 [69] eine Rolle.

Ein Konsensus Report der *25th Acute Disease Quality Initiative (ADQI) Workgroup* fasste kürzlich nochmal den aktuellen Wissensstand zur AKI bei COVID-19 zusammen [70]. Insbesondere die Antikoagulation ist bei der Nierenersatztherapie eine Herausforderung. In einer Single-Center-Analyse zeigte sich, dass über 30 Prozent der Filter innerhalb von neun Stunden geclottet waren. Die mediane Filterlaufzeit betrug lediglich 21 Stunden [71]. Diesbezüglich legen retrospektive Studien nahe, dass unfraktioniertes Heparin mit den geringsten Filterlaufzeiten assoziiert ist. Besser schnitt in einer retrospektiven Analyse die regionale Zitratantikoagulation ab [72]. Einige Autoren favorisieren auch die Kombinaton von Heparin und Zitrat und Agatroban [71]. Ob diese Kombination der Antikoagulanzien ausreicht, der Anstieg der vWF-Multimere und dem relativen Mangel an ADAMTS-13 [73] zu begegnen, darf bezweifelt werden. Eine Substitution der fehlenden ADAMTS-13-Aktivität durch eine Plasmapherese ist hier u.U. segensreicher [74].

Aufgrund der limitierten pharmakologischen Interventionen bei der Therapie von COVID-19 sind auch vielfältige Blutreinigungsverfahren, von hochvolumiger Hämofiltration bis zur Cytokinelimination, zum Einsatz gekommen [75]. Ein neues therapeutisches Konzept stellt die Entfernung von SARS-CoV-2-Virus-RNA aus dem Blut dar, die bereits bei einigen Patient*innen durchgeführt wurde [76]. Möglich ist dies mittels eines bereits in der EU für die Entfernung von Pathogenen zugelassenen Adsorbers. Dieser entfernt Bakterien und Viren dadurch, dass sich die Pathogene an das im Adsorber befindliche immobilisierte Heparin binden, so wie sie es normalerweise innerhalb des Körpers mit Heparansulfat an der Zelloberfläche tun würden [77]. Die Rationale für den Einsatz des Virenadsorbers ist die Tatsache, dass RNA-Nachweis im Blut von COVID-19-Patient*innen mit einem komplikationsträchtigen Verlauf der Erkrankung assoziiert ist. Eine Meta-Analyse von 21 Studien mit 2.181 Patient*innen zeigte, dass SARS-CoV-2-RNA im Blut bei bis zu 74,1 Prozent der Patiente*innen (im Mittel bei 34%)

vorkam [78]. SARS-CoV-2-RNA-Nachweis im Blut war assoziiert mit dem Schwergrad der Erkrankung. So war z.B. das Risiko für die Notwendigkeit einer Intensivtherapie um den Faktor 6,54 (95%-CI: 3,82–11,21) erhöht, das Risiko, zu versterben, sogar um 11,07 (95%-CI: 5,60–21,88). Auch die Notwendigkeit zu mechanischer Beatmung und für Multiorganversagen war bei den Patient*innen mit einem SARS-CoV-2-RNA-Nachweis im Blut erhöht [78].

Für keines der o.g. extrakorporalen Verfahren liegen bei COVID-19-Patient*innen belastbare klinische Daten vor, die den Effekt klinischer Endpunkte (z.B. Überleben) untersucht hätten.

Literatur

1. Mehta R.L., Kellum J.A., Shah S.V. et al. (2007). Acute Kidney Injury Network: report of an initiative to improve outcomes in acute kidney injury. *Crit Care, 11 (2),* R31.
2. Uchino S., Kellum J.A., Bellomo R. et al. (2005). Acute renal failure in critically ill patients: a multinational, multicenter study. *JAMA, 294 (7),* 813–818.
3. Khadzhynov D., Schmidt D., Hardt J. et al. (2019). The incidence of acute kidney injury and associated hospital mortality. *Dtsch Arztebl Int, 116 (22),* 397–404.
4. Mutter M., Martin M., Yamamoto Y. et al. (2019). Electronic Alerts for Acute Kidney Injury Amelioration (ELAIA-1): a completely electronic, multicentre, randomised controlled trial: design and rationale. *BMJ Open, 9 (5),* e025117.
5. Sawhney S., Robinson H.A., van der Veer S.N. et al. (2018). Acute kidney injury in the UK: a replication cohort study of the variation across three regional populations. *BMJ Open, 8 (6),* e019435.
6. Al-Jaghbeer M., Dealmeida D., Bilderback A. et al. (2018). Clinical decision support for in-hospital AKI. *J Am Soc Nephrol, 29 (2),* 654–660.
7. Murray P.T., Mehta R.L., Shaw A. et al. (2014). Potential use of biomarkers in acute kidney injury: report and summary of recommendations from the 10th Acute Dialysis Quality Initiative consensus conference. *Kidney Int, 85 (3),* 513–521.
8. Bihorac A., Chawla L.S., Shaw A.D. et al. (2014). Validation of cell-cycle arrest biomarkers for acute kidney injury using clinical adjudication. *Am J Respir Crit Care Med, 189 (8),* 932–939.
9. Meersch M., Schmidt C., Hoffmeier A. et al. (2017). Prevention of cardiac surgery-associated AKI by implementing the KDIGO guidelines in high risk patients identified by biomarkers: the PrevAKI randomized controlled trial. *Intensive Care Med, 43 (11),* 1551–1561.

10. Guzzi L.M., Bergler T., Binnall B. et al. (2019). Clinical use of [TIMP-2]×[IGFBP7] biomarker testing to assess risk of acute kidney injury in critical care: guidance from an expert panel. *Crit Care, 23 (1)*, 225.
11. Vanmassenhove J., Kielstein J.T. & Ostermann M. (2017). Have renal biomarkers failed in acute kidney injury? Yes. *Intensive Care Med, 43 (6)*, 883–886.
12. Schiefer J., Lichtenegger P., Berlakovich G.A. et al. (2019). Urinary [TIMP-2]×[IGFBP-7] for predicting acute kidney injury in patients undergoing orthotopic liver transplantation. *BMC Nephrol, 20 (1)*, 269.
13. Koyner J.L., Davison D.L., Brasha-Mitchell E. et al. (2015). Furosemide stress test and biomarkers for the prediction of AKI severity. *J Am Soc Nephrol, 26 (8)*, 2023–2031.
14. Chen J.J., Chang C.H., Huang Y.T. et al. (2020). Furosemide stress test as a predictive marker of acute kidney injury progression or renal replacement therapy: a systemic review and meta-analysis. *Crit Care, 24 (1)*, 202.
15. Patschan D., Patschan S., Buschmann I. & Ritter O. (2019). Loop diuretics in acute kidney injury prevention, therapy, and risk stratification. *Kidney Blood Press Res, 44 (4)*, 457–464. doi:10.1159/000501315
16. Winther-Olesen M., Moller M.H., Johansen K.K. et al. (2020). Effects of post-operative furosemide in adult surgical patients: A systematic review and meta-analysis of randomised clinical trials. *Acta Anaesthesiol Scand, 64 (3)*, 282–291.
17. Rizk D.V., Meier D., Sandoval R.M. et al. (2018). A novel method for rapid bedside measurement of GFR. *J Am Soc Nephrol, 29 (6)*, 1609–1613.
18. Pickkers P., Mehta R.L., Murray P.T. et al. (2018). Effect of human recombinant alkaline phosphatase on 7-day creatinine clearance in patients with sepsis-associated acute kidney injury: a randomized clinical trial. *JAMA, 320 (19)*, 1998–2009.
19. Zarbock A., Schmidt C., Van Aken H. et al. (2015). Effect of remote ischemic preconditioning on kidney injury among high-risk patients undergoing cardiac surgery: a randomized clinical trial. *JAMA, 313 (21)*, 2133–2141.
20. Hausenloy D.J., Candilio L., Evans R. et al. (2015). Remote ischemic preconditioning and outcomes of cardiac surgery. *NEJM, 373 (15)*, 1408–1417.
21. Meybohm P., Bein B., Brosteanu O. et al. (2015). A multicenter trial of remote ischemic preconditioning for heart surgery. *NEJM, 373 (15)*, 1397–1407.

22. Ouyang H., Zhou M., Xu J. et al. (2020). Effect of remote ischemic preconditioning on patients undergoing elective major vascular surgery: a systematic review and meta-analysis. *Ann Vasc Surg, 62,* 452–462.
23. National Heart Lung, Blood Institute Acute Respiratory Distress Syndrome Clinical Trials Network, Wiedemann H.P. et al. (2006). Comparison of two fluid-management strategies in acute lung injury. *NEJM, 354 (24),* 2564–2575.
24. Liu Y., Li H., Chen S. et al. (2016). Excessively high hydration volume may not be associated with decreased risk of contrast-induced acute kidney injury after percutaneous coronary intervention in patients with renal insufficiency. *J Am Heart Assoc, 5 (6).*
25. Silversides J.A., Fitzgerald E., Manickavasagam U.S. et al. (2018). Deresuscitation of patients with iatrogenic fluid overload is associated with reduced mortality in critical illness. *Crit Care Med, 46 (10),* 1600–1607.
26. Agrinier N., Monnier A., Argaud L. et al. (2019). Effect of fluid balance control in critically ill patients: Design of the stepped wedge trial POINCARE-2. *Contemp Clin Trials, 83,* 109–116.
27. Hall A., Crichton S., Dixon A. et al. (2020). Fluid removal associates with better outcomes in critically ill patients receiving continuous renal replacement therapy: a cohort study. *Crit Care, 24 (1),* 279.
28. Raimundo M., Crichton S., Syed Y. et al. (2015). Low systemic oxygen delivery and BP and risk of progression of early AKI. *Clin J Am Soc Nephrol, 10 (8),* 1340–1349.
29. Asfar P., Meziani F., Hamel J.F. et al. (2014). High versus low blood-pressure target in patients with septic shock. *NEJM, 370 (17),* 1583–1593.
30. Hanrahan T.P., Harlow G., Hutchinson J. et al. (2014). Vancomycin-associated nephrotoxicity in the critically ill: a retrospective multivariate regression analysis*. *Crit Care Med, 42 (12),* 2527–2536.
31. Gaudard P., Saour M., Morquin D. et al. (2019). Acute kidney injury during daptomycin versus vancomycin treatment in cardiovascular critically ill patients: a propensity score matched analysis. *BMC Infect Dis, 19 (1),* 438.
32. Hellms S., Gueler F., Gutberlet M. et al. (2019). Single-dose diclofenac in healthy volunteers can cause decrease in renal perfusion measured by functional magnetic resonance imaging. *J Pharm Pharmacol, 71 (8),* 1262–1270.
33. van der Molen A.J., Reimer P., Dekkers I.A. et al. (2018). Post-contrast acute kidney injury – Part 1: Definition, clinical features, incidence, role of contrast medium and risk factors : Recommendations for updat-

ed ESUR Contrast Medium Safety Committee guidelines. *Eur Radiol, 28 (7),* 2845–2855.
34. Ostermann M., Bellomo R., Burdmann E.A. et al. (2020). Controversies in acute kidney injury: conclusions from a kidney disease: Improving Global Outcomes (KDIGO) Conference. *Kidney Int, 98 (2),* 294–309.
35. Kolff W.J. (1965). First clinical experience with the artificial kidney. *Ann Intern Med, 62,* 608–619.
36. Gaudry S., Hajage D., Schortgen F. et al. (2016). Initiation strategies for renal-replacement therapy in the intensive care unit. *NEJM, 375 (2),* 122–133.
37. Zarbock A., Kellum J.A., Schmidt C. et al. (23016). Effect of early vs delayed initiation of renal replacement therapy on mortality in critically ill patients with acute kidney injury: the ELAIN randomized clinical trial. *JAMA, 315 (20),* 2190–2199.
38. Barbar S.D., Clere-Jehl R., Bourredjem A. et al. (2018). Timing of renal-replacement therapy in patients with acute kidney injury and sepsis. *NEJM, 379 (15),* 1431–1442.
39. Investigators S-A, Canadian Critical Care Trials Group tA, New Zealand Intensive Care Society Clinical Trials Group tUKCCRGtCNTN, et al. (2020). Timing of initiation of renal-replacement therapy in acute kidney injury. *N Engl J Med, 383 (3),* 240–251.
40. Gaudry S., Hajage D., Benichou N. et al. (2020). Delayed versus early initiation of renal replacement therapy for severe acute kidney injury: a systematic review and individual patient data meta-analysis of randomised clinical trials. *Lancet, 395 (10235),* 1506–1515.
41. Bagshaw S.M., Adhikari N.K.J., Burns K.E.A. et al. (2019). Selection and Receipt of Kidney Replacement in Critically Ill Older Patients with AKI. *Clin J Am Soc Nephrol, 14 (4),* 496–505.
42. Schiffl H., Lang S.M. & Fischer R. (2002). Daily hemodialysis and the outcome of acute renal failure. *NEJM, 346 (5),* 305–310.
43. Ronco C., Bellomo R., Homel P. et al. (2000). Effects of different doses in continuous veno-venous haemofiltration on outcomes of acute renal failure: a prospective randomised trial. *Lancet, 356 (9223),* 26–30.
44. Network VNARFT, Palevsky P.M., Zhang J.H. et al. (2008). Intensity of renal support in critically ill patients with acute kidney injury. *NEJM, 359 (1),* 7–20.
45. Tolwani A.J., Campbell R.C., Stofan B.S. et al. (2008). Standard versus high-dose CVVHDF for ICU-related acute renal failure. *J Am Soc Nephrol, 19 (6),* 1233–1238.
46. Faulhaber-Walter R., Hafer C., Jahr N. et al. (2009). The Hannover dialysis outcome study: comparison of standard versus intensified ex-

tended dialysis for treatment of patients with acute kidney injury in the intensive care unit. *Nephrol Dial Transplant, 24 (7),* 2179–2186.
47. Investigators RRTS, Bellomo R., Cass A. et al. (2009). Intensity of continuous renal-replacement therapy in critically ill patients. *NEJM, 361 (17),* 1627–1638.
48. Wang Y., Gallagher M., Li Q. et al. (2018). Renal replacement therapy intensity for acute kidney injury and recovery to dialysis independence: a systematic review and individual patient data meta-analysis. *Nephrol Dial Transplant, 33 (6),* 1017–1024.
49. Schwenger V., Kindgen-Milles D., Willam C. et al. (2018). Extrakorporale Nierenersatztherapie bei akuter Nierenschädigung. Empfehlungen der Sektionen „Niere" der DGIIN, ÖGIAIN und DIVI. *Med Klin – Intensivmed Notfmed, 113,* 370–376. doi:10.1007/s00063-018-0418-x
50. Woodward C.W., Lambert J., Ortiz-Soriano V. et al. (2019). Fluid overload associates with major adverse kidney events in critically ill patients with acute kidney injury requiring continuous renal replacement therapy. *Crit Care Med, 47 (9),* e753–e760. doi:10.1097/CCM.0000000000003862
51. Lorenzen J.M., Broll M., Kaever V. et al. (2012). Pharmacokinetics of ampicillin/sulbactam in critically ill patients with acute kidney injury undergoing extended dialysis. *Clin J Am Soc Nephrol, 7 (3),* 385–390.
52. Schmidt J.J., Strunk A.K., David S. et al. (2019). Single- and multiple-dose pharmacokinetics and total removal of colistin in critically ill patients with acute kidney injury undergoing prolonged intermittent renal replacement therapy. *J Antimicrob Chemother, 74 (4),* 997–1002.
53. Kielstein J.T., Kruse A.K., Anderson N. et al. (2019). Boliden auf der Intensivstation. Wie viel Antibiotika verbraucht Ihre Nierenersatztherapie pro Tag? *Med Klin – Intensivmed Notfmed, 114,* 139–145.
54. Czock D., Schwenger V., Kindgen-Milles D. et al. (2018). Dosierung von Antiinfektiva bei Nierenversagen und Nierenersatztherapie in der Intensivmedizin. Empfehlungen der Sektionen Niere der DGIIN, ÖGIAIN und DIVI. *Med Klin – Intensivmed Notfmed, 113,* 384–392. doi:10.1007/s00063-018-0416-z
55. Geerse D.A., Bindels A.J., Kuiper M.A. et al. (2010). Treatment of hypophosphatemia in the intensive care unit: a review. *Crit Care, 14 (4),* R147.
56. Berger M.M., Rothen C., Cavadini C. et al. (1997). Exudative mineral losses after serious burns: a clue to the alterations of magnesium and phosphate metabolism. *Am J Clin Nutr, 65 (5),* 1473–1481.
57. Cohen J., Kogan A., Sahar G. et al. (2004). Hypophosphatemia following open heart surgery: incidence and consequences. *Eur J Cardiothorac Surg, 26 (2),* 306–310.

58. Kielstein J.T., Kretschmer U., Ernst T. et al. (2004). Efficacy and cardiovascular tolerability of extended dialysis in critically ill patients: a randomized controlled study. *Am J Kidney Dis, 43 (2),* 342–349.
59. Lim C., Tan H.K. & Kaushik M. (2017). Hypophosphatemia in critically ill patients with acute kidney injury treated with hemodialysis is associated with adverse events. *Clin Kidney J, 10 (3),* 341–347.
60. Demirjian S., Teo B.W., Guzman J.A. et al. (2011). Hypophosphatemia during continuous hemodialysis is associated with prolonged respiratory failure in patients with acute kidney injury. *Nephrol Dial Transplant, 26 (11),* 3508–3514.
61. Baroke E., Schmidt J.J., Strunk A.K. et al. (2015). Saving two lives with one dialysis treatment. *Clin Nephrol, 84 (2),* 104–107.
62. Kelly Y.P., Waikar S.S. & Mendu M.L. (2019). When to stop renal replacement therapy in anticipation of renal recovery in AKI: The need for consensus guidelines. *Semin Dial, 32 (3),* 205–209.
63. Stads S., Kant K.M., de Jong M.F.C. et al. (2019). Predictors of short-term successful discontinuation of continuous renal replacement therapy: results from a prospective multicentre study. *BMC Nephrol, 20 (1),* 129.
64. Lo L.J., Go A.S., Chertow G.M. et al. (2009). Dialysis-requiring acute renal failure increases the risk of progressive chronic kidney disease. *Kidney Int, 76 (8),* 893–899.
65. Harel Z., Wald R., Bargman J.M. et al. (2013). Nephrologist follow-up improves all-cause mortality of severe acute kidney injury survivors. *Kidney Int, 83 (5),* 901–908.
66. Yang X., Jin Y., Li R. et al. (2020). Prevalence and impact of acute renal impairment on COVID-19: a systematic review and meta-analysis. *Crit Care, 24 (1),* 356.
67. Dreher M., Kersten A., Bickenbach J. et al. (2020). The characteristics of 50 hospitalized COVID-19 patients with and without ARDS. *Dtsch Arztebl Int, 117 (16),* 271–278.
68. Ronco C., Reis T. & Husain-Syed F. (2020). Management of acute kidney injury in patients with COVID-19. *Lancet Respir Med, 8 (7),* 738–742.
69. Puelles V.G., Lutgehetmann M., Lindenmeyer M.T. et al. (2020). Multiorgan and renal tropism of SARS-CoV-2. *N Engl J Med, 383 (6),* 590–592.
70. Nadim M.K., Forni L.G., Mehta R.L. et al. (2020). COVID-19-associated acute kidney injury: consensus report of the 25th Acute Disease Quality Initiative (ADQI) workgroup. *Nat Rev Nephrol, 16 (12),* 747–764.
71. Shankaranarayanan D., Muthukumar T., Barbar T. et al. (2020). Anticoagulation strategies and filter life in COVID-19 patients receiving

continuous renal replacement therapy: a single-center experience. *Clin J Am Soc Nephrol, 16 (1),* 124–126.

72. Arnold F., Westermann L., Rieg S. et al. (2020). Comparison of different anticoagulation strategies for renal replacement therapy in critically ill patients with COVID-19: a cohort study. *BMC Nephrol, 21 (1),* 486.
73. Doevelaar A.A.N., Bachmann M., Holzer B. et al. (2021). von Willebrand factor multimer formation contributes to immunothrombosis in coronavirus disease 2019. *Crit Care Med.*
74. Alharthy A., Faqihi F., Balhamar A. et al. (2020). Life-threatening COVID-19 presenting as stroke with antiphospholipid antibodies and low ADAMTS-13 activity, and the role of therapeutic plasma exchange: A case series. *SAGE Open Med Case Rep, 8,* 2050313X20964089.
75. Ronco C., Bagshaw S.M., Bellomo R. et al. (2021). Extracorporeal blood purification and organ support in the critically ill patient during COVID-19 pandemic: expert review and recommendation. *Blood Purif, 50,* 17–27. https://doi.org/10.1159/000508125
76. Olson S.W., Oliver J.D., Collen J. et al. (2020). Treatment for severe coronavirus disease 2019 with the Seraph-100 microbind affinity blood filter. *Crit Care Explor, 2 (8),* e0180.
77. Seffer M.T., Cottam D., Forni L.G. et al. (2021). Heparin 2.0: a new approach to the infection crisis. *Blood Purif, 50,* 28–34. https://doi.org/10.1159/000508647
78. Tang K., Wu L., Luo Y. et al. (2021). Quantitative assessment of SARS-CoV-2 RNAemia and outcome in patients with Coronavirus disease 2019. *J Med Virol* [online ahead of print]. doi:10.1002/jmv.26876

Hypertonie

Europäische Hypertonie-Leitlinie – was ist praxisrelevant?

Eva Brand

Die hier beschriebenen Empfehlungen zur Diagnostik und Therapie der essentiellen Hypertonie basieren auf den aktuellen Leitlinien der European Society of Cardiology (ESC)/European Society of Hypertension (ESH; Williams et al., 2018).

Epidemiologie

Die Hypertonie ist der häufigste Risikofaktor kardiovaskulärer Morbidität und Mortalität und zeigte sich als Sterblichkeitsursache Nummer 1 der weltweiten Todesfälle in der „Global Burden of Disease"-Studie (Abbildung 1 – *s. nächste Seite*; GBD 2019 Risk Factors Collaborators, 2020).

Basierend auf Praxis-Blutdruck-Messungen liegt die geschätzte weltweite Hypertonie-Prävalenz bei 1,13 Milliarden (~ 10^9; 2015) mit einer Prävalenz von 150 Mio. in Zentral- und Ost-Europa (NCD Risk Factor Collaboration, 2017). Die Hypertonie-Prävalenz

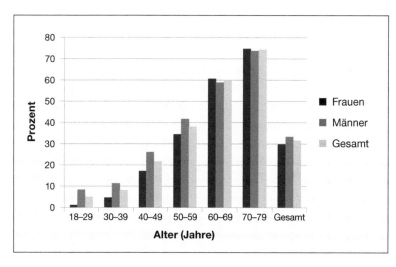

Abbildung 2
Hypertonie-Prävalenz – abhängig von Alter und Geschlecht; Studie zur Gesundheit Erwachsener in Deutschland (DEGS1; Neuhauser et al., 2013; 2015)

Abbildung 1
Hypertonie als Sterblichkeitsursache Nummer 1 bzw. 2 in der „Global Burden of Disease"-Studie

bei Erwachsenen liegt bei etwa 30 bis 45 Prozent (Chow et al., 2013). Entsprechend der Studie zur Gesundheit Erwachsener in Deutschland (DEGS1) liegt die Hypertonie-Prävalenz in Deutschland bei ca.

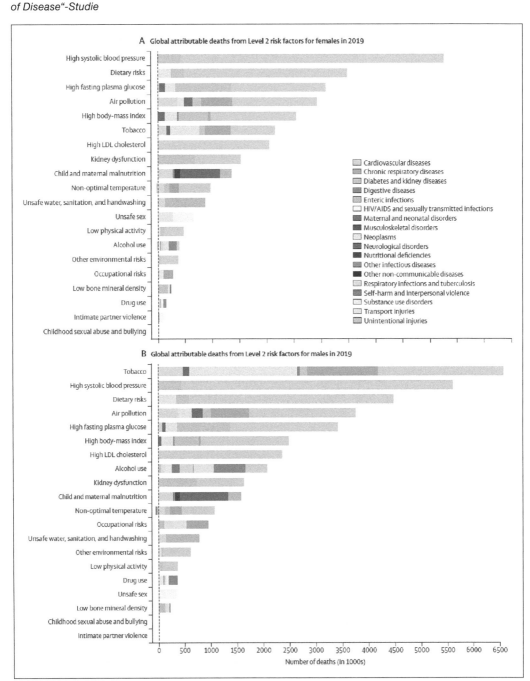

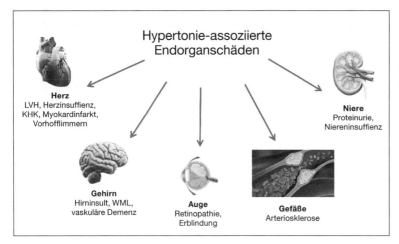

Abbildung 3
Hypertonie-assoziierte Folgeerkrankungen. KHK, koronare Herzkrankheit; LVH, linksventrikuläre Hypertrophie; WML, white matter lesions

30–33 Prozent (29,9% der Frauen und 33,3% der Männer), dabei zeigt sich eine alters- und geschlechtsspezifische Abhängigkeit (Abbildung 2; Neuhauser et al., 2013; 2015). In der Altersgruppe der 70- bis 79-Jährigen hatten nahezu 75 Prozent eine Hypertonie. Der Vergleich zwischen 1998 und 2008-2011 zeigte, dass sich die Rate unkontrollierter Hypertoniker (Blutdruck ≥ 140/90 mmHg) von 23 Prozent auf 15 Prozent reduzierte (Frauen 22% versus 13%, Männer 24% versus 18%). Bei Hypertonikern verbesserte sich der Bekanntheitsgrad von 69 Prozent auf 82 Prozent (Frauen 74% versus 87%, Männer 65% versus 78%), der Behandlungsgrad von 55 Prozent auf 72 Prozent (Frauen 62% versus 79%, Männer 48% versus 65%) und der Kontrollgrad von 23 Prozent auf 51 Prozent (Frauen 25% versus 58%, Männer 20% versus 45%).

Fatale Folgeerkrankungen erhöhter Blutdruckwerte sind Hirninfarkt, Herzinfarkt, Nieren-/Herzinsuffizienz, progrediente Arteriosklerose *(arterial stiffness)* und Retinopathie (Abbildung 3).

Blutdruck-Höhe und Hypertonie-Dauer korrelieren linear mit dem kardiovaskulären Risiko, was durch eine rechtzeitige und gezielte Behandlung erheblich verringert werden könnte; dennoch bleibt die Hypertonie-Behandlung bislang insgesamt defizitär.

Definition und Klassifikation der Hypertonie

Tabelle 1 zeigt die Klassifikation von Blutdruckwerten mit den drei Schweregraden einer Hypertonie, die ein erhöhtes kardiovaskuläres Risiko bedingen.

Tabelle 1
Klassifikation von Blutdruckwerten und Definition der Hypertonie-Schweregrade

Kategorie	SDB mmHg (Praxis-BD)		DDB mmHg (Praxis-BD)
Optimaler BD	< 120	und	< 80
Normaler BD	120–129	und/oder	80–84
Hoch-normaler BD	130–139	und/oder	85–89
Hypertonie Grad 1	140–159	und/oder	90–99
Hypertonie Grad 2	160–179	und/oder	100–109
Hypertonie Grad 3	≥ 180	und/oder	≥ 110
Isoliert systolische Hypertonie	≥ 140	und	< 90

Klassifikation beruht auf konventioneller Blutdruckmessung in der Praxis. SBD = systolischer Blutdruck; DBD = diastolischer Blutdruck (ESC/ESH guidelines, 2018; Williams et al., 2018)

Risikostratifizierung zur Abschätzung des kardiovaskulären Gesamtrisikos

Die Stratifizierung des kardiovaskulären Gesamtrisikos erfolgt anhand der nachfolgenden Tabelle 2. Das Zehn-Jahres-Risiko für ein tödlich verlaufendes kardiovaskuläres Ereignis gemäß SCORE (Systematic Coronary Risk Evaluation) ergibt folgende Risiko-Gruppierungen: geringes Risiko (weiß) < 1%, moderates Risiko (hellgrau) 1 bis < 5%, hohes Risiko (mittelgrau) 5 bis < 10%, sehr hohes Risiko (dunkelgrau) ≥ 10% (ESC/ESH guidelines 2018; Williams et al., 2018).

Die der Risikostratifizierung zugrunde liegenden Risikofaktoren, Endorganschäden und Begleiterkrankungen sind in Tabelle 3 zusammengefasst.

Tabelle 2
Risikostratifizierung zur Beurteilung von Prognose und Therapieindikation. (ESC/ESH guidelines 2018; Williams et al., 2018)

Stadium der Hypertonie-Erkrankung	Weitere Risikofaktoren, Endorganschaden oder -erkrankung	BD (mmHG) Grad			
		Hoch-normal SBD 130–139 DBD 85–89	Grad 1 SBD 140–159 DBD 90–90	Grad 2 SBD 160–179 DBD 100–109	Grad 3 SBD ≥ 180 DBD ≥ 110
Stadium 1 (unkompliziert)	Kein weiterer Risikofaktor	geringes Risiko	geringes Risiko	moderates Risiko	hohes Risiko
	1 oder 2 weitere Risikofaktoren	geringes Risiko	moderates Risiko	moderates bis hohes Risiko	hohes Risiko
	≥ 3 weitere Risikofaktoren	geringes bis moderates Risiko	moderates bis hohes Risiko	hohes Risiko	hohes Risiko
Stadium 2 (asymptomatische Erkrankung)	HMOD, CKD Grad 3 oder Diabetes mellitus ohne Organschaden	moderates bis hohes Risiko	hohes Risiko	hohes Risiko	hohes bis sehr hohes Risiko
Stadium 3 (etablierte Erkrankung)	Symptomatische CVD, CKD Grad ≥ 4 oder Diabetes mellitus mit Organschaden	sehr hohes Risiko	sehr hohes Risiko	sehr hohes Risiko	sehr hohes Risiko

SBD = systolischer Blutdruck; DBD = diastolischer Blutdruck; CKD = chronische Nierenerkrankung; CVD = kardiovaskuläre Erkrankung; HMOD = *Hypertension-Mediated Organ Damage* (= Hypertonie-assoziierter Endorganschaden). SCORE = *Systematic Coronary Risk Evaluation*, Zehn-Jahres-Risiko für tödlich verlaufendes kardiovaskuläres Ereignis: geringes Risiko (weiß), < 1%, moderates Risiko (hellgrau), 1 bis < 5%, hohes Risiko (mittelgrau), 5 bis < 10%, sehr hohes Risiko (dunkelgrau), ≥ 10%

Demographische Charakteristika und Laborparameter
Geschlecht* (Männer > Frauen)
Alter*
Nikotinkonsum – aktuell oder Ex-Raucher*
Gesamtcholesterin* und HDL-Cholesterin
Harnsäure
Diabetes mellitus*
Übergewicht oder Adipositas
Familiäre Prädisposition für frühe kardiovaskuläre Erkrankung (Mann < 55 Jahre, Frau < 65 Jahre)
Familiäre Prädisposition (Eltern/Familie) für frühe Hypertonie-Manifestation
Frühzeitige Menopause
Sitzende Lebensweise, Bewegungsmangel
Psychosoziale und sozioökonomische Faktoren
Pulsfrequenz (Ruhepuls > 80/min)
Asymptomatische Hypertonie-assoziierte Organschäden
Arterielle „Stiffness": Pulsdruck (ältere Menschen) ≥ 60 mmHg, PWV (carotid-femoral) > 10 m/s, Carotis-Intima-Media-Dicke > 0,9 mm, Carotisplaques
EKG: LVH (Sokolow-Lyon-Index > 35 mm [$S_{V1} + R_{V5}$ > 3,5 mV])
Echokardiographie: LVH [LVM/Größe: > 50 (M), > 47 $g/m^{2,7}$ (F); LVM/KOF: > 115 (M), > 95 (F) g/m^2]
Mikroalbuminurie (30–300 mg/24 h) oder Albumin/Kreatinin-Ratio (30–300 mg/g)
Moderate CKD (eGFR 30–59 ml/min/1,73 m^2) oder schwere CKD (eGFR < 30 ml/min/1,73 m^2)
ABI (Knöchel-Arm-Index = Ankle Brachial Index) < 0,9
Fortgeschrittene Retinopathie: Hamorrhagien, Exsudate, Papillenödem
Kardiovaskuläre oder renale Erkrankungen
Zerebrovaskuläre Erkrankung: ischämischer Stroke, zerebrale Hämorrhagie, TIA
KHK: Myokardinfarkt, Angina pectoris, Myokard-Revaskularisation
Atheromatöse Plaques (Bildgebung)
Herzinsuffizienz, inkl. HFpEF**
pAVK
Vorhofflimmern

Tabelle 3
Prognose-beeinflussende Risikofaktoren, subklinische Endorganschäden und kardiovaskuläre/renale Erkrankungen sowie Begleiterkrankungen

* für SCORE zu berücksichtigen;
** diastolische Herzinsuffizienz *(Heart Failure with preserved Ejection Fraction* oder HFpEF; ESC/ESH guidelines, 2018; Williams et al., 2018)
CKD = chronische Nierenerkrankung; eGFR = errechnete glomeruläre Filtrationsrate; HDL = *High Density* Lipoprotein; KOF = Körperoberfläche; LVH = linksventrikuläre Hypertrophie; LVM = linksventrikuläre Masse; pAVK = periphere arterielle Verschlusskrankheit

Diagnostik der essentiellen Hypertonie

Die Diagnostik der Hypertonie umfasst
a) die Bestimmung der Blutdruckhöhe (Tabelle 1),
b) den Ausschluss sekundärer Formen der Hypertonie (siehe Thema „Sekundäre Hypertonie") und
c) die Festlegung des kardiovaskulären Gesamtrisikos durch die Determinierung weiterer Risikofaktoren, Endorganschäden und Begleiterkrankungen (Tabelle 2, Tabelle 3).

Der Ablauf wird bestimmt durch
a) wiederholte Blutdruckmessungen,
b) Anamnese,
c) körperliche Untersuchung,
d) Laboruntersuchungen und
e) apparative Diagnostik.

Blutdruckmessung

Die Diagnose Hypertonie basiert auf mehreren Blutdruckmessungen. Die konventionelle Messung sollte nach einigen Minuten

Tabelle 4
Konventionelle Blutdruckmessung in der Praxis. BD = Blutdruck; DBD = diastolischer Blutdruck; SBD = systolischer Blutdruck (ESC/ESH guidelines 2018; Williams et al., 2018)

- *Vor der BD-Messung* sollte der Patient in einer *ruhigen Umgebung für fünf Minuten* bequem sitzen.
- Es sollten *drei BD-Messungen* im Abstand von ein bis zwei Minuten durchgeführt werden und eine zusätzliche Messung, falls die ersten beiden Messwerte um > 10 mmHg differieren. *Der Durchschnittswert der beiden letzten BD-Messungen wird dokumentiert.*
- Es sollten zusätzliche Messungen bei Patienten mit Arrhythmie- (z.B. Vorhofflimmern) bedingten schwankenden BD-Werten durchgeführt werden. Dabei wird die manuelle auskultatorische Methode empfohlen, da die meisten automatischen Messgeräte dafür nicht validiert sind.
- Es wird der Gebrauch der BD-Standard-Manschette *(12 bis 13 cm Breite, 35 cm Länge)* für die meisten Patienten empfohlen; mit größeren (Armumfang > 32 cm) und kleineren Manschetten je nach Armumfang.
- Die *Manschette sollte auf Herzhöhe positioniert* und der *Rücken* sowie der *Arm des Patienten durch entsprechende Lehnen unterstützt werden, um Muskelkontraktionen* und einen durch isometrische Anspannung bedingten Blutdruckanstieg zu vermeiden.
- Bei der auskultatorischen Methode wird *Phase I und V* (plötzliches Verschwinden) der Korotkoff-Geräusche genutzt, um den SBD und DBD festzulegen.
- *Bei der ersten Vorstellung wird der BD an beiden Armen gemessen,* um mögliche Unterschiede zu erfassen. Als Referenz gilt der Arm *mit dem höheren BD.*
- Bei der *ersten BD-Messung* sollte bei allen Patienten *auch eine Messung eine Minute und drei Minuten nach dem Aufstehen aus der sitzenden Position* durchgeführt werden, um eine *orthostatische Hypotension* auszuschließen. BD-Messungen im Liegen und Stehen sollten auch bei Wiedervorstellungen von *älteren Patienten und Diabetikern* durchgeführt werden.
- Die Dokumentation der *Herzfrequenz* und *die Pulspalpation zum Ausschluss einer Arrhythmie* werden empfohlen.

Kategorie	SBD (mmHg)		DBD (mmHg)
Praxis-Blutdruck*	≥ 140	und/oder	≥ 90
24-Stunden-BD-Messung (ABDM)			
Tagesmittelwert	≥ 135	und/oder	≥ 85
Nachtmittelwert	≥ 120	und/oder	≥ 70
24-Std.-Mittelwert	≥ 130	und/oder	≥ 80
Häusl. BD-Wert (HBDM)	≥ 135	und/oder	≥ 85

Tabelle 5
Hypertonie-Definition je nach Messmethode

* Konventionelle Blutdruckmessung in der Praxis;
BD = Blutdruck (ESC/ESH guidelines 2018; Williams et al., 2018)

Ruhe im Sitzen mit einer Standardmanschette (12–13 cm breit, 35 cm lang; für dickere [Armumfang > 32 cm] bzw. dünnere Arme größere bzw. kleinere Manschette), die auf Herzhöhe angelegt wird, durchgeführt werden. In den aktuellen ESC/ESH guidelines werden die entsprechenden Empfehlungen gemäß Tabelle 4 zusammengefasst.

Die 24-Stunden-Blutdruckmessung ist als zusätzliche diagnostische Maßnahme einzustufen, die besser mit dem Ausmaß der Endorganschäden korreliert und besser das kardiovaskuläre Risiko abschätzen lässt als die konventionelle Blutdruckmessung. Außerdem können Weißkittel-Effekte (Praxishypertonie) vermieden, fehlende Nachtabsenkung als möglicher Hinweis auf das Vorliegen einer sekundären Form der Hypertonie determiniert und die therapeutische Wirkung antihypertensiver Maßnahmen besser erfasst werden. Als hypertensiver Blutdruck gilt: ein Praxis-Blutdruck ≥ 140/90 mmHg, ein Tagesmittelwert (ABDM) ≥ 135/85 mmHg, ein Nachtmittelwert (ABDM) ≥ 120/70 mmHg sowie ein häuslicher BD-Wert ≥ 135/85 mmHg (Tabelle 5).

Empfehlungen zum Zielblutdruck

Das Hauptziel bei der Behandlung von Hypertonikern ist die Reduktion des kardiovaskulären Gesamtrisikos. Dies erfordert sowohl die Senkung des Blutdrucks als auch die Therapie aller zusätzlicher Risikofaktoren. Tabelle 6 zeigt die aktuellen europäischen

Altersgruppe	Hypertonie und Komorbidität				
	Hypertonie	+ Diabetes	+ KHK	+ Schlaganfall/TIA	+ CKD
18–64 Jahre		120–130*/70–79			130–139/70–79
65–79 Jahre		130–139/70–79			
≥ 80 Jahre					

Tabelle 6
Empfehlungen zum Zielblutdruck (Praxismessung)

*systolischer Ziel-Blutdruck nicht < 120 mmHg.
CKD = chronische Nierenerkrankung; KHK = koronare Herzkrankheit;
TIA = transitorisch-ischämische Attacke (ESC/ESH guidelines 2018; Williams et al., 2018)

Empfehlungen für den Zielblutdruck für verschiedene hypertensive Patientengruppen. Es wird ein zweistufiges Vorgehen zur Erreichung des Zielblutdrucks empfohlen: Zunächst sollte ein Blutdruck < 140/90 mmHg angestrebt werden. Bei guter Verträglichkeit sollten im Verlauf – je nach Alter und Komorbidität – folgende Ziele angestrebt werden:
- Patienten, 18–64 Jahre:
  < 130/80 mmHg mit Ziel-Korridor 120–129/70–79 mmHg;
- Patienten, ≥ 65 Jahre:
  < 140/80 mmHg mit Ziel-Korridor 130–139/70–79 mmHg.

Ein Blutdruck von 120/70 mmHg sollte nicht unterschritten werden. Das Blutdruck-Ziel für Hypertoniker mit einer chronischen Niereninsuffizienz liegt altersunabhängig bei 130–139/70–79 mmHg. Die amerikanischen Guidelines (US hypertension guidelines; Whelton et al., 2018) empfehlen bei niereninsuffizienten Hypertonikern einen Ziel-Blutdruck < 130/80 mmHg. Die europäischen Empfehlungen für die letztgenannte Patientengruppe wurden kontrovers diskutiert (Reboldi et al., 2018).

Die SPRINT-Studie – Diskussion des idealen Zielblutdrucks

Der *„Systolic Blood Pressure Intervention Trial"* (SPRINT) wurde durchgeführt, um den idealen systolischen Zielblutdruck zu finden, der bei Patienten ohne einen Diabetes mellitus die kardiovaskuläre Morbidität und Mortalität signifikant reduziert.

9.361 Hypertoniker mit einem SBD von ≥ 130 mmHg und einem erhöhten kardiovaskulären Risiko, jedoch ohne Diabetes mellitus, wurden randomisiert und entweder auf ein SBD-Ziel von < 120 mmHg (intensive Behandlung) oder < 140 mmHg (Standardbehandlung) eingestellt. Der primäre, kombinierte Endpunkt umfasste Myokardinfarkt, andere akute Koronarsyndrome, Hirninfarkt, Herzinsuffizienz und kardiovaskulär bedingten Tod.

Nach einem Jahr lag der mittlere systolische Druck bei 121,4 mmHg (intensive Behandlungsgruppe) bzw. 136,2 mmHg (Standard-Behandlungsgruppe). Die Studie wurde nach 3,26 Jahren vorzeitig abgebrochen, da der primäre kombinierte Endpunkt in der intensiven Behandlungsgruppe signifikant seltener auftrat als in der Standard-Behandlungsgruppe (1,65% versus 2,19% pro Jahr; *Hazard Ratio* der intensiven Behandlungsgruppe 0,75; 95%-Konfidenzintervall [KI] 0,64–0,89; $P < 0{,}001$). Die Gesamtmortalität war ebenfalls signifikant niedriger in der intensiven Behandlungsgruppe (*Hazard Ratio* 0,73; 95%-KI 0,60–0,90; *P* = 0,003). Allerdings waren schwerwiegende unerwünschte Ereignisse wie Hypotension, Synkopen, Elektrolytstörungen und akutes Nierenversagen in der intensiven Behandlungsgruppe häufiger als in der Standard-Behandlungsgruppe. Unter der intensiven Blutdrucksenkung traten bedrohliche Stürze – wider Erwarten – nicht häufiger auf.

Zusammenfassend zeigte sich, dass bei Patienten mit erhöhtem kardiovaskulären Risiko, jedoch ohne Diabetes mellitus, ein systolischer Zielblutdruck von < 120 mmHg im Vergleich zu < 140 mmHg zu einer geringeren Rate an tödlichen und nicht-tödlichen kardiovaskulären Ereignissen und einer geringeren Gesamtmortalität führt, auch wenn signifikant mehr schwerwiegende unerwünschte Ereignisse unter der intensivierten Behandlung auftraten (SPRINT Research Group; Wright et al., 2015).

Ein möglichst niedriger Blutdruckwert ist jedoch bei kardiovaskulären Risiko-Patienten nicht immer das optimale Behandlungsziel. Sinkt der Blutdruck unter einen bestimmten Wert, steigt das kardiovaskuläre Risiko wieder an (Böhm et al., 2017). Das niedrigste Risiko für kardiovaskuläre Ereignisse hatten Patienten, die unter der antihypertensiven Therapie einen systolischen Blutdruck zwischen 120 und 140 mmHg und einen diastolischen Blutdruck um 75 mmHg erreichten. Somit schlussfolgern die Autoren, dass bei den meisten kardiovaskulären Hochrisiko-Patienten ein Blutdruckzielwert von unter 130 mmHg, nicht jedoch ein Wert unter 120 mmHg sicher und wirksam ist. Ein individualisierter Ansatz der antihypertensiven Therapie unter Berücksichtigung von Risikofaktoren und Begleiterkrankungen erscheint sinnvoll.

Das American College of Cardiology (ACC) und die American Heart Association (AHA) klassifizieren nunmehr bereits Blutdruckwerte von 130–139 mmHg systolisch bzw. 80–89 mmHg diastolisch als Hypertonie Grad 1 (Whelton et al., 2018). Die amerikanischen Guidelines empfehlen eine Absenkung des Blutdruckgrenzwertes auf unter 130/80 mmHg (Tabelle 7).

Blutdruck-Kategorie	Systolischer Blutdruck		Diastolischer Blutdruck
Normal	< 120 mmHg	und	< 80 mmHg
Erhöht	120–129 mmHg	und	< 80 mmHg
Hypertonie			
Stadium 1	130–139 mmHg	oder	80–89 mmHg
Stadium 2	≥ 140 mmHg	oder	≥ 90 mmHg

Tabelle 7
Klassifizierung der Blutdruckwerte gemäß aktueller amerikanischer Leitlinien (American College of Cardiology [ACC]/American Heart Association [AHA]-Leitlinien; Whelton et al., 2018)

Medikamentöse und nicht-medikamentöse Therapieansätze

Abbildung 4 fasst die Risiko-adaptierte antihypertensive Therapie zusammen. Der Veränderung des Lebensstils kommt als Grundlage der antihypertensiven Therapie eine wichtige Rolle zu. Dies betrifft nicht nur Patienten vor dem Beginn der medikamentösen Therapie, sondern auch Patienten, die bereits antihypertensive Medikamente erhalten. Das Ziel der Lebensstilveränderungen ist es, den Blutdruck zu senken und andere Risikofaktoren günstig zu beeinflussen. Veränderungen des Lebensstils, welche den Blutdruck senken und das kardiovaskuläre Risiko beeinflussen, sind in Tabelle 8 dargestellt (ESC/ESH Guidelines 2018; Williams et al., 2018).

Tabelle 9 stellt das Ausmaß der systolischen Blutdrucksenkung durch verschiedene nicht-medikamentöse Therapieansätze dar.

Meist reicht eine Lebensstiloptimierung allein nicht aus, um den Blutdruck in den Zielbereich zu senken. Tabelle 10 zeigt die aktuelle medikamentöse Therapiestrategie. Da der entscheidende Nutzen einer antihypertensiven Therapie auf der Blutdrucksenkung an sich beruht und dieser von der Wahl des eingesetzten Medikaments weitgehend unabhängig ist, werden fünf Substanzklassen für die Behandlung empfohlen: ACE-Hemmer, Angiotensinrezeptorblocker (AT1-Blocker), Beta-Blocker, Calciumkanal-Blocker, Diuretika. *Neu ist, dass für die meisten Patienten eine Kombinationstherapie als initiale Therapie empfohlen wird* (Tabelle 10, Abbildung 5).

Abbildung 5 zeigt die antihypertensive medikamentöse Therapiestrategie: Neu ist, dass die Initialtherapie aus einer dualen Kom-

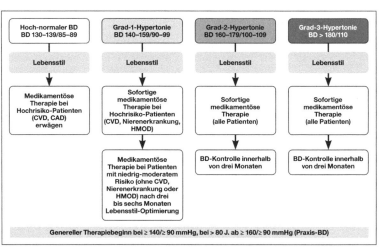

Abbildung 4 Risiko-adaptierte antihypertensive Therapie (ESC/ESH guidelines 2018; Williams et al., 2018)

BD = Blutdruck; CVD = kardiovaskuläre Erkrankung; CAD = koronare Herzkrankheit; HMOD = Hypertonie-assoziierter Endorganschaden

binationstherapie als *Single-Pill*-Kombination (1 Tablette) besteht. Der bevorzugte Einsatz eines RAS-Blockers (ACE-Hemmer oder AT1-Blocker) mit einem Kalziumkanal-Blocker oder Diuretikum wird empfohlen. Der zweite Schritt umfasst die Tripel-Therapie aus

Lebensstil	Empfehlung	Class	Level
Kochsalz	< 5 g/d (2013: 5–6 g/d)	I	A
Alkoholkonsum	Männer < 14 Einheiten/Woche (1 Einheit = 125 ml Wein, 250 ml Bier) Frauen < 8 Einheiten/Woche	I	A
	Alkoholexzess (binge drinking) vermeiden!	III	C
Kost	Erhöhter Konsum von Gemüse, Obst, Fisch, Nüssen, ungesättigte Fettsäuren (Olivenöl), reduzierter Konsum von rotem Fleisch, fettarme Molkerei-Produkte	I	A
Gewichtsreduktion	Gesunder BMI 20–25 kg/m² (2013: ~ 25 kg/m²), Bauchumfang < 94 cm (M), < 80 cm (F)	I	A
Bewegung/ Sport	Moderater Ausdauersport (Walken, Joggen, Rad fahren, Schwimmen) ≥ 30 min/d., 5–7 d/Woche, 2–3 d/Woche Krafttraining	I	A
Nikotin	Nikotinstopp	I	B

Tabelle 8 Empfehlungen zur Lebensstiloptimierung (ESC/ESH guidelines 2018; Williams et al., 2018)

Lebensstil	SDB-Senkung Hypertoniker	SDB-Senkung Normotoniker
Gewichtsreduktion, idealer BMI (20–25 kg/m²)	5 mmHg/5 kg	2–3 mmHg/5 kg
Kochsalzreduktion, optimal Na⁺ 1.500 mg/d (~ 3,6 g NaCl), min. Reduktion um Na⁺ 1.000 mg/d (~ 2,4 g NaCl)	5–6 mmHg	2–3 mmHg
DASH-Diät (obst-/gemüsereich, fettreduziert)	11 mmHg	3 mmHg
Moderater Alkoholkonsum, alkoholisches Getränk: Männer ≤ 2/d, Frauen ≤ 1/d	4 mmHg	3 mmHg
Sport, Ausdauertraining (Aerobic) 90–150 min/Woche, Krafttraining 90–150 min/Woche	5–8 mmHg 4 mmHg	2–4 mmHg 2 mmHg

Tabelle 9 Senkung des systolischen Blutdrucks durch Lebensstiloptimierung (modifiziert nach Whelton et al., 2018)

BMI = Body mass index; DASH = Dietary approaches to stop hypertension; SBD = systolischer Blutdruck

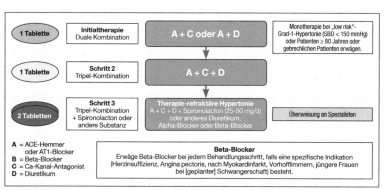

Abbildung 5 Antihypertensive medikamentöse Strategie (ESC/ESH guidelines 2018; Williams et al., 2018)

Tabelle 10
Antihypertensive medikamentöse Therapiestrategie (ESC/ESH guidelines 2018; Williams et al., 2018)

Empfehlung	Empfehlungsgrad	Evidenzgrad
Aus der Gruppe der Antihypertensiva haben ACE-Hemmer, AT1-Blocker, Beta-Blocker, Calziumkanal-Blocker und Diuretika (Thiazide und Thiazid-Analoga wie Chlorthalidon und Indapamid) eine effektive Reduktion des Blutdrucks und kardiovaskulärer Ergebnisse in randomisierten, kontrollierten Studien gezeigt und sind daher als Basis der antihypertensiven Therapiestrategie indiziert.	I	A
Eine Kombinationstherapie wird für die meisten Patienten als initiale Therapie empfohlen. Bevorzugte Kombinationen sollten einen RAS-Blocker (ACE-Hemmer oder AT1-Blocker) mit einem Calziumkanal-Blocker oder Diuretikum umfassen. Andere Kombinationen der fünf Hauptklassen können eingesetzt werden.	I	A
Es wird empfohlen, *Beta-Blocker* mit einem anderen Antihypertensivum zu kombinieren, wenn *spezifische klinische Situationen vorliegen: Angina pectoris, Z.n. Myokardinfarkt, Herzinsuffizienz, Frequenzkontrolle.*	I	A
Es wird empfohlen, *die antihypertensive Therapie mit einer Zweifach-Kombination, bevorzugt als Single-Pill-Kombination* (1 Tablette), *zu starten. Ausnahmen:* gebrechliche, alte Patienten und solche mit niedrigem Risiko und Hypertonie Grad 1 (insbesondere falls SBD < 150 mmHg).	I	B
Falls der Blutdruck unter einer antihypertensiven Zweifach-Kombination nicht im Zielbereich liegt, wird eine Dreifach-Kombinationstherapie, bevorzugt als Single-Pill-Kombination, bestehend aus einem RAS-Blocker mit einem Calziumkanal-Blocker und Thiazid-Diuretikum/Thiazid-Analogon empfohlen.	I	A
Falls der Blutdruck unter einer antihypertensiven Dreifach-Kombination nicht im Zielbereich liegt, wird eine zusätzliche Therapie mit Spironolacton *oder – im Falle einer Unverträglichkeit – einem anderen Diuretikum wie Amilorid oder höhere Dosen anderer Diuretika, Beta-Blocker oder einem Alpha-Blocker empfohlen.*	I	B
Die Kombination von zwei RAS-Blockern wird nicht empfohlen.	III	A

einem RAS-Blocker in Kombination mit einem Kalziumkanal-Blocker und einem Diuretikum als *Single-Pill*-Kombination (1 Tablette). Im dritten Schritt wird Spironolacton – oder im Falle einer Unverträglichkeit – ein anderes Diuretikum, ein Alpha-Blocker oder Beta-Blocker ergänzt.

Eine Kombinationstherapie zweier mittlerer Dosen mit Wirkstoffen unterschiedlicher Wirkstoffgruppen zeigt im Vergleich zur maximalen Dosierung einer antihypertensiven Monotherapie häufig deutlich bessere blutdrucksenkende Effekte und weniger Nebenwir-

Substanzklasse	Absolute Kontraindikation	Relative Kontraindikation
Diuretika (Thiazide und Thiazid-Analoga)	Gicht	Metabolisches Syndrom, Glukoseintoleranz, Schwangerschaft, Hyperkalzämie, Hypokaliämie
Beta-Blocker	Asthma bronchiale, höhergradiger SA-Block oder AV-Block, Bradykardie (< 60/min)	Metabolisches Syndrom, Glukoseintoleranz, Athleten, sportlich aktive Patienten
Calcium-Kanal-Antagonisten (Dihydropyridine)		Tachyarrhythmie, Herzinsuffizienz (HFrEF, Klasse III, IV), vorbestehende ausgeprägte Beinödeme
Calcium-Kanal-Antagonisten (Verapamil, Diltiazem)	Höhergradiger SA-Block oder AV-Block, schwere LV-Dysfunktion (LV-Ejektionsfraktion < 40%), Bradykardie (< 60/min)	Obstipation
ACE-Hemmer	Schwangerschaft, vorbekanntes angioneurotisches Ödem, Hyperkaliämie (K > 5,5 mmol/l), bilaterale Nierenarterienstenose	Frauen im gebärfähigen Alter ohne Kontrazeption
Angiotensinrezeptorblocker	Schwangerschaft, vorbekanntes angioneurotisches Ödem, Hyperkaliämie (K > 5,5 mmol/l), bilaterale Nierenarterienstenose	Frauen im gebärfähigen Alter ohne Kontrazeption

Tabelle 11 Absolute und relative Kontraindikationen bei der Therapie mit verschiedenen Antihypertensiva (ESC/ESH guidelines 2018; Williams et al., 2018)

kungen. Dabei ist es wichtig, sinnvolle Kombinationspartner unterschiedlicher Wirkstoffgruppen zu wählen, z.B. RAS-Blocker plus Calcium-Antagonist oder plus Diuretikum. Fixkombinationen helfen dabei die Adhärenz zu verbessern. Eine doppelte RAS-Blockade mit einem ACE-Hemmer und einem AT1-Blocker wird nicht empfohlen, da ein deutlich erhöhtes Risiko für das Auftreten von Nebenwirkungen besteht.

Selbstverständlich sollten bei der Wahl des geeigneten Antihypertensivums die absoluten oder relativen Kontraindikationen Berücksichtigung finden (Tabelle 11).

Stellungnahme der Deutschen Hochdruckliga zu Nebenwirkungen von Hydrochlorothiazid (HCT) und ACE-Hemmern

HCT

Dänische Registerstudien legen einen kumulativen dosisabhängigen Zusammenhang zwischen HCT und Basaliomen bzw. Spinaliomen nahe. Dabei besteht ein signifikant erhöhtes Risiko ab einer kumulativen Dosis von 50 g HCT; dies entspricht der Therapie von 25 mg/d HCT über 5,5 Jahre (Pedersen et al., 2018). Bereits 2017 wurde ein Zusammenhang zwischen kumulativer HCT-Exposition und Lippenkrebs beschrieben (Pottegård et al., 2017). Als zugrundeliegender Pathomechanismus wird der photosensibilisierende Effekt von HCT postuliert.

ACE-Hemmer

Es wurde eine Studie aus Großbritannien publiziert, wonach die mehr als fünfjährige Einnahme von ACE-Hemmern das Lungenkarzinomrisiko um sechs Prozent erhöht (Hicks et al., 2018). Möglicher Pathomechanismus: Das Angiotensin-konvertierende Enzym (ACE) metabolisiert neben Angiotensin-1 auch Bradykinin, einen aktiven Vasodilatator. ACE-Hemmer erhöhen daher die Bradykinin-Konzentration. Zellen verschiedener Karzinome (u.a. Lungenkarzinome) exprimieren Bradykinin-Rezeptoren, und Bradykinin stimuliert die Freisetzung vaskulärer endothelialer Wachstumsfaktoren. Verstärkte Angiogenese und damit Förderung des Tumorwachstums könnte die Folge sein.

Laut Deutscher Hochdruckliga ist der kausale Zusammenhang nicht gesichert (Hausberg et al., 2019). Insgesamt sollte in Betracht gezogen werden, dass Antihypertensiva (insbesondere Diuretika und ACE-Hemmer) in zahlreichen plazebokontrollierten Studien und Metaanalysen nicht nur kardiovaskuläre Ereignisse, sondern auch die Gesamtmortalität signifikant gesenkt haben. „Der Nutzen einer Therapie mit ACE-Hemmern und Thiazid-Diuretika überwiegt das geringe onkogene Risiko deutlich. Deshalb sollte die antihypertensive Behandlung mit diesen Medikamenten fortgeführt werden. Diese Empfehlung gilt für ACE-Hemmer uneingeschränkt und für Thiaziddiuretika mit der möglichen Einschränkung bereits aufgetretener Basaliome (Basalzellkarzinom)/Spinaliome (Plattenepithelkarzinom). Der Austausch von HCT gegen andere Diuretika kann derzeit nicht empfohlen werden, da der vermeintliche Pathomechanismus der Photosensibilisierung letztlich alle Diuretika betrifft. Allerdings haben die thiazidartigen Diuretika Chlorthalidon und Indapamid einen stärkeren blutdrucksenkenden Effekt als HCT in der üblichen Dosierung, sodass bei unzureichender Blutdrucksenkung unter HCT ein Wechsel von HCT zu Chlorthalidon oder Indapamid erwogen werden sollte. Ein genereller Wechsel von HCT zu Chlorthalidon oder Indapamid ist derzeit nicht umsetzbar, da es keine (für Chlorthalidon) oder nur wenige (für Indapamid) Kombinationspräparate gibt, und die aktuellen ESC/ESH-Hypertonieleitlinien („single pill" = höhere Adhärenz) dann nicht umgesetzt werden könnten."

Einnahmezeitpunkt von Antihypertensiva

Die sogenannte HYGIA-Studie (Hermida et al., 2020) untersuchte die Bedeutung des Einnahmezeitpunktes der Antihypertensiva für die Blutdruckkontrolle und Folgeerkrankungen. In der multizentrischen, kontrollierten, prospektiven Endpunktstudie mit über 19.000 Patienten und einer Laufzeit von über sechs Jahren verbesserte die Einnahme zur Schlafenszeit signifikant die Blutdruckkontrolle und das Risiko für kardiovaskuläre Mortalität um 66 Prozent, für Myokardinfarkte um 44 Prozent, für eine koronare Revaskularisation um 40 Prozent und für Schlaganfälle um 49 Prozent. Es erscheint klinisch relevant, den idealen Einnahme-Zeitpunkt über eine 24-Std.-Blutdruckmessung zu bestimmen.

Therapie-refraktäre Hypertonie (siehe gesonderter Buchbeitrag)

Eine Therapie-refraktäre Hypertonie (Therapieresistenz) ist definiert als Nichterreichen eines Zielblutdrucks (< 140/< 90 mmHg) trotz regelmäßiger Einnahme von drei Antihypertensiva unterschiedlicher Substanzklassen (eingeschlossen ein Diuretikum, RAS-Blocker [ACE-Hemmer oder AT1-Blocker] und Calziumkanal-Blocker) in maximal tolerierbarer Dosierung. Lebensstil-Optimierung ist umzusetzen, sekundäre Formen der Hypertonie sind auszuschließen. Von einer Therapie-refraktären Hypertonie sind ca. zehn Prozent aller Hypertoniker betroffen. In der Pathophysiologie der Therapie-refraktären Hypertonie kommt der Aktivierung des vegetativen Nervensystems mit Dysbalance zwischen sympathischer und parasympathischer Aktivität eine übergeordnete Bedeutung zu. Mit der interventionellen renalen Sympathikusdenervation wurde ein Verfahren zur selektiven renalen Sympathektomie entwickelt, das seit den ernüchternden Daten der SYMPLICITY-HTN-3-Studie (Bhatt et al., 2014) für die klinische Routineanwendung in den Hintergrund getreten ist. Gemäß der aktuellen europäischen Leitlinien werden die interventionellen Verfahren (u.a. renale Sympathikusdenervation, elektrische Baroreflex-Stimulation) nicht für die Routine-Therapie bei Hypertonikern empfohlen (Einsatz nur i.R. von Studien) (ESC/ESH guidelines 2018; Williams et al., 2018).

Vor dem Hintergrund dieser Ergebnisse sollte die maximale antihypertensive Medikation mit effektiven Kombinationspartnern ausgeschöpft werden. Zusätzlich zur Dreierkombination aus RAS-Blocker, Calziumantagonist und Diuretikum bietet sich im

Tabelle 12
Reserve-Antihypertensiva

Freiname	Handelsname	Tagesdosis	Nebenwirkungen
Alpha-1-Blocker			
Doxazosin	Cardular® PP4 Diblocin® PP4	1–2× 4 mg 1× 4–8 mg	Orthostatische Hypotonie
Urapidil	Ebrantil® 30, 60, 90	2–3× 30–60 mg	
Zentral wirksames Sympatholytikum			
Clonidin	Catapresan® 75, 150, 300 µg	2–3× 0,075–0,3 mg	Sedierung, Mundtrockenheit, BD-Krisen beim plötzlichen Absetzen
Moxonidin	Cynt® 0,2, 0,3, 0,4 Physiotens® 0,2, 0,3, 0,4	0,2–0,6 mg	
Arterioläre Vasodilatatoren			
Dihydralazin	Nepresol® 25 Nepresol® forte 50	2–3× 12,5–50 mg	Tachy- und Stenokardie, Kopfschmerz
Minoxidil	Lonolox® 2,5, 10	1–2× 5 bis 4× 10 mg, max. 100 mg	Tachykardie, Ödeme (Pleura-/Perikarderguss), Hypertrichose; immer + Diuretikum + β-Blocker
Mineralokortikoidrezeptor-Antagonisten			
Spironolacton	Aldactone® 25, 50, 100	1–2× 50–100 mg (25–50 mg oft ausreichend)	Hyperkaliämie, Gynäkomastie, KI: GFR < 30 ml/min (Kreatinin > 2 mg/d)

nächsten Schritt die Komedikation mit einem Beta-Blocker oder einem weiteren Reserveantihypertensivum an (Tabelle 12).

Vor diesem Hintergrund sind die Ergebnisse der PATHWAY-2-Studie von besonderer Bedeutung (Williams et al., 2015). Sie zeigt, dass Spironolacton die beste „add-on"-Option bei Therapie-refraktärer Hypertonie zu sein scheint.

Für diese doppelt-blinde, Plazebo-kontrollierte Crossover-Studie wurden 335 Patienten rekrutiert, die nach gängiger Definition eine Therapie-refraktäre Hypertonie aufwiesen. Entsprechend des Studiendesigns durchliefen die Patienten insgesamt vier jeweils zwölfwöchige Behandlungszyklen, in denen sie nacheinander mit Spironolacton (25–50 mg), dem Alpha-Blocker Doxazosin (4–8 mg), dem Beta-Blocker Bisoprolol (5–10 mg) und Plazebo behandelt wurden. Basis für den Vergleich der Wirksamkeit waren die in häuslichen Selbstmessungen dokumentierten systolischen Blutdruckwerte.

Der Vergleich der blutdrucksenkenden Effekte von Spironolacton versus Plazebo zeigte die grundsätzliche Wirksamkeit von Spironolacton bei Therapie-refraktärer Hypertonie, da der systolische Blutdruck unter dem Aldosteronantagonisten signifikant um im Mittel 8,7 mmHg stärker abnahm als unter Plazebo (–8,70 mmHg [95%-KI –9,72 bis –7,69]; $p < 0.0001$). Bei der Gegenüberstellung der Spironolacton-Ergebnisse mit den kombinierten Ergebnissen der Vergleichsgruppen (Bisoprolol/Doxazosin) ergab sich eine hochsignifikante Überlegenheit von Spironolacton, das den systolischen Blutdruck auf im Mittel 4,26 mmHg niedrigere Werte senkte. Beim separaten Vergleich mit Doxazosin und Bisoprolol bestätigte sich diese Überlegenheit von Spironolacton, das den Blutdruck jeweils etwa doppelt so stark senkte wie der Alpha-Blocker und der

Beta-Blocker (–4,03 mmHg [–5,04 bis –3,02]; *p* < 0.0001) versus Doxazosin; –4,48 mmHg [–5,50 bis –3,46]; *p* < 0.0001 versus Bisoprolol). Die Überlegenheit von Spironolacton spiegelte sich auch im Anteil der Hypertoniker wider, deren systolische Blutdruckwerte bei der häuslichen Messung am Ende im angestrebten Zielbereich lagen (< 135 mmHg): unter Spironolacton 57,8 Prozent, unter Doxazosin 41,7 Prozent, unter Bisoprolol 43,6 Prozent und unter Plazebo 24,4 Prozent. Spironolacton war gut verträglich, unerwünschte Effekte traten nicht signifikant häufiger auf als in den Vergleichsgruppen. Wichtig ist eine sorgfältige Überwachung von Kaliumwerten und Nierenfunktion.

Eigene Einschätzung: Spironolacton ist eine effektive *„add-on"*-Therapieoption bei Therapie-refraktärer Hypertonie. Wichtig ist eine sorgfältige Überwachung von Kaliumwerten und Nierenfunktion. Spironolacton ist bei einer eGFR < 30 ml/min/1,73 m^2 kontraindiziert. Unter der Therapie kann sich eine Gynäkomastie entwickeln (ca. 6%).

Die veröffentlichte PATHWAY-3-Studie (Brown et al., 2016) zeigt, dass die Kombination von Amilorid (kaliumsparendes Diuretikum; direkte Blockierung des epithelialen Natriumkanals [ENaC]) und Hydrochlorothiazid die Blutdrucksenkung synergistisch verstärkt und zugleich ungünstige metabolische Effekte (durch HCT-bedingte Glukoseintoleranz) neutralisiert, was einer optimierten Diuretika-Therapie bei Hypertonie entsprechen könnte.

COVID-19-Pandemie und Antihypertensiva

SARS-CoV-2 (severe acute respiratory syndrome – coronavirus 2, „schweres akutes Atemwegssyndrom – Coronavirus 2") ist die Bezeichnung eines im Jahr 2020 neu identifizierten Coronavirus. Das Virus verursacht COVID-19 (corona virus disease 2019) und ist Auslöser der COVID-19-Pandemie. Angiotensin-Konversions-Enzym-2 (ACE2) ist eine Membran-gebundene Aminopeptidase und stellt u.a. einen funktionellen Rezeptor für SARS-CoV-2 dar, sodass das Virus über den ACE2-Rezeptor in menschliche Zellen eindringen kann. ACE2-Level werden durch Inhibitoren des Renin-Angiotensin-Aldosteron-Systems erhöht, sodass kürzlich vermutet wurde, dass die Therapie mit ACE-Hemmern und AT1-Blockern mit einem erhöhten Risiko hinsichtlich COVID-19 einhergehen könnte und ggf. abgesetzt bzw. durch andere Antihypertensive ersetzt werden sollte (Zheng et al., 2020). Stellungnahme der Deutschen Hochdruckliga DHL® (Pressemitteilung, 13.03.2020): „Daraus den Schluss zu ziehen, Medikamente abzusetzen, ist nach aktuellem Kenntnisstand unbegründet. Zum einen gibt es Daten, denen zufolge genau diese Medikamente sogar vor einem Lungenversagen schützen könnten, zum anderen dürfe nicht unterschätzt werden, dass das Absetzen von Blutdrucksenkern zu hohen Gesundheitsrisiken führt. Die Deutsche Hochdruckliga (DHL) rät Patientinnen und Patienten zur Besonnenheit."

Stellungnahme der European Society of Hypertension COVID-19 Task Force (Kreutz et al., 2020; Abbildung 6)

„1. Bluthochdruck per se bedingt kein erhöhtes SARS-CoV-2-Infektionsrisiko, daher gelten für Hypertoniker keine anderen Vorsichtsmaß-

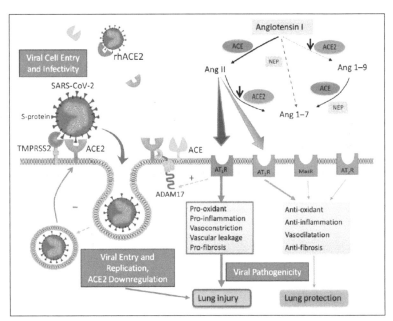

Abbildung 6
Das Renin-Angiotensin-System (RAS) in der Lunge und COVID-19 (Kreutz et al., 2020).

ACE2 ist ein Schlüsselelement in der gegenregulatorischen Achse (hellgrau) des RAS. Es wirkt den negativen Effekten der Ang II/AT1R-Achse (dunkelgrau) auf die Lungenschädigung entgegen. ACE2 wird in Epithelzellen der Atemwege, einschließlich der alveolären Epithelzellen vom Typ II gebildet. SARS-CoV-2 bindet über sein virales Spike-Protein an das membrangebundene ACE2 der Wirtszelle, sodass die zelluläre Virus-Aufnahme und seine Replikation folgt. Für die zelluläre Aufnahme benötigt SARS-CoV-2 zusätzlich die zelluläre Serinprotease TMPRSS2. Eine ACE2-Herunterregulation durch SARS-CoV-2, wie sie für die SARS-CoV-Infektion nachgewiesen wurde, könnte die Balance zwischen den Achsen im RAS zugunsten der schädigenden Wirkung in der Lunge verschieben. ACE2, als vorwiegend membrangebundenes Enzym, kann in vivo in eine lösliche Form gespalten werden, die in den Körperflüssigkeiten zirkuliert. Ob eine Therapie mit der löslichen Form als rekombinantes humanes ACE2 (rhACE2) durch kompetitive Bindung an das Virus die Ausbreitung der Infektion verlangsamen kann, wird untersucht. Ausserdem könnte ein bereits für andere Erkrankungen zugelassener TMPRSS2-Inhibitor für die SARS-CoV-2-Therapie durch Hemmung des viralen Zelleintritts eine zukünftige Therapieoption darstellen.

nahmen als für alle Patienten der entsprechenden Altersgruppen mit entsprechenden Begleiterkrankungen.

2. Bei stabilen Patienten sollte im Falle eines COVID-19-Risikos bzw. einer SARS-CoV-2-Infektion eine leitliniengerechte antihypertensive Therapie nicht umgestellt werden; dies gilt auch für ACE-Inhibitoren und AT1-Blocker.

3. Auch bei schwerkranken COVID-19-Patienten sollten die Leitlinien berücksichtigt werden, die Entscheidung im Einzelfall liegt bei den behandelnden Klinikärzten."

Literatur

Bhatt D.L., Kandzari D.E., O'Neill W.W. et al.; SYMPLICITY HTN-3 Investigators (2014). A controlled trial of renal denervation for resistant hypertension. *NEJM, 370,* 1393–1401.

Böhm M., Schumacher H., Teo K.K. et al. (2017). Achieved blood pressure and cardiovascular outcomes in high-risk patients: results from ONTARGET and TRANSCEND trials. *Lancet, 389,* 2226–2237.

Brown M.J., Williams B., Morant S.V. et al.; British Hypertension Society's Prevention and Treatment of Hypertension with Algorithm-based Therapy (PATHWAY) Studies Group (2016). Effect of amiloride, or amiloride plus hydrochlorothiazide, versus hydrochlorothiazide on glucose tolerance and blood pressure (PATHWAY-3): a parallel-group, double-blind randomised phase 4 trial. *Lancet Diabetes Endocrinol, 4,* 136–147.

Chow C.K., Teo K.K., Rangarajan S. et al.; PURE (Prospective Urban Rural Epidemiology) study investigators (2013). Prevalence, awareness, treatment, and control of hypertension in rural and urban communities in high-, middle-, and low-income countries. *JAMA, 310,* 959–968.

GBD 2019 Risk Factors Collaborators. (2020). Global burden of 87 risk factors in 204 countries and territories, 1990–2019: a systematic analysis for the Global Burden of Disease Study 2019. *Lancet, 396,* 1223–1249.

Hausberg M., Trenkwalder P., Weisser B. & Krämer B.K. (2019). Antihypertensiva – Verunsicherung durch potenziell gravierende Nebenwirkungen. *Deutsches Ärzteblatt, 116, 8,* A366–A370.

Hermida R.C., Crespo J.J., Domínguez-Sardiña M et al.; Hygia Project Investigators (2020). Bedtime hypertension treatment improves cardiovascular risk reduction: the hygia chronotherapy trial. *Eur Heart J, 41, (16),* 1600. doi:10.1093/eurheartj/ehz754

Hicks B.M., Filion K.B., Yin H et al. (2018). Angiotensin converting enzyme inhibitors and risk of lung cancer: population based cohort study. *BMJ, 363,* k4209. doi:10.1136/bmj.k4209

Kreutz R., Algharably E.A.E., Azizi M. et al. (2020). Hypertension, the renin-angiotensin system, and the risk of lower respiratory tract infections and lung injury: implications for COVID-19. *Cardiovasc Res, 116,* 1688–1699.

NCD Risk Factor Collaboration (NCD-RisC) (2017). Worldwide trends in blood pressure from 1975 to 2015: a pooled analysis of 1479 population-based measurement studies with 19.1 million participants. *Lancet, 389,* 37–55.

Neuhauser H., Thamm M., Ellert U. (2013). Blood pressure in Germany 2008–2011: results of the German health interview and examination survey for adults (DEGS1). *Bundesgesundheitsblatt Gesundheitsforschung Gesundheitsschutz, 56,* 795–801.

Neuhauser H.K., Adler C., Rosario A.S. et al. (2015). Hypertension prevalence, awareness, treatment and control in Germany 1998 and 2008–11. *J Hum Hypertens, 29,* 247–253.

Pedersen S.A., Gaist D., Schmidt S.A.J. et al. (2018). Hydrochlorothiazide use and risk of nonmelanoma skin cancer: A nationwide case-control study from Denmark. *J Am Acad Dermatol, 78,* 673–681.

Pottegård A., Hallas J., Olesen M. et al. (2017). Hydrochlorothiazide use is strongly associated with risk of lip cancer. *J Intern Med, 282,* 322–331.

Reboldi G., Gentile G., Angeli F. & Verdecchia P. (2018). The 2018 ESC/ESH hypertension guidelines: should nephrologists always stop at the lower boundary? *J Nephro, 31,* 621–626.

SPRINT Research Group, Wright J.T. jr., Williamson J.D. et al. (2015). A randomized trial of intensive versus standard blood-pressure control. *NEJM, 373,* 2103–2116.

Whelton P.K., Carey R.M., Aronow W.S. et al. (2018). 2017 ACC/AHA/AAPA/ABC/ACPM/AGS/APhA/ASH/ASPC/NMA/PCNA guideline for the prevention, detection, evaluation, and management of high blood pressure in adults: a report of the American College of Cardiology/American Heart Association Task Force on clinical practice guidelines. *J Am Coll Cardiol, 71,* e127–e248.

Williams B., MacDonald T.M., Morant S. et al.; British Hypertension Society's PATHWAY Studies Group. (2015). Spironolactone versus placebo, bisoprolol, and doxazosin to determine the optimal treatment for drug-resistant hypertension (PATHWAY-2): a randomised, double-blind, crossover trial. *Lancet, 386 (10008),* 2059–2068. https://doi.org/10.1016/S0140-6736(15)00257-3

Williams B., Mancia G., Spiering W. et al.; ESC Scientific Document Group (2018). 2018 ESC/ESH guidelines for the management of arterial hypertension. *Eur Heart J, 39,* 3021–3104.

Zheng Y.Y., Ma Y.T., Zhang J.Y. & Xie, X. (2020). COVID-19 and the cardiovascular system. *Nat Rev Cardiol, 17,* 259–260. https://doi.org/10.1038/s41569-020-0360-5

Diagnostik der sekundären Hypertonieformen

Martin Hausberg

In Abhängigkeit vom Kollektiv liegt bei etwa fünf bis zehn Prozent der hypertensiven Patienten eine spezifische Ursache vor. Typische klinische Hinweise auf sekundäre Hypertonieformen sind Auftreten einer Hypertonie bei jungen Patienten, rasche Verschlechterung einer vorbestehenden Hypertonie, deutliche hypertensive Endorganschäden bei dokumentierter kurzer Anamnese der arteriellen Hypertonie, eine schwere Hypertonie, eine therapieresistente Hypertonie und eine fehlende Nachtabsenkung in der 24-Std.-Blutdruckmessung. Die Diagnostik der wesentlichen sekundären Hypertonieformen wird im Folgenden erläutert.

Renal-parenchymatöse Hypertonie

Die renoparenchymatöse Hypertonie ist eine arterielle Hypertonie auf Grund von Nierenerkrankungen und wird bei drei bis fünf Prozent aller Patienten mit Bluthochdruck beobachtet. Nierenerkrankungen führen zu einer Kochsalz- und Wasserretention, zu einer Aktivierung des Renin-Angiotensin-Aldosteron-Systems und zu einer Aktivierung des sympathischen Nervensystems sowie zu einer Störung der Endothelfunktion. Diese Faktoren tragen wesentlich zu der Blutdruckerhöhung bei Nierenparenchymerkrankungen bei. Wesentliche diagnostische Hinweise liefern die Bestimmung der Retentionsparameter im Serum, die Untersuchung von Urinstatus und -sediment sowie die Sonographie der Nieren und ggf. eine Nierenbiopsie.

Renovaskuläre Hypertonie

Die renovaskuläre Hypertonie ist eine häufige sekundäre Hypertonieform. Die wesentlichen Formen der renovaskulären Hypertonie sind die *atherosklerotische Nierenarterienstenose* (häufigste Form, meist bei älteren Patienten, Stenosen meist am Abgang der Nierenarterie aus der Aorta) und die *fibromuskuläre Dysplasie* (seltenere

Form, meist bei jungen Frauen, typische perlschnurartige Stenosen der Nierenarterien im Verlauf), siehe Abbildung 3 und Tabelle 1. Nur bei einem Teil der Patienten mit arterieller Hypertonie wird die Nierenarterienstenose klinisch diagnostiziert (ca. 1%), Autopsiestudien zeigen eine Nierenarterienstenose bei fünf Prozent aller Patienten, bei acht Prozent von Patienten mit arterieller Hypertonie und bei zehn Prozent diabetischer Patienten. Eine Nierenarterienstenose verläuft also in vielen Fällen klinisch stumm. Die Diagnostik sollte möglichst auf solche Patienten beschränkt werden, die von einer Revaskularisation profitieren können, im Sinne einer Besserung der arteriellen Hypertonie oder einer Verbesserung oder zumindest Stabilisierung der Nierenfunktion. Die pathophysiologische Bedeutung der Nierenarterienstenose für die Hypertonie kann bei der fibromuskulären Dysplasie weitgehend angenommen werden (siehe Abbildung 1a), ist bei der atherosklerotischen Nierenarterienstenose aber in einem Großteil der Fälle nicht gegeben. Hier liegt vielmehr ein Nebeneinander von Hypertonie, Nierenfunktionseinschränkung und Nierenarterienstenose vor (siehe Abbildung 1b).

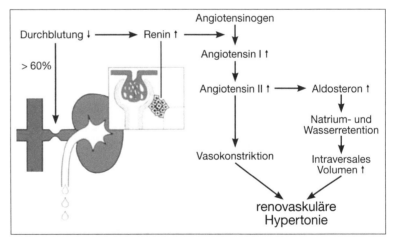

Abbildung 1a
Pathophysiologie der renovaskulären Hypertonie (nach Thomae, 1989, S. 67)

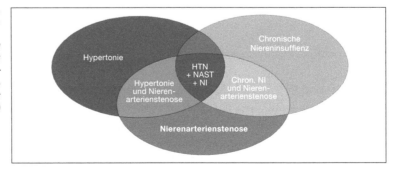

Abbildung 1b
Beziehung zwischen Nierenarterienstenose, Hypertonie und Nierenfunktion bei atherosklerotischer Nierenarterienstenose (modifiziert nach Safian, 2001)

Ursachen einer Nierenarterienstenose
- Atherosklerose der Arteria renalis
- Fibromuskuläre Dysplasie
- Stenosen von Segment- oder Polarterien
- Arteriitiden (PAN, Takayashu)
- Aneurysma der Arteria renalis
- Dissektion der Arteria renalis
- posttraumatische AV-Fistel zwischen A. und V. renalis
- Thrombose oder Embolie in Nierenarterien
- Kompression von Nierenarterien durch Tumoren oder Cysten

Tabelle 1
Ursachen einer Nierenarterienstenose

Eine ischämische Nephropathie ist häufig bei atherosklerotischer Nierenarterienstenose, wird aber nicht nur durch diese, sondern auch die atherosklerotischen Veränderungen in den kleinen Nierengefäßen hervorgerufen (siehe Abbildung 2). Klinische Verdachtsmomente auf eine hämodynamisch relevante Nierenarterienstenose sind zum Beispiel eine therapierefraktäre Hypertonie, eine Verschlechterung einer vorbestehenden arteriellen Hypertonie innerhalb kurzer Zeit, Auftreten einer arteriellen Hypertonie in jungem Alter, eine unklare Verschlechterung der Nierenfunktion bei arterieller Hypertonie, eine Verschlechterung der Nierenfunktion unter Blockade des Renin-Angiotensin-Systems sowie rezidivierende Lungenödeme bei schwerer arterieller Hypertonie. In der Diagnostik steht als Suchtest die farbcodierte Duplexsonographie der Nieren und Nierenarterien

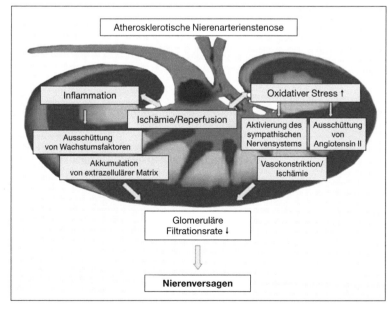

Abbildung 2
Pathophysiologie der ischämischen Nephropathie (modifiziert nach Meier et al., 2007)

Tabelle 2

Klinische Hinweise für das Vorliegen einer relevanten Nierenarterienstenose

- Erstmanifestation der Hypertonie im jungen Alter oder rasche Verschlechterung einer Hypertonie im höheren Lebensalter
- Progrediente Niereninsuffizienz unklarer Ätiologie
- Nierenversagen unter antihypertensiver Therapie (v.a. ACE-Hemmstoffe)
- Vaskuläre Begleiterkrankungen: KHK, pAVK, cerebrovaskuläre Atherosklerose
- Größendifferenz der Nieren (unilaterale Nierenarterienstenose)
- „Flash pulmonary edema"

an erster Stelle, alternativ kommen Schnittbildverfahren (MR- oder CT-Angiographie) zum Einsatz (siehe Tabelle 2). Gold-Standard der Diagnostik ist die intraarterielle digitale Subtraktionsangiographie (siehe Abbildung 3), wobei dieser Eingriff nur durchgeführt werden sollte, wenn die Revaskularisierung einer Nierenarterienstenose vorgesehen ist.

Während bei der fibromuskulären Dysplasie der Stellenwert der interventionellen Therapie (primär Angioplastie) gesichert ist (Trinquart et al., 2010; Persu et al., 2016), steht bei der atherosklerotischen Nierenarterienstenose die konservative medikamentöse Therapie ganz im Vordergrund. Drei große randomisierte prospektive Studien konnten keinen Vorteil einer interventionellen Therapie für die atherosklerotische Nierenarterienstenose belegen (Bax et al., 2009; The ASTRAL investigators, 2009; The CORAL investigators, 2014). Damit bleibt die Revaskularisierung bei atherosklerotischer Nierenarterienstenose bestimmten Fällen nach individueller Überprüfung der Indikation vorbehalten, ein Vorschlag für einen Algorithmus ist in Abbildung 4 wiedergegeben. Im November 2018

Tabelle 3
Sensitivität und Spezifität der Screeningverfahren in der Diagnostik einer Nierenarterienstenose (modifiziert nach AWM, 2018).

	Sensitivität (%)	Spezifität (%)	Probleme
Duplexsonographie	Dir. Kriterien 85, indir. Kriterien 92	Dir. Kriterien 89, indir. Kriterien 86	Untersuchbarkeit, untersucherabhängig
Captopril-Szintigraphie	93	67	Niereninsuffizienz, bilat. Stenose
MR-Angiographie	> 88	75 bis > 90	teuer, Claustrophobie, viele falsch-positive Resultate
CT-Angiographie	> 90	> 90	teuer, KM-Toxizität

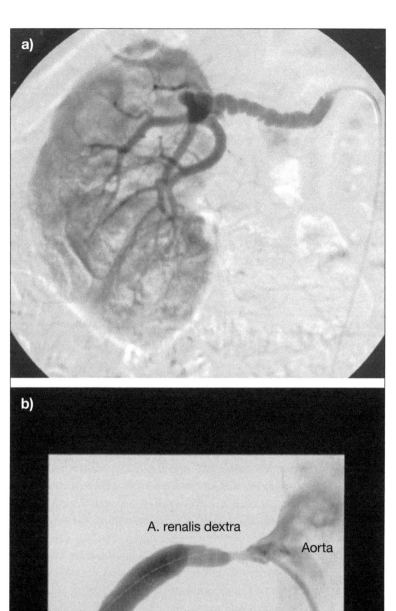

Abbildung 3
Angiographische Darstellung (i.a. DSA) einer Nierenarterienstenose durch fibromuskuläre Dysplasie (a) und Atherosklerose der Arteria renalis (b)

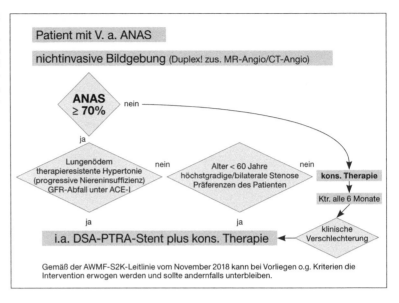

Abbildung 4
Vorschlag für einen Algorithmus zur Indikationsstellung einer Intervention bei atherosklerotischer Nierenarterienstenose (modifiziert nach Plouin et al., 2001)

wurde eine S2K-Leitline der AWMF für die atherosklerotische Nierenarterie publiziert (AWMF, 2018).

Endokrine Hypertonie

Endokrine Hypertonieformen beruhen zumeist auf einem Excess von Mineralocortikoiden oder Katecholaminen. Als wesentliche Formen unterscheidet man den primären Hyperaldosteronismus (relativ häufig, bei > 3% der hypertensiven Patienten beobachtet), das Phäochromocytom (selten, bei deutlich weniger als 1% der hypertensiven Patienten beobachtet) und das Cushing-Syndrom (sehr selten, wird kaum wegen der Hypertonie diagnostiziert). Wichtig ist, vor einer Bildgebung laborchemische Diagnostik durchzuführen, um ein vermehrtes Aufspüren von Inzidentalomen und damit nicht unerheblichen Aufwand (siehe Literatur) zu vermeiden.

Der *primäre Hyperaldosteronismus* ist durch die autonome Produktion von Aldosteron gekennzeichnet. Ursachen sind eine bilaterale Nebennierenrinden-Hyperplasie (= idiopathischer Hyperaldosteronismus), ein Nebennierenrinden-Adenom (= Conn-Syndrom), sehr selten der Glukokortikoid-supprimierbare Hyperaldosteronismus und sehr selten ein Aldosteron-produzierendes Karzinom (1–3%), adrenal oder ektop. Typische Symptome des Hyperaldosteronismus sind arterielle Hypertonie, Kopfschmerzen und Müdigkeit, fakultativ auch Hypokaliämie mit Muskelschwäche und metabolischer Alkalose.

Für die Diagnostik wesentlich ist der Nachweis erhöhter Plasmaaldosteron-Konzentrationen bei supprimiertem Renin. Viele Patienten mit essentieller Hypertonie haben leicht erhöhte Plasmaaldosteronkonzentrationen bei niedrig normaler Reninaktivität, unter Orthostasebedingungen steigen jedoch sowohl Renin als auch Aldosteron an. Patienten mit sekundärem Hyperaldosteronismus zeigen ebenfalls im Allgemeinen einen Anstieg von Renin und Aldosteron unter Orthostasebedingungen. Bei Patienten mit primärem Hyperaldosteronismus wird unter Orthostasebedingungen jedoch häufig kein Anstieg des Aldosterons beobachtet, im Gegenteil bei einem Teil der Patienten sogar ein Abfall. Dies ist dann ein möglicher Hinweis auf ein aldosteronproduzierendes Nebennierenadenom (vs. bilaterale Nebennierenhyperplasie).

Als Screeningtest für einen primären Hyperaldosteronismus wird verbreitet eine erhöhte Aldosteron zu Renin Ratio (ARR) bei gleichzeitig erhöhtem Plasmaaldosteron (PA) verwendet. Diese Ratio hat sich als sehr robust erwiesen und wird wenig durch Orthostase und Antihypertensiva (außer Diuretika und β-Blocker) beeinflusst. Die Diagnostik sollte schrittweise erfolgen:

- Zunächst biochemische Bestimmungen:
  - Plasma-Renin-Aktivität und Plasmaaldosteronkonzentration
    - nach mind. drei Std. Ruhe,
    - und unter Orthostasebedingungen.
  - Vorher Spironolacton (4 Wochen lang), nach Möglichkeit auch Thiaziddiuretika (1 Woche lang) und β-Blocker (5 Halbwertszeiten lang) absetzen.
  - Diagnostisch sind positive ARR (> 50 [30] pg/ml/μ a.U./ml) bei erhöhtem PA (> 150 pg/ml) – **Normwerte können je nach Labor variieren!** (Sensitivität und Spezifität > 80%).
  - Bestätigungstest: Aldosteronsuppressionstests
    - Messung von PA vor und nach 2 l 0,9% NaCl i.v. über vier Std.
    - oder Messung von Aldosteron-18-Glucuronid im 24-Std.-Urin nach oraler Kochsalzbelastung (> 200 mmol/d an drei Tagen),
  - selektive Venenblutabnahme (kein Tumor, aber Aldosteronabfall im Orthostasetest oder Tumornachweis, aber Aldosteronanstieg im Orthostasetest).
- Dann Bildgebung:
  - Sonographie,
  - MRT oder CT zur Lokalisationsdiagnostik,
  - Ggf. 68Ga-Pentixafor-Positron-Emissions-Tomographie (wenn Nebennierenvenenblutentnahme nicht diagnostisch).

Die Bildgebung allein ist in keinem Falle ausreichend für die Diagnostik eines Hyperaldosteronismus. Zum einen ist das hormoninaktive Inzidentalom die häufigste Nebennierenraumforderung (in ca. 1% aller Menschen anzutreffen), zum anderen ist die Lokalisationsdiagnostik eines primären Hyperaldosteronismus im Vergleich von Schnittbildgebung und selektiver Nebennierenvenenblutentnahme in bis zu 38 Prozent der Fälle diskordant (Metaanalyse von 38 Studien mit 950 Patienten; Kempers, 2009). Die seitengetrennte Nebennierenvenenblutentnahme ist allerdings technisch schwierig und daher in vielen Fällen nicht aussagekräftig. Die molekulare Bildgebung des Chemokin-Rezeptor-Typs 4 mittels 68Ga-Pentixafor-Positron-Emissions-Tomographie könnte sich als hilfreich erweisen (Heinze et al., 2018).

Das *Phäochromocytom* ist ein Tumor, der aus dem Nebennierenmark oder chromaffinen Zellen meist im Bereich sympathischer Ganglia hervorgeht und vor allem Katecholamine produziert, speichert und ausschüttet (meist bestimmend für die Klinik). Es besteht eine familiäre Häufung, daran denken besonders bei bilateralem Phäochromocytom oder extraadrenalen Tumoren. Bei bis zu 25 Prozent der „sporadischen" Phäochromocytome sind genetische Veränderungen nachweisbar, daher wird ein Screening auf assoziierte Erkrankungen (vor allem MEN Typ IIa und IIb, Von-Hippel-Lindau-Syndrom, Neurofibromatose, Phakomatosen, familiäres Paragangliom-Syndrom) empfohlen.

Typische Symptome des Phäochromocytoms sind paroxysmale hypertensive Entgleisungen, oft mit neurologischen und gastrointestinalen Symptomen (ca. 50% der Patienten), therapierefraktäre Hypertonie, aber auch orthostatische Dysregulation, paradoxer Blutdruckanstieg unter Beta-Blockern, Kopfschmerzen, Schwitzen, Tachykardie, Fieber, Tremor, oft ausgeprägter Gewichtsverlust und gestörte Glucosetoleranz.

Für die Diagnostik des Phäochromocytoms empfiehlt sich folgendes Vorgehen:
- Zunächst biochemische Diagnostik:
  - Bestimmung der Metanephrine im Plasma, alternativ ggf. Basalwertbestimmung der freien Katecholamine im 24-Std.-Sammelurin (angesäuerter Urin, HCl-Vorlage),
  - Bestätigung bzw. Sicherung durch wiederholte Bestimmung, vorzugsweise bei/nach Anfall, Sensitivität und Spezifität > 90 Prozent.
- Bei nicht eindeutigem Ergebnis der Urinkatecholaminbestimmung:
  - Clonidin-Suppressions-Test.

- Sodann Bildgebung:
  - Sonographie,
  - MRT (hyperintense RF in der T2-Gewichtung), CT,
  - 123J-MIBG-Szintigraphie (Sensitivität und Spezifität > 80%) oder Flurodopa-PET,
  - bei unklarem Befund oder bei V.a. malignen metastasierenden Prozess zusätzlich Octreotid-Szintigraphie.

Zu beachten ist, dass die Katecholaminkonzentration durch verschiedene Pharmaka gesteigert werden kann, wie zum Beispiel trizyklische Antidepressiva, L-Dopa, Methyldopa, Nasentropfen, Amphetamine, Sotalol, Ethanol, Benzodiazepine, Opiate, Glucagon oder Röntgenkontrastmedia und natürlich auch durch Stress.

Literatur

AWMF (2018). *S2K-Leitlinie Erkrankungen der Nierenarterie.* https://www.awmf.org/uploads/tx_szleitlinien/004-008l_S2k_Erkrankungen-der-Nierenarterien_2018-11_01.pdf

Bax L., Woittiez A.J., Kouwenberg H.J. et al. (2009). Stent placement in patients with atherosclerotic renal artery stenosis and impaired renal function: a randomized trial. *Ann Intern Med, 150,* 840–848.

Boscaro M. et al. (2001). Cushing's syndrome. *Lancet 357 (9258),* 783–791.

Cicala M.V., Mantero F. (2010). Hypertension in Cushing's syndrome: from pathogenesis to treatment. *Neuroendocrinology, 92, Suppl 1,* 44–49.

Diederich S., Bidlingmaier M., Quinkler M. & Reincke M. (2007). Diagnostik des primären Hyperaldosteronismus. *Med Klin (München), 102,* 16–21. doi:10.1007/s00063-007-1002-y

Funder J.W., Carey R.M., Mantero F. et al. (2016). The management of primary aldosteronism: case detection, diagnosis, and treatment: an endocrine society clinical practice guideline. *J Clin Endocrinol Metab, 101,* 1889–1916.

Grumbach M.M. et al. (2003). Management of the clinically inapparent adrenal mass ("Incidentaloma"). *Ann Intern Med, 138,* 424–429.

Heinze B., Fuss C.T., Mulatero P. et al. (2018). Targeting CXCR4 (CXC chemokine receptor type 4) for molecular imaging of aldosterone-producing adenoma. *Hypertension, 71,* 317–325.

Kempers M.J., Lenders J.W., van Outheusden L. et al. (2009). Systematic review: diagnostic procedures to differentiate unilateral from bilateral adrenal abnormality in primary aldosteronism. *Ann Intern Med, 151,* 329–337.

Leitlinien der Deutschen Hochdruckliga. http://www.hochdruckliga.de/blut hochdruck-behandlung-leitlinien.html

Lenders J.W., Duh Q.Y., Eisenhofer G. et al.; Endocrine Society (2014). Pheochromocytoma and paraganglioma: an endocrine society clinical practice guideline. *J Clin Endocrinol Metab, 99,* 1915–1942.

Lenz T. (2013). [Current management of renal artery stenosis] German. *Internist (Berlin), 54 (12),* 1443–1449.

Meier P., Rossert J., Plouin P.F. & Burnier M. (2007). Atherosclerotic renovascular disease: beyond the renal artery stenosis. *Nephrol Dial Transplant, 22 (4),* 1002–1006.

Mercado-Asis L.B., Wolf K.I., Jochmanova I. & Taïeb D. (2018). Pheochromocytoma: a genetic and diagnostic update. *Endocr Pract, 24,* 78–90.

Neumann H.P. et al.; Freiburg-Warsaw-Columbus Pheochromocytoma Study Group (2002). Germ-line mutations in nonsyndromic pheochromocytoma. *NEJM, 346,* 1459–1466.

Nieman L.K. (2010). Approach to the patient with an adrenal incidentaloma. *J Clin Endocrinol Metab, 95 (9),* 4106–4113.

Safian R.D. & Textor S.C. (2001). Renal-artery stenosis. *NEJM, 344 (6),* 431–442.

The ASTRAL investigators; Wheatley K., Ives N., Gray R. et al. (2009. Revascularization versus medical therapy for renal-artery stenosis. *New Engl J Med, 361 (20),* 1953–1962. doi:10.1056/NEJMoa0905368

The CORAL investigators; Cooper C.J., Murphy T.P., Cutlip D.E. et al. (2014). Stenting and medical therapy for atherosclerotic renal-artery stenosis. *NEJM, 370 (1),* 13–22. doi:10.1056/NEJMoa1310753

Thomae U. (Hrsg.) (1989). *Niereninsuffizienz* (Aktuelles Wissen Hoechst, Reihe Herz-Kreislauf, 1. Aufl.). Frankfurt am Main: Hoechst.

Trinquart L., Mounier-Vehier C., Sapoval M. et al. (2010). Efficacy of revascularization for renal artery stenosis caused by fibromuscular dysplasia: a systematic review and meta-analysis. *Hypertension, 56 (3),* 525–532.

Persu A., Van der Niepen P., Touzé E. et al.; Working group "Hypertension and the Kidney" of the European Society of Hypertension and the European Fibromuscular Dysplasia Initiative (2016). Revisiting fibromuscular dysplasia: rationale of the European Fibromuscular Dysplasia Initiative. *Hypertension, 68,* 832–839.

Plouin P.F., Rossignol P. & Bobrie G. (2001). Atherosclerotic renal artery stenosis: to treat conservatively, to dilate, to stent, or to operate? *J Am Soc Nephrol, 12 (10),* 2190–2196.

Sport und Hypertonie

Stefan-Martin Brand

Epidemiologie

Bei den aktuellen Todesursachenstatistiken stehen Herz-Kreislauf-Erkrankungen in Deutschland noch immer auf Platz eins. Nach dieser altersstandardisierten Anzahl der Todesfälle im Jahre 2010 lagen die Kreislauferkrankungen bei 36,6 Prozent und 45,2 Prozent für Männer und Frauen, gefolgt von Krebserkrankungen bei 28,9 Prozent und 22,4 Prozent für Männer und Frauen, respektive (siehe Abbildung 1).

Neben den klassischen Risikofaktoren wie Alter, männliches Geschlecht, Rauchen, arterielle Hypertonie, Dyslipoproteinämie, usw. wird der Bewegungsmangel bzw. die körperliche Inaktivität zunehmend als wichtiger Risikofaktor für die Entwicklung kardiovaskulärer Erkrankungen (Hu et al., 2004b, 2004c; Barengo et al., 2004) bzw. für die Entwicklung der arteriellen Hypertonie (Hu et al., 2004a) verantwortlich gemacht.

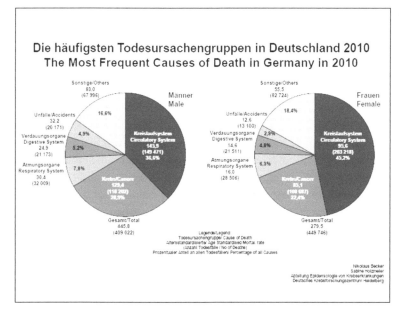

Abbildung 1
Todesursachenstatistik 2010 (Becker & Wahrendorf, 1998)

Körperliche Aktivität im Kindesalter und bei Jugendlichen

Eine Studie mit britischen Jugendlichen (9 bis 14 Jahre) hat gezeigt, dass über einen Zeitraum von vier Jahren etwa 40 Minuten täglicher körperlicher Aktivität sukzessive durch sitzende Tätigkeiten ersetzt werden (Corder et al., 2013), was im Einklang mit einer Übersichtsarbeit von insgesamt 26 Studien stand, die einen siebenprozentigen jährlichen Rückgang der körperlichen Aktivität bei 10- bis 19-jährigen Jugendlichen zeigen konnte (Dumith et al., 2011). Selbst die als Ausgangswerte erhobenen durchschnittlichen mittleren bis starken körperlichen Aktivitäten waren schon niedriger als empfohlen, um das kardiovaskuläre Risiko in der Zukunft zu senken (Andersen et al., 2006), wobei das Ausmaß des Aktivitätsrückgangs mit einem erhöhten zukünftigen Krankheitsrisiko verbunden sein könnte (Ekelund et al., 2012).

Grundsätzlich geht man davon aus, dass körperliche Aktivität bei Jugendlichen mit einem niedrigeren Risiko für die Entwicklung von Übergewicht (Wareham et al., 2005; Steinbeck, 2008) und metabolischem Syndrom (Janssen & Leblanc, 2010; Ekelund et al., 2012) assoziiert ist und im Laufe der Adoleszenz an Volumen weiter abnimmt (Corder et al., 2010; Dumith et al., 2011). Diese niedrigen Aktivitätsniveaus werden meistens bis in das Erwachsenenalter hinein weitergeführt (Telema et al., 2005) und resultieren in einem höheren Risiko für Erkrankungen im späteren Leben (Khaw et al., 2008).

Körperliche Aktivität im Erwachsenenalter

Es ist unbestritten, dass regelmäßige körperliche Aktivität und das grundsätzliche Vorhandensein von körperlicher Leistungsfähigkeit, also Fitness, die Entstehung kardiovaskulärer Erkrankungen vermindern bzw. deren Entwicklung signifikant aufschieben können. Körperliche Aktivität und das Vorhandensein körperlicher Leistungsfähigkeit verringern zudem die Gesamtmortalität und sind daher wichtiger Bestandteil auch bereits bei der Primärprävention (Myers et al., 2002; Schnohr et al., 2007; Hamer & Chida, 2008). Individuen mit klassischen Risikofaktoren (Alter, Geschlecht, Familienanamnese [Genetik], Rauchen, Übergewicht [BMI ≥ 25 kg/m^2], Hypertonie, Dyslipoproteinämie, usw.) können ihr Mortalitätsrisiko vor allem auch durch regelmäßige sportliche Aktivitäten (3–5 moderate Trainingseinheiten pro Woche) reduzieren (Lee et al., 2004).

Nur etwa zehn bis 15 Prozent der deutschen Bevölkerung erreicht überhaupt das sportmedizinisch empfohlene Aktivitätsniveau (Bundesgesundheitssurvey 1998), und laut Deutschem Olympischen Sportbund (DSOB) sind 38 Prozent der Deutschen Bevölkerung Sportmuffel (https://www.dosb.de/fileadmin/Bilder_allgemeinLogos/DOSB/Probono-DOSB-2010/RZ_AZFormat_90x150mm_SW.pdf), weil sie nicht in Sportvereinen organisiert sind. Allerdings kann von den 62 Prozent derer, die in Vereinen organisiert sind, nicht automatisch angenommen werden, dass sie sich auch ausreichend bewegen (mindestens bei Passivmitgliedschaften).

Katzmarzyk (2014) hat den Einfluss von Stehen auf Mortalität bei 16.586 Kanadiern zwischen 18 und 90 Jahren untersucht. Dazu hat er sich des Canada Fitness Surveys bedient mit einem durchschnittlichen Follow-up von zwölf Jahren. Nach Korrektur für verschiedene Variablen war Stehen invers mit Mortalität (unterschiedlicher Genese) assoziiert. Da körperliche Aktivität mit Stehen korrelierte, gab es eine Signifikanz für die Assoziation zwischen Stehen und Mortalität vor allem bei solchen Individuen, die körperlich inaktiv waren (< 7,5 MET/h/Woche). Der Autor schloss daraus, dass Stehen die gesündere Alternative zum langen (exzessiven) Sitzen sei.

Körperliche Aktivitäten bei arterieller Hypertonie

Aktuelle Leitlinien

Den aktuellen Leitlinien der ESH/ESC 2013 für die Therapie der arteriellen Hypertonie folgend (Mancia et al., 2013a, 2013b) haben epidemiologische Studien gezeigt, dass die Durchführung regelmäßiger aerober körperlicher Aktivitäten (Ausdauersport wie Laufen, Joggen, usw.) vorteilhaft sowohl für die Prävention und Therapie der arteriellen Hypertonie sind als auch das kardiovaskuläre Risiko und die Gesamtmortalität senken. Eine Metaanalyse randomisierter und kontrollierter Studien (Cornelissen & Fagard, 2005) zeigte, dass Ausdauertraining den systolischen und diastolischen Ruhe-Blutdruck um durchschnittlich 3,0 mmHg bzw. 2,4 mmHg und bei Hypertonikern sogar um 6,9 mmHg bzw. 4,9 mmHg, respektive, senken konnte. Selbst eine regelmäßige körperliche Aktivität niedrigerer Intensität und Dauer war in Kohorten-Studien mit einer etwa 20-prozentigen Mortalitätsreduktion assoziiert (Leitzmann et al., 2007; Rossi et al., 2012). Nach neuesten Erkenntnissen rät man Patienten mit arterieller Hypertonie ein ≥ 30-minütiges moderat-intensives dynamisch-aerobes Ausdauertraining wie z.B. Walking, Nordic Walking, Jogging, Fahrradfahren in der Ebene oder Schwimmen an fünf bis sieben Tagen in der Woche (Fagard, 2011). Auch für aerobes Intervalltraining (hochintensive Belastungsphasen mit Erholungsphasen) konnte eine Blutdrucksenkung gezeigt werden (Molmen-Hansen et al., 2012), wie auch für dynamische Krafttrainingsformen (Kraftausdauer), letztere sollten an zwei bis drei Tagen pro Woche durchgeführt werden und konnten auch metabolische Parameter positiv beeinflussen (Cornelissen et al., 2011; Vanhees et al., 2012). Nicht empfohlen wird allerdings isometrisches Krafttraining (Muskelspannung ohne Beugung oder Streckung) bei Patienten mit arterieller Hypertonie.

In der Praxis

Die Durchführung regelmäßiger körperlicher Aktivität gehört wie auch die Umstellung von Essgewohnheiten zu den sogenannten Lebensstil-Änderungen, die neben der medikamentösen Therapie bei arterieller Hypertonie grundsätzlich zur Anwendung kommen sollten. Übrigens betrifft das nicht nur Hochdruckpatienten, sondern kann grundsätzlich auch für alle anderen Personen zur Anwendung kommen. Als einfache Daumenregel für „körperliche Aktivität" kann man täglich 15 Minuten betont „strammes Gehen" ansetzen (wie man mit einem Jagdhund im Feld gehen würde).

Je nach dem Grad der Hypertonie (Grad 1–3) und dem Vorhandensein von Risikofaktoren (RF; ohne, 1–2, > 3) und Endorganschäden oder Komorbiditäten sollten Lebensstil-Änderungen ohne Intervention, für mehrere Wochen oder Monate, und bei Versagen gemeinsam mit einer geeigneten Medikation vorgenommen werden. Lediglich bei Hochrisikogruppen sollten Lebensstil-Änderungen sofort mit einer medikamentösen Therapie (Hypertonie Grad 1 mit Endorganschaden/Komorbidität; Hypertonie Grad 2 mit ≥ 3 RF, Hypertonie Grad 3) eingeleitet werden. Bei Hypertonie Grad 3 sollte darauf geachtet werden, dass vor Aufnahme von sportlichen Aktivitäten eine ausreichende Blutdruckkontrolle über sechs Monate besteht. Im Einzelfall kann dieses Intervall auch kürzer sein, sollte aber in jedem Fall individuell sportärztlich begleitet werden.

Geeignete Sportarten bei arterieller Hypertonie sind: Ausdauersportarten wie Walking, Nordic Walking, Laufen, Radfahren in der Ebene, Skilanglauf, Schwimmen.

Bedingt geeignete Sportarten bei arterieller Hypertonie sind: Kraft- und Kampfsportarten mit niedrigen bis mittleren Belastungsintensitäten (ohne Pressatmung), Einzelrückschlagspiele mit niedrigen bis mittleren Belastungsintensitäten wie Tennis und Tischtennis,

Mannschaftsspiele mit mittleren Belastungsintensitäten, Ausdauersportarten mit höheren Belastungsintensitäten wie Rudern.

Weniger geeignete Sportarten bei arterieller Hypertonie sind: Kraft- und Kampfsportarten mit hohen Belastungsintensitäten; Einzelsportarten mit hoher Belastungsintensität wie Badminton, Squash, Leichtathletik (z.B. Hürdenlauf); Mannschaftsspiele mit hohen Belastungsintensitäten wie Eishockey, Basketball.

Grundsätzlich muss jedoch berücksichtigt werden, dass sportliche Vorerfahrungen eine wesentliche Rolle bei Ratschlägen zur Durchführung sportlicher Aktivitäten bei Patienten mit arterieller Hypertonie mit und ohne Endorganschäden bzw. Komorbiditäten spielen. Daher sollte bei diesen Fragestellungen bzw. vor Aufnahme regelmäßiger sportlicher Aktivitäten immer ein erfahrener Arzt für Sportmedizin hinzugezogen werden. Das definitive Abraten vom Betreiben bestimmter Sportarten ist nicht evidenzbasiert untersucht, daher muss man die sportlichen Neigungen des Hochdruckpatienten realisieren und engmaschig sportmedizinisch begleiten. Einen Spitzensportler kann man selten von seinen sportlichen Plänen abhalten.

Literatur

Andersen L.B., Harro M., Sardinha L.B. et al. (2006). Physical activity and clustered cardiovascular risk in children: a cross-sectional study (The European Youth Heart Study). *Lancet, 368,* 299–304.

Barengo N.C., Hu G., Lakka T.A. et al. (2004). Low physical activity as a predictor for total and cardiovascular disease mortality in middle-aged men and women in Finland. *Eur Heart J, 25,* 2204–2211.

Corder K., Sharp S.J., Atkin A.J. et al. (2015). Change in objectively measured physical activity during the transition to adolescence. *Br J Sports Med, 49,* 730–736. doi:10.1136/bjsports-2013-093190

Corder K., van Sluijs E.M., Ekelund U. et al. (2010). Changes in children's physical activity over 12 months: longitudinal results from the SPEEDY study. *Pediatrics, 126,* 926–935.

Cornelissen V.A. & Fagard R.H. (2005). Effects of endurance training on blood pressure, blood pressure-regulating mechanisms, and cardiovascular risk factors. *Hypertension, 46,* 667–675.

Cornelissen V.A., Fagard R.H., Coeckelberghs E. & Vanhees L. (2011). Impact of resistance training on blood pressure and other cardiovascular risk factors: a meta-analysis of randomized, controlled trials. *Hypertension, 58,* 950–958.

Dumith S.C., Gigante D.P., Domingues M.R. & Kohl H.W. 3rd (2011). Physical activity change during adolescence: a systematic review and a pooled analysis. *Int J Epidemiol, 40,* 685–698.

Ekelund U., Luan J., Sherar L.B. et al. (2012). Moderate to vigorous physical activity and sedentary time and cardiometabolic risk factors in children and adolescents. *JAMA, 307,* 704–712.

Fagard R.H. (2011). Exercise therapy in hypertensive cardiovascular disease. *Prog Cardiovasc Dis, 53,* 404–141.

Hamer M. & Chida Y. (2008). Walking and primary prevention: a meta-analysis of prospective cohort studies. *Br J Sports Med, 42,* 238–243.

Hu G., Barengo N.C., Tuomilehto J. et al. (2004a). Relationship of physical activity and body mass index to the risk of hypertension: a prospective study in Finland. *Hypertension, 43,* 25–30.

Hu G., Eriksson J., Barengo N.C. et al. (2004b). Occupational, commuting, and leisure-time physical activity in relation to total and cardiovascular mortality among Finnish subjects with type 2 diabetes. *Circulation, 110,* 666–673.

Hu G., Tuomilehto J., Silventoinen K. et al. (2004c). Joint effects of physical activity, body mass index, waist circumference and waist-to-hip ratio with the risk of cardiovascular disease among middle-aged Finnish men and women. *Eur Heart J, 25,* 2212–2219.

Janssen I. & Leblanc A.G. (2010). Systematic review of the health benefits of physical activity and fitness in school-aged children and youth. *Int J Behav Nutr Phys Act, 7,* 40.

Katzmarzyk P.T. (2014). Standing and mortality in a prospective cohort of Canadian adults. *Med Sci Sports Exerc, 46,* 940–946. doi:10.1249/MSS.0000000000000198

Khaw K.-T., Wareham N., Bingham S. et al. (2008). Combined impact of health behaviours and mortality in men and women: The EPIC-Norfolk Prospective Population Study. *PLoS Med, 5,* e12.

Lee et al. (2004). The "Weekend warrior" and risk of mortality. *Am J Epidemiol, 160,* 636–641.

Leitzmann M.F., Park Y., Blair A. et al. (2007). Physical activity recommendations and decreased risk of mortality. *Arch Intern Med, 167,* 2453–2460.

Mancia G., Fagard R., Narkiewicz K. et al. (2013a). 2013 ESH/ESC guidelines for the management of arterial hypertension: the Task Force for the Management of Arterial Hypertension of the European Society of Hypertension (ESH) and of the European Society of Cardiology (ESC). *Eur Heart J, 34,* 2159–2219.

Mancia G., Fagard R., Narkiewicz K. et al. (2013b). 2013 ESH/ESC Guidelines for the management of arterial hypertension: the Task Force for the management of arterial hypertension of the European

Society of Hypertension (ESH) and of the European Society of Cardiology (ESC). *J Hypertens, 31,* 1281–1357.

Molmen-Hansen H.E., Stolen T., Tjonna A.E. et al. (2012). Aerobic interval training reduces blood pressure and improves myocardial function in hypertensive patients. *Eur J Prev Cardiol, 19,* 151–160.

Myers J., Prakash M., Froelicher V. et al. (2002). Exercise capacity and mortality among men referred for exercise testing. *NEJM, 346,* 793–801.

Rossi A., Dikareva A., Bacon S.L. & Daskalopoulou S.S. (2012). The impact of physical activity on mortality in patients with high blood pressure: a systematic review. *J Hypertens, 30,* 1277–1288.

Schnohr P., Scharling H. & Jensen J.S. (2007). Intensity versus duration of walking, impact on mortality: the Copenhagen City Heart Study. *Eur J Cardiovasc Prev Rehabil, 14,* 72–78.

Steinbeck K. (2008). The importance of PA in the prevention of overweight and obesity in childhood: a review and an opinion. *Obes Rev, 2,* 117–130.

Telama R., Yang X., Viikari J. et al. (2005). Physical activity from childhood to adulthood – a 21-year tracking study. *Am J Prev Med, 28,* 267–273.

Vanhees L., Geladas N., Hansen D. et al. (2012). Importance of characteristics and modalities of physical activity and exercise in the management of cardiovascular health in individuals with cardiovascular risk factors: recommendations from the EACPR. Part II. *Eur J Prev Cardiol, 19,* 1005–1033.

Wareham N., van Sluijs E., Ekelund U. (2005). Physical activity and obesity prevention: a review of the current evidence. *Proc Nutr Soc, 64,* 229–247.

Hypertensive Erkrankungen in der Schwangerschaft

Dominik Tacuri-Strasser

1 Einleitung

Die arterielle Hypertonie ist eine häufige internistische Erkrankung in der Schwangerschaft. Sie tritt in bis zu 15 Prozent aller Schwangerschaften auf. Man unterscheidet in der Regel vorbestehende schwangerschaftsunabhängige essentielle oder sekundäre arterielle Hypertonie von schwangerschaftsinduzierten Erkrankungen. Diese sind Gestationshypertonie (GH)/Präeklampsie (PE)/Eklampsie (EK)/HELLP (*h*emolysis, *e*levated *l*iver enzymes, *l*ow *p*latelets), die alle eine gemeinsame Pathophysiologie aufweisen [1]. Erkrankungen können sich auf eine vorbestehende arterielle Hypertonie oder Nierenfunktionsstörung „aufpfropfen". Schwergradige Erkrankungsformen weisen eine erhöhte perinatale kindliche und maternale Morbidität und Mortalität auf. Dieser Erkrankungskomplex ist die zweithäufigste Ursache für maternale Sterblichkeit nach der Lungenarterienembolie. Der pathophysiologische Hintergrund der GH/PE/EK/HELLP ist durch die Entdeckung beteiligter Mediatoren in den letzten Jahren weiter aufgeklärt worden. Diagnostische Tests auf Basis dieser Mediatoren (z.B. Verhältnis sFlt1/PlGF) ermöglichen die Einschätzung der Erkrankungsschwere von GH/PE/EK/HELLP. Die Diagnose der GH/PE/EK/HELLP wird jedoch weiterhin überwiegend durch etablierte klinische Kriterien gestellt. Therapeutische Optionen bestehen in der Entbindung von Kind und Placenta sowie einer antihypertensiven Therapie und Gabe von ASS. Die Therapie muss sowohl den Reifezustand des Kindes als auch den Gefährdungsgrad der Mutter durch die Erkrankung berücksichtigen [3].

2 Physiologie des Blutdrucks und der Nierenfunktion in der Schwangerschaft

In der Schwangerschaft kommt es während der ersten beiden Trimester zu einem Abfall des arteriellen Blutdrucks, überwiegend durch einen verminderten peripheren Widerstand durch endothel-

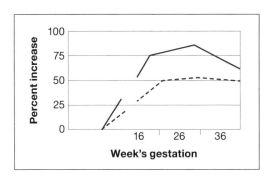

Abbildung 1
RPF (durchgezogen) und GFR (gestrichelt) in der Schwangerschaft [2]

vermittelte Vasodilatation. Bei erhöhtem kardialem Auswurf resultiert als Nettoeffekt eine leichtgradige Blutdruckabsenkung, v.a. im zweiten Trimenon. Zur Geburt hin steigt der Blutdruck wieder auf die Ausgangswerte vor der Schwangerschaft an. Postpartal bleibt der Blutdruck in der Regel konstant, selten entwickeln zuvor normotensive Frauen postpartal in den ersten fünf Tagen eine art. Hypertonie, die am ehesten auf eine Volumenexpansion und Flüssigkeitsverschiebung zurückzuführen ist.

Die exkretorische Nierenfunktion nimmt während der Schwangerschaft ebenfalls zu: Die GFR steigt deutlich bis nach dem ersten Trimenon und fällt bis zur Entbindung allenfalls leicht ab; zwei Wochen postpartal hat die Nierenfunktion wieder das Ausmaß vor der Schwangerschaft erreicht. Analog verändert sich der renale Plasmafluss [2] (Abbildung 1).

Es muss während der Schwangerschaft zu einem deutlichen Abfall der harnpflichtigen Substanzen im Serum kommen!

Gängige Formeln zur Abschätzung der Nierenfunktion sind in der Schwangerschaft nicht validiert. Obwohl die Problematik der korrekten Urinsammlung besteht, ist die Bestimmung der GFR mittels 24-Std.-Sammelurin die genaueste Methode.

In der Praxis ist der unzureichende Abfall oder sogar der leichtgradige Anstieg des Kreatinins in der Schwangerschaft der entscheidende Hinweis auf eine renale Funktionseinschränkung.

3 Klassifikation der arteriellen Hypertonie in der Schwangerschaft

Eine art. Hypertonie liegt bei Blutdruckwerten von > 140/90 mmHg bei Messungen unter Standardbedingungen zu zwei Messzeitpunkten vor. Die art. Hypertonie wird in eine leichte (140–159/90–109 mmHg) und eine schwere (> 160/110 mmHg) Form eingeteilt.

Art. Hypertonie in der Schwangerschaft RR > 140/90 mmHg	
schwangerschaftsinduziert: • in der Regel > 20. SSW • postpartal nicht mehr vorhanden *ohne Proteinurie* • Schwangerschaftsinduzierte o. Gestationshypertonie *mit Proteinurie* • Präeklampsie/Eklampsie/HELLP • „Pfropfgestose"	*unabhängig:* • vor der Schwangerschaft oder < 20. SSW • persistiert > 12 Wochen nach der Schwangerschaft • essentielle o. sekundäre art. Hypertonie
RR 140-159/90-109 mmHg: leichte art. Hypertonie RR > 160-110 mmHg: schwere art. Hypertonie	

Abbildung 2
Klassifikation der arteriellen Hypertonie in der Schwangerschaft

Entscheidend ist die Unterteilung in die schwangerschaftsunabhängige (Häufigkeit 3–8%) und die schwangerschaftsinduzierte (Häufigkeit 6-7%) art. Hypertonie (Abbildung 2).

Von einer schwangerschaftsunabhängigen art. Hypertonie (essentielle und sekundäre Form) spricht man, wenn sie vor der Schwangerschaft bereits bestand, vor der 20. SSW isoliert ohne Proteinurie auftritt oder über zwölf Wochen postpartal hinaus persistiert.

Manifestiert sich die art. Hypertonie nach der 20. SSW ohne Proteinurie, spricht man von der schwangerschaftsinduzierten Gestationshypertonie (GH), bei zusätzlicher Proteinurie > 300 mg/d von Präeklampsie (PE), bei Auftreten von cerebralen Krampfanfällen von der Eklampsie (EK) und bei hämolytischer Anämie, Anstieg der Transaminasen und Abfall der Thrombozyten vom sog. HELLP-Syndrom.

Auf eine vorbestehende schwangerschaftsunabhängige Hypertonie oder Niereninsuffizienz können sich GH/PE/EK/HELLP „aufpfropfen": Man spricht dann von einer sogenannten Pfropfgestose.

4 Pathophysiologie der Gestationshypertonie/ Präeklampsie/Eklampsie/HELLP

Physiologie der Placentation: Zwischen der 6. und 18. Schwangerschaftswoche kommt es zu einer tiefgreifenden Änderung der Perfusion der uteroplazentaren Einheit. Cytotrophoblastzellen durchbrechen die Syncytiotrophoblastschicht, durchwandern die Decidua (10.–12. SSW) und dringen bis in die Gefäßwand der uterinen Spiralarterien des Myometriums (15.–16. SSW) vor. Die Cytotrophoblastzellen ändern bei dieser Passage ihr „epitheliales" in

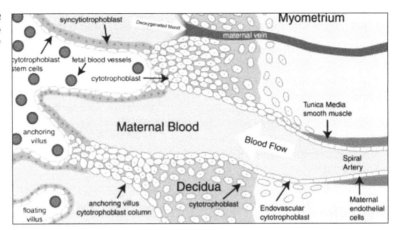

Abbildung 3
Normale Placentation

ein „endotheliales" Adhäsionsmolekül-Muster und bilden ein „neues" Endothel. Diese „Pseudovaskulogenese" reicht über das Endothelniveau bis in die Media- und Muskelschicht der ehemaligen Spiralarterien hinein und modifiziert sie: Folge ist eine Transformation der Spiralarterien von Widerstandsgefäßen in Kapazitätsgefäße [4] (Abbildung 3). *Es resultiert eine erhöhte bedarfsangepasste Perfusion der fetoplazentaren Einheit, der uterine Blutfluss nimmt von 45 ml/min (Menstruation) auf 750 ml/min (kurz vor der Geburt) zu.* Vor allem die Cytotrophoblasten der Placenta produzieren angiogenetische Faktoren, welche die Vaskularisation weiter unterstützen. Es resultiert ein Wechselspiel zwischen Angiogenese und Normoxämie, Antiangiogenese und relativer Hypoxämie, das die Voraussetzung für eine adäquate Placentation bildet. Die entscheidenden angiogenetischen Faktoren zur Erhaltung der physiologischen Endothelfunktion, Gefäßintegrität und v.a. zur Neuformation von Gefäßen in der Placenta sind VEGF (vascular endothelial growth factor) und PlGF (placental growth factor).

Um eine überschießende Placentation zu vermeiden, findet ca. ab der 20. SSW eine Gegenregulation statt. *Maßgeblich beteiligt ist dabei Angiotensin II, das eine erhöhte Freisetzung von sFlt-1 (soluble fms-like Kinase 1) induziert. sFlt-1 ist eine frei lösliche Splice-Variante des normalerweise zellständigen VEGF-Rezeptors, der VEGF und PlGF in der Zirkulation abfängt und deren Wirkung damit neutralisiert.*

GH/PE/EK/HELLP sind unterschiedliche schwere klinische Manifestationsformen einer gemeinsamen Pathophysiologie, nämlich einer generalisierten Endotheldysfunktion. Die Erkrankung vollzieht sich dabei in zwei Schritten:

Schritt 1: Pathologische Placentation: Bleibt die „Pseudovaskulogenese" aus und erreicht nur das Deciduaniveau, so resultiert eine

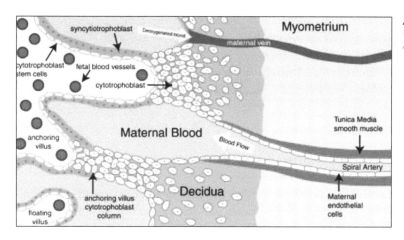

Abbildung 4
Unzureichende Placentation

minderperfundierte Placenta mit thrombotischen Gefäßveränderungen, enggestellten Gefäßen und Placentainfarkten [4] (Abbildung 4). Die Ursachen für den initialen Schritt in der Pathophysiologie sind noch nicht aufgeklärt. Die funktionell derartig beeinträchtigte Placenta aktiviert eine Reihe von Vorgängen:

Der Ischämie-Reperfusionsschaden verschiebt das Gleichgewicht von Vasodilatation und Vasokonstriktion zugunsten der Vasokonstriktion durch vermehrte Freisetzung vasopressorischer Substanzen wie z.B. Endothelin 1, Thromboxan A und verminderter Bildung von NO und Prostaglandinen. Es resultiert eine verstärkte Endothel-vermittelte Vasokonstriktion. Weiterhin werden vermehrt prokoagulatorische Faktoren wie z.B. vWF oder PAI-1 freigesetzt, die dann zur Plättchenaktivierung und -freisetzung führen.

Neben allgemeinen Phänomenen der endothelialen Dysfunktion gibt es schwangerschaftsspezifische Besonderheiten:

Die pathologisch minderperfundierte Placenta setzt im Präeklampsie-Milieu bereits einige Wochen vor der klinischen Manifestation in deutlich erhöhter Konzentration sFlt-1 frei. Resultat sind pathologisch verminderte Spiegel von VEGF und PLGF [5, 6]. Zusätzlich werden bei Frauen mit PE in bis zu 95 Prozent der Fälle aktivierende Autoantikörper beschrieben, die gegen die zweite extrazelluläre Schleife des AT-1-Rezeptors gerichtet sind (AT1-AA) [7]. Diese AK stabilisieren die aktive Form des AT-1-Rezeptors und lösen neben einer verstärkten Gefäßkonstriktion bei der Präeklampsie folgende weitere Effekte auf Trophoblasten aus: Aktivierung von NFκB, PAI-1 und Bildung von reaktiven Sauerstoffspezies. Weiterhin regulieren AT1-AA die sFLt-1-Bildung überproportional hoch, die bereits physiologisch durch AT 2 ausgelöst wird.

Dies führt ebenfalls zu einem Überhang an sFLt-1 in einem sehr frühen Placentationsstadium. Da sFLt-1 VEGF und PlGF inhibiert, resultiert eine unzureichende Placentation.

Schritt 2, klinische Phase: Auf dem Boden dieser Pathophysiologie resultiert die maternale und placentare Erkrankung (siehe Abschnitt 5).

4.1 Aktuelle Aspekte der Diagnostik

GH/PE/EK/HELLP werden bisher aufgrund von manifesten klinischen Befunden diagnostiziert. In den letzten beiden Jahren wurden Laborparameter in der Diagnostik etabliert, die parallel zur klinischen Symptomatik oder schon Wochen vor klinischer Manifestation der Erkrankung pathologisch ausfallen: das Verhältnis zwischen sFlt-1/PlGF [5, 6]. Inzwischen ist dieser Parameter zunehmend in der klinischen Routine etabliert und ermöglicht bei noch asymptomatischen Frauen in der Schwangerschaft eine gewisse Vorhersage bezüglich des Auftretens einer Erkrankung aus dem Formenkreis GH/PE/EK/HELLP.

5 Klinische Manifestation der generalisierten endothelialen Dysfunktion

Die Erkrankungen GH/PE/EK/HELLP sind unterschiedliche maternale Manifestationsformen einer gemeinsamen Pathophysiologie, nämlich einer Placentationsstörung mit nachfolgender generalisierter endothelialer Dysfunktion mit schwangerschaftsspezifischer Erhöhung antiangiogenetischer Faktoren. Neben der maternalen Manifestation sind die Placenta und der Fetus ebenfalls durch die Erkrankung betroffen (Abbildung 5).

Gestationshypertonie: Die nach der 20. SSW auftretende GH ist zwar bei allen Formen regelhaft vorhanden, aber auch bei schwerer Form von PE, EK und HELLP oft nur mild ausgeprägt. Sie tritt in sechs bis zehn Prozent aller Schwangerschaften auf. Am häufigsten liegt eine leichte art. Hypertonie (RR < 160/110 mmHg) vor. Circa 15–45 Prozent der Schwangeren mit einer GH entwickeln eine PE. Die GH bildet sich innerhalb von wenigen Wochen nach der Entbindung zurück. Zeigen sich drei Monate nach der Entbindung weiter hypertensive Blutdruckwerte, so kann man davon ausgehen, dass eine chronische essentielle oder sekundäre art. Hypertonie vorliegt.

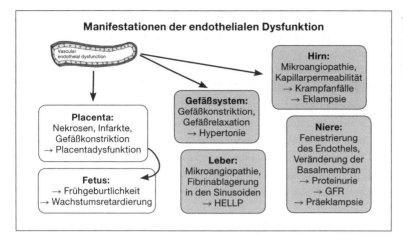

Abbildung 5
Manifestationen der endothelialen Dysfunktion; links: Placenta und Fetus, rechts: Mutter

Präeklampsie: Ödeme gehören (wegen des unspez. Charakters) nicht mehr zur Definition der PE (Häufigkeit bis zu acht Prozent aller Schwangerschaften). Zur Definition gehört neben der art. Hypertonie nach der 20. SSW eine Proteinurie > 300 mg/d, die Niereninsuffizienz kann fehlen oder nur mild ausgeprägt sein. Die PE wird in eine frühe (Auftreten < 34. SSW) und eine späte Form (Auftreten > 34. SSW) eingeteilt. Die frühe Form ist meist mit einer schwereren Symptomatik, einer schwergradigeren art. Hypertonie, einer Proteinurie bis in den nephrotischen Bereich und einer stärker ausgeprägten Niereninsuffizienz verbunden. Die Proteinquantifizierung mit Protein/Kreatinin-Quotient ist hier ein pragmatisch zu erhebender Parameter. Die Harnsäure ist oft schon vor der klinischen Manifestation der Präeklampsie erhöht und besitzt somit ebenfalls einen diagnostischen Wert. Wichtig ist weiterhin, dass das Ausmaß der Niereninsuffizienz gemessen am Serum-Kreatinin nicht ausgeprägt sein muss. Schon der alleinige Anstieg des Kreatinins (oftmals um weniger als 0,5 mg/dl) noch innerhalb des Normbereichs kann eine schwere Nierenfunktionsstörung anzeigen. Die PE wird in eine leichtgradige Form (RR < 160/110 mmHg und Proteinurie < 5 g/d) und schwergradige Form eingeteilt. Letztere ist neben der schweren art. Hypertonie oder einer Proteinurie > 5 g/d durch Lungenödem, Oligurie, Zeichen von EK oder HELLP gekennzeichnet. Die PE kann auch noch innerhalb der ersten postpartalen Woche auftreten. Pathologisch ist die PE lichtmikroskopisch durch „blutleere" glomeruläre Kapillarlumina und eine Endotheliose, d.h. Schwellung der Endothelzellen, gekennzeichnet. Elektronenmikroskopisch fällt eine reduzierte Endothelzellfenestrierung bei erhaltenen podozytären Fußfortsätzen auf.

Bei der Lebermanifestation HELLP (Häufigkeit unter 0,1–0,3 Prozent aller Schwangerschaften, in bis zu 20 Prozent bei schwerer PE) stehen neben den Laborveränderungen v.a. Oberbauchschmerzen im Vordergrund. Es kommt neben den erhöhten Leberenzymen zum Thrombozytenabfall und zur Hämolyse. In ca. 10 bis 15 Prozent der Fälle tritt keine art. Hypertonie oder Proteinurie auf. Pathophysiologisch findet sich eine endotheliale Dysfunktion im Bereich der Sinusoide mit nachfolgender thrombotischer Mikroangiopathie und Fibrinablagerung.

Die Eklampsie ist ebenfalls selten (0,01–0,03 Prozent aller Schwangerschaften, ein bis vier Prozent der Schwangerschaften mit PE), den Krampfanfällen gehen manchmal visuelle Störungen voraus (altgriechisch *eklampein* = hervorleuchten). Viel häufiger treten aber keine Prodromalstadien auf. Pathophysiologisch liegen der Erkrankung eine endotheliale Dysfunktion und eine gestörte Autoregulation der cerebralen Perfusion zugrunde. In ca. 50 Prozent der Fälle ist eine schwergradige art. Hypertonie apparent, in bis zu 35 Prozent der Fälle zeigt sich keine art. Hypertonie oder Proteinurie.

GH/PE/EK und HELLP verlaufen in der Regel schwergradiger, wenn sie sich auf eine vorbestehende art. Hypertonie oder Niereninsuffizienz „aufpfropfen".

Beim Fetus ist häufig eine Wachstumsretardierung nachweisbar, die durch eine verminderte placentare Perfusion ausgelöst wird. Diese korreliert mit dem Schweregrad der maternalen Erkrankung. Unabhängig vom Zeitpunkt der Entbindung wird bei Schwangerschaften mit GH/PE/EK oder HELLP im Vergleich zu unkomplizierten Schwangerschaften früher die Entbindung eingeleitet (15-67%), es wird häufiger eine Sectio durchgeführt, SGA-(small for gestational age)-Babys (25%) entbunden und auf eine neonatale Intensivstation (25–60%) verlegt. Diese Umstände bedingen die erhöhte neonatale Morbidität und Mortalität.

6 Risikofaktoren

Im Vordergrund stehen vererbte oder erworbene kardiovaskuläre Risikofaktoren, die per se schon eine endotheliale Dysfunktion begünstigen: Vorbestehende mittel- bis schwergradige art. Hypertonie, vorbestehende mittel- bis schwergradige Einschränkung der Nierenfunktion, Diabetes mellitus, metabolisches Syndrom, Thrombophilie und GH/PE/EK und HELLP in vorherigen Schwangerschaften. Weiterhin spielen junges Alter bei Empfängnis oder Erstschwangerschaft eine Rolle. Genetische Risikofaktoren beinhalten eine positive Familienanamnese für PE/EK/HELLP.

7 Therapeutische Prinzipien hypertensiver Erkrankungen in der Schwangerschaft

Jede Therapie der gestationsbedingten art. Hypertonie in der Schwangerschaft muss folgenden Aspekten Rechnung tragen:
- Die GH und die weiteren klinischen Manifestationen PE/EK/HELLP sind sekundäre Phänomene. Die primäre Störung liegt in der pathologischen Placentation. Die Therapie der art. Hypertonie behandelt NICHT die primäre Störung. Das Ziel der antihypertensiven Therapie liegt in der Vermeidung schwerer cardiovaskulärer oder cerebraler Schäden bei der Mutter (v.a. Vermeidung hämorrhagischer Insulte) und in der Vermeidung des Übergangs einer leichtgradigen Erkrankung in eine PE/EK/HELLP und der daraus resultierenden kindlichen Schäden.
- Die Autoregulationsfähigkeit der Placenta ist durch die Umwandlung von Widerstandsgefäßen in Kapazitätsgefäße herabgesetzt. Eine systemische Blutdrucksenkung bei der Mutter kann zur relevanten Minderperfusion der fetoplacentaren Einheit und damit zur Gefährdung des Kindes führen.
- Eine hypertensive Gefahrensituation, ein hypertensiver Notfall oder eine schwergradige art. Hypertonie (RR > 160/110 mmHg) bedürfen der stationären Aufnahme und der Einleitung der medikamentösen Therapie unter maternalem und fetalem Monitoring.
- Die Evidenzlage zur medikamentösen antihypertensiven Therapie in der Schwangerschaft ist deutlich schwächer als bei der essentiellen Hypertonie. Aufgrund der Erfahrung, dass bei medikamentöser Therapie leichter art. Hypertonie mit Zielblutdruckwerten < 140/90 mmHg fetale Komplikationen provoziert werden, wird in der Regel medikamentös erst bei Blutdruckwerten > 160/110 mmHg behandelt.
- Für viele Antihypertensiva besteht in der Schwangerschaft eine absolute (z.B. ACE-Inhibitoren, AT-Rezeptorblocker) oder relative Kontraindikation (Diuretika).
- Die verschiedenen Fachgesellschaften empfehlen ab unterschiedlichen Blutdruckwerten eine medikamentöse Therapie, ebenso werden unterschiedliche Therapieziele formuliert.

Therapieindikation nach Blutdruckwerten und Erkrankungsprofil

a) **Leichte GH (RR < 160/110 mmHg) ohne manifeste Endorganschädigung, ohne begleitende cardiovaskuläre Risikofaktoren und bei normaler Nierenfunktion:** Hier ist die Lebensstilmodifikation sinnvoll (Nikotinkarenz, Normalisierung der Kochsalzaufnahme, Herausnahme aus dem Arbeitsprozess). Anaerobe körperliche Aktivität sowie Gewichtsreduktion durch hypokalorische Ernährung sind zu vermeiden.

Eine medikamentöse antihypertensive Therapie bewirkt in diesen Stadium: Der Surrogatparameter art. Hypertonie wird zwar gesenkt und eine schwergradige art. Hypertonie vermieden, allerdings können „harte klinische Endpunkte" wie Auftreten einer PE/EK/HELLP oder maternale und fetale Morbidität und Mortalität nicht in ihrer Häufigkeit reduziert werden [8, 9]. Das Auftreten einer cerebralen Hämorrhagie ist eine der häufigsten Todesursachen einer EK, v.a. bei systolischen Blutdruckwerten über 160 mmHg.

Leichte GH (RR < 160/110 mmHg) mit manifester Endorganschädigung, bei vorbestehender Niereninsuffizienz oder maternalem Diabetes mellitus mit oder ohne „Propfkonstellation": Hier herrscht ein größerer Konsens zur Einleitung einer medikamentösen antihypertensiven Therapie, v.a. bei Blutdruckwerten > 150/100 mmHg. Gerade bei der frühen PE kann durch eine medikamentöse Therapie mit Zielblutdruckwerten von 140–149/90–99 unter fetalem Monitoring eine mittlere Verlängerung der Schwangerschaft um ca. zwei Wochen erreicht werden, was die kindliche Morbidität deutlich verringert. Die Rationale zur Behandlung der Mutter besteht ebenfalls in der Vermeidung des Voranschreitens weiterer Endorganschäden in der Schwangerschaft. Insbesondere bei vorbestehender Niereninsuffizienz sollte bereits ab Blutdruckwerten > 150/100 mmHg therapiert und die Therapie unter stationären Bedingungen eingeleitet werden.

b) **Schwergradige art. Hypertonie (RR > 160/110 mmHg) ohne klinische Symptome oder Zeichen eines Endorganschadens:** Die medikamentöse antihypertensive Therapie ist indiziert und sollte unter stationären Bedingungen eingeleitet werden. Der Zielblutdruck liegt bei 140–150/90–105 mmHg unter fetalem Monitoring. Durch die Therapie werden „harte klinische Endpunkte" wie Auftreten einer PE/EK/HELLP sowie fetale Morbidität und Mortalität in ihrer Häufigkeit reduziert.

c) **Hypertensive Gefahrensitutation oder hypertensiver Notfall:** Dies liegt vor, wenn neben der art. Hypertonie (die u.U. nicht ausgeprägt ist) hypertensive Endorganschäden drohen, bereits manifest sind oder sich klinische Zeichen einer PE/EK/HELLP zeigen. Hier kann nur unter stationären Bedingungen therapiert werden. Dies sollte unter Monitoring erfolgen, um eine zu rasche und tiefe Blutdrucksenkung zu vermeiden. Medikamente der Wahl sind i.v. applizierbare Substanzen mit kurzer HWZ, die gut steuerbar sind, so z.B. Urapidil. Dihydralazin wird nach der aktuellen Studienlage wegen erhöhter fetaler Morbidität nicht mehr empfohlen. Einige Fachgesellschaften empfehlen die Gabe von Nifedipin s.l. – dies ist jedoch nicht ausreichend gut steuerbar und es wurden in der Literatur schwere Hypotonie-Episoden dokumentiert.

d) **Weitere therapeutische Optionen bei PE/EK/HELLP:** Bei der PE (insbesondere der schwergradigen Form) ist zur Vermeidung einer EK die Gabe von Magnesium sinnvoll. Hier ist zu beachten, dass es bei eingeschränkter Nierenfunktion zur Magnesiumakkumulation kommen kann.

Bei EK wird zur Vermeidung von Re-Konvulsionen ebenfalls mit Magnesium therapiert. Antikonvulsiva wie Clonazepam oder Diazepam werden in der Notfallsituation eingesetzt.

Bei HELLP, insbesondere bei postpartaler Manifestation, verbessert eine Steroidtherapie die Leberparameter, die Urinausscheidung und verringert das Ausmaß der Thrombopenie.

Bei früher PE (< 28. SSW) und bei anamnestisch bekannter PE mit fetaler Wachstumsretardierung in früheren Schwangerschaften kann die niedrig dosierte Gabe von Acetylsalicylsäure (50–150 mg/d) die Häufigkeit der PE reduzieren und die perinatale Mortalität vermindern. Die Medikation gilt als sicher und der Benefit ist dann groß, wenn bereits vor der 17. SSW therapiert wird [10].

e) **Nicht etablierte Therapieansätze zur Vermeidung der PE/EK/HELLP:** Antioxidantien (Vitamin C und E), Calcium- und Zink-Supplementation sind ohne Effekt.

Bei schwergradiger PE ohne HELLP wird keine Verbesserung des maternalen Outcomes durch Steroide erreicht. Die Steroidtherapie sollte nach fetaler Indikation (Lungenreifung) durchgeführt werden.

Obwohl bei PE häufig ein Volumendefizit besteht, bringt bei der schweren Verlaufsform eine Volumenexpansion keinen Vorteil bezüglich des maternalen und fetalen Outcomes.

Zur kausalen Behandlung der maternalen Komplikationen bei PE/EK/HELLP gibt es zur Entbindung des Kindes und der Placenta bei ausreichender fetaler Reife keine Alternative – durch die Entbindung wird der Erkrankung der pathophysiologisch wirksame Boden entzogen. Der adäquate Zeitpunkt der Entbindung muss einerseits dem klinischen Zustand der Mutter, andererseits dem Reifegrad des Fetus und den daraus zu erwartenden Komplikationen Rechnung tragen. 2009 erschien im *Lancet* eine prospektive, randomisierte multizentrische Studie (HYPITAT), in der ein abwartendes Regime (n = 377) mit einer Induktion der Geburt (n = 379) bei Frauen mit milder GH oder PE ab der 36. Schwangerschaftswoche verglichen wurde. Der zusammengesetzte maternale Endpunkt wurde in der „Induktionsgruppe" seltener erreicht (n = 117 vs. n = 166). Aufgrund dieser Daten schließen die Autoren, dass die Induktion bei milder GH oder PE von Vorteil sei [11].

8 Medikation

α-**Methyldopa** ist das Antihypertensivum der Wahl in der Schwangerschaft. Über 40 Jahre Therapie mit α-Methyldopa haben kein teratogenes Potenzial der Substanz gezeigt. Die uteroplacentare Perfusion bleibt primär unbeeinflusst, das Geburtsgewicht wird nicht reduziert und Nachuntersuchungen von Kindern, deren Mütter in der Schwangerschaft mit α-Methyldopa behandelt wurden, zeigen eine physiologische Entwicklung über Jahrzehnte. Häufige Nebenwirkungen sind Müdigkeit und Xerostomie, seltener wird ein Anstieg der Transaminasen oder ein positiver direkter Antiglobulintest mit nachfolgender hämolytischer Anämie beobachtet.

Die Tagesdosis liegt zwischen 375 und 1.500 mg, verteilt auf zwei bis drei Einzeldosen. Eine Anpassung der Dosierung bei Niereninsuffizienz ist notwendig.

β-**Blocker** werden ebenfalls verwendet, sind aber nicht mehr Mittel der ersten Wahl. Sie senken den Blutdruck effektiv, einschränkend müssen jedoch die postpartale Hypoglykämie und Bradykardie des Neugeborenen beachtet werden. Deshalb sollte die Therapie spätestens 24 Std. vor der Geburt beendet werden. Weiterhin wurde in einigen Studien (allerdings bei hohen Dosierungen) eine fetale Wachstumsretardierung gezeigt, deshalb sollte der Einsatz im ersten Trimenon vermieden werden. Das teratogene Potenzial erscheint nicht erhöht. Das in den USA weit verbreitete Labetolol ist in Deutschland nicht verfügbar. Es werden Metoprolol (bis 100 mg Tagesdosis) und Atenolol (bis 50 mg Tagesdosis) eingesetzt.

Dihydralazin: per os eingeschränkt nach dem ersten Trimenon geeignet, nicht mehr Mittel der ersten Wahl. Nebenwirkung sind Reflextachykardie, Kopfschmerzen, Flush und Übelkeit – alles Symptome, die potenziell auch bei einer PE/EK auftreten und somit die Symptomatik verschleiern können. Selten tritt ein medikamentös induzierter SLE auf. Wegen der potenziellen Reflextachykardie sollte Dihydralazin nur in Kombination mit α-Methyldopa oder β-Blocker angewendet werden.

Bisher wurde Dihydralazin bei der hypertensiven Gefahrensituation und dem hypertensiven Notfall häufig eingesetzt, da es eine gute Steuerbarkeit aufweist. Allerdings wurde in mehreren Studien über eine erhöhte maternale und kindliche Morbidität mit Hypotension, niedrigem APGAR-Score und vorzeitiger Placentalösung berichtet. So rückt Dihydralazin bei der Therapie der arteriellen Hypertonie immer weiter in den Hintergrund. Tagesdosen liegen zwischen 25 und 100 mg, verteilt auf zwei Einzeldosen. Einsatz beim hypertensiven Notfall: Medikament der zweiten Wahl: 5 mg i.v. über zwei bis drei Minuten, zweiter Bolus nach ca. 20 Minuten, wenn RR-Ziel nicht erreicht.

Calciumantagonisten sowohl vom Dihydropiridin- als auch vom Verapamil-Typ werden ebenfalls eingesetzt, sie sind Mittel der zweiten Wahl. Sie senken den Blutdruck effektiv und führen auch zur Reduktion maternaler Komplikationen, einschränkend müssen jedoch mögliche teratogene Effekte beachtet werden. Nifedipin ist deshalb im ersten Trimenon kontraindiziert. Ein potenzielles Risiko besteht in einer verstärkten hypotensiven Wirkung bei gleichzeitigem Einsatz von Magnesium.

Diuretika sind zur Einleitung einer antihypertensiven Therapie in der Schwangerschaft nicht geeignet, da sie eine Volumenkontraktion fördern.

Urapidil ist im deutschsprachigen Raum ein Antihypertensivum der ersten Wahl *NUR* bei hypertensiver Gefahrensituation/Notfall in der Schwangerschaft. Dosis initial 6,25–12,5 mg i.v. über fünf Minuten fraktioniert.

ACE-Hemmer und AT1-Rezeptor-Antagonisten sind kontraindiziert. Sie haben ein hohes teratogenes Potenzial (Kalottendefekt, Gefäßmissbildungen, Nierendys- und -agenesie), führen zu intrauteriner Wachstumsretardierung und können bei Neugeborenen ein ANV auslösen. Das Risiko für große Fehlbildungen steigt bei Frauen, die im ersten Trimenon mit einem ACE-Inhibitor behandelt wurden, bis auf den Faktor 2,7 an. Deshalb ist die präkonzeptionelle Umstellung der antihypertensiven Therapie bei Frauen, die eine Schwangerschaft planen, zwingend erforderlich, bzw. es ist unter laufender Therapie eine effektive Kontrazeption notwendig.

Antihypertensive Therapie während der Stillzeit: Prinzipiell ist der Übergang von Antihypertensiva in die Muttermilch abhängig von der Plasmaproteinbindung und der Fettlöslichkeit der Substanz. Bis auf Metoprolol und Atenolol erreichen die hier besprochenen Antihypertensiva keine für das Neugeborene oder den Säugling relevante Konzentration. Insbesondere Captopril und Enalapril weisen einen sehr niedrigen Spiegel in der Muttermilch auf, so dass diese Medikamente von der amerikanischen Pädiatriegesellschaft als unbedenklich bewertet werden. Mittel der Wahl laut der Deutschen Hochdruckliga sind neben α-Methyldopa Dihydralazin und Calciumantagonisten. Thiaziddiuretika sind wegen potenzieller Eindickung der Muttermilch zu vermeiden.

9 Kurzfristiges und langfristiges mütterliches und kindliches Outcome/Risiko

Oftmals werden von schwangeren Frauen Fragen nach zu erwartenden Risiken gestellt. Die Angaben in den Tabellen 1 und 2 dienen dabei als grobe Orientierung. Schwangerschaften mit art. Hypertonie und Niereninsuffizienz sind grundsätzlich Risikoschwangerschaften.

Bergen die Schwangerschaft oder hierbei auftretende Erkrankungen ein Risiko für die mittel- und langfristige Verschlechterung der Nierenfunktion der Mutter und das Outcome der Schwangerschaft bei vorbestehender Niereninsuffizienz?

Dies hängt maßgeblich von der Ausgangsnierenfunktion zu Beginn der Schwangerschaft ab. In Tabelle 1 wird der Einfluss auf die Schwangerschaft und den weiteren Verlust der Nierenfunktion durch die Schwangerschaft dargestellt [12].

Tabelle 1

Kreatinin in der Schwangerschaft	Einfluss auf die Schwangerschaft				Verlust von > 25% der Nierenfunktion		
	Wachstumsretardierung	Vorzeitige Entbindung	Präklampsie	Perinataler Tod	Während der Schwangerschaft	Persistenz der CKD	Stad.-V-CKD nach 1 Jahr
< 1,4 mg/dl	25	30	22	1	2	0	0
1,4–2,0 mg/dl	40	60	40	5	40	20	2
> 2,0 mg/dl	65	> 90	75	10	70	50	35
Dialysestadium	> 90	> 90	75	50/75	–	–	–

Einfluss der Nierenfunktion auf das Outcome (graue Prozentangaben), prozentualer Verlust an Nierenfunktion in Abhängigkeit von der Ausgangsnierenfunktion (schwarze Prozentangaben).

Risikofaktor	Maternales Risiko in der Schwangerschaft	Fetales Risiko in der Schwangerschaft
RR-Werte bis 160/110 mmHg	– Keine erhöhte Mortalität – Risiko für schwergradige Hypertonie erhöht – Risiko für PE/EK oder hypertensive Komplikationen im Vergleich behandelter vs. unbehandelter Kontrollen nicht verändert	– Risiko für Wachstumsretardierung, Frühgeburtlichkeit und kindliche Mortalität leicht erhöht – kein Unterschied Therapie vs. keine Therapie
RR-Werte > 160/110 mmHg	– 25% Risiko für PE – häufiger hypertensive Komplikationen (kardiale Ischämie, hypertensive Encephalopathie/intracerebrale Blutung, Retinopathie, Nephropathie) – durch die antihypertensive Behandlung (vs. unbehandelten Frauen) wird das Risiko reduziert	– Risiko für Wachstumsretardierung, Frühgeburtlichkeit und kindliche Mortalität leicht erhöht – durch die antihypertensive Behandlung (vs. unbehandelter Frauen) wird das Risiko reduziert
Präeklampsie	– Risiko für Eklampsie und HELLP deutlich erhöht – durch Therapie (Entbindung) wird das Risiko reduziert – Inzidenz für ein ANV 1–2% – in 10–50% passager HD-Pflicht – bei höhergradig eingeschränkter GFR Risiko f. ESRD 40–80% – maternale Mortalität 0–10% – 15% vorzeitige Entbindung	– Risiko für Wachstumsretardierung, Frühgeburtlichkeit, – durch die Entbindung wird das Risiko reduziert – perinatale Mortalität je nach Erkrankungsschwere um bis zu 40% erhöht
Chronische NI Kreatinin > 1,5 mg/d, Proteinurie > 0,3 g/d	– Verschlechterung der Nierenfunktion in ca. 43% der Fälle – Auftreten einer Präeklampsie in > 25% der Fälle	– Risiko für Wachstumsretardierung, Frühgeburtlichkeit und kindliche Mortalität deutlich erhöht
HELLP-Syndrom	– Inzidenz für ein ANV > 7%	– Risiko für Wachstumsretardierung, Frühgeburtlichkeit und kindliche Mortalität deutlich erhöht
HUS/TTP	– Mortalität 8–44%	– Mortalität 30–80%

Tabelle 2

Besteht langfristig ein erhöhtes cardiovaskuläres Risiko bei der Mutter?
Diese Frage ist klar mit „Ja" zu beantworten. Der Erkrankungskomplex PE teilt viele Gemeinsamkeiten mit der Athero-/Arteriosklerose. GH/PE/EK/HELLP heilen in der Regel vollständig aus was die Leberfunktion und die cerebrale Funktion angeht. Bei der Nierenfunktion kann über Monate eine leichtgradige Einschränkung verbleiben, häufig persistiert eine Mikroalbuminurie über Jahre. Die art. Hypertonie normalisiert sich in der Regel wieder, aber auch hier findet sich noch Jahre nach der Erkrankung eine verminderte endothelvermittelte Vasodilatation. Die klinisch apparente Erkrankung ist durch die Entbindung geheilt, aber subklinisch können Prozesse der endothelialen Dysfunktion weiterlaufen. Ob dies Ausdruck einer persistierenden Pathophysiologie ist, oder ob die häufig vorhandenen weiteren cardiovaskulären Risikofaktoren den Prozess unterhalten, ist nicht geklärt; letzteres ist jedoch wahrscheinlich. Resultat

sind jedoch erhöhte Raten an therapiebedürftiger koronarer Herzerkrankung und mehrfach erhöhtes relatives Risiko für cardiovaskuläre Folgeerkrankungen bei schwerer PE. Somit sollte bei Frauen zur Einschätzung des cardiovaskulären Risikos die geburtshilfliche Anamnese erhoben werden.

Besteht eine unmittelbare Gefährdung von Mutter und Fetus während der Schwangerschaft?
In Tabelle 2 werden das kurzfristige maternale und neonatale Outcome und der Einfluss der therapeutischen Maßnahmen dargestellt.

Besteht ein erhöhtes kardiovaskuläres Risiko des Kindes im späteren Leben, wenn in der Schwangerschaft eine GH/PE/EK/HELLP aufgetreten ist?
Hier spielt offensichtlich neben vererbbaren Faktoren das fetale „imprinting" eine Rolle. So weisen Frauen, die selber unter Bedingungen der GH/PE/EK oder HELLP geboren wurden, ebenfalls ein erhöhtes Risiko auf, in einer Schwangerschaft eine GH/PE/EK oder HELLP zu entwickeln.

10 Differentialdiagnose der PE/EK/HELLP in der Schwangerschaft

Eine akute Nierenfunktionsverschlechterung während der Schwangerschaft ist im Vergleich zu den 1960/1970er Jahren seltener geworden. Hauptursachen dafür sind die Legalisierung des Schwangerschaftsabbruchs aus medizinischer Indikation sowie die verbesserte Vorsorge v.a. für die Bereiche GH und PE. Die Differentialdiagnose der unterschiedlichen Erkrankungen ist oft komplex, da erstens Überlappungen vorliegen können und zweitens eine vor der Schwangerschaft vorbestehende art. Hypertonie oder mittel- bis höhergradige Niereninsuffizienz Risikofaktoren für die Entwicklung von GH/PE/EK/HELLP darstellen.

Zusätzlich können sich umgekehrt auf eine GH/PE/EK/HELLP natürlich auch schwangerschaftsunabhängige Formen des Nierenversagen „pfropfen". Deshalb sind postrenale (Kompression der Ureteren durch den graviden Uterus) und die klassischen intrarenalen Formen des akuten Nierenversagens zu beachten, insbesondere thrombotische Mikroangiopathien und hämodynamisch bedingte Erkrankungen (DIC bei Sepsis oder schwerer Hämorrhagie, Blutdruckabfall bei Hämorrhagie mit ANV und ATN) sind mitzubeden-

	Präe-klampsie	HELLP	Thrombotische Mikroangio-pathie	Akutes Nieren-versagen/ATN	Glomeru-lonephritis, insbes. Lupus-Nephritis
Zeitpunkt	> 20. SSW auch postpartal	> 20. SSW, auch postpartal	TTP (Median 23. SSW), HUS spätes 3.Trim., auch post-partal möglich!!	In Zusammen-hang mit RR-Ab-fall, Blutverlust, insbesondere postpartal	Jederzeit
Proteinurie	i.d.R. < 3 g/24 h	i.d.R. < 3 g/24 h	< 1 g/24 h	< 1 g/24 h	Variabel, z.T. nephrotische Proteinurie
U-Sediment	Blande	Blande	Blande	Ggf. muddy brown casts	Nephritisch
Anti-DNS-AK	Normal	Normal	Normal	Normal	Positiv
Komplement	Normal	Normal	Normal	Normal	$C_3/C_4 \downarrow$, $C_{3d} \uparrow$
Thrombozyten	Normal	$\downarrow$	$\downarrow$	Normal, bei DIC $\downarrow$	Bei SLE leicht $\downarrow$
Hämolyse	keine	Vorhanden, Coombs-Test neg.	Vorhanden, Fragmentozyten Coombs-Test neg.	Keine, bei DIC vorhanden	u.U. vorhanden, Coombs-Test pos.
Harnsäure	$\uparrow$, frühes Zeichen vor Hypertonie u. Proteinurie	Normal	$\uparrow$	$\uparrow$	$\uparrow$
Nierenfunktion	Um ca. 30% niedriger als bei normaler Schwanger-schaft	Einschrän-kung häufig	Normal bis reduziert	Reduziert	Normal bis reduziert

Tabelle 3

ken. Einen Sonderfall stellen die Glomerulonephritiden und insbesondere die Lupus-Nephritis dar. In Tabelle 3 werden die relevanten Differentialdiagnosen mit klinisch wichtigen Aspekten dargestellt.

11 Vorgehen im praktischen Alltag bei Schwangeren mit V.a. GH/PE/EK/HELLP

Anamnese:
- Anamnese für art. Hypertonie, Diabetes mellitus und weitere CVRF, Thrombophilie vor der Schwangerschaft
- Verlauf bisheriger Schwangerschaften (insbesondere bezüglich art. Hypertonie, Präeklampsie und Aborte)
- Zeitpunkt des Auftretens der art. Hypertonie/Höhe des Blutdrucks

Untersuchung:
- Mehrfache RR-Messung: Messung sitzend nach fünf Minuten Ruhe

- Urindiagnostik: 24-Std.-Urinsammlung: Proteinurie, Kreatinin-Clearance. Screening: U-Stix und Spot-Urin auf Protein/Kreatinin-Ratio, Urinsediment-Untersuchung
- Blut/Serum: Hb, Hämolyseparameter, Retentionswerte, GFR-Schätzung, Elektrolyte, Transaminasen, LDH, Harnsäure
- Zeichen von bereits bestehenden Endorganschäden (Augenhintergrund, Echokardiographie, Mikroalbuminurie)

Kriterien für die stationäre Aufnahme:
- Hypertensive Gefahrensituation/hypertensiver Notfall
- RR > 160/110 mmHg
- Klinische Symptome der PE
- Prodromi oder klinische Zeichen der EK/HELLP, auch bei arterieller Normotonie
- Hinweise für eine fetale Beeinträchtigung (z.B. CTG oder Doppler-Sonographie)
- GH mit weiteren Risikofaktoren
- Maternaler Diabetes mellitus oder Niereninsuffizienz
- Mehrlingsschwangerschaft, fetale Wachstumsretardierung
- Frühes Gestationsalter (< 34. SSW)

Internistische/nephrologische Nachuntersuchung nach GH/PE/EK/HELLP:
- Zeitpunkt: ca. drei Monate nach Entbindung
- RR-Werte, ggf. Langzeitblutdruckmessung
- Hinweise auf Endorganschäden: Linksventrikuläre Hypertrophie, Niereninsuffizienz, Mikroalbuminurie, Augenhintergrund
- Beurteilung im Gesamtkontext aller weiteren cardiovaskulären Risikofaktoren und ggf. deren Therapie

Literatur

1. Kurschat, C. & Benzing, T. (2017). Schwangerschaft und Nieren. *Nephrologe, 12,* 63–72. doi:10.1007/s11560-016-0126-6
2. Williams, D. & Davison, J. (2008). Chronic kidney disease in pregnancy. *BMJ, 336,* 211–215. doi:10.1136/bmj.39406.652986.BE
3. Williams, B. et al. (2018). ESC/ESH Guidelines for the management of arterial hypertension. *European Heart Journal, 39,* 3021–3104. doi:10.1093/eurheartj/ehy339
4. Karumanchi S.A., Maynard S.E., Stillman I.E. et al. (2005). Preeclampsia: a renal perspective. *Kidney Int, 67,* 2101–2113. doi:10.1111/j.1523-1755.2005.00316.x

5. Stepan, H. et al. (2015). Implementation of the sFlt-1/PlGF ratio for prediction and diagnosis of pre-eclampsia in singleton pregnancy: implications for clinical practice. *Ultrasound in Obstetrics & Gynecology, 45,* 241–246. doi:10.1002/uog.14799
6. Herraiz I., Llurba E., Verlohren S. & Galindo A. (2018). Update on the diagnosis and prognosis of preeclampsia with the aid of the sFlt-1/PlGF ratio in singleton pregnancies. *Fetal Diagnosis and Therapy, 43,* 81–89. doi:10.1159/000477903
7. Xia, Y. & Kellems, R.E. (2013). Angiotensin receptor agonistic autoantibodies and hypertension: preeclampsia and beyond. *Circulation Research, 113,* 78–87. doi:10.1161/CIRCRESAHA.113.300752
8. Easterling T.R. (2016). Post-Control of Hypertension in Pregnancy Study (CHIPS): What is the optimal strategy to manage hypertension during pregnancy? *Hypertension, 68,* 36–38. doi:10.1161/HYPERTENSIONAHA.116.07190
9. Magee L.A. et al. (2015). Less-tight versus tight control of hypertension in pregnancy. *NEJM, 372,* 407–417. doi:10.1056/NEJMoa1404595
10. Rolnik D.L. et al. (2017). Aspirin versus placebo in pregnancies at high risk for preterm preeclampsia. *NEJM, 377,* 613–622. doi:10.1056/NEJMoa1704559
11. Koopmans C.M. et al. (2009). Induction of labour versus expectant monitoring for gestational hypertension or mild pre-eclampsia after 36 weeks' gestation (HYPITAT): a multicentre, open-label randomised controlled trial. *Lancet, 374,* 979–988. doi:10.1016/S0140-6736(09)60736-4 (2009).
12. Imbasciati E. et al. (2007). Pregnancy in CKD stages 3 to 5: fetal and maternal outcomes. *American Journal of Kidney Diseases, 49,* 753–762. doi:10.1053/j.ajkd.2007.03.022

Medikamentöse antihypertensive Therapie besonderer Risikogruppen

Joachim Hoyer

Für die Therapie der arteriellen Hypertonie stehen die neuen Leitlinien (2018) der European Society of Hypertension (ESH) gemeinsam mit der europäischen kardiologischen Gesellschaft (ESC) zur Verfügung, sie sind unter www.eshonline.org frei zugänglich. Darüber hinaus wird aktuell eine sog. Nationale Versorgungsleitlinie nach S3-Kriterien erstellt (geplant September 2021; www.awmf.org).

Zusätzlich sei hingewiesen auf die gerade jetzt im März 2021 aktualisierte Version der KDIGO-Leitlinien zum Blutdruckmanagement bei CKD (www.kdigo.org).

Grundsätzlich stehen auch für Patientengruppen mit erhöhtem Risiko für die medikamentöse antihypertensive Therapie die fünf Hauptklassen von blutdrucksenkenden Medikamenten zur Verfügung:
- *Thiaziddiuretika,*
- *ACE-Hemmer,*
- *AT1-Blocker (ATB),*
- *Calciumkanalblocker (CCB),*
- *Beta-Blocker.*

Für alle diese Medikamente ist in Studien mit hohem Evidenzgrad eine sehr gute blutdrucksenkende Effektivität sowie eine Senkung von hypertoniebedingter Morbidität und Mortalität nachgewiesen worden.

Prinzipiell können die fünf Hauptklassen der Antihypertensiva als gleichwertig in der Therapie einer unkomplizierten Hypertonie angesehen werden: Entscheidend für den Erfolg einer antihypertensiven Therapie ist die Effektivität und Nachhaltigkeit der Blutdrucksenkung. Für die Auswahl der jeweiligen Antihypertensiva sollten jedoch die Komorbiditäten mit in Betracht gezogen werden.

Bei Patienten mit erhöhtem Risiko ist der Blutdruck häufig schwer einstellbar oder es besteht eine therapieresistente Hypertonie. Deshalb kommen gehäuft auch sog. Reserveantihypertensiva mit unterschiedlichem Wirkprinzip zum Einsatz. Zu dieser Gruppe gehören Mineralokortikoidrezeptorantagonisten (MRA), Alphablocker, zentrale Sympathomimetika vom Clonidintyp, periphere Vasodilatatoren wie

Dihydralazin bzw. Minoxidil sowie Methyldopa. Für diese Substanzen ist ein blutdrucksenkender Effekt nachgewiesen, jedoch können sie auf Grund eines ungünstigeren Nebenwirkungsprofils und des fehlenden Nachweises der Mortalitäts- und Morbiditätssenkung in Studien mit hohem Evidenzgrad nicht für die alltägliche Praxis empfohlen werden.

Eine Sonderrolle unter den Reserveantihypertensiva nehmen mittlerweile Aldosteronantagonisten wie Spironolacton oder Eplerenone ein und in Kürze stehen auch die neu entwickelten MRAs zur Verfügung. Sie haben sich als erfolgreich bei therapieresistenter Hypertonie erwiesen, zudem haben sie günstige Effekte auf kardiales Remodelling und Hypertrophie. Sie sind jedoch mit einer substanziellen Hyperkaliämiegefahr assoziiert und sollen deshalb laut Leitlinie nicht bei Patienten mit einer GFR < 45 ml/min eingesetzt werden.

Präferentielle Indikation für einzelne Antihypertensiva

Unter der Voraussetzung einer effektiven Blutdrucksenkung können anhand der Komorbidität der Patienten, wie Diabetes mellitus,

Tabelle 1 Differentialtherapeutische Überlegungen zum Einsatz von Antihypertensiva

Substanzgruppe	Vorteil bei ...	Nachteil bei ...
ACE-Hemmer	Herzinsuffizienz, Z.n., Herzinfarkt, Proteinurie, diabet. Nephropathie	Schwangerschaft, Z.n., Hyperkaliämie, beidseitigen NA-Stenosen, KI: Schwangerschaft
AT1-Blocker	Herzinsuffizienz, Z.n., Herzinfarkt, Proteinurie, diabet. Nephropathie	ACEI-Unverträglichkeit, Hyperkaliämie, beidseitigen NA-Stenosen, KI: Gravidität
Thiaziddiuretika	Herzinsuffizienz	Hypokaliämie, Hyperurikämie, Diabetes mellitus, metabolischem Syndrom
Calciumkanalblocker	stabiler Angina pectoris	AV-Block (non-DHPD), Ödemen (Dihydropyridine), instabiler Angina pect., akutem Herzinfarkt
Beta-Blocker	koronarer Herzkrankheit, Herzinsuffizienz, Herzrhythmusstörungen	Asthma bronchiale, AV-Block II oder III, Diabetes mellitus, metabolischem Syndrom

Nephropathie, KHK etc., präferentielle Indikationen für einzelne Substanzen identifiziert werden. Diese sind für die schnelle Übersicht tabellarisch zusammengefasst (Tabelle 1). Detaillierte Angaben für den präferentiellen Einsatz von Antihypertensiva werden nachfolgend in den Empfehlungen für die antihypertensive Differentialtherapie bei einzelnen Patientengruppen bzw. Komorbiditäten gemacht.

Antihypertensive Differentialtherapie

Nachfolgend werden die Therapieempfehlungen auf Basis der europäischen Hypertonieleitlinien der ESH und ESC zusammengestellt. Zudem sind zukünftig die Nationalen Versorgungsleitlinien (NVL) Hypertonie zu beachten, die gerade unter dem Dach der AWMF und Bundesärztekammer erstellt werden (geplant September 2021). Für die Therapie von Patienten mit unkomplizierter Hypertonie ist der Zielblutdruck als Blutdruckwerte kleiner als 140/90 mmHg definiert. Zudem sollte bei guter Verträglichkeit ein Blutdruck von unter 130/90 mmHg angestrebt werden (eshonline.org). Es kann prinzipiell eines oder präferenziell jedoch eine Kombination von zwei oder drei Antihypertensiva aus den fünf Hauptgruppen für den Therapiebeginn als erste Wahl eingesetzt werden.

In der Therapie von Patienten mit komplizierter Hypertonie, also mit bereits manifestierten hypertensiven Endorganschäden oder stattgehabten Komplikationen wie Insult, Myokardinfarkt etc., bzw. mit kardiovaskulärer Komorbidität wurden auf Basis einer Reihe von hochwertigen klinischen Studien neue Aspekte für die Blutdruckzielwerte und die antihypertensive Differentialtherapie bezüglich der einzusetzenden Substanz und des Zielblutdrucks in die Leitlinien aufgenommen. Die nachfolgende Darstellung dieser neuen Entwicklungen soll einen Leitfaden für die klinische Praxis bieten.

Chronische Nierenerkrankung

Eine arterielle Hypertonie ist als Ursache wie auch als Treiber der Progression renaler Erkrankungen von herausragender Bedeutung. Hierauf wird in einem gesonderten Kapitel eingegangen. Die Leitlinien können in ihrer gerade aktualisierte KDIGO-Leitlinie zum Blutdruckmanagement bei chronischer Nierenerkrankung unter ttps://kdigo.org/guidelines/blood-pressure-in-ckd/ aufgerufen werden.

Diabetes mellitus

Es ist sehr gut belegt, dass die Koexistenz von Hypertonie und Diabetes mellitus beider Typen in einem hohen Ausmaß das Risiko für die Entwicklung renaler oder auch anderer Organschäden erhöht und dadurch zu einer wesentlich höheren Inzidenz von Schlaganfall, koronarer Herzerkrankung, Herzinsuffizienz, peripherer arterieller Verschlusskrankheit und kardiovaskulärer Mortalität führt (Medical Research Council Working Party, PROGRESS Collaborative Study Group).

Das Vorhandensein einer Mikroalbuminurie ist ein sehr guter früher Marker einer Nierenschädigung und hat ebenso als Biomarker und Indikator für erhöhtes kardiovaskuläres Risiko eine hohe Aussagekraft. Daten zur kardiovaskulären Protektion durch antihypertensive Therapie sind beim Typ-1-Diabetes mellitus begrenzt. Bei diesem Diabetestyp ist jedoch klar nachgewiesen, dass eine effektive antihypertensive Behandlung die Progression der Nephropathie verzögert (Liu et al.).

Beim Typ-2-Diabetes mellitus ist vielfach nachgewiesen, dass eine effektive Blutdrucksenkung kardiovaskuläre Komplikationen verhindert, unabhängig von den eingesetzten Medikamenten (Hansson et al.). Entsprechend wird der antihypertensiven Therapie in allen Leitlinien der nationalen und internationalen Diabetesfachgesellschaften ein herausragender Stellenwert für die Behandlung von diabeteskranken Patienten zugeordnet.

Bezüglich der antihypertensiven Therapie besteht in Fachgremien und Leitlinien heutzutage Konsens zur Blutdrucksenkung unter 140/90 mmHg, auch wenn dies zeitweilig von einer gut platzierten Metaanalyse in Frage gestellt wurde.

Auf Basis der ADVANCE-Studie wird in den europäischen Leitlinien ein systolischer Zielblutdruck von unter 135 mmHg empfohlen (optimaler Blutdruck in dieser Studie war 134 mmHg; Ruilope et al.). In der ACCORD-Studie wie auch in der ONTARGET-Studie war zudem eine Blutdrucksenkung mit Zielwert unter 130 mmHg mit einer Reduktion der Schlaganfallereignisse assoziiert, ohne Vorteil für andere kardiovaskuläre Komplikationen (Messerli et al.; Cushman et al.). Eine offensive Blutdrucksenkung mit Blutdruckziel von unter 120 mmHg war bei Typ-2-Diabetikern mit einem erhöhten kardiovaskulären Risiko assoziiert (ACCORD-Studie; Cushman et al.). In der SPRINT-Studie waren Diabetiker nicht eingeschlossen worden (Wright et al.).

Bezüglich des diastolischen Blutdrucks wird ein Zielwert von unter 85 mmHg empfohlen, insbesondere auf Basis der ADVAN-

CE-Studie, in der sich ein diastolischer Durchschnittswert von 75 mmHg als optimal erwies.

Die schon in den 1990er Jahren veröffentlichte HOT-Studie (Hypertension Optimal Treatment) hatte ebenso wie die ACCORD-Studie für die jeweiligen Studiengruppen unterschiedlich starke Blutdrucksenkungen vorgeschrieben, in diesem Fall orientiert am diastolischen Blutdruck (Cushman et al.). Für Patienten mit Diabetes mellitus in der HOT-Studie wurde eine Subgruppenauswertung publiziert, die zeigte, dass beim Diabetiker durch Absenkung des diastolischen Blutdrucks auf ≤ 80 bzw. ≤ 85 mmHg die Inzidenz schwerer kardiovaskulärer Ereignisse und kardiovaskulärer Todesfälle (Peterson et al.) gegenüber der Kontrollgruppe mit Zielblutdruckwerten > 85–90 mmHg signifikant vermindert werden konnte.

Bei der Intensität der Blutdrucksenkung sind insbesondere auf Grund der typischen diabetischen Spätschäden zusätzliche Aspekte oder Risiken wie autonome Neuropathie mit Orthostaseneigung, Verschlechterung der Koronarperfusion bzw. KHK durch zu niedrigen diastolischen Blutdruck, Ausmaß der Proteinurie oder Compliancefähigkeit zu bedenken.

Placebo-kontrollierte randomisierte Studien haben ACE-Inhibitoren, Calciumkanalblocker oder Diuretika (oft kombiniert mit Beta-Blockern) erfolgreich eingesetzt. Das lässt den Rückschluss zu, dass selbst bei Diabetes mellitus der kardiovaskuläre Nutzen überwiegend durch die Blutdrucksenkung per se begründet ist.

Es hat sich jedoch die Auffassung durchgesetzt, dass auf Grund der renoprotektiven Effekte präferenziell ACE-Hemmer (AT-Blocker) eingesetzt werden sollten, in Kombination mit einem langwirksamen Thiaziddiuretikum oder einem Calciumkanalblocker. Die initiale antihypertensive Therapie sollte nur dann Beta-Blocker beinhalten, wenn für diese Substanzgruppen eine besondere Indikation, also Herzinsuffizienz oder koronare Herzkrankheit (Jafar et al.), vorliegt.

Entwicklung einer Mikroalbuminurie

Die BENEDICT-Studie zeigte, dass bei hypertensiven Typ-2-Diabetikern mit normaler Albuminausscheidung der ACE-Hemmer Trandolapril das Auftreten einer Mikroalbuminurie gegenüber dem Calcium-Antagonisten Verapamil signifikant senkt (The PEACE trial investigators). Die MICRO-HOPE-Studie hingegen ergab keine Reduktion der Nephropathie-Entwicklung durch den ACE-Hemmer Ramipril (Clement et al.). Ähnlich ließ sich auch in der DREAM-Studie an Patienten mit gestörter Glukosetoleranz oder erhöhtem Nüchtern-Blutzucker der kombinierte Endpunkt (Zunahme der

Albuminurie oder Abnahme der glomerulären Filtrationsrate um 30%) durch Ramipril nicht signifikant beeinflussen. Während eine deutliche Blutdrucksenkung bei normotensiven Typ-2-Diabetikern die Nephropathie-Entwicklung signifikant senkte, spielte demgegenüber die verwendete Substanz Enalapril vs. Nisoldipin (Schrier et al.) bzw. Captopril vs. Atenolol (UK Prospective Diabetes Study Group) keine Rolle. Bei jeweils ähnlicher Blutdrucksenkung verminderte Losartan die Proteinurie bei Typ-2-Diabetikern mit teils Normo-, teils Mikroalbuminurie signifikant gegenüber Atenolol (Ibsen et al.). In der ADVANCE-Studie an Typ-2-Diabetikern verzögerte die Gabe von Perindopril und Indapamid zusätzlich zur bestehenden antihypertensiven Therapie die Entwicklung einer Mikroalbuminurie signifikant und unabhängig vom Ausgangsblutdruck, so dass auch bei normotonen Diabetikern der antiproteinurische Effekt nachweisbar war (de Galan et al.). Da auch in der Kontrollgruppe ein großer Teil der Patienten ACE-Hemmer eingenommen hat, ist diese Studie weniger als placebo-kontrollierte Studie anzusehen als ein Vergleich einer hohen versus einer niedrigeren Dosierung. In der TRANSCEND-Studie (Mann et al.) wurden sowohl Diabetiker als auch Nichtdiabetiker untersucht, allerdings noch nicht getrennt publiziert. Unter Telmisartan entwickelten weniger Patienten eine Mikro- oder Makroalbuminurie als unter Placebo. Ähnliche Befunde zeigte die ROADMAP-Studie (Haller et al.) für Typ-2-Diabetiker mit dem AT1-Blocker Olmesartan. Hier wurde aber in den beiden Vergleichsgruppen eine unterschiedlich starke Blutdrucksenkung erreicht, so dass der antiproteinurische Effekt des AT-Blockers nicht ausreichend von dem eines niedrigeren Blutdruckes zu differenzieren ist. Noch nicht abschließend zu bewerten ist die in dieser Studie beobachtete signifikant erhöhte Mortalität in der AT-Blocker-Gruppe, da die Gesamtmortalität gering war. In der DIRECT-Studie (Sjolie et al.; Chaturvedi et al.) gab es hingegen keine Senkung der Mikroalbuminurie-Inzidenz durch den AT1-Blocker Candesartan.

Zu beachten ist die Beobachtung aus einer Sekundäranalyse der ACCORD-Studie, dass es unter einer intensiven Blutdrucksenkung unter 120 mmHg zu einem gesteigerten Neuauftreten einer CKD kommt: neue CKD bei zehn Prozent der Patienten mit einer intensiven Blutdruckeinstellung vs. 4,1% in der Standardtherapiegruppe (Beddhu et al.).

Fortschreiten einer Mikro- zur Makroalbuminurie und Entwicklung zur terminalen Niereninsuffizienz
Bei Typ-2-Diabetikern mit diabetischer Nephropathie verlangsamen AT1-Blocker den Verlust an glomerulären Filtrationsrate und

senken die Proteinurie (Lewis et al.). Dieser Effekt war nicht nur gegenüber Placebo nachweisbar, sondern auch gegenüber dem Calcium-Antagonisten Amlodipin. Ähnlich war auch bei Typ-2-Diabetikern mit Mikroalbuminurie die Albumin-Ausscheidung unter Valsartan signifikant stärker reduziert als unter Amlodipin bei allerdings nur halbjähriger Beobachtungsdauer (Viberti et al.), während Ramipril vs. Lercanidipin und Indapamid vs. Enalapril bei hypertensiven Typ-2-Diabetikern die Proteinurie nicht in unterschiedlichem Ausmaß reduzierten (Dalla Vestra et al.; Marre et al.). Die IRMA2-Studie zeigte bei Typ-2-Diabetikern unter 300 mg Irbesartan ein verlangsamtes Fortschreiten der diabetischen Nephropathie vom Stadium der Mikroalbuminurie zur Makroalbuminurie (Parving et al.).

Ähnliche Befunde wurden an Typ-2-Diabetikern mit Mikroalbuminurie sowohl für den AT1-Blocker Telmisartan (Makino H et al.) als auch den ACE-Hemmer Enalapril erhoben (Ravid et al.). Auch die MICRO-HOPE-Studie, die überwiegend an Typ-2-Diabetikern durchgeführt wurde, bestätigte diesen Befund, wenngleich Ramipril den Verlust an glomerulärer Filtrationsrate nicht signifikant vermindern konnte (Heart Outcomes Prevention Evaluation Study Investigators.). In der DIABHYCAR-Studie beeinflusste Ramipril in niedriger Dosierung nicht die Entwicklung einer terminalen Niereninsuffizienz oder die Häufigkeit einer Kreatinin-Verdopplung über drei Jahre (Marre et al.). Auch der AT1-Blocker Telmisartan vermochte in der TRANSCEND-Studie (38% der Probanden waren Diabetiker) den Verlust an glomerulärer Filtrationsrate nicht positiv zu beeinflussen (Mann et al.). Es gibt bislang keine Hinweise auf eine unterschiedliche Wirkung von ACE-Hemmern und AT1-Blockern hinsichtlich der Progressionsverlangsamung bei diabetischer Nephropathie und Typ-2-Diabetes (Barnett et al.).

Ein antiproteinurischer Effekt wurde auch für Spironolacton und Eplerenon nachgewiesen (Schjoedt et al.; Epstein et al.).

Doppelblockade des RAAS-Systems

Die duale Hemmung des Renin-Angiotensin-Aldosteron-Systems mit ACE-Hemmer und AT1-Blocker senkt bei diabetischer Nephropathie die Proteinurie stärker als die jeweilige Monotherapie (Rossing et al.; Mogensen et al.; Jennings et al.). Wenngleich die Proteinurie als Surrogat-Parameter für das Fortschreiten einer Nephropathie angesehen wird, ist ein günstigerer Effekt der dualen RAAS-Hemmung auf die glomeruläre Filtrationsrate bislang nicht überzeugend nachgewiesen. In einigen Studien wurden AT1-Blocker in deutlich höheren Dosen verabreicht als für die maximale

Blutdrucksenkung erforderlich war. Es zeigte sich, dass der maximale antiproteinurische Effekt erst durch wesentlich höhere Dosen zu erzielen ist als die maximale Blutdrucksenkung (Palmer et al.; Burgess et al.). Dies mag unter anderem eine Erklärung dafür sein, dass auch eine Kombination von ACE-Hemmer und AT1-Blocker in der jeweils maximal blutdrucksenkenden Dosis die Proteinurie stärker senkt als die jeweiligen Einzelsubstanzen. In der ONTARGET-Studie ergab die Kombination von Telmisartan und Ramipril bei Patienten mit hohem kardiovaskulärem Risiko einen ungünstigeren Verlauf der Nierenfunktion als die jeweilige Monotherapie (Yusuf et al.). Deshalb wird die Doppelblockade nicht zur antihypertensiven Therapie von Patienten mit gering- oder mittelgradiger Proteinurie empfohlen und sollte insgesamt nur für spezifische nephrologische Interventionen bei höhergradiger Proteinurie genutzt werden.

In einer Studie mit dem Ziel der Nephroprotektion bei Patienten mit Diabetes mellitus wurden die negativen Ergebnisse zur Doppelblockade mit ACE-Hemmer und AT-Blocker bestätigt: kein Effekt auf Mortalität oder kardiovaskuläre Ereignisse, ebenso kein anhaltender Trend für eine Renoprotektion, jedoch Studienabbruch wegen vermehrter Hyperkaliämie und ANV unter Kombinationstherapie (Fried et al., 2013).

Es gilt zu beachten, dass die Nephroprotektion bei Diabetikern gezielt durch eine Kombination der antihypertensiven Therapie mit den sehr gut renoprotektiv wirkenden SGLT2-Inhibitoren gesteigert werden kann. Diese werden zukünftig sicherlich in den Leitlinien als Standardtherapie bei Diabetikern mit Nephropathie empfohlen werden.

Diabetes mellitus Typ 1

Für diese Patientengruppe liegt nur eine begrenzte Anzahl von Hypertoniestudien vor. Den Befunden der EUCLID-Studie zufolge sank zwar unter Lisinopril bei Typ-2-Diabetikern die Albumin-Ausscheidung, aber die Patienten mit normaler Albumin- Ausscheidung zeigten unter Enalapril keine signifikant unterschiedliche Progression der diabetischen Nephropathie gegenüber der Kontrollgruppe (Arima et al.). Das Voranschreiten von der Mikroalbuminurie zur Makroalbuminurie wurde allerdings sowohl in der EUCLID-Studie positiv beeinflusst als auch in einer weiteren Studie durch Enalapril (The EUROPA trial on reduction of cardiac events with Perindopril in stable coronary Artery disease investigators). Der GFR-Verlust bei Typ-1-Diabetes mit diabetischer Nephropathie wird durch ACE-Hemmer signifikant verlangsamt (Nissen et al.).

Antihypertensive Therapie bei älteren und sehr alten Patienten

Lange Zeit wurde in Ermangelung von hochwertigen klinischen Studien in den nationalen und internationalen Leitlinien die Empfehlungen zur Blutdruckeinstellung für alte und sehr alte Patienten nur allgemein und unpräzise formuliert. Mit Beginn der spezifisch auf sehr alte Patienten ausgerichteten HYVET-Studie (Beckett et al.) und einer umfassenden Metaanalyse mit Einbeziehung von Studiendaten älterer Patienten aus kleineren Studien und Subgruppenanalysen wurden seit 2011 von der European Hypertension Society und der deutschen Hypertonieliga DHL sowie kürzlich von der American Heart Association spezifischere Therapieempfehlungen gemacht (JACC, 2011). Die SPRINT-Studie, die explizit auch auf die Therapie von Seniorenpatienten ausgerichtet war, hat dann die HYVET-Ergebnisse bestätigt und erweitert.

Randomisierte kontrollierte Studien hatten zuvor schon eindeutig gezeigt, dass auch ältere und sehr alte Patienten mit Bluthochdruck von einer antihypertensiven Therapie profitieren. Diese Therapie senkt die kardiovaskuläre Morbidität und Mortalität älterer Patienten sowohl mit systolisch-diastolischer als auch mit isolierter systolischer Hypertonie (SHEP Cooperative Research Group; Staessen et al.; Collin et al.; Staessen et al.). Für die Studien bei älteren Hypertonikern wurden Patienten mit einem Lebensalter von 60 Jahren und darüber rekrutiert. Bei einer Meta-Analyse derartiger Studien zeigte sich, dass in der Subgruppe der Hypertoniker im Alter von 80 Jahren und darüber durch die antihypertensive Therapie der kombinierte Endpunkt tödliche plus nicht tödliche kardiovaskuläre Ereignisse günstig beeinflusst wurde. Die Gesamtmortalität wurde allerdings durch die Therapie nicht nachweislich gesenkt (Gueyffier et al.). Diese Evidenzlücke wurde also zunächst mit der Publikation von HYVET geschlossen (Beckett et al.). In dieser kontrollierten Studie wurden 3.845 Hypertoniker im Alter von mindestens 80 Jahren und mit einem systolischen Blutdruck von mindestens 160 mmHg (im Mittel 173 mmHg) untersucht. In HYVET wurden die Patienten mit einem Diuretikum (Indapamid 1,5 mg) und bei Bedarf zusätzlich mit einem ACE-Hemmer (Perindopril 2 oder 4 mg) behandelt, um den Zielblutdruck von unter 150/80 mmHg zu erreichen. Im Vergleich zur Placebo-Gruppe mit einem Blutdruck von 161/84 mmHg war dieser in der aktiv behandelten Gruppe (etwa drei Viertel der Patienten erhielten eine Kombination aus Indapamid und Perindopril) mit 144/78 mmHg signifikant stärker gesenkt. Diese Blutdrucksenkung resultierte in einem eindeutigen prognostischen Vorteil, so dass die

Studie nach einer mittleren Beobachtungszeit von weniger als zwei Jahren vorzeitig abgebrochen wurde. Der primäre kombinierte Endpunkt bestehend aus tödlichem und nicht-tödlichem Schlaganfall wurde um 30 Prozent reduziert und verfehlte das Signifikanzniveau nur knapp ($p = 0{,}06$); dieses nicht signifikante Ergebnis muss allerdings vor dem Hintergrund der vorzeitigen Beendigung der Studie interpretiert werden. Anlass für den vorzeitigen Abbruch waren die Ergebnisse, dass weitere sekundäre Endpunkte wie Herzinsuffizienz (64%), schwere kardiovaskuläre Ereignisse und Gesamtmortalität (21%) deutlich und signifikant reduziert wurden. Diese Studie belegte somit, dass die Blutdrucksenkung bei Patienten im Alter von ≥ 80 Jahren auf einen Zielblutdruck von < 150/80 mmHg nicht nur im Hinblick auf die Prävention kardiovaskulärer Ereignisse sinnvoll, sondern auch insgesamt lebensverlängernd ist. Das Ausmaß der Blutdrucksenkung spricht bei Berücksichtigung der Streubreite der Werte dafür, dass der günstige Effekt im Wesentlichen auf der Reduktion des systolischen Blutdrucks beruht. Basierend auf den wichtigen Daten aus HYVET kann jetzt in den Leitlinien positiv empfohlen werden, dass eine antihypertensive Behandlung auch bei Patienten im Alter von 80 Jahren und darüber erfolgen soll. In Anbetracht des hohen Alters der Patienten sollte jedoch keine einfache generelle Behandlungsempfehlung für alle Patienten abgeleitet werden, sondern es muss ein differenziertes Vorgehen gewählt werden, das sich an den Patientencharakteristika und dem Studiendesign in HYVET wie auch der nachfolgend beschriebenen SPRINT-Studie orientieren kann. In der HYVET-Studie wurden gezielt nur Patienten ohne manifeste kardiovaskuläre Vorerkrankungen und in einem guten physischen sowie mentalen Zustand eingeschlossen; kranke und vulnerable Individuen, die man bei Achtzigjährigen häufig findet, wurden ausgeschlossen. Obwohl Veränderungen der Baroreflexfunktion bei Älteren nicht selten beobachtet werden (Brown et al.), fanden sich bei den Patienten in HYVET, selbst unter der Therapie, vergleichbare Blutdruckwerte im Sitzen und im Stehen als weiteres Indiz dafür, dass in der Tat relativ gesunde Individuen eingeschlossen wurden. Insgesamt war die Inzidenz von schweren unerwünschten Ereignissen unter der aktiven Behandlung niedriger als unter Placebo, was als Hinweis für die ausgezeichnete Verträglichkeit der eingesetzten Medikamente aufgefasst werden kann und darauf hindeutet, dass unerwünschte Ereignisse in erster Linie auf die Hypertonie an sich und weniger auf die Behandlung zurückzuführen waren. Dieser Befund bestätigt wiederum die besondere Selektion von relativ gesunden älteren Patienten in dieser Studie. Die vorzeitige Beendigung der Studie führte zu einer nur kurzen Beobachtungszeit (1,8 Jahre) und erlaubt somit keine Antwort auf die Frage, ob der Vorteil der antihypertensiven Therapie über mehrere Jahre persistiert.

Sicherlich die wichtigsten Daten zur Blutdruckbehandlung bei älteren und sehr alten Patienten liefert die SPRINT-Studie. In der SPRINT-Studie wurden ja gezielt Seniorenpatienten eingeschlossen; das Studiendesign gab vor, dass sie mindestens ein Drittel der Studienpatienten ausmachen sollten. Dabei wurden 2.636 Patienten (79,9 Jahre) während durchschnittlich 3,1 Jahren mit einem Blutdruckziel von unter 120 mmHg versus unter 140 mmHg behandelt. Es zeigte sich, dass eine intensive Blutdrucksenkung auch bei älteren Patienten sicher durchgeführt werden kann und zu einer gemeinsamen 34-prozentigen Reduktion von Myokardinfarkten, nicht-tödlichen Insulten, akuten Herzinsuffizienzereignissen und kardiovaskulärem Tod (gemeinsamer primärer Endpunkt) führt. Zudem konnte die Gesamtmortalität durch die intensive Blutdrucksenkung um 33 Prozent gesenkt werden (Williamson et al.).

Die bisherige Vorsicht in der Festlegung von Zielblutdruckwerten in den Therapieleitlinien ergab sich aus einer Reihe von früheren Studien und Metaanalysen. Diese seien nachfolgend nochmals zusammengefasst, um auch weiterhin auf die besonderen Schwierigkeiten bei der Hypertoniebehandlung älterer Patienten hinzuweisen und die gebotene Vorsicht in der Therapie zu wahren:

So wurde eine große prospektive Meta-Analyse größerer Interventionsstudien veröffentlicht, die bei Patienten unabhängig davon, ob sie jünger oder älter als 65 Jahre waren, den gleichen Vorteil durch eine vergleichbare Blutdrucksenkung nachwies (Turnbull et al.). Weiterhin fanden sich in dieser Meta-Analyse keine Belege dafür, dass verschiedene Substanzklassen der Antihypertensiva bei jüngeren oder älteren Patienten die Endpunkte besser reduzieren. In insgesamt drei Studien zur Behandlung der isoliert systolischen Hypertonie der Älteren (SHEP Cooperative Research Group; Staessen et al.; Liu et al.) wurde die Therapie mit einem Diuretikum (SHEP Cooperative Research Group) oder mit einem Calciumkanalblocker (Staese; Liu et al.) begonnen.

Eine kürzlich berichtete Analyse (Zanchetti et al.) hat hervorgehoben, dass im Rahmen der bislang bekannten Interventionsstudien bei älteren Hypertonikern (SHEP Cooperative Research Group; Staessen et al.; Beckett et al.; Liu et al.; Medical Research Council trial of treatment of hypertension in older adults: principal results; Jatos Study Group; Amery et al.; Coope et al.; Dahlöf et al.; Lithell et al.) noch in keiner Studie Patienten mit Grad-1-Hypertonie (systolischer Blutdruck 140–159 mmHg) untersucht worden war. Weiterhin wurde bislang noch in keiner der Placebo-kontrollierten Studien zur antihypertensiven Therapie bei Älteren (SHEP Cooperative Research Group; Staessen et al.; Beckett et al.; Liu et al.; Medical Research Council trial of treatment of hypertension in older adults: principal results; Amery et al.; Coope et al.; Dahlöf et al.; Lithell et al.) tatsächlich ein systolischer Blutdruck unter 140 mmHg erzielt. Die einzige Studie, in der bis HYVET und SPRINT ein Vergleich zwischen den Patienten mit einem erzielten systolischen Blutdruck unter und über 140 mmHg durchgeführt wurde, ist zugleich auch die einzige Studie, in der sich kein Vorteil für die intensivierte Therapie ergab (Jatos Study Group). Allerdings war die statistische Aussagekraft dieser Studie aufgrund der geringen Ereignisrate limitiert. Weiterhin ist auch unklar, wie stark der diastolische Blutdruck bei älteren Patienten mit isolierter systolischer Hypertonie gesenkt werden sollte. Eine Post hoc-Analyse der SHEP-Studie ergab, dass Patienten mit diastolischen Blutdruckwerten unter 70 mmHg während der Behandlung eine schlechte Prognose hatten (Somes et al.). Bei diesen Patienten ist der Blutdruck möglicherweise zu stark gesenkt worden. Es könnte sich aber auch um Patienten gehandelt haben, bei denen sich im Verlauf der Studie neben der Hypertonie andere schwere Erkrankungen entwickelt hatten. Im Einklang mit letzterer Annahme befinden sich Ergebnisse aus einer Nachuntersuchung der Syst-Eur Studie (Fagard et al.). Diese zeigten eine erhöhte nicht-kardiovaskulare Mortalität bei Patienten mit niedrigem diastolischem Blutdruck sowohl in der Placebogruppe als auch unter aktiver Behandlung. Weiterhin wurde in Syst-Eur bei der Behandlung von älteren Patienten mit isolierter systolischer Hypertonie, bei denen zu Studienbeginn keine Koronare Herzkrankheit vorlag, bis zu einem diastolischen Blutdruck von 55 mmHg kein nachteiliger Effekt beobachtet (Fagard et al.). Im Gegensatz dazu war bei aktiv behandelten Patienten mit Koronarer Herzerkrankung und niedrigem diastolischem Blutdruck zwischen 60 und 65 mmHg die kardiovaskuläre Ereignisrate erhöht, so dass bei diesen Patienten der diastolische Blutdruck vermutlich nicht unter 70 mmHg gesenkt werden sollte.

Als Ergebnis der neuen und hochwertigen HYVET- und SPRINT-Studie wird in den aktuellen europäischen Leitlinien folgende Empfehlung für ältere Patienten (> 65 Jahre) gegeben:
– Im Falle einer medikamentösen antihypertensiven Therapie ist ein Zielblutdruck von 130–139 mmHg anzustreben.
– Ebenfalls soll idealerweise ein diastolischer Zielblutdruck von unter 80 mmHg angestrebt werden.
– Die Therapie bedarf einer vorsichtigen Blutdrucksenkung unter sorgfältiger Beachtung von Nebenwirkungen der Blutdrucksenkung (Hypotensionen, Synkopen, Sturzneigung). Insbesondere

bei Patienten mit orthostatischer Hypotension oder mit dementieller Erkrankung sollte eine zu intensive Blutdrucksenkung vermieden werden. Es ist auch auf eine verlässliche Blutdruckmessung vor und während der Therapie zu achten, die ggf. auch in Relation zu der Blutdruckmesstechnik aus der SPRINT-Studie zu setzen ist.

Zerebrovaskuläre Erkrankung

Schlaganfall und transitorisch-ischämische Attacke

Eine effektive antihypertensive Therapie hat insbesondere bei Patienten mit einem Schlaganfall oder einer transitorisch-ischämischen Attacke (TIA) in der Vorgeschichte einen hohen Stellenwert. Die Evidenz basiert insbesondere auf zwei doppelblinden, Placebo-kontrollierten und randomisierten Studien. Einerseits handelt es sich um die Post-Stroke Antihypertensive Treatment Study (PATS), in der das Diuretikum Indapamid eingesetzt wurde (PATS Collaborative Group) und andererseits um die Perindopril Protection Against Recurrent Stroke Study (PROGRESS), in welcher der ACE-Hemmer Perindopril in häufiger Kombination mit Indapamid (PROGRESS Collaborative Study Group) untersucht wurde. Das Wiederauftreten eines Schlaganfalls nach aktiver Behandlung war in beiden Studien um etwa 30 Prozent reduziert. Dieser Vorteil wurde in beiden Studien sowohl bei vor Studienbeginn hypertensiven als auch bei normotensiven Patienten beobachtet.

Jedoch gilt auch eine überlegte Vorsicht bei der Behandlung von Schlaganfallrisikopatienten: In der SPRINT-Studie konnte im Gesamtkollektiv keine Reduktion der Schlaganfallrate erreicht werden; zu beachten ist, dass entsprechend dem Studiendesign Patienten mit Schlaganfallrisiko bzw. Zustand nach Schlaganfall jedoch nicht in die Studie eingeschlossen waren.

Aufgrund dieser Daten ist die Blutdrucksenkung bei der Behandlung von Patienten mit zerebrovaskulärer Erkrankung eine effektive Maßnahme in der Sekundärprävention.

In den vergangenen Jahren wurden weitere wichtige Studien zur Sekundärtherapie nach Schlaganfall veröffentlicht, deren Ergebnisse sodann Eingang in die neuen Hypertonie-Leitlinien der ESH fanden. Darin wird erneut der sehr hohe Stellenwert einer konsequenten antihypertensiven Therapie bei Patienten mit zerebrovaskulärer Erkrankung hervorgehoben. Differenzierte Analysen von PROGRESS zeigen, dass der Nutzen sich sowohl auf eine Reduktion des ischämischen als auch des hämorrhagischen Schlaganfalls bezieht und die Größe des Effekts vom Ausmaß der Blutdrucksenkung abhängt (Arima et al.). In PROGRESS wurden unter der Behandlung mit Perindopril und Indapamid der systolische Blutdruck um 12,3 mmHg und die Schlaganfallinzidenz um 43 Prozent (36% ischämischer und 76% hämorrhagischer Schlaganfall) gesenkt, während die alleinige Behandlung mit Perindopril nur zu einer geringen Reduktion des systolischen Blutdrucks und einer nicht signifikanten Schlaganfallprotektion (5%) führte. Eine Post-hoc-Analyse von PROGRESS weißt sogar auf einen Zielwert unter 130 mmHg systolisch (Arima et al.) hin. Jedoch wird in den europäischen Leitlinien eine Blutdrucksenkung unter 130 mmHg nicht empfohlen.

In der SPS3-Studie wurde gezeigt, dass in der Sekundärprophylaxe von 3.020 Patienten mit Zustand nach Schlaganfall eine Blutdrucksenkung unter 130 mmHg gegenüber einer standardmäßigen Blutdrucksenkung auf Werte zwischen 130 und 149 mmHg nur einen tendenziellen, statistisch nicht signifikanten Effekt auf die Insultrezidivrate hatte (2,3% vs. 2,8%/Jahr). Jedoch wurde die Anzahl hämorrhagischer Insulte um 63 Prozent reduziert, die Ereignisrate war jedoch in beiden Gruppen relativ gering (SPS3 Investigators).

Inzwischen liegen ebenfalls weitere Daten zum Einsatz von AT1-Antagonisten bei zerebrovaskulären Begleiterkrankungen vor. Eine Subgruppenanalyse der SCOPE-Studie zeigte eine signifikante Reduktion von Schlaganfällen und schweren kardiovaskulären Ereignissen bei Patienten mit einem Schlaganfall in der Vorgeschichte, falls sie nach Randomisierung mit Candesartan und nicht mit der Kontrolltherapie behandelt wurden (Trenkwalder et al.). In MOSES senkte bei Hypertonikern nach Schlaganfall der AT1-Antagonist Eprosartan die Summe der Todesfälle sowie der kardiovaskulären und zerebrovaskulären Ereignisse stärker als der Calciumantagonist Nitrendipin (Schrader et al.). Die Inzidenz neuer Schlaganfälle wurde allerdings nicht statistisch signifikant reduziert. Insgesamt ist die prognostische Bedeutung der Blutdrucksenkung bei Patienten nach TIA oder Schlaganfall im Langzeitverlauf sehr gut belegt.

Ob hinsichtlich der Wirksamkeit, neue Schlaganfälle zu verhindern, Unterschiede zwischen den verschiedenen antihypertensiven Substanzklassen bestehen, muss also durch weitere Studien geklärt werden. Mit welchen Maßnahmen und wie stark der erhöhte Blutdruck in der Akutphase des Schlaganfalls gesenkt werden soll, ist immer noch nicht gut belegt. Einzelfallberichte und pathophysiologische Untersuchungen deuten darauf hin, dass eine zu schnelle Senkung des erhöhten Blutdrucks – aufgrund einer Einschränkung der zerebralen Autoregulation beim akuten Schlaganfall insbesondere im Bereich der infarzierten oder hämorrhagischen Zone – zu einer

Minderperfusion der Penumbra und damit zu einer Ausweitung der Schädigungszone führen kann. Dennoch wurde in einer kürzlich publizierten Studie bei 339 Hypertonikern gezeigt, dass der frühe Therapiebeginn mit dem AT1-Blockern Candesartan am ersten Tag nach einem Schlaganfall die Letalität und die Zahl kardiovaskulärer Komplikationen deutlich zu senken vermochte (Schrader et al.). Die Interpretation dieses Ergebnisses ist aufgrund des Studiendesigns schwierig, weil die Kontrollgruppe ebenfalls mit Candesartan, allerdings erst einige Tage nach dem akuten Ereignis, behandelt wurde. Die frühzeitige Behandlung mit dem AT1-Blocker Candesartan könnte entweder blutdruckunabhängige protektive Mechanismen induziert haben oder aufgrund einer schnelleren initialen Blutdruckkontrolle von Vorteil gewesen sein. Weitere randomisierte Studien sind nötig, um die offenen Fragen zur Blutdruckbehandlung beim akuten Schlaganfall zu beantworten.

Zum gegenwärtigen Zeitpunkt gilt die Empfehlung, den Blutdruck während der ersten Stunden nach einem Schlaganfall nur sehr vorsichtig zu senken, in einigen Leitlinien wird empfohlen eine medikamentöse Blutdrucksenkung auf systolische Blutdruckwerte unter 160 mmHg zu vermeiden. Aufgrund der Erfahrung, dass die während des akuten Ereignisses beobachteten erhöhten Blutdruckwerte oft spontan während der ersten Tage nach einem Schlaganfall wieder abfallen (Trenkwalder et al.) erscheint es ratsam, eine medikamentöse Blutdrucktherapie erst innerhalb einiger Tage nach klinischer Stabilisierung einzuleiten. Natürlich stellt es ein therapeutisches Dilemma dar, wenn gerade in dieser Situation sehr starke Blutdruckanstiege zu Lungenödem, Aortendissektion oder einem akuten Myokardinfarkt führen und dann eine sofortige Blutdrucksenkung erfordern. Auf jeden Fall muss diese langsam und unter intensiver klinischer Beobachtung erfolgen.

Eine vor kurzem veröffentlichte australische Studie zur Blutdrucksenkung bei akuter postinfarzieller intrazerebraler Blutung zeigte, dass eine intensive Blutdrucksenkung von < 140 mmHg systolisch im Vergleich zu einer Blutdrucksenkung auf < 180 mmHg systolisch ohne Vorteil auf Tod und schwere Behinderung war, es fand sich lediglich ein tendenzieller Vorteil beim funktionellen neurologischen outcome (Anderson et al., 2013).

Kognitive Dysfunktion und Demenz

Mehrere Beobachtungsstudien zeigen, dass ein erhöhter Blutdruck mit einer Einschränkung kognitiver Funktionen assoziiert ist und dass bei Hypertonikern oder Individuen mit einer Hypertonie in der Vorgeschichte Demenzsyndrome häufiger vorkommen als bei Menschen mit normalem Blutdruck (Skoog et al.; Kilander et al.; Launer et al.). Lakunäre Infarkte und Läsionen in der weißen Substanz sind bekannte Folgeerscheinungen der hypertoniebedingten Mikroangiopathie im ZNS. Diese Veränderungen werden mit der Verschlechterung kognitiver Funktionen bei hypertensiven Patienten in Zusammenhang gebracht (Vermeer et al.). Während der Zusammenhang zwischen Blutdrucksenkung und Schlaganfallrisikoreduktion als eindeutig belegt gilt, ist der Einfluss einer Blutdrucksenkung auf die Entwicklung von Läsionen der weißen Substanz, von kognitiven Funktionsstörungen und auf die Progression der Demenz weniger gut dokumentiert. Insgesamt zeichnet sich ab, dass eine Blutdrucksenkung zu einer geringgradigen Verbesserung kognitiver Funktionen und der Gedächtnisfunktion, aber nicht der Lernfähigkeit führt (Birna et al.).

Koronare Herzkrankheit und Herzinsuffizienz

Eine arterielle Hypertonie kommt bei Patienten mit Koronarer Herzkrankheit (KHK) gehäuft vor bzw. ist ein wesentlicher Risikofaktor für die Entstehung einer KHK (Kannel et al.). Bei Hypertonie ist das Risiko von Myokardinfarkten oder anderen kardiovaskulären Komplikationen deutlich erhöht (Domanski et al.; Yap et al.). Studien mit Beta-Blockern, ACE-Hemmern und AT1-Blockern wurden mit dem Ziel einer direkten und potenziell blutdruckunabhängigen Risikoreduktion bei Patienten nach Myokardinfarkt durchgeführt (Freemantle et al.; Dickstein et al.; Pfeffer et al.; Shekelle et al.; Lee et al.). Obwohl in diesen Studien die Blutdruckmessungen nicht immer detailliert aufgeführt sind, so zeigte sich doch eine Koinzidenz zwischen der Abnahme des Blutdruckes und der Abnahme kardiovaskulärer Ereignisse. Aus diesem Grund sind Beta-Blocker, ACE-Hemmer und AT1-Blocker zur Risikoreduktion wirksam, obwohl der Beitrag der Blutdrucksenkung zur Risikoreduktion nicht eindeutig abgeschätzt werden kann (Freemantle et al.). In der retrospektiven Analyse von INVEST (Pepine et al.) wurde anschaulich gezeigt, dass die Abnahme des Blutdruckes eng mit einer Abnahme kardiovaskulärer Komplikationen assoziiert ist. Analysen aus zahlreichen Studien zeigten, dass weniger die Wahl der Substanz als vielmehr die Ausprägung der Blutdrucksenkung das kardiovaskuläre Risiko durch Koronarereignisse reduziert. Hinweise auf eine eingeschränkte Sicherheit kurzwirksamer Calciumkanalblocker bei Koronarer

Herzerkrankung wurden bei Einsatz langwirksamer Präparate nicht bestätigt. Erhöhte Blutdruckwerte finden sich bei medikamentös behandelter Herzinsuffizienz selten, da die verwendeten Substanzen den Blutdruck senken. Bei schwerer Herzinsuffizienz ist ein relativ hoher Blutdruck sogar Zeichen einer eher guten Prognose (Metra et al.). Zahlreiche randomisierte, Placebo kontrollierte Studien haben gezeigt, dass Substanzen wie Beta-Blocker, ACE-Hemmer, AT1-Blocker und Aldosteronantagonisten die Sterblichkeit und Morbidität der Herzinsuffizienz verbessern. Diuretika steuern Überwässerungssymptomen entgegen. Eine gewichts- und volumenkontrollierte und den Überwässerungssymptomen angepasste Diuretikatherapie ist wesentlich für die Reduktion von Dekompensationsereignissen und somit Hospitalisierungen. Sollte unter einer Kombinationstherapie mit den genannten Substanzen immer noch eine nicht kontrollierbare, arterielle Hypertonie vorliegen, gibt es keine Sicherheitsbedenken für den Einsatz der Calciumkanalblocker Amlodipin und Felodipin, die in der PRAISE-II-Studie (Packer et al.) und in der V-HeFT-III-Studie (Cohn et al.) Sterblichkeit und Hospitalisierungsrate nicht verschlechterten. Die genannten Erkenntnisse wurden an Patienten mit systolischer Herzinsuffizienz gewonnen. Eine diastolische Herzinsuffizienz kommt häufig vor bei Patienten mit anamnestischer Hypertonie und ist prognostisch ungünstig. Bei Patienten mit einer diastolischen Herzinsuffizienz, die häufig älter sind und in der Anamnese eine arterielle Hypertonie aufweisen, ist eine sorgfältige Blutdruckeinstellung wichtig. Es gibt zurzeit keine Hinweise für eine Differentialtherapie. In der VALLIDD-Studie (Solomon et al.) zeigte sich eine Verbesserung der diastolischen Eigenschaften des Myokards vorwiegend durch eine Blutdrucksenkung. Es gibt zurzeit keine Studienergebnisse, die für den bevorzugten Einsatz spezifischer Antihypertensiva in dieser Situation sprechen.

Vorhofflimmern

Neuauftreten des Vorhofflimmerns zu verhindern, sondern auch um die Blutungskomplikationen bei bestehender oraler Antikoagulation zu vermindern (Lip et al.). Neuere Untersuchungen zeigen, dass gerade bei Myokardhypertrophie und vormals eingeschränkter Pumpfunktion das Neuauftreten eines Vorhofflimmerns durch die Gabe von AT1-Blockern vermindert werden kann (Aksnes et al.; Wachtell et al.). Darüber hinaus kann das Wiederauftreten von Vorhofflimmern allein und in Gegenwart von Amiodaron durch die Gabe eines AT1-Blockers verzögert werden (Madrid et al; Fogari et al). In einer Metaanalyse zeigte sich, dass sowohl ACE-Hemmer als auch AT1-Blocker in der Lage sind, die Episoden von Vorhofflimmern bei Patienten mit paroxysmalem Vorhofflimmern, aber auch die Dekompensationen einer Herzinsuffizienz zu reduzieren. Der Effekt ist umso größer, je stärker die myokardiale Beeinträchtigung ist (Healey et al). Dementsprechend sind Inhibitoren des Renin-Angiotensin-Systems offensichtlich bei der Gefahr des Auftretens von Vorhofflimmern zu bevorzugen. Bei der Frequenzkontrolle nehmen Beta-Blocker eine herausragende Stellung ein, da sie insbesondere unter Belastung die Frequenz optimal senken. Bei nicht ausreichender Frequenzkontrolle unter adäquat dosierter Beta-Blockade oder bei Unverträglichkeit von Beta-Blockern können die Calciumkanalblocker Verapamil oder Diltiazem eingesetzt werden. Außerdem ist bei unzureichender Frequenzkontrolle die Kombination eines Beta-Blockers mit Herzglykosiden oder Amiodaron möglich.

Antihypertensive Kombinationstherapie

Die medikamentöse Therapie soll in aller Regel mit einer Medikamentenkombination begonnen werden. Nur bei Patienten mit Hypertonie Grad 1 und niedrigem kardiovaskulärem Risiko kann auch mit einer Monotherapie gestartet werden; Gleiches gilt für den notwendigerweise vorsichtigen Therapiebeginn bei älteren gebrechlichen Patienten zwecks Vermeidung unerwünschter Hypotensionen.

Die frühere Diskussion, mit welcher einzelnen Substanz die Behandlung präferenziell begonnen werden soll, hat an Bedeutung verloren.

Die Vorteile der Kombinationstherapie bestehen darin, dass durch die Verwendung zweier Medikamente mit unterschiedlichem Wirkungsmechanismus die Wahrscheinlichkeit einer effektiven Blutdrucksenkung erhöht wird und die Kombinationspartner in einer niedrigeren, nebenwirkungsarmen Dosierung gegeben werden können.

Die Kombination von zwei antihypertensiven Medikamenten sollte auf einer sinnvollen Ergänzung der Wirkungsmechanismen beruhen. Folgende Medikamentenkombinationen haben sich als effizient und gut verträglich herausgestellt:
- ACE-Inhibitoren bzw. AT1-Blocker und Diuretika,
- ACE-Inhibitoren bzw. AT1-Blocker und Calciumkanalblocker,
- Calciumkanalblocker und Diuretika,
- Beta-Blocker und Diuretika,
- Dihydropyridin-Calciumkanalblocker und Beta-Blocker.

Als Standardkombination sollten heutzutage ein ACE-Hemmer bzw. AT-Blocker mit einem Diuretikum oder Calciumkanalblocker kombiniert werden. Die Kombination von Beta-Blockern mit Diuretika gehört zu den ersten antihypertensiven Therapiekombinationen überhaupt und wurde in zahlreichen Interventionsstudien erfolgreich verwendet. Unter heutigen Gesichtspunkten erhalten jedoch die ungünstigen metabolische Effekte von Beta-Blockern als auch Diuretika mehr Gewicht, die möglicherweise durch eine Kombination beider Substanzgruppen verstärkt werden. Die Kombination von Beta-Blockern und Diuretika sollte daher nicht verwendet werden bei Patienten mit metabolischem Syndrom oder mit Komponenten dieses Syndroms.

Als Reserve-Kombinationspartner kommen auch Mineralokortikoidrezeptor-Antagonisten (MRA) und Alpha-1-Blocker in Frage, wobei erstere durch relativ hochwertige Studien sich als besonders effektiv bei therapieresistenter Hypertonie erwiesen haben.

Für Dreierkombinationen kommen insbesondere in Frage:
– ACE-Inhibitor + Diuretikum + Calciumantagonist,
– AT1-Blocker + Diuretikum + Calciumantagonist,

des Weiteren:
– ACE-Hemmer/AT-Blocker + Diuretikum + Beta-Blocker.

Für Reservesituationen:
– zusätzlich MRA,
– zusätzlich Alpha-Blocker,
– zusätzlich zentrales Sympatholytikum,
– zusätzlich Vasodilatator (Dihydralazin, Minoxidil).

Literatur

Aksnes T.A., Flaa A., Strand A. & Kjeldsen S.E. (2007). Prevention of new-onset atrial fibrillation and its predictors with angiotensin II-receptor blockers in the treatment of hypertension and heart failure. *J Hypertens, 25,* 15–23.

Amery A., Birkenhager W., Brixko P. et al. (1985). Mortality and morbidity results from the European Working Party on high blood pressure in the elderly trial. *Lancet, 1,* 1349–1354.

Anderson C., Heeley E., Huang Y. et al. (2013). Rapid blood-pressure lowering in patients with acute intracerebral hemorrhage. *NEJM, 368,* 2555–2565.

Arima H., Chalmers J., Woodward M. et al. (2006). Lower target blood pressures are safe and effective for the prevention of recurrent stroke: the PROGRESS trial. *J Hypertens, 24,* 1201–1208.

Barnett A.H., Bain S.C., Bouter P. et al. (2004). Angiotensin-receptor blockade versus converting-enzyme inhibition in type 2 diabetes and nephropathy. *NEJM, 351,* 1952–1961.

Beckett N.S., Peters R., Fletcher A.E. et al. (2008). Treatment of hypertension in patients 80 years of age or older. *NEJM, 358,* 1887–1898.

Beddhu S., Greene T., Boucher R. et al. (2018). Intensiv blood pressure control and incident chronic kidney disease in people with oder without diabetes mellitus. *Lancet Diabetes Endocrinol, 6,* 555–563.

Birna J., Morris R., Donaldson N. & Kalra L. (2006). The effects of blood pressure reduction on cognitive function: a review of effects based on pooled data from clinical trials. *J Hypertens, 24,* 1907–1914.

Brown C.M., Hecht M.J., Neundörfer B. & Hilz M.J. (2003). Effects of lower body negative pressure on cardiac and vascular responses to carotid baroreflex stimulation. *Physiol Res, 52,* 637–645.

Burgess E., Muirhead N., Rene de Cotret P., Chiu A. et al. (2009). Supramaximal dose of candesartan in proteinuric renal disease. *J Am Soc Nephro, 20,* 893–900.

Chaturvedi N., Porta M., Klein R. et al. (2008). Effect of candesartan on prevention (DIRECT-Prevent 1) and progression (DIRECT-Protect 1) of retinopathy in type 1 diabetes: randomised, placebo-controlled trials. *Lancet, 372,* 1394–1402.

Clement D.L., De Buyzere M.L., De Bacquer D.A. et al. (2003). Prognostic value of ambulatory blood pressure recordings in patients with treated hypertension. *NEJM, 348,* 2407–2415.

Cohn J.N., Ziesche S., Smith R. et al. (1997). Effect of the calcium antagonist felodipine as supplementary vasodilator therapy in patients with chronic heart failure treated with enalapril – V-HeFT III. *Circulation, 96,* 856–863.

Collins R., MacMahon S. (1994). Blood pressure, antihypertensive drug treatment and the risks of stroke and of coronary heart disease. *Br Med Bull, 50,* 272–298.

Coope J., Warrender T.S. (1986). Randomised trial of treatment of hypertension in elderly patients in primary care. *Br Med J (Clin Res Ed), 293,* 1145–1151.

Cushman W.C., Evans G.W., Byington R.P. et al. (2010). Effects of intensive blood-pressure control in type 2 diabetes mellitus. ACCORD Study Group. *N Engl J Med, 362,* 1575–1585.

Dahlöf B., Lindholm L.H., Hansson L. et al. (1991). Morbidity and mortality in the Swedish Trial in Old Patients with Hypertension (STOP-Hypertension). *Lancet, 338,* 1281–1285.

Dalla Vestra M., Pozza G., Mosca A. et al. (2004). Effect of lercanidipine compared with ramipril on albumin excretion rate in hypertensive Type 2 diabetic patients with microalbuminuria: DIAL study (diabete, ipertensione, albuminuria, lercanidipina). *Diabetes Nutr Metab, 17,* 259–266.

de Galan B.E., Perkovic V., Ninomiya T. et al. (2009). Lowering blood pressure reduces renal events in type 2 diabetes. *J Am Soc Nephrol, 20,* 883–892.

Deutsche Hochdruckliga (2009). Leitlinien zur Behandlung der arteriellen Hypertonie. *Nieren- und Hochdruckkrankheiten, 38,* 137–188.

Dickstein K., Kjekshus J. (2002). Steering Committee of the OPTIMAAL Study Group. Effects of losartan and captopril on mortality and morbidity in high-risk patients after acute myocardial infarction: the OPTIMAAL randomised trial. Optimal trial in myocardial infarction with angiotensin II antagonist Losartan. *Lancet, 360,* 752–760.

Domanski M.J., Mitchell G.F., Norman J.E. et al. (1999). Independent prognostic information provided by sphygmomanometrically determined pulse pressure and mean arterial pressure in patients with left ventricular dysfunction. *J Am Coll Cardiol, 33,* 951–958.

Epstein, Williams G.H., Weinberger M. et al. (2006). Selective aldosterone blockade with eplerenone reduces albuminuria in patients with type 2 diabetes. *Clin J Am Soc Nephrol, 1,* 940–951.

Fagard R.H., Staessen J.A., Thijs L. et al. (2007). On-treatment diastolic blood pressure and prognosis in systolic hypertension. *Arch Intern Med, 167,* 1884–1891.

Fogari R., Mugellini A., Destro M. et al. (2006). Losartan and prevention of atrial fibrillation recurrence in hypertensive patients. *J Cardiovasc Pharmacol, 47,* 46–50.

Freemantle N., Cleland J., Young P. et al. (1999). Beta blockade after myocardial infarction: systematic review and meta regression analysis. *Br Med Journal, 318,* 1730–1737.

Fried L., Emanuele N., Zhang J. et al. (2013). Combined angiotensin inhibition for the treatment of diabetic nephropathy. *NEJM, 369,* 1892–1903.

Gueyffier F., Bulpitt C., Boissel J.P. et al. (1999). Antihypertensive drugs in very old people: a subgroup meta-analysis of randomised controlled trials. *Lancet, 353,* 793–796.

Guidelines Committee (2003). European Society of Hypertension – European Society of Cardiology guidelines for the management of arterial hypertension. *J Hypertens, 21,* 1011–1053.

Haller H., Ito S., Izzo J.L. et al. (2011). Olmesartan for the delay or prevention of microalbuminuria in type 2 diabetes. *NEJM, 364,* 907–917.

Hankey G.J. (2005). Preventable stroke and stroke prevention. *J Thromb Haemost, 3,* 1638–1645.

Hansson L., Zanchetti A., Carruthers S.G. et al. (1998). Effects of intensive blood-pressure lowering and low-dose aspirin in patients with hypertension: principal results of the Hypertension Optimal Treatment (HOT) randomised trial. *Lancet, 351,* 1755–1762.

Healey J.S., Baranchuk A., Crystal E. et al. (2005). Prevention of atrial fibrillation wiith angiotensin-converting enzyme inhibitors and angiotensin receptor blockers: a meta-analysis. *J Am Coll Cardiol, 45,* 1832–1839.

Heart Outcomes Prevention Evaluation Study Investigators (2000). Effects of ramipril on cardiovascular and microvascular outcomes in people with diabetes mellitus: results of the HOPE study and MICRO-HOPE substudy. *Lancet, 355,* 253–259.

Ibsen H., Olsen M.H., Wachtell K. et al. (2006). Does albuminuria predict cardiovascular outcomes on treatment with losartan versus atenolol in patients with diabetes, hypertension, and left ventricular hypertrophy? The LIFE study. *Diabetes Care, 29,* 595–600.

Jafar T.H., Stark P.C. et al. (2003). Progression of chronic kidney disease: The role of blood pressure control, proteinuria, and angiotensin converting enzyme inhibition. A patient-level meta-analysis. *Ann Intern Med, 139,* 244–252.

Jatos Study Group (2008). Principal results of the Japanese trial to assess optimal systolic blood pressure in elderly hypertensive patients (JATOS). *Hypertens Res, 31,* 2115–2127.

Jennings D.L., Kalus J.S., Coleman C.I. et al. (2007). Combination therapy with an ACE inhibitor and an angiotensin receptor blocker for diabetic nephropathy: a meta-analysis. *Diabet Med, 24,* 486–493.

Julius S., Kjeldsen S.E., Weber M. et al. (2004). Outcomes in hypertensive patients at high cardiovascular risk treated with regimens based on valsartan or amlodipine: the VALUE randomised trial. *Lancet, 363,* 2022–2031.

Kannel W.B., Wolf P.A., Benjamin E.J. & Levy D. (1998). Prevalence, incidence prognosis, and predisposing conditions for atrial fibrillation: population-based estimates. *Am J Cardiol, 82,* 2N–9N.

Kannel W.B. (2000). Risk stratification in hypertension: new insights from the Framingham study. *Am J Hypertens, 13, Suppl. 1,* 3–10.

Kilander L., Nyman H., Boberg M. et al. (1998). Hypertension is related to cognitive impairment: A 20 year follow-up of 999 men. *Hypertension, 31,* 780–788.

Launer L.J., Masaki K., Petrovitch H. et al. (1995). The association between midlife blood pressure levels and late-life cognitive function. The Honolulu-Asia Aging Study. *JAMA, 274,* 1846–1851.

Lee V.C., Rhew D.C., Dylan M. et al. (2004). Meta-analysis: angiotensin-receptor blockers in chronic heart failure and high-risk acute myocardial infarction. *Ann Intern Med, 141,* 693–704.

Lewis E.J., Hunsicker L.G., Clarke W.R. et al. (2001). Renoprotective effect of the angiotensin-receptor antagonist irbesartan in patients with nephropathy due to type 2 diabetes. *NEJM, 345,* 851–860.

Lip G.Y., Frison L., Grind M. (2007). Effect of hypertension on anticoagulated patients with atrial fibrillation. *Eur Heart J, 28,* 752–759.

Lithell H., Hansson L., Skoog I. et al. (2003). The Study on Cognition and Prognosis in the Elderly (SCOPE): principal results of a randomized doubleblind intervention trial. *J Hypertens, 21,* 875–886.

Liu L., Wang J.G., Gong L. et al. (1998). Comparison of active treatment and placebo in older Chinese patients with isolated systolic hypertension. Systolic hypertension in China (Syst-China) collaborative group. *J Hypertens, 16,* 1823–1829.

Liu L., Zhang Y., Liu G. et al. (2005). The Felodipine Event Reduction (FEVER) Study: a randomized, placebo-controlled trial in Chinese hypertensive patients. *J Hypertens, 23,* 2157–2172.

Madrid A.H., Bueno M.G., Rebollo J.M. et al. (2002). Use of irbesartan to maintain sinus rhythm in patients with long-lasting persistent atrial fibrillation: a prospective, randomized study. *Circulation, 106,* 331–336.

Makino H., Haneda M., Babazono T. et al. (2007). Prevention of transition from incipient to overt nephropathy with telmisartan in patients with type 2 diabetes. *Diabetes Care, 30,* 1577–1578.

Mann J.F., Schmieder R.E., Dyal L. et al. (2009). Effect of telmisartan on renal outcomes: a randomized trial. *Ann Intern Med, 151,* 1–10. doi: 10.7326/0003-4819-151-1-200907070-00122

Marre M., Lievre M., Chatellier G. et al. (2004). Effects of low dose ramipril on cardiovascular and renal outcomes in patients with type 2 diabetes and raised excretion of urinary albumin: randomised, double blind, placebo controlled trial (the DIABHYCAR study). *BMJ, 328,* 495

Marre M., Puig J.G., Kokot F. et al. (2004). Equivalence of indapamide SR and enalapril on microalbuminuria reduction in hypertensive patients with type 2 diabetes: the NESTOR Study. *J Hypertens, 22,* 1613–1622.

Medical Research Council Working Party (1985). MRC trial of treatment of mild hypertension: principal results. *BMJ, 291,* 97–104.

Medical Research Council Working Party (1992). Trial of treatment of hypertension in older adults: principal results. *BMJ, 304,* 405–412.

Metra M., Ponikowski P., Dickstein K. et al. (2007). Advanced chronic heart failure: A position statement from the Study Group on Advanced

Heart Failure of the Heart Failure Association of the European Society of Cardiology. *Eur J Heart Fail, 9,* 684–694.

Messerli F.H., Mancia G., Conti R. et al. (2006). Dogma disputed: can aggressively lowering blood pressure in hypertensive patients with coronary artery disease be dangerous? *Ann Int Med, 144,* 884–893.

Mogensen C.E., Neldam S., Tikkanen I. et al. (2000). Randomised controlled trial of dual blockade of renin-angiotensin system in patients with hypertension, microalbuminuria, and non-insulin dependent diabetes: the candesartan and lisinopril microalbuminuria (CALM) study. *BMJ, 321,* 1440–1444.

Nissen S.E., Tuzou E.M., Libby P. et al. (2004). Effect of antihypertensive agents on cardiovascular events in patients with coronary disease and normal blood pressure: the CAMELOT study: a randomized controlled trial. *JAMA, 292,* 2217–2225.

Packer M., O'Connor C.M., Ghali J.K. et al. (1996). Effect of amlodipine on morbidity and mortality in severe chronic heart failure. *NEJM, 335,* 1107–1114.

Palmer B.F. (2008). Supratherapeutic doses of angiotensin receptor blockers to decrease proteinuria in patients with chronic kidney disease. *Am J Nephrol, 28,* 381–390.

Parving H.H., Lehnert H., Brochner-Mortensen J. et al. (2001). The effect of irbesartan on the development of diabetic nephropathy in patients with type 2 diabetes. *NEJM, 345,* 870–878.

Parving H.H., Persson F., Lewis J.B. et al. (2008). Aliskiren combined with losartan in type 2 diabetes and nephropathy. *NEJM, 358,* 2433–2446.

PATS Collaborative Group (1995). Post-stroke antihypertensive treatment study. *Clin Med J, 108,* 710–717.

Pepine C.J., Kowey P.R., Kupfer S. et al. (2006). Predictors of adverse outcome among patients with hypertension and coronary artery disease. *J Am Coll Cardiol, 47,* 547–551

Peterson J.C., Adler S., Burkart J.M. et al. (1995). Blood pressure control, proteinuria, and the progression of renal disease. The modification of diet in renal disease study. *Ann Intern Med, 123,* 754–762.

Pfeffer M.A., McMurray J.J., Velazquez E.J. et al. (2003). Valsartan, captopril, or both in myocardial infarction complicated by heart failure, left ventricular dysfunction, or both. *NEJM, 349,* 1893–1896.

PROGRESS Collaborative Study Group (2001). Randomised trial of perindopril based blood pressure-lowering regimen among 6108 individuals with previous stroke or transient ischaemic attack. *Lancet, 358,* 1033–1041.

Ravid M., Savin H., Jutrin I. et al. (1993). Long-term stabilizing effect of angiotensin-converting enzyme inhibition on plasma creatinine and on proteinuria in normotensive type II diabetic patients. *Ann Intern Med, 118,* 577–581.

Rossing K., Schjoedt K.J., Jensen B.R. et al. (2005). Enhanced renoprotective effects of ultrahigh doses of irbesartan in patients with type 2 diabetes and microalbuminuria. *Kidney Int 68,* 1190–1198.

Ruilope L.M., Salvetti A., Jamerson K. et al. (2001). Renal function and intensive lowering of blood pressure in hypertensive participants of the Hypertension Optimal Treatment (HOT) study. *J Am Soc Nephrol, 12,* 218–225.

Schjoedt K.J., Rossing K., Juhl T.R. et al. (2005). Beneficial impact of spironolactone in diabetic nephropathy. *Kidney Int, 68,* 2829–2836.

Schrader J., Luders S,. Kulschewski A. et al. (2003). The ACCESS study: evaluation of acute candesartan cilexetil therapy in stroke survivors. *Stroke, 34,* 1699–1703.

Schrader J., Lüders S., Kulschewski A. et al. (2005). Morbidity and mortality after stroke, Eprosartan compared with Nitrendipine for secondary prevention: principal results of a prospective randomized controlled study (MOSES). *Stroke, 36,* 1218–1226.

Schrier R.W., Estacio R.O., Esler A. & Mehler P. (2002). Effects of aggressive blood pressure control in normotensive type 2 diabetic patients on albuminuria, retinopathy and strokes. *Kidney Int, 61,* 1086–1097.

Shekelle P.G., Rich M.W., Morton S.C. et al. (2003). Efficacy of angiotensin-converting enzyme inhibitors and beta-blockers in the management of left ventricular systolic dysfunction according to race, gender, and diabetic status: a meta-analysis of major clinical trials. *J Am Coll Cardiol, 41,* 1529–1538.

SHEP Cooperative Research Group (1991). Prevention of stroke by antihypertensive drug treatment in older persons with isolated systolic hypertension. Final results of the Systolic Hypertension in the Elderly Program (SHEP). *JAMA, 265,* 3255–3264.

Sjolie A.K., Klein R., Porta M. et al. (2008). Effect of candesartan on progression and regression of retinopathy in type 2 diabetes (DIRECT-Protect 2): a randomised placebo-controlled trial. *Lancet, 372,* 1385–1393.

Skoog I., Lernfelt B., Landahl S. et al. (1996). 15-year longitudinal study of blood pressure and dementia. *Lancet, 347,* 1141–1145.

Solomon S.D., Janardhanan R., Verma A. et al. (2007). Effect of angiotensin receptor blockade and antihypertensive drugs on diastolic function in patients with hypertension and diastolic dysfunction: a randomised trial. *Lancet, 369,* 2079–2087.

Somes G.W., Pahor M., Shorr R.I. et al. (1999). The role of diastolic blood pressure when treating isolated systolic hypertension. *Arch Intern Med, 159*, 2004–2009.

SPS3 Investigators (2013). Effects of blood pressure targets in patients with recent lacunar stroke. *Lancet, 382,* 507–515.

Staessen J.A., Fagard R., Thijs L., Celis H. et al. (1997). Randomised double-blind comparison of placebo and active treatment for older patients with isolated systolic hypertension. The systolic hypertension in Europe (Syst-Eur) trial investigators. *Lancet, 350,* 757–764.

Staessen J.A., Gasowski J., Wang J.G. et al. (2000). Risks of untreated and treated isolated systolic hypertension in the elderly: meta-analysis of outcome trials. *Lancet, 355,* 865–872.

The EUROPA Study (2003). The EURopa trial On reduction of cardiac events with Perindopril in stable coronary Artery disease investigators. Efficacy of perindopril in reduction of cardiovascular events among patients with stable coronary artery disease: randomised, double-blind, placebo-controlled multicentre trial (the EUROPA study). *Lancet, 362,* 782–788.

The ONTARGET Investigators (2008). Telmisartan, ramipril, or both in patients at high risk for vascular events. *NEJM, 358,* 1547–1559.

The PEACE Trial Investigators (2004). Angiotensin-converting-enzyme inhibition in stable coronary artery disease. *NEJM, 351,* 2058–2068.

Trenkwalder P., Elmfeldt D., Holman A. et al. (2005). The Study on Cognition and Prognosis in the Elderly (SCOPE) – major cardiovascular events and stroke in subgroups of patients. *Blood Press, 14,* 31–37.

Turnbull F., Neal B., Ninomiya T. et al. (2008). Effects of different regimens to lower blood pressure on major cardiovascular events in older and younger adults: meta-analysis of randomised trials. *BMJ, 336,* 1121–1123.

UK Prospective Diabetes Study Group (1998). Efficacy of atenolol and captopril in reducing risk of macrovascular and microvascular complications in type 2 diabetes: UKPDS 39. *BMJ, 317,* 713–720.

Verdecchia P., Reboldi G., Gattobigio R. et al. (2003). Atrial fibrillation in hypertension: predictors and outcome. *Hypertension, 41,* 218–223.

Vermeer S.E., Prins N.D., den Heijer T. et al. (2003). Silent brain infarcts and risk of dementia and cognitive decline. *NEJM, 348,* 1215–1222.

Viberti G., Wheeldon N.M. (2002). Microalbuminuria reduction with valsartan in patients with type 2 diabetes mellitus: a blood pressure-independent effect. *Circulation, 106,* 672–678.

Wachtell K., Lehto M., Gerdts E. et al. (2005). Angiotensin II receptor blockade reduces new-onset atrial fibrillation and subsequent stroke compared to atenolol: the Losartan Intervention For End Point Reduction in Hypertension (LIFE) study. *J Am Coll Cardiol, 45,* 712–719.

Williamson J.D., Supiano M.A., Applegate W.B. et al. (2016). Intensive vs standard blood pressure control and cardiovascular disease outcomes in adults aged ≥75 years. *JAMA, 315,* 2673–2682.

Wright J.T., Williamson J.D., Whelton P.K. et al.; SPRINT Research Group (2015). A randomized trial of intensive versus standard blood-pressure control. *N Engl J Med, 373,* 2103–2116.

Yap Y.G., Duong T., Bland J.M. et al. (2007). Prognostic value of blood pressure measured during hospitalization after acute myocardial infarction: an insight from survival trials. *J Hypertens, 25,* 307–313.

Yusuf S., Teo K.K., Pogue J. et al. (2008). Telmisartan, ramipril, or both in patients at high risk for vascular events. *NEJM, 358,* 1547–1559.

Zanchetti A., Grassi G,. Mancia G. (2009). When should antihypertensive drug treatment be initiated and to what levels should systolic blood pressure be lowered? A critical reappraisal. *J Hypertens, 27,* 923–934.

Management bei Therapie-refraktärer Hypertonie

Jan Menne

Einleitung

Therapieresistenz besteht, wenn mit einer Dreifachtherapie inkl. eines Diuretikums der Zielblutdruck von 140/90 mmHg nicht erreicht wird. Diese prinzipielle Definition einer Therapieresistenz hat sich in der aktuellen ESH/ESC-Leitlinie nicht geändert, allerdings wird jetzt zusätzlich gefordert, dass dieses durch Heimblutdruckmessungen oder eine 24-Std.-Messung bei nachgewiesener Adhärenz bestätigt wird und sekundäre Hypertonie-Ursachen (Tabelle 1) ausgeschlossen sind [1]. Mittlerweile ist es möglich, in einer mas-

Tabelle 1
Diagnostik bei Therapie-refraktärer Hypertonie

Diagnose	Screening-Test	Wenn verdächtig hoch, weitere Diagnostik
Hyperaldosteronismus	Aldosteron/Renin-Quotient[1]	1. Stufe: Salzbelastungstest[1, 2, 3] 2. Stufe: CT/MRT Abdomen 3. Stufe: Nierenvenen-Stufenkatheter mit Online-Bestimmung[2]. Wichtig: Termin mit Endokrinologen abstimmen
Phäochromozytom	Plasma-(Nor-)Metanephrin	1. Stufe: Urin-(Nor-)Metanephrin plus Plasma-Katecholamine[4] 2. Stufe: Wenn über zweifach MIBG-Szintigraphie; wenn ein- bis zweifach erhöht, wiederholen
Hypercortisolismus	Cortisol um 8 Uhr	1 mg Dexamethason Hemmtest[5]
Nierenarterienstenose	Duplexsonographie der Niere, MRT oder CT	Duplexsonographie der Niere, MRT oder CT
Schlafapnoe	Anamnese Schnarchen[6]	1. Stufe: ambulante kardio-respiratorische Polygraphie 2. Stufe: Polysomnographie im Schlaflabor
Übermäßiger Salzkonsum	24-Std.-Urinnatrium[7]	nicht erforderlich
Aortenisthmusstenose	Blutdruckmessung beide Arme (re. SBD 20 mmHg > li.)	Wiederholungsmessung
Hyperthyreose	TSH	freies T3 und T4

[1] Aldosteronantagonisten und Renininhibitor müssen für vier bis sechs Wochen abgesetzt sein.
[2] Diagnostik möglichst nur unter Medikation mit Ebrantil, Doxazosin und Verapamil.
[3] Kochsalzbelastungstest: Am Untersuchungstag um 8.00 Uhr basale Aldosteronbestimmung, dann Gabe von zwei Litern 0,9% Natriumchloridlösung über vier Stunden in Bettruhe (d.h. Versuch der Suppression der Aldosteronsekretion durch Na⁺- und Volumengabe). 12.00 Uhr erneute Aldosteronbestimmung: physiologisch < 50 ng/l; Graubereich 50-100 ng/l; pathologisch > 100 ng/l.
[4] über liegende Braunüle nach 30 Minuten Bettruhe.
[5] 23 Uhr 1 mg Dexametason, 8 Uhr morgens Cortisolbestimmung.
[6] Ehegatten, Partner nach Schnarchen und Atempausen fragen. Schlafapnoescreening-Bogen.
[7] 100 mmol Natriumausscheidung entspricht ca. 6 g NaCl-Konsum. Nach derzeitiger Datenlage um 6-10 g/d optimal (entspricht ca. 100-150 mmol Natrium).

senspektroskopischen Untersuchung alle gängigen Antihypertensiva nachzuweisen. Von den Frankfurter Kollegen konnte gezeigt werden, dass mehr als die Hälfte der Therapie-resistenten Patienten weniger als die Hälfte der verschriebenen Medikamente einnahmen. Bei knapp 20 Prozent ließ sich sogar keines der Antihypertensiva im Urin nachweisen. Erste Labors bieten diese Untersuchung auch als Regelleistung für 50–60 Euro an.

Bei Patienten mit Therapieresistenz sollte ein Therapieversuch mit 25–50 mg Spironolacton (Alternative 50–100 mg Eplerenon) unternommen werden, wenn die eGFR nicht unter 45 ml/min und das Serumkalium nicht über 4,5 mmol/l liegt. Die PATHWAY-2-Studie hat gezeigt, dass Spironolacton einem Beta-Blocker oder Alpha-Blocker überlegen ist, wenn bei Patienten mit einer Dreifachtherapie aus Calciumantagonist, Thiazid und ACE-Hemmer/Angiotensin-Rezeptor-Blocker der Blutdruck nicht im Zielbereich liegt [2]. In einer neuen Studie waren 10 bis 20 mg Amilorid genauso effektiv wie Spironolacton [3].

Renale Denervation

Für die Behandlung von Patienten mit therapieresistentem Hypertonus werden seit mehreren Jahren neue interventionelle Therapiestrategien eingesetzt. Mit Abstand am bekanntesten ist die renale Denervierung, bei der die renale Sympathikusaktivität mittels Radiofrequenzablation beeinflusst wird. Die Barorezeptorstimulation im Bereich des Sinus caroticus wird seit ungefähr 15 Jahren eingesetzt. Die Erzeugung eines Shunts zwischen der Arterie und Vene iliaca ist erstmals in den letzten zwei Jahren veröffentlicht worden. Neu ist die Modulation des Carotis-Barorezeptors.

Nach anfänglich großer Euphorie, insbesondere in Deutschland, wo mehr als 10.000–15.000 Eingriffe zwischen 2011 und 2015 in zeitweise bis zu 150–200 Zentren durchgeführt worden sind, führte die Publikation der Simplicity-III-Studie zu einer deutlichen Ernüchterung. In dieser ersten randomisierten, geblindeten Studie zur renalen Denervierung wurde nur ein geringer nicht signifikanter Effekt auf den systolischen Blutdruck von zwei bis drei mmHg beobachtet [4], was die Krankenkassen veranlasste, die Kosten für die Intervention nicht weiter zu erstatten. Eine zweite in Lübeck durchgeführte randomisierte, geblindete monozentrische Studie an Patienten mit moderatem Bluthochdruck führte ebenfalls zu keinem signifikanten mittleren Blutdruckabfall [5], jedoch wurde immerhin der systolische Blutdruck signifikant gesenkt (−8,3 vs. −3,5

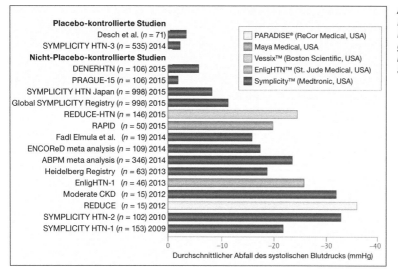

Abbildung 1
Effekt einer renalen Denervation in geblindeten und nicht-geblindeten Studien

mmHg). Auch in einer kürzlich veröffentlichten dritten randomisierten, geblindeten Studie wurde kein eindeutiger Nutzen (–6,1 vs. –4,3 mmHg) festgestellt [6]. In der Abbildung 1 findet sich eine Gegenüberstellung der wichtigsten bisher veröffentlichten Studien [7]. Wie der Abbildung zu entnehmen ist, sind die Blutdruckeffekte in den nicht geblindeten Studien deutlich größer als in den beiden bisher veröffentlichten geblindeten Studien. Ferner konnte in einer

Abbildung 2
Metaanalyse aller randomisiert durchgeführten Studien zum Effekt einer renalen Denervierung auf den 24-Std.-Blutdruckwert sechs Monate nach Intervention

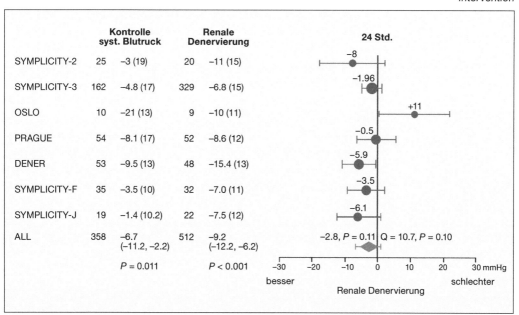

Meta-Analyse der randomisierten Studien gezeigt werden, dass der Effekt auf die 24-Std.-Blutdruckmessung, welche eine bessere Korrelation mit der Langzeitprognose hat als der Praxis-Blutdruck, relativ gering ist (Abbildung 2) [8].

Innerhalb des letzten Jahres sind drei Arbeiten erschienen, in denen der Effekt einer renalen Denervation mit neuen weiterentwickelten Kathetersystemen bei Patienten mit leichtem bis moderatem Bluthochdruck untersucht wurde [9–11]. Alle drei Studien führten zu einem vergleichbaren Effekt (Tabelle 3). Der systolische Blutdruck wurde um vier bis sieben mmHg und der diastolische Blutdruck um zwei bis fünf mmHg gesenkt. Diese Ergebnisse sind bedeutsam, da die zuletzt bei Patienten mit therapieresistentem Hypertonus veröffentlichten randomisierten Studien eher enttäuschend gewesen sind. Sollte jetzt die renale Denervierung wieder einen höheren Stellenwert in der Behandlung von Patienten mit Hypertonus bekommen und sogar die Indikation auf Patienten mit leichtem bis moderatem Hypertonus ausdehnt werden? Beide Fragen können zum jetzigen Zeitpunkt klar verneint werden. Dafür ist die Datenlage zu schwach.

1. Die Studien sind als „Proof-of-Concept"-Studien angelegt worden und daher ist die Zahl der randomisierten Patienten gering.
2. Nur ein Fünftel bis ein Siebtel der voruntersuchten Patienten erfüllten die Ein- und Ausschlusskriterien der Studie. Somit sind die Daten nicht ohne weiteres auf die meisten Hypertoniker übertragbar.
3. Der beschriebene blutdrucksenkende Effekt ist relativ klein und kann auch durch die Gabe von ein bis eineinhalb gängigen Blutdruckmedikamenten in normaler Dosierung erreicht werden.
4. Die publizierten Daten beinhalten nur eine Nachbeobachtungszeit von zwei bis sechs Monaten. Langzeitdaten fehlen noch.

Unabhängig davon, ob ein eindeutiger Erfolg in diesen Studien gezeigt werden kann, ist bei Patienten mit therapieresistentem Hypertonus zunächst eine Optimierung der antihypertensiven Therapie erforderlich. Im direkten Vergleich war Spironolacton einer renalen Denervierung überlegen [7, 8, 12, 13] und Spironolacton hat in der großen PATHWAY-2-Studie seinen Vorteil gegenüber anderen Antihypertensiva bei therapieresistenten Patienten klar belegt [2, 9].

Beeinflussung der A.-carotis-sinus-Knoten-Barorezeptoren

Als erstes invasives Verfahren wurde die Barorezeptor-Aktivator-Therapie (BAT) vor etwa 15 Jahren in klinischen Studien eingeführt.

In den letzten zwei Jahren wird ein neues Verfahren getestet, bei dem es durch Vordehnung der A. carotis im Bereich des Carotissinus-Knoten zu einer Steigerung der Barorezeptoraktivität kommt mit sukzessivem Blutdruckabfall.

Elektrische Stimulation der Barorezeptoren

Die seit 2011 eingesetzten Barorezeptorstimulatoren der zweiten Generation verwenden eine (im Vergleich zur Erstgeneration) deutlich kleinere unipolare Elektrode, die nur einseitig implantiert wird. Randomisierte Daten zum Barorezeptor der zweiten Generation liegen bisher nicht vor. In Göttingen sind mittlerweile über 90 Patienten mit dem Zweitgenerationsgerät versorgt worden und es konnte gezeigt werden, dass es bei diesen Patienten zu einer verbesserten Einstellung des 24-Std.-Blutdrucks, einer Reduktion der Proteinurie und einer verbesserten Gefäßfunktion kam [14].

Mit dem Zweitgenerationsgerät sinken die Operationsdauer und die Größe des Operationsfeldes und damit potenziell auch die Komplikationsrate, allerdings gibt es auch Hinweise, dass diese Elektrode auch weniger effektiv ist [15]. Wahrscheinlich ist das dadurch bedingt, dass unter elektrischer Stimulation häufiger Schmerzen lokal im Halsbereich auftreten, die verhindern, dass die applizierte Energie weiter gesteigert werden kann [15]. Da die neue Elektrode im Vergleich zur alten Elektrode auch nur ca. ein Viertel der Fläche elektrisch stimuliert, ist die genaue intraoperative Platzierung der Elektrode von größerer Bedeutung. Dazu ist es erforderlich, dass das Aufsuchen des optimalen Punktes mit dem größten Blutdruckabfall intraoperativ gelingt. Dabei kommt der Erfahrung des Gefäßchirurgen, der Anästhesie und der Auswahl der richtigen Anästhetika, welche nicht den Barorezeptor beeinflussen, eine besondere Bedeutung zu.

Bei Patienten, die bereits renal denerviert waren, aber immer noch nicht ausreichend kontrollierte RR-Werte aufwiesen, konnten wir zeigen, dass diese von einer BAT mit der neuen unipolaren Elektrode profitierten mit einem durchschnittlichen Blutdruckabfall von 182 auf 163 mmHg. Bei 68 Prozent der Patienten war mindestens ein Blutdruckabfall von zehn mmHg feststellbar. Bei etwas über 30 Prozent fand sich kein Nutzen.

Die Barorezeptorstimulation erfordert ein gut eingespieltes interdisziplinäres Team aus Internisten, Hypertensiologen und Gefäßchirurgen mit großer Erfahrung in der adäquaten Patientenselektion. Deshalb wird die BAT nur in spezialisierten Hochdruckzentren angeboten. Die Kosten für den Eingriff werden durch die Krankenkassen vergütet.

Tabelle 2
Gerätebasierte Verfahren zur Behandlung eines Hypertonus

	Baroreflex-Aktivierungs-Therapie (BAT)	Renale Denervierung	Arterio-venöser iliacaler Shunt	Tiefe Hirnstimulation	Baroreflex-Modulation
RR Reduktion, geblindet	25–40/10–25 −11 ($p < 0.05$)	25–35/10–20 < 5 (p = n.s.)	nicht möglich	nur Einzelfälle	
Komplikationsrate	< 10% mit 2. Gen.	< 3%	20% mit venöser Thrombose	< 1% Schlaganfall	unbekannt
Behandlungsanpassung möglich?	Ja	Nein	Nein	Ja	Nein
Mehrere Eingriffe erforderlich?	Ja (Batteriewechsel)	Möglich	Nein	Nein	Nein
Anästhesie	Vollnarkose	Katheterisierung plus intensive Schmerztherapie	Katheterisierung	Vollnarkose	Katheterisierung
Kontraindikation	Karotisstenose, ulzerative Karotisplaques	Nierenarterienstenose, Stent Nierenarterie, KDIGO IV–V	Stenose A. Iliaca	Schlaganfall	Karotisstenose, ulzerative Karotisplaques
Potenzielle Verbesserungsmöglichkeiten	pulssynchrone Stimulation, aufladbare Batterie	Neue Katheter (siehe Tabelle 1)	derzeit zu wenig Erfahrung	derzeit zu wenig Erfahrung	derzeit zu wenig Erfahrung
Kosten	30.000 Euro plus Batteriewechsel alle 2–4 Jahre 15.000 Euro	5.000–6.000 Euro	5.000–7.000 Euro	40.000 Euro	unbekannt

Modulation der Barorezeptorenfunktion durch Vordehnung

Ein interessanter neuer Ansatz ist die Barorezeptor-Modulation. Dabei werden die Barorezeptoren im Bereich des Sinusknoten nicht elektrisch stimuliert, sondern ein kleines Metallgeflecht wird in den Carotisbulbus eingebracht, welches diesen aufspannt. Dadurch werden die A. carotis und die außen liegenden Nervenfasern leicht vorgedehnt, wodurch dem Körper ein höherer Blutdruck suggeriert wird. Erste Ergebnisse sind kürzlich veröffentlicht worden [16]. Bei 30 Patienten konnte eine Blutdrucksenkung um 21/12 mmHg in der ambulanten 24-Std.-Messung erreicht werden (Tabelle 3). Weitere Studien sind abzuwarten.

Arterio-venöser iliakaler Shunt

2015 wurden die Daten der ersten randomisierten Studie veröffentlicht [17]. Eine Blindung ist nicht erfolgt und ist auch nicht möglich, da sich das Schwirren über der Leiste sowohl vom Patienten als auch Arzt fühlen lässt. Der Blutdruckeffekt war beeindruckend. Der systolische und diastolische Praxis-Blutdruck fielen um 26,9 und 20,1 mmHg und in der 24-Std.-Blutdruckmessung um 13,5 und 13,5 mmHg. In der Kontrollgruppe betrugen diese Werte −3,7 und −2,4 mmHg bzw. −0,5 und −0,1 mmHg. Der besonders ausgeprägte diastolische Blutdruckeffekt kann durch die starke Abnahme des peripheren Widerstands erklärt werden. Jedoch war die Komplikationsrate von nicht schwerwiegenden Komplikationen hoch. So entwickelten 28,6 Prozent eine venöse Stenose. Ob das Verfahren durch die Volumenbelastung langfristig die Entstehung einer Herzinsuffizienz begünstigt, ist derzeit noch unklar.

Grundsätzliche Limitationen aller invasiven Verfahren

Es ist festzuhalten, dass die zur initialen Zulassung oder Kostenerstattung in Deutschland ausreichende Studienlage bescheiden war (Tabelle 2). Kein antihypertensives Medikament würde mit Daten generiert in ungeblindeten Studien eine Therapiezulassung erhalten. Da der Placebo-Effekt in Studien bei Patienten mit therapieresistentem Hypertonus im Mittel bei 10–15 mmHg liegt, sind die Ergebnisse von doppel-blind durchgeführten Studien für die Bewertung entscheidend.

Letztlich darf bei allen invasiven Verfahren nicht vergessen werden, dass die Eingriffe meist nicht oder nur teilweise reversibel sind. Daher sind langfristige Ergebnisse abzuwarten, bevor eine endgültige Nutzen/Risikobewertung durchgeführt werden kann. Alle invasiven Verfahren sollten nur im Rahmen von Studien oder sorgfältigen Registererhebungen durchgeführt werden, um weitere notwendige Erkenntnisse zu generieren.

Neue Medikamente

Seit über 20 Jahren ist mit Ausnahme des Renin-Hemmers Aliskiren, der im klinischen Alltag keine Rolle spielt, keine Medikamentenklasse zur Therapie des Hypertonus neu zugelassen worden. Auch ist auf absehbare Zeit keine neue Substanzklasse für die Behandlung des leichten bis moderaten Hypertonus zu erwarten. Allerdings wurde auf dem Kongress der American Heart Association eine sehr interessante Studie als Abstract vorgestellt [18]. LHW090, ein neuer Neprilysin-Inhibitor, der u.a. den Abbau von ANP und BNP verhindert, führte bei Therapie-resistenten Patienten zu einem erstaunlichen Abfall des ambulant gemessenen 24-Std.-Blutdruckes. Mit der höheren Dosis (200 mg) konnte ein Blutdruckabfall von 140,3/81,5 mmHg auf 125,8/74,8 (n = 14) und in der niedrigeren Dosis (100 mg) von 136,5/77,0 mmHg auf 127,5/73,7 mmHg (n = 15) gemessen werden. In der Placebo-Gruppe (n = 29) war nur ein minimaler Abfall von 135,3/74,9 mmHg auf 134,5/74,2 mmHg zu verzeichnen. Der Placebo-adjustierte Effekt wäre somit −13,7/−5,9 mmHg und somit deutlich besser als alles, was wir bisher bei den Studien mit renaler Denervation (s.o. und Tabelle 3) gesehen haben.

Zusammenfassend ist festzuhalten, dass die zahlreichen Studien der letzten beiden Jahre u.a. zeigen, dass der im Bereich der Hyper-

Tabelle 3
Blutdruckeffekt invasiver Therapieformen in aktuellen Studien

Ansatzpunkt	SPYRAL HTN-ON MED [10]	SPYRAL HTN-OFF MED [11]	RADIANCE-HTN-SOLO [9]	CALM-FIM [16]
	Renale Denervierung			Barorezeptor-modulation [7]
Interventionsarm (n)	38	38	74	30
24-h-SBD/DBD Start (mmHg)	152,1/97,2	153,4/99,1	142,6/87,3	166/100
24-h-SBD/DBD Ende (mmHg)	143,1/91,2	147,8/94,7	135/6/83,0	145/88
Shamprozedur (n)	42	42	72	keine
24-h-SBD/DBD Start (mmHg)	151,3/97,9	161,4/101,5	143,8/88,6	keine
24-h-SBD/DBD Ende (mmHg)	149,7/96,0	160,9/101,1	140,7/85,7	keine
SBD/DBD-Effekt (mmHg, Placebo-korrigiert)	−7,4/−4,1	−5,0/−4,4	−4,1/−1,8	−21/−12

tonie-Therapie sicherlich erforderliche Fortschritt auch mit den uns zur Verfügung stehenden Substanzen erreicht werden kann. Dabei ist es sicher wichtig, dass die neue ESH/ESC-Leitlinie großen Wert auf die patientennahe Ausgestaltung der Therapie und auf Therapiemodi mit hoher Patientenpartizipation legt.

Fazit für die Praxis

- In den letzten Jahren sind mehrere invasive Verfahren zur Behandlung einer therapieresistenten Hypertonie in den klinischen Alltag eingeführt worden. Die Langzeitergebnisse beruhen häufig auf kleinen Fallzahlen und nicht-randomisierten Studien.
- Eine invasive Therapie sollte nur angewendet werden, wenn alle sekundären Ursachen ausgeschlossen sind und die medikamentöse Therapie ausgereizt wurde. Dies beinhaltet, dass ein Therapieversuch mit 25–50 mg Spironolacton, sofern keine Kontraindikation besteht, durchgeführt worden ist. Solche Patienten sollten in geeigneten Referenzzentren, die die invasiven Verfahren anbieten, vorgestellt werden.
- Bei allen Patienten mit therapieresistentem Hypertonus muss eine sekundäre Hypertonieursache ausgeschlossen werden.
- Bei allen Patienten mit therapieresistentem Hypertonus sollte mittels Massenspektroskopie überprüft werden, ob die Medikamente eingenommen werden. Diese Untersuchung kostet nur 55 Euro und wird kommerziell angeboten.

Literatur

1. Williams B., Mancia G., Spiering W. et al. (2018). 2018 ESC/ESH Guidelines for the management of arterial hypertension: The task force for the management of arterial hypertension of the European Society of Cardiology and the European Society of Hypertension. *J Hypertens, 36,* 1953–2041.
2. Williams B., MacDonald T.M., Morant, S. et al. (2015) Spironolactone versus placebo, bisoprolol, and doxazosin to determine the optimal treatment for drug-resistant hypertension (PATHWAY-2): a randomised, double-blind, crossover trial. *Lancet, 386,* 2059–2068.
3. Williams B., MacDonald T.M., Morant S.V. et al. (2018). Endocrine and haemodynamic changes in resistant hypertension, and blood pressure responses to spironolactone or amiloride: the PATHWAY-2 mechanisms substudies. *Lancet Diabetes Endocrinol, 6,* 464–475.

4. Bhatt D.L., Kandzari D.E., O'Neill W.W. et al. (2014) SYMPLICITY HTN-3 Investigators. A controlled trial of renal denervation for resistant hypertension. *NEJM, 370,* 1393–1401.
5. Desch S., Okon T., Heinemann D. et al. (2015). Randomized sham-controlled trial of renal sympathetic denervation in mild resistant hypertension. *Hypertension, 65,* 1202–1208.
6. Mathiassen O.N., Vase H., Bech J.N. et al. (2016) Renal denervation in treatment-resistant essential hypertension. A randomized, SHAM-controlled, double-blinded 24-h blood pressure-based trial. *J Hypertens, 34,* 1639–1647.
7. Gulati R., Raphael C.E., Negoita M. et al. (2016). The rise, fall, and possible resurrection of renal denervation. *Nat Rev Cardiol, 13,* 238–244.
8. Fadl Elmula F.E., Jin Y., Yang W.Y. et al. (2015). European Network Coordinating Research On Renal Denervation (ENCOReD) Consortium. Meta-analysis of randomized controlled trials of renal denervation in treatment-resistant hypertension. *Blood Press, 24,* 263–274.
9. Azizi M., Schmieder R.E., Mahfoud F. et al. (2018). Endovascular ultrasound renal denervation to treat hypertension (RADIANCE-HTN SOLO): a multicentre, international, single-blind, randomised, sham-controlled trial. *Lancet, 391,* 2335–2345.
10. Kandzari D.E., Bohm M., Mahfoud F. et al. (2018). Effect of renal denervation on blood pressure in the presence of antihypertensive drugs: 6-month efficacy and safety results from the SPYRAL HTN-ON MED proof-of-concept randomised trial. *Lancet, 391,* 2346–2355.
11. Townsend R.R., Mahfoud F., Kandzari D.E. et al. (2017). Catheter-based renal denervation in patients with uncontrolled hypertension in the absence of antihypertensive medications (SPYRAL HTN-OFF MED): a randomised, sham-controlled, proof-of-concept trial. *Lancet, 390,* 2160–2170.
12. Rosa J., Widimský P., Waldauf P. et al. (2016). Role of adding spironolactone and renal denervation in true resistant hypertension: one-year outcomes of randomized PRAGUE-15 study. *Hypertension, 67,* 397–403.
13. Oliveras A., Armario P., Clarà A. et al. (2016). Spironolactone versus sympathetic renal denervation to treat true resistant hypertension: results from the DENERVHTA study – a randomized controlled trial. *J Hypertens, 34 (9),* 1863–1871. doi:10.1097/HJH.0000000000001025
14. Wallbach M., Halbach M., Reuter H. et al. (2016). Baroreflex activation therapy in patients with prior renal denervation. *J Hypertens, 34 (8),* 1630–1638. doi:10.1097/HJH.0000000000000949

15. Heusser K., Tank J., Brinkmann J. et al. (2016). Acute response to unilateral unipolar electrical carotid sinus stimulation in patients with resistant arterial hypertension. *Hypertension, 67,* 585–591.
16. Spiering W., Williams B., Van der Heyden J. et al. (2017) Endovascular baroreflex amplification for resistant hypertension: a safety and proof-of-principle clinical study. *Lancet, 390,* 2655–2661.
17. Lobo M.D., Sobotka P.A., Stanton A. et al. (2015). ROX CONTROL HTN Investigators. Central arteriovenous anastomosis for the treatment of patients with uncontrolled hypertension (the ROX CONTROL HTN study): a randomised controlled trial. *Lancet, 385,* 1634–1641.
18. Yi A., Huseinovic N., Hom D. et al. (2018). Safety and efficacy of LHW090 in patients with resistant hypertension: results of a randomized, double blind, parallel group, placebo-controlled study. *Circulation, 138,* A12892.

Nierentransplantation

Vorbereitung von Transplantatempfängern und Lebendspendern

Barbara Suwelack

I. Der Patient auf der Warteliste – Empfänger-Evaluation

Die Nierentransplantation ist die Therapie der Wahl der terminalen chronischen Niereninsuffizienz (CKD5). Alle Patienten sollten zumindest einer Evaluation der Transplantationsfähigkeit zugeführt werden.

Infolge des Organmangels nimmt die Zahl der Patienten auf der Warteliste weiter zu und damit auch die Wartezeit (= Zeit an der Dialyse) auf ein geeignetes Spenderorgan. Mit zunehmendem Alter der Wartelistenpatienten wächst auch die Zahl der Patienten mit mehreren Komorbiditäten. Das veränderte Alters- und Morbiditätsspektrum sowie die vorangehende Transplantationen stellen hohe Anforderungen an eine gründliche und umsichtige Empfängervorbereitung und Evaluation. Erkrankungen, die eine Transplantation risikoreich erscheinen lassen und möglicherweise sogar das Überleben nach Transplantation infrage stellen, müssen bewertet und ausgeschlossen werden. Das Transplantationsgesetz § 16 liefert die gesetzliche Grundlage für die Aufnahme in die Warteliste. Die Bundesärztekammer-Richtlinien führen die allgemeinen Grundsätze des TPG für die Aufnahme auf die Warteliste genauer aus und sind bindend.

Indikation

Die Nierentransplantation soll prinzipiell jedem Patienten mit terminalem Nierenversagen zur Verfügung stehen.

Die Indikation zur Nierentransplantation besteht, wenn Nierenerkrankungen nicht rückbildungsfähig sind, fortschreiten, durch einen genetischen Defekt bedingt sind, das Leben gefährdet ist, die Lebensqualität durch die Erkrankung hochgradig eingeschränkt ist sowie bei Erkrankungen, die durch die Transplantation erfolgreich behandelt werden können (www.bundesaerztekammer.de). Das Patienten-Überleben nach einer Nierentransplantation ist signifikant besser im Vergleich zu Patienten auf der Warteliste. In den USA war die Mortalität bei den transplantierten Patienten um 68 Prozent niedriger im Vergleich zu den auf der Warteliste verbleibenden Dialysepatienten. Die Transplantation bedeutete eine Zunahme der Lebenserwartung von im Mittel zehn Jahren. Bei jungen Patienten < 40 Jahren wurde eine um 17 Jahre verlängerte Lebenserwartung im Vergleich zu den Dialyse-Patienten gesehen (Ravanan et al., 2010).

Der behandelnde Arzt hat Patienten, bei denen eine Organtransplantation medizinisch angezeigt ist, mit deren schriftlicher Einwilligung *unverzüglich* an das Transplantationszentrum zu melden (TPG § 13, Absatz 3, Satz 1).

Die letzte Entscheidung über die Aufnahme eines Patienten auf die Warteliste trifft die ständige interdisziplinäre und organspezifische Transplantationskonferenz (ITK) des Transplantationszentrums. Über die Aufnahme auf die Warteliste zur Nierentransplantation wird nach Notwendigkeit und Erfolgsaussicht für den Patienten (TPG, § 10) und im Hinblick auf eine durch Transplantation zu erwartende Lebensverlängerung oder Verbesserung der Lebensqualität entschieden. Die individuelle medizinische Situation, sein physischer und psychischer Gesamtzustand sowie die Compliance des Patienten sind zu beurteilen, ggf. auch durch Hinzuziehung weiterer Fachärzte, z.B. für Psychiatrie. Die Gründe der Ablehnung der Aufnahme auf die Warteliste sind in jedem Fall zu dokumentieren.

Kontraindikationen zur Nierentransplantation

Es gibt nur sehr wenige allgemein akzeptierte absolute Kontraindikationen für eine Nierentransplantation:
– schwere Infektionen,
– maligne Erkrankung mit einer kurzen Lebenserwartung (z.B. metastasiertes Tumorleiden),
– klinisch manifeste oder sich durch die Immunsuppression nach Transplantation erwahrungsgemäß verschlimmernde Infektionskrankheiten,
– schwerwiegende Erkrankungen anderer Organe,
– chronische Erkrankungen mit verkürzter Lebenserwartung,
– schädlicher Substanzgebrauch (Alkohol/Drogen/Nikotin),
– fehlende Bereitschaft (Non Compliance) oder Fähigkeit (z.B. Psychose) am Transplantationserfolg mitzuwirken.

Die Non Compliance ist kein unveränderbares Charakteristikum und muss durch qualifizierte Fachdisziplinen (Psychosomatik, Psychologen) bestätigt und ggfs. reevaluiert werden.

Zeitpunkt der Aufnahme auf die Warteliste zur Nierentransplantation

Das chronische Nierenversagen, das eine Dialysebehandlung erforderlich macht, stellt die Indikation zur Aufnahme in die Warteliste dar. Die Wartezeit bei ET zählt jedoch erst mit Beginn der ersten Dialysebehandlung. Das erste Dialysedatum muss schriftlich durch den behandelnden Dialysearzt bestätigt werden. Zahlreiche Studien haben ein besseres Patientenüberleben und bessere Transplantatfunktion bei einer präemptiven Nierentransplantation, d.h. bei Transplantation vor Eintritt der Dialysepflicht belegt. Als Ausnahme kann nach der zukünftigen BÄK-Richtlinie (Inkrafttreten erwartet am 16.03.2021) eine Listung zur präemptiven Tx nur bei Kindern (eGFR 20 ml/min) und i.R. der kombinierten Pankreas-Nieren-Tx (eGFR 30 ml/min/1.73 m²) sowie i. R. einer Vorbereitung zur Lebendspende erfolgen.

Alter der Patienten

Das Patientenalter, vorherige Transplantationen und die renale Grunderkrankung stellen keine Kontraindikationen für die Nierentransplantation dar. Insbesondere durch das European Senior Program (ESP) ergibt sich die Möglichkeit einer verkürzten Wartezeit für ältere Patienten über 65 Jahre durch Akzeptanz von Nieren älterer Spender. Die Lebenserwartung nach Transplantation sollte die voraussichtliche Wartezeit auf ein Organ übersteigen.

Prätransplantations-Work-up

Initiale, obligate Aufklärung und Voruntersuchungen vor Aufnahme auf die Warteliste

Neben der ausführlichen Aufklärung über alle Aspekte der Transplantation, die Immunsuppression und die voraussichtliche Prognose, die im persönlichen Gespräch im Transplantationszentrum erfolgen soll, ist eine gründliche medizinische Untersuchung mit detaillierter Anamnese-Erhebung (Vorerkrankungen, OPs, Psyche und Risikofaktoren, Raucheranamnese, Gewichtsverlauf, Impfanamnese) und physikalische Untersuchung mit Erhebung des Pulsstatus (!) erforderlich. Neben der renalen Grunderkrankung, die zum terminalen Nierenversagen geführt hat, sollten auch potenzielle Risiken einer Immunisierung erfragt werden. Dies betrifft bereits vorangegangene Transplantationen, Bluttransfusionen und Schwangerschaften.

Besonderes Augenmerk ist den kardiopulmonalen Befunden und dem Pulsstatus zu widmen.

Laboruntersuchungen

Blutgruppe, Blutbild, Kreatinin, eGFR, Elektrolyte, Kalziumphosphat, Leberfunktionsteste, Lipidstatus, Blutzucker, Glukosestoffwechselparameter, Schwangerschaftstests und im Falle einer geplanten Blutgruppen-inkompatiblen Lebendspende auch die Bestimmung der Isoaglutinin-Titer gegen die Spendererythrozyten, Gerinnungsanalysen sind fakultiv z.B. bei V.a. Thrombophilie und Komplikationen in der Vorgeschichte durchzuführen.

Infektionsserologie: CMV, EBV, VCV, Hepatitis E, B und C. Lues-Serologie (fakultativ Tbc, Toxoplasmose, Lues-Serologie u.a.).

Impfstatus: Hbs-Antikörper-Titer.

Vorsorgeuntersuchungen

Die gesetzlich vorgesehenen Krebs-Vorsorgeuntersuchungen sollten im Vorfeld erfolgen. Bei Männern über 50 Jahre Prostata-Untersuchung, digital/rektal, bei Familienanamnese bereits in jüngerem Alter. Alle Frauen sollten eine gynäkologische Vorsorgeuntersuchung/Abstrich durchführen lassen einschließlich Brustuntersuchungen (Frauen über 50 Jahre oder auch bei positiver Familienanamnese ab 35 Jahre: Mammographie). Allen Patienten über 50 Jahre wird die Koloskopie empfohlen, bei Familienanamnese und Vorerkrankungen (maligne Polypen) bereits früher. Obligat ist eine Ultraschalluntersuchung des Abdomens mit besonderem Augenmerk auf Nieren und ableitende Harnwege sowie bei Hepatitis-Anamnese, der Leber. Fakultative Untersuchungen vor Transplantation und Aufnahme auf die Warteliste sind der individuellen Situation und dem Risikoprofil der Patienten anzupassen. Sie betreffen v.a. kardiovaskuläre, pulmonale, zerebrovaskuläre, infektiologische und onkologische Vorerkrankungen sowie ggf. renale Grunderkrankungen mit Rezidiv-Neigung im Transplantat und Gefahr von Komplikationen (z.B. FSGS, atypisches HUS u.a.).

Transplantationsimmunologische Untersuchungen

Neben der wiederholten Blutgruppenbestimmung ist die HLA-Typisierung Basis der immunologischen Transplantationsvorbereitung. Neben dem T- und B-Lymphozyten-Cross-Match werden mittels LCT-Technik präformierte panelreaktive HLA-Antikörper bestimmt und in PRA-% angegeben. Durch die Verbesserung der immunologischen Untersuchungsmethoden werden heute mit hochsensiblen Methoden, Luminex Assay, HLA Klasse-I- und -II-Antikörper nachgewiesen und ggf. weitere nicht kompatible Antigene detektiert sowie auch nicht komplementaktivierende Antikörper erfasst. Diese, insbesondere die nicht akzeptablen Antigene, gegen die der Wartelistenpatient z.B. durch vorhergehende Transplantationen oder Schwangerschaften immunisiert ist, sog. NAHAs (non acceptable HLA antigens), müssen ET gemeldet werden und helfen so, die Suche nach einem passenden Organ zu optimieren. ET errechnet vPRA-%. Die Bedeutung donorspezifischer Antikörper (DSA) für das Transplantatüberleben und die Langzeitfunktion wurde in zahlreichen Publikationen belegt und ist entscheidend für die Organauswahl und Therapieentscheidung.

Transplantations-Work-up

Spezielle Probleme und Untersuchungen

Kardiovaskuläre Erkrankung
Kardiovaskuläre Erkrankungen sind für insgesamt etwa 30 Prozent der Posttransplant-Mortalität verantwortlich mit der höchsten Mortalitätsrate in der perioperativen Phase der Transplantation. Sie sind damit unverändert die Haupttodesursache nach Nierentransplantation. Es ist von entscheidender Bedeutung, evtl. vorhandene koronare Herzerkrankung, Herzinsuffizienz, Herzklappenerkrankung und Rhythmusstörung vor der Transplantation zu evaluieren.

Ziel ist es, Patienten zu identifizieren, die von einer präoperativen kardialen Intervention (Revaskularisation/PCI) und einer intensiven Risikofaktor-Reduktion profitieren, um die peri- und postoperative kardiovaskuläre Mortalität und den Langzeit-Verlauf nach Transplantation zu verbessern und Komplikationen zu vermeiden. Besonders gefährdet sind diabetische Dialysepatienten mit einem hohen Risiko für kardiovaskuläre Erkrankungen. Risikofaktoren betreffen ein höheres Lebensalter (> 45 Jahre Männer, > 55 Jahre Frauen), Hypertonus, Fettstoffwechselstörungen, Diabetes, kardiale Familienanamnese, periphere Gefäßerkrankungen, Nikotinabusus, langen Verlauf der chronischen Nierenerkrankung und lange Dialysedauer.

Die Basisdiagnostik besteht in EKG und Echokardiographie, Fragen nach der asymptomatischen Belastbarkeit (Treppensteigen?) sowie, falls möglich, in einem Belastungs-EKG. Oftmals ist aber die ergometrische Belastungsfähigkeit der Dialysepatienten herabgesetzt und eine Ausbelastung wird nicht erreicht. Daher werden nicht-invasive Belastungsuntersuchungen empfohlen. Hier gibt es keinen

Konsensus über die Wahl des Verfahrens. Insbesondere bei Diabetikern haben viele Verfahren ihre Limitationen. Ein kürzlich publizierter Chochrane Review empfiehlt die Stressechokardiographie oder Myokardszintigraphie mit pharmakologischer Belastung (Dobutamin). Eine Koronarangiographie ist generell bei pathologischem Stresstest und Hochrisikopatienten indiziert, bei symptomatischen Patienten mit AP-Symptomatik, einer Herzerkrankung, einem Myokardinfarkt bzw. länger zurückliegendem ACVB und Stent in der Anamnese.

Die Entscheidung, ob ein nicht-invasives Screening ausreicht (niedrig bis mittleres Risiko) oder invasive Bildgebung erforderlich ist, basiert auf der Risikoeinteilung der Patienten.

Niedriges kardiovaskuläres Risiko

Alter unter 50 Jahre, kein Diabetes, keine anamnestische oder aktuelle KHK, keine Herzinsuffizienz, normales EKG, adäquate Belastbarkeit.

Mittleres Risiko

Alter über 50 Jahre, Diabetes mellitus ohne klinische Zeichen von KHK oder Herzinsuffizienz, ACVB (< 5 Jahre) oder PCI (< 2 Jahre) und beschwerdefrei stabil belastbar.

Hohes Risiko

Symptomatische KHK, anamnestisch Myokardinfarkt, manifeste Herzinsuffizienz, ACVB (> 5 Jahre) oder PCI (> 2 Jahre) zurückliegend oder erneute kardiale Beschwerden nach ACVB/PCI. Vorhandensein multipler Risikofaktoren (Alter, Nikotin, Hypertonie, Dyslipidämie, pAVK, cAVK).

Eine große retrospektive Untersuchung an 514 Patienten zeigte, dass 44 Prozent als Low-Risk-Patienten nach klinischen Parametern eingestuft werden konnten ohne weiteres Screening. Die übrigen Patienten wurden in die High-Risk-Group (Vorhandensein multipler Risikofaktoren (Alter, Nikotin, Hypertonie, Dyslipidämie, pAVK, cAVK) eingestuft und erhielten eine nicht-invasive Stress-Testung, die, falls positiv, von einer Koronarangiographie gefolgt war. Die Nachbeobachtung auf der Warteliste und nach Transplantation ergab in der Niedrigrisikogruppe eine sehr niedrige Inzidenz kardiovaskulärer Ereignisse im Verlauf. Es ergibt sich eine ähnliche kardiovaskuläre Ereignisrate bei symptomorientierter versus leitlinienorientierter Untersuchung auf der Warteliste. Bei Hochrisikopatienten ergaben sich koronare Befunde, die bei ca. zehn Prozent eine Angioplastie oder einen Bypass erforderlich machten. NKF/KDOQI

2005 empfiehlt die Wiederholung nicht-invasiver Tests für Diabetiker und bekannte KHK-Patienten bei Zustand nach Intervention alle zwölf Monate auf der Warteliste, bei Zustand nach Bypass nach drei Jahren und dann alle zwölf Monate, bei Hochrisiko-Nicht-Diabetikern alle 24 Monate. De Lima konnte in einer Studie zur kardiovaskulären Evaluation von NTX-Kandidaten, basierend auf Anamnese für kardiale Ereignisse und Myokardszintigraphie-SPECT ($N = 1.025$), zeigen, dass nur ca. 10–30 Prozent der NTX-Kandidaten nach klinischer und apparativer Einschätzung einer koronaren Intervention bedürfen. Die klinische Risikoeinschätzung ist somit der nicht-invasiven Diagnostik nicht unterlegen. Kürzlich wurde auch von der American Heart Association eine entsprechende Empfehlung zur Evaluation kardialer Erkrankungen bei Nieren- und Lebertransplantationskandidaten publiziert.

Zerebrovaskuläre und periphere vaskuläre Erkrankungen

Es besteht eine erhöhte Inzidenz arteriosklerotischer zerebrovaskulärer Erkrankungen nach der Nierentransplantation und häufig auch der peripheren arteriellen Verschlusskrankheit, besonders bei diabetischen und älteren Transplantationspatienten mit einem hohen Risikoprofil. Dementsprechend wird teilweise sowohl ein Doppler der Carotiden als auch der Becken- und Beinarterien empfohlen. Gerade bei der pAVK besteht ein erhöhtes Amputationsrisiko nach Tx, besonders bei Diabetikern, Claudicatio und fehlenden peripheren Pulsen. In Anbetracht der Tatsache, dass die Morbidität aufgrund langer Wartezeiten zunimmt, werden im TZ Münster jedoch bis auf wenige Ausnahmen alle Patienten einem Doppler-Screening unterzogen. In einigen TZ wird auch eine Computertomographie des Beckens ohne Kontrastmittel durchgeführt, um Kalzifikationen der Iliacalgefäße zu dokumentieren und zur optimalen Festlegung des Implantationsortes.

Pulmonale Erkrankungen

Hier gibt es nur sehr wenige Empfehlungen und Leitlinien zur Evaluation (kanadische Guidelines). Pulmonale Kontraindikationen sind Heimsauerstofftherapie, unkontrolliertes Asthma, Cor pulmonale, schwere chronische Obstruktion, Lungenfibrose und schwere Lungenrestriktion (FEV1 < 25%, PO_2 < 60 mmHg, SAO_2 < 90%) nach 25 Pack years.

Gastroenterologische Diagnostik

Außer der Koloskopie im Rahmen der gesetzlichen Krebs Vorsorge sind weitere Endoskopische Untersuchungen nur bei Indikation und entsprechenden Vorerkrankungen der Patienten durchzuführen. Eine prophylaktische Cholecystektomie bei asymptomatischer Cholecystolithiasis sowie eine Sigmaresektion bei asymptomatischer Divertikulose < 2 Episoden einer Divertikulitis sind i.d.R. nicht indiziert.

Malignome

Da es durch die Immunsuppression nach Transplantation zum Wachstum maligner Zellen kommen kann, ist ein sorgfältiger Tumorausschluss vor Transplantation erforderlich. Bestimmte Tumore treten bei Dialysepatienten häufiger auf als in der Allgemeinbevölkerung. Das Nieren- und Blasenkarzinomrisiko ist erhöht bei Patienten mit Analgetika-Nephropathie und bei obstruktiven Nephropathien. Ferner auch das Hoden- und Zervix-Ca. Nach Transplantation besteht in Abhängigkeit von der Höhe der Immunsuppression ein erhöhtes Risiko für das Auftreten von Tumoren.

Eine Ultraschalluntersuchung ist eine geeignete Screeningmethode. Bei Patienten auf der Warteliste mit erworbenen Nierenzysten kann in ca. vier Prozent der Fälle mit einem Nierenkarzinom gerechnet werden.

Patienten mit Tumoranamnese

Die meisten, aber nicht alle Patienten profitieren von einer Wartezeit nach der Tumorerkrankung von zwei bis fünf Jahren vor Transplantation (Israel Penn International Transplant Tumor Registry, http://www.ipittr.uc.edu/Home.cfm). Eine Ausnahme bilden insitu-Karzinome, lokale Hauttumore (Basaliome, Plattenepithel-Ca); in-situ-Blasen-Ca: keine Karenz-/Wartezeit.

Bisher wurden fünf Jahre ohne Rekurrenz beim Mamma-Karzinom, < 2 Jahre bei DCIS gefordert.

Fünf Jahre tumorfreie Wartezeit wird gefordert bei malignem Melanom, kolorektalem Karzinom (außer DukeA-B1), symptomatischen Nierentumoren.

Jährliche Tumornachsorge bei Dialysepatienten während der Wartezeit ist dringend erforderlich. Empfehlung zum Screening von Tumoren, komplette körperliche Untersuchung, 1×/Jahr Hautuntersuchung, Nieren-Sonographie, besonders bei kleinen sekundären Zysten, Urinsediment, Selbstuntersuchung der Testes und der Mammae, > 50 Jahre rektale Untersuchung PSA, Koloskopie, jährlich Haemoccult, jährliche gynäkologische Vorsorgeuntersuchung, Mammographie. Neue Tumortherapien ermöglichen bessere Heilungschancen, sodass heute im Einzelfall vor Wartelisten-Aufnahme und während der Wartezeit eine fachärztliche Stellungnahme des

Tumor-Boards zu Tumorprognose, Karenzzeiten und Transplantationsfähigkeit eingeholt werden sollte.

Monoklonale Gammopathie
Hier sind eine hämatologische Evaluation und der Ausschluss eines Plasmozytoms inklusive Knochenmarkbiopsie erforderlich. Ein MGUS stellt aber keine Kontraindikation dar.

Infektiologisch
Die notwendigen Impfungen nach den Empfehlungen der STIKO, insbesondere Influenza, Hepatitis, Pneumokokken, Tetanus und Varizellen, sollten im Vorfeld erfolgen. Auch eine Corona-Impfung, vorzugsweise mit mRNA-Impfstoffen, wird derzeit (08.02.2021) empfohlen. Auf der Warteliste sollten die Patienten keine aktive Infektion aufweisen. Eine HIV-Infektion ist *per se* heute keine Kontraindikation mehr, Voraussetzung: stabile Situation unter antiretroviraler Therapie HAART, Helferzellzahl > 200 CD4-positive Lymphozyten/ml, HIV-RNA nicht nachweisbar. Keine Aids-definierenden Erkrankungen.

Hepatitis
Prinzipiell ist heute eine Hepatitis-C-Infektion keine Kontraindikation. Die Therapie vor Transplantation mit direkt wirkenden antiviralen Substanzen (DAA) ist etabliert, aber auch HCV-PCR-positive Organe können heute ausreichend sicher mit einer DAA-Therapie nach Tx transplantiert werden. Bei V.a chronische Hepatitis beim Empfänger sollte ggfs. eine Leberbiopsie durchgeführt werden, um das Ausmaß der Schädigung zu definieren, welches nach klinischen Parametern häufig unterschätzt wird und oftmals nach alleiniger Nierentransplantation bei bereits vorliegender Zirrhose und Aszites-Entwicklung zu Problemen und Transplantatversagen führen kann.

Die Hepatitis-B-Infektion bei dialysepflichtigen Patienten scheint nicht mit einer erhöhten Mortalität assoziiert. Neben den allgemeinen Hygienemaßnahmen wird eine Impfung vorzugsweise schon im frühen CKD-Stadium empfohlen. Hierdurch wird das Risiko einer Hepatitis-B-Infektion um bis zu 70 Prozent reduziert. Hepatitis-B-naive Patienten auf der Warteliste sollten gegen Hepatitis B geimpft werden. Mit der Einführung effektiver antiviraler Therapien ist eine Hepatitis-B-Infektion nicht länger eine absolute Kontraindikation zur Nierentransplantation. Eine Leberbiopsie sollte vor Transplantation bei chronischer Hepatitis B erfolgen. Eine aktive virale Replikation (positiver Hepatitis-B-Antigen- oder

Hepatitis-B-Virus-DNA-Nachweis) ist eine KI (http://www.kompe tenznetz-hepatitis.de/). Ergibt die Leberbiopsie eine fortgeschrittene Erkrankung, muss auch über eine kombinierte Leber-/Nierentransplantation nachgedacht werden.

Renale Grunderkrankungen

Vaskulitis und Lupus erythematodes (SLE)

Die Transplantationskandidaten sollten bei Listung keine Zeichen einer klinisch aktiven Erkrankung haben und mit minimaler oder ohne Immunsuppression bzw. ohne Therapie sein. Der serologische Status bei Abwesenheit einer klinisch aktiven Krankheitssymptomatik allein weist nicht auf eine Rekurrenz der Erkrankung nach Transplantation hin. Allerdings kann insbesondere die vorherige Behandlung mit zytotoxischen Medikamenten (Endoxan etc.) das Risiko der Knochenmarkstoxizität und von Malignomen nach Transplantation erhöhen.

Primäre glomeruläre Erkrankungen

Die meisten glomerulären Erkrankungen können nach Nierentransplantation wieder auftreten. Die Rate der Rekurrenz und das Risiko, das Rezidiv der primären Nierenerkrankung zu erleiden, sind unterschiedlich. Häufig ist aber die primäre Nierenerkrankung, auch wenn sie wieder im Transplantat auftritt, nicht die Hauptursache für den Transplantatverlust im Langzeit-Verlauf, sondern die chronische Transplantatdysfunktion unterschiedlicher Genese.

Die primäre FSGS tritt häufig im Nierentransplantat wieder auf (20–50%) und führt bei ca. 20 Prozent der Patienten zum Transplantatverlust. Risikofaktoren für den frühen Transplantatverlust sind jüngeres Lebensalter, rasch progredienter Verlauf in den Eigennieren. Ist ein erstes Transplantat aufgrund der FSGS verlorengegangen, beträgt die Rekurrenz im folgenden Transplantat allerdings 80 Prozent. FSGS-Patienten mit NPHS1- und NPHS2-Gen-Mutationen erleben nur selten eine Rekurrenz der FSGS nach Transplantation.

ADPKD

Bei der polyzystischen Nierenerkrankung und sehr großen Nieren ist vor/bei der Nierentransplantation aus Platzgründen Nephrektomie erforderlich. Eine Entfernung der Zystennieren ist ebenfalls erforderlich bei Komplikationen, z.B. rezidivierenden Harnwegsinfektionen, Zysteninfektionen, Zystenblutungen und Verdacht auf komplizierte Zyste, DD-Tumor in der Bildgebung. Bei asymptomatischen großen Zystennieren kann auf die Entfernung aus Platzgründen zunächst verzichtet werden, solange die Eigendiurese > 500 ml/d noch erhalten ist, um die Lebensqualität des Patienten nicht unnötig einzuschränken. Nach Nephrektomie ist eine > 4- bis 6-wöchige Rekonvaleszenzzeit bis zur Transplantation sinnvoll. Die Komplikationsraten nach Nephrektomie von großen Zystennieren nach Transplantation waren nicht häufiger als vor Transplantation.

Extrarenale Manifestationen wie Herzklappenerkrankung, Divertikulose oder Hirnbasisaneurysma können den Verlauf nach Transplantation komplizieren. Ein Screening insbesondere auf Hirnbasisaneurysmata sollte aber nur fakultativ bei Beschwerdesymptomatik erfolgen.

Atypisches hämolytisch-urämisches Syndrom

Das typische Shigalike-Toxin, E. coli-assoziierte HUS stellt keine Kontraindikation zur Nierentransplantation da. Die Rekurrenz ist sehr niedrig (0–1%).

Anders das atypische HUS, das entweder als familiäres aHUS (< 20%) oder als sporadische Form (> 80%) auftritt. Die Mutationen führen häufig zu einer Rekurrenz im Transplantat (ca. 60%). Die Rekurrenz und das Auftreten des posttransplant aHUS ist mit einer hohen Rate des Transplantatversagens verbunden. Bei Transplantationskandidaten muss daher eine genetische Untersuchung erfolgen, eine Lebendspende durch Verwandte ersten Grades verbietet sich in der Regel, ggf. ist auch eine genetische Untersuchung des potenziellen Spenders erforderlich. Eine Transplantation kann u.U. dennoch durchgeführt werden, da heute mit dem C5-Inhibitor Eculizumab/Plasmaaustausch therapeutische Optionen vorliegen.

Adipositas

Bei einer zunehmenden Patientenzahl auf der Warteliste liegt eine Adipositas (BMI > 30 kg/m²) vor mit zunehmender Tendenz. Ein BMI > 35 geht mit einem signifikant erhöhten Risiko für Transplantatverlust, Delayed Graft Function und perioperative Komplikationen wie Wundheilungsstörungen, Wundinfektionen und einem de novo Diabetes mellitus nach Transplantation (NODAT) einher. Vor Transplantation wird eine Gewichtsabnahme empfohlen. BMI > 40 kg/m² gilt als Kontraindikation. NODAT-Risiko bei 75 Prozent, perioperative Probleme in vier Prozent und weitere Komplikationen sind zu erwarten.

Nephrektomie nach Transplantatversagen

Eine generelle Empfehlung zur Nephrektomie nach Versagen des ersten Transplantates vor erneuter Listung kann nach aktueller Datenlage nicht gegeben werden. Das Transplantat sollte bei klinischen Zeichen der Abstoßung bei einer chronischen systemischen Inflammation ohne Hinweis auf eine sonstige Infektion entfernt werden. Die Immunsuppression sollte in einer niedrigen Dosierung fortgeführt werden, um eine Nephrektomie bei noch bestehender residualer Diurese des Transplantates von > 500 ml pro Tag und Fehlen von Abstoßungssymptomatik zu vermeiden. In einigen Studien konnte gezeigt werden, dass die Nephrektomie des Transplantates zu höheren HLA-Antikörper-Spiegeln und Immunisierung des Patienten führt. Eine große retrospektive Studie zeigte auch eine erhöhte Mortalität bei Nephrektomie nach *frühem* Transplantatversagen (< 12 Monate), wohingegen bei Nephrektomie nach einem *späten* chronischen Transplantatversagen ein niedriges Mortalitätsrisiko zu verzeichnen war.

II. Lebendspende – Spender-Evaluation

Der Anteil der Lebendnierenspenden an den Nierentransplantationen beträgt in Deutschland ca. 30 Prozent. Trotz des fortbestehenden Organmangels und langer Wartezeiten nimmt die Zahl der Lebendspenden ab. Eine präemptive Spende kann die Morbidität und Mortalität, die mit langer Dialyse verbunden ist, signifikant reduzieren. Weitere Vorteile für den Empfänger sind u.a. kürzere Ischämiezeiten, fehlender Hirntod-Einfluss und optimale Planbarkeit.

Die *Voraussetzungen* für eine Nierenspende regelt das Transplantationsgesetz (TPG § 8 Novellierung 01.08.2012). Es gilt das Subsidiaritätsprinzip zum Schutz des Lebendspenders, d.h. die Lebendspende darf nicht der postmortalen Organspende vorgezogen werden und nur dann realisiert werden, wenn kein Organ von einem Verstorbenen zu Verfügung steht. Der Empfänger muss also auf der ET-Warteliste als transplantabel geführt werden.

Neben der Volljährigkeit des potenziellen Spenders und der Freiwilligkeit zur Organspende muss auch eine enge emotionale Beziehung zwischen Spender und Empfänger vorliegen. Der Spender muss medizinisch geeignet, d.h. gesund sein, und darf über die üblichen Risiken von OP und Einnierigkeit hinaus nicht gefährdet werden.

Nach ausführlicher Aufklärung (informed consent) über das Procedere aller perioperativen und Langzeit-Risiken sowie über die versicherungsrechtlichen Aspekte setzt dies eine gründliche medizinische und psychologische Untersuchung sowie die interdisziplinäre Beurteilung der Spendefähigkeit durch die interdisziplinäre Transplantationskonferenz des Transplantationszentrums voraus. Die Zustimmung des Lebendspenders zur Bereitschaft zur regelmäßigen jährlichen Nachsorge, nicht zuletzt zur Qualitätssicherung der Lebendspende, ist verpflichtend.

Medizinische Untersuchung

Sie dient dem Ausschluss einer chronisch progredienten Nierenerkrankung, verschiedene Überprüfungen des Gesundheitszustandes des potenziellen Spenders unter Berücksichtigung des Gesamtkontextes des Patienten erfolgen. Hierfür gibt es Checklisten zur Beurteilung des potenziellen Nierenspenders.

Die Kontraindikationen zur Lebendspende sind derzeit immer wieder in Diskussion.

Neue Richtlinien der Bundesärztekammer zur Lebendspende sind in Bearbeitung und die KDIGO-Guidelines „Care of Living Donor" liegen vor. Das Transplantationsmanual der AG Nierentransplantationszentren NRW liefert weitere Informationen und wird regelmäßig aktualisiert (https://dgfn.eu/tx-manual.html).

Kontraindikationen zur *Lebendspende* sind:
– Proteinurie,
– persistierende glomeruläre Hämaturie,
– arterielle Hypertonie (schwer einstellbare > 2 Antihypertensiva/Endorganschäden),
– Diabetes mellitus (absolut DM I),
– Alter < 18 Jahre,
– Schwangerschaft,
– (relative KI Kinderwunsch),
– Tumorerkrankung,
– manifeste Infektionen,
– Adipositas > Grad I,
– psychische Erkrankungen/Non Compliance/schädlicher Substanzgebrauch, Drogen, Alkohol (Nikotin).

Bei Vorerkrankungen des Empfängers und allen Erkrankungen, die den Langzeitverlauf von Spender/Empfänger nachhaltig beeinflussen, gilt die strengste Indikationsstellung und wird eine weitere, ggf. genetische Diagnostik erforderlich.

Die *weitergehende medizinische* Abklärung des Lebendspenders umfasst neben dem allgemeinen Laborscreening und der Urindiagnostik (S-Kreatinin, eGFR, CKD, Epi, Proteinurie bzw. Albuminurie,

Hämaturie) die Blutdruckmessung (24-Std.-ABDM), eine genaue Messung der Nierenfunktion und der Seitenanteiligkeit (24 Std. endogene Kreatinin-Clearance-SU und z.B. DTPA-Tc99m-Nierenszintigraphie mit blutbasierter Bestimmung der glomerulären Clearnce). Es empfiehlt sich die Nierenfunktion mit veschiedenen Parametern zu überprüfen, besonders bei unterschiedlichen Ergebnissen. Die üblicherweise vorgesehenen Vorsorgeuntersuchungen werden altersentsprechend durchgeführt.

Eine Bildgebung der Gefäße und Nieren (MR-Angio, CT-Angio) wird auch zum Ausschluss und zur Beurteilung einer komplexen Gefäßversorgung durchgeführt.

Gleichzeitig mit der medizinischen Vorbereitung kommt der *psychosozialen Evaluation des Spenders* ein großer Stellenwert zu und wird von einem in der Lebendspende erfahrenen Facharzt für Psychosomatik, Psychiatrie oder einem Klinischen Psychologen durchgeführt. Die psychosoziale Evaluation vor Lebendspende soll den „informed consent" des Spenders überprüfen und die persönliche Motivation, Beziehung und Verbundenheit des Spender/Empfängerpaares gutachterlich bewerten.

Screening für eine Lebendspende
(modifiziert nach Amsterdam-Forum-Empfehlungen)

Parameter	Kontraindikation
eingeschränkte Nierenfunktion	GFR < 80 ml/min
Arterielle Hypertonie	Patienten mit einem Blutdruck > 140/90 mmHg oder Bedarf > 2 Antihypertensiva
Übergewicht	Patienten mit einem BMI > 35 sollten kein Organ spenden
Diabetes mellitus	Personen mit bekanntem Diabetes
Malignität	Melanome, Hodenkarzinom, Nierenzellkarzinom, Chorionkarzinom, hämatologischer maligner Tumor, Bronchialkarzinom, Mammakarzinom, Colon-Ca., monoklonale Gammopathie schließen eine Nierenspende aus. Eine Nierenspende bei Tumoranamnese ist möglich, wenn der Tumor heilbar und nicht auf den Empfänger übertragbar ist.
Blutgruppe/HLA-Übereinstimmung	fehlende AB0/HLA-Übereinstimmung ist heute kein Ausschlussgrund
Cross match	positives XM i.d.R. Ausschlussgrund
Kardiovaskuläres Risiko	instabile Koronarsyndrome, dekompensierte Myokardinsuffizienz, signifikante Arrhythmien, schwere Klappenvitien, Angina pectoris, Zustand nach Myokardinfarkt, individuelle Entscheidung, hohes Alter, anamnestisch zerebraler Insult, arterielle Hypertonie
Nephrolithiasis	keine Lebendspende bei Nephrocalcinose, beidseitigen Nierensteinen

Abschließend bestätigt das positive Votum der unabhängigen *Transplantationskommission der Ärztekammern* die Freiwilligkeit des Spenders und schließt damit jegliche Form der Vorteilsnahme oder des Organhandels aus (§ 8 Abs. 3 S. 2 TPG).

Wichtig: Die Lebendspender müssen sich zur regelmäßigen lebenslangen *Nachsorge* bereit erklären und diese auch lebenslang durchführen, um Komplikationen und Langzeitfolgen zu erkennen und zu vermeiden.

Literatur

British Transplantation Society (2018). *Guidelines for living donor kidney transplantation* (4th ed.). https://bts.org.uk/wp-content/uploads/2018/01/BTS_LDKT_UK_Guidelines_2018.pdf

Bunnapradist S. & Danovitch G.M. (2007). Evaluation of adult kidney transplant candidates. *Am J Kidney Dis, 50*, 890.

Danovitch G.M. (Ed.) (2005). Evaluation of potential renal transplantation. In: *Handbook of kidney transplantation (*4th ed.). Philadelphia: Lippincott, Williams & Wilkins.

De Lima J.J. et al. (2010). Treatment of coronary artery disease in hemodialysis patients evaluated for transplant – a registry study. *Transplantation, 89 (7)*, 845.

ERBP (2013). Guideline on the management and evaluation of the kidney donor and recipient. *Nephrol Dial Transplant, 28*, ii1–ii71.

Grams M.E. et al. (2016). Kidney failure risk projection for the living kidney donor candidate. *NEJM, 374 (5)*, 411–421.

KDIGO. *Clinical practice guideline on the evaluation and follow-up care of living kidney donors.* http://kdigo.org/home/guidelines/

Knoll G., Cockfield S., Blydt-Hansen T. et al. (2005). Canadian Society of Transplantation: Consensus guidelines on eligibility for kidney transplantation. *CMAJ, 173,* S1.

Lentine K.L. et al. (2012). Cardiac disease evaluation and management among kidney and liver transplantation candidates (AHA). *Circulation, 126,* 617.

Ravanan R. et al. (2010). Variation between centres in access to renal transplantation in UK: longitudinal cohort study. *BMJ, 341,* c3451. https://doi.org/10.1136/bmj.c3451

Reinecke H. et al. (2006). Empfehlungen zur Diagnostik und Behandlung von Patienten mit koronarer Herzkrankheit und Niereninsuffizienz. *Clin Res Cardiol, 1, Suppl,* 8–30.

Süsal C. et al. (2015). Determination of unacceptable HLA antigen mismatches in kidney transplant recipients: recommendations of the German Society for Immunogenetics. *Tissue Antigens, 86 (5),* 317–323.

Transplantationsmanual. https://dgfn.eu/tx-manual.html

Wang L.W. et al. (2011). Cardiac testing for coronary artery disease in potential kidney transplant recipients. *Cochrane Database Syst Rev,* CD008691.

Operatives Management und chirurgische Komplikationen nach Nierentransplantation

Jan Henrik Beckmann

Zusammenfassung

Die Nierentransplantation ist die Therapie der Wahl des irreversiblen Nierenversagens. Der Eingriff ist hoch standardisiert und mit relativ niedrigen Komplikationsraten behaftet. Durch Ausweitung der Spenderkriterien wie auch Ausweitung der Transplantationsindikationen steigen die Anforderungen an den Transplantationschirurgen.

Aufgrund des Mangels an Organspendern spielt die Lebendspende eine zunehmend große Rolle. Dabei werden die Spenderoperationen häufig minimal invasiv durchgeführt, wodurch die operativen Risiken weiter gesenkt und der Patientenkomfort angehoben werden soll. Neuerdings gibt es in Bezug auf die Nierentransplantation eine ähnliche Entwicklung. Standardmäßig erfolgt die Transplantation offen chirurgisch extraperitoneal in die Fossa iliaca. Neue Techniken, wie das DaVinci-OP-Robotersystem, erlauben nun auch eine minimal invasive Nierentransplantation. Erste Erfahrungen sind vielversprechend.

In der postoperativen Nachsorge ist die Doppler-Sonographie von hoher Wichtigkeit, um chirurgische Komplikationen zügig erkennen zu können und anschließend konsequent zu therapieren.

Einleitung

Durch Optimierung der Technik der Nierentransplantation sowie der Nachsorge und Immunsuppression konnten die Ergebnisse kontinuierlich verbessert werden. Dies führte zu einer Erweiterung der Indikationsstellung in Bezug auf das Alter und auch Komorbiditäten der Patienten. Zum Beispiel ist eine morbide Adipositas keine absolute Kontraindikation [1]. Zugleich führt der erhebliche Mangel an Spenderorganen zu einer Ausweitung der Spenderkriterien. Beide Entwicklungen erhöhen die Anforderungen an den Transplantationschirurgen. Trotz dieser Herausforderungen bietet die Nierentransplantation eine sichere und hocheffiziente Therapie des irreversiblen Nierenversagens [2]. Im Folgenden werden die operativen Techniken beschrieben und anschließend eine Übersicht über chirurgische Komplikationen gegeben.

Organspende

Ein Großteil der transplantierten Nieren stammt von hirntoten Spendern. Die erfreuliche Entwicklung der Spenderzahlen im Jahr 2018 mit einer Steigerung um 20 Prozent setzte sich 2019 leider nicht fort. Bei weitem stehen nicht genügend Organe für die mehr als 7.000 potenziellen Empfänger zur Verfügung (Quelle: DSO). Aufgrund des Mangels an Spenderorganen wird die Lebendspende von Nieren durch gesunde Personen, die in einer engen verwandtschaftlichen und/oder emotionalen Beziehung zum Empfänger stehen und sich freiwillig zu einer Spende entscheiden, zunehmend wichtiger. 2019 wurden 520 Nierenlebendspenden in Deutschland durchgeführt, das entspricht einem Anteil von 24,4 Prozent (DSO).

Organentnahme bei hirntoten Spendern

Nach Feststellung des Hirntods und Vorliegen der Einwilligung werden die Organe durch ein Entnahmeteam der DSO entnommen. Die Entnahme der abdominellen Organe erfolgt nach medianer Laparotomie und Kanülierung der infrarenalen Aorta. Die Iliakalarterien werden ligiert. Nach Heparinisierung und Ausklemmen der Aorta oberhalb des Truncus coeliacus werden die abdominellen Organe mit eisgekühlter Konservierungslösung perfundiert und anschließend unter Erhalt der hinzugehörigen Gefäße entnommen. Im Falle der Nieren werden Anteile der Aorta als auch der Vena cava als Patch an den Gefäßen belassen. Der Ureter wird möglichst lang abgesetzt.

Lebendspende

Um das Risiko eines Lebendspenders möglichst klein zu halten, wird dieser umfangreich vorbereitet. Zur Spende wird möglichst das Organ mit dem geringeren Anteil an der Gesamtclearence gewählt. Bei vergleichbarer Funktion beider Nieren entscheidet der Gefäßstatus, da der operative Schwierigkeitsgrad bei Eingefäßversorgung sowohl beim Spender als auch beim Empfänger kleiner ist. Multiple Nierenarterien stellen aber keine Kontraindikation dar.

Die Nierenspende kann sowohl offen chirurgisch als auch minimal-invasiv erfolgen. Die früher durchgeführte lumbale Entnahme führte häufig zu einer Relaxatio der Bauchdecke wie auch ausgedehnten Narbenhernien. Daher führten wir lange Zeit eine pararektale Miniinzision durch [3]. Der Zugang erlaubte eine extraperitoneale Präparation der Nieren und wies einen höheren Komfort für die Patienten auf im Vergleich zum lumbalen Zugang. Aktuell werden die Spenderoperationen in Kiel regelmäßig minimal-invasiv mit Hilfe des DaVinci-Operationsroboters durchgeführt [4]. Dazu wird der Spender auf der Seite gelagert. Neben einem Bergeschnitt, der im Unterbauch zum Beispiel als Pfannenstielschnitt angelegt werden kann, werden vier 8-mm-Trokare unter Sicht in das Abdomen geführt. Nach partieller Mobilisierung des Colon ascendens bzw. descendens wird der retroperitoneale Raum dargestellt. Der Ureter wird aufgesucht und anschließend die Nierenvene und -arterie freigelegt. Dann wird die Niere aus dem umgebenden Fettgewebskörper präpariert. Nach distaler Durchtrennung des Ureters werden die Gefäße abgesetzt. Für die Vene wird meist ein Gefäßstapler verwendet, die Arterie wird mittels Clip verschlossen und durchtrennt. Das Organ kann dann zügig über den Bergeschnitt entfernt und umgehend mit gekühlter Konservierungslösung perfundiert werden. Vorteile sehen wir in der hervorragenden intraoperativen Sicht und Kontrolle durch den Operator, der geringeren postoperativen Schmerzempfindung gegenüber der offenen Chirurgie wie auch der geringeren sichtbaren Narbenbildung.

Im Gegensatz zur Leichenspende kann bei der Lebendspende kein Aortenpatch gewonnen werden. Umso mehr muss bei der Entnahme auf eine ausreichende Länge der Gefäße, wie auch auf das Vermeiden einer iatrogenen Dissektion der Arterie geachtet werden.

Präparation der Spendernieren

Während im Falle einer Lebendspende die Niere nach Explantation und Perfusion bereit zur Transplantation ist, müssen postmortale Spendernieren vor Transplantation ausgiebig präpariert werden. Meist ist das Entnahmeteam „fremd", daher muss sich der Operateur vor Narkoseeinleitung von der Qualität und Transplantierbarkeit überzeugen. Perivaskuläres Bindegewebe muss sorgfältig von den zu transplantierenden Gefäßen entfernt werden. Arterielle und venöse Abgänge, wie eine Nebennierenarterie oder V. ovarica bzw. testicularis müssen abgesetzt, ligiert oder übernäht werden. Multiple Nierenarterien oder Polarterien müssen sicher identifiziert werden [5].

Nierentransplantation

Standardmäßig wird eine heterotope Nierentransplantation in die Fossa iliaca durchgeführt. Dieser Ansatz bietet einen guten Zugang zu den Beckengefäßen ohne Eröffnung der Bauchhöhle. Das Peritoneum wird dabei lediglich nach medial abgeschoben. In der Regel wird die Niere auf die kontralaterale Seite transplantiert, wenn es die lokalen Begebenheiten zulassen. Die Transplantatlage bietet derart im Falle von Komplikationen einen leichteren Zugang zum ventral liegenden Nierenbecken [2].

Der Zugang erlaubt vielfache Varianten der Anastomosierung. Alle Techniken erfordern eine saubere Präparation der Spendergefäße im Bereich der Anastomose. Dabei sollten perivaskulär verlaufende Lymphgefäße lediglich abgeschoben und erhalten bleiben, um die Ausbildung einer Lymphozele zu vermeiden. Alle Anastomosen erfolgen durch fortlaufende Gefäßnaht und sollten möglichst in einem Gefäßareal ohne Arteriosklerose angelegt werden. Regelhaft wählen wir ein möglichst proximales Areal der Arterie, um eventuelle nachgeschaltete Stenosen zu umgehen. Eine End-zu-Seit-Anastomosierung ist auf die distale Aorta abdominalis, z.B. bei pädiatrischer Nierentransplantation, auf die A. iliaca communis und externa möglich. Technisch ist auch eine End-zu-End-Anastomose auf die nach distal ligierte A. iliaca interna durchführbar. Der venöse Abfluss erfolgt in der Regel durch End-zu-Seit-Anastomose auf die V. iliaca externa. Durch eine korrekte Lage und Länge der Gefäße muss eine Knickbildung oder Verdrehung sicher verhindert werden. Nach erfolgtem Anschluss der Gefäße wird das Organ reperfundiert. Nach kurzer Ischämiezeit findet sich regelhaft eine zügige rosige Prallfüllung des Organs. Die intraoperative Dopplersonographie bestätigt eine gute Organperfusion.

Anschließend wird die Ureteranastomose angelegt. Dazu wird die Blasenmuskulatur auf einer Länge von ein bis zwei Zentimeter gespalten. Der Ureter wird in einem flachen Winkel mit der Blasenschleimhaut fortlaufend anastomosiert. Anschließend wird die Blasenmuskulatur über dem Ureter durch Einzelknopfnähte adaptiert, sodass der Ureter kurzstreckig submukös verläuft. Dies verhindert einen vesikoureteralen Reflux. Meist legen wir zur Sicherheit eine Ureterschiene ein, die nach sechs Wochen im Rahmen einer Blasenspiegelung entfernt werden kann.

Roboterassistierte Nierentransplantation

Neue Techniken wie der DaVinci-Operationsroboter erlauben mittlerweile die minimal invasive Nierentransplantation. Bisher liegen noch wenige Erfahrungen vor. Die Ergebnisse sind vielversprechend [6]. Die Fossa iliaca kann trans- oder extraperitoneal freigelegt werden. Nach Präparation der Beckengefäße kann die Niere über einen suprasymphysären Bergeschnitt (Pfannenstielschnitt) in den Situs eingebracht werden. Die abwinkelbaren Instrumente des Roboters erlauben analog zur offenen Chirurgie eine fortlaufende End- zu Seit-Anastomose der Gefäße. Anschließend kann die Ureteranastomose minimal invasiv oder offen über den Bergeschnitt angelegt werden. Vorteile sehen wir im deutlich geringeren Weichteilschaden durch den operativen Zugang. Nachteilhaft kann eine längere warme Ischämiezeit sein, so dass sich die Technik bei schwierigeren Gefäßverhältnissen durch Mehrgefäßversorgung oder Arteriosklerose nicht anbietet.

Postoperatives Management

Zur frühpostoperativen Verlaufskontrolle ist die wichtigste Untersuchung die Doppler-Sonografie der Transplantatniere. Solange das transplantierte Organ noch keine Urinproduktion zeigt, muss eine routinemäßige Ultraschalluntersuchung mehrmals am Tag erfolgen. Diese einfache Methode kann sowohl auf der Intensivstation als auch auf der Normalstation kosteneffektiv durchgeführt werden und eignet sich besonders zur frühzeitigen Entdeckung chirurgischer Komplikationen [2].

Chirurgische Komplikationen

Gefäßkomplikationen, wie eine Thrombose der Transplantatvene oder eine arterielle Durchblutungsstörung, können mittels Doppler-Sonographie ausgeschlossen werden. Freie Flüssigkeit in der Transplantatloge kann auf Blutungen, ein Urinleck oder im weiteren Verlauf auf eine Lymphozele hindeuten. Die Stauung des Nierenbeckenkelchsystems (NBKS) oder der Blase weist auf eine mögliche Ureterstenose oder Blasentamponade hin. Durch regelmäßiges Messen des Widerstandsindexes können beginnende Abstoßungsreaktionen erkannt werden.

Postoperative Nachblutung

Im Falle einer postoperativen Nachblutung muss in Abhängigkeit der Kinetik und der Hämatomentwicklung eine operative Revision durchgeführt werden, um erstens die Blutungsquelle zu stoppen und zweitens das Hämatom auszuräumen, um wiederum sekundäre Probleme durch einen raumfordernden Prozess zu verhindern. Gleichsam sollte aber auch die Gerinnungssituation beachtet werden, eine Gerinnungsentgleisung oder anderweitige Störungen der Hämostase korrigiert werden.

Gefäßkomplikationen

Der Verdacht auf einen arteriellen Verschluss oder eine venöse Thrombose begründet ein zügiges operatives Vorgehen, um einen Verlust des Transplantates zu verhindern. Die Entscheidung sollte nach dopplersonographischem Befund gefasst werden. Unnötige Gefäßdiagnostik mittels Kontrastmittelgabe und Angio-CT gilt es zu vermeiden.

Urinleckage und Ureterstenose

Nahtinsuffizienzen der Ureteranastomose sind selten. Bei eingelegter Ureterschiene und konsequenter Ableitung der Harnwege kann meist konservativ therapiert werden. Stenosen werden ebenfalls primär mittels Ureterschiene behandelt. Neben der korrekten technischen Anlage der Ureteranastomose ist die ausreichend gute Perfusion des Nierenunterpols von Bedeutung. So kann das irrtümliche Absetzen einer unteren Polarterie durch den Entnahmechirurgen oder den Transplantationschirurgen zu einer distalen Ureternekrose führen.

Lymphozelen

Die Präparation der Beckenstrohmbahn des Empfängers bedingt eine partielle Durchtrennung von Lymphgefäßen. Nach Möglichkeit wird das die Gefäße umgebende Gewebe lediglich zu Seite abgeschoben und nicht durchtrennt, um einer Verletzung von Lymphgefäßen vorzubeugen. Sollte es zu einem Lymphaustritt kommen, kann diese Flüssigkeit aufgrund der extraperitonealen Lage meist nicht resorbiert werden, so dass es zur Ansammlung im Sinne einer Lymphozele kommt. Je nach Ausdehnung und Lage kann dies asymptomatisch bleiben, aber auch zu einer Perfusionseinschränkung oder Harnabflussstörung führen. Therapeutisch kann minimal invasiv eine Lymphozelenfensterung erfolgen. Dabei wird im Rahmen einer Laparoskopie das Peritoneum über der Lymphozele breit eröffnet, um einen

Abfluss nach intraperitoneal zu ermöglichen. Das Peritoneum kann die Lymphflüssigkeit resorbieren.

Wundheilungsstörung

Wundheilungsstörungen können nach jeglicher Operation auftreten. Eingriffspezifische und patientenbezogene Risikofaktoren bedingen im Kontext der Nierentransplantation ein generell höheres Risiko. Es empfiehlt sich eine offene Wundbehandlung neben dem diagnostischen Ausschluss tiefer liegender Probleme wie Lymphozelen, Abszesse, Hämatome oder Faszendehiszenzen.

Narbenhernien

Analog zum erhöhten Risiko von oberflächlichen Wundheilungsstörungen ist auch die Inzidenz an Narbenhernien erhöht. Während der offene extraperitoneale Zugang bei der primären Operation schichtgerecht verschlossen werden kann, führen notwendige Revisionsoperationen zu deutlich unübersichtlicheren Faszienverhältnissen, so dass auch das Risiko von Hernien steigt. Symptomatische Hernien sollten im Verlauf operativ verschlossen werden, wobei auch hier auf zugrundeliegende Lymphozelen oder Hämatome geachtet werden muss.

Fazit

Zusammenfassend ist die Nierentransplantation hoch standardisiert, effektiv und sicher. Postoperative Komplikation müssen vor allem durch eine regelmäßige Doppler Sonographie der Transplantatniere zügig erkannt und dann konsequent therapiert werden. Die enge Zusammenarbeit zwischen Chirurgen und Nephrologen ist dafür essentiell.

Literatur

1. Hill C.J., Courtney A.E., Cardwell C.R. et al. (2015). Recipient obesity and outcomes after kidney transplantation: A systematic review and meta-analysis. *Nephrol Dial Transplant, 30,* 1403–1411. doi:10.1093/ndt/gfv214
2. Beckmann J., Lück R. & Klempnauer J. (2009). Nierentransplantation. *Allg und Visz up2date, 3 (2),* 115–130. doi:10.1055/s-0029-1185487
3. Neipp M., Jackobs S., Becker T. et al. (2004). Living donor nephrectomy: flank incision versus anterior vertical mini-incision. *Transplantation, 78,* 1356–1361.

4. Giacomoni A., Di Sandro S., Lauterio A. et al. (2016). Robotic nephrectomy for living donation: surgical technique and literature systematic review. *Am J Surg, 211,* 1135–1142. doi: 10.1016/j.amjsurg.2015.08.019
5. Beckmann J.H., Jackobs S. & Klempnauer J. (2008). Arterial reconstruction in kidney transplantation. *Transplantationsmedizin – Organ der Dtsch Transplantationsgesellschaft, 20,* 2–7.
6. Pein U., Girndt M., Markau S. et al. (2020). Minimally invasive robotic versus conventional open living donor kidney transplantation. *World J Urol, 38 (3),* 795–802. doi:10.1007/s00345-019-02814-7

Immunsuppression nach Nierentransplantation

Ulrich Kunzendorf

1 Einleitung

Die Nierentransplantation ist allen anderen Nierenersatzverfahren bezüglich der Lebensqualität und der Lebenserwartung überlegen. Abbildung 1 zeigt, dass die Vorteile bezüglich der Lebenserwartung für alle Altersstufen gelten.

Alter der Patienten (Jahre)	Lebenserwartung Dialyse (Jahre)	Lebenserwartung Transplantation (Jahre)
18–34	27,22	41,50
35–49	6,71	18,03
50–59	5,12	11,18
60–64	4,32	7,84
65 und älter	3,69	7,60

Abbildung 1
Lebenserwartung von Patienten auf der Warteliste vs. transplantierte Patienten [1]

Einen wesentlichen Beitrag zu diesem Erfolg hat die verbesserte Immunsuppression geleistet. In einer großen Anzahl von Studien zur Optimierung der immunsuppressiven Therapie sind Erfahrungen gewonnen worden wie sonst nur auf wenigen anderen Gebieten der Medizin. Wesentliche Erfahrungen zur Immunsuppression sind in den Leitlinien zur Behandlung nierentransplantierter Patienten zusammengefasst worden [2, 3]. Das Grundschema der Immunsuppression besteht demnach aus:

a) *Induktionstherapie* mit monoklonalen oder polyklonalen Antikörpern
 +
b) *Calcineurininhibitoren*, entweder Cyclosporin oder Tacrolimus
 +
c) *Mycophenolat* oder *mTOR-Inhibitoren*
 +
d) *Steroide.*

Alle vier Komponenten dieses Grundschemas haben Vor- und Nachteile und können in verschiedenen Zusammensetzungen kombiniert werden. Auf diese Vor- und Nachteile sowie auf die spezifischen Indikationen verschiedener Kombinationen soll im Folgenden eingegangen werden.

2 Induktionstherapie mit Antikörpern

Die Leitlinien äußern sich zur Induktionstherapie wie folgt [2]:
A: Wir empfehlen mit der Immunsuppression vor oder während der Nierentransplantation zu beginnen (1A).
B: Wir empfehlen, dass die initiale Immunsuppression ein Biologicum enthalten soll (1A).
C: Wir empfehlen einen anti-IL-2-Rezeptor-Antikörper als Mittel der ersten Wahl (1B). Wir schlagen vor, einen Lymphozyten-depletierenden Antikörper anstelle des anti-IL-2-Rezeptor-Antikörpers zu nehmen, wenn der Transplantatempfänger einem besonderen immunologischen Risiko unterliegt.

Primär stellt sich die Frage, was eine Induktionstherapie leisten soll. Folgende Punkte sind Ziel einer Induktionstherapie:
1) Etablierung einer sofortigen, effektiven und gezielten Immunsuppression;
2) eine lange anhaltende Immunmodulation und
3) die Möglichkeit der Reduktion nephrotoxischer Immunsuppressiva.

Antikörper, die in der Induktionstherapie verwendet werden, sind in Abbildung 2 dargestellt.

Die am häufigsten verwendeten Antikörper sind polyklonales Anti-Thymozyten-Globulin (ATG) und humanisierte anti-IL-2-Rezeptor-Antikörper. Eine Metaanalyse von 4.893 Patienten zur Induktionstherapie mit anti-IL-2-Rezeptor-Antikörpern zeigte, dass bei einem mittleren Rejektionsrisiko von 40 Prozent sieben Pati-

Abbildung 2 Antikörper, die im Rahmen der Induktionstherapie gebräuchlich sind

Medikament	Typ	Zielstruktur
ATG	Polyklonales IgG (Kaninchen, Pferd)	Oberflächenmoleküle auf humane Thymozyten
Basiliximab	Chimärischer mAb (IgG1)	CD25 (α-Kette des IL-2-Rezeptors)

enten behandelt werden müssen, um eine Rejektion zu vermeiden [4]. Diese Analyse zeigte weiter, dass die mit dem anti-IL-2-Rezeptor-Antikörper behandelten Patienten gegenüber den mit Plazebo behandelten Patienten im ersten Jahr eine vergleichbare Transplantatfunktionsrate aufwiesen, nicht häufiger an CMV-Infektionen erkrankten und auch nach drei Jahren die Tumorrate in beiden Gruppen gleich blieb. Im direkten Vergleich der Induktionstherapie mit ATG und anti-IL-2-Rezeptor-Antikörpern erwies sich ATG als signifikant effektiver mit einer Rejektionsrate von 15,6 Prozent vs. 25,5 Prozent [5]; der kombinierte Endpunkt, bestehend aus Rejektionshäufigkeit, Transplantatfunktionsverlust, Tod und sekundärer Funktionsaufnahme, war in beiden Gruppen nicht signifikant unterschiedlich. Auch nach fünf Jahren zeigte sich bezüglich Patienten- und Transplantatüberleben kein Unterschied [6]. Alemtuzumab (Compath), ein anti-CD52-mAb, ist nicht mehr zugelassen und wird in der Bundesrepublik zur Induktionstherapie höchstens ausnahmsweise eingesetzt.

Die Langzeitfolgen einer Induktionstherapie sind nur wenig untersucht, obwohl sich an der Zusammensetzung der Lymphozytensubpopulationen die initiale ATG-Gabe noch nach bis zu drei Jahren nachweisen lässt. Dies trägt zur Erklärung bei, dass auch der Effekt auf die Tumorrate eher ein langfristiger zu sein scheint. In der Patientengruppe, die mit einer Induktionstherapie behandelt wurde, war die Tumorrate in den ersten beiden Jahren nach Transplantation in etwa vergleichbar zu der, die keine Induktionstherapie erhalten hatte, nach acht Jahren lag sie jedoch um 27 Prozent höher [7].

3 Calcineurininhibitoren

Die Leitlinien äußern sich zur Verwendung von Calcineurininhibitoren wie folgt [2]:
A: Wir empfehlen eine immunsuppressive Erhaltungstherapie, die Calcineurininhibitoren mit anti-proliferativen Medikamenten in Kombination mit oder ohne Steroide einsetzt (1B).
B: Wir schlagen vor, dass Tacrolimus als primärer Calcineurin-Inhibitor eingesetzt wird (2A).
C: Wir schlagen vor, dass die Tacrolimus- oder Cyclosporin-Therapie vor oder während der Transplantation und nicht verzögert begonnen wird (2D).
D: Langfristig empfehlen wir, die Calcineurin-Inhibitor-Therapie fortzusetzen (2B).

Calcineurininhibitoren sind die Basisimmunsuppression von über 95 Prozent der transplantierten Patienten [8]. Aufgrund des sehr ähnlichen Wirkungsmechanismus ähneln sich die beiden zur Verfügung stehenden Calcineurininhibitoren Cyclosporin und Tacrolimus. In einer großen Metaanalyse [9], die nach Sichtung von mehr als 1.400 Artikeln 30 randomisierte Studien eingeschlossen hat, wurde das Ergebnis wie folgt zusammengefasst: „Wenn 100 Patienten mit Tacrolimus anstelle von Cyclosporin behandelt werden, kommt es bei zwölf Patienten weniger zu einer Rejektion und zwei Patienten verlieren ihr Transplantat nicht, allerdings entwickelt sich bei fünf zusätzlichen Patienten ein Posttransplantations-Diabetes (NODAT)." Das heißt, Patienten mit einem größeren immunologischen Risiko profitieren gegebenenfalls von einer Tacrolimus-basierten Therapie. Um mit Cyclosporin vergleichbare Rejektionsraten zu erzielen, kann die Immunsuppression durch eine Induktionstherapie mit einem anti-IL-2-Rezeptor-Antikörper ergänzt werden [10]. Patienten, bei denen ein besonderes Risiko für die Entwicklung eines NODAT besteht, sollten nicht mit Tacrolimus behandelt werden, da die Entwicklung eines NODAT die Prognose für die Langzeittransplantatfunktion und das Patientenüberleben signifikant verschlechtert. Risikofaktoren für die Entwicklung eines NODAT sind:
1) Übergewicht,
2) Alter,
3) HCV-Infektion,
4) Tacrolimus, besonders bei Konzentrationen > 10 ng/ml,
5) Steroide,
6) positive Familienanamnese für einen Diabetes Typ II,
7) der genetische Hintergrund (Afrikaner > Europäer),
8) eine mTOR-basierte Immunsuppression und
9) eine Hypomagnesiämie [11, 12].

Das kardio-vaskuläre Risiko bei Patienten, die einen NODAT entwickeln und zuvor nie kardiovaskulär erkrankt waren, ist etwas höher als bei Patienten ohne NODAT; allerdings erklärt sich das Risiko, nach der Transplantation kardiovaskulär zu erkranken, wesentlich auch durch andere Risikofaktoren. Diabetische oder nicht-diabetische Patienten, die bereits vor der Transplantation kardiovaskulär erkrankt waren, haben ein mehr als 3,5-fach höheres Risiko für kardiovaskuläre Erkrankungen nach der Transplantation, verglichen mit Patienten ohne vorherige kardiovaskuläre Erkrankung [13]. Da die gleichen Risikofaktoren sowohl für die Entwicklung eines NODAT als auch für die Entwicklung einer kardiovaskulären Erkrankung verantwortlich sind, gilt es, das spezifische Risiko eines NODAT richtig einzuschätzen.

Da beide Calcineurininhibitoren nephrotoxisch wirken, sind verschiedene Studien zur Testung Calcineurininhibitor-armer und Calcineurininhibitor-freier Protokolle durchgeführt worden. In einer der umfangreichsten Studien mit 1.645 Patienten, der Elite-Symphony-Studie [14], zeigte ein immunsuppressives Protokoll bestehend aus einer Induktion mit Daclizimab, niedrig-dosiert Tacrolimus und Steroiden die niedrigste Einjahres-Rejektionsrate (15,4%) und die beste GFR (65,4 ± 27,0 ml/min) im Vergleich mit einer Calcineurininhibitor-freien Immunsuppression gleicher Zusammensetzung, wobei Tacrolimus gegen Sirolimus ausgetauscht wurde. Der Verzicht auf den Calcineurininhibitor verschlechterte die Rejektionshäufigkeit auf 40,2 Prozent und verminderte die GFR auf 56,7 ± 26,9 ml/min. Besonders in der frühen Phase nach Transplantation, d.h. in den ersten drei bis sechs Monaten, ist eine Calcineurininhibitor-freie Immunsuppression mit einem erhöhten Rejektionsrisiko assoziiert. Die Umstellung einer Calcineurininhibitor-basierten auf eine mTOR-Inhibitor-basierte Therapie 4,5 Monate nach der Transplantation führte zu einer besseren GFR für die Patienten, die per Protokoll behandelt wurden [15]. Daten des amerikanischen Transplantationsregisters favorisieren eher eine Calcineurininhibitor-basierte Therapie (Abbildung 3). Die Elite-Symphony-Studie bestätigt den oben bereits erwähnten Unterschied zwischen Cyclosporin und Tacrolimus. Die beiden in dieser Studie verwendeten Cyclosporin-Arme – mit voller Dosis Cyclosporin oder halber Dosis Cyclosporin in

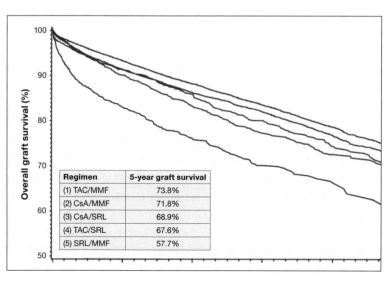

Abbildung 3
Transplantatfunktionsrate in Abhängigkeit von der Basisimmunsuppression [24]

Kombination mit Daclizimab – wurden mit MMF und Steroiden kombiniert und waren bezüglich der Rejektionshäufigkeit und der GFR dem niedrig dosierten Tacrolimus-Arm unterlegen; sie zeigten aber auch eine geringere Häufigkeit eines Post-Transplantations-Diabetes mellitus. Tacrolimus muss zweimal pro Tag gegeben werden. Als Advagraft® reicht die einmalige Gabe pro Tag aufgrund einer abgewandelten Galenik. Beide Darreichungsformen sind in ihrer Effektivität und Nebenwirkungsrate äquivalent [16]. Dies gilt auch für Envarsus®; bei diesem Medikament ist Tacrolimus über ein spezifisches Verfahren mikroverkapselt, was eine langsame und kontinuierliche Aufnahme aus dem Magen-Darm-Trakt erlaubt, sodass dieses Medikament ebenfalls nur einmal täglich verabreicht werden muss.

Eine Calcineurininhibitor-freie Immunsuppression kann bei einigen Patienten, die an einer chronischen Transplantatnephropathie leiden, die sich klinisch in der Regel durch einen langsamen Kreatininanstieg über Wochen und Monate, gepaart mit einer zunehmenden Proteinurie im nicht-nephrotischen Bereich zeigt, von Vorteil sein [17]. Dies trifft vor allem auf die sehr kleine Gruppe von Patienten zu, bei denen histologisch eine Calcineurininhibitortoxizität nachgewiesen wurde. Allerdings bestehen Zweifel, ob eine solche Calcineurininhibitortoxizität tatsächlich von klinischer Relevanz ist. Als Ursache für ein chronisches Transplantatversagen werden in einer Histologie-basierten Studie 64 Prozent Rejektionen, 18 Prozent Glomerulonephritiden und sieben Prozent BK-Nephropathien angegeben [18]. Auch zeigen Transplantate histologisch die typischen Veränderungen der Calcineurininhibitortoxizität, ohne dass die Patienten jemals mit diesen Substanzen behandelt wurden [19]. Die Umsetzung auf ein Calcineurininhibitor-freies Protokoll muss deshalb berücksichtigen, dass die meisten Patienten ihr Transplantat aufgrund einer Antikörper-vermittelten Rejektion verlieren. Gegebenenfalls ist eine Belatacept-basierte Therapie langfristig eine gute Alternative auch für diese Situation, da unter Belatacept weniger anti-Donor-spezifische Antikörper und weniger vaskuläre Rejektionen nachweisbar waren und die Therapie mit einer exzellenten Langzeitprognose einherging [20–22]. Der Versuch, bei stabilen Patienten mit einem niedrigen immunologischen Risiko Tacrolimus abzusetzen und die Immunsuppression nur mit Mycophenolat und Steroiden fortzusetzen, geht mit dem Risiko der erhöhten Rejektionshäufigkeit und der Bildung von Donor-spezifischen Antikörpern einher [23].

4 Belatacept

Belatacept hat sich als Alternative zu einer Calcineurininhibitor-basierten Therapie etabliert, obwohl die Zahl der mit Belatacept behandelten Patienten nur einen Bruchteil im Vergleich zu den mit Calcineurininhibitor behandelten Patienten beträgt und somit die Erfahrungen deutlich begrenzter sind.

Belatacept ist ein Fusionsprotein auf der Basis eines Immunglobulin IgG1. Die variablen Domänen der schweren Ketten des IgG1-Moleküls sind ausgetauscht durch eine Mutante der extrazellulären Domänen des T-Zell-Oberflächenmoleküls CTLA4. Dieses Fusionsprotein ist in der Lage, kompetitiv die Interaktion von CD28 auf T-Zellen mit CD80/86 auf dendritischen Zellen zu hemmen und so die Ko-Stimulation von T-Zellen, einem essentiellen Schritt in der T-Zell-Aktivierung, zu unterdrücken. Eine prospektive, randomisierte Studie, in der die Effektivität von Belatacept mit Cyclosporin jeweils in Kombination mit Basiliximab, Mycophenolat und Steroiden verglichen wurde, zeigte, dass sich trotz einer erhöhten Rejektionshäufigkeit im Belataceptarm (17% vs. 7%) im ersten Jahr eine signifikant bessere Transplantatfunktion (mGFR 65,8 ml/min vs 44,4 ml/min) nach drei Jahren nachweisen ließ [21, 22]. Allerdings gilt es zu berücksichtigen, dass EBV-negative Patienten, denen ein Transplantat eines EBV-positiven Spenders übertragen wird, einem erhöhten Lymphomrisiko unterliegen [25]. Die Fünf- und Sieben-Jahresergebnisse zeigen, dass der positive Effekt von Belatacept auf die Transplantatfunktion anhält und auch eine Umstellung einer Calcineurininhibitor-basierten Therapie auf eine Belatacept-basierte Therapie bezüglich der Transplantatfunktion von Vorteil sein kann [20, 22, 26, 27].

5 Ko-Immunsuppression (Mycophenolat oder mTOR-Inhibitoren)

Die Leitlinien äußern sich zur Ko-Immunsuppression wie folgt [2]:
A: Wir empfehlen Mycophenolat als primären Proliferationshemmer zu verwenden (2B).
B: Wir empfehlen im Falle der Verwendung von mTOR-Inhibitoren mit der Therapie nicht zu beginnen, bevor nicht die Funktion des Transplantates etabliert ist und die chirurgischen Wunden geheilt sind (1B).

Die Ergänzung der Calcineurininhibitor-basierten Therapie durch eine Ko-Immunsuppression reduziert die Rejektionshäufigkeit in etwa um 50 Prozent. Seit Einführung von Mycophenolat-Mofetil hat Azathioprin zunehmend seine Bedeutung als Ko-Immunsuppressivum verloren [28], obwohl auch neuere Daten eine Äquivalenz beider Medikamente bezüglich Effektivität und Nebenwirkungen sehen [29]. Mycophenolat steht als Mycophenolat-Mofetil (z.B. Cellcept®) oder Mycophenolat-Natrium (Myfortic®) zur Verfügung, wobei sich beide Mycophenolat-Verbindungen in ihrer Effektivität und ihrem Nebenwirkungsprofil nicht unterscheiden [30]. Mycophenolat wird als das häufigste Ko-Immunsuppressivum eingesetzt [8]. Neben dem Risiko der Leukopenien bzw. der Knochenmarktoxizität können gastro-intestinale Nebenwirkungen die Anwendung begrenzen.

Der Einsatz von mTOR-Inhibitoren (Rapamycin oder Everolimus) anstelle von Mycophenolat in einer Kombination mit Calcineurininhibitoren birgt allerdings das Risiko einer verstärkten Nephrotoxizität, wobei Cyclosporin stärker als Tacrolimus betroffen ist [31]; siehe auch Abbildung 3. Eine klare Indikation für Rapamycin stellt die Entwicklung eines Kaposi-Sarkoms dar [32]; bei 15 Patienten mit einem Kaposi-Sarkom war es nach Umsetzen einer Therapie von Cyclosporin auf Rapamycin zu einer Besserung bzw. Rückbildung dieses Sarkoms gekommen. Die „anti-Tumorwirkung" von Rapamycin auf andere Tumore ist deutlich weniger gesichert. Zwar zeigte sich in einer retrospektiven Analyse eine geringere allgemeine Tumorinzidenz in der Gruppe nierentransplantierter Patienten, die mit Rapamycin und Steroiden anstelle von Rapamycin, Cyclosporin und Steroiden behandelt wurden, die Tumorinzidenz lag jedoch noch deutlich über der der altersentsprechenden gesunden Normalbevölkerung [33]. Prospektive Studien zur Potenz der Anti-Tumorwirkung der mTOR-Inhibitoren werden zurzeit durchgeführt. Eine prospektive Studie an 824 Patienten zeigte, dass Patienten mit mTOR-Inhibitoren signifikant weniger an Hauttumoren erkrankten, die Rate an soliden Tumoren war hingegen nicht unterschiedlich [34]. In einer prospektiven Studie kam es bei Transplantierten, die zuvor bereits einmal an einem Plattenepithel-Karzinom der Haut erkrankt waren, in 22 Prozent der auf Sirolimus umgestellten Patienten und in 39 Prozent der mit Calcineurininhibitoren behandelten Patienten innerhalb von zwei Jahren zu einem erneuten Plattenepithel-Karzinom der Haut [35]. Dieser Unterschied war signifikant. Somit kann insbesondere bei rezidivierenden, nicht-melanomartigen Hauttumoren die Konversion auf eine mTOR-Inhibitor-basierte Immunsuppression von wesentlichem Vorteil sein. Auch die Inzidenz von CMV-

Infektionen ist unter Everolimus signfikant geringer als unter MMF [41]. Es gilt jedoch zu berücksichtigen, dass sich eine Proteinurie unter einer m-TOR-Inhibitortherapie häufig verschlechtert. Bei Patienten, die bereits zum Zeitpunkt der Umstellung selbst eine geringe Proteinurie < 200 mg/d aufwiesen, verschlechterte sich durch die Umstellung die Langzeitfunktionsrate ganz erheblich [36]. Überraschend zeigte eine prospektive Beobachtungsstudie eine erhöhte Mortalität bei Nicht-Tumorpatienten, die mit mTOR-Inhibitoren behandelt wurden [37]. Ein Vorteil des Einsatzes von mTOR-Inhibitoren ist ihre anti-virale Potenz. CMV-Erkrankungen treten unter mTOR-Inhibitoren nach Nierentransplantation seltener auf; bei BK-Virus-Erkrankungen ist die Datenlage noch unklar [38, 39]. Patienten, die hingegen Hepatitis-E-RNA-positiv sind, sollten nicht mit mTOR-Inhibitoren behandelt werden.

6 Steroid-freie Immunsuppression

Die kürzlich publizierten Leitlinien äußern sich zur Steroid-freien Immunsuppression wie folgt [2]:
A: Wir glauben, dass bei Patienten, die ein niedriges immunologisches Risiko besitzen und bei denen eine Induktionstherapie durchgeführt worden ist, die Steroide nach der ersten Woche abgesetzt werden können (2B).
B: Wenn Steroide jenseits der ersten Woche eingesetzt wurden, so empfehlen wir die Steroid-Therapie eher beizubehalten als die Steroid-Therapie zu stoppen (2C).

Steroide sind nach wie vor ein fester Bestandteil der Immunsuppression nach Nierentransplantation. Aufgrund der Nebenwirkungen der Steroide ist vielfach versucht worden, sie frühzeitig abzusetzen oder eine komplett Steroid-freie Immunsuppression zur Anwendung zu bringen. Ein frühes Absetzen der Steroide aus einer Dreifachtherapie geht mit einer bis zu 30 Prozent höheren Rejektionsrate einher [40]. Diese erhöhte Rejektionsrate führt kurzfristig in dem untersuchten Kollektiv, d.h. in den ersten drei Jahren, nicht zu einer schlechteren Transplantatfunktionsrate [41], ab dem vierten Jahr kommt es jedoch zu einer signifikant schlechteren Transplantatüberlebensrate der Patienten des Steroid-freien Armes in dieser Studie [42]. Langzeituntersuchungen zur Steroid-freien Immunsuppression sind rar. Eine weitere Studie zeigte eine signifikante Verschlechterung der Transplantatfunktion in der Steroid-freien Gruppe ebenfalls erst spät, nach etwa 500 Tagen, dann kam es jedoch zu einer kontinuierlich stärkeren Verschlechterung über die kommenden 2.000 Tage gegenüber der Gruppe, die weiter mit Steroiden behandelt wurde [43]. Ohne Zweifel ist eine Therapie mit Steroiden mit zahlreichen Nebenwirkungen verbunden – deshalb ist es zwingend, die Verschlechterung der kardio-vaskulären Risikofaktoren und des Knochenstoffwechsels unter der Steroidtherapie konsequent zu therapieren (siehe dazu die jeweiligen Kapitel). Bezüglich der Frakturrate profitieren Patienten von einem frühen Steroidentzug. Die Inzidenz der Frakturen lag unter Steroiden bei 0,0080 Frakturen/Jahr und in der Gruppe ohne Steroide bei 0,0058 Frakturen/Jahr, ein Unterschied, der als signifikant getestet wurde [44]. Zur Prävention des Verlustes der Knochendichte unter Steroiden mag zukünftig auch vermehrt Denusomab angewendet werden [45].

7 Absetzen der Immunsuppression nach dem Versagen der Transplantatfunktion

Trotz aller Verbesserungen der Transplantatüberlebensrate sind etwa fünf Prozent aller Patienten, die in einem Jahr neu dialysiert werden müssen, Patienten mit Transplantatversagen. Bei diesen Patienten stellt sich die Frage, ob, wann und wie die Immunsuppression abgesetzt werden soll. Studien, die dieser Frage nachgehen, sind selten.

Gründe, die für ein Absetzen der Immunsuppression sprechen, sind [46]:
- Substanzspezifische Nebenwirkungen der Immunsuppressiva.
- Eine erhöhte Infektionsrate (1,7 vs. 0,5 Infektionen pro Patient pro Jahr).
- Ein erhöhtes Risiko für kardiovaskuläre Erkrankungen – Odds ratio 4,9.
- Eine erhöhte Todesrate – Odds ratio 3,4.

Gründe, die gegen ein Absetzen der Immunsuppression sprechen [47]:
- Gefahr einer akuten Rejektion und der Notwendigkeit einer operativen Transplantektomie in drei bis 63 Prozent.
- Nebenniereninsuffizienz ca. zwei Prozent.
- Schneller Verlust der Transplantatrestfunktion, insbesondere der Diurese.
- Höheres immunologisches Risiko durch Entwicklung panelreaktiver Antikörper vor einer Re-Transplantation.

Das Pro und Contra des Absetzens der Immunsuppression muss vor dem Hintergrund des individuellen Risikos des Patienten gesehen werden und bedarf der Aufklärung und Absprache mit dem Patienten.

Ein Absetzen der Calcineurininhibitoren aus einer Dreierkombination vor Dialysebeginn unter passagerer Fortführung der übrigen Immunsuppression ist in der Regel nur mit einem gering erhöhten Rejektionsrisiko verbunden, führt aber oft zu einer vorübergehenden Verbesserung der Transplantatfunktion durch Wegfall der Calcineurininhibitor-bedingten Vasokonstriktion renaler Gefäße, sodass der Patient häufig noch mehrere Wochen ohne Dialysebehandlung auskommt. Mit Beginn der Dialysebehandlung beenden wir in der Regel die Therapie mit Mycophenolat. Das Absetzen der Steroide, wir tun dies nach weiteren drei bis sechs Monaten, sollte langsam über Wochen bis Monate erfolgen, um die Beschwerden eines Steroidentzugssyndroms zu vermindern. Die Fähigkeit der Nebenniere, ausreichend Kortison zu produzieren, kann gegebenenfalls mittels eines ACTH-Stimulationstestes ermittelt werden.

8 Die Therapie Antikörper-vermittelter Rejektionen

Ein besonderes Problem nach Nierentransplantation ist die Therapie Antikörper-vermittelter Rejektionen. Neben der Basistherapie ist eine Reihe weiterer Substanzen getestet worden:

Basistherapie

Plasmapherese oder Immunadsorption in Kombination mit der Gabe einer erhöhten Steroiddosis und Immunglobulinen (100 mg/kgKG bis 2 g/kgKG) ist die gängige Praxis und wird häufig kombiniert mit einem Lymphozyten-depletierenden Antikörper. Dieses Vorgehen wird in den K/DIGO-Leitlinien auf dem Niveau von „2c" empfohlen [2]: die Empfehlung beruht aber nicht auf randomisierten Studien, vielmehr wird die gängige Praxis in diesen Leitlinien fixiert. Der gegenwärtige Kenntnisstand weiterer in der Therapie der Antikörper-vermittelten Rejektionen eingesetzter Medikamente wird ausführlich diskutiert.

Anti-CD20-mAb (Rituximab)

Rituximab ist ein chimerischer, depletierender Antikörper gegen pre-B- und reife B-Zellen. Eine Meta-Analyse mit zehn retrospektiven Studien zeigt einen Nutzen der zusätzlichen Gabe von Rituximab [48], eine Meta-Analyse mit 21 Studien zeigt keinen Nutzen für die Desensitisierung sensibilisierter Empfänger [49] und eine kleine, multizentrische Phase-III-Studie mit einer zu geringen Power (insgesamt $n = 38$ Patienten) zeigt keinen Nutzen einer zusätzlichen Rituximab-Gabe zur Rejektionsbehandlung [50]. Die Autoren schließen unter Berücksichtigung einer Reihe weiterer Publikationen, dass die außerhalb der Zulassung liegende Gabe von Rituximab zur Therapie der akuten Antikörper-vermittelten Rejektion ohne klare Evidenz für eine Effektivität geschieht.

Bortezomib

Bortezomib ist ein Proteasom-Inhibitor, der zur Therapie multipler Myelome und Mantelzelllymphome zugelassen ist. Die Proteasom-Inhibitor-induzierte Depletion der Plasmazellen führt zu einer Expansion von follikulären T-Helferzellen, so steht eine vermehrte Hilfe für B-Zellen im Germinalzentrum zur Verfügung, was schließlich zu einer vermehrten Antikörper-Produktion führt; entsprechend gelang eine signifikante Reduktion von anti-HLA-Antikörpern mittels Bortezomib in einer Dosis von 1,3 mg/m² Körperoberfläche nicht [51]. Fallserien, die Bortezomib in den verschiedenen Kombinationen mit weiteren immunsuppressiven Maßnahmen verwenden, zeigen uneinheitliche Resultate. Eine randomisierte, Plazebo-kontrollierte Studie untersuchte die Wirkung von zwei Dosen Bortezomib in Patienten mit später Antikörper-vermittelter Rejektion ($n = 21$) im Vergleich mit Plazebo ($n = 23$). Diese sehr gut durchgeführte Studie – mit der Einschränkung der kleinen Fallzahl – zeigte keinen Unterschied bezüglich des GFR-Verlustes, der histologischen Änderungen, der Transplantat- und Patientenüberlebensraten oder der Reduktion der Donor-spezifischen Antikörper. Allerdings traten in der Bortezomib-Gruppe zwei Todesfälle auf und es kam zu Toxizitätserscheinungen gastro-intestinaler und hämatologischer Art [52]. Die Autoren schließen, dass die außerhalb der Zulassung liegende Gabe von Proteasomen-Inhibitoren zur Therapie der akuten Antikörper-vermittelten Rejektion ohne klare Evidenz für eine Effektivität geschieht.

Tocilizumab

Die Gabe eines anti-IL-6-Rezeptor mAb über sechs bis 18 Monate hemmte die chronisch aktive Antikörper-vermittelte Rejektion und erlaubte ein beeindruckend gutes Langzeitüberleben der Transplantate [53]. Im Rahmen eines Desensitierungsprotokolls war die Gabe von Tocilizumab nicht effektiv.

Eculizumab

Eculizumab ist ein humanisierter mAb gegen das Komplementprotein C5 und ist unter anderem zugelassen für die Therapie des atypischen hämolytisch-urämischen Syndroms. Verschiedene Fallbeschreibungen berichten über positive oder fehlende Wirkungen von Eculizumab im Rahmen der Therapie der akuten Antikörper-vermittelten Rejektion [54]. Die Gabe von Eculizumab verminderte die Häufigkeit von Antikörper-vermittelten Rejektionen in desensitisierten Patienten in der Frühphase nach Transplantation, allerdings konnte die chronische Antikörper-vermittelte Rejektion ein bzw. zwei Jahre nach Transplantation nicht verhindert werden [55]. In einer Fallserie von 24 Patienten mit schwerer Antikörper-vermittelter Rejektion zeigte sich, dass zusätzlich zur Basistherapie mittels Plasmapherese, der Gabe von Immunglobulinen und Rituximab eine kombinierte Splenektomie plus der Gabe von Eculizumab der alleinigen Splenektomie oder der alleinigen Gabe von Eculizumab überlegen war [56]. Die Autoren schließen, dass die Therapie der akuten Antikörper-vermittelten Rejektion mit Eculizumab ohne klare Evidenz für eine Effektivität geschieht. Ein möglicher Nachteil von Eculizumab im Rahmen der Therapie der Antikörper-vermittelten Rejektionen könnte sein, dass es die C4d-negative Rejektion nicht hemmt, aufgrund seines „späten" Angriffspunktes im Rahmen der Komplementaktivierung eine Ablagerung von C4d auf dem Endothel nicht verhindert und die Generierung von C3a als pro-inflammatorische Komponente nicht beeinflusst.

C1-Esteraseinhibitoren

Die C1-Esteraseinhibitoren der Firmen Behring und Shire hemmen die Antikörper-vermittelte Komplementaktivierung am Antikörper, sodass die Bildung von C1r und C1s unterbleibt, was schließlich auch die Bildung der pro-inflammatorischen Komplement-Komponenten wie C3a unterdrückt oder die Hemmung der Bildung und Ablagerung von C4d zur Folge hat. Diese lange im Einsatz gegen das hereditäre Angioödem befindlichen und relativ nebenwirkungsarmen Substanzen wurden zur Verhinderung der Antikörper-vermittelten Rejektion nach Desensitisierung getestet. Die Ergebnisse sind suggestiv für eine positive Wirkung der Substanz, allerdings war das Design der Pilotstudien mit deutlichen Einschränkungen verbunden. So traten bis zu 30 Prozent der Antikörper-vermittelten Rejektionen nach der Studienperiode auf [57], die Studien gebrauchten historische Kontrollen [58], sie erreichten den primären Endpunkt nicht, zeigten jedoch im Verlauf eine geringere Entwicklung einer Transplantatglomerulophathie [59]. In einer Phase-1-Studie ist ein anti-C1s-mAb an gesunden Freiwilligen getestet worden. Der Antikörper wird gut vertragen und blockiert zwei bis 14 Tage effektiv die Antikörper-vermittelte Komplementaktivierung [60]. Gegebenenfalls könnte er das therapeutische Repertoir der Komplement-Blockade erweitern.

Cyclophosphamid

In einer Serie von 13 Patienten mit bioptisch gesicherter Antikörper-vermittelter Rejektion wurden der Standard-Therapie, bestehend aus vermehrter Steroid-Gabe, sechs Plasmapheresen und der Gabe von 1,5 g/kgKG Immunglobulinen sechs Cyclophosphamid-Pulse (15 mg/kgKG) im Abstand von drei Wochen je Puls hinzugefügt. In der Nachbeobachtungszeit von zwölf bis 44 Monaten betrug die Transplantatüberlebensrate 77 Prozent, die Serum-Kreatinin-Konzentration hatte sich von 3,7 mg/dl auf 1,7 mg/dl verbessert und die Fluoreszenz-Intensität der Donor-spezifischen Antikörper verminderte sich [61].

9 Immunsuppression und COVID-19-Erkrankung

Die COVID-19-Infektion induziert eine Immunantwort gegen das Virus, die dysreguliert und überschießend mit einem Zytokinsturm einhergehen kann [62]. Die Immunsuppression nach Nierentransplantation könnte so einem Zytokinsturm entgegenwirken. Darüber hinaus ist nachgewiesen, dass Calcineurin-Inhibitoren und Mycophenolat die Virusvermehrung *in vitro* vermindert [63]. Anderseits schwächt die Immunsuppression die antivirale Immunantwort. Prospektive Studien in COVID-19-erkrankten nierentransplantierten Patienten gibt es noch nicht. Die Fallserien zeigen einerseits, dass Transplantierte an einer höheren Morbidität und Mortalität leiden, anderseits gibt es retrospektive Studien mit mehr als 500 Patienten, in denen kein Unterschied zwischen Transplantieren und Nicht-Transplantierten nachgewiesen werden konnte [64]. Eine Infektion während oder unmittelbar nach der Transplantation scheint jedoch mit einem erheblichen Risiko verbunden zu sein. – Wie auch in den nicht-transplantierten Patienten zeigen Medikamente wie Remdesivir, Tocilizumab oder Hydroxychloroquin, in die zu Beginn der Pandemie viel Hoffnung gesetzt wurde, keine positiven Effekte in Transplantierten [65]. Die DECARTES-Arbeitsgruppe der ERA-EDTA (https://www.era-edta.org/en/working-groups) hat nachfolgende Empfehlung für die Anpassung der Immunsuppression nach Nierentransplantation herausgegeben:

- *Asymptomatische Patienten:* keine Änderung der Immunsuppression.
- *Milde Symptomatik:* duale Immunsuppression mit CNI + Steroiden.
- *Patienten mit milder Pneumonie:* Stop oder Reduktion der CNI-Dosis + Erhöhen der Steroiddosis.
- *Beatmungspflichtige Patienten:* Stop der Immunsuppression bei gleichzeitiger Erhöhung der Steroiddosis auf 15–25 mg/d oder höher

Literatur

1. Oniscu G.C., Brown H. & Forsythe J.L. (2005). Impact of cadaveric renal transplantation on survival in patients listed for transplantation. *J Am Soc Nephrol, 16,* 1859–1865.
2. KDIGO (2009). KDIGO clinical practice guideline for the care of kidney transplant recipients. *Am J Transplant, 9, Suppl 3,* S1–155.
3. Kawai T. (2013). HLA-mismatched renal transplantation without maintenance immunosuppression. *NEJM, 368,* 1850–1852.
4. Webster A.C., Playford E.G., Higgins G. et al. (2004). Interleukin-2 receptor antagonists for renal transplant recipients: a meta-analysis of randomized trials. *Transplantation, 77,* 166–176.
5. Brennan D.C., Daller J.A., Lake K.D. et al. (2006). Rabbit antithymocyte globulin versus Basiliximab in renal transplantation. *NEJM, 355,* 1967–1977.
6. Hellemans R. et al. (2015). Daclizumab versus rabbit antithymocyte globulin in high-risk renal transplants: five-year follow-up of a randomized study. *Am J Transplant, 15,* 1923–1932.
7. Meier-Kriesche H.U., Arndorfer J.A. & Kaplan B. (2002). Association of antibody induction with short- and long-term cause-specific mortality in renal transplant recipients. *J Am Soc Nephrol, 13,* 769–772.
8. Meier-Kriesche H.U. et al. (2006). Immunosuppression: evolution in practice and trends, 1994-2004. *Am J Transplant, 6,* 1111–1131.
9. Webster A.C., Woodroffe R.C., Taylor R.S. et al. (2005). Tacrolimus versus ciclosporin as primary immunosuppression for kidney transplant recipients: meta-analysis and meta-regression of randomised trial data. *BMJ, 331,* 810.
10. Lawen J.G. et al. (2003). Randomized double-blind study of immunoprophylaxis with Basiliximab, a chimeric anti-Interleukin-2 receptor monoclonal antibody, in combination with mycophenolate Mofetil-containing triple therapy in renal transplantation. *Transplantation, 75,* 37–43.

11. van Laecke S. et al. (2009). Posttransplantation hypomagnesemia and its relation with immunosuppression as predictors of new-onset diabetes after transplantation. *Am J Transplant, 9,* 2140–2149.
12. Kasiske B.L., Snyder J.J., Gilbertson D. & Matas A.J. (2003). Diabetes mellitus after kidney transplantation in the United States. *Am J Transplant, 3,* 178–185.
13. Wauters R.P. et al. (2012). Cardiovascular consequences of new-onset hyperglycemia after kidney transplantation. *Transplantation, 94,* 377–382.
14. Ekberg H. et al. (2007). Reduced exposure to calcineurin inhibitors in renal transplantation. *NEJM, 357,* 2562–2575.
15. Budde K. et al. (2012). Conversion from cyclosporine to everolimus at 4.5 months posttransplant: 3-year results from the randomized ZEUS study. *Am J Transplant, 12,* 1528–1540.
16. Kramer B.K. et al. (2010). Tacrolimus once daily (ADVAGRAF) versus twice daily (PROGRAF) in de novo renal transplantation: a randomized phase III study. *Am J Transplant, 10,* 2632–2643.
17. Dudley C. et al. (2005). Mycophenolate mofetil substitution for cyclosporine A in renal transplant recipients with chronic progressive allograft dysfunction: the "creeping creatinine" study. *Transplantation, 79,* 466–475.
18. Sellares J. et al. (2012). Understanding the causes of kidney transplant failure: the dominant role of antibody-mediated rejection and nonadherence. *Am J Transplant, 12,* 388–399.
19. Stegall M.D. et al. (2011). The histology of solitary renal allografts at 1 and 5 years after transplantation. *Am J Transplant, 1 (4),* 698–707. doi:10.1111/j.1600-6143.2010.03312.x
20. Rostaing L. et al. (2013). Long-term belatacept exposure maintains efficacy and safety at 5 years: results from the long-term extension of the BENEFIT study. *Am J Transplant, 13,* 2875–2883.
21. Charpentier B. et al. (2013). Long-term exposure to belatacept in recipients of extended criteria donor kidneys. *Am J Transplant, 13,* 2884–2891.
22. Vincenti F. et al. (2016). Belatacept and long-term outcomes in kidney transplantation. *NEJM, 374,* 333–343.
23. Hricik D.E. et al. (2015). Adverse outcomes of tacrolimus withdrawal in immune-quiescent kidney transplant recipients. *J Am Soc Nephrol, 26,* 3114–3122.
24. Srinivas T.R. et al. (2007). Mycophenolate Mofetil/Sirolimus compared to other common immunosuppressive regimens in kidney transplantation. *Am J Transplant, 7,* 586–594.
25. Vincenti F. et al. (2010). A phase III study of Belatacept-base immunosuppression regimens versus Cyclosporin in renal transplant

recipients (BENEFIT study). *Am J Transplant, 10 (3),* 535–546. doi: 10.1111/j.1600-6143.2009.03005.x
26. Vincenti F. et al. (2010). Five-year safety and efficacy of Belatacept in renal transplantation. *J Am Soc Nephrol, 21,* 1587–1596.
27. Rostaing L. et al. (2011). Switching from Calcineurin inhibitor-based regimens to a Belatacept-based regimen in renal transplant recipients: a randomized phase II study. *Clin J Am Soc Nephrol, 6 (2),* 430–439. doi: 10.2215/CJN.05840710
28. The Tricontinental Mycophenolate Mofetil Renal Transplantation Study Group (1996). A blinded, randomized clinical trial of Mycophenolate Mofetil for the prevention of acute rejection in cadaveric renal transplantation. *Transplantation, 61,* 1029–1037.
29. Schold J.D. & Kaplan B. (2009). AZA/tacrolimus is associated with similar outcomes as MMF/Tacrolimus among renal transplant recipients. *Am J Transplant, 9,* 2067–2074.
30. Salvadori M. et al. (2004). Enteric-coated mycophenolate sodium is therapeutically equivalent to Mycophenolate Mofetil in de novo renal transplant patients. *Am J Transplant, 4,* 231–236.
31. Meier-Kriesche H.U. et al. (2005). Sirolimus in combination with tacrolimus is associated with worse renal allograft survival compared to Mycophenolate Mofetil combined with tacrolimus. *Am J Transplant, 5,* 2273–2280.
32. Stallone G. et al. (2005). Sirolimus for Kaposi's sarcoma in renal-transplant recipients. *NEJM, 352,* 1317–1323.
33. Campistol J.M. et al. (2006). Sirolimus therapy after early cyclosporine withdrawal reduces the risk for cancer in adult renal transplantation. *J Am Soc Nephrol, 17,* 581–589.
34. Schena F.P. et al. (2009). Conversion from calcineurin inhibitors to Sirolimus maintenance therapy in renal allograft recipients: 24-month efficacy and safety results from the CONVERT trial. *Transplantation, 87,* 233–242.
35. Euvrard S. et al. (2012). Sirolimus and secondary skin-cancer prevention in kidney transplantation. *NEJM, 367,* 329–339.
36. Naik M.G. et al. (2014). Proteinuria and sirolimus after renal transplantation: a retrospective analysis from a large German multicenter database. *Clin Transplant, 28,* 67–79.
37. Cortazar F. et al. (2012). Clinical outcomes in kidney transplant recipients receiving long-term therapy with inhibitors of the mammalian target of Rapamycin. *Am J Transplant, 12,* 379–387.
38. Tedesco-Silva, H. et al. (2015). Reduced incidence of cytomegalovirus infection in kidney transplant recipients receiving Everolimus and reduced Tacrolimus doses. *Am J Transplant, 15,* 2655–2664.

39. Mallat, S.G. et al. (2017). CMV and BKPyV infections in renal transplant recipients receiving an mTOR inhibitor-based regimen versus a CNI-based regimen: a systematic review and meta-analysis of randomized, controlled trials. *Clin J Am Soc Nephrol, 12,* 1321–1336.
40. Vitko S. et al. (2005). Two corticosteroid-free regimens – Tacrolimus monotherapy after Basiliximab administration and Tacrolimus/Mycophenolate Mofetil – in comparison with a standard triple regimen in renal transplantation: results of the Atlas study. *Transplantation, 80,* 1734–1741.
41. Pascual J. et al. (2006). Three-year observational follow-up of a multicenter, randomized trial on Tacrolimus-based therapy with withdrawal of steroids or Mycophenolate Mofetil after renal transplant. *Transplantation, 82,* 55–61.
42. Meier-Kriesche H.U., Magee J.C. & Kaplan B. (2008). Trials and tribulations of steroid withdrawal after kidney transplantation. *Am J Transplant, 8,* 265–266.
43. Matas A.J. et al. (2005). Prednisone-free maintenance immunosuppression – a 5-year experience. *Am J Transplant, 5,* 2473–2478.
44. Nikkel L.E. et al. (2012). Reduced fracture risk with early corticosteroid withdrawal after kidney transplant. *Am J Transplant, 12,* 649–659.
45. Bonani M. et al. (2016). Effect of twice-yearly Denosumab on prevention of bone mineral density loss in de novo kidney transplant recipients: a randomized controlled trial. *Am J Transplant, 16 (6),* 1882–1891. doi:10.1111/ajt.13692
46. Smak Gregoor P.J. et al. (2001). Immunosuppression should be stopped in patients with renal allograft failure. *Clin Transplant, 15,* 397–401.
47. Langone A.J. & Chuang P. (2005). The management of the failed renal allograft: an enigma with potential consequences. *Semin Dial, 18,* 185–187.
48. Hychko G., Mirhosseini A., Parhizgar A. & Ghahramani N. (2011). A systematic review and meta-analysis of Rituximab in antibody-mediated renal allograft rejection. *Int J Organ Transplant Med, 2,* 51–56.
49. Macklin P.S., Morris P.J. & Knight S.R. (2014). A systematic review of the use of Rituximab for desensitization in renal transplantation. *Transplantation, 98,* 794–805.
50. Sautenet B. et al. (2016). One-year results of the effects of Rituximab on acute antibody-mediated rejection in renal transplantation: RITUX ERAH, a multicenter double-blind randomized placebo-controlled trial. *Transplantation, 100,* 391–399.
51. Moreno Gonzales M.A. et al. (2017). 32 doses of Bortezomib for desensitization is not well tolerated and is associated with only modest reductions in anti-HLA antibody. *Transplantation, 101,* 1222–1227.

52. Eskandary F. et al. (2018). A randomized trial of Bortezomib in late antibody-mediated kidney transplant rejection. *J Am Soc Nephrol, 29*, 591–605.
53. Choi, J. et al. (2017). Assessment of Tocilizumab (anti-interleukin-6 receptor monoclonal) as a potential treatment for chronic antibody-mediated rejection and transplant glomerulopathy in HLA-sensitized renal allograft recipients. *Am J Transplant, 17 (9)*, 2381–2389.
54. Bentall A. et al. (2014). Antibody-mediated rejection despite inhibition of terminal complement. *Transpl Int, 27*, 1235–1243.
55. Cornell L.D., Schinstock C.A., Gandhi M.J. et al. (2015). Positive crossmatch kidney transplant recipients treated with Eculizumab: outcomes beyond 1 year. *Am J Transplant, 15*, 1293–1302.
56. Orandi B.J. et al. (2014). Eculizumab and splenectomy as salvage therapy for severe antibody-mediated rejection after HLA-incompatible kidney transplantation. *Transplantation, 98*, 857–863.
57. Vo A.A et al. (2015). A phase I/II placebo-controlled trial of C1-inhibitor for prevention of antibody-mediated rejection in HLA sensitized patients. *Transplantation, 99*, 299–308.
58. Viglietti D et al. (2016). C1 inhibitor in acute antibody-mediated rejection nonresponsive to conventional therapy in kidney transplant recipients: a pilot study. *Am J Transplant, 16*, 1596–1603.
59. Montgomery R.A. et al. (2016). Plasma-derived C1 esterase inhibitor for acute antibody-mediated rejection following kidney transplantation: results of a randomized double-blind placebo-controlled pilot study. *Am J Transplant, 16 (12)*, 3468–3478. doi:10.1111/ajt.13871
60. Muhlbacher J. et al. (2017). Blockade of HLA antibody-triggered classical complement activation in sera from subjects dosed with the anti-C1s monoclonal antibody TNT009 – Results from a randomized first-in-human phase 1 trial. *Transplantation, 101*, 2410–2418.
61. Waiser J. et al. (2017). Treatment of acute antibody-mediated renal allograft rejection with Cyclophosphamide. *Transplantation, 101*, 2545–2552.
62. Vabret N., Britton G.J., Gruber C. et al. (2020). Immunology of COVID-19: Current state of the science. *Immunity, 52 (6)*, 910–941.
63. Schoot T.S., Kerckhoffs A.P.M., Hilbrands L.B. & van Marum R.J. (2020). Immunosuppressive drugs and COVID-19: a review. *Front Pharmacol, 11*, 1333.
64. Caillard S., Chavarot N., Francois H. et al. (2021). Is COVID-19 infection more severe in kidney transplant recipients? *Am J Transplant, 21 (3)*, 1295–1303.
65. Cravedi P., Mothi S.S., Azzi Y. et al. (2020). COVID-19 and kidney transplantation: Results from the TANGO International Transplant Consortium. *Am J Transplant, 20 (11)*, 3140–3148.

Komplikationen nach Nierentransplantation

Sibylle von Vietinghoff

Einführung

Nierentransplantierte Patienten erreichen nach der Akutphase durchschnittlich eine deutlich bessere Lebensqualität und Lebenserwartung als sonst vergleichbare Personen auf der Warteliste. Dies gilt trotz verschiedenartiger Komplikationen. Sie umfassen chirurgische und immunologische Probleme des Nierentransplantats ebenso wie Komplikationen der vorbestehenden chronischen Niereninsuffizienz und der Grunderkrankung, die ursprünglich zur terminalen Niereninsuffizienz geführt hat.

In diesem Kapitel soll es um transplantationsspezifische Aspekte gehen, die nicht direkt die Operation oder Alloimmunreaktion betreffen. Sie haben zwei Hauptursachen: die besonderen anatomischen Gegebenheiten der transplantierten Niere und Nebenwirkungen der Immunsuppression. Die hier diskutierten Komplikationen orientieren sich an der klinischen Häufigkeit, Notwendigkeit zu Krankenhausaufenthalten und dem von den Patienten vermittelten Leidensdruck. Ein Schwerpunkt liegt auch auf neueren Entwicklungen.

Einfluss auf das Gesamtüberleben

Zahlreiche Registerarbeiten der letzten 20 Jahre zeigen ein besseres Gesamtüberleben von Transplantierten im Vergleich zu Wartelistenpatienten. Vor dem Hintergrund der knappen Spenderorgane untersuchen neuere Arbeiten die Prognose bei marginalen Spenderorganen. So profitierten auch Patienten, die als Erstnierentransplantat ein Organ eines Spenders > 75 Jahre erhielten, deutlich und die durchschnittliche Lebenserwartung stieg von 6,4 auf 11,4 Jahre [1]. Aber auch diese spanische Registerstudie zeigt, wie viele andere auch, eine schlechtere Funktion älterer Transplantate.

Es gibt Grenzen des Nutzens marginaler Transplantate. Im Rahmen des europäischen Transplantationsverbundes zeigte eine niederländische Arbeit zum Eurotransplant-Seniorprogramm, dass für ältere Empfänger, die ein älteres Organ erhielten (Altersgrenze jeweils 65 Jahre), ein Überlebensvorteil nach fünf Jahren gegenüber der Dialyse nicht nachzuweisen war. Von den insgesamt untersuchten 3.597 Patienten betraf dies allerdings nur 101, und viele hatten zu diesem Zeitpunkt noch eine ausreichende Transplantatfunktion und waren dialyseunabhängig [2].

Infektionen

Ein höheres Infektionsrisiko ist eine unvermeidliche Nebenwirkung jeder Immunsuppression, unabhängig von der verwendeten Substanz. Damit geht auch eine verminderte Klinik einher – Warnzeichen wie Fieber, Erythem und Leukozytose können geringer ausfallen oder ganz fehlen [3]. Hier werden besonders häufige Krankheitsbilder angesprochen; für andere, einschließlich Tuberkulose- und Hepatitis-Reaktivierungen, ist auf aktuelle Übersichtsarbeiten verwiesen. Die noch aktuellen Empfehlungen für Prophylaxen und Therapie häufiger Infekte basieren auf den KDIGO-Leitlinien von 2009 [4].

Harnwegsinfektionen

Der konstitutive Urinreflux und die Immunsuppression machen Harnwegsinfekte zu klassischen Infektionen von Nierentransplantatempfängern. Viele weitere Risikofaktoren überschneiden sich mit denen nicht-nierentransplantierter Patienten. Besonders sind hier weibliches Geschlecht, fortgeschrittenes Alter, Infekte in der Vorgeschichte, das heißt an den Eigennieren, vorbestehender Reflux und Diabetes mellitus zu nennen [5]. Transplantatspezifische Faktoren sind Empfänger von Leichenspenden und Nieren mit verzögerter Funktionsaufnahme. Anatomisch kommen zum konstitutivem Reflux im verkürzten Ureter Fremdkörper wie Urinkatheter bzw. initial die Doppel-J-Schiene. Patienten, die Rejektionsbehandlungen bedürfen, insgesamt eine hohe Immunsuppressivadosis erhalten oder bereits andere Infektprobleme haben, sind ebenfalls einem höheren Risiko für Harnwegsinfekte ausgesetzt.

Diagnostisch ist es wichtig, Urin für eine aussagekräftige mikrobiologische Untersuchung zu gewinnen, zumal viele Patienten mit rezidivierenden Infekten auch mit multiresistenten Erregern besiedelt sind. Sonographisch sollte eine Restharnbildung ausgeschlossen werden, ggf. sind weitere funktionelle Miktionsuntersuchungen notwendig.

Therapeutisch ist eine zeitnahe antibiotische Behandlung zentral, die bei allen symptomatischen Patienten sofort begonnen werden sollte. Nach Erhalt des Antibiogramms muss dann ggf. umgestellt werden. Insbesondere in der Frühphase nach Transplantation sollten auch asymptomatische Bakteriurien antibiotisch therapiert werden, in der späteren Phase kann dies vom Einzelfall, insbesondere der infektiösen Vorgeschichte abhängig gemacht werden und auch ggf. eine Therapie bis zum Eingang des Antibiogramms warten. Die KDIGO-Leitlinien empfehlen eine sechsmonatige antibiotische Prophylaxe nach Nierentransplantation [4], dies wird aber von einzelnen Zentren unterschiedlich umgesetzt.

Bei häufigen Infekten sollte eine besonders gründliche Ursachensuche erfolgen (Hygiene, Fistelungen, Darminfekte, Infekte der Eigennieren). Eine Impfung ist zu überlegen, insbesondere bei rezidivierenden Infekten mit E. coli. Bei einigen Patienten führt eine „stand-by" antibiotische Therapie, entweder als Postkoitalprophylaxe oder bei Beginn gut bekannter Symptome zu weniger oder zumindest leichter verlaufenden Infekten. Dies und auch eine Dauerprophylaxe, die z.B. für einen Zeitraum von drei Monaten versucht werden kann, setzen voraus, dass oral therapierbare Keime die Ursache der rezidivierenden Harnwegsinfekte sind. Eine Anpassung der Immunsuppression ist nur in wenigen Fällen ein insgesamt hilfreiches Konzept. Ein sekundärer Immunglobulinmangel sollte überprüft und ggf. therapiert werden.

Trotzdem sind bei einzelnen Nierentransplantatempfängern rezidivierende Infekte ein nicht zufriedenstellend gelöstes Problem, insbesondere bei rezidivierender Urosepsis mit multiresistenten Erregern.

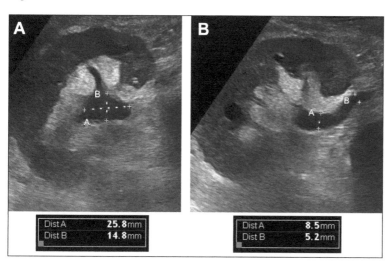

Abbildung 1
Konstitutiver Reflux in ein Nierentransplantat. Im B-Bild-Ultraschall sind das erweiterte Nierenbecken (A) und der erweiterte Ureter (B) deutlich zu erkennen

Opportunistische Infektionen

Durch die immunsuppressive Therapie kommt es vor allem im frühen Verlauf nach der Transplantation zu Neuinfektionen und zur Reaktivierung chronischer Infekte, insbesondere viraler Genese.

Pneumocystis jirovecii

Dieser den Pilzen zugehörige Organismus führt fast ausschließlich bei Immunsuppression zu Infekten. Aktuelle Fallserien berichten einen schwereren Verlauf bei nicht-HIV-Patienten einschließlich Empfängern solider Organe (u.a. [6]). Die Gesamtmortalität liegt bei etwa 25 Prozent. Patienten, die eine Intensivtherapie benötigen, versterben in über der Hälfte der Fälle.

Die Infektionen sind häufig in der frühen Posttransplantationsphase oder nach Rejektionstherapien. Charakteristisch ist ein subakuter Verlauf mit Allgemeinzustandsverschlechterung über einige Wochen, oft mit wenig pulmonalen Symptomen, gefolgt von rapider zunehmender respiratorischer Insuffizienz. Häufig findet sich eine LDH-Erhöhung. Das radiologische Bild kann stark variieren. Diagnostisch ist ein Bronchoskopie mit mikroskopischem Pneumocystisnachweis. Therapeutisch ist ein hochdosierte intravenöse Cotrimoxazoltherapie, initial kombiniert mit Steroidtherapie, Mittel der Wahl [3, 4]. Diese hat erhebliche Nebenwirkungen, insbesondere eine Myelodepression. Häufig kommt es zu deutlicher Volumenexpansion, die die respiratorische Situation u.a. durch große Pleuraergüsse weiter einschränkt. Ein dialysepflichtiges akutes Nierenversagen ist nicht selten. Wegen der schweren Verläufe und hohen Mortalität ist insbesondere in der Frühphase nach Transplantation und bei T- oder B-Zelldepletion eine Prophylaxe empfohlen [4]. Es ist zu überlegen, ob dies auch auf dauerhaft stark immunsupprimierte Patienten ausgeweitet werden sollte. Nach überlebter PJP-Pneumonie sollte eine dauerhafte Prophylaxe, zum Beispiel mit Cotrimoxazol, angestrebt werden.

Cytomegalovirusreaktivierung und Erstinfektion

CMV-Infekte nach Nierentransplantation können sowohl als Reaktivierung im Empfänger als auch als Infektion durch dormante Viren im Nierentransplantat ausgelöst werden. Erstinfektionen aus der Umwelt sind bei Erwachsenen die Ausnahme. Je nach CMV-Status von Donor und Empfänger wird eine antivirale Prophylaxe mit Valganciclovir für drei bis sechs Monate nach Transplantation sowie regelmäßige Testungen empfohlen. Diese können ggf. auch die medikamentöse Prophylaxe ersetzen [4, 7]. Ohne Prophylaxe kommt es bei bis zu 90 Prozent CMV-naiver Patienten, die ein CMV-positives

Organ erhalten, zu einer CMV-Virämie in den ersten sechs Monaten nach Transplantation [3].

Bei Virusreaktivierung ist eine asymptomatische Virämie von Organmanifestationen zu unterscheiden. Insbesondere die Beteiligung von Gehirn und Augen ist kritisch zu prüfen. Häufig manifestiert sich eine CMV-Reaktivierung als Kolitis. Dies muss nicht unbedingt mit einer Virämie einhergehen, deswegen kann hier nur eine Koloskopie mit Probenentnahme und Virusfärbung in der Pathologie diagnostische Klarheit bringen. Andere Organe können ebenfalls betroffen sein, insbesondere die Leber.

Zum Monitoring wird mittlerweile die PCR anstelle von FACS-basiertem Proteinnachweis empfohlen. Therapeutisch sollten schwere Infekte zunächst intravenös behandelt werden [4]. Eine Reduktion der Immunsuppression ist im Management schwerer Infekte notwendig, oft auch wegen der sowohl vom CMV-Virus als auch vom Ganciclovir ausgelösten Leukopenie. Darüberhinaus kann Ganciclovir direkt tubulotoxisch wirken, auf eine ausreichende Hydration ist zu achten.

Zur Immunsuppression zeigt eine aktuelle Metaanalyse, dass eine Reduktion von CNI zusammen mit einer mTOR-Inhibition hilfreich sein sollte, damit sollte dies, wenn immunologisch vertretbar, umgesetzt werden [8].

Nach erfolgreicher Therapie ist eine Medikation in prophylaktischer Dosierung für drei Monate empfohlen. Nach Beendigung von Prophylaxen sollte jeweils wieder der CMV-Status überprüft werden.

BK-Viren

Diese Polyomavirusreaktivierung geht zumeist auf dormante Viren im Tubulusepithel des Transplantats zurück [3]. Darauf weist ein kombinierter Virusnachweis in Urin und Blut hin, diagnostisch ist der immunhistologische Nachweis von Virusprotein in der Nierenbiopsie. Die Virusreaktivierung betrifft zwar in aller Regel nur das Transplantat, verläuft dort aber schwer und führt häufig zum Organverlust.

Ein Monitoring in den ersten Monaten nach Transplantation, nach Abstoßungsbehandlungen und in der Diagnostik von Transplantatfunktionsverschlechterungen ist empfohlen [4]. Ein spezifisches Therapeutikum existiert nicht. Eine generelle Reduktion der Immunsuppression verbessert die Wirtsantwort und kann die BKV-Last senken [4]. Sie geht mit einem vermehrten Abstoßungsrisiko einher, so dass dies im Einzelfall genau abgewogen und das Therapiekonzept im Verlauf immer wieder überprüft werden muss [9]. Insbesondere wird eine Reduktion der Calcineurininhibitordosis angestrebt. Experimentell haben mTOR-Inhibitoren eine antivirale Wirkung, so dass hier eine Therapieumstellung versucht werden kann, wenn möglich. Klinische Besserungen unter hochdosierten Immunglobulinen sind beschrieben, so dass in der Abwägung von erwartbaren Nebenwirkungen und den Nebenwirkungen des Transplantatverlusts ein Therapieversuch häufig sinnvoll erscheint [10].

EBV

Bei erwachsenen Nierenempfängern ist die Durchseuchung sehr hoch, sodass Neuinfektionen selten und die damit assoziierte PTLD (Post-transplantation Lymphoproliferative Disease) deutlich seltener ist als bei Kindern [3]. Neuinfektionen und Virusreaktivierung treten am häufigsten im ersten Jahr nach Transplantation ohne oder mit klinischen Symptomen auf. Deswegen ist in diesem Zeitraum ein Virusmonitoring empfohlen [4]. Zu beachten ist die Kontraindikation von Belatacept bei EBV-naiven Empfängern. Eine andauernde Virämie sollte an eine PTLD denken lassen. Eine Reduktion der Immunsuppression bessert die endogene Virusantwort und eine komplette Beendigung kann bei PTLD das Mittel der Wahl, meist kombiniert mit einer Chemotherapie, sein [1, 2]. Eine spezifische antivirale Therapie existiert nicht.

Warzen

Eine häufige und belastende Komplikation sind Warzen, sowohl an den Händen als auch im Genitalbereich. Sie werden zumeist durch humane Papillomaviren hervorgerufen und können sehr schnell wachsen und extreme Ausmaße annehmen. Neben der sozialen Stigmatisierung führen Warzen an der Fußsohle auch zu orthopädischen Schwierigkeiten. Zunächst wird eine lokale Therapie angestrebt. Bei sehr schweren Verläufen muss auch hier die immunsuppressive Therapie überdacht werden.

Diarrhoe

„Durchfall" gehört zu den häufigsten anamnestischen Beschwerden bei Patienten mit Nierentransplantation. Zunächst sollte die Häufigkeit und Konsistenz des Stuhlgangs präzise erfragt werden. Als Diarrhoe im engeren Sinn werden dabei drei oder mehr flüssige Stuhlgänge pro Tag gewertet. Warnzeichen wie Gewichtsverlust und selbstverständlich Schmerzen und Blutauflagerungen etc. müssen wie bei allen anderen Patienten auch gezielt abgefragt werden. Auch nächtliche Diarrhoen sprechen gegen eine funktionelle Genese.

Unter den infektiösen Durchfallursachen ist bei nierentransplantierten Patienten besonders die obengenannte CMV-Colitis zu bedenken. Alle anderen Durchfallerreger können wegen der Immunsuppression eine schweren und auch langandauernden Verlauf nehmen [11]. Auch Dauerausscheidung u.a. von Norovirus wird beobachtet. Häufige antibiotische Therapien prädisponieren zu C.-difficile-Enteritiden.

Diarrhoen als Nebenwirkung der immunsuppressiven Therapie sind ebenfalls häufig. Besonders bekannt ist die Reaktion auf Mycophenolatmofetil. Ein Umsetzen auf Präparate mit anderer Mycophenolatformulierung ist aber nicht immer erfolgreich. Im Zweifelsfall kann ein Auslassversuch (unter prophylaktischer Anpassung der weiteren Immunsuppression) über wenige Tage versucht werden. Bei akuter Durchfallerkrankung anderer Genese empfiehlt es sich ebenfalls, das Mycophenolsäurepräparat bis zur Besserung der Darmfunktion zu pausieren (unter entsprechender antirejektiver Prophylaxe). Eine enterale Unverträglichkeit kann auch noch nach Jahren gut vertragener Therapie beginnen.

Seltener sind Diarrhoen unter Calcineurinhemmern. Auch hier hilft die Anamnese und, wenn möglich, kontrollierter Auslass- und Reexpositionsversuch. Dies ist aber häufig wegen der Notwendigkeit einer intensiven Immunsuppression schwierig und Änderungen der Immunsuppression sollten in jedem Fall in Abstimmung mit dem Transplantationszentrum erfolgen. Wichtig zur Pharmakokinetik der Calcineurininhibitoren ist ihre starke Abhängigkeit von der Darmfunktion. Bei Patienten mit Diarrhoen gleich welcher Genese müssen deswegen engmaschige Spiegelkontrollen erfolgen.

Diagnostisch sollte bei Verdacht auf Diarrhoen eine Stuhldiagnostik auf Bakterien, Viren, ggf. auch Eukaryonten und im Zweifelsfall auch eine Endoskopie mit Probenentnahme erfolgen. Wichtig ist, dass die Probe auch auf CMV gefärbt wird. Häufig finden sich, gerade bei Medikamentenunverträglichkeiten aber nur unspezifische Befunde, so dass eine klinische Diagnostik mit kontrollierten Medikamentenumstellungen wie oben beschrieben notwendig ist.

Eine Tumorvorsorge in Gastrointestinaltrakt ist nach Nierentransplantation wie in der Allgemeinbevölkerung empfohlen [4].

Diabetes mellitus

Diabetes I und Diabetes II sind häufige Grunderkrankungen für eine terminale Niereninsuffizienz und ein Diabetes II ist in der Bevölkerung so häufig, dass er auch bei aus anderen Gründen transplantierten Patienten immer wieder vorkommt.

Spezifisch für die Transplantationssituation ist der Post-Transplant-Diabetes (englisch NODAT: „new onset diabetes after transplantation"), der direkt durch die immunsuppressive Therapie, insbesondere hochdosierte Steroide und Tacrolimus, in geringerem Maß auch Ciclosporin A ausgelöst wird. [12]. Nicht immer ist der Diabetes nach Reduktion der Immunsuppression wieder reversibel. Patienten sollten zumindest im ersten Jahr nach Transplantation regelmäßig auf neu aufgetretenen Diabetes untersucht werden [4].

Offensichtlich ist hier die Reduktion der auslösenden Medikamente eine kausale Therapie, jedoch wiegt für das Gesamtüberleben und die Lebensqualität ein dadurch ausgelöster Transplantatverlust meist sehr viel schwerer. Entsprechend liegt der Fokus auf einer nierenfunktionsangepassten Diabetestherapie nach aktuellen Leitlinien und eher weniger auf der Reduktion der Immunsuppression [12]. Es wird interessant werden, wie die Therapie mit SGLT2-Hemmern hier in Zukunft eine Rolle spielen wird und ob sie ihr infektiologisch verträgliches Risikoprofil auch nach Nierentransplantation behalten [13].

Kardiovaskuläre Komplikationen von Atherosklerose

Insgesamt bessert sich das kardiovaskuläre Risiko dem Wechsel von Dialyse zur Nierentransplantation dramatisch. Auch stellen transplantierte Patienten eine Positivselektion dar, die die kardiovaskuläre Hochrisikosituation einer terminalen Niereninsuffizienz überstanden haben [14]. Trotzdem sind kardiovaskuläre Ereignisse die Haupttodesursache nach Nierentransplantation, insbesondere bei Diabetikern.

Allerdings gibt es nach der Nierentransplantation auch neue kardiovaskuläre Risikofaktoren: Calcineurinhibitoren führen zu Vasokonstriktion und verschlimmern den Hypertonus. Im Tiermodell rufen sie dramatische atherosklerotische Läsionen hervor. Auch mTOR-Inhibitoren verschlechtern das Lipidprofil. Möglicherweise hilfreich im Sinne der immer mehr in den klinisch-wissenschaftlichen Blick geratenden entzündlichen Komponente der Atherosklerose nach erfolgreichen Strategien mit Colchicum [15] und IL-1β-Blockade [16] sind Rituximab und Proliferationshemmer. Dies ist aber nur im Tiermodell und nicht im Zusammenhang mit einem komplexen Regime wie nach Nierentransplantation untersucht.

Klinisch-praktisch bleibt die optimale Einstellung von Risikofaktoren, insbesondere Blutdruck und Diabetes sowie Hyperlipidämie vordringlich. Patienten nach stattgehabtem kardiovaskulären Ereignis verdienen Aufmerksamkeit für ihre Sekundärprophylaxe auch nach Nierentransplantation [4].

Malignome

Nach kardiovaskulären Ereignissen und Infektionen sind Malignome die dritthäufigste Todesursache bei nierentransplantierten Patienten. Insbesondere Non-Hodgkin-Lymphome, Haut- und Nierenkrebs sind speziell nach Nierentransplantation besonders häufig anzutreffen [17].

Unter den Lymphomen ist die meist EBV-assoziierte PTLD wie oben beschrieben eine schwere Komplikation und erfordert die möglichst komplette Beendigung der immunsuppressiven Therapie. Bei ebenfalls virusassoziierten Karposisarkomen wird u.a. eine Umstellung auf mTOR-Inhibition empfohlen [4].

Häufig sind Malignome der Nieren, vor allem der in situ verbliebenen Eigennieren, seltener auch der Transplantate und der ableitenden Harnwege [18]. Durch regelmäßige Nachsorgeuntersuchungen können sie früh entdeckt werden, ein internationaler Transplantatnachsorgekonsens existiert jedoch nicht. Häufig können kleine Neubildungen auch der transplantierten Nieren von erfahrenen Chirurgen organerhaltend operiert werden. Operationsrisiko und Wachstumsgeschwindigkeit, insbesondere was eine Metastasierung angeht, müssen gründlich abgewogen werden. Eine Reihe von Studien hat eine geringere Inzidenz von Nierenzellkarzinomen unter Therapie mit mTOR-Inhibitoren als Calcineurinhemmern gezeigt, so dass, wenn immunologisch vertretbar, eine Umstellung angestrebt werden kann [18].

Typisch bei langzeittransplantierten Patienten ist Hautkrebs, insbesondere Plattenepithelkarzinome und Basaliome (= nicht-melanomatöser Hautkrebs). Die bessere langfristige Beachtung von aktivem und passivem Sonnenschutz und entsprechende hautärztliche Vorsorge lässt hoffen, dass sich die Situation bei jüngeren Patienten entspannt [4, 19]. Die photosensivierende Wirkung von Hydrochlorothiazid, die in dänischen Studien mit mehr Hautkrebs assoziiert war, hat zu einer Warnung in der Arzeneimittelinformation geführt. In zwei neueren Studien aus Korea und Taiwan konnte

Immun-suppressiva	Typische Toxizitäten	Besonderheiten der Pharmakokinetik	Typische Infektionen
Steroide	Diabetes II, Katarakt, Gewichtszunahme, Magenulcera, Osteoporose, Cushingoid, Hypertonus, Thrombosen, Hautatrophie		Bakterien, Pilze (vor allem mukokutan), Pneumocystis jirovecii
Ciclosporin A	Tubuläre Toxizität, Hypertonus, Diabetes, Hirsutismus	CYP3A4-Metabolit, CYP3A4-Inhibitor, Bioverfügbarkeit je nach Komedikation. Spiegeladaptierte Gabe	Viren
Tacrolimus	Tubuläre Toxizität, Hypertonus, Diabetes	CYP3A4-Metabolit, Metabolismus in Leber und Darmwand, lange Halbwertszeit. Spiegeladaptierte Gabe	Viren
mTOR-Inhibitoren	Wundheilungsstörungen, Proteinurie, Pneumonitis, Tremor	Spiegeladaptierte Gabe	
Azathioprin	Knochenmarks- und Lebertoxizität, kutane Neoplasien, akute Hypersensitivität	Allopurinol verhindert die Ausscheidung des aktiven Metaboliten	
Mycophenolsäure	Darmtoxizität (Diarrhoe) Knochenmarksdepression		
Rituximab	Allergischer Schock, sekundärer Immunglobulinmangel		Hepatitis B, Reaktivierung bis zum fulminanten Leberversagen, Pneumocystis jirovecii, progressive multifokale Leukenzephalopathie, Tbc-Reaktivierung
Belatacept			Cave: Kontraindikation bei EBV-negativem Empfänger

Tabelle 1
Auswahl typischer Nebenwirkungen häufig in der Erhaltungstherapie nach Nierentransplantation verwendeter Immunsuppressiva

sie jedoch nicht bestätigt werden, bei koreanischen Patienten war das Risiko sogar niedriger [20, 21]. Bei genauer Vorsorge sollte hier auch bei europäischen Patienten eine kritische Risiko-Nutzen-Abwägung vor Therapieumstellung stattfinden. Neben der zumeist lokal dermatologisch-chirurgischen Therapie wird bei Auftreten von Hautmalignomen auch eine immunsuppressive Anpassung diskutiert. Bei Plattenepithelkarzinomen liegt die Langzeituntersuchung zur Umstellung von CNI auf Sirolimus in einer kontrollierten Studie vor [22]. Hier zeigte sich auch im Langzeitverlauf ein deutlich niedrigeres Rezidivrisiko bei in dieser Kohorte unveränderten Raten an Abstoßungen bzw. Transplantatverlust. Allerdings war die Umstellungsphase selbst von einer hohen Rate unerwünschter schwerer Nebenwirkungen, insbesondere Pneumonitiden und Infektionen, gekennzeichnet [23].

Bei jedem Malignom ist eine Reduktion der immunsuppressiven Therapie geraten. Damit muss das Risiko des Transplantatversagens und einer erneuten Dialysepflichtigkeit genau und intradisziplinär individuell unter der Berücksichtigung der Gesamtsituation mit der

Chance einer Heilung oder deutlichen Prognoseverbesserung durch eine erfolgreiche Tumortherapie abgewogen werden.

Literatur

1. Perez-Saez, M.J. et al. (2016). Survival benefit from kidney transplantation using kidneys from deceased donors aged ≧ 75 years: a time-dependent analysis. *Am J Transplant, 16 (9)*, 2724–2733.
2. Peters-Sengers, H. et al. (2017). Stretching the limits of renal transplantation in elderly recipients of grafts from elderly deceased donors. *J Am Soc Nephrol, 28 (2)*, 621–631.
3. Fishman, J.A. (2017). Infection in organ transplantation. *Am J Transplant, 17 (4)*, 856–879.
4. KDIGO (2009). Clinical practice guideline for the care of kidney transplant recipients. *Am J Transplant, 9, Suppl 3*, S1–155.
5. Fiorentino, M. et al. (2019). Updates on urinary tract infections in kidney transplantation. *Journal of Nephrology, 32 (5)*, 751–761.
6. Schmidt, J.J. et al. (2018). Clinical course, treatment and outcome of Pneumocystis pneumonia in immunocompromised adults: a retrospective analysis over 17 years. *Critical Care, 22 (1)*, 307.
7. Vanichanan, J. et al. (2018). Common viral infections in kidney transplant recipients. *Kidney Research and Clinical Practice, 37 (4)*, 323–337.
8. Mallat, S.G. et al. (2017). CMV and BKPyV infections in renal transplant recipients receiving an mTOR inhibitor-based regimen versus a CNI-based regimen: a systematic review and meta-analysis of randomized, controlled trials. *Clin J Am Soc Nephrol, 12 (8)*, 1321–1336.
9. Lamarche, C. et al. (2016). BK polyomavirus and the transplanted kidney: immunopathology and therapeutic approaches. *Transplantation, 100 (11)*, 2276–2287.
10. Vu, D. et al. (2015). Efficacy of intravenous Immunoglobulin in the treatment of persistent BK viremia and BK virus nephropathy in renal transplant recipients. *Transplantation Proceedings, 47 (2)*, 394–398.
11. Santoiemma, P.P., Ison M.G. & Angarone M.P. (2019). Newer approaches in diagnosis of diarrhea in immunocompromised patients. *Current Opinion in Infectious Diseases, 32 (5)*, 461–467.
12. Sharif, A. et al. (2014). Proceedings from an international consensus meeting on posttransplantation diabetes mellitus: recommendations and future directions. *Am J Transplant, 14 (9)*, 1992–2000.
13. Shah, M. et al. (2019). Efficacy and safety of Canagliflozin in kidney transplant patients. *Indian Journal of Nephrology, 29 (4)*, 278–281.

14. Hernandez, D. et al. (2020). Waiting list and kidney transplant vascular risk: an ongoing unmet concern. *Kidney Blood Press Res, 45 (1)*, 1–27. doi:10.1159/000504546
15. Tardif, J.C. et al. (2019). Efficacy and safety of low-dose Colchicine after myocardial infarction. *NEJM, 381 (26)*, 2497–2505.
16. Ridker, P.M. et al. (2017). Antiinflammatory therapy with Canakinumab for atherosclerotic disease. *NEJM, 377 (12)*, 1119–1131.
17. Engels, E.A. et al. (2011). Spectrum of cancer risk among US solid organ transplant recipients. *JAMA, 306 (17)*, 1891–901.
18. Hickman, L.A. et al. (2018). Urologic malignancies in kidney transplantation. *Am J Transplant, 18 (1)*, 13–22.
19. Harwood, C.A. et al. (2017). The pathogenesis of cutaneous squamous cell carcinoma in organ transplant recipients. *British Journal of Dermatology, 177 (5)*, 1217–1224.
20. Park, E., Lee Y. & Jue M.S. (2019). Hydrochlorothiazide use and the risk of skin cancer in patients with hypertensive disorder: a nationwide retrospective cohort study from Korea. *Korean Journal of Internal Medicine.* doi:10.3904/kjim.2019.218 [Epub ahead of print].
21. Pottegard, A. et al. (2019). Use of Hydrochlorothiazide and risk of skin cancer: a nationwide Taiwanese case-control study. *British Journal of Cancer, 121 (11)*, 973–978.
22. Dantal, J. et al. (2018). Sirolimus for secondary prevention of skin cancer in kidney transplant recipients: 5-year results. *Journal of Clinical Oncology, 36 (25)*, 2612–2620.
23. Euvrard, S. et al. (2012). Sirolimus and secondary skin-cancer prevention in kidney transplantation. *NEJM, 367 (4)*, 329–39.

Möglichkeiten der sonographischen Bildgebung von Nierentransplantaten – Stand 2021

Konrad Stock

Mit dem Zeitpunkt der Organimplantation muss die Funktion der Transplantatniere (TX-Niere) kontinuierlich und zuverlässig überwacht werden, dies erfordert eine enge und vertrauensvolle Kooperation zwischen dem Patienten, den Transplantationsmedizinern in der Klinik sowie dem niedergelassenen Nephrologen bzw. dem Hausarzt. Das Monitoring der transplantierten Patienten erfolgt mittels Klinik (Anamnese und körperliche Untersuchung), Laborkontrollen (unter anderem Retentionsparameter, Immunsuppressiva-Spiegel und Urinanalytik) und der Ultraschallbildgebung der Transplantatniere, bei Bedarf erweitert um die sonographisch gesteuerte Punktion der Transplantatniere zur Diagnosesicherung bei Dysfunktion des Nierentransplantates [1, 2].

Stufendiagnostik mittels Ultraschall an der Transplantatniere

Der Ultraschallbildgebung kommt eine entscheidende Rolle zu. Sie ist nichtinvasiv und ermöglicht rasch die Diagnose von Pathologien, die oft eine sofortige Therapieentscheidung zur Folge haben [3]. Wichtig ist eine strukturierte sonographische Untersuchung.

Manche Ultraschallabteilungen setzen hierfür standardisierte Ultraschallprotokolle und eine elektronische Bild-/Videodokumentation ein. Dies minimiert die Interobserver-Variabilität, führt bei entsprechender Ausbildung der Ultraschallärzte zu exakten und klinisch hilfreichen Verlaufsmessungen und zeigt zudem Pathologien der TX-Niere rasch auf (Abbildung 1a, b).

Durch diese strukturierte Untersuchungstechnik besteht dann die oft vorgeworfene Subjektivität der Ultraschalluntersuchung kaum noch, wenngleich für die Besprechung von Pathologien ein sonographisch erfahrener Fach- oder Oberarzt zur kontinuierlichen

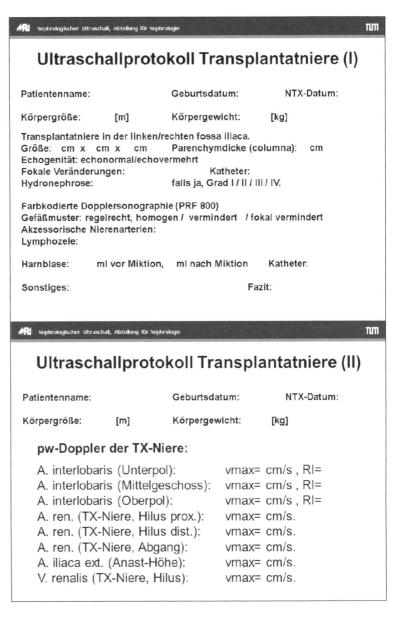

Abbildung 1a, b
Ultraschallprotokoll für die Transplantatniere der Nephrologie der TU München (© Nephrologischer Ultraschall, Klinikum rechts der Isar, PD Dr. Konrad Stock)

Qualitätssicherung zur Verfügung stehen muss, wodurch auch die Aus- und Weiterbildung der Assistenzärzte in der Methode sichergestellt wird. Der „klinische Ultraschall" der Transplantatniere ist bekanntermaßen eine qualifikationsabhängige Methode und muss angeleitet und geübt werden.

Die Indikation zur Ultraschalluntersuchung der Transplantatniere erfolgt in vielen Transplantatzentren routinemäßig innerhalb der ersten Tage nach Nierentransplantation zur Generierung von postoperativen Ausgangsparametern des jeweiligen Patienten, dann wöchentlich und bei jeder Verschlechterung der Transplantationsfunktion sowie jedem unerklärlichen Rückgang der Diurese.

Wichtig ist neben der Untersuchung der Transplantatniere außerdem die ergänzende Untersuchung der Eigennieren auf das Vorliegen von Nierentumoren, da die Eigennieren – gerade beim Ausbilden sekundärer, degenerativer Nierenzysten – ein erhöhtes Entartungsrisiko besitzen [4]. Diese exakte, zusätzliche Sonographie der Eigennieren, idealerweise mit einem High-End-Ultraschallgerät und unter Verwendung von höherfrequenten Ultraschallsonden (mindestens 8 MHz), sollte zumindest einmal jährlich erfolgen.

Die Sonographie der Transplantatniere profitiert von der Vielzahl der technischen Möglichkeiten. Diese sind bei der Ultraschalldiagnostik stufenweise einzusetzen.

Im *B-Bild-Ultraschall* kann die Nierengröße als robuster Verlaufsparameter erfasst werden, in manchen Zentren wird auch das Nierenvolumen bestimmt (Formel: Länge × Breite × mittlere Tiefe × 0,5). Ferner kann eine Hydronephrose als wichtiger Grund für ein postrenales Nierenversagen aufgezeigt werden, verursacht etwa durch Harnverhalt oder Pathologien der Ureteranastomose mit einem Reflux in die Transplantatniere. Ferner muss auch bei Transplantatnieren stets die Harnblase mit beurteilt werden (Koagel, Harnblasenentleerungsstörung?) [5]. Gerade bei Verdacht auf fokale Läsionen der TX-Niere lohnt sich die Verwendung eines höherfrequenten Linearschallkopfes, der Pathologien aufgrund der oberflächennahen Lage der TX-Niere meist hervorragend darstellen kann [6, 7].

Die *farbkodierte Dopplersonographie* ermöglicht bei korrekter Einstellung eine orientierende Darstellung des Gefäßmusters, der „Makrovaskularisation" der TX-Niere. Viele Ultraschall-Labors verwenden hierfür Einstellungen der Pulsrepetitionsfrequenz (PRF) um die 900 Hz, die Verstärkung (Farbdoppler-Gain) wird dabei knapp unterhalb der Artefaktgrenze eingestellt. Diese empfindliche Einstellung birgt zwar die Gefahr von Artefakten, ist aber als erster Eindruck über die Gefäßsituation der TX-Niere hilfreich und erleichtert bei regelmäßiger Verwendung identischer Einstellungen in den Doppler-Programmen eine persönliche, erfahrungsbasierte, semiquantitative Einschätzung der jeweiligen Niere.

Die Rolle des *Powerdoppler-Ultraschalls* ist an der Transplantatniere limitiert, da moderne Ultraschallgeräte meist bereits eine hervorragende Farbsensitivität liefern, in Einzelfällen – oder bei älteren Geräten – kann die Methode bei V. a. Niereninfarkte mitunter hilfreich sein. Bei einer akuten Abstoßung kann zudem bei Verwendung eines höherfrequenten Linearschallkopfes in der Peripherie des TX-Nieren-Kortex ein Saum ohne Doppler-Gefäßmuster auffallen, dieser Befund einer akuten Pathologie kann dann ggf. mittels KM-Ultraschall bestätigt werden.

Mittels *pulsed-wave-Doppler-(pw-Doppler)-Ultraschall* können schließlich die Dopplerspektren in den Nierenarterien und in der Nierenvene beurteilt werden [8, 9]. Klinisch relevant sind hierbei vor allem die gemittelten RI-Werte in drei Interlobararterien, die zum einen eine Aussage über den peripheren Widerstand in der arteriellen Endstrombahn im Nierenparenchym zulassen, zum anderen jedoch auch Stenosen der vorgeschalteten Gefäße aufzeigen können [10]. Vor allem die Verlaufsbeurteilung der RI-Werte in den aa. interlobares kann hilfreich für das Monitoring von Nierentransplantaten sein, insbesondere bei akuten Funktionsverschlechterungen des Nierentransplantats. Im klinischen Alltag sind RI-Werte von 0,60-0,70 in den aa. interlobares zu erwarten, wobei diese in der frühen Posttransplantationsphase oft noch erhöht sind und dann abfallen. Bei Patienten mit persitierend hohen RI-Werten über 0,80 in den Segmentarterien der TX-Niere, drei Monate nach Transplantation, beobachteten Radermacher und Kollegen ein kürzeres Überleben der Transplantatniere sowie eine erhöhte Mortalität [11]. Naesens und Kollegen publizierten, dass RI-Werte in den Aa. interlobares über 0,80 zwar einen Zusammenhang mit dem Überleben des Empfängers, nicht jedoch mit dem Überleben des Nierentransplantats zeigten. Hieraus folgerten die Autoren, dass die routinemäßige Erfassung der RI-Werte nach Nierentransplantation nur Ausdruck für das Gefäßsystem (bzw. für das Alter) des TX-Nieren-Empfängers ist und nicht Ausdruck für das jeweilige Nierentransplantat. Diese Studie wird jedoch von manchen Arbeitsgruppen kritisch gesehen, die dem RI-Wert einen höheren Wert beimessen und die Studie als „underpowered" für die Erfassung der Transplantatnieren-Pathologie-Fragestellung empfinden [12, 13]. Ergänzend hierzu publizierte eine Schweizer Arbeitsgruppe um Aschwanden bereits 2009 bei Nierenlebendspendern eine rasche Adaptation der ursprünglichen RI-Werte des Nierentransplantates an die des Empfänger-Gefäßsystems, wobei die initial gemessenen RI-Werte nicht prädiktiv für die Funktion des Nierentransplantats waren [14].

Beim klinischen Gebrauch der RI-Werte müssen immer auch die anderen Einflussfaktoren auf die RI-Werte beachtet werden. So ist gerade eine Tachykardie in der Posttransplantationsphase ein wichtiger Parameter, der zu artifiziell niedrigen RI-Werten führt [15, 16].

Neben dem RI-Wert wurde in vielen Studien auch der PI-Wert evaluiert. Aufgrund der aufwendigeren Berechnung des PI-Wertes

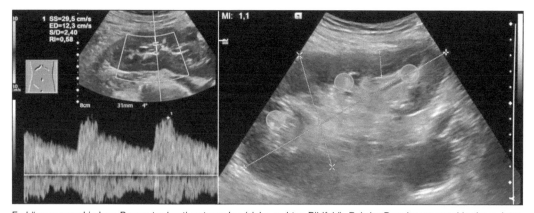

Es können verschiedene Parameter bestimmt werden (siehe rechtes Bildfeld). Bei der Dopplersonographie der a. interlobares wird aus all diesen Messwerten in vielen Kliniken den RI-Werten die größte diagnostische Aussagekraft in der täglichen Routine beigemessen, so dass diese Werte meist routinemäßig in drei Aa. interlobares bestimmt werden. (b) Die standardisierte Messung der Interlobargefäße erfolgt am Übergang des echoreichen Sinusreflexes in das sonographisch echoarme Nierenparenchym (Bertin-Säule). Dies kann gerade für Verlaufsmessungen wichtig sein, da die RI-Werte in der Nierenperipherie abnehmen.

Abbildung 2a, b
pw-Doppler-Untersuchung einer a. interlobaris in der Transplantatniere

und der oft fehlenden klinischen Konsequenz als Zusatzinformation neben dem RI-Wert verwenden viele Ultraschallabteilungen lediglich den RI-Wert, zumal eine Routine im Umgang mit der Bewertung der Dopplergrößen bei den betreuenden Klinikern vorhanden sein muss, wo es meist eine klare Präferenz für den RI-Wert gibt [3, 17] (Abbildung 2a, b).

Für die Beurteilung der Transplantatniere ist es ferner essentiell, auch die zuführende Transplantatnieren-Arterie im Verlauf inklusive ihrer Anastomosenregion an der a. iliaca sowie die Geschwindigkeiten in der vorgeschalteten A. iliaca mittels pw-Doppler zu messen, da vorgeschaltete Stenosen direkten Einfluss auf die Dopplerspektren in der Transplantatniere haben [10, 18, 19].

Einen großen Vorteil bietet die *kontrastverstärkte Ultraschalluntersuchung* der Transplantatniere. Mittels dieser Methode kann nunmehr die Perfusion der Transplantatniere mit einer einfachen, bettseitigen Untersuchung dargestellt werden (Abbildung 3a–c). Diese Informationen konnten bis dorthin nur mittels anderer, kontrastmittelbasierter Großgeräteuntersuchungen, also CT, MRT und Angiographie dargestellt werden. Besonderer Vorteil der Kontrastmittelsonographie ist die fehlende Nephrotoxizität, da die Mikrobläschen abgeatmet und nicht über die Niere ausgeschieden werden. Klinisch wird die Methode gerade in der Anfangsphase nach Nierentransplantation gerne eingesetzt, um sofort Informationen über den Perfusionsstatus des Organs zu erhalten, wenn etwa die Farbdoppler-Sonographie ein reduziertes Gefäßmuster zeigt, oder aber die Farbdopplersonographie bedingt durch postoperative Artefakte nur sehr eingeschränkt möglich ist. Gerade als Zusatzinformation

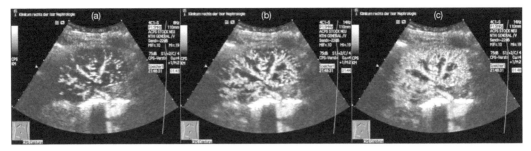

Abbildung 3a–c
Kontrastverstärkte Darstellung der Transplantatniere nach intravenöser Gabe von 1,2 ml Schwefelhexafluorid.
Nach der Zerstörung der Mikrobläschen zeigen sich die Nierengefäße beim Wiederanfluten in einem Summationsmodus

bei Pendelfluss in der Nierenarterie ist die KM-Sonographie eine hervorragende Methode, um rasch die Notwendigkeit eines interventionell-radiologischen oder chirurgischen Vorgehens zu evaluieren.

Neben dieser „Alles-oder-nichts"-Information zur Detektion von Infarkten oder der fehlenden Transplantatperfusion per se kann die *Kontrastmittelsonographie* auch noch differenzierter verwendet werden. Grundlage hierfür sind Quantifizierungsprogramme, die die Kontrastmittel-Kinetik über der Transplantatniere über die Zeit auswerten können.

Die Transplantatniere eignet sich hervorragend zur Quantifizierung, da das Organ kaum Atemartefakte aufweist und zudem durch

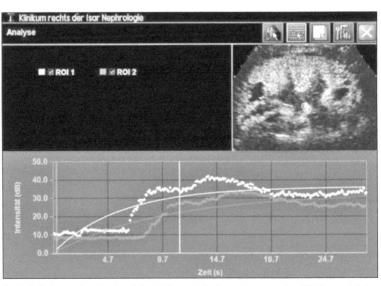

Abbildung 4
Quantifizierter Kontrastmittelultraschall

Nach Aufnahme einer Kontrastmittel-Ultraschalluntersuchung an der TX-Niere wird das Video in einer Quantifizierungssoftware im Ultraschallgerät (oder mittels externer Programme) aufgerufen. Der Arzt platziert Messfelder, sogenannte ROIs, in der zuführenden TX-Nieren-Arterie und im Nierenparenchym. Das Programm berechnet hieraus Anflutungskurven, deren Analyse Rückschlüsse auf bestimmte Pathologien der Transplantatniere zulässt.

die Implantationsstelle im kleinen Becken nahezu direkt dem Schallkopf anliegt. Fischer und Kollegen beschrieben hier die Möglichkeit, durch die Analyse der Ultraschallkontrastmittel-Anflutung in der Transplantatnierenarterie und im Nierenparenchym mittels Messpunkten, den „regions of interest" (ROIs), eine Abstoßungsreaktion erkennen zu können, da bei einer vaskulären Abstoßung das Anfluten im Nierenparenchym deutlich verzögert erfolgt [20–22] (Abbildung 4). Limitationen dieser Methode waren jedoch Nierenkapselhämatome und andere Vorgänge, die zu einem erhöhten Druck auf die Transplantatniere, gerade in der Posttransplantationsphase, führen, weshalb hier noch weitere Studien notwendig sind. Dennoch sind diese diagnostischen Möglichkeiten der KM-Sonographie an der Transplantatniere bereits Bestandteil der aktuellen EFSUMB-Leitlinie für den kontrastverstärkten Ultraschall [23]. Zur besseren Abgrenzung und Charakterisierung von Nierentumoren und für die Einteilung von Nierenzysten in die „CEUS-Bosniak-Klassifikation" ist die KM-Sonographie auch an der Transplantatniere hervorragend geeignet.

Ausblick: Neue Ultraschalltechniken an der Transplantatniere

Neue Ultraschalltechniken, die auch an der Transplantatniere Anwendung finden könnten, sind in Arbeit, wobei die Weiterentwick-

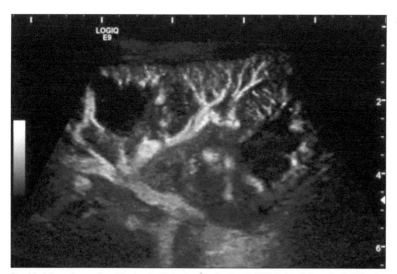

Abbildung 5
B-Flow-Untersuchung einer Transplantatniere

Das Verfahren kann ohne Kontrastmittelgabe durch eine B-Bild-Subtraktion die Gefäße der Transplantatniere genau abbilden und auch mit pw-Doppler- und Kontrastmittel-Sonographie kombiniert werden.

Abbildung 6
Power-Doppler-
3D-Sonographie

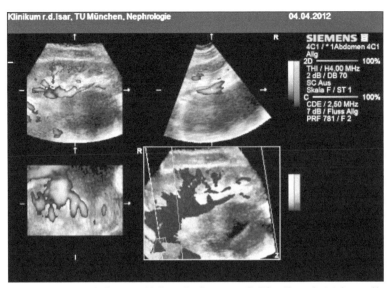

Die Power-Doppler-3D-Sonographie kann den Bezug von Gefäßen, Transplantatniere und in diesem Fall einer Lymphozele einfach verdeutlichen und generiert einfach einen Volumenblock zur nachträglichen Auswertung

lung des quantifizierbaren Kontrastmittel-Ultraschalls sicherlich eines der wichtigsten Ziele sein dürfte, da diese Methode als aktuell einziges nicht-invasives und nicht-nephrotoxisches Verfahren Aufschlüsse über die exakte Perfusion des Nierentransplantates liefert und von der Sensitivität her sogar der herkömmlichen Angiographie an Auflösung überlegen sein dürfte.

Abbildung 7
ARFI-Elastographie in
einer Transplantatniere

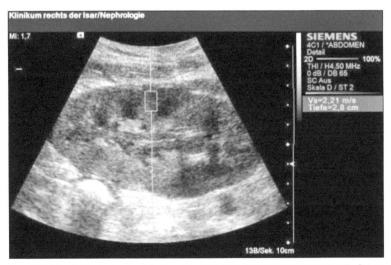

Das ARFI-Messfeld wird im Bereich eines Parenchymzapfens platziert und zeigt die Scherwellen-Geschwindigkeit in der Einheit m/s an, die Ausdruck der Gewebehärte ist.

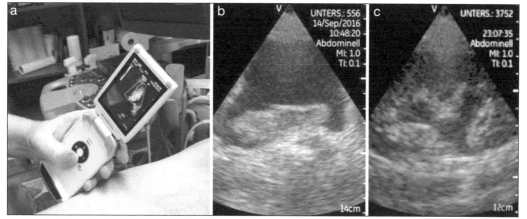

a) Neue Taschen-Ultraschallgeräte verfügen auch über einen basalen Farbdopplermodus.
b) Diagnose eines großen Harnblasenkoagels mit einem Taschen-Ultraschallgerät.
c) Flüssigkeit im Nierenbecken – bis in das Nierenbeckenkelchsystem reichend – nach Miktion, passend zu einer mittelgradigen Hydronephrose

Abbildung 8a–c
Taschen-Ultraschallgerät

Als neue Entwicklungen könnte die *B-Flow-Technik* als B-Bild-Subtraktionsverfahren an der TX-Niere interessant werden. Das Verfahren kann für sich allein (Abbildung 5) und auch mit der Ultraschallkontrastmittelgabe kombiniert eingesetzt werden.

Bei manchen Fragestellungen kann auch die *Power-Doppler-3D-Sonographie* eingesetzt werden, um Pathologien an der Transplantatniere und um diese herum abzubilden. Vorteil dieser Methode ist die Aufnahmezeit von unter 20 Sekunden in der Freihandtechnik, was eine rasche, nichtinvase Orientierung ermöglicht. Gerade bei Lymphozelen um die TX-Niere herum kann dieses Verfahren vorteilhaft sein, wenngleich bisher Studien dazu fehlen (Abbildung 6).

Eine weitere Entwicklung ist die ultraschallbasierte Elastographie. Mit der *ARFI-Scherwellen-Elastographie* existieren bereits erste Erfahrungen an der Transplantatniere (Abbildung 7). Mögliche Einsatzgebiete sind hier die nichtinvasive Messung des Fibrosegrades der TX-Niere und die Detektion der Abstoßungsreaktion in Verlaufsmessungen [24–26]. Die bislang veröffentlichten Studien weisen jedoch geringe Patientenzahlen auf und unterscheiden sich in der Methodik, was auch zu unterschiedlichen Ergebnissen führte. Große Multicenterstudien existieren zur ARFI-Elastographie der Niere bislang noch nicht.

Eine raschere bettseitige Verfügbarkeit der Ultraschalltechnik ergibt sich durch die neuen Möglichkeiten der Miniaturisierung. So können *Taschen-Ultraschallgeräte* auch an der Transplantatniere in der klinischen Routine zeitsparend für fokussierte Fragestellungen wie etwa zur Hydronephrose-Detektion (Abbildung 8a–c) eingesetzt werden, seit kurzer Zeit ist sogar der Anschluss von speziellen Ultraschallsonden an ein Mobiltelefon oder einen Tablet-Computer möglich.

Vorteil dieser neuen Mini-Ultraschallgeräte ist die niederschwellige Verfügbarkeit der Methode, dennoch ist die Bildqualität dieser Geräte bislang noch deutlich begrenzt [27].

Literatur

1. Matevossian E. (2014). Historisches und Aktuelles zur Nierentransplantation. *Dialyse aktuell, 18 (4)*, 186.
2. Renders L., Stock K., Steubl D. et al. (2014). Nachsorge nach Nierentransplantation – Welche Immunsuppression ist für welche Patienten im Langzeitverlauf geeignet? *Dialyse aktuell, 18 (4)*, 204–209.
3. Stock K.F. (2009). Ultraschalldiagnostik der Nierengefäße und der Transplantatniere. *Radiologe, 49 (11)*, 1040–1047.
4. Schwarz A. et al. (2007). Renal cell carcinoma in transplant recipients with acquired cystic kidney disease. *Clin J Am Soc Nephrol, 2 (4)*, 750–756.
5. Baxter G.M. (2003). Imaging in renal transplantation. *Ultrasound Q, 19 (3)*, 123–138.
6. Nahm A. (2006). B-Bild-Sonographie der Niere. *Nephrologe, 1*, 10–24.
7. Stock, K.F. et al. (2019). Innovative Ultraschalldiagnostik bei Nierentumoren. *Urologe A, 58 (12)*, 1418–1428. doi:10.1007/s00120-019-01066-y
8. Aschwanden M. et al. (2006). Renal vein thrombosis after renal transplantation – early diagnosis by duplex sonography prevented fatal outcome. *Nephrol Dial Transplant, 21 (3)*, 825–826.
9. Osman Y. et al. (2003). Vascular complications after live donor renal transplantation: study of risk factors and effects on graft and patient survival. *J Urol, 169 (3)*, 859–862.
10. Voiculescu A. et al. (2003). Iliac artery stenosis proximal to a kidney transplant: clinical findings, duplex-sonographic criteria, treatment, and outcome. *Transplantation, 76 (2)*, 332–339.
11. Radermacher J. et al. (2003). The renal arterial resistance index and renal allograft survival. *NEJM, 349 (2)*, 115–124.
12. Naesens M. et al. (2013). Intrarenal resistive index after renal transplantation. *NEJM, 369 (19)*, 1797–1806.
13. Patel R.K., Geddes C.C. & Mark P.B. (2014). Intrarenal resistive index after renal transplantation. *NEJM, 370 (7)*, 677.

14. Aschwanden M. et al. (2009). Rapid adaptation of the intrarenal resistance index after living donor kidney transplantation. *Nephrol Dial Transplant, 24 (4)*, 1331–1334.
15. Thalhammer C. et al. (2006). Duplex sonography after living donor kidney transplantation: new insights in the early postoperative phase. *Ultraschall Med, 27 (2)*, 141–145.
16. Mostbeck G.H. et al. (1990). Effect of heart rate on Doppler measurements of resistive index in renal arteries. *Radiology, 175 (2)*, 511–513.
17. Khosroshahi H.T. et al. (2011). Time-dependent Doppler ultrasonographic findings in transplanted kidneys from living donors: a 5-year follow-up study. *Transplant Proc, 43 (2)*, 482–484.
18. Thalhammer C. et al. (2007). Colour-coded duplex sonography after renal transplantation. *Ultraschall Med, 28 (1)*, 6–21; quiz 25.
19. Thalhammer C. et al. (2011). Clinical relevance of musical murmurs in color-coded duplex sonography of peripheral and visceral vessels. *Vasa, 40 (4)*, 302–307.
20. Fischer T. et al. (2006). Eine neue Methode zur standardisierten Diagnostik nach Nierentransplantation. Die ultraschallkontrastmittelgestützte Sonografie. *Urologe A, 45*, 38–45.
21. Fischer T. et al. (2008). Arrival time parametric imaging: a new ultrasound technique for quantifying perfusion of kidney grafts. *Ultraschall Med, 29 (4)*, 418–423.
22. Fischer T. et al. (2004). Early postoperative ultrasound of kidney transplants: evaluation of contrast medium dynamics using time-intensity curves. *Rofo, 176 (4)*, 472–477.
23. Piscaglia F. et al. (2012). The EFSUMB guidelines and recommendations on the clinical practice of contrast enhanced ultrasound (CEUS): update 2011 on non-hepatic applications. *Ultraschall Med, 33* (1), 33–59.
24. Stock K.F. et al. (2011). ARFI-based tissue elasticity quantification and kidney graft dysfunction: first clinical experiences. *Clin Hemorheol Microcirc, 49 (1–4)*, 527–535.
25. Stock K.F. et al. (2010). ARFI-based tissue elasticity quantification in comparison to histology for the diagnosis of renal transplant fibrosis. *Clin Hemorheol Microcirc, 46 (2–3)*, 139–148.
26. Syversveen T. et al. (2011). Assessment of renal allograft fibrosis by acoustic radiation force impulse quantification – a pilot study. *Transpl Int, 24 (1)*, 100–105.
27. Stock K.F. et al. (2015). Comparison of a pocket-size ultrasound device with a premium ultrasound machine: diagnostic value and time required in bedside ultrasound examination. *Abdom Imaging, 40 (7)*, 2861–2866.

Autorinnen und Autoren

PD Dr. Fabienne Aregger
Vivantes Netzwerk für Gesundheit GmbH
Vivantes Klinikum Friedrichshain
Nephrologie
Landsberger Allee 49 · D-10249 Berlin
fabienne.aregger@vivantes.de

Dr. Jan Henrik Beckmann
Universitätsklinikum Schleswig-Holstein
Campus Kiel
Klinik für Allgemeine, Viszeral-, Thorax-,
Transplantations- und Kinderchirurgie
Rosalind-Franklin-Straße 12 · D-24105 Kiel
jan.beckmann@uksh.de

Prof. Dr. Martin Johannes Bek
Fachinternistische Gemeinschaftspraxis
Markgräflerland
Heliosweg 1 · D- 79379 Müllheim
dr.bek@f-g-m.de

Prof. Dr. Thomas Benzing
Universität zu Köln
Universitätsklinikum Köln
Klinik II für Innere Medizin
Kerpener Straße 62 · D-50937 Köln
thomas.benzing@uk-koeln.de

PD Dr. Horst-Walter Birk
Universitätsklinikum Gießen und Marburg GmbH
Standort Gießen
Zentrum für Innere Medizin, Nephrologie
Klinikstraße 36 · D-35392 Gießen
horst-walter.birk@innere.med.uni-giessen.de

Prof. Dr. Dr. Eva Brand
Universitätsklinikum Münster
Medizinische Klinik D
Allg. Innere Medizin und Notaufnahme
sowie Nieren- und Hochdruckkrankheiten
und Rheumatologie
Gebäude A1
Albert-Schweitzer-Campus 1 · D-48149 Münster
eva.brand@ukmuenster.de

Prof. Dr. Dr. Stefan-Martin Brand
Universitätsklinikum Münster
Institut für Sportmedizin
Horstmarer Landweg 39 · D-48149 Münster
stefan-martin.brand@ukmuenster.de

Dr. Fabian Braun
Universitätsklinikum Hamburg-Eppendorf
III. Medizinische Klinik und Poliklinik
Nephrologie, Rheumatologie und Endokrinologie
Martinistraße 52 · D-20246 Hamburg

Prof. Dr. Kirsten de Groot
Sana Klinikum Offenbach GmbH
Medizinische Klinik III
KfH Nierenzentrum Offenbach
Starkenburgring 66 und 70 · D-63069 Offenbach
kirsten@de-groot.de

Prof. Dr. Christiane Erley
St. Joseph Krankenhaus
Medizinische Klinik II
Schwerpunkt Nephrologie und Dialyse,
Hypertensiologie, Internistische Intensivmedizin
Wüsthoffstraße 15 · D-12101 Berlin
christiane.erley@sjk.de

Prof. Dr. Jürgen Floege
Rheinisch-Westfälische Technische
Hochschule Aachen
Universitätsklinikum
Medizinische Klinik II
Nephrologie und Klinische Immunologie
Pauwelsstraße 30 · D-52074 Aachen
juergen.floege@rwth-aachen.de

Prof. Dr. Matthias Girndt
Martin-Luther-Universität Halle-Wittenberg
Universitätsklinik und Poliklinik
für Innere Medizin II, SP Nephrologie,
Rheumatologie und Endokrinologie
Ernst-Grube-Straße 40 · D-06120 Halle (Saale)
matthias.girndt@uk-halle.de

Prof. Dr. Ivica Grgić
Universitätsklinikum Marburg
Philipps-Universität Marburg
Klinik für Innere Medizin, Nephrologie
und Internistische Intensivmedizin
Baldingerstraße 1 · D-35033 Marburg
grgic@med.uni-marburg.de

Prof. Dr. Oliver Gross
Universitätsmedizin Göttingen
Abteilung Nephrologie und Rheumatologie
Robert-Koch-Straße 40 · D-37075 Göttingen
gross.oliver@med.uni-goettingen.de

Prof. Dr. Martin Hausberg
Städtisches Klinikum Karlsruhe
Medizinische Klinik I
Moltkestraße 90 · D-76133 Karlsruhe
martin.hausberg@klinikum-karlsruhe.de

Prof. Dr. Gunnar Henrik Heine
AGAPLESION MARKUS KRANKENHAUS
Medizinische Klinik II
Wilhelm-Epstein-Straße 4 · D-60431 Frankfurt
gunnar.heine@uks.eu

Prof. Dr. Joachim Hoyer
Universitätsklinikum Gießen und Marburg GmbH
Standort Marburg
Klinik für Innere Medizin, Nephrologie
und Internistische Intensivmedizin
Baldingerstraße · D-35033 Marburg
hoyer@med.uni-marburg.de

PD Dr. Elion Hoxha
Universitätsklinikum Hamburg-Eppendorf
III. Medizinische Klinik und Poliklinik
Nephrologie, Rheumatologie und Endokrinologie
Martinistraße 52 · D-20246 Hamburg
ehoxha@uke.de

Prof. Dr. Tobias B. Huber
Universitätsklinikum Hamburg-Eppendorf
III. Medizinische Klinik und Poliklinik
Nephrologie, Rheumatologie und Endokrinologie
Martinistraße 52 · D-20246 Hamburg
t.huber@uke.de

Prof. Dr. Markus Ketteler
Robert-Bosch-Krankenhaus
Allgemeine Innere Medizin und Nephrologie
Auerbachstraße 110 · D-70376 Stuttgart
markus.ketteler@rbk.de

Prof. Dr. Ralph Kettritz
Medizinische Klinik mit Schwerpunkt
Nephrologie und Internistische Intensivmedizin
Charité – Universitätsmedizin Berlin und
Experimental and Clinical Research Center,
Charité und Max-Delbrück-Centrum für Molekulare
Medizin in der Helmholtz-Gemeinschaft (MDC)
Lindenberger Weg 80 · D-13125 Berlin
kettritz@charite.de

Prof. Dr. Jan T. Kielstein
Städtisches Klinikum Braunschweig
Medizinische Klinik V, Nephrologie,
Rheumatologie, Blutreinigungsverfahren
Salzdahlumer Straße 90 · D-38126 Braunschweig
kielstein@yahoo.com

Prof. Dr. Martin K. Kuhlmann
Vivantes Klinikum im Friedrichshain
Klinik für Innere Medizin – Nephrologie
Landsberger Allee 49 · D-10249 Berlin
martin.kuhlmann@vivantes.de

Dr. Susanne D. Kuhlmann M.mel.
MVZ Windscheidstraße
Windscheidstraße 18 · D-10627 Berlin
susanne.d.kuhlmann@gmail.com

Prof. Dr. Philipp Kümpers
Universitätsklinikum Münster
Medizinische Klinik D, Allg. Innere Medizin
und Notaufnahme sowie Nieren- und Hochdruck-
krankheiten und Rheumatologie
Gebäude A1
Albert-Schweitzer-Campus 1 · D-48149 Münster
philipp.kuempers@ukmuenster.de

Prof. Dr. Ulrich Kunzendorf
Universitätsklinikum Schleswig-Holstein
Campus Kiel
Klinik für Nieren- und Hochdruckkrankheiten
Rosalind-Franklin-Straße 12
D-24105 Kiel
kunzendorf@nephro.uni-kiel.de

Prof. Dr. Jan Menne
Medizinische Hochschule Hannover
Zentrum für Innere Medizin
Klinik für Nieren- und Hochdruckerkrankungen
Carl-Neuberg-Straße 1 · D-30625 Hannover
menne.jan@mh-hannover.de

Prof. Dr. Marcus Johannes Möller
Rheinisch-Westfälische Technische
Hochschule Aachen
Universitätsklinikum
Medizinische Klinik II, Nephrologie
und Klinische Immunologie
Pauwelsstraße 30 · D-52074 Aachen
mmoeller@ukaachen.de

Prof. Dr. Hermann Pavenstädt
Universitätsklinikum Münster
Medizinische Klinik D, Allg. Innere Medizin
und Notaufnahme sowie Nieren- und Hochdruck-
krankheiten und Rheumatologie
Gebäude A1
Albert-Schweitzer-Campus 1 · D-48149 Münster
hermann.pavenstaedt@ukmuenster.de

Prof. Dr. Christian Rosenberger
Charité – Universitätsmedizin Berlin
Campus Charité Mitte, Medizinische Klinik
mit Schwerpunkt Nephrologie
Charitéplatz 1 · D-10117 Berlin
christian.rosenberger@charite.de

Prof. Dr. Harald Rupprecht
Klinikum Bayreuth GmbH
Medizinische Klinik V
Nephrologie, Rheumatologie, Angiologie
Preuschwitzer Straße 101 · D-95445 Bayreuth
harald.rupprecht@klinikum-bayreuth.de

Prof. Dr. Kai M. Schmidt-Ott
Charité – Universitätsmedizin Berlin
Medizinische Klinik mit Schwerpunkt
Nephrologie und Internistische Intensivmedizin
Hindenburgdamm 30 · D-12203 Berlin
kai.schmidt-ott@charite.de

Dr. Gabriele Schott
Helios Marien-Klinik Duisburg
Klinik für Innere Medizin, Nephrologie
und Diabetologie
Grunewaldstraße 96 · D-47053 Duisburg
gabriele.schott@helios-gesundheit.de

PD Dr. Konrad Stock
Technische Universität München
Klinikum rechts der Isar
II. Medizinische Klinik, Nephrologie
Ismaninger Straße 22 · D-81675 München
konrad.stock@gmx.de

Prof. Dr. Sylvia Stracke
Universitätsmedizin Greifswald
Klinik und Poliklinik für Innere Medizin A
Bereich Nephrologie, Dialyse und
Hochdruckkrankheiten
Ärztliche Leiterin KfH-Nierenzentrum Greifswald
Ferdinand-Sauerbruch-Straße · D-17475 Greifswald
sylvia.stracke@med.uni-greifswald.de

Prof. Dr. Barbara Suwelack
Universitätsklinikum Münster
Medizinische Klinik D, Allg. Innere Medizin
und Notaufnahme sowie Nieren- und Hochdruck-
krankheiten und Rheumatologie –
Sektion Transplantationsnephrologie
Gebäude W1
Albert-Schweitzer-Campus 1 · D-48149 Münster
barbara.suwelack@ukmuenster.de

Dr. Dominik Tacuri-Strasser
Nephrologisches Zentrum Offenburg
Ebertplatz 12 · D-77654 Offenburg
tacuri@dialyse-offenburg.de

Prof. Dr. Sibylle von Vietinghoff
Universitätsklinikum Bonn (AöR)
Medizinische Klinik und Poliklinik I
Nephrologie – Gebäude 27
Venusberg-Campus 1 · D-53127 Bonn
vonvietinghoff.sibylle@ukbonn.de

Prof. Dr. Michael Zeisberg
Universitätsmedizin Göttingen
Abteilung Nephrologie und Rheumatologie
Robert-Koch-Straße 40 · D-37075 Göttingen
michael.zeisberg@med.uni-goettingen.de

Wolfgang Pommer & Andreas Vychytil (Hrsg.)

Praxis der Peritonealdialyse

Der Band stellt – erstmals im deutschsprachigen Raum – das ärztliche Praxiswissen und fundierte Handlungsempfehlungen zur Peritonealdialyse zusammen.

Die 31 Beiträge dienen Einsteigern als Lehrbuch, Fortgeschrittenen als erweitertes Kompendium und Experten als Ideenbörse zur Erweiterung oder Anpassung der eigenen Therapiepraxis.

Das Potenzial der Peritonealdialyse wird nach wie vor häufig unterschätzt. Die Buchbeiträge setzen hier einen argumentativen Kontrapunkt. Sie werden ergänzt durch ein offenes Online-Forum, das Leserinnen und Leser zusammen mit den Autorinnen und Autoren im Sinne eines „lebenden Buches" diskursiv gestalten sollen.

Das Forum „Peritonealdialyse Praxis" entsteht unter der Domain www.peritonealdialyse-praxis.de.

2020 | 462 Seiten | Hardcover | ISBN 978-3-95853-630-2   **50,– Euro**
eBook | ISBN 978-3-95853-631-9   **25,– Euro**

Auch online erhältlich: **www.pabst-publishers.com**

PABST SCIENCE PUBLISHERS
Eichengrund 28 | D-49525 Lengerich | Telefon +49 (0)5484 308 | Telefax +49 (0)5484 550
pabst@pabst-publishers.com | www.psychologie-aktuell.com | www.pabst-publishers.com